Langenbecks Archiv für Chirurgie
vereinigt mit Bruns' Beiträge für Klinische Chirurgie
Forumband 1995

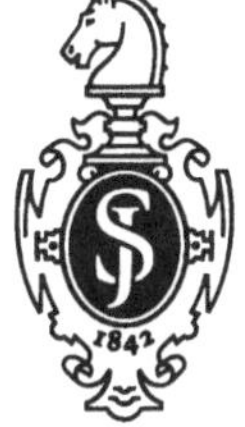

Chirurgisches Forum '95

für experimentelle und klinische Forschung

112. Kongreß der Deutschen Gesellschaft für Chirurgie
Berlin, 18.–22. April 1995

Wissenschaftlicher Beirat

H.G. Beger, Ulm
(Vorsitzender)
U. Brückner, Ulm
M. Heberer, Basel
Ch. Herfarth, Heidelberg

B. Kremer, Kiel
M.D. Menger, Homburg
E. Neugebauer, Köln
J. Seifert, Kiel
L. Sunder-Plassmann, Ulm
W. Wayand, Linz

Schriftleitung

H.G. Beger unter Mitarbeit von
D. Birk und L. Staib

Herausgeber

G. Hierholzer
Präsident des 112. Kongresses
der Deutschen Gesellschaft für Chirurgie

J. Seifert
Vorsitzender der Sektion Chirurgische Forschung

W. Hartel
Generalsekretär der Deutschen Gesellschaft für Chirurgie

Springer-Verlag Berlin Heidelberg GmbH

Schriftleitung:

Professor Dr. Hans G. Beger
Chirurgische Klinik I,
Klinikum der Universität Ulm,
Steinhövelstraße 9, D-89075 Ulm

Mitarbeiter der Schriftleitung:

Dr. D. Birk
Dr. L. Staib

Chirurgische Klinik I,
Klinikum der Universität Ulm
Steinhövelstraße 9, D-89075 Ulm

Herausgeber:

Professor Dr. G. Hierholzer
Berufsgenossenschaftliche
Unfallklinik Duisburg-Buchholz
Großenbaumer Allee 250, D-47249 Duisburg

Professor Dr. J. Seifert
Christian-Albrechts-Universität Kiel
Abteilung Experimentelle Chirurgie
Klinik für Allgemeine Chirurgie und Thoraxchirurgie
Arnold-Heller-Straße 7, D-24105 Kiel

Professor Dr. W. Hartel
Steinhölzle 16, D-89198 Westerstetten

Mit 103 Abbildungen

ISBN 978-3-540-59036-1

Die Deutsche Bibliothek – CIP-Einheitsaufnahme

Deutsche Gesellschaft für Chirurgie:
… Kongress der Deutschen Gesellschaft für Chirurgie. – Berlin ; Heidelberg ; New York ; London ; Paris ; Tokyo ;
Hong Kong ; Barcelona ; Budapest : Springer.
– Früher Schriftenreihe

Chirurgisches Forum für Experimentelle und Klinische Forschung <1995, Berlin>:
Chirurgisches Forum '95 für Experimentelle und Klinische Forschung : Berlin, 18.–22. April 1995 / Schriftl.: H.G.
Beger unter Mitarb. von D. Birk und L. Staib, Hrsg.: G. Hierholzer … – Berlin ; Heidelberg ; New York ; London ;
Paris ; Tokyo ; Hong Kong ; Barcelona ; Budapest : Springer, 1995
  (… Kongress der Deutschen Gesellschaft für Chirurgie ; 112)
  (Langenbecks Archiv für Chirurgie : Forumband ; 1995)
  ISBN 978-3-540-59036-1   ISBN 978-3-642-79621-0 (eBook)
  DOI 10.1007/978-3-642-79621-0
NE: Hierholzer, Günther [Hrsg.]: HST; Langenbecks Archiv für Chirurgie / Forumband
112. Chirurgisches Forum für Experimentelle und Klinische
  Forschung <1995, Berlin>: Chirurgisches Forum '95 für Experimentelle und Klinische Forschung. – 1995

Satz: Fotosatz-Service Köhler OHG, Würzburg
SPIN: 10496156   24/3020-5 4 3 2 1 0 – Gedruckt auf säurefreiem Papier

1972 fand die erste Forumssitzung anläßlich des Jubiläumskongresses zum 100-jährigen Bestehen der Deutschen Gesellschaft für Chirurgie und die Herausgabe des ersten Supplements „Chirurgisches Forum für experimentelle und klinische Forschung" unter der Präsidentschaft von Prof. Fritz Linder, Heidelberg, statt. **Prof. Fritz Linder** ist der diesjährige Forumsband gewidmet. Im Vorwort zum ersten Forumsband schrieb Linder, daß „... es Aufgabe der experimentellen und klinischen Forschung in unserem Fach ist, über die Empirie hinaus den Weg für die praktische Chirurgie von morgen zu bahnen. Beide Richtungen werden dann besonders fruchtbar sein, wenn sie sich nicht als Gegensatz, sondern als Ergänzung verstehen." Diese Aufgabenstellung der chirurgischen Forschung gilt unverändert auch heute.

Die naturwissenschaftliche und technische Grundlagenforschung führt zur Erkennung neuer physikalischer, chemischer und biomedizinischer Gesetzmäßigkeiten, die unser Verständnis für normal und nicht normal, in der Biomedizin für physiologisch und pathophysiologisch, schärfen und breite Anwendbarkeit der neuen Erkenntnisse und Methoden bewirkt. Die klinische Forschung andererseits ist auf den Kranken und seine Krankheit ausgerichtet, indem Erkenntnisse aus der Grundlagenforschung und der experimentellen Medizin auf klinische Anwendung hin zur Verbesserung von Diagnostik und Therapie evaluiert werden. Biomedizinische Grundlagenforschung und klinische Forschung zusammen sind Motor des Fortschritts in der Medizin; dies gilt auch und in besonderem Maße für die Chirurgie und die chirurgische Forschung.

Das Forum 1995 spiegelt die hervorragende Bedeutung der chirurgischen Forschung für den Leistungsstand der Chirurgie wider. Es sind dabei 1995 verstärkt zwei interessante Entwicklungen zu verzeichnen. Deutlich mehr als in den Vorjahren sind 1995 Arbeiten aus dem Bereich der Grundlagenforschung eingereicht worden; etwa $1/4$ aller angenommenen Arbeiten stammen aus der Grundlagenforschung; dies ist ganz besonders im Bereich der onkologischen Molekularbiologie, der Transplantationschirurgie und in den Themenbereichen Sepsis, Schock und perioperative Pathophysiologie zu erkennen. Diese Entwicklung war Anlaß, die onkologische Molekularbiologie, Sepsis und Schock als neue Verhandlungsthemen einzurichten. Das Chirurgische Forum 1995 läßt auch die Weiterentwicklung der chirurgischen Fächer im Sinne der neuen Schwerpunkt- und Gebietsgliederung erkennen; erstmals beteiligen sich die Kinderchirurgen und die plastischen Chirurgen mit einer großen Zahl von Arbeiten; naturgemäß dominieren Arbeiten aus den Schwerpunkten Viszeralchirurgie, Traumatologie, Gefäßchirurgie und Thoraxchirurgie. Herzchirurgische Kliniken beteiligen sich allerdings nur noch mit wenigen Forumsbeiträgen.

1995 wurden insgesamt 356 Abstracts eingereicht, das sind deutlich weniger als 1994; dieser zahlenmäßige Rückgang kann jedoch nicht negativ beurteilt werden, gilt doch für die Qualität der chirurgischen Forschungsleistung Billroths 1869 gemachte Feststellung auch 1995: „... ich habe dabei stets die freudige Empfindung gehabt, daß die Fortschritte der Wissenschaft, selbst in kleinen Zeiträumen, doch recht merklich sind ...". Darüber hinaus sind für das Chirurgische Forum 3 erfreuliche Festellungen zu treffen: 1) Es wurden 1995 41% der eingereichten Abstracts angenommen, da für die Forums-Präsentation wesentlich mehr Gesamtzeit, und daher auch mehr Rede- und Diskussionszeit zur Verfügung steht; 2) Mit 29% der angenommenen Arbeiten sind wesentlich mehr internationale Forschungsgruppen bzw. ausländische Arbeitsgruppen am Chirurgischen Forum beteiligt. Mit 9% aller angenommenen, (8% aller eingereichten) Abstracts ist eine deutlich stärkere Beteiligung von Forschungsgruppen aus den Neuen Bundesländern zu verzeichnen.

Den Mitgliedern des Forumsausschusses gilt, ebenso wie den auswärtigen Fachgutachtern, für die rasche und sachgerechte Beurteilung ein besonderer Dank:

H. Bartels, München; H.D. Becker, Tübingen; H.M. Becker, München; A. Berger, Hannover; E. Biemer, München; H.-P. Bruch, Lübeck; U. Brückner, Ulm; M. Büchler, Bern; W. Eigler, Essen; A. Encke, Frankfurt; E. Faist, München; G. Feifel, Homburg; L. Gastinger, Suhl; G. Germann, Ludwigshafen; H. Halsband, Lübeck; M. Heberer, Basel; Ch. Herfarth, Heidelberg; R. Hetzer, Berlin; W. Hohenberger, Regensburg; I. Joppich, München; Th. Junginger, Mainz; F. Köckerling, Erlangen; E. Kraas, Berlin; B. Kremer, Kiel; M. Manns, Hannover; M. Menger, Homburg; K. Meßmer, München; W. Mühlbauer, München; G. Muhr, Bochum; E. Neugebauer, Köln; P. Neuhaus, Berlin; H. Pichlmaier, Köln; R. Pichlmayr, Hannover; H.D. Röher, Düsseldorf; H. Roth, Heidelberg; M. Rothmund, Marburg; H.D. Saeger, Dresden; H.K. Schackert, Dresden; F.-W. Schildberg, München; P. Schlag, Berlin; V. Schumpelick, Aachen; L. Schweiberer, München; J. Seifert, Kiel; J.R. Siewert, München; H.U. Spiegel, Münster; H.U. Steinau, Bochum; K.M. Stürmer, Essen; L. Sunder-Plassmann, Ulm; O. Trentz, Zürich; H. Tscherne, Hannover; W. Wayand, Linz.

Ich danke auch dem Redaktionsstab in Ulm, der zusammen mit Frau Rappenecker eine zuverlässige und schnelle Erstellung des Forumbandes ermöglichte, und dem Springer-Verlag für die reibungslose und zeitgerechte Drucklegung.

Hans G. Beger

Ulm, Januar 1995

Fritz Linder 03. 01. 1912 – 10. 09. 1994

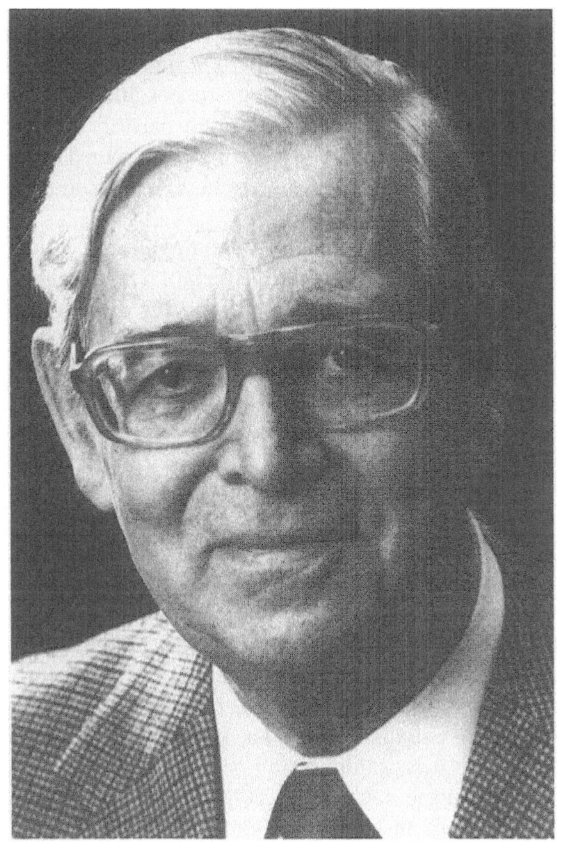

Am 10. September 1994 ist Prof. Dr. Dr. med. h.c. mult, Dr. jur. h.c. Fritz Linder, emerierter Ordinarius für Chirurgie der Universität Heidelberg nach langer Krankheit verstorben.

Eines der bleibenden Verdienste des Verstorbenen ist die Gründung des Chirurgischen Forums für experimentelle und klinische Forschung. Und so ist es nur folgerichtig, daß dieser Forumband seinem Andenken gewidmet ist.

Zwar gab es seit dem 69. Chirurgenkongreß, 1952, unter der Präsidentschaft von K. H. Bauer experimentelle Sondersitzungen auf dem Deutschen Chirurgenkongreß, aber die Einrichtung eines einheitlichen Forums für experimentelle und klinische Forschung und die alljährliche Herausgabe eines gedruckten Forumbandes als zitierfähige Unterlage (nach amerikanischem Muster) geht auf die Initiative von Fritz

Linder zurück. 1972 beim Jubiläumskongreß der Deutschen Gesellschaft für Chirurgie fand dann unter dem Präsidenten Linder die erste Forumssitzung statt.

In seinem Vorwort zum ersten Forumband schreibt Fritz Linder: „Aufgabe der experimentellen und klinischen Forschung in unserem Fach ist es über die Empirie hinaus den Weg für die praktische Chirurgie von morgen zu bahnen". Bei aller Anerkennung und Dankbarkeit für die Fortschritte welche die nicht-chirurgischen Disziplinen mit ihrer Grundlagenforschung der operativen Medizin beschert haben, sieht Linder „Anregung und Ziel chirurgischer Arbeitsprojekte vorwiegend als Dienst am kranken Menschen". „Hierbei ist es keineswegs ausgeschlossen, daß die Exposition mit dem Krankenbett oftmals ganz unerwartet den Anstoß für neuartige Entwicklungen eröffnet, die in ganz andere Richtung zum klinischen Tragen kommen."

Bevor wir den Beitrag Linders zur chirurgischen Forschung beleuchten, sei kurz an sein bewegtes Leben erinnert.

1912 als Sohn rheinpfälzischer Eltern in Breslau geboren, studierte Fritz Linder von 1930–1935 Medizin in Freiburg und Breslau. Dazwischen begründete ein Semester an der Universität Bristol seine Vorliebe für die englische Sprache und Kultur.

Nach der Dissertation unter dem Pathologen Staemmler in Breslau und experimentellen Arbeiten beim Internisten Volhard in Frankfurt am Main trat Fritz Linder in die Chirurgenschule von K. H. Bauer in Breslau ein. Kaum begonnen wurde diese geordnete Lehre jäh durch den Krieg, der selber zum grausamen Lehrmeister wurde, unterbrochen. Diese 6jährigen Erfahrungen als Leiter eines Hauptverbandsplatzes der Luftwaffe in Polen, Frankreich und Rußland einschließlich Verwundung, Fleckfiebererkrankung und Gefangenschaft haben Fritz Linder bis in seine letzten Lebenstage verfolgt und geprägt.

Immerhin war es ihm vergönnt noch im Sommer 1945 die Arbeit bei seinem Altmeister K. H. Bauer, inzwischen in Heidelberg, wieder aufzunehmen. Mit 39 Jahren folgte er dem Ruf auf den neu eingerichteten Lehrstuhl für Chirurgie an der Freien Universität Berlin. Von 1951–1962 schuf er aus dem zunächst wenig attraktiven und isolierten West-End-Krankenhaus ein Mekka, vor allem der Thorax-, Gefäß- und Herzchirurgie. Mit seiner Ausstrahlung und seiner Persönlichkeit gelang es Fritz Linder die Deutsche Chirurgie nach ihrer „1000jährigen" Isolierung wieder in die Internationale Chirurgengemeinschaft zurückzuführen. Gleichzeitig nutzte er seine Vorpostenstellung im damaligen West-Berlin, um die ostdeutschen Kollegen und ihre Patienten so lange an den neuen Errungenschaften teilhaben zu lassen, bis der Mauerbau auch diesem Austausch ein Ende bereitete.

Ein halbes Jahr später im März 1962 übernahm Linder die Heidelberger Chirurgische Universitätsklinik und entwickelte sie zu einem modernen chirurgischen Department. Bis zu seiner Emeritierung 1981 entstanden dort 8 selbständige Abteilungen unter einem Dach. Aus Linder's Chirurgenschule gingen mehr als 30 Chefärzte und – bezeichnend für das breitgefächerte Spektrum seiner klinischen und wissenschaftlichen Tätigkeit – 7 Lehrstuhlinhaber hervor: 3 als Chirurgen und je einer als Kinder-, Unfall-, Gefäß- und Herzchirurg.

Unter den vielen Ehrungen, die ihm zuteil wurden (5 Ehrendoktorate, 27 Ehrenmitgliedschaften sowie 6 Präsidentschaften) sind hervor zu heben, das Honorary Fellowship des Royal College of Surgeons of England (1967) als ersten Deutschen nach 2 Weltkriegen, die Präsidentschaft der Deutschen Gesellschaft für Chirurgie

(1972) in ihrem 100. Gründungsjahr sowie die Ehrenmitgliedschaft unserer Gesellschaft (1979) und schließlich die Präsidentschaft der Internationalen Gesellschaft für Chirurgie (1973/75) wiederum als ersten Deutschen seit Vinzenz Czerny 65 Jahre zuvor.

Das wissenschaftliche Werk Fritz Linders umfaßt über 300 Beiträge zu Handbüchern, Lehrbüchern und Zeitschriften. In diesem Opus verwirklicht Linder beide von ihm im Vorwort zum ersten Forumsband angesprochenen Richtungen: Den anfänglich mehr grundlegend experimentellen Arbeiten folgte dann vor allem die klinische Forschung. Sieben Interessengebiete verdienen besondere Erwähnung.

1. *Experimentelle Arbeiten über den Drosslungshochdruck der Nieren* bei Volhardt und Sarre [1] leiteten ihn zur ersten Beschreibung von 5 Hypertonikern mit Nierentumoren, deren Entfernung in 3 Fällen zur dauerhaften Drucksenkung führte [2]. Diese Arbeiten mündeten 1948 in die Habilitationsschrift über „Experimentelle und klinische Untersuchungen zur Frage des Hochdrucks bei chirurgischen Nierenerkrankungen" [3].

2. *Chirurgische Infektionen und Hospitalismus.* Schon bald nach dem segensreichen Einzug der Antibiotika machte Lindner auf deren deletäre Nebenwirkungen aufmerksam [4]. 1957 hielt er einen vielbeachteten Vortrag vor der Royal Society of Medicine zum Thema resistenter Keime [5] und 1965 anläßlich des Lister-Jubiläums in Glasgow den Festvortrag „The control of wound infection" [6].

3. *Endokrine Chirurgie.* Begünstigt durch die Nachbarschaft des Heidelberger Kaiser-Wilhelm-Institutes mit seinem damals noch einzigen Zyklotron Deutschlands konnten zusammen mit dem Physiker Schmeisser und dem Pharmakologen Eichler frühzeitig Versuche mit radioaktiven Isotopen unternommen werden. Sie galten nicht nur Untersuchungen des peripheren [7] und Liquorkreislaufs [8] sondern praxisnah auch der Radio-Jod-Therapie des Schilddrüsenkarzinoms [9]. In Berlin gründete Linder zusammen mit dem Internisten P. Freyschmidt die erste interdisziplinäre Schilddrüsensprechstunde. Die Autotransplantation von Nebennierengewebe nach bilateraler Adrenalektomie (beim Cushing-Syndrom) wurde von ihm inauguriert [10].

4. *Thoraxchirurgie.* 17 Veröffentlichungen befaßten sich mit der Lungenresektion zunächst bei der Tuberkulose und dann nach Einführung des Streptomycins (1951) immer ausschließlicher beim Bronchialkarzinom [11, 12]. Die Korrektur angeborener Ösophago-Trachealfisteln [13] gehörte noch in den 50er Jahren ebenso zu seinem wissenschaftlichen und operativen Repertoire wie der Speisenröhrenersatz durch Dickdarm [14, 15].

5. *Gefäßchirurgie.* Eine Pionierleistung Linders war die Einrichtung einer Arterienbank bereits im Jahre 1954. Mit lyophylisierten Aortentransplantaten gelang ihm die Überbrückung langstreckiger Aortenisthmusstenosen [16, 17]. Obgleich mindestens 2 dieser Transplantate 30 Jahre später noch durchgängig waren (!) wurde Linder frühzeitig einer der ersten Verfechter des alloplastischen Gefäßersatzes in Deutschland [18].

6. *Herzchirurgie.* Der große Durchbruch kam für Linder mit der Chirurgie am offenen Herzen – ab 1953 in Hypothermie [19] und dann ab 1958 (im selben Jahr wie Zenker in Marburg) mit Hilfe des extra-korporalen Kreislaufs [20, 21]. Hier war der Austausch mit namhaften amerikanischen Chirurgen in Berlin und Heidelberg mit Longmire, Gerbode, Maloney, Bahnson, Spencer und u. a. m. besonders stimulierend. Bis zu seiner Emeritierung wurden von Linder und seiner Arbeitsgruppe (die seit 1969 unter der Leitung von W. Schmitz stand) über 8000 offene und geschlossene Eingriffe am Herzen vorgenommen.

7. *Onkologische Chirurgie.* In Heidelberg widmete sich Linder (neben der Herzchirurgie) wieder zunehmend der allgemeinen und der Tumorchirurgie. Der Bogen seiner 52 Arbeiten zu diesem Themenkreis reicht vom Prostata-, Schilddrüsen- und Mammatumor über den Speiseröhren- und Magenkrebs bis zum Rektumkarzinom.

1966 gründete er den ersten onkologischen Arbeitskreis in Heidelberg, der mit seinen interdisziplinären Beratungen, der EDV-gestützten Dokumentation und einem systematischen Nachsorgeprogramm als Vorbild für zahlreiche nachfolgende Zentren gilt. Zu den vielen Akzenten, die Linder dann als Leiter des Tumorenzentrums Heidelberg-Mannheim setzen konnte, zählt die Schaffung einer C3-Professur für Chirurgische Onkologie und einer Einrichtung für Psychosoziale Krebsnachsorge an seiner Klinik. Bundesweit wirkte er 5 Jahre lang als Präsident der Deutschen Krebsgesellschaft.

Zwar haben wir nun in Fritz Linder ein großartiges Vorbild, einen strengen und gerechten Lehrer und einen guten Freund verloren. Aber seine Persönlichkeit und sein wissenschaftliches Werk werden in seinen vielen Schülern weiterleben. Das „Chirurgische Forum" wird ihm auch in Zukunft ein würdiges Denkmal sein.

Michael Trede, Mannheim

Literatur

1. Die Wirkung quantitativ abgestufter Drosselung der Nierendurchblutung auf den Blutdruck (mit Enger und Sarre). Z. Exper. Med. *104*, 1 (1938)
2. Über blutdrucksteigernde Nierentumoren. Klin. Sschr. 1947, 498–502
3. Experimentelle und klinische Untersuchungen zur Frage des Hochdrucks bei chirurgischen Nierenerkrankungen. Langenbecks Arch. f. Chirurgie, *292*, 320 (1949)
4. Nebenwirkungen der Antibiotika in der Chirurgie. Chirurg *26*, 7 (1995)
5. The problem of the resistant organism and chemotherapeutic sensitivity in surgery. Proceedings of the Royal Society of Medicine. Vol. *50*, 153 (1957)
6. The control of wound infection. The Lister Centenary Scientific Meeting Glasgow Sept. 1965 „Wound Healing" J. & A. Churchill Ltd., London, S 135–148 (1965)
7. Untersuchungen des peripheren Kreislaufs mit radioaktivem Natrium (mit O. Eichler und K. Schmeiser). Klin. Wschr. 1949, 480
8. Nachweis einer Liquorzirkulation mit radioaktiven Isotopen und ihre Bedeutung für die Lumbal- bzw. Spinalanästhesie (mit O. Eichler und K. Schmeiser). Langenbecks Archiv für Chirurgie, Kongressberichte 267, 286 (1951)
9. Radiojodbehandlungen des Schilddrüsenkarzinoms (mit E. Ruf) Radioaktive Isotope. Springer-Verlag 1953

10. Zur chirurgischen Behandlung des Cushing-Syndroms durch Eingriffe an den Nebennieren. Dt. Med. Wschr. 1956, H. 13/14 (mit Wunderlich)

11. Die Klinik und Therapie des Bronchial-Carcinoms aus chirurgischer Sicht (mit W. Schütz). Ärztl. Wschr. *11*, 929 (1956)

12. Das Bronchialkarzinom. Eine retrospektive Studie bei 2200 Patienten. Dt. Med. Wschr. *98* (1973) 1099–1104 (mit D. Zeidler)

13. Notfallchirurgie beim Neugeborenen. Zbl. Gynäkologie *78*, 1431 (1956)

14. Zum Speiseröhrenersatz bei langstreckiger Ösophagusatresie. Langenbecks Archiv klin. Chir. *298*, 572 (1961)

15. Ösophagusersatz durch Colon (mit W. Hecker). Chirurg *33*, 18 (1962)

16. Lyophilisierte Gefäßtransplantate. Langenbecks Archiv *282*, 655 (1955)

17. Neue Möglichkeiten des Arterienersatzes mit lyophilisierten Homiotransplantaten und Kunststoffen. Langenbecks Archiv *282*, 716 (1956)

18. Zum alloplastischen Ersatz der Aorta. Langenbecks Archiv *289*, 188 (1958)

19. Pathophysiologie und Indikationen der Hypothermie bei Operationen am offenen Herzen. Langenbecks Archiv *289*, 188 (1958)

20. Erste klinische Erfahrungen mit der Anwendung eines künstlichen Herz-Lungensystems. Chirurg *30*, 97 (1959) (mit E. Bücherl, B. Hölscher, G. Horkenbach, O. Just, K. Schmutzer, W. Schütz, M. Trede und H. Winzer)

21. Zur Chirurgie des Herzens mit Hilfe des extrakorporalen Kreislaufs (mit W. Schmitz, M. Trede, H. H. Storch und D. Krumhaar) Langenbecks Archiv klin. Chir. *311*, 396–412 (1965)

Inhaltsverzeichnis

II. Transplantation I: Lebertransplantation

III. Traumatologie

Sitzungsleiter / Chairmen: N. Haas, Berlin
W. Mutschler, Homburg

IV. Transplantation II: Dünndarmtransplantation, Lebertransplantation

Sitzungsleiter/Chairmen: C. E. Brölsch, Hamburg
J. Scheele, Jena

Inhaltsverzeichnis

**VIII. Molekularbiologie I:
Wachstumsfaktoren – Onkogene**

Sitzungsleiter/Chairmen: Ch. Herfarth, Heidelberg
                                      H. Kalthoff, Kiel

X. Kinderchirurgie

Sitzungsleiter/Chairmen: K. L. Waag, Mannheim
H. Halsband, Lübeck

XI. Perioperative Pathophysiologie

Sitzungsleiter/Chairmen: U. B. Brückner, Ulm
M. D. Menger, Homburg
E. Faist, München

XII.   Leber – Galle – Pankreas

Sitzungsleiter / Chairmen: E. Klar, Heidelberg
H. Lippert, Magdeburg

XIII. Endokrinologie – Pankreas

Sitzungsleiter/Chairmen: D. Lorenz, Greifswald
                                 M. Rothmund, Marburg

XV. Molekularbiologie II: Cytokine – Molekulare Marker

Sitzungleiter/Chairmen: H. K. Schackert, Dresden
P. M. Schlag, Berlin

XVIII. Schock

Sitzungsleiter / Chairmen: K. Meßmer, München
H. Bartels, München

XXI. Plastische Chirurgie

Sitzungsleiter/Chairmen: G. B. Stark, Freiburg
                           R. G. H. Baumeister, München

Einfluß des Pneumoperitoneums auf Ausdehnung und Schwere einer durch peptische Ulkusperforation induzierten Peritonitis der Ratte

Effect of a Pneumoperitoneum on the Extent and Severity of Peritonitis Induced by Gastric Ulcer Perforation in the Rat

C. Blöchle[1], A. Emmermann[1], E. Achilles[2], H. Treu[1], C. Zornig[1] und C. E. Broelsch[1]

Abteilung für Allgemeinchirurgie[1] und Institut für Pathologie[2]
Universitäts-Krankenhaus Eppendorf, Universität Hamburg

Einleitung

Während bei einigen Indikationen, wie z. B. der symptomatischen Cholelithiasis, die minimal invasive Chirurgie weithin etabliert ist, muß bei anderen der Vorteil der neuen Technik für den Patienten erst noch nachgewiesen werden. Über die technische Durchführbarkeit der laparoskopischen Versorgung perforierter peptischer Ulzera ist berichtet worden [3, 4]. Studien, die potentielle Risiken des laparoskopischen Vorgehens bei Peritonitis untersuchen, stehen bislang aber noch aus.

Patienten mit einem perforierten peptischen Ulkus entwickeln eine Peritonitis, deren Ausdehnung und Schweregrad mit dem Intervall zwischen Perforationsereignis und chirurgischer Intervention zunimmt. Im Rahmen der laparoskopischen Chirurgie, die sich zumeist des Pneumoperitoneums bedient, führt die CO_2-Insufflation zu einem erhöhten intraabdominellen Druck und zu Turbulenzen aufgrund des andauernden Gasflusses. Durch Dissemination kontaminierten Sekretes könnte die Peritonitis aggraviert werden. Wir untersuchten daher, ob ein Pneumoperitoneum die Ausdehnung und den Schweregrad der Peritonitis, induziert durch eine peptische Ulkusperforation, beeinflußt.

Methodik

Weibliche Wistar-Ratten (220–280 g Körpergewicht (KG)) wurden nach 24stündigem Fasten bei freiem Zugang zu 22% Glukoselösung zufällig auf vier Pneumoperitoneum- und vier Kontrollgruppen (n = 10–12 pro Gruppe) verteilt. Nach Äthernarkose wurden 2 ml Ethanol (50%) über eine oral eingeführte Magensonde

Chirurgisches Forum 1995
f. experim. u. klinische Forschung
Hierholzer/Seifert/Hartel (Hrsg.)
© Springer-Verlag Berlin Heidelberg 1995

appliziert. Der Alkohol wurde nach 5 min abgesogen, und der Magen mit 3 ml physiologischer Kochsalzlösung gespült. Nach einer 20minütigen Ruhepause wurde das Abdomen durch eine mediane Oberbauchlaparotomie von 6 bis 8 mm Länge unter sterilen Kautelen eröffnet. Am großkurvaturseitigen Übergang vom Vor- zum Hauptmagen wurde eine anteriore longitudinale Gastrotomie (Durchmesser: 2 mm) angelegt. Anschließend wurde die Bauchdecke mit zweischichtiger Naht fortlaufend verschlossen.

Sechs, 9, 12 und 24 Stunden nach Gastrotomie wurden die Tiere erneut mit Äther anästhesiert. Bei den den Pneumoperitoneum-Gruppen zugeteilten Tieren wurde der Bauchraum mit einer Verres-Nadel (Surgineedle, Durchmesser: 3 mm, Länge: 10 mm, Autosuture) unter sterilen Bedingungen punktiert und durch CO_2-Insufflation ein Pneumoperitoneum mit einem konstanten Druck von 4 mm Hg für 60 min angelegt (OP Pneu Electronic, WISAP). In Voruntersuchungen war es bei intraabdominellen Drücken von >4 mm Hg zur Pulmonalinsuffizienz der Tiere gekommen (Ergebnisse nicht dargestellt). Bei den Tieren der Kontrollgruppen wurde zu entsprechenden Zeitpunkten eine alleinige sterile Punktion des Abdomens durchgeführt. Nach dem 60minütigen Intervall des Pneumoperitoneums bzw. der alleinigen Punktion wurden Blutproben zur bakteriologischen Kultivierung entnommen. Nach weiteren fünf Stunden wurden die Tiere in Äther-Narkose unter sterilen Kautelen erneut laparotomiert. Abstriche zur bakteriologischen Kultivierung wurden aus allen vier Quadranten des Abdomens entnommen. Gewebeproben aus dem Peritoneum aller vier Quadranten, sowie aus der Leber, der linken Niere, der Milz und der ersten Jejunalschlinge wurden entnommen. Anschließend wurden die Tiere sakrifiziert.

Während der Versuche war allen Tieren Piritramid (0,3 mg/kg KG, intramuskulär) in 5stündigen Intervallen zur Analgesie injiziert worden.

In Voruntersuchungen war bei sechs Tieren 12 Stunden nach Laparotomie und Schein-Gastrotomie ein Pneumoperitoneum angelegt worden. Bei diesen Tieren war weder histologisch eine Peritonitis noch positive Blutkulturen, noch positive bakteriologische Abstriche aus dem Bauchraum beobachtet worden (Ergebnisse nicht dargestellt).

Von den Gewebeproben wurden je zwei Schnitte von 5 µm Dicke angefertigt und mit Haematoxylin und Eosin gefärbt. Die kodierten Schnitte wurden ohne Kenntnis der Gruppenzuteilung lichtmikroskopisch untersucht und nach den folgenden histopathologischen Kriterien klassifiziert [5, 2]: 0 Punkte = keine Zeichen der Entzündung oder Gewebealteration; 1 Punkt = Dilatation der subserösen Kapillaren, Trübung der Peritonealoberfläche und Schwellung der Mesothelzellen; 2 Punkte = dünner exsudativer Fibrinfilm und fokale Desquamation der Mesothelzellen, <10 Leukozyten pro Gesichtsfeld; 3 Punkte = extensive Fibrinexsudation und diffuse Desquamation der Mesothelzellen, >10 Leukozyten pro Gesichtsfeld oder fokale Mikroabszesse. Das Ergebnis der histopathologischen Einschätzung der 8 verschiedenen Proben je Versuchstier wurde zum Peritonitis-Schweregrad-Score addiert.

Ohne Kenntnis der Gruppenzuteilung wurden die mikrobiologischen Proben mit Standardtechniken ausgewertet und als positiv oder negativ klassifiziert.

Die Ergebnisse des Peritonitis-Schweregrad-Score sind als Mittelwerte → Standardabweichung (SD) angegeben. Die statistische Signifikanz der Ergebnisse wurde mit dem Wilcoxon Rank Test bzw. dem chi^2-Test geprüft. Das Signifikanzniveau wurde als p < 0,05 festgelegt.

Ergebnisse

Sechs und 9 Stunden nach Gastrotomie waren weder bei den Blutkulturen noch bei den bakteriologischen Abstrichen signifikante Unterschiede zwischen den Pneumoperitoneum- und den Kontrollgruppen nachweisbar. Darüber hinaus bestand kein signifikanter Unterschied zwischen dem Peritonitis-Schweregrad-Score der Pneumoperitoneum-Gruppen und dem der Kontrollgruppen (Tab. 1). Zwölf Stunden nach Gastrotomie betrugen die Häufigkeiten positiver Blutkulturen und positiver Abstriche 67% und 75% bei den Tieren der Pneumoperitoneum-Gruppe und je 42% (für beides p < 0,05) bei den Kontrollierten. Der mittlere Peritonitis-Schweregrad-Score betrug 20,8 (2,2) in der Pneumoperitoneum-Gruppe und 11,3 (1,5) in der Kontrollgruppe (p < 0,01) (Tab. 1). Vierundzwanzig Stunden nach Gastrotomie betrugen die Häufigkeiten der positiven Blutkulturen und der positiven Abstriche 83% und 100% in der Pneumoperitoneum-Gruppe im Vergleich zu 42% (p < 0,01) und 50% (p < 0,01) in der Kontrollgruppe. Der mittlere Peritonitis-Schweregrad-Score lag bei 22,1 (1,5) in der Pneumoperitoneum-Gruppe und bei 11,8 (2,4) in der Kontrollgruppe (p < 0.01) (Tab. 1).

Diskussion

Betroffen von Ulkusperforationen sind häufig Patienten mit erhöhter Komorbidität, die durch Ulkusexzision und einfache Übernähung der Perforation behandelt werden, um Morbidität und Letalität zu senken. Mit dem Ziel das operative Trauma

Tabelle 1. Ergebnisse des Peritonitis Schweregrad Score und der Frequenz positiver Blutkulturen und Abdominalabstriche

Intervall nach Perforation	Behandlung	Peritonitis Schweregrad Score (0 – 24 Punkte)	Positive Blutkultur	Positiver Abdominalabstrich
6 h	Pneumoperitoneum	7,7 (0,9)	40%	30%
6 h	Kontrolle	8,3 (1,1) (p > 0,05)	30% (p > 0,05)	30% (p > 0,05)
9 h	Pneumoperitoneum	10,5 (1,1)	42%	42%
9 h	Kontrolle	9,2 (1,2) (p > 0,05)	42% (p > 0,05)	33% (p > 0,05)
12 h	Pneumoperitoneum	20,8 (2,2)	67%	75%
12 h	Kontrolle	11,3 (1,5) (p < 0,01)	42% (p < 0,05)	42% (p < 0,05)
24 h	Pneumoperitoneum	22,1 (1,5)	83%	100%
24 h	Kontrolle	11,8 (2,4) (p < 0,01)	42% (p < 0,01)	50% (< 0,01)

Die Werte des Peritonitis Schweregrad Score sind als Mittelwerte (SD) von 10–12 Tieren pro Gruppe angegeben. Die Pneumoperitoneum-Gruppen wurden mit Hilfe des Wilcoxon Rank Test bzw. des chi^2-Test mit den Kontrollgruppen verglichen.

weiter zu senken, wurde die minimal invasive Versorgung perforierter peptischer Ulzera eingeführt [3, 4]. Hinsichtlich Sicherheit und Vorteil für den Patienten stehen randomisierte Studien jedoch noch aus [1].

Die Ergebnisse dieser Studie zeigen, daß die Anlage eines Pneumoperitoneum die Ausdehnung und den Schweregrad der Peritonitis nach Ulkusperforation aggraviert, wenn der Zeitraum zwischen Ulkusperforation und Pneumoperitoneum 12 Stunden übersteigt. Dieser negative Effekt muß auch bei Penitonitiden anderer Genese, z.B. nach colorektaler Perforation, erwartet werden. Da wegen technischer Limitationen in dieser Studie keine Therapie der Magenperforation vorgenommen wurde, bleibt offen, inwieweit eine laparoskopische Übernähung der Perforation und suffiziente laparoskopische Spülung der Peritonealhöhle den negativen Effekt des Pneumoperitoneum bei mehr als 12 Stunden bestehender Peritonitis kompensieren kann.

Zusammenfassung

Das Ziel der Untersuchung war es zu klären, inwieweit ein Pneumoperitoneum die Ausdehnung und den Schweregrad einer Peritonitis nach peptischer Ulkusperforation aggraviert. In Ratten wurde 6, 9, 12 und 24 Stunden nach Ulkusinduktion und Gastrotomie für 60 min ein Pneumoperitoneum angelegt. Bei Kontrolltieren wurde die Abdominalhöhle nur punktiert. Blutkulturen und intraabdominelle Abstriche wurden ausgewertet. Histologisch aufgearbeitete Proben (Peritoneum aus allen Quadranten, Leber, Milz, linker Niere und erster Jejunalschlinge) wurden nach einem definierten Peritonitis-Schweregrad-Score (PSS) graduiert. Sechs und 9 Stunden nach Gastrotomie waren keine signifikanten Unterschiede zwischen Pneumoperitoneum- und Kontrolltieren für Blutkulturen, Abstriche und den PSS nachweisbar. Zwölf und 24 Stunden nach Gastrotomie waren die Häufigkeiten positiver Blutkulturen und Abstriche, sowie der PSS in den Pneumoperitoneum-Gruppen signifikant höher als in den Kontrollgruppen. Bei der Ratte aggraviert ein Pneumoperitoneum die Ausdehnung und den Schweregrad der Peritonitis nach Ulkusperforation, wenn der Zeitraum zwischen Ulkusperforation und Pneumoperitoneum 12 Stunden übersteigt.

Summary

The aim of this study was to elucidate whether a pneumoperitoneum amplifies the extend and severity of peritonitis induced by peptic ulcer perforation. In rat 6, 9, 12 and 24 hours after ulcus induction and gastrotomy CO_2 was administered intraperitoneally for 60 min in the pneumoperitoneum groups while control animals were subject to puncture of the peritoneal cavity alone. Assessment included microbiology of blood samples and intraabdominal swaps, and estimation of a peritonitis severity score (PSS) based on the histology of specimen taken from the peritoneum of all abdominal quadrants, the liver, the left kidney, the spleen, and the first jejunal loop. Six and nine hours after gastrotomy significant differences were observed neither in frequencies of positive blood cultures and positive swaps nor in the PSS between pneumoperitoneum and control groups. Twelve and 24 hours after gastrotomy frequencies of positive blood cultures and positive swaps, and the PSS were significantly increased in pneumoperitoneum groups compared to controls. A pneumoperitoneum amplifies the extent and severity of peritonitis in rats, when the interval between ulcer perforation and pneumoperitoneum lasts 12 hours or longer.

Literatur

1. Eypasch E, Spangenberger W, Ure B, Menningen R, Troidl H (1994) Laparoskopische und konventionelle Übernähungen perforierter peptischer Ulzera – eine Gegenüberstellung. Chirurg 65:445–450
2. Jones JSP (1988) Pathology of the Mesothelium. Springer, London, S. 165–169
3. Mouret P, Francois Y, Vignal J, Barth X, Lombard-Platet R (1990) Laparoscopic treatment of perforated peptic ulcer. Br J Surg 77:1006
4. Nathanson LK, Easter DW, Cuschieri A (1990) Laparoscopic repair and peritoneal toilet of perforated duodenal ulcer. Surg Endosc 4:232–233
5. Williams GT (1987) The peritoneum. In: Morson BC (Hrsg) Systemic pathology: Alimentary tract. Churchill Livingstone, Edinburgh, S. 417–431

Dr. Christian Blöchle, Abteilung für Allgemeinchirurgie, Universitäts-Krankenhaus Eppendorf, Universität Hamburg, Martinistraße 52, D-20251 Hamburg

Laparoskopische Pankreaslinksresektion unter Erhalt der Milz

Laparoscopic resection of left pancreatic segment preserving the spleen

G. A. Pistorius, G. Schüder, U. Hildebrandt, C. Lellig und K. Reitnauer*

Abteilung für Allgemeine Chirurgie, Abdominal- und Gefäßchirurgie der Universität des Saarlandes (Dir.: Prof. Dr. G. Feifel), D-66421 Homburg/Saar

* Abteilung für Allgemeine und spezielle Pathologie der Universität des Saarlandes (Dir.: Prof. Dr. K. Remberger), D-66421 Homburg/Saar

Einleitung

Trotz zunehmender Ausdehnung laparoskopischer Operationen ist das Pankreas bisher weitgehend von laparoskopischen Eingriffen ausgeschlossen, ausgenommen die Drainage von Pankreaszysten [1]. Bei unklaren Prozessen im Pankreasschwanzbereich sowie beim Pankreastrauma stellt die explorative Laparotomie ggf. mit Biopsie und Schnellschnitt oder gar Pankreaslinksresektion ein etabliertes Verfahren dar [2, 9, 10]. Nachdem wir die technische Machbarkeit einer laparoskopischen Pankreaslinksresektion unter Erhalt der Milz im Tierexperiment haben zeigen können [6], ist Ziel der dargestellten Experimente, die Zuverlässigkeit der Durchtrennung des Organs mittels Endo-GIA® zu überprüfen. Es soll geprüft werden, ob sich mit dem gewählten Verfahren eine Möglichkeit ergibt, gegebenenfalls kleine Prozesse oder Tumoren im Pankreasschwanzbereich ohne eindeutigen Malignitätshinweis laparoskopisch anzugehen.

Material und Methodik

Die Versuche wurden bei Vorlage der Genehmigung der regionalen Tierschutzkomission an 5 Hausschweinen (2 männlich/3 weiblich/22–32 kg) als Überlebensversuch mit einer Nachbeobachtungszeit von 6 Wochen durchgeführt.

Narkose und perioperatives Management: In Thiopentalnarkose erfolgt nach orotrachealer Intubation die Anlage eines zentralen Venenkatheters der nach subcutaner Tunnelung für 5 Tage postoperativ belassen wird. Über diesen erfolgt am 1. postoperativen Tag die Infusion von Elektrolyt- und Glukoselösung. Ab dem 2. Tag erfolgt die freie orale Wasserzufuhr, ab dem 3. Tag der Kostaufbau bis zur Normalverpflegung.

Operationstechnik: Nach Anlage eines Pneumoperitoneums mit 12 mm Hg werden 5 Trokare plaziert. Der im linken Unterbau paramedian gelegene Trokar dient als

Chirurgisches Forum 1995
f. experim. u. klinische Forschung
Hierholzer/Seifert/Hartel (Hrsg.)
© Springer-Verlag Berlin Heidelberg 1995

Optiktrokar. Über 2 Trokare rechts lateral werden die Halteinstrumente zur Retraktion des Magens und des Colons eingebracht. Linksseitig werden 2 Trokare als Arbeitskanäle für den Operateur ebenfalls lateralseitig positioniert. Der Monitor steht rechts cranial. Nach Durchtrennen des Lig. gastrocolicum erfolgte bei 3/5 Tieren die Durchtrennung der Vasa gastricae breves, um den Magen spannungsfrei nach cranial schlagen zu können. In Beckentieflage wird das Colon nach caudal verlagert. Das Pankreas wird entlang des Duodenums mit der Schere nach lateral zu abgelöst. Der Pankreasschwanz wird nach ventral geschlagen und von den Milzgefäßen und retroperitonealen Verwachsungen gelöst. Die Rami pancreatici der Vasa lienales werden elektrokoaguliert oder geclipt. Nach Mobilisation des linken Pankreassegmentes bis in die Ebene des Confluens von V. mesenterica superior und V. lienalis erfolgt die Durchtrennung des Organs mit dem Endo-GIA® 30 (Autosuture®/Toenisvorst). Das Resektat wird über eine Trokareinstichstelle geborgen.

Laborkontrollen: Blutentnahmen für die untengenannten Laborwerte erfolgen jeweils praeoperativ, unmittelbar postoperativ, sowie am 1. bis 5. postoperativen Tag, nach 1 Woche, 3 Wochen sowie zum Versuchsende nach 6 Wochen. Bestimmt werden Blutbild, Elektrolyte, Amylase, p-Amylase, Lipase, CRP, Blutzucker und bis 1 Woche post OP die Elastase.

Versuchsende: Sechs Wochen postoperativ erfolgt die Laparotomie der Tiere mit Resektion des Restpankreas zur histologischen Aufarbeitung und anschließender Tötung der Tiere.

Ergebnisse

Bei allen 5 Tieren war die lap. Mobilisation des linken Pankreassegmentes komplikationslos bis in die Ebene des Anulus pancreaticus möglich. Die Milz und Milzgefäße wurden jeweils erhalten. Die Durchtrennung des Pankreas mittels Endo-GIA® war primär bluttrocken. Die Operationszeit betrug im Mittel 85 min. Die Resektate hatten eine Länge von 10–15 cm und eine Breite von 2–4 cm. Das durchschnittliche Resektatgewicht lag bei 30 g. Alle Tiere überlebten den Beobachtungszeitraum mit einem durchschnittlichen Gewichtszuwachs von 25,5 %.

Laborwerte: (s. Tab.) Bezüglich des roten Blutbildes ergaben sich keine statistisch signifikanten Unterschiede. Postoperativ kam es zu einem passageren, statistisch signifikanten Anstieg der Entzündungsparameter (Leukozyten, CRP und Elastase). Innerhalb von 2 Tagen bzw. 1 Woche normalisierten sich die Werte, zum Versuchsende bestand kein statistisch signifikanter Unterschied gegenüber den präoperativen Werten. Bei allen Tieren kam es postoperativ zu einem signifikanten Anstieg der Amylase, p-Amylase und Lipase; bei 4 Tieren war dieser temporär mit Normalisierung innerhalb von 1 Woche, bei einem Tier kam es jedoch zu einer pathologischen Erhöhung der Pankreasenzyme über die gesamte Versuchsdauer. Dies korreliert mit den histologischen Untersuchungsergebnissen.

Histologische Untersuchung: In der HE und EvG-Färbung zeigt sich lediglich bei einem Tier ein herdförmiger Parenchymuntergang mit peri- und interlobulärer

Tabelle 1. Übersicht der Laborwerte (* statist. Signifikant, p < 0,05 im t-Test)

Laborwerte	prae OP	1 d post OP	2 d post OP	1 w post OP	6 w post OP
Hb g/dl	9,8 ± 0,2	10,7 ± 0,6	10,6 ± 0,5	9,8 ± 0,9	10,1 ± 0,2
Hkt %	29,9 ± 0,6	32,7 ± 1,8	32,3 ± 1,6	31,5 ± 1,8	31,2 ± 0,6
Leukozyten 10^3/ml	16,7 ± 1,7	26,1 ± 2,8*	23,3 ± 1,9	19,7 ± 2,1	15,2 ± 1,4
CRP mg/l	3,9 ± 0,6	12,1 ± 1,6*	12,7 ± 1,0	6,5 ± 0,8	4,9 ± 0,1
Elastase UG/l	5,2 ± 1,0	120 ± 60*	4,7 ± 0,3		
Amylase U/l	2349 ± 167	3227 ± 551*	2591 ± 244	3042 ± 730	2315 ± 112
p- Amylase U/l	2396 ± 218	2799 ± 213*	2752 ± 218	3083 ± 750	2738 ± 355
Lipase U/l	23,8 ± 1,1	304,2 ± 46*	232,4 ± 45	235,2 ± 144	154,2 ± 117

Fibrose, schütterer chronischer Entzündung und hämosiderin beladenen Makrophagen als Zeichen einer älteren Einblutung. Bei den übrigen Tieren ist das Pankreasparenchym unauffällig, vereinzelt finden sich ältere kleinere Fettgewebsnekrosen im peripankreatischen Fettgewebe.

Diskussion

Am Schwein ist die laparoskopische Mobilisation des linken Pankreassegmentes unter Erhalt der Milz und Milzgefäße unproblematisch. Dagegen ist die Frage nach der optimalen Durchtrennung des Organs und der Versorgung der Absetzungsfläche bei der lap. Resektion noch ungelöst. Eine isolierte Versorgung des Pankreasganges z. B. mit Durchstechungsligatur erscheint uns bei der lap. Resektion technisch schwer möglich. Die Durchtrennung des Pankreas mit dem Endo-GIA® (Autosuture®) ist einfach und sicher. Die Anwendung von Klammernahtgeräten zum Verschluß der Pankreasresektionsfläche wurde in der offenen Chirurgie seit 1979 wiederholt beschrieben [3, 4, 5, 7]. Die Ergebnisse hinsichtlich der Fistel- oder Abszeßrate sind sehr unterschiedlich. Während Rieger [7] und Fuchs [4] keine Komplikationen sahen, berichten Pachter [5] über eine Fistel bei 12 Patienten, Fitzgibbons [3] sogar über Fisteln oder Abszesse bei 6 von 29 Patienten. Entzündungen werden von keinem Autor beschrieben. Wir haben in unserem Versuch zeigen können, daß die laparoskopische Pankreaslinksresektion beim Schwein unter Erhalt der Milz mit einem vertretbar geringen Operationstrauma und mit geringen postoperativen Komplikationen möglich ist. Jedoch entwickelte 1 von 5 Tieren postoperativ eine chronische, klinisch mild verlaufende Pankreatitis. Aufgrund dieser Ergebnisse erscheint uns eine klinische Anwendung bei kleinen nicht metastasierten z. B. endokrinen Pankreasschwanztumoren oder als Resektionsbiopsie bei Incidentalomen diskutabel. Beim Menschen ist die Seperation des Pankreasschwanzes von den Milzgefäßen schwieriger ist als beim Schwein, jedoch ist sie bei Kindern und auch bei traumabedingten Resektionen beschrieben [8]. Sollte dies z. B. infolge chronischer Vernarbungen nicht möglich sein, bieten sich die von Warshaw [10] oder von Cooper [2] beschriebenen Vorgehensweisen zur milzerhaltenden Pankreaslinksresektion unter Mitnahme der Milzgefäße an.

10

Zusammenfassung

In der Arbeit wird die Absetzung des Pankreas bei der laparoskopischen Pankreaslinksresektion an 5 Schweinen untersucht. Die Mobilisation des linken Pankreassegmentes erfolgte bei allen Tieren bis in die Ebene des Confluens der V. lienalis und V. mesenterica superior unter Erhalt der Milz. Die Durchtrennung des Organs erfolgte mittels Endo-GIA. Es traten keine intraoperativen Komplikationen auf. Die Resektatgröße lag bei 10–15 cm Länge und durchschnittlich 30 g Gewicht. Im 6wöchigen Follow-up traten keine klinisch manifesten Entzündungen oder Fistelungen auf. Laborchemisch wurde bei allen Tieren ein passagerer Anstieg der Entzündungsparameter mit rascher Normalisierung dokumentiert. Nur bei einem Tier kam es zu einem postop. Anstieg von Amylase und Lipase für den gesamten Beobachtungszeitraum, die übrigen Tiere zeigten keinen Hinweis auf eine Pankreatitis. Histologisch zeigte sich bei diesem Tier eine chronische Pankreatitis, die übrigen Pankreata waren unauffällig. Die lap. Pankreaslinksresektion unter Erhalt der Milz ist beim Schwein technisch möglich. Die Absetzung des Resektates über einen Linearstapler stellt eine suffiziente Versorgung der Absetzungsfläche dar.

Summary

In this experience laparoscopic resection of left pancreatic segment preserving the spleen was performed in 5 pigs. For division of the pancreas a linear stapler was used. There were no intraop. complications, all animals survived the observation period of 6 weeks postop. without complications e.g fistula, bleedings. The resected segments had a length from 10–15 cm and a weight of 30 g in mean. Postoperativ inflammatory parameters (WBC, CRP, Elastase) showed an increase with fast normalization into 1 week. Only 1 animal had an increase of amylase and lipase for the whole time. The histological examination showed in this pancreas signs of chronic pancreatitis, the 4 other organs were normally. So laparoscopic resection of left pancreatic segment preserving the spleen is possible in pigs. The use of a linear stapler is a sufficient method to divide the pancreas without leakage or bleeding.

Literatur

1. Baca I, Klempa I, Götzen V (1994) Laparoskopische Pancreatocystojejunostomie ohne Entero-Entero-Anastomose. Chirurg 65:378–381
2. Cooper MJ, Williamson RCN (1985) Conservative pancreatectomy. Br J Surg 72:701–803
3. Fitzgibbons TJ, Yellin AE, Maruyama MM, Donovan AJ (1982) Management of the transected pancreas following distal pancreatectomy. Surg Gynecol Obstet 154:225–231
4. Fuchs M, Köhler H, Schafmayer A, Peiper HJ (1992) Verschluß der Resektionsfläche bei der Pankreaslinksresektion mit dem Klammernahtgerät. Zentbl Chir 117:398–402
5. Pachter HL, Pennington R, Chassin J, Spencer FC (1979) Simplified distal pancreatectomy with the Auto Suture stapler: preliminary clinical observations. Surgery 85:166–170
6. Pistorius G, Schüder G, Hildebrandt U, Plusczyk T (1995) Experimenteller Ansatz zur laparoskopischen Pankreaslinksresektion unter Erhalt der Milz. Zentbl Chir 120: (4/1995) in press
7. Rieger R, Wayand W (1993) Pancreatoduodenectomy with stapling devices. Br J Surg 80: 1183

8. Robey E, Mullen JT, Schwab CW (1982) Blunt transection of the pancreas treated by distal pancreatectomy, splenic salvage and hyperalimentation: Four cases and review of the literature. Ann Surg 196:695–699
9. Trede M (1993) Left hemipancreatectomy in: Trede M, Carter DC (Hrsg): Surgery of the pancreas. Edinburgh Churchill Livingstone
10. Warshaw AL (1988) Conservation of the spleen with distal pancreatectomy. Arch Surg 123:550–553

Dr. Georg A. Pistorius, Chirurgische Universitätsklinik Abteilung für Allgemeine, Abdominal- und Gefäßchirurgie, D-66421 Homburg/Saar

Serum-Interleukin-6 und C-Reaktives Protein bei der laparoskopischen Cholezystektomie, Appendektomie und Hernioplastik

Serum-interleukin-6 and C reactive protein responses in patients after laparoscopic cholecystectomy, appendectomy and hernioplasty

E. P. M. Lorenz, E. Latz, A. K. Wagner, S. F. Trabhardt und J. Boese-Landgraf

Chirurgische Klinik und Poliklinik, Universitätsklinikum Benjamin Franklin, Abteilung für Allgemein-, Gefäß- und Thoraxchirurgie, Leiter: Prof. Dr. H. J. Buhr, Hindenburgdamm 30, D-12200 Berlin

Einleitung und Zielsetzung

Laparoskopische Eingriffe als minimal invasive chirurgische Interventionen (MIC) verursachen eine geringere Gewebstraumatisierung. Von entscheidender Bedeutung ist die Frage inwieweit die Anlage eines CO^2-Pneumoperitoneums bei viszeralen MIC eine Mediatorfreisetzung verursachen kann. Wir wählten aus diesem Grund den früh in der Konzentration ansteigenden Parameter Interleukin-6 (IL-6) und das Akute-Phase-Protein C-Reaktives-Protein (CRP), um eine Aktivierung der Immunkaskade zu überprüfen.

Patienten und Untersuchungsergebnisse

In der Zeit von Januar 1994 bis September 1994 untersuchten wir prospektiv 27 Patienten, bei denen elektiv laparoskopisch eine Cholezystektomie (n = 13), Appendektomie (n = 6) oder Hernioplastik (n = 8) durchgeführt wurde. Wir schlossen in die Studie 14 Männer und 13 Frauen im Alter von 22 bis 59 Jahre ein. Das Durchschnittsalter betrug 39 Jahre (± 11). Nach einem standardisierten Abnahmeschema wurden unmittelbar präoperativ, zum Zeitpunkt der Anlage des Pneumoperitoneums und je nach Dauer des operativen Eingriffes intra- bzw. postoperativ zwischen sieben und neun Serumproben bis 24 Stunden nach dem Eingriff gewonnen. Folgende Parameter wurden fortlaufend gemessen: systolischer und diastolischer Blutdruck, Femoralvenendruck, Herzfrequenz, CRP, IL-6 sowie intraoperative Blutkulturen und intraabdominale Abstriche entnommen. Die Interleukin-Bestimmung erfolgte mit Hilfe eines ELISA-Kit (R & D Systems Inc, Minneapolis) und die Serum-CRP-Konzentration wurde mittels Laser-Nephelometrie bestimmt.

Chirurgisches Forum 1995
f. experim. u. klinische Forschung
Hierholzer/Seifert/Hartel (Hrsg.)
© Springer-Verlag Berlin Heidelberg 1995

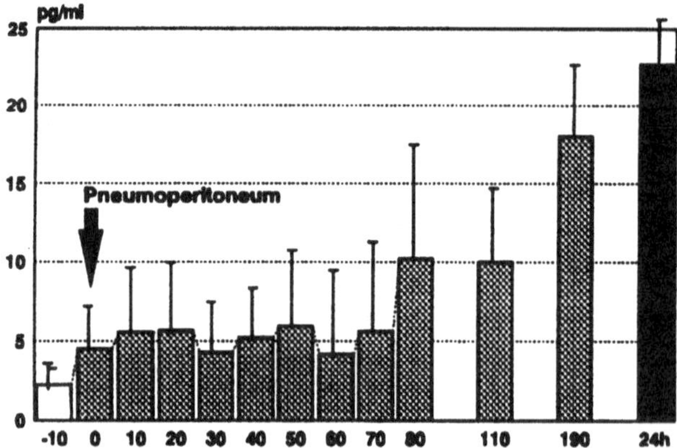

Abb. 1. Durchschnittswerte mit Standardabweichung der IL-6-Konzentration im Serum bei 27 Patienten nach laparoskopischen Cholezystektomien, Appendektomien und Hernioplastiken

Ergebnisse

Die Anlage eines Pneumoperitoneums zur Durchführung der laparoskopischen Eingriffe erzeugte in unserem Patientengut eine Erhöhung des systolischen arteriellen Blutdruckes von 115 mm Hg auf 130 mm Hg ($p < 0,05$). Der diastolische Blutdruck und die Herzfrequenz veränderten sich nicht signifikant. Ein Pneumoperitonealdruck von durchschnittlich 17 mm Hg erhöhte den Femoralvenendruck auf mindestens ebensolche Druckwerte. Beginnend mit der 80. Minute nach Anlage des Pneumoperitoneum stiegen die Interleukin-6-Werte von unter 5 pg/ml auf durchschnittlich über 10 pg/ml und erreichten einen Maximaldurchschnittswert von 22,7 pg/ml 24 Stunden postoperativ (Min.: 7 pg/ml, Max.: 72 pg/ml) (Abb. 1).

Das Akute-Phase-Protein CRP zeigte im Gegensatz dazu keinen signifikanten Konzentrationsanstieg.

Diskussion und Schlußfolgerung

Während und nach einem chirurgischen Eingriff kommt es innerhalb von Stunden zu einer durch verschiedene spezifische und unspezifische Immunantworten modulierten Zytokinexpression, produziert von Monozyten, Makrophagen, Endothelzellen und Gewebsfibroblasten [2]. Diese führen zu einer Ausschüttung von sogenannten Akute-Phase-Proteinen einschließlich dem CRP. Interleukin-6 ist der Hauptregulator der Akute-Phase-Protein-Antwort in den Hepatozyten und seine Sekretion ist stimuliert durch andere proinflammatorische Zytokine wie Interleukin-1 und TNF-Alpha [3].

Erhöhte IL-6-Plasmakonzentrationen wurden bei Patienten nach verschiedensten operativen Eingriffen gemessen. Es wurde eine Korrelation zur Plasmakonzentration von IL-6 und CRP im Verhältnis zum Ausmaß der Gewebstraumatisierung festgestellt [5].

Bei laparoskopischen Operationsverfahren kommt es trotz geringerer Gewebstraumatisierung ebenso zu einer Aktivierung der Mediatorkaskade im frühen postoperativen Verlauf. Im Vergleich zu den Ergebnissen anderer Arbeitsgruppen [1, 4] stieg in unserem Krankengut die IL-6-Konzentration postoperativ auf deutlich pathologische Werte, ohne daß ein auffallend komplizierter postoperativer Verlauf beobachtet werden konnte. Auch im Vergleich zu gleichartigen konventionellen operativen Eingriffen, bei denen vor allem die Gewebstraumatisierung der Bauchdecken höher ist, führte nach Roumen et al. niemals zu höheren IL-6-Konzentrationen als 20 pg/ml [5].

Die Übertragbarkeit dieser Resultate auf Patienten mit erheblichen intraabdominellen Entzündungsherden (Peritonitis, Hohlorganperforation) wird weiter untersucht werden müssen [2].

Zusammenfassung

Von Januar bis September 1994 untersuchten wir prospektiv 27 Patienten bei denen elektiv eine Cholezystektomie, Appendektomie oder Hernioplastik durchgeführt wurde. In die Studie eingeschlossen wurden 14 Männer und 13 Frauen im Alter von 22 bis 59 Jahren. Unter Anlage des CO_2-Pneumoperitoneums von durchschnittlich 17 mm Hg erhöhte sich der systolische arterielle Blutdruck von 115 mm Hg auf 130 mm Hg ($p < 0,05$). Ab der 80.sten postoperativen Minute erhöhten sich die Interleukin-6-Werte auf über 10 pg/ml und erreichten einen Maximalwert 24 Stunden postoperativ von durchschnittlich 22,7 pg/ml.

Das Akute-Phase-Protein CRP stieg in unserem Patientenkollektiv nach laparoskopischer Intervention nicht signifikant an.

Summary

From January 1994 to September 1994 we measured in 27 patients undergoing laparoscopic cholecystectomy, appendectomy, or hernioplasty serum Interleukin-6, C ractive protein, mean arterial blood pressure and mean femoral vein pressure after creation of CO_2-pneumoperitoneum. We studied 14 men and 13 women with mean age of 39 years. CO_2-pneumoperitoneum was able to increase the systolic blood pressure from 115 mm Hg to 130 mm Hg ($p < 0.05$). 80 minutes after laparoscopic treatment IL-6-concentration increases from 10 pg/ml to a maximum concentration 24 h postoperative 22.7 pg/ml.

The acute-phase-protein CRP was not increasing in our trial.

Literatur

1. Goodale RL, Beebe DS, McNevin MP, Boyle M, Letourneau JG, Abrams JH, Cerra FB (1993) Hemodynamic, respiratory, and metabolic effects of laparoscopic cholecystectomy. Am J Surg 166:553–537

2. Hamilton G, Hofbauer S, Hamilton B (1992) Endotoxin, TNF-alpha, Interleukin-6 and parameters of the cellular immune system in patients with intraabdominal sepsis. Scand J Infect Dis 24:361–368
3. Heinrich PC, Castell JV, Andus T (1990) Interleukin-6 and the acute phase response. Biochem J 265:621–636
4. Joris J, Cigarini I, Legrand M, Jaquet N, de Groote D, Franchiment P, Lamy M (1992) Metabolic and respiratory changes after cholecystectomy performed via laparotomy or laparoscopy. Br J Anaesth 69:341–345
5. Roumen RMH, van Meurs PA, Kuypers HHC, Kraak WAG, Sauerwein RW (1992) Serum interleukin-6 and C reactive protein responses in patients after laparoscopic or conventional cholecystectomy. Eur J Surg 158:541–544

Dr. E.P.M. Lorenz, Chirurgische Klinik und Poliklinik Universitätsklinikum Benjamin Franklin, Hindenburgdamm 30, D-12200 Berlin

Artifizielle taktile Sensorik für die endoskopische Chirurgie
Artificial Tactile Sense for Endoscopic Surgery

A. Melzer [1,2], G. Bueß [2], M. O. Schurr [2], J.-U. Meyer [3], H. Hermeking [4]
und V. K. Hechtenberg [5]

[1] Institut für Diagnostische und Interventionelle Radiologie, Endoskopie, 45468 Mülheim/Ruhr
[2] Sektion für Minimal Invasive Chirurgie, Eberhard-Karls Universität, 72076 Tübingen
[3] Fraunhofer Institut für biomedizinische Technik, 66386 St. Ingbert
[4] Dornier Medizintechnik, Germering
[5] Forschung und Technologie, Daimler Benz AG

Einleitung

Ein fundamentaler Vorteil der offenen gegenüber der endoskopischen Chirurgie sind die Informationen, die der Chirurg durch die exterozeptive und propriozeptive somatische Sensibilität seines Hand-Arm-Systems erlangt. Mit Hilfe monodigitaler und bidigitaler Palpation kann die Tumorlokalisation, Mobilität, Infiltrationstiefe, Konsistenz und die Beziehung zu den umliegenden Strukturen klinisch bestimmt oder eine pulsierenden Arterie ertastet werden. Die fernhantierte Natur endoskopischer Operationen verhindert die direkte Palpation und vermindert die Kraftrückkoppelung, die zur präzisen und schonenden Manipulation von Organen und Geweben wichtig ist. Der endoskopisch operierende Chirurg ist auf die visuelle Kontrolle durch Endoskop und Videosystem angewiesen [1]. In technischen Anwendungsbereichen sind bereits Kraftrückkoppelung und Sensorik (Kraft, Weg und Momentenmessung) realisiert. Diese Art Sensorik ist jedoch noch nicht für einen Einsatz in der Chirurgie geeignet, so daß spezielle Sensorsysteme entwickelt werden müssen [2]. Die vollständige Erfassung aller Parameter z.B. für die Entwicklung eines Intelligenten Steuerbaren Instrumentensystems ISIS [3] erfordert Instrumente mit zusätzlichen Sensoren. Eine Zange für Messungen der wichtigsten Kräfte, die während einer Operation auftreten, wurde nach unseren Konzepten im Kernforschungszentrum Karlsruhe realisiert. Das nur experimentell einsetzbare Instrument ist mit Drucksensoren im Maulteil, Dehn-Meßstreifen am Schaft und einem Beschleunigungssensor am Griff ausgestattet.

Zur Entwicklung einer taktilen Sensorik für die endoskopische Chirurgie haben wir ein Forschungsprojekt angeregt. Das Ziel der gemeinsamen Arbeit ist neben der Realisation von geeigneten Sensoren ist die Übertragung, Verarbeitung und Darstellung der aufgenommenen Signale entweder als direktes taktiles Äquivalent auf die Fingerkuppe [3] oder als visuelle bzw. auditive Repräsentation. Das Konzept wurde zusammen mit dem Fraunhofer Institut für biomedizinische Technik, St. Ingbert formuliert (1992) und das Projekt wird mit weiteren Partnern voraussichtlich 1995 unter der Koordination von Dornier Medizintechnik, Germering starten.

Chirurgisches Forum 1995
f. experim. u. klinische Forschung
Hierholzer/Seifert/Hartel (Hrsg.)
© Springer-Verlag Berlin Heidelberg 1995

Grundlagen der somatischen Sensibilität

Die bei chirurgischen Manipulationen und bei der Palpation wesentlichen sensiblen Komponenten sind die in der Haut lokalisierten Modalitäten der Oberflächensensibilität und die Tiefensensibilität in Muskeln, Sehnen und Gelenken [4, 5].

Für die taktil-subjektiv erfaßbare Beurteilung von Strukturen ist die Verteilung der Mechanorezeptoren von Bedeutung. Druck- und Berührungsempfindungen können nur an den jeweiligen Punkten, den sogenannten Tastpunkten, ausgelöst werden. Die dichteste Verteilung findet sich an Fingerkuppen. Eindellung der Haut von etwa 0,01 mm (10 µm) können zu taktilen Empfindungen an den Tastpunkten führen. Morphologische Korrelate dieser Empfindungen sind die langsam adaptierenden Intensitätsdetektoren, die Merkelzellen, die Pinkus-Iggo-Tastscheiben und die Ruffini Körperchen. Entscheidendes Kriterium zur Erfassung von Struktur und Form eines Objektes ist die Bewegung, d.h. die dynamische Erfassung bestimmter Charakteristiken der vorliegenden Struktur. Diese sog. sukzessive Raumschwelle beträgt in der Regel nur ein Viertel der simultanen Raumschwelle.

Die zweite Komponente der Palpation ist die Tiefensensibilität. Hierzu gehören Stellungssinn (Propriozeptoren) über die Winkelstellung der Gelenke, Bewegungssinn der Gelenke und der Kraftsinn. Die Rezeptoren der Gelenkkapsel beispielsweise haben eine Entladungsfrequenz, die sich zur Stellung des Gelenkes und zur Geschwindigkeit der Bewegung proportional verhält.

In ihrer gemeinsamen Funktion ergeben die Tiefensensibilität mit der Mechanorezeption und zum gewissen Teil auch die kutane Thermorezeption den Aufbau der Tastwelt. Für eine technische Realisation wurde zunächst die Entwicklung eines Korrelats zur simultanen Raumschwelle ausgewählt. Proportional messende Drucksensoren sollen die Aufgabe der Mechanorezeptoren übernehmen.

Bidigitale Palpation

In Vorarbeiten wurde die Machbarkeit einer taktilen Zange untersucht (DB Forschung, München). In den Maulteilen wurden Drucksensoren integriert und mit Steuerelektronik versehen. An einem einfachen Phantommodell (ein in weiche Silikonmasse eingebetteter Silikonschlauch) war das virtuelle Ertasten eines künstlichen Gefäßes möglich. Die jeweiligen Druckwerte und die Verteilung auf dem Maulteil konnten in einem dynamischen Säulendiagramm auf dem LCD Monitor eines 80486 PC Notebooks in Farbe „online" und in Echtzeit dargestellt werden. Dieses Instrument ist nicht klinisch einsetzbar. Es bestätigte jedoch die prinzipielle Machbarkeit einer taktilen Faßzange.

In weiteren Vorversuchen wurde eine konventionelle Faßzange (10 mm, Babcock Typ), mit piezoresistiven Sensoren (Conrad Elektronik) ausgerüstet. Die Sensoren bestehen aus zwei Folien in die ein elektrischer Leiter eingelegt ist der bei einem Grundwiderstand von 2 MOhm auf Druck mit Widerstandsänderung reagiert. Diese Änderung erfolgt über einen weiten Bereich linear (0,01 N bis 100 N entspricht 2 MOhm bis < 1 kOhm) und kann mit einem entsprechendem Meßgerät (TES 2360 LCR Multimeter) erfaßt werden.

In einer Versuchsanordnung zur Simulation einer pulsierenden Arterie mit Hilfe eines reperfundierten Gefäßes vom Schwein konnte eine artifizielle Tastbarkeit nachgewiesen werden. Das Gefäß wurde an einen Silikonschlauch angeschlossen und das System mit physiologischer Kochsalzlösung gefüllt. Die Simulation einer durchschnittlichen arteriellen systolisch/diastolischen Druckschwankung von Δ +/– 40 mm Hg/sec. erfolgte durch alternierende Kompression des Silikonschlauches. Der Mindestdruck lag bei 80 mm Hg (diastolisch) der Höchstdruck bei 120 mm Hg (systolisch). Das Gefäß wurde zwischen den Maulteilen gefaßt und mit zunehmendem Druck beaufschlagt. Der Druck zwischen den Maulteilen wurde bis zur vollständigen Kompression des Gefäßes erhöht. Mit dieser einfachen Anordnung war die meßtechnische Erfassung eines pulsierenden Gefäßes möglich. Entscheidendes Kriterium einer präzisen Messung ist die konstante Schließkraft bzw. der Basisdruck zwischen den Maulteilen: er darf nicht zu hoch (Kompression des Gefäßes) bzw. zu gering sein (keine Messung möglich). Der geeignete konstante Druck wird durch eine superelastische Feder im Griff des Instrumentes gewährleistet.

Monodigitale Palpation

Das Ertasten verhärteter Gewebe wie z. B. indurierter Lymphknoten, Tumorinfiltration oder entzündlicher Veränderung im Operationsgebiet erfordern einen Taststab, der mit taktilen Elementen an seinem distalen Ende ausgestattet ist. Ein wichtiger Aspekt ist hierbei die exakte Determinierung des Auflagedruckes und die gleichzeitige Messung der Eindringtiefe (Tonometrie), denn das Verhältnis von Eindringtiefe, Auflagedruck und gemessenem aktuellen Druck am Gewebe entspricht den Meßdaten, die man äquivalent beim Ertasten mit dem Finger aufnimmt.

Zunächst wurde ein 10-mm-Kunststoffstab distal mit einem piezoresistiven Drucksensor (s. o.) ausgestattet. Die Auflagefläche beträgt etwa 30 mm^2, die eigentliche Meßfläche liegt bei ca. 20 mm^2. Die Eindringtiefe wurde visuell bestimmt. Der Meßwert kann über die Meßdatensoftware als Video-Inlet im Monitorbild eingeblendet werden. Der Drucksensor ist ebenfalls ausreichend, um pulsierende Gefäße darzustellen. Hierbei kommt es zu Druckschwankungen an der Meßfläche des Sensors, wodurch sich der Widerstand kontinuierlich analog verändert, so daß die Pulsfrequenz und Auslenkung ebenfalls über die Software auf dem Monitor dargestellt werden kann. Die gleiche Darstellung ist für die Tastzange möglich.

Bildgebende Darstellung der Gewebekonsistenz

In einer weiteren Ausbaustufe des Systems wäre eine bildgebende Darstellung der Gewebekonsistenz denkbar. Im Gegensatz zum tonometrischen Prinzip kann ein sogenanntes vibrotaktiles Element eingesetzt werden. Es bestehen bereits Erfahrungen mit der Erfassung von Gewebeelastizitäten hinsichtlich der Ertastung von Veränderungen in der Mamma [6, 7]. Hierzu wäre ein vibrierendes piezoelektrisches System denkbar. Jedes Gewebe hat entsprechend seiner Elastizität eine bestimmte Resonanzfrequenz. In Abhängigkeit von elastischen Eigenschaften wird der in Eigenresonanz schwingende piezoelektrische Aktuator beeinflußt. Die Frequenz und Amplitude ändert sich, was gemessen und ebenfalls elektronisch verarbeitet werden kann. Mit den so entstandenen Meßwerten, sofern sie den Raumkoordinaten des „abgetasteten" Areals oder dem Organ zugeordnet werden können, wäre die Erstellung eines sogenannten „Konsistenzbildes" möglich. Das Bild von Konsistenzänderungen, wie sie beispielsweise durch Tumorinfiltration oder grundsätzlich durch die Angrenzung verschiedener anatomischer Kompartimente entstehen, werden so optisch repräsentierbar und könnten in Video-Inlet-Technik über das aktuelle endoskopische Bild projiziert werden.

Diskussion

Der Verlust der taktilen Sensorik des direkten Tastsinnes während einer endoskopischen Operation erscheint als prinzipieller Nachteil. Obwohl die palpierten Informationen weder vollständig noch eindeutig sind, sind sie in Verbindung mit präoperativen Untersuchungen wie Röntgen, CT, MRT und Histopathologie ein unverzichtbares Hilfsmittel, um die Dissektionsbereiche intraoperativ zu definieren.

Die intraoperative Ultraschallanwendung ermöglicht die Darstellung von Gewebeveränderungen und gibt sehr gute Hinweise über Pathologie innerhalb von Organen. Ebenso kann der Verlauf von größeren Blutgefäßen oder Gallengängen intraoperativ bestimmt werden [8]. Die intraoperative Ultraschallanwendung ist zwar die einzige Möglichkeit die Anatomie „online" und in Echtzeit darzustellen, aber ebenso wie alle anderen bildgebenden Verfahren sind keine direkten Aussagen über die Konsistenz und Verschieblichkeit von Strukturen möglich. Eine Diskussion ist von spekulativer Natur, da die artifizielle taktile Sensorik in der endoskopischen Chirurgie noch nicht einsetzbar ist, so daß kein direkter Vergleich der Systeme erfolgen kann. Es ist jedoch eindeutig, daß die Durchführung der endoskopischen Chirurgie auch aufgrund der Einschränkung der Tastwelt des Chirurgen Schwierigkeiten bereitet. Aus Gründen der operativen Sicherheit sollten daher Systeme evaluiert werden, die eine zusätzliche Darstellung von anatomischen Strukturen, Kompartimenten und Pathologien endoskopisch ermöglichen. Mit diesen Systemen sollen interaktiv klinisch Entscheidungen über notwendige Dissektionen und Resektionen mit der gleichen Sicherheit getroffen werden können, wie dies in der offenen Chirurgie möglich ist. Ein definitiver klinischer Einsatz muß unter Kosten-Nutzen-Aspekten geprüft werden.

Zusammenfassung

Die endoskopische Chirurgie verhindert die Anwendung der direkten Palpation. Somit ist die Entwicklung einer artifiziellen taktilen Sensorik zur intraoperativen Diagnostik von Bedeutung.

Mit einem großdimensionierten Prototypen (DB Forschung) einer taktilen Faßzange war es in experimentellen Anordnungen möglich, die Kraftgröße und -verteilung zwischen den Maulteilen mit Hilfe von graphischen Säulen auf einem PC Bildschirm darzustellen.

Eine erste endoskopisch anwendbare 10 mm Faßzange, die mit piezoresistiven Drucksensoren ausgestattet war, ermöglichte die Messung und Darstellung eines künstlich reperfundierten Blutgefäßes (Schwein) im Experiment.

Wir haben in einer Forschungskooperation mit dem Fraunhofer-Institut, St. Ingbert und der Dornier Medizintechnik Germering ein Projekt zur Entwicklung taktiler Mikrosensorik für die endoskopische Chirurgie konzipiert.

Summary

Endoscopic surgery lacks from tactile sense and kinematic response thus reestablishment of direct palpation seems an important task.

For feasibility purposes the first prototype of a tactile forceps has been realized by DB Research and Technology, Munich. The large scaled forceps equipped with pressure sensitive elements allows graphical representation of the pressure application and distribution between the two jaws in color coded columns on a PC screen.

In the next step pre-fabricated pressure sensitive films were mounted on a specially modified 10 mm endoscopic forceps. In experimental setups the pulsation detection was positive by means of mechanically pulsating reperfusion (80–120 mm HG, saline) of procine blood vessels.

Although our first experimental results with artificial tactile sense have been promising further development is required. Thus wie have conceptualized a joint research project together with Fraunhofer Institute, St. Ingbert and Dornier Medizintechnik, Germering.

Literatur

1. Buess G, Cuschieri A, Perrisat J (Edit.) (1992) Operationslehre der Endoskopischen Chirurgie, Springer Verlag
2. Peine WJ, Kontarinis DA, Howe RD (1994) 6th International Meeting of SMIT, P–146
3. Melzer A, Schurr MO, Kuhnert W, Bueß G, Voges U, Meyer J U (1993) Intelligent Surgical Instrument System ISIS. Concept and preliminary experimental application of components and prototypes. End Surg Allied Techn 1:165–170
4. Schmidt RF und Thews G (Edit.) (1985) Physiologie des Menschen. Springer Verlag 229–255
5. Schmidt RF (1985) Grundriß der Sinnesphysiologie. Springer Verlag 36–81
6. Omata S, Terunuma Y (1991) Development of New Tactile Sensors for Detecting Hardness and/or Softness of an Object like the Human Hand. Transducer's, San Francisco
7. Perez CA, Weed HR (1991) Optimization of the Relationship between Pulse Width, Pulse Frequency and Sensation Thresholds for Vibrotactile Information Transfer. Annual International Conference IEEE, Vol. 13, No. 4
8. Lirici MM, Caratozzolo M, Urbano V, Angelini L (1994) Laparoscopic Ultrasonography: Limits and Potential of Present Technologies. End Surg Allied Techn 2:127–133

A. Melzer, Institut für Diagnostische und Interventionelle Radiologie, Endoskopie, Universität Witten/Herdecke, Schulstraße 10, D-45468 Mülheim/Ruhr

Tonometrische Bestimmung der Splanchnikusdurchblutung bei der laparoskopischen und konventionellen Cholezystektomie

Assessment of splanchnic blood flow by gastric tonometry in patients undergoing laparoscopic and open cholecystectomy

W. Thaler, L. Frey*, K. Meßmer* und G. P. Marzoli

II. Chirurgische Abteilung, Regionalkrankenhaus Bozen
* Institut für Chirurgische Forschung, LMU München

Einleitung

Die laparoskopische Cholezystektomie (LCH) hat sich in kurzer Zeit zum „goldenen Standard" bei der elektiven Operation von Gallensteinen entwickelt. Die Methode hat ihre Vorteile durch geringere postoperative Schmerzen, frühe Spitalsentlassung und kurzen Arbeitsausfall eindrucksvoll demonstriert und darf dem Patienten nicht mehr vorenthalten werden. Die Inzisionen sind klein, ebenfalls die Instrumente, es blutet kaum. Daher spricht man von minimal invasiver Chirurgie. Auf der anderen Seite aber ist gewöhnlich die Anlage eines Pneumoperitoneums (PP) notwendig und die Operationszeiten sind zumeist länger als beim konventionellen Vorgehen (KCH). Der intraabdominelle Überdruck und die peritoneale Kohlendioxidresorption führen zu hämodynamischen, respiratorischen und metabolischen Veränderungen, die letztlich eine Verschlechterung der Mikrozirkulation und die Entstehung einer Gewebsazidose im Splanchnikusgebiet zur Folge haben sollten. Die Auswirkungen des PP sind in ihren Ansätzen durch die gynäkologische Laparoskopie bereits seit Jahrzehnten bekannt. Bei einer breiten Anwendung für längerdauernde Eingriffe könnten sie in gesteigertem Ausmaße zum Tragen kommen. Durch systemische Messungen wie Hämodynamik, Blutgasanalysen und Laborparameter werden Veränderungen in Regionalkreisläufen, wie im Splanchnikusgebiet, nur unzureichend erfaßt. Die Darmmukosa gehört zu den ersten Organen, die auf Sauerstoffmangel und Durchblutungsstörungen reagieren, und zu den letzten, die zur Integrität zurückkehren, wenn die Versorgung wieder adäquat ist [1]. Seitdem der Darm als „Motor des Multi-Organ-Versagens" erkannt worden ist [2], wird den Ereignissen in der Intestinalschleimhaut im Rahmen verschiedenster Krankheitsbilder große Beachtung geschenkt. Direkte Schleimhaut-pH-Messungen mit Nadelelektroden [3] oder Oberflächenoxymetrie [4] sind im klinischen Alltag nicht durchführbar. Die von Fiddian-Green [5] perfektionierte tonometrische Bestimmung des intestinalen Mukosa-pH-Wertes (pHi) ist die einzige Methode, mit der die Splanchnikusdurchblutung unter klinischen Bedingungen abgeschätzt werden kann. Es ist eine indirekte Methode, bei der mit einem nur für CO_2 durchlässigen Silikonballen der mukosale pCO_2 gemessen wird. Aus diesem und dem

Chirurgisches Forum 1995
f. experim. u. klinische Forschung
Hierholzer/Seifert/Hartel (Hrsg.)
© Springer-Verlag Berlin Heidelberg 1995

arteriellen Bikarbonat wird mit Hilfe der Henderson-Hasselbalch-Gleichung der pHi errechnet. Dabei wird vorausgesetzt, daß der pCO_2 der Schleimhaut mit dem pCO_2 der Flüssigkeit im Magenlumen im Ausgleich steht und daß der Bikarbonatgehalt der Magenschleimhaut dem peripher arteriellen entspricht. Bei Herzoperationen [6], Aortengabelrekonstruktionen [7] und bei der Beurteilung von Patienten an der Intensivstation [8] ist die Tonometrie in Hinsicht auf die Entwicklung von Komplikationen prognostisch wertvoll. Ziel unserer Studie ist es, Änderungen der Splanchnikusperfusion bei der LCH im Vergleich zur konventionellen Cholezystektomie (KCH) mittels tonometrischer pHi-Messung im Magen zu prüfen.

Patienten und Methode

Es wurden nur Patienten in die Studie aufgenommen, bei denen die Indikation zur elektiven Cholezystektomie gestellt worden war. Patienten mit akuter Cholezystitis, Cholangitis und Pankratitis, dekompensierter kardialer, pulmonaler und renaler Insuffizienz sowie Patienten mit portaler Hypertension und Gerinnungsstörungen waren von der Studie ausgeschlossen. Da die LCH mittlerweile als die Methode der ersten Wahl bei der elektiven Cholezystektomie angesehen werden muß, konnten nur solche Patienten konventionell operiert werden, bei denen eine Kontraindikation zum konventionellen Vorgehen bestand wie Voroperationen im Oberbauch, Steinschrumpf- oder Porzellangallenblase und Choledocholithiasis. Jeder Patient wurde über die Operationsindikation, über die Vor- und Nachteile der laparoskopischen bzw. konventionellen Technik sowie über die Gründe, weshalb laparoskopisch oder konventionell vorgegangen wurde, aufgeklärt. Diese Entscheidungen werden von der Studie nicht beeinflußt. Die Patienten wurden über den Sinn und die praktische Durchführung der Studie in Kenntnis gesetzt. Die Zustimmung zur Teilnahme an der Studie erfolgte durch Unterschrift.

Bisher wurden je 20 Patienten der LCH-Gruppe bzw. KCH-Gruppe ausgewertet. Die demographischen Daten sind in Tabelle 1 aufgelistet. Das Tonometer (TRIP NGS Catheter, Tonometries, Inc., Worcester, USA) wurde mindestens 30 Minuten vor Operationsbeginn im Magen plaziert. Die Messung des pHi erfolgte unmittelbar präoperativ, dann mindestens 30 Minuten nach Anlage des PP bzw. Laparotomie und 1 Stunde postoperativ. Zusätzlich wurden folgende Parameter registriert: der arterielle pH (pHa), das Serumlaktat (Lak, in mg/dl, Normalwert 0–23), die Hämoglobinkonzentration im Serum, g% (Hb) die Laktatdehydrogenase (LDH, Normalwert 100–225 E/1) und der arterielle systolische Blutdruck (RRs). Die einzelnen

Tabelle 1. Patientengut

	LCH	KCH
Männer	2	7
Frauen	18	13
Alter	68,3 Jahre	76,2 Jahre
Gewicht	39,8 kg	74,2 kg

Tabelle 2. Ergebnisse

	präop.	intraop.	postop.	präop.	intraop.	postop.
pHi	7,32±0,05	7,34±0,06	7,32±0,06	7,37±0,07	7,37±0,07	7,33±0,04
pHa	7,32±0,06	7,33±0,04	7,35±0,06	7,43±0,05	7,39±0,05	7,38±0,04
RRs	134±11	136±12	130±8	135±15	136±11	144±12*
Lak	10,2±2,9	12,4±4,5	11,4±3,6	10,1±4,3	13,7±5,8	11,9±4,3
Hb	13,64±1,6	12,85±1,5	12,72±1,3	13,63±1,2	13,05±1,2	12,95±1,6
LDH	250,2±66,6	270,9±86,2	278,8±88,3	267,4±65,6	337,9±134,2*	356±146,5*

* $P < 0,05$

Parameter wurden mit der Varianzanalyse auf Unterschiede zwischen den beiden Gruppen untersucht. Bei signifikanten F-Werten wurde ein post hoc Test nach Scheffé durchgeführt.

Ergebnisse

Die Ergebnisse sind in Tabelle 2 dargestellt.

Zusammenfassung

Die Tonometrie hat sich als geeignete Methode für die Abschätzung der intestinalen Mukosaperfusion bei der Cholezystektomie erwiesen. Die erwartete Perfusionsstörung durch den erhöhten intraabdominellen Druck oder eine Gewebsazidose durch die CO_2-Resorption im Rahmen des PP während der LCH hat sich nicht nachweisen lassen. Auch der arterielle pH, das Serumlaktat und die Serum-Hämoglobin-Konzentration zeigen weder signifikante Gruppenunterschiede noch intraoperative Veränderungen im Vergleich zum präoperativen Ausgangswert. Die arteriellen Blutdruckwerte waren bei konventionell operierten Patienten postoperativ höher als in der LCH-Gruppe, ebenso wie die intra- und postoperative LDH-Aktivität. Der Blutdruckanstieg könnte durch eine vermehrte Schmerzintensität, die LDH-Aktivität durch den Bauchdeckenschnitt sowie durch Manipulationen an der Leber bei der Laparotomie erklärt werden.

Nach den bisher vorliegenden Ergebnissen führt ein Pneumoperitoneum mit einem maximalen Druck von 15 mm Hg zu keiner Minderperfusion und die CO_2-Resorption zu keiner Gewebsazidose der intestinalen Mukosa.

Summary

Gastric tonometry is a reliable method for measuring intestinal blood flow in patients undergoing laparoscopic (LCH) and open cholecystectomy (KCH). Sur-

26

prisingly, in spite of the elevated intraabdominal pressure and the peritoneal carbon dioxide absorption gastric intramucosal pH didn't change. Arterial pH, serum lactate level and hemoglobin values were also not significantly different in both groups. The rise of arterial blood pressure postoperatively in the OC-group may be due to pain reaction. The intra- and postoperative elevation of lactate dehydrogenase (LDH) may be caused by the abdominal wall incision and the handling with the liver during open cholecystectomy.

Our preliminary results suggest that PP with a maximal intraabdominal pressure of 15 mm Hg has no negative effect on the blood flow and that peritoneal CO_2-absorption doesn't cause mucosal tissue acidosis in the splanchnic area.

Literatur

1. Landow L, Andersen LW (1994) Splanchnic ischemia and its role in multiple organ failure. Acta Anaesthesiol Scand 38:39–48
2. Meakins JL, Marschall JC (1989) The gut as the motor of multiple system organ failure. In: Splanchnic ischemia and multiple organ failure. Marston A, Bulkley GB, Fiddian-Green RG et al (Eds) St Louis, CV, Mosby: 339–348
3. Antonsson JB, Boyle CC, Kruithof KL et al. (1990) Validation of tonometric measurement of gut intramucosal pH during endotoxemia and mesenteric occlusion in pigs. Am J Physiol 259:G519–G523
4. MacDonald PH, Dinda PK, Beck IT, Mercer CD (1993) The use of oxymetry in determining intestinal blood flow. Surg Gynecol Obstet 176:451–458
5. Fiddian-Green RG, Pittenger G, Whitehouse WM (1982) Back diffusion of CO_2 and ist influence on the intramucosal pH in gastric mucosa. J Surg Res 33:39–48
6. Fiddian-Green RG, Baker S (1987) Predictive value of the stomach wall pH for complications after cardiac operations: Comparison with other monitoring. Crit Care Med 15:153–156
7. Fiddian-Green RG, Amelin PM, Herrmann JB et al. (1986) Prediction of the development of sigmoid ischemia on the day of aortic operations. Arch Surg 121:654–660
8. Gutierrez G, Palizas F, Doglio G et al. (1992) Gastric intramucosal pH as a therapeutic index of tissue oxygenation in critically ill patients. Lancet 339:195–199

Erste experimentelle Erfahrungen mit einem rektal einzubringenden Applikationsgerät für laparoskopische Anastomosen mit einem biofragmentierbaren Anastomosenring

First experiences with a newly developed rectal application system for biofragmentable anastomosis ring

I. Schneider, C. Schneider und F. Köckerling

Chirurgische Klinik mit Poliklinik der Universität Erlangen-Nürnberg

Einleitung und Zielsetzung

Abgesehen von der Anastomosierungstechnik mit Hilfe eines Zirkularstaplers im Bereich des Rektosigmoids gibt es bis heute in der laparoskopischen Chirurgie noch kein allgemein anerkanntes Verfahren zur Herstellung von Dünn- und Dickdarmanastomosen (Köckerling 1992, 1993, Schneider 1994, Wexner 1993, Cohen 1993). Deswegen haben wir im Rahmen eines früheren Tierversuchs die Möglichkeit der Verwendung von biofragmentierbaren Anastomosenringen unter den Bedingungen der laparoskopischen Chirurgie überprüft (Schneider 1994). Dabei stellte sich das Handling, das Aufbringen der Darmschenkel auf den Anastomosenring und der Verschluß des Ringes mit den herkömmlichen Instrumenten als schwierig heraus. Um auch für den Valtrac®-Ring ein der Staplertechnik vergleichbar einfaches Handling zu erreichen, haben wir für den Bereich des Rektosigmoids ein spezielles Applikationsgerät entwickelt. Mit diesem Gerät sollte ein leichtes Führen und ein zuverlässiger Verschluß des Ringes möglich sein. Der jetzt durchgeführte Tierversuch galt der Überprüfung der Praktikabilität des neuentwickelten Instrumentes.

Applikationsgerät für transanale Anastomosen mit einem biofragmentablen Anastomosenring

Neu entwickelt wurde ein Applikationsgerät für Valtrac®-Ringe zur transanalen Verwendung. Dieses besteht aus einem 30 cm langen leicht gebogenen Schaft, an dessen einem Ende sich ein zylindrischer Kopfteil zur Aufnahme des Valtrac®-Ringes befindet. Der Anastomosenring wird mit Hilfe von zwei ausfahrbaren Backen fixiert. Am anderen Ende des Gerätes liegt das Griffstück mit einem Drehknopf. Durch Drehen an diesem können die Backen im Kopfteil des Gerätes zum Aufsetzen des Ringes versenkt oder zum Verschluß in Schaftrichtung angenähert werden. Somit kann ein Verschluß des Ringes ohne direkten Zugriff der Hand erfolgen (s. Bild 1).

Chirurgisches Forum 1995
f. experim. u. klinische Forschung
Hierholzer/Seifert/Hartel (Hrsg.)
© Springer-Verlag Berlin Heidelberg 1995

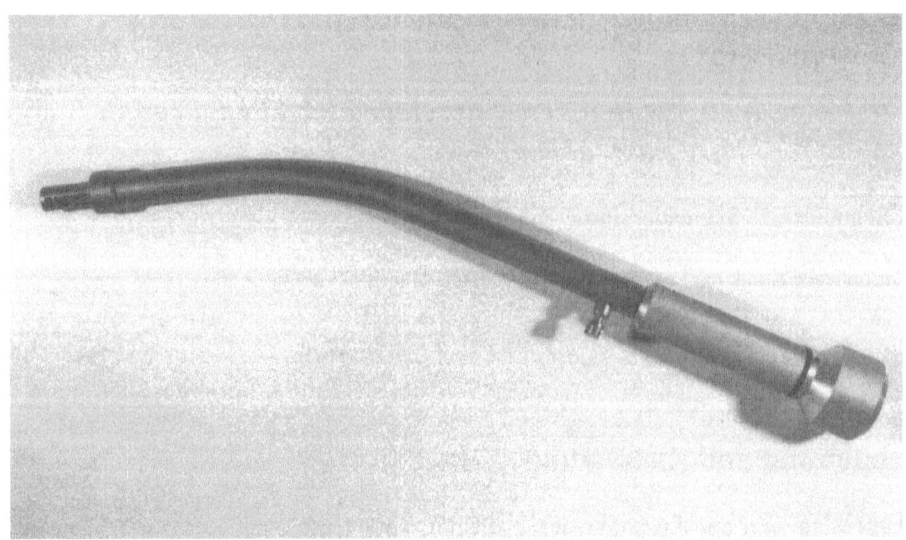

Abb. 1. Applikationsgerät zum rektalen Einbringen, Halten und Verschließen eines biofragmentablen Anastomosenringes

Material und Methoden

In einem genehmigten Tierversuch konnten insgesamt acht Läuferschweine operiert werden. Die Operation wurde dabei in Intubationsnarkose unter Muskelrelaxation durchgeführt. Präoperativ wurde der Darm mit Einläufen gereinigt. Postoperativ wurden die Tiere am ersten Tag nur flüssig ernährt, ab dem zweiten Tag wurde normale Kost verabreicht.

Die Tiere wurden jeweils vier Wochen nachbeobachtet und dann in Narkose laparoskopisch und endoskopisch nachuntersucht. Nach diesen Untersuchungen wurden die Tiere mittels einer Überdosis an Narcotica getötet.

Operationsverfahren

Nach kurzstreckiger Skelettierung des Sigmamesenteriums wird ein entsprechender Sigmaabschnitt mit einem linearen Klammernahtgerät reseziert. Mit der laparoskopischen Tabaksbeutelnaht-Klemme wird an den beiden resultierenden Darmenden eine Tabaksbeutelnaht angelegt und der Darm eröffnet. Nunmehr erfolgt von transanal her das Einbringen des biofragmentierbaren Anastomosenringes mittels des neu entwickelten Applikationssystems. Dabei wird zunächst der aborale Darmabschnitt in den Anastomosenring eingebracht und die Tabaksbeutelnaht geknotet. Anschließend wird das orale Darmende über den Anastomosenring gezogen und durch die Tabaksbeutelnaht fixiert. Abschließend wird mit dem Applikationsgerät der Anastomosenring geschlossen.

Ergebnisse

Das oben beschriebene Verfahren kam bei allen acht operierten Tieren in gleicher Weise zur Anwendung. In sechs von acht Fällen war dies ohne Komplikationen oder Probleme möglich. Lediglich in einem Fall riß bei einem sehr englumigen Sigma die Tabaksbeutelnaht am oralen Darmende aus, so daß wir zu einer neuerlichen Anlage einer Tabaksbeutelnaht gezwungen waren. In einem weiteren Fall mußte die Anastomose wegen eines kleinen Einrisses am oralen Darmende mit mehreren laparoskopisch gesetzten extrakorporal geknoteten Einzelknopfnähten übernäht werden. Die Operationszeiten lagen dabei bei den sechs komplikationslosen Operationen zwischen 60 und 150 Minuten (Durchschnitt 90 min.). Die beiden Operationen, bei denen es zu Komplikationen kam, dauerten 165 und 180 Minuten.

Das transanale Einführen des Applikationsgerätes war in zwei Fällen bei einem engen Becken des Schweines etwas schwierig, gelang aber in jedem Fall komplikationslos. Das Positionieren des Anastomosenringes war technisch einfach und exakt zu bewerkstelligen. Auch der Verschluß des Ringes war immer einfach und problemlos möglich.

Postoperativ gestaltete sich der Verlauf bei den sechs Tieren unauffällig, bei denen sich intraoperativ keine Komplikationen ergeben hatten.

Das Tier, bei dem die Tabaksbeutelnaht am oralen Darmende neu angelegt werden mußte, verstarb am sechsten postoperativen Tag. Eine Sektion zeigte ein peritonitisch verändertes Abdomen mit überblähten Darmschlingen vor der Anastomose. Die Anastomose selbst war intakt mit noch in Position befindlichem Anastomosenring. Nach Eröffnen des Darmlumens zeigte sich die Anastomose ohne Insuffizienz, der Anastomosenring war jedoch verkippt und mit festem Stuhl verschlossen. Todesursache war folglich eine Durchwanderungsperitonitis bei stuhlbedingter Stenose der Anastomose.

Das Tier, bei dem die Anastomose von Hand übernäht worden war, verstarb am 25. postoperativen Tag. Intraabdominell fand sich bei nicht mehr auffindbarem Anastomosenring eine Anastomoseninsuffizienz sowie eine massive kotige Peritonitis.

Diskussion

Die Verwendung eines biofragmentierbaren Anastomosenringes wurde erstmals 1985 beschrieben (Hardy 1985). Bei ersten Versuchen mit der Anwendung des Valtrac®-Ringes in der laparoskopischen Chirurgie konnten wir feststellen, daß mit herkömmlichen laparoskopischen Instrumenten eine exakte Steuerung des Ringes im Abdomen, ein festes Halten, das sichere Aufziehen der beiden Darmenden über die beiden Halbschalen des Ringes und auch ein sicherer Verschluß des Ringes nur eingeschränkt und erschwert möglich ist (Schneider 1994). Diese technischen Schwierigkeiten waren Grundlage für die Entwicklung des rektalen Applikationsgerätes.

Ziel der Studie war es, eine Möglichkeit zu einer rektalen Applikation des Valtrac®-Ringes zu evaluieren. Mit dem von uns konstruierten Applikationsgerät ließ sich im Tierexperiment zeigen, daß sowohl das Handling des Ringes zum Aufbringen der beiden Darmschenkel und zum Zuziehen der Tabaksbeutelnähte wie auch der Verschluß des Ringes praktikabel und technisch einfach ist. Der Anastomosenring kann gut gesteuert werden und verkippt nicht.

Die beiden Fälle, bei denen es postoperativ zu Komplikationen kam, waren schon intraoperativ von Schwierigkeiten gekennzeichnet. So mußte in dem einen Fall die Anastomose per Hand übernäht werden, in dem anderen Fall war eine komplette Neuanlage der einen Tabaksbeutelnaht nötig. Die letztendlich letalen postoperativen Komplikationen hätten aller Voraussicht nach bei klinischer Anwendung vermieden oder zumindest abgemildert werden können (größeres Darmlumen des Menschen im Vergleich zum Darm der Läuferschweine, Möglichkeit der Verwendung eines großlumigeren Valtrac®-Ringes, langsamerer postoperativer Kostaufbau, bessere postoperative Überwachung mit Reaktion auf auftretende Symptome).

Insgesamt konnte gezeigt werden, daß eine Verwendung des Valtrac®-Ringes zur Herstellung einer Anastomose im Rektosigmoid mit dem rektalen Applikationsgerät technisch durchführbar ist.

Zusammenfassung

In einem genehmigten Tierversuch wurde bei acht Läuferschweinen eine geschlossene laparoskopische Sigmasegmentresektion durchgeführt. Die Anastomose konnte in komplett laparoskopischer Technik mit einem biofragmentierbaren Anastomosenring (Valtrac®) unter Zuhilfenahme eines neuentwickelten Applikationssystems transanal hergestellt werden. In sechs Fällen war der postoperative Verlauf komplikationslos. In einem Fall verstarb das Tier bei intakten Anastomosenverhältnissen am sechsten postoperativen Tag an einer Durchwanderungsperitonitis bei Stenose im Bereich des Anastomosenringes. Ein weiteres Tier verstarb, nachdem intraoperativ die Anastomose übernäht werden mußte, am 25. postoperativen Tag an einer späten Anastomoseninsuffizienz. Es konnte gezeigt werden, daß eine Kolonanastomose unter Verwendung eines Valtrac®-Ringes bei transanaler Applikation mit dem Setzgerät technisch durchführbar ist.

Summary

A segmental sigmoid resection was performed laparoscopically in 8 pigs. The anastomosis was established using the newly developed rectal application system for biofragmentable anastomosis ring. Six times surgical procedure and postoperative period were uneventfull. One pig died from peritonitis caused by stenosis in the region of anastomosis ring. In an other animal a tear occured in the anastomosis region. This defect had to be oversewn by some additional stitches. The animal died from late anastomosis insufficiency on day 25 after surgery. Using the newly developed application system the laparoscopic performance of a colon anastomosis with the biofragmentable anastomosis ring was feasible.

Literatur

1. Cohen SM, Clem MF, Wexner SD, Jagelman DG (1993) An initial comparative study of two techniques of laparoscopic colonic anastomosis and mesenteric defect closure. Surg Endosc 8:130–134
2. Hardy TG jr., Pace WG, Maney JW, Katz AR, Kaganov AL (1985) A biofragmentable ring for sutureless bowel anastomosis. An experimental study Dis Colon Rectum 28: 484
3. Köckerling F, Schneider I, Gastinger I, Schneider B, Gall FP (1993) Laparoskopische Tabaksbeutelnahtklemme für die minimal invasive kolorektale Chirurgie. Minimal Invasive Chirurgie 1:68–75
4. Köckerling F, Gastinger I, Schneider B, Krause W, Gall FP (1992) Laparoskopische kolorektale Chirurgie: Kolon- und Rektumanastomosen in Triple-Stapling-Technique. Minimal invasive Chirurgie 1:44–50
5. Schneider IHF, Schneider C, Thaler K, Reck T, Köckerling F (1994) Intrakorporale Kolonanastomose mit laparoskopischer Tabaksbeutelnahtklemme und Valtrac-Ring. Langenbecks Arch. Chir 379:188–192
6. Wexner SD, Cohen SM, Johansen OB, Nogueras JJ, Jagelman DG (1993) Laparoscopic colorectal surgery: a prospective assessment and current perspective. Br J Surg 80:1602–1605

Dr. med. I. H. F. Schneider, Chirurgische Klinik mit Poliklinik der Universität Erlangen-Nürnberg, Direktor Prof. Dr. med. W. Hohenberger, Maximiliansplatz, D-91054 Erlangen

Vergleich von Vollebertransplantation und Leberteil-Transplantation im Hundemodell

Comparison of full liver and partial liver transplantation in a canine model

S. Saad[1], S. Mashima, H. Terajima, Y. Shirakata, Y. Yamaoka und H. Troidl[2]

[1] Department of Surgery, Kyoto Universität (Japan)
[2] Lehrstuhl f. Chirurgie der Universität zu Köln (*)

Einleitung

Der Mangel an Spenderorganen hat zum Konzept der Leberteiltransplantation für Kinder mit terminaler Lebererkrankung geführt [1]. In Zukunft könnte die partielle Lebertransplantation aus gleichen Gründen auch für erwachsene Patienten vermehrt zur Anwendung kommen [2, 3]. In dieser Studie wurde die Überlebensfähigkeit, die pathophysiologischen Veränderungen der Leberfunktion (Gehalt an GOT und GPT im Serum, Prothrombinzeit) und des portalen Venendruckes, die Plasmakonzentration von Endothelin als ein Parameter für endothelialen Stress, sowie die hepatische Regenerationsfähigkeit [4], DNA Gehalt der Leber, Lebergewichtszunahme in Abhängigkeit zur Transplantatgröße untersucht.

Tiere und Methodik

Lebertransplantation und Leberteiltransplantation wurden an 16 Paaren erwachsener Beaglehunde mit einem Körpergewicht zwischen 9–11 kg durchgeführt. Die Narkose des Spender- und Empfängertieres wurde i.v. mit Ketaminhydrochlorid (5 mg/kg), Atropinsulfat (0,01 mg/kg) und Pancuronium (0,2 mg/kg) eingeleitet und nach Intubation und Ventilation mit Raumluft fortgesetzt. Dem Spender wurde die gesamte Leber oder die 2 bzw. 3 rechtslateralen Leberlappen entnommen. Das Transplantat wurde mit 4 °C kalter UW-Lösung perfundiert und anschließend in dieser für 2 Stunden gelagert. Im Empfänger wurde die Leber orthotop implantiert. Die vaskulären Anastomosen wurden End-zu-End rekonstruiert, die Anastomose der A. hepatica wurde in mikrochirurgischer Technik unter einem Operationsmikroskop hergestellt. Der Gallengang des Transplantats wurde kanüliert und die Galle

Chirurgisches Forum 1995
f. experim. u. klinische Forschung
Hierholzer/Seifert/Hartel (Hrsg.)
© Springer-Verlag Berlin Heidelberg 1995

34

wurde extraabdominell abgeleitet. Hydrocortison (10 mg/kg/Tag) und FK 506 (0,03 mg/kg/Tag) wurden zur Immunsuppression verabreicht. Die Tiere wurden hinsichtlich des Quotienten aus Gewicht des Transplantats und des Gewichts der nativen Leber des Empfängertieres (in %) in 3 Gruppen eingeteilt. Gruppe A erhielt 95–100% (n = 4), Gruppe B 30% (n = 6) und Gruppe C 20% (n = 6) des nativen Lebervolumens. Alle Tiere wurden am 5. postoperativen Tag zur Gewebegewinnung geopfert. Zur statistischen Auswertung wurden ANOVA, paired t Test und log rank Test verwendet.

Ergebnisse

Die Überlebensrate am 5. postoperativen Tag und die mittlere Überlebenszeit waren in der Gruppe C mit 0% (0/6) und 1,3±0,6 Tagen signifikant (p < 0,01) niedriger als in Gruppe A mit 75% (3/4) und 4,2±1,5 Tagen und in Gruppe B mit 67% (4/6) und 3,8±1,8 Tagen. Nach initialem Anstieg nach Reperfusion fiel der Serumgehalt an GOT und GPT in allen Gruppen wieder ab. Die Prothrombinzeit war initial nach Reperfusion in allen Gruppen verlängert, stieg jedoch in der Gruppe C ab der 24. Stunde nach Reperfusion mit (33,7±1,7 s) signifikant (p < 0,01) gegenüber den Gruppen A (9,4±0,6 s) und B (10,6±0,4 s) weiter an. Der Endothelin Plasmagehalt (pg/ml) war ab der 12. Stunde nach Reperfusion in der Gruppe C (6,6±1,9) signifikant (p < 0,05) gegenüber der Gruppe A (2,4±0,1) und der Gruppe B (3,6±0,55) erhöht. Der Portalvenendruck war gegenüber der Prätransplantationsphase (8,5±2,0 mm Hg) nach partieller Lebertransplantation in Gruppe B (10,0±4,0 mm Hg) und in Gruppe C (11,5±4,0) leicht, aber nicht signifikant erhöht. Im Vergleich zu den Ausgangswerten vor Implantation stieg in der Gruppe B der DNA Gehalt des Lebertransplantats von 1,06±0,05 mg/g Lebergewebe auf 1,25±0,05 mg/g signifikant (p < 0,05) an. Das Lebergewicht stieg ebenfalls von 86,0±12,3 g auf 191±66 g signifikant (p < 0,01)an, wobei sich der Wassergewebsgehalt der Leber von 71,5±1,3% auf 76,0±2,4% nicht signifikant änderte. In Gruppe C zeigte sich keine Zunahme des Lebergewichts.

Schlußfolgerung

Innovationen der chirurgischen Technik haben die partielle Lebertransplantation als reduced size, split liver oder als von Lebendspendern möglich gemacht [3, 5]. Die vorliegende Studie an Hunden zeigt, daß bei ausreichendem Lebervolumen, die partielle Lebertransplantation aufgrund der hepatischen Regenerationsfähigkeit der Vollebertransplantation gleichwertig ist. Die untere Grenze der Volumenreduktion für eine erfolgreiche partielle Lebertransplantation liegt im Hundemodell bei ca. 25% des nativen Lebergewichts des Empfängers. Partielle Lebertransplantation könnte ein Konzept bieten, den Spendermangel für erwachsene Patienten mit terminaler Leberererkrankung zu verringern.

Zusammenfassung

In einem Hundemodell wurden die Ergebnisse von Volleber- und Teillebertransplantation verglichen. Bei ausreichendem Lebervolumen sind die Überlebensrate nach Leberteiltransplantation, sowie die Parameter der Leberfunktion, den Ergebnissen nach Vollebertransplantation aufgrund der hepatischen Regenerationsfähigkeit gleichwertig. Im Hundemodell beträgt die untere Grenze der Transplantatvolumen circa 25% des nativen Lebervolumens des Empfängers. Die Anwendung der Leberteiltransplantation könnte dazu beitragen, den Mangel an Spenderorganen für Patienten mit terminaler Lebererkrankung zu reduzieren.

Summary

The results after full liver transplantation and partial liver transplantation were compared in a canine model. Partial liver transplantation with sufficient liver volume leads to similar good results in regard to survival rate and liver function as full liver transplantation, due to the regenerative capacity of the liver. The minimum graft size for successful liver transplantation in a dog model is approximately 25% of the native liver volume of the recipient. Partial liver transplantation could be an option to reduce the shortage of organ supply for adult and pediatric patients with endstage liver desease.

Literatur

1. Bismuth H, Houssin D (1984) Reduced sized orthotopic liver graft in hepatic transplantation in children. Surgery 95:367–370
2. Pichlmayr R, Ringe B, Gubernatis G, Hauss J, Bunzendahl H (1988) Transplantation einer Spenderleber auf zwei Empfänger (Splitting-Transplantation) – Eine neue Methode in der Weiterentwicklung der Lebersegmenttransplantation. Langenbecks Arch 373:127–130
3. Broelsch CE, Emond JC, Whitington PF, Thistlewaite JR, Baker AL, Lichtor JL (1990) Application of reduced-size liver transplants as split grafts, auxilliary orthotopic grafts, and living related segmental transplants. Ann Surg 212:368–377
4. Bolitho G, Engelbrecht G, Lotz Z, Tyler M, McLeod H, Jaskiewicz K, Hickman R (1993) Liver regneration after hepatic Ischemia and reduced liver autotransplantation in the rat. Hepatology 17:273–279
5. Yamaoka Y, Ozawa K, Tanaka A, Mori K, Morimoto T, Shimahara Y, Zaima M, Tanaka K, Kumada K (1991) New devices for harvesting a hepatic graft from a living donor. Transplantation 52:157–160

Dr. med. S. Saad, II. Lehrstuhl für Chirurgie der Universität zu Köln, Ostermerheimerstr. 200, D-51109 Köln

Beeinflussung der hepatischen Mikrozirkulation nach warmer Ischämie durch isovolämische Hämodilution. Eine intravitalmikroskopische Studie

The influence of isovolemic hemodilution on hepatic microcirculation after warm ischemia. A study using intravital microscopy

J.C. Thies[1], L. Fernandes[1], B. Rudek[2], T. Lehmann[1], R. Gehrcke[1] und S. Post[1]

[1] Chirurgische Universitätsklinik Heidelberg,
[2] Abtlg. für Experimentelle Chirurgie (Direktor: Prof. Gebhardt)

In einer Vielzahl unterschiedlicher Mikrozirkulationsstörungen, z.B. bei akuter Pankreatitis, nach hämorrhagischem Schock oder bei Reperfusionsschaden nach Organischämie, kann durch eine isovolämische Hämodilution eine Verbesserung der kapillären Perfusion erzielt werden. In unseren Experimenten sollte im Rattenmodell intravitalmikroskopisch der Einfluß der isovolämischen Hämodilution auf den frühen Reperfusionsschaden nach Leberischämie, wie er beispielsweise bei der Lebertransplantation oder beim sog. „Pringle Manöver" auftritt, untersucht werden.

Methodik

Als Versuchstiere wurden männl. Wistar Auszuchtratten mit einem Gewicht zwischen 200 und 350 g verwendet. Nach isovolämischer Hämodilution mit 10% HAES 200/0,5 (Senkung des HKT von durchschnittl. 49% ± 1,4 auf 30% ± 0,6) wird isoliert der linke Leberlappen über 70 Minuten (= warme Ischämie) abgeklemmt. 30 Minuten nach Freigabe der Zirkulation erfolgte die Auslagerung des linken Leberlappen wie bereits vorbeschrieben [1], so daß eine Auflichtmikroskopie der Leberunterfläche ermöglicht wird.

Zur Fluoreszenzfärbung wurde Natrium-Fluorescin (Fa. Merck AG, Darmstadt) sowie Rhodamin 6 G (Fa. Sigma, Deisenhofen) in einer Dosierung von 4 bzw. 0,1 µmol/kg Körpergewicht zu Beginn der Intravitalmikroskopie intravenös appliziert. Anschließend wurde für 10 Minuten in einer geringeren Vergrößerung (240fach) die Qualität der Perfusion von ca. 100 Azini beurteilt und in 3 Kategorien eingeteilt: gut (>90% perfundierte Sinusoide), mäßig (10–60%) und nicht perfundierte Azini (<10%). Zur genauen Beurteilung der sinusoidalen Perfusion wurden ca. 10 Sinusoide in höherer Vergrößerung (600fach) randomisiert ausgewählt und der prozentuale Anteil an nichtperfundierten Sinusoiden der Zone 1 (periportal), 2 (mittzonal), 3 (perizentral) ausgewertet [2]. Zur Auswertung des Leukozytenstickings wurden Leukozyten, die länger als 20 Sekunden in den Sinusoiden oder am Endothel der Venolen haften blieben, als Sticker definiert. Die Angabe der Anzahl

Chirurgisches Forum 1995
f. experim. u. klinische Forschung
Hierholzer/Seifert/Hartel (Hrsg.)
© Springer-Verlag Berlin Heidelberg 1995

an Stickern erfolgte bezogen auf den mm² Leberoberfläche (Sticker in den Sinusoiden) oder mm² Endotheloberfläche (Sticker in den Venolen). Nach Beendigung der Intravitalmikroskopie wurden die Serumtransaminasen (GOT, GPT) bestimmt. Während der gesamten Untersuchung wurde sowohl die Körpertemperatur, als auch der Blutdruck überwacht.

Die Behandlung der Kontrollgruppe (n = 9) war identisch, jedoch erfolgte keine isovolämische Hämodilution.

Zur Überprüfung des Signifikanzniveaus wurde die Varianzanalyse und der multivariate ANOVA-Test angewandt.

Ergebnisse

Es zeigte sich eine signifikante Verschlechterung der azinären, als auch sinusoidalen Perfusion in der Gruppe mit isovolämischer Hämodilution. Die Qualität der acinären Perfusion nahm durch Hämodilution signifikant ab: Der Anteil *nicht* perfundierter Azini (Tab. 1) stieg von 6,9%±1,2 (Mittelwert ± SEM) in der Kontrollgruppe auf 12,5%±2 in der hämodiluierten Gruppe (p < 0.01). Die Rate an den gesamten nichtperfundierten Sinusoiden stieg von 10,2%±1 auf 20,1%±1,5 (p < 0,01) in der hämodiluierten Gruppe. Bezüglich der zonalen Verteilung fanden sich periportal

Tabelle 1. Allgemeine und intravitalmikroskopische Daten

	mit Hämodilution	ohne Hämodilution	p
mittl. Blutdruck [mm Hg]	107±4	104±2,5	n. s.
GOT [U/l]	730±120	1099±247	n. s.
GPT [U/l]	610±184	611±210	n. s.
nicht perf. Azini [% aller ausgezählten Azini]	12,5±2	6,9±1,2	<0,01
nicht perf. Sinusoide [% aller Sinusoide eines Azinus]			
Gesamt	20,1±1,5	10,2±1	<0,01
Zone 1	23,5±2	11±1,5	<0,01
Zone 2	20,6±1,8	11±1,3	<0,01
Zone 3	15,3±1,9	6,7±1,3	n. s.
Leukozytensticking in Sinusoiden [pro mm² Leberoberfläche]	130±9,5	118±8,7	n. s.
Leukozytensticking in postsinusoidalen Venolen [pro mm² Endothel]	411±41	172±37	<0,01

Alle Angaben erfolgen als Mittelwert ± SEM. Als signifikant gilt $\alpha < 0,05$

und mittzonal signifikante Unterschiede zwischen beiden Versuchsgruppen, perizentral ließen sich keine signifikanten Unterschiede zwischen der hämodiluierten- und der Kontrollgruppe nachweisen (siehe Tab.). Auch das Leukozytensticking in den postsinusoidalen Venolen als Ausdruck einer z.B. durch Endothelschäden oder Sauerstoffradikalbildung induzierten Leukozytenaktivierung stieg von 172 ± 37 in der Vergleichsgruppe auf 411 ± 41 pro mm^2 Endothel in der mit Hämodilution behandelten Gruppe ($p < 0,01$). Das Leukozytensticking in den Sinusoiden stieg zwar in der hämodiluierten Gruppe ($118 \pm 8,7$ auf $130 \pm 9,5$), dieser Unterschied war jedoch statistisch nicht signifikant. Keine signifikanten Unterschiede fanden sich auch bei Blutdruck und den Transaminasen beider Gruppen.

Zusammenfassung und Diskussion

Im Gegensatz zu bisherigen Untersuchungen in anderen Organsystemen z.B. Niere, Gehirn oder Muskulatur [3, 4, 5] scheint eine isovolämische Hämodilution überraschenderweise keinen positiven Einfluß auf die hepatische Mikrozirkulation in der frühen Reperfusionsphase nach warmer Ischämie zu haben. In unseren Experimenten fand sich darüber hinaus sogar eine durch Hämodilution induzierte signifikante Zunahme an nichtperfundierten Azini und Sinusoiden, sowie an Leukozytenstickern in den postsinusoidalen Venolen, als Ausdruck eines vermehrten Mikrozirkulationsschadens. Weitere Studien müssen zeigen, ob hierfür z.B. eine durch HAES induzierte Zunahme der Plasmaviskosität und damit geringere hepatische Perfusion, eine verminderte Oxygenation des Lebergewebes nach Hämodilution oder auch möglicherweise eine direkte Schädigung der Leber durch das zur Hämodilution verwandte Kolloid verantwortlich ist [6, 7, 8].

Summary and Discussion

In contrast to other studies with different organ systems such as kidney, brain or muscles [3, 4, 5], isovolemic hemodilution surprisingly seems to have no positive effect on microcirculation in the early reperfusion period after warm liver-ischemia. Moreover, in our experiments we found a significant deterioration of microhemodynamics and a contribution of leukocyte accumulation in sinusoids and postsinusoidal venules by isovolemic hemodilution. Further studies have to show if these results were possibly induced by a reduced hepatic perfusion due to an increase of plasmaviscosity when using HES, a reduced oxygenation after isovolemic hemodilution, or a direct damage of the liver by the special colloid which was used [6, 7, 8].

Literatur

1. Post S, Menger MD, Rentsch M, Gonzalez AP, Herfarth C, Messmer K (1992) The impact of arterialization on hepatic microcirculation and leukozyte accumulation after liver transplantation in the rat. Transplantation 54:789–794

2. Post S, Palma P, Rentsch M, Gonzalez AP, Menger MD (1993) Hepatic reperfusion injury following cold ischemia in the rat: Potentials of quantitative analysis by in vivo fluorescence microscopy. Prog Appl Microcirc 19:152–166
3. Hellberg PO, Bayati A, Kallskog O, Wolgast M (1990) Red cell trapping after ischemia and long-term kidney damage. Influence of hematocrit. Kidney Int 37(5): 1240–1247
4. Menger MD, Thierjung C, Hammersen F, Messmer K (1993) Dextran vs. hydroxyethylstarch in inhibition of postischemic leukocyte adherence in striated muscle. Circ-Shock 41(4):248–255
5. Perez Trepichio AD, Furlan AJ, Little JR, Jones SC (1992) Hydroxyethyl starch 200/0.5 reduces infarct volume after embolic stroke in rats. Stroke 23(12): 1782–1790
6. Brückner UB, Messmer K (1991) Organdurchblutung und Sauerstoffversorgung bei limitierter isovolämischer Hämodilution mit 6% HAES 200/0,62 und 6% Dextran 70. Anästhesist 40(8): 434–440
7. Mesh CL, Gewertz BLT (1990) The effect of hemodilution on blood flow regulation in normal and postischemic intestine. Surg-Res 48(3):183–189
8. Kobori M, Negishi H, Hosoyamada A (1992) Influence of normovolemic hemodilution on organ blood flow. Masui 41(11): 1714–1718

Dr. J.C. Thies, Chirurgische Universitätsklinik Heidelberg,
Im Neuenheimer Feld 110, D-69120 Heidelberg

Cyclosporin A und FK 506 –
Einfluß auf Glukosemetabolismus und Insulinsekretion
nach Lebertransplantation

Cyclosporine A and FK 506 – influence on glucose metabolism and insulin secretion following liver transplantation

M. Golling, M. v. Frankenberg, N. Senninger, Ch. Herfarth und G. Otto

Chirurgische Universitätsklinik Heidelberg (Direktor: Prof. Dr. Ch. Herfarth)

Einleitung

Seit Anfang bzw. Ende der 80er Jahre werden Cyclosporin A (CyA) und FK 506 als Immunsuppressiva der ersten Wahl in der Transplantationsmedizin eingesetzt. CyA hemmt in erster Linie die Produktion von Zytokinen, die an der Regulation der T-Zellaktivierung beteiligt sind, insbesondere die De-novo-Synthese von Interleukin 2 (IL-2). Es sind jedoch – wie beim FK 506 – auch Einflüsse auf Makrophagen und B-Zellen beschrieben [1]. FK 506 – von der Struktur her unterschiedlich – greift in die T-Zellsteuerung und Lymphokinproduktion in vergleichbarer Weise bereits in einer Konzentration von 1/100 des CyA ein. Für beide Immunsuppressiva sind als Nebenwirkungen einer Langzeitanwendung Nephro- und Neurotoxizität, Hypertension und hormonelle Stoffwechselstörungen bekannt [2]. Infolge unterschiedlicher Aktionen auf der enzymatischen Ebene (fehlende Peptidyl-prolyl cis-trans Isomerase Aktivierung; Phosphat gesteuerte Ca^{2+}-Abgabe aus Mitochondrien) wurde vermutet, daß FK 506 eventuell geringere Nebenwirkungen aufweist [1].

Ziel dieser Studie war die Untersuchung der diabetogenen Langzeitwirkung beider Medikamente nach Lebertransplantation unter besonderer Berücksichtigung des Glukosemetabolismus und der Insulinsekretion.

Patienten und Methode

In einer matched pair Analyse untersuchten wir insgesamt 27 Patienten unter CyA (n = 13) und FK 506 (n = 14) 6–72 Monate nach Lebertransplantation. Die 2 Gruppen waren hinsichtlich Alter, Grunderkrankung, Prednisolondosis, Nierenfunktion und Zeit nach Transplantation vergleichbar. Zum Zeitpunkt der Untersuchung waren die CyA und FK 506 Spiegel auf Werte zwischen 80–150 µg/l (CyA) bzw. 5–8 ng/ml (FK 506) eingestellt. Ausschlußkriterien für den oralen Glukosetoleranztest (OGTT) stellten pathologische Nüchternblutzuckerwerte oder ein medikamentös behandelter Diabetes mellitus dar.

Chirurgisches Forum 1995
f. experim. u. klinische Forschung
Hierholzer/Seifert/Hartel (Hrsg.)
© Springer-Verlag Berlin Heidelberg 1995

HbA$_1$-Spiegel wurden vor, Glukose-, C-Petid- und Insulinspiegel vor und in definierten Intervallen (30, 60 120 und 180 Minuten) nach oraler Gabe von 75 g Glukose (OGTT, Dextro O.G-T.) gemessen. Unter Berücksichtigung des Glukoseprofils wurden die Patienten in eine insulinabhängige Gruppe (IDDM), eine Gruppe mit pathologischen Glukosetoleranzwerten (PGT, Glukosespiegel über 220 mg/dl, k-Wert <1,3%min, 180 min nach Glukosebelastung) sowie eine Gruppe mit beeinträchtigter Glukosetoleranz (IGT, Glukosespiegel zwischen 180 und 220 mg/dl, k-Wert 1,3–1,5%/min) eingeteilt. Die Ergebnisse wurden als Mittelwert und Standardabweichung berechnet und mittels t-Test für den Vergleich der Mittelwerte zweier unabhängiger Stichproben analysiert. Das Signifikanzniveau wurde auf p < 0,05 festgesetzt.

Ergebnisse

In der FK 506 Gruppe (n = 14) entwickelten 3 von 14 Patienten zwischen 6 und 24 Monaten nach Transplantation einen insulinabhängigen Diabetes mellitus, während in der CyA-Gruppe (n = 13) keiner der Patienten einer Insulineinstellung bedurfte. Von den verbliebenen 11 Patienten in der FK-Gruppe wiesen 3 eine PGT und 2 eine IGT auf. In der CyA-Gruppe fanden sich lediglich 2 Patienten mit einer IGT.

Tabelle 1. Glukosespiegel (in mg/dl) nach oralem Glukosetoleranztest (Dextro-O.G-T.)

min	0	30	60	120	180
FK 506 (n = 11)	115 ± 13	205 ± 42	201 ± 59	185 ± 55	174 ± 56
CyA (n = 13)	104 ± 14	183 ± 18	165 ± 28	149 ± 27	145 ± 36
t-Test	n. s.	n. s.	n. s.	n. s.	n. s.

Tabelle 2. C-Peptidspiegel (ng/ml) nach oralem Glukosetoleranztest (Dextro-O.G-T.)

min	0	30	60	120	180
FK 506	3,5 ± 2,5	5,5 ± 1,7	3,9 ± 1,9	6,9 ± 2,1	4,2 ± 2,0
CyA	5,4 ± 3,9	8,3 ± 3,1	9,7 ± 3,2	9,2 ± 2,6	5,8 ± 3,0
t-Test	n. s.	p = 0,007	0,015	p = 0,024	n. s.

Tabelle 3. Insulinspiegel (mU/ml) nach oralem Glukosetoleranztest (Dextro-O.G-T.)

min	0	30	60	120	180
FK 506	7,4 ± 2,6	28,2 ± 5,5	50,1 ± 21,4	36 ± 3,4	26 ± 17,6
CyA	16,6 ± 8,2	87,6 ± 51,5	97,8 ± 53,2	100 ± 23,1	52,5 ± 18,7
t-Test	p = 0,026	p = 0,017	n. s.	p = 0,001	p = 0,019

Zum Zeitpunkt der Untersuchung waren die HbA_1-Spiegel in der FK-Gruppe signifikant niedriger als in der CyA-Gruppe (5,29±0,72% vs 7,8%±0,3%, p = 0,001). Während die Glukosewerte zwar keine signifikanten Unterschiede aufwiesen (Tab. 1), so lagen sie doch in der FK-Gruppe tendentiell höher. Obwohl der basale C-Peptidspiegel noch keine Gruppenunterschiede erkennen lies, zeigte sich in den Spitzenwerten nach 30, 60, 120 und 180 min eine deutliche exkretorische Insuffizienz bei FK 506 Patienten (Tab. 2). Im Insulinprofil der beiden Gruppen fiel dieser Trend mit signifikanten Unterschieden sowohl in den Basal- als auch Spitzenwerten nach 2 und 3 Stunden noch deutlicher aus (Tab. 3).

Diskussion

Der diabetogene Effekt von FK 506 und CyA konnte bereits mehrfach nachgewiesen werden [1, 2, 3]. Dennoch liegen bezüglich einer pathologischen Glukosetoleranz und Insulinsekretion in der Literatur divergierende z.T. nicht miteinander vergleichbare Ergebnisse vor. Während einige Arbeitsgruppen für das CyA keine Auswirkungen auf die Glukosetoleranz und Insulinsekretion finden bzw. der begleitenden Cortisongabe zuordnen, kann in verschiedenen tierexperimentellen Untersuchungen als auch beim Menschen eine reduzierte Glukosetoleranz und verminderte Insulinsekretion festgestellt werden [1]. Den häufig angewendeten intravenösen Glukosetoleranztest halten wir allerdings für bedingt aussagekräftig, da er die komplexe Glukosehomöostase nur unphysiologisch (enteraler Bypass) erfaßt.

In unserer Studie suggerieren unterschiedliche HbA_1-Werte eine höhere diabetische Potenz des FK 506 gegenüber dem CyA. Trotz einer nur unwesentlichen Differenz absoluter Glukosespiegel fanden sich bereits tendentiell höhere Werte in der FK 506-Gruppe. Obwohl die exkretorische Funktionsstörung der Langerhans'schen Zellen für CyA bereits im Tierversuch als auch beim Menschen gezeigt werden konnte, scheint die Hemmung bei FK 506 ausgeprägter zu sein. Während die basalen C-Peptidspiegel noch vergleichbar waren, lagen die Spitzenspiegel zwischen 30 und 120 min beim FK 506 deutlich unter denen des CyA. Bereits Bani-Sacci et al. [4] konnte eine Beeinträchtigung des Sekretionsmechanismus von Insulin auf der Basis immuncytochemischer und ultrastruktureller Veränderungen nach Immunsuppression zeigen. Während Dresner et al. [5] eine erhöhte Insulinclearance bei unveränderter Insulinsensitivität im Rahmen der CyA-Medikation postuliert, implizieren unsere Ergebnisse eine deutlich verstärkte Insulinproduktion und Sekretion unter CyA im Vergleich zu FK 506. So läßt sich der pathologische Glukosetoleranztest unter FK 506 infolge niedriger Spitzenspiegel des C-Peptids am ehesten durch eine Störung der Produktion und Degranulation des Insulin erklären. Bei hohen Insulinspiegeln nach 2 und 3 Stunden muß die Glukoseintoleranz beim CyA weniger auf eine sekretorische Insuffizienz als vielmehr eine periphere Insulinresistenz zurückgeführt werden. Weitere Untersuchungen werden zeigen, ob durch eine Dosisreduktion des FK 506 (Spiegel zwischen 2–5 ng/ml) eine Normalisierung des Glukosehaushaltes, bei unverändert suffizienter Immunsuppression, erzielt werden kann.

Zusammenfassung

In einer matched pair Analyse untersuchten wir 27 Patienten unter CyA- (n = 13) und FK 506 (n = 14) Immunsuppression, 6–72 Monate nach Lebertransplantation im Hinblick auf eine mögliche diabetogene Stoffwechsellage. HbA_1-Spiegel wurden vor, Glukose-, C-Peptid- und Insulinspiegel vor und in definierten Zeitintervallen nach oraler Glukoseaufnahme bestimmt. Erhöhte HbA_1-Werte suggerieren eine höhere diabetische Potenz des FK 506 gegenüber CyA. Signifikante Unterschiede in der Früh- (C-Peptid: 30 min) und Spätphase (Insulin: 120, 180 min) lassen auf eine relevante Sekretionshemmung unter FK 506-Medikation schließen, während in der CyA-Gruppe in erster Linie von einer peripheren Insulinresistenz ausgegangen werden muß.

Summary

In a matched pair analysis, we examined 27 patients for alleged diabetogenic properties while on treatment with CyA (n = 13) and FK 506 (n = 14), 6–72 months following liver transplantation. HbA_1, glucose, c-peptide and insulin levels were determined at time 0, successive samples of glucose, c-peptide and insulin were taken at definite intervals following an oral glucose administration. Increased HbA_1-values suggest a higher diabetic potential of FK 506 in comparison to CyA. Significant differences in the early-(C-peptide: 30 min) and late peak phase (insulin: 120, 180 min) indicate a secretory inhibition in the FK 506-group while peripheral insulin resistance seems to be the predominant factor producing a pathologic glucose tolerance in the patients under CyA.

Literatur

1. Kay JE, Moore AL, Doe SEA, Benzie CR, Schönbrunner R, Schmid FX, Halestrap AP (1990) The mechanism of action of FK 506. Transplant proc 22(1), suppl 1:96–99
2. Mason J (1990) The pathophysiology of Sandimmune (cyclosporine) in man and animals. Pediatr nephrol 4:686–704
3. Krentz AJ, Dimitreski J, Maier D, McMaster P, Buckels J, Dousset B, Cramb R, Smith JM, Nattrass M (1994) Postoperative glucose metabolism in liver transplant recipients, a 2 year prospective randomized study of cyclosporine vs FK 506. Transplantation 57(11):1666–1669
4. Bani-Sacci T, Bani D, Filipponi F, Michel A, Houssin D (1990) immuno-cytochemical and ultrastructureal changes of islet cells in rats treated long-term with cyclosporine at immunotherapeutic doses. Transplantation 49(5):982–987
5. Dresner LS, Andersen DK, Kahng KU, Munshi IA, Wait RB (1989) Effects of cyclosporine on glucose metabolism. Surgery 106(2):163–169

Dr. med. M. Golling, Chirurgische Universitätsklinik Heidelberg,
Im Neuenheimer Feld 110, D-69120 Heidelberg

Blockierung von CD 11b vermindert die Leukozytenadhärenz ohne Einfluß auf den Reperfusionsschaden nach Lebertransplantation

Functional inactivation of neutrophils with a CD 11b monoclonal antibody reduces WBC sticking without any influence on ischemia-reperfusion injury after rat liver transplantation

T. Lehmann, J. Thies, T. Hilker, T. Koeppel, M. M. Gebhard*, G. Otto und S. Post

Chirurgische Universitätsklinik und *Institut für experimentelle Chirurgie der Ruprecht-Karls-Universität Heidelberg

Einleitung

Zu den pathophysiologischen Abläufen, welche bei der Reperfusion und Reoxygenierung eines Organes in Gang gesetzt und als Reperfusionsschaden bezeichnet werden, gehört auch die Leukozytenakkumulation und -adhäsion [1]. Wenn sich Leukozyten an einem Entzündungsherd ansammeln, kommt es intravasal zu Adhärenz an Endothelzellen und aktive Migration durch die Gefäßwand hindurch in Parenchymzellen. Die Vorgänge der intravaskulären Adhäsion, Transmigration und Infiltration der Leukozyten sind wesentlich durch Zell-Zell und Zell-Matrix Interaktionen vermittelt [2]. Verschiedene Adhäsionsproteine auf Leukozyten und Endothelzellen wurden identifiziert, wobei den β_2-Integrinen auf Leukozyten eine bedeutende Rolle bei der Pathogenese von Entzündungsprozessen, somit auch dem Ischämie-/Reperfusionsschaden, zuzukommen scheint. Der MAC-1 Komplex ist bei der transendothelialen Leukozytenmigration und bei der Adhäsionsvermittelten Sauerstoffradikalbildung der Leukozyten involviert. Somit ist davon auszugehen, daß die Blockierung eines dieser Adhäsionsmoleküle die Anzahl der akkumulierenden, adhärierenden und transendothelial migrierenden Leukozyten vermindert und somit einen direkten, vermindernden Einfluß auf den Reperfusionsschaden ausübt, wie bereits in einem reinen Ischämiemodell gezeigt werden konnte [3]. Die Intravitalmikroskopie der Leber ermöglicht die Beobachtung der mikrovaskulären Perfusion, der Leukozyten/Endothel-Interaktion und der Aktivierung von Kupfferzellen. Diese wesentlichen initialen Vorgänge beim Reperfusionsschaden nach Ischämie lassen sich direkt in vivo betrachten und analysieren [4, 5].

Ziel dieser Studie war es, den Einfluß des MAC-1 Komplexes hinsichtlich des Reperfusionsschadens nach Organtransplantation mittels eines CD 11b Antikörpers intravitalmikroskopisch zu untersuchen.

Chirurgisches Forum 1995
f. experim. u. klinische Forschung
Hierholzer/Seifert/Hartel (Hrsg.)
© Springer-Verlag Berlin Heidelberg 1995

Methodik

Männliche Lewis-Ratten mit einem Gewicht von 200–280 g wurden für die syngene, orthotope Lebertransplantation in Äthernarkose benutzt. Die Leber der Spendertiere wurden durch Kanülierung der infrarenalen Aorta mit 10 ml UW-Lösung perfundiert. Die Organe wurden über 24 Stunden bei 4 °C gelagert. Vor Implantation wurde das Organ mit 10 ml Humanalbumin 5 % ausgespült. Chirurgisches Vorgehen, Cuff-Präparation und Anastomosen wurden entsprechend bekannter Techniken [6, 7] ausgeführt. Bei Reperfusion wurde Arterie und Portalvene simultan freigegeben. Der Gallengang wurde kanüliert zur quantitativen Bestimmung der Gallenproduktion als Maß der Transplantatfunktion nach Reperfusion. Es wurde der linke Leberlappen mit seiner kaudalen Oberfläche zum Objektiv des Mikroskopes hin gerichtet ausgelagert. Anschließend folgte die intravitalmikroskopische Betrachtungsphase in Epiillumination, welche bereits früher detailliert beschrieben wurde [8]. Den Empfängern der Versuchsgruppe (n = 8) wurde ein monoklonaler CD 11b mouse anti rat Antikörper (Dosierung von 10 mg/kg) 1 min vor Abklemmen zur anhepatischen Phase intravenös appliziert. Die Kontrollgruppe (n = 8) erhielt ein unspezifisches mouse IgG. Die Mikrozirkulation wurde 30 bis 100 min nach Reperfusion mittels intravitaler Fluoreszenzmikroskopie analysiert [8]. Zur Darstellung der azinären Perfusion wurde ebenso wie bei den sinusoidalen Perfusionsverhalten Na-Fluoreszein (2 µmol/kg) herangezogen. Die Akkumulation von Leukozyten in Sinusoiden und postsinusoidalen Venolen wurde nach in vivo Anfärbung mit Rhodamin G (0,1 µmol/kg) beurteilt. Die Phagozytoseaktivität von Kupfferzellen wurde nach intraarterieller Injektion von Latex-Beads (3×10^8/kg Körpergewicht) ermittelt. Die Quantifizierung der mikrozirkulatorischen Parameter erfolgte durch Bild-zu-Bild Videoanalyse. Zur statistischen Analyse wurde eine multifaktorielle Varianzanalyse durchgeführt.

Ergebnisse

Signifikante Unterschiede zwischen den beiden Gruppen ergaben sich bei dem Leukozytensticking in Sinusoiden pro mm² Leberoberfläche des Azinus (MW± SEM): CD 11b: 97±5,3, Kontrolle: 125±8,1, p = 0,001. Auch bei der Beobachtung des Leukozytensticking in postsinusoidalen Venolen pro mm² Endothel konnte ein signifikanter Unterschied nachgewiesen werden (MW±SEM): CD 11b: 619±58,4, Kontrolle: 847±63,6, p = 0,02. Hingegen konnte bei allen anderen untersuchten Kriterien kein signifikanter Unterschied aufgezeigt werden. Die Gallenproduktion als Parameter für die exkretorische Hepatozytenfunktion war ebenso wie die gesamte sinusoidale Perfusion oder azinäre Perfusion nicht signifikant verschieden in der Beobachtungszeit. Für die Phagozytoseaktivität der Kupfferzellen konnte keine signifikante Änderung gezeigt werden.

Schlußfolgerung

Auch wenn die Blockade von CD 11b bei der intravitalmikroskopischen Betrachtung des Reperfusionsschadens in der Frühphase nach Organtransplantation zu einer signifikanten Reduktion der Leukozytenadhärenz in Sinusoiden und postsinusoidalen Venolen führt, ist diese Reduktion nur von relativer Bedeutung, da sich keine Änderung weiterer intravitalmikroskopischer Parameter wie der azinären und sinusoidalen Mikrozirkulation feststellen läßt. Auch die Gallenproduktion als Parameter für die Transplantatfunktion verändert sich unter dieser Behandlung nicht. Eine Änderung der Phagozytoseaktivität der Kupfferzellen ist bei diesem Versuch nicht zu erwarten, wie auch gezeigt wurde. Somit ist zu folgern, daß die Blockierung des MAC-1 Komplexes keinen Einfluß auf den Reperfusionsschaden und die Transplantatfunktion in der Frühphase hat, was darauf hinweist, daß dem MAC-1 Komplex keine zentrale Rolle bei der Genese des Reperfusionsschadens zukommt.

Zusammenfassung

Der Einfluß der Blockierung von CD 11b, einem Bestandteil des MAC-1 Komplexes, auf den Reperfusionsschaden sollte bei der orthotopen Lebertransplantation an der Ratte mit einer Organkonservierung von 24 h in UW-Lösung untersucht werden. Hierzu wurde den Empfängerversuchstieren (n = 8) ein monoklonaler CD 11b Antikörper eine Minute vor anhepatischer Phase i. v. appliziert. Mittels in vivo Fluoreszenzmikroskopie wurde eine signifikante Reduktion von am Endothel in Sinusoiden als auch postsinusoidalen Venolen adhärierenden Leukozyten gegenüber der Kontrollgruppe nachgewiesen. Jedoch blieben die azinäre wie auch sinusoidale Perfusion, die Galleproduktion und die Kupfferzellaktivität unbeeinflußt. Dies kann als Hinweis dafür gewertet werden, daß dem MAC-1 Komplex bei der Genese des Reperfusionsschadens in der Frühphase keine zentrale Rolle zukommt.

Summary

Following cold preservation for 24 h in UW solution orthotopic liver transplantation was performed in 16 rats. By systemic iv application of a monoclonal CD 11b antibody in the recipient (n = 8) prior to anhepatic phase a significant reduction of leukocyte endothelium interaction in sinusoids and postsinusoidal venules could be demonstrated by in vivo microscopy. No differences were observed in microvascular perfusion of acini and sinusoids. Bile production in the first 100 min after reperfusion did not improve. Our observations indicate that the MAC-1 receptor does not play a central role in the pathogenesis of the reperfusion injury during the early period after liver transplantation.

Literatur

1. Thurman RG, Marzi I, Seitz G, Thies J, Lemasters JJ, Zimmermann F (1988) Hepatic reperfusion injury following orthotopic liver transplantation in the rat. Transplantation 46:502–506
2. Pardi R, Inverardi L, Bender JR (1992) Regulatory mechanisms in leukocyte adhesion: flexible receptors for sophisticated travelers. Immunology Today 13:224–230

3. Jaeschke H, Farhood A, Bautista AP, Spolarics Z, Spitzer JJ, Smith CW (1993) Functional inactivation of neutrophils with a MAC-1 (CD 11b/CD 18) monoclonal antibody protects against ischemia-reperfusion injury in rat liver. Hepatology 17:915–923
4. Marzi I, Takei Y, Knee J, Menger MD, Gores GJ, Bühren V, Trenz O, Lemasters JJ, Thurman RG (1990) Assessment of reperfusion injury by intravital fluorescence microscopy following liver transplantation in the rat. Transplant Proc 22:2004–2005
5. Post S, Gonzales AP, Palma P, Rentsch M, Stiehl A, Menger MD (1992) Assessment of hepatic phagocytic activity by in vivo microscopy after liver transplantation in the rat. Hepatology 16:803–809
6. Kamada N, Calne RY (1983) A surgical experience with five hundred thirty liver transplants in the rat. Surgery 93:6–69
7. Steffen R, Ferguson DM, Krom RAF (1989) A new method for orthotopic rat liver transplantation with arterial cuff anastomosis to the recipient common hepatic artery. Transplantation 48:166–168
8. Post S, Rentsch M, Palma P, Gonzales AP, Menger MD (1993) Assessment of microhemodynamics after liver transplantation by in vivo microscopy in the rat. Transplant Proc 25:2597–2598

Th. Lehmann, Chirurgische Universitätsklinik,
Kirschnerstr. 1, D-69120 Heidelberg

Infektionen nach Lebertransplantation: Bedeutung des perioperativen Vitamin A Stoffwechsel

Infection after Liver Transplantation: Role of the perioperative Vitamin A Status

H. Wechselberger, M. Gundlach, R. Schindler*, W. T. Knoefel, X. Rogiers und C. E. Brölsch

*Institut für Humanernährung und Lebensmittelkunde Christian-Albrechts-Universität Kiel; Chirurgische Klinik, Abt. Allgemeinchirurgie, Universitätskrankenhaus Eppendorf, Martinistr. 52, D-20246 Hamburg

Einführung

Ein Mangel an Karotinoiden und Retinol (Vitamin A) begünstigt oxidative Zellschäden und führt zu einer Erhöhung der Infektionsinzidenz [1]. Wenig ist über die Bedeutung von Vitamin A Mangelzuständen bei der Leberzirrhose sowie Lebertransplantation (LT) bekannt, obwohl Reperfusionsschäden und Infektionen eine Mortalität von 5–15% haben [2].

Patienten

Wir haben 39 Patienten mit verschiedenen Indikationen zur LT prospektiv untersucht und mit einer nicht-zirrhotischen Kontrollgruppe verglichen. Allgemeine Ernährungs- und Laborparametern wurden erfaßt sowie Retinol- und Retinolester mittels HPLC vor und nach LT analysiert. Zusätzlich wurde der Gehalt an Vitamin A in der Empfängerleber bestimmt. Die Ergebnisse wurden mit dem U-Test auf statistische Signifikanz geprüft.

Resultate

Es fand sich eine signifikante Erniedrigung ($p < 0,01$) des Vitamin A Gehaltes in den zirrhotischen Lebern von Erwachsenen 166 ± 129 mg/g Frischgewebe (FG) und Kindern: 65 ± 62 mg/g FG im Vergleich zu der nicht zirrhotischen Kontrollgruppe (Erw.: 597 ± 397 mg/g FG, Kinder: 162 ± 97 mg/g FG). Die Plasmaretinolkonzentration von zirrhotischen Patienten (Erw.: 16 ± 8 mg/dl, Kinder: 18 ± 15 mg/dl) war gleichfalls signifikant ($p < 0,01$) niedriger (Kontrollen: Erw. $65 - 26$ mg/dl, Kinder 46 ± 22 mg/dl). Innerhalb von 14 Tagen nach LT erreichte der Plasmaretinolspiegel normale Werte (Erw.: 69 ± 26 mg/dl, Kinder: 39 ± 14 mg/dl). Infektionen wurden mit einer Häufigkeit von 2,4 und 2,25 (Mittelwert) bei Erwachsenen und Kindern in den

Chirurgisches Forum 1995
f. experim. u. klinische Forschung
Hierholzer/Seifert/Hartel (Hrsg.)

50

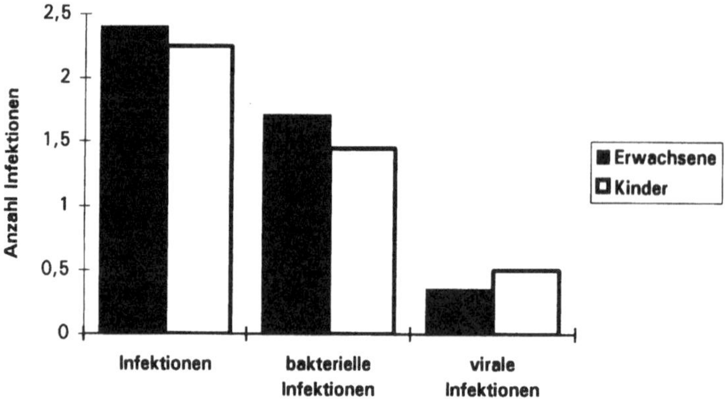

Abb. 1. Infektionshäufigkeit: Erwachsene/Kinder

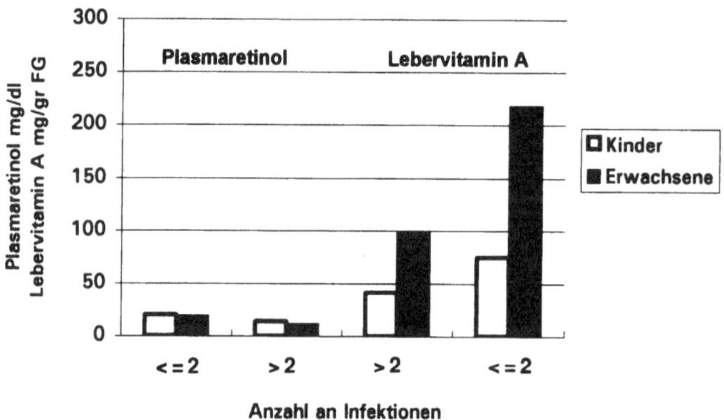

Abb. 2. Präoperative Plasmaretinolkonzentration und Gehalt der Leber an Vitamin A in Abhängigkeit von der Anzahl an Infektionen nach Lebertransplantation

ersten drei Monaten nach Lebertransplantation beobachtet (Fig. 1). Erwachsene Patienten mit mehr als 2 Infektionen hatten präoperativ einen signifikant niedrigeren Plasmaretinolspiegel ($p < 0,05$) und Gehalt der Leber an Vitamin A ($p < 0,05$) als Patienten mit 2 und weniger Infektionen (Fig. 2). Tendenziell wurde eine ähnliche Beobachtung bei Kindern gemacht (keine Signifikanz).

Diskussion

Die Risikofaktoren für eine Infektion nach Lebertransplantation sind nur unzureichend beschrieben. Bekannt ist, daß die Inzidenz von Infektionen bei einer aggressiven Immunsuppression, wie zum Beispiel einer Abstoßungsbehandlung steigt. Weiterhin fanden verschiedene Autoren Zusammenhänge zwischen der Häufigkeit von Infektionen nach Lebertransplantation und der Schwere der Grundkrankheit, dem Ernährungszustand, der Höhe des präoperativ bestimmten Serum-Bilirubins und der Alanin-Aminotransferase, der Operationsdauer, der Anzahl von intraoperativ verabreichten Transfusionen, der Art der biliären Rekonstruktion, der postoperativen Dauer des Aufenthaltes auf der Intensivstation, der Häufigkeit und Schwere von Abstoßungsepisoden, der Anzahl von Reoperationen und verschiedene andere Risikofaktoren.

Der Gehalt der gesunden Leber an Vitamin A ist stark von den Nahrungsgewohnheiten und dem Bedarf an Vitaminen in verschiedenen Stadien der Entwicklung abhängig. Der gesunde Erwachsene vermag relativ große Mengen Vitamin A in der Leber abzuspeichern, so daß Mangelerscheinungen erst nach monatelanger Drosselung der Vitamin A Zufuhr auftreten. Der Vitamin A Serumgspiegel bleibt über eine relativ lange Zeit konstant und fällt erst nach fast vollständiger Entleerung der Speicher ab, dann allerdings rapide. Die Leberspeicherkapazität von Kindern beträgt nur wenige Wochen. Ein Vitamin A Mangel bei leberzirrhotischen Patienten beruht wahrscheinlich auf einer Vielzahl an Faktoren wie dem Pfordaderhochdruck und der Leberinsuffizienz. Außer den Funktionen beim Stehvorgang, der Reproduktion und der Testosteronproduktion spielt das Vitamin A auch eine entscheidende Rolle für die Funktion des Immunsystems. Dies führt man primär auf die Bedeutung für Wachstum, Entwicklung und Differenzierung von Epithelgewebe zurück. Vitamin A ist somit maßgeblich an der Integrität von Epithelgewebe und dessen Funktion als Schutzbarriere beteiligt. Weiterhin nimmt Vitamin A Einfluß auf die zellvermittelte und humorale Immunabwehr. Allgemein bekannt ist, daß ein Mangel an Vitamin A durch Störung des Immunsystems zu einer gesteigerten Infektanfälligkeit führt. Der Vitamin A Mangel korrelierte in unserer Untersuchung mit der Infektionsrate nach LT. Nach der Erholung der transplantierten Leber normalisiert sich der Vitamin A Stoffwechsel und erlaubt eine Regeneration der Schleimhautbarrieren sowie eine Steigerung der immunologischen Resistenz gegenüber bakteriellen Infektionen.

Zusammenfassung

Die Bedeutung der Carotinoide und des Retinols (Vitamin A) bei der Entstehung von Infektionen ist gut untersucht. Wenig ist über Vitamin A Mangelzuständen bei der Leberzirrhose und Lebertransplantation bekannt. In einem Kollektiv von 39 Patienten, die Leber transplantatiert wurden, können wir zeigen, daß im Fall einer terminalen Leberzirrhose der Gehalt an Vitamin A in der Leber und im Plasma deutlich erniedrigt ist, besonders bei Erwachsenen. Der Vitamin A Mangel beruht wahrscheinlich auf einer Vielzahl an Faktoren wie Pfordaderhochdruck und Leberinsuffizienz. Innerhalb der ersten 4 bis 10 Tage nach Transplantation normalisierten sich die Vitamin A Plasmawerte. Es zeigte sich, daß der präoperative Vitamin A Mangel mit der Infektionsrate nach Lebertransplantation korreliert. Durch das Lebertransplantat kommt es zu einer Erholung des Vitamin A Stoffwechsels, damit ist eine Regeneration der Schleimhautbarrieren sowie eine Steigerung der immunologischen Resistenz gegenüber bakteriellen Infektionen möglich.

Summary

The role played by carotenoids and retinol (vitamin A) combating infections is well documented, but little is known about their activity in human liver cirrhosis (LC) and after liver transplantation (LT), where infections are common-place complications. We investigated 39 patients with LC of different etiology and LT. The results point to a significant reduction of plasma and liver vitamin A in LC, especially in adults. It is suggested that the reduced vitamin A levels observed in LC patients are due to a number of factors including portal hypertension and poor liver function. Within 4 to 10 days after LT the vitamin A serum levels reached normal values. Preoperative vitamin A deficiency does interfere with the host resistance to infections after LT. After recovery of the transplanted liver vitamin A is restored so that normal metabolic processes can allow both regeneration of tissue and resistance to infection.

Literatur

1. Leo MA, Sato M, Lieber CS (1983) Effect of hepatic vitamin A depletion on the liver in humans and rats. Gastroenterology 84:562–572
2. George DL, Arnow PM, Fox AS, Baker AL, Thistlethwaite JR, Emond JC, Whitington JF, Broelsch CE (1991) Bacterial infection as a Complication of liver transplantation: Epidemiology and Risc Factors. Revies of infectious Diseases 13:387–396

Klinik, Diagnostik und Therapie von Komplikationen an der hepato-venösen Anastomose nach orthotoper Lebertransplantation mit verschiedenen Anastomosierungstechniken bei Erwachsenen und Kindern

Clinic, diagnosis and treatment of hepato-venous outflow complications following orthotopic liver transplantation with various anastomosing techniques in adults and infants

U. J. Hesse, L. Defreyne, P. Pattyn, I. Kerremans, F. Berrevoet und B. de Hemptinne

Chirurgische Klinik und Institut für Radiologie, Universität Gent/Belgien

Die cavo-cavale End-zu-End Anastomose nach orthotoper Lebertransplantation ist seltener mit Komplikationen behaftet als die arterielle oder portalvenöse Anastomose aufgrund der Größe der Anastomose und des uneingeschränkten Blutflusses. Mit zunehmender Verwendung modifizierter Lebertransplantate sind auch veränderte Anastomosentechniken am hepatovenösen Übergang in jüngster Zeit beschrieben worden [1, 2, 3, 4, 7], über deren Komplikationen wenig bekannt ist. Im folgenden soll die eigene Erfahrung mit derartigen Anastomosen im Hinblick auf Komplikationshäufigkeit und Therapiemöglichkeiten dargestellt und mit der klassischen End-zu-End Cavostomie verglichen werden.

Patienten und Methoden

Zwischen Mai 1991 und Januar 1994 wurden an der Universität Gent in Belgien 88 Lebertransplantationen bei 57 Erwachsenen und 31 Kindern durchgeführt. In 63 Fällen wurden ganze, das heißt unveränderte Lebertransplantate (GLT) transplantiert, in 11 Fällen eine reduzierte Leber (RLT) mit Erhalt der Vena Cava und in 14 Fällen ein partielles Lebertransplantat (PLT) d. h. ohne Vena Cava (3 davon von verwandten Lebendspendern). Die cavo-cavale Anastomose wurde in orthotoper Position bei 52 Transplantationen durchgeführt (49×GLT, 3×RLT) eine „piggyback" (PB) Anastomose wurde in 29 Fällen (8 GLT, 7 RLT, 14 PLT) durchgeführt [3, 7]. In 7 Fällen (6 GLT und 1 RLT) wurde eine latero-laterale Cavo-Cavostomie nach Belghiti [1] durchgeführt. Der postoperative Verlauf und die Diagnostik einschließlich der Ergebnisse der Laborparameter, Aszitesproduktion, bildgebender Verfahren wie Sonographie des Abdomens sowie der Angiographie wurden erfaßt. Zur intra-vaskulären Venoplastie wurde ein 5 French-Cobrakatheter (Olbertkatheter) mit 6−8 mm Ballon eingesetzt.

Chirurgisches Forum 1995
f. experim. u. klinische Forschung
Hierholzer/Seifert/Hartel (Hrsg.)
© Springer-Verlag Berlin Heidelberg 1995

Tabelle 1. Klinischer Verlauf bei Patienten mit hepato-cavalen Anastomosen-Komplikationen

Pat	Alter	Technik	Tage postop.	Klinik	Therapie	Resultat
1	4 M	PB/PLT	63/145	Aszites Pleuraerguß Transam. + US+	2 × Angio- plast.	excellent
2	5 J	PB/PLT	56/89	Aszites US+	2 × Angio- plast.	excellent
3	46 J	Bel/GLT	7	Aszites US+	Revision	Lethale Lungen- Embolie

PB	Piggy Back
PLT	Partielles Lebertransplantat
GLT	Ganzes Lebertransplantat
Bel	Belghiti
US	Ultraschall
+	positiv

Resultate

Insgesamt 3 der Patienten (3,4%) mußten wegen Komplikationen an der hepato-cavalen Anastomose behandelt werden. Einmal handelte es sich um ein ganzes Lebertransplantat, das mit der Technik nach Belghiti bei einem Erwachsenen implantiert worden war (14,2%). Zwei Kinder, die ein partielles Transplantat (PLT) erhalten hatten von insgesamt 14 PLT (14,2%) entwickelten eine Stenose an der PB Anastomose. Reduzierte Transplantate entwickelten keine Komplikationen an der hepato-venösen Anastomose. Verglichen mit der Komplikationshäufigkeit von 0% bei dem orthotopischen Vena Cava Ersatz war dies signifikant mehr (p = 0,0066 X^2-Test). Bei den 2 Patienten mit PB, die eine Stenose an der hepato-cavalen Anastomose hatten, führte eine transjuguläre Venoplastie anhaltend zur Verbesserung der Symptomatik. Bei einem Patienten, bei dem an der Belghiti Anastomose eine partielle Thrombose aufgetreten war, führte die Reoperation zu einer tödlichen Lungenembolie. Die Details der Klinik sowie die Therapie und das Ergebnis sind in Tabelle 1 zusammengefaßt.

Diskussion

Die orthotope End-zu-End Cavostomie nach Lebertransplantation ist seltener von Komplikationen betroffen als die latero-laterale, terminolaterale beziehungsweise termino-terminale „piggy-back" Technik. Sicherlich hat jede dieser Techniken ihre eigene Indikation abgesehen von dem Vorteil, daß bei der Belghiti Technik auf einen veno-venösen Bypass gänzlich verzichtet werden kann. Jedoch wurde über Komplikation an der rekonstruierten Anastomose verschiedentlich berichtet. So sind z.B. Stenosen durch die piggy-back Anastomose beschrieben worden [5], wobei es jedoch zu einer Stenose der verbliebenen Vena Cava gekommen war, die „piggy-back" Anastomose selbst nicht stenosiert war. Auch über die Problematik der Rotation eines Lebersegmentes an der hepato-venösen Anastomose ist berichtet worden [4] und über Komplikationen bei vorbestehenden Vena Cava Abnormalitäten [6]. Die beschriebenen Komplikationen waren sehr unterschiedlich. Bei der Belghiti Anastomose handelte es sich um eine partielle Thrombose wohl auf Grund des siphonartigen Blutflusses [1]. Die von Bismuth [2] beschriebene „face-à-face" Venocavaplastik ist als Übergang zwischen Belghiti Technik und der „piggy-back" Technik anzusehen, wobei die Siphonbildung vermieden wird. Die „piggy-back" Anastomose war bei 2 PLT stenotisch geworden, wohingegen diese Technik bei Transplantaten mit erhaltener Vena Cava keine Komplikation zeigte. Die transjuguläre Katheterangioplastie hat sich in der eigenen Erfahrung als sehr praktikabel und erfolgreiche Therapiemöglichkeit erwiesen. Die operative Revision einer partiellen Thrombose an der Belghiti Anastomose ist mit einem erheblichen Risiko verbunden, das den Einsatz eines cardiopulmonalen Bypass erforderlich macht.

Zusammenfassung

Die Komplikationshäufigkeit bei orthotoper End-zu-End Cavostomie nach Lebertransplantation betrug im eigenen Patientengut bei insgesamt 52 Transplantationen 0% im Vergleich zur Komplikationshäufigkeit bei latero-lateraler Cavocavostomie nach Belghiti (12,4%) und bei der piggy-back Technik mit partiellen Transplantaten ohne Vena Cava (14,2%). Die Transjuguläre Kathetervenoplastie ließ sich als praktikable Therapieform erfolgreich bei den letzteren Fällen einsetzen, wobei die Reoperation bei Thrombose an der Belghiti Anastomosis einen letalen Ausgang hatte.

Summary

The orthotopic end-to-end cavostomy following liver transplantation was in 52 cases without any complications as compared to latero-lateral cavostomy according to Belghiti (14,2%) and the piggy-back technique of partial liver grafts (14,2%). The transjugular catheterangioplasty was a practical and successful treatment for the latter while reoperation for thrombosis in the Belghiti anastomosis resulted in lethal pulmonary embolism.

Literatur

1. Belghiti J, Panis Y, Sauvanet A, Gayet B, Fékété F (1992) A new technique of side to side caval anastomosis during orthotopic hepatic transplantation without vena caval occlusion. Surg Gynecol Obstet 175:271–2721

2. Bismuth H, Castaing D, Sherlock T (1992) Liver transplantation by "face-à-face" veno-cavo-plasty. Surgery 111:151–155
3. Calne RY, Williams R (1968) Liver transplantation in man. Br Med J 4:535–540
4. Emond JC, Heffron TG, Whitington PE, Broelsch CE (1993) Reconstruction of the hepatic vein in reduced size hepatic transplantation. Surg Gynecol Obstet vol 176:11–17
5. Lerut J, Gertsch P (1993) Side-to-side cavo-cavostomy: a useful aid in "complicated" piggy-back liver transplantation. Transpl Int 6:299–301
6. Lerut J, Tzakis A, Bron K, Gordon R, Iwatsuki S, Esquivel C, Makowka L, Todo S, Starzl TE (1987) Complications of venous reconstruction in human orthotopic liver transplantation. Ann Surg 205:404
7. Tzakis A, Todo S, Starzl TE (1989) Orthotopic liver transplantation with preservation of the inferior vena cava. Ann Surg 210:649–652

Choledochoduodenostomie – eine Alternative zur Choledochojejunostomie bei der Lebertransplantation?

Choledochoduodenostomy – an Alternative to Choledochojejunostomy in Liver Transplantation?

W. O. Bechstein, G. Blumhardt, H. Keck und P. Neuhaus

Chirurgische Klinik und Poliklinik, Universitätsklinikum Rudolf Virchow, Freie Universität Berlin

Einleitung

Zur biliären Rekonstruktion bei der orthotopen Lebertransplantation (OLT) wird meist eine direkte Anastomose zwischen Spender- und Empfängergallengang bevorzugt. Aufgrund ihrer niedrigen Komplikationsrate stellt die Seit-zu-Seit Choledochocholedochostomie die Anastomose der Wahl dar [1]. Bei Erkrankungen des Gallengangssystems jedoch wird i.d.R. eine Choledochojejunostomie (CJ) mit einer nach Roux Y-förmig ausgeschalteten Jejunumschlinge vorgenommen. Zu den Nachteilen dieser Anastomose zählen vor allem ein höheres Cholangitisrisiko [2], die fehlende Darstellbarkeit des Gallenwegssystems auf endoskopischem Wege und mögliche Störungen der Ciclosporin Resorption. Aus diesen Gründen erfolgte während der letzten zwei Jahre die Rekonstruktion der Gallenwege bei Patienten mit primär sklerosierender Cholangitis (PSC) zunehmend häufiger durch Anlage einer Choledochoduodenostomie (CD). Obwohl die CD auch durch neuere Studien als sichere Anastomose bei benignen Erkrankungen der Gallenwege beschrieben wird [3–5], handelt es sich hier unseres Wissens um die erste Beschreibung der Anlage einer CD im Rahmen der Lebertransplantation.

Methodik

Von September 1988 bis Dezember 1994 wurden 562 Lebertransplantationen bei 515 Patienten durchgeführt. Bei 27 von 515 Patienten (5,2 %) lag eine PSC vor (21 Männer, 6 Frauen, medianes Alter 33 Jahre (22–63 Jahre)). Bei 3 Patienten wurde die Diagnose einer PSC erst nach histopathologischer Aufarbeitung der explantierten Leber gestellt, daher war eine direkte Anastomosierung zwischen Spender- und Empfängergallengang als Seit-zu-Seit Anastomose erfolgt. Bei den übrigen 24 Patienten wurde in 15 Fällen eine Choledochojejunostomie (CJ) und in 9 Fällen eine Choledochoduodenostomie (CD) durchgeführt. Die CJ erfolgte in End-zu-Seit Technik zwischen dem zurückgekürzten Spendergallengang und einer nach Roux Y-förmig ausgeschalteten Jejunum Schlinge. Bei der CD wurde der Spendergallen-

Chirurgisches Forum 1995
f. experim. u. klinische Forschung
Hierholzer/Seifert/Hartel (Hrsg.)
© Springer-Verlag Berlin Heidelberg 1995

gang nach entsprechendem Zurückkürzen seitlich auf einer Strecke von ca. 3–5 mm im Sinne einer Erweiterungsplastik inzidiert und je nach anatomischen Gegebenheiten mit dem Bulbus duodeni bzw. der Pars descendens duodeni anastomosiert. Als Nahtmaterial wurde jeweils 5×0 Vicryl für Einzelknopfnähte verwendet. Bei beiden Anastomosierungsformen erfolgte eine Schienung durch T-Drainage.

Ergebnisse

Die demographischen Daten beider Gruppen waren vergleichbar (Tab. 1). In der Gruppe der Patienten mit CD bestand ein deutlicher Trend zu einer kürzeren Operationszeit, der jedoch statistisch nicht signifikant war. Anastomosenleckagen traten bei 1 von 15 Patienten mit einer CJ und bei 1 von 9 Patienten mit einer CD auf, letztere im Zusammenhang mit einer Arterienthrombose. Bei 3 Patienten wurde wegen einer irreversiblen chronischen Abstoßung eine Retransplantation erforderlich (CJ: 3, 4 Monate; CD: 3 Monate nach Ersttransplantation) und bei 2 Patienten wegen einer Arterienthrombose (CD). Bisher verstarben 4 Patienten. Todesursachen waren: opportunistische Infektion (81 Tage, CD), chronische Abstoßung (6 Monate, CJ), Sepsis bei Arterienthrombose (11 Monate, CD), und de-novo Virushepatitis B (1 Jahr, CJ). Die aktuarischen Ein- und 5-Jahresüberlebenswahrscheinlichkeiten bei 27 Patienten mit PSC betrugen 83% bzw. 83%. Die aktuarischen Ein- und 5-Jahresüberlebenswahrscheinlichkeiten bei 15 Patienten mit CJ betrugen ebenfalls 83% bzw. 83%. Die aktuarische Einjahresüberlebenswahrscheinlichkeit bei 9 Patienten mit CD betrug 76% und blieb stabil im Beobachtungszeitraum von jetzt maximal 2,5 Jahren. Symptomatische Cholangitisepisoden trotz Antibiotikaprophylaxe im Verlauf traten bei 10 von 15 Patienten mit CJ und 3 von 9 Patienten mit CD auf.

Zusammenfassung

Im Rahmen der Lebertransplantation ist bei Erkrankungen des extrahepatischen Gallenwegssystems die Rekonstruktion der Gallenwege als biliodigestive Anasto-

Tabelle 1. Lebertransplantation bei PSC, Verteilung der demographischen Daten in den Gruppen mit Choledochojejunostomie (CJ) und Choledochoduodenostomie (CD), Medianwerte (Spannweite)

	Choledochojejunostomie		Choledochoduodenostomie	
n Patienten	15		9	
Alter	31	(22–63)	38	(25–63)
Geschlecht (m/w)	13/2		6/3	
OP Zeit (min)	395	(315–520)	355	(275–422)
KIZ (Stunden)	10	(6–25)	12	(7–17)
EK intraop.	6	(2–16)	7	(2–13)
GFP intraop.	6	(4–16)	6	(4–20)

Abkürzungen: m – männlich, w – weiblich, KIZ – kalte Ischämiezeit, EK – Erythrozytenkonzentrate, GFP – gefrorenes Frischplasma

mose erforderlich. Eine mögliche Alternative zur meist verwendeten Choledochojejunostomie (CJ) besteht in der Anlage einer Choledochoduodenostomie (CD). Von September 1988 bis Dezember 1994 wurden 562 Lebertransplantationen bei 515 Patienten durchgeführt. Bei 27 von 515 Patienten (5,2%) lag eine primär skleosierende Cholangitis (PSC) vor (21 Männer, 6 Frauen, medianes Alter 33 Jahre (22–63 Jahre)). Bei 3 Patienten wurde eine Seit-zu-Seit Choledochocholedochostomie bei präoperativ nicht diagnostizierter PSC durchgeführt. Bei den übrigen 24 Patienten wurde in 15 Fällen eine Choledochojejunostomie (CJ) und in 9 Fällen eine Choledochoduodenostomie (CD) durchgeführt. Beide Gruppen unterschieden sich nicht signifikant bezüglich OP-Zeit, intraoperativem Konservenverbrauch, und postoperativer Prognose. Die Inzidenz symptomatischer Cholangitisepisoden war tendenziell niedriger in der Gruppe der Patienten mit CD.

Summary

In case of diseases of the extrahepatic biliary tract in the setting of liver transplantation biliary reconstruction as biliodigestive anastomosis is mandatory. Choledochoduodenostomy (CD) is a possible safe alternative to the usually chosen choledochojejunostomy. From September 1988 until December 1994 562 orthotopic liver transplants were carried out in 515 patients. Twenty-five of 515 patients (5.2%) suffered from primary sclerosing cholangitis (PSC) (21 males, 6 females, median age 33 years (22–63 years)). In 3 patients with preoperatively undiagnosed PSC, side-to-side choledocho-choledochostomy was performed. In 15 cases a CJ was performed, in 9 patients CD was chosen as biliary reconstruction. Both groups did not differ significantly in terms of duration of surgery, intraoperative blood loss, or postoperative prognosis. There was a trend towards a decreased incidence of symptomatic cholangitis in the group with CD.

Literatur

1. Neuhaus P, Blumhardt G, Bechstein WO, Steffen R, Platz KP, Keck H (1994) Technique and results of biliary reconstruction using side-to-side choledochocholedochostomy in 300 orthotopic liver transplants. Ann Surg 219:426–434
2. Steffen R, Reinhartz O, Blumhardt G, Bechstein WO, Raakow R, Langrehr JM, Rossaint R, Slama K, Neuhaus P (1994) Bacterial and fungal colonization and infections using oral selective bowel decontamination in orthotopic liver transplantation. Transplant Int 7:101–108
3. Ramirez P, Parilla P, Bueno FS, Abad JM, Muelas MS, Candel MF, Robles R, Aguilar J, Lujan J, Sanchez J (1994) Choledochoduodenostomy and sphincterotomy in the treatment of choledocholithiasis. Br J Surg 81:121–123
4. Panis Y, Fagniez PL, Brisset D, Lacaine F, Levard H, Hay JM (1993) Long term results of choledochoduodenostomy versus choledochojejunostomy for choledocholithiasis. The French Association for Surgical Research. Surg Gynecol Obstet 177:33–37
5. Escudero-Fabre A, Escallon A, Sack J, Halpern NB, Aldrete JS (1991) Choledochoduodenostomy. Analysis of 71 cases followed for 5 to 15 years. Ann Surg 213:635–642

PD Dr. W.O. Bechstein, Chirurgische Klinik und Poliklinik,
Universitätsklinikum Rudolf Virchow, Augustenburger Platz 1, D-13353 Berlin

Lokal produzierte proinflammatorische Zytokine inhibieren den Entgiftungsstoffwechsel bei der Abstoßungsreaktion und Sepsis nach Lebertransplantation

Xenobiotic metabolism in liver transplant recipients is inhibited by in situ production of proinflammatory cytokines during rejection and sepsis

C. D. Heidecke[1], B. Hager[1], K. T. E. Beckurts[1], W. Barthlen[1], W. W. Hancock[2] und J. Stadler[1]

[1] Chirurgische Klinik und Poliklinik der TU München, Klinikum Rechts der Isar, Ismaninger Str. 22, 81675 München
[2] Sandoz Center for Immunobiology, New England Deaconess Hospital, Boston Mass. 02215, USA

Einleitung

Die orthotope Lebertransplantation (OLT) ist mittlerweile ein etabliertes Verfahren bei akuten und chronischen Leberversagen. Rejektionen und Sepsis stellen in der frühpostoperativen Phase die häufigsten Komplikationen dar. Es besteht kein Zweifel daran, daß Zytokine an der Pathogenese von Abstoßungsreaktionen und Sepsis beteiligt sind. Während solcher Komplikationen kommt es zu einer deutlichen Einschränkung der Leberfunktion, deren Genese vermutlich auf direkte oder indirekte Zytokin-vermittelte Mechanismen zurückzuführen ist. Um den Einfluß in situ induzierter Zytokine auf die Leberfunktion zu charakterisieren, wurde Biopsiematerial aus Transplantatlebern während und nach Abstoßungsepisoden und Sepsis immunhistochemisch und molekularbiologisch auf die Produktion proinflammatorischer Zytokine untersucht und gleichzeitig die mikrosomale Leberfunktion in vivo mit Hilfe des Aminopyrin-Atemtests (ABT) quantifiziert, der die Funktion spezifischer Cytochrom P450 Enzyme erfaßt [1].

Methodik

Seit 4/91 traten bei 19 von 62 orthotop lebertransplantierten Patienten unter Triple-Immunsuppression akute, Steroid-empfindliche Abstoßungsreaktionen (Grad I-III) in den ersten 30 postop. Tagen auf. Bei 10 Patienten fanden sich schwere bakterielle Infektionen/Sepsis.

Gewebeproben: Leberstanzzylinder wurden wöchentlich sowie zum Zeitpunkt der Rejektion bzw. Infektion gewonnen, in drei Portionen geteilt und sofort in flüssigem Stickstoff mit und ohne Gefriereindeckmedium eingefroren bzw. in Formalin fixiert und konventionell aufgearbeitet. Als Kontrollen dienten Proben von Patienten, die keine Rejektion/Infektion hatten.

Chirurgisches Forum 1995
f. experim. u. klinische Forschung
Hierholzer/Seifert/Hartel (Hrsg.)
© Springer-Verlag Berlin Heidelberg 1995

62

Immunhistologie: Serielle Cryostatschnitte (4 µm) wurden zur Lokalisation von Zytokinen in Aceton fixiert und nach Inkubation mit Antikörpern gegen IL-1β, IL-6 und TNF-α einer Peroxidase-Antiperoxidase-Färbung unterzogen. Zytokin- und Endothel-Färbung wurde semiquantitativ anhand der Anfärbung intra- und extrazellulärer (Zytokine in und um mononukleäre Zellen) bzw. kontinuierlicher (Endothelium) Strukturen ausgewertet [2].

PCR: Von 5–10 mg Lebergewebe wurde die mRNA unter Anwendung der Guanidin-Thiocyanat-Methode isoliert. cDNA wurde mit der SuperScript reversen Transcriptase und Oligo dT Primern synthetisiert. Unter Verwendung eines Kontrollfragments wurde eine kompetitive PCR mit Primern für Actin, TNF-α, IL-1β und IL-6 durchgeführt.

(Semi)Quantifizierung: Zur Angleichung der cDNA Mengen wurden sämtliche Proben für Actin gegen das Kontrollfragment quantifiziert und entsprechend bis zum gleichen Verhältnis Kontrollfragment verdünnt. Danach wurden jeweils IL-1β, IL-6 und TNF-α zusammen mit dem Kontrollfragment amplifiziert. Zur Quantifizierung wurden die PCR Produkte elektrophoretisch getrennt, unter UV-Licht durch Ethidium Bromid Färbung sichtbar gemacht, fotographiert und densitometrisch quantifiziert [3].

Aminopyrin-Atemtest (ABT): Der ABT wurde an nüchternen Patienten wie beschrieben [4] während der ersten 10 post-LTx-Tage täglich, danach 3mal pro Woche sowie bei Verdacht auf Abstoßung und bei anderen Dysfunktionen durchgeführt.

Serum TNF-α und Stickoxid-Spiegel: TNF-α wurde mittels eines kommerziellen ELISA-Kits bestimmt. Als Parameter der Stickoxid (NO)-Biosynthese wurden die Konzentrationen der stabilen Oxidationsprodukte Nitrit und Nitrat im Blut mittels HPLC gemessen [5].

Ergebnisse

Während akuter Abstoßungsreaktionen verschlechterte sich der Entgiftungsstoffwechsel der Leber anhand der ABT-Werte (Normalwert 0,6–1% Dosis) um 52% im Vergleich zur stabilen Phase vor der Abstoßung, bei Patienten mit schweren bakteriellen Infektionen war der Abfall im ABT noch stärker ausgeprägt (72%) (Tab. 1). Während der Abstoßung fand sich immunhistologisch ein portales und sinusoidales Infiltrat bestehend aus T-Lymphozyten und Makrophagen, von denen neben fokalen Sinusoidalzellen 20–50% für IL-1β und IL-6 und 10–20% für TNF-α positiv reagierten. Bei Patienten mit Infektionen infiltrierten vorwiegend Makrophagen das Transplantat, die neben variablen Sinusoidalzellen ein hohes Maß an Expression von IL-1β, IL-6 und TNF-α aufwiesen. In ähnlicher Weise war auf mRNA-Ebene die Genexpression für IL-1β und TNF-α bei Rejektion und Infektion ca. um den Faktor 5–10 hochreguliert. Die Untersuchungen im Serum auf Makrophagen-Sekretionsprodukte zeigte, daß bei Transplantatempfängern zum Zeitpunkt der Abstoßung bzw. Sepsis weder erhöhte Spiegel von stabilen Endprodukten der N=O-Synthese noch von TNF-α im Blut nachweisbar sind

Tabelle 1. Verhalten von Entgiftungsstoffwechsel, lokaler und systemischer Zytokin-Produktion bei Abstoßung und Infektion nach Lebertransplantation

	ABT[1]	Serum-TNF-α (pg/ml)	Serum NO$_2$/NO$_3$ (μMol)	Zytokin-Immun-Histologie[2]	Zytokin-Gen-Expression[3]
Kontrollen	100%	32±26	52±14	IL-1, IL-6, TNF-α: vereinzelte MNC	IL-1β, TNF-α: +
Rejektionen	48±15%	32±9	62±28	IL-1, IL-6: 25±50% portale MNC + gel. Sinusoide TNF-α 10–20% portale MNC + Sinusoide	IL-1β, TNF-α: ++ – +++
Infektionen	28±4%	25±9	52±25	IL-1, IL-6, TNF-α: 50% MNC, variabel Sinusoide	IL-1β, TNF-α: ++ – +++

[1] % der ABT-Werte vor Rejektion/Infektion
[2] in situ Produktion proinflammatorischer Zytokine am Gefrierschnitt
[3] in situ Genexpression (PCR) proinflammatorischer Zytokine

(Tab. 1). Dies steht im Gegensatz zu nichtimmunsupprimierten Sepsis-Patienten, die deutlich erhöhte Spiegel von $N=O$ und TNF-α aufwiesen (Ergebnisse nicht gezeigt).

Diskussion

Während der Transplantatabstoßung lassen sich als Folge der lokalen Immunaktivierung im Transplantat neben den von T-Zell abstammenden Zytokinen vorwiegend proinflammatorische Zytokine wie TNF-α, IL-1β und IL-6 nachweisen [6, 7]. Die vorliegenden Untersuchungen zeigen dies auch für Patienten mit schweren Infektionen wie Peritonitis oder Cholangitis. Es wurde kürzlich tierexperimentell und klinisch beschrieben, daß proinflammatorische Zytokine bei Rejektionen zu einer vermehrten Freisetzung von NO führen [8, 9]. Die Biosynthese von NO führt in Hepatozyten zu einer Beeinträchtigung des Entgiftungsstoffwechsels durch Hemmung der Cytochrom P450 Enzyme [10]. Der deutliche Abfall des ABT als Funktionsparameter spezifischer P450 Isoenzyme bei Rejektion und Infektion kann somit Folge einer vermehrten NO-Biosynthese sein. Erhöhte Spiegel von TNF-α bzw. stabiler Produkte der NO-Biosynthese (zumindest im Vergleich zu Kontrollpatienten) ließen sich in unseren Proben allerdings nicht nachweisen. Untersuchungen zur lokalen Expression der induzierbaren, hepatozellulären $N=O$-Synthase werden zur Zeit mittels PCR durchgeführt.

Zusammenfassung

Bei Abstoßungsreaktionen wie bei Sepsis kommt es in vivo zu einer drastischen Abnahme der Cytochrom P450 Enzymaktivität als Ausdruck der Verschlechterung wichtiger Leberentgiftungsfunktionen. Gleichzeitig wird die lokale in situ Produktion proinflammatorische Zytokine hochreguliert, während im Serum keine erhöhten Spiegel von TNF-α während der Abstoßung bzw. Infektion unter systemischer Immunsuppression gefunden werden.

Summary

During liver allograft rejection and severe infection, the xenobiotic metabolism is drastically impaired. This inhibited function of Cytochrom P450 enzymes is associated with a local upregulation of proinflammatory cytokines, but not elevated blood levels of TNF-α.

Literatur

1. Reichen J, Arts B, Schafroth U, Zimmermann A, Zeltner B, Zysset T (1987) Aminopyrine N-demethylation by rats with liver cirrhosis. Evidence for the intact cell hypothesis. A morphometric-functional study. Gastroenterology 93:719–26

2. Hancock WW, Sayegh MH, Sablinski T, Kut JP, Kupiec JW, Milford EL (1992) Blocking of mononuclear cell accumulation, cytokine production, and endothelial activation within rat cardiac allografts by CD4 monoclonal antibody therapy. Transplantation 53:1276–1280

3. Platzer C, Ode HS, Reinke P, Docke WD, Ewert R, Volk HD (1994) Quantitative PCR analysis of cytokine transcription patterns in peripheral mononuclear cells after anti-CD3 rejection therapy using two novel multispecific competitor fragments. Transplantation 58:264–268

4. Adolf J, Martin WG, Müller DG, Beckurts KTE, Schneider-Eicke J, Wittekind C, Heidecke CD (1992) Einfluß der akuten zellulären Abstoßung auf die Leberfunktion nach orthotoper Lebertransplantation: Quantitative Funktionsuntersuchungen mit dem ^{14}C-Aminopyrin-Atemtest. Dtsch med Wschr 117:1823–1828

5. Nussler AK, Heeckt PF, Stadler J (1994) [Metabolism and function of nitric oxide in the liver]. Z Gastroenterol 32:24–30

6. Tsuchida A, Salem H, Thomson NT, Hancock WW (1992) Tumor necrosis factor production during human renal allograft rejection is associated with depression of plasma protein C and free protein S levels and decreased intragraft thrombomodulin expression. J Exp Med 175:81–90

7. Hoffmann MW, Wonigeit K, Steinhoff G, Herzbeck H, Flad HD, Pichlmayr R (1993) Production of cytokines (TNF-α, IL-1-β) and endothelial cell activation in human liver allograft rejection. Transplantation 55:329–335

8. Langrehr JM, Hoffman RA, Lancaster JJ, Simmons RL (1993) Nitric oxide – a new endogenous immunomodulator. Transplantation 55:1205–1212

9. Devlin J, Palmer RMJ, Gonde CE, O'Grady J, Heaton N, Tan KC, Martin JF, Moncada S, Williams R (1994) Nitric Oxide Generation: A predictive parameter of acute allograft rejection. Transplantation 58:592–595

10. Stadler J, Trockfeld J, Schmalix WA, Brill T, Siewert JR, Greim H, Doehmer J (1994) Inhibition of cytochromes P4501A by nitric oxide. Proc Natl Acad Sci USA 91:3559–3563

In vitro Charakterisierung der Biokompatibilität eines neuen Polyesterurethans für chirurgische Anwendung

In vitro charcterization of the biocompatibility of a new polyesterurethane for surgical use

B. Saad[1], S. Matter[2], G. K. Uhlschmid[1], T. Hirt[2], O. A. Trentz[1], P. Neuenschwander[2] und U. W. Suter[2]

[1] Forschungsabteilung, Departement Chirurgie, Universitätsspital Zürich, Rämistr. 100, CH-8091 Zürich
[2] Institut für Polymere, ETH Zürich, CH-8092 Zürich

Einleitung

Die Biokompatibilität ist eine der wichtigsten Forderungen an ein Biomaterial. Alle Biomaterialien, in besonderem Masse aber für chirurgische Implantate, die in direktem oder indirektem Kontakt mit lebendem Gewebe oder Körperflüssigkeiten stehen, müssen folgende zwei Bedingungen erfüllen. Zum einen darf das Material in keiner Weise den Organismus schädigen, mit dem es in Kontakt steht, zum anderen darf aber auch das Material nicht durch die Einwirkung des biologischen Milieus unerwünscht geschädigt werden. In der vorliegenden Arbeit wurde die Biokompatibilität eines neu entwickelten biodegradierbaren und offen porösen (Porengröße 120–250 µm) Polyesterurethans [1, 2] in vitro bestimmt und auf seine Einsatzmöglichkeit in der Knochenheilung mit Hilfe von Osteoblasten getestet.

Material und Methoden

Für die Untersuchung der Biokompatibilität des neu entwickelten Polyesterurethans wurden 5×10^5 Makrophagen (Maus Zellinie J774), Fibroblasten (Maus Zellinie 3T3) und Osteoblasten (Ratte Zellinie MC3T3-E1) auf dem Polymer (1 cm² Durchmesser und 200 µm Dicke) kultiviert (Kontrolle: konventionelle Kulturschalen). Die Zahl adhärenter und vitaler Zellen wurde nach 24 Stunden (Zelladhäsion) und 8 Tage (Zellwachstum) mittels der Bestimmung der mitochondrialen Succinat-Dehydrogenase-Aktivität (MTT assay) ermittelt [2]. Die Produktion von Kollagen Typ I und Fibronectin in Fibroblasten- und Osteoblastenkulturen (Zellfunktion) wurde immunochemisch mit Hilfe spezifischer Antikörper (ELISA) bestimmt [2]. Die Sekretion von TNF-α (Tumor necrosis factor α) und NO (Nitric oxide) in Makro-

Chirurgisches Forum 1995
f. experim. u. klinische Forschung
Hierholzer/Seifert/Hartel (Hrsg.)
© Springer-Verlag Berlin Heidelberg 1995

phagen wurde bestimmt und als Maß für die Zellaktivierung genommen [2]. Die Zellmorphologie wurde mit Hilfe von Lichtmikroskopie und Rasterelektronen-mikroskopie (REM) bestimmt.

Resultate

Alle drei untersuchten Zelltypen zeigten normale Morphologie. Zwischen den auf der Kontrolle (Kulturschale) und den auf dem Polymer kultivierten Zellen sind keine sichtbaren Unterschiede erkennbar (Lichtmikroskopie, REM) (Fig. 1).

Makrophagen zeigten gute Zelladhäsion (75% Kontrolle) aber niedriges Zell-wachstum (Fig. 2). Eine Erhöhung der TNF-α oder NO Konzentrationen in den Zell-kultur-Überständen von kultivierten Makrophagen wurde nicht beobachtet, was darauf hinweist, daß die Makrophagen durch das Polymer oder seine Abbauproduk-te nicht aktiviert wurden.

Fibroblasten zeigten gute Zelladhäsion (100% Kontrolle) und gutes Zellwachs-tum (Fig. 2). Sie produzierten extrazelluläre Matrixproteine Kollagen Typ I und Fibronectin in der gleichen Konzentration wie die Kontrollzellen (Tab. 1), was dar-auf hinweist, daß die Zell-Polymer-Interaktionen weder auf das Zellwachstum noch auf die Zellfunktion negative Effekte ausüben.

Ein hoher Grad an Zelladhäsion (108% Kontrolle) und Zellwachstum fand sich bei den Osteoblasten (Fig. 2). Bereits vier Tage nach Zellkultivierung war die

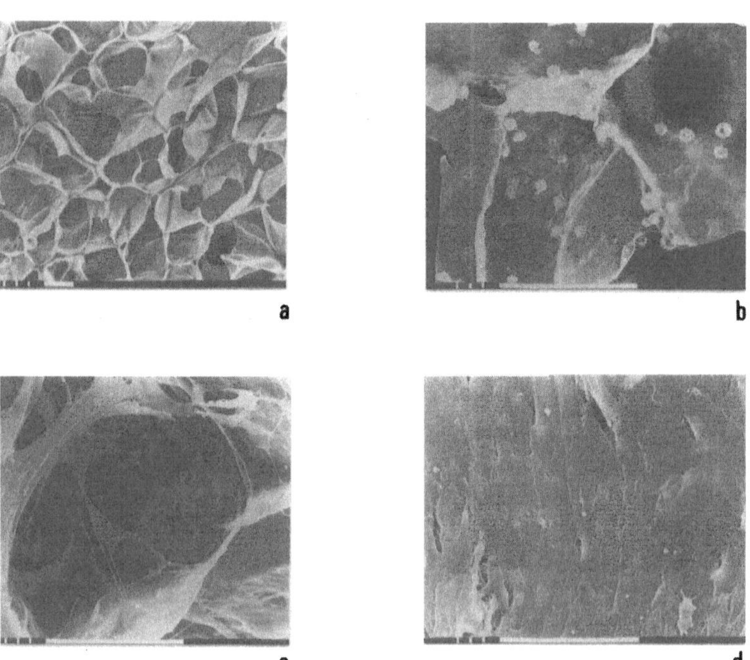

Abb. 1. Rasterelektronenmikroskopische (REM) Aufnahmen des Polyesterurethan Polymer **a,** und auf dem Polymer für 8 Tage kultivierten Makrophagen **b,** Firoblasten **c** und Osteoblasten **d.** Der Skalenbalken in a–d mißt 100 µm

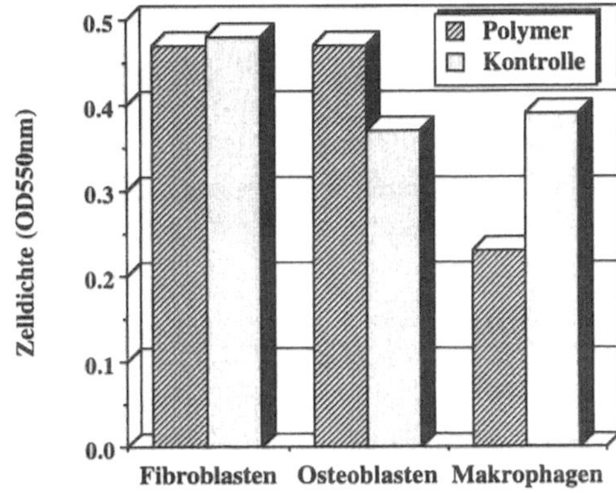

Abb. 2. Für die Bestimmung des Zellwachstums von Makrophagen, Fibroblasten und Osteoblasten wurde 5×10^5 Zellen auf 1 cm² Polymer (oder Zellkulturschale als Kontrolle) für 8 Tage kultiviert

Tabelle 1. Produktion von extrazellulären Matrixproteinen von Fibroblasten und Osteoblasten, die auf dem Polyesterurethan (Polymer) oder auf konventionelle Kulturschalen (Kontrolle) kultiviert wurden. Die angegebenen Zahlen stellen die Mittelwerte der Absorption und ihre Standardabweichungen bei 550 mm dar

	Kollagen Typ I	Fibronectin
Fibroblasten:		
Polymer	0,26±0,02	1,6±0,12
Kontrolle	0,22±0,03	1,3±0,14
Osteoblasten:		
Polymer	0,67±0,05	1,4±0,08
Kontrolle	0,38±0,04	0,8±0,09

gesamte Polymer-Oberfläche mit einer konfluenten Zellschicht bedeckt. Die Osteoblasten wanderten in die Tiefe des offenporigen Polymers. Nach acht Tagen wurden Osteoblasten-Zellkörper und -Zellfortsätze in 100–200 µM tief liegende Polymerporen beobachtet (REM). Zusätzlich, produzierten die Osteoblasten hohe Konzentrationen von extrazellulären Matrixproteinen. Kollagen Typ I, das Hauptprotein der Knochen, wurde 1,75mal mehr produziert als bei Kontrollzellen (Tab. 1). Diese Resultate zeigen, daß das neue poröse Polymer ein gutes Zellsubstrat für Osteoblasten ist.

Zusammenfassung

Das neu entwickelte, abbaubare, hochporöse (Porengröße 120–250 µm) Polyesterurethan zeigte gute Zellverträglichkeit. Die Zell-Substrat-Interaktion induzierte keine cytotoxische oder andere negativen Effekte wie Makrophagen-Aktivierung. Fibroblasten und Osteoblasten demonstrierten im Gegensatz zu den Makrophagen, gutes Zellwachstum. Osteoblasten zeigten nach 8 Tagen eine konfluente Zellschicht und migrierten in die Tiefe des offenporigen Polymers. Zusätzlich produzierten sie hohe Konzentrationen an Kollagen Typ I, dem Hauptprotein des Knochens. Diese Resultate deuten auf die gute Biokompatibilität des Polymers und auf seine Einsatzmöglichkeit in der Knochenheilung hin. Die Einsatzmöglichkeit wird gegenwärtig in einer Studie an Ratten getestet [3].

Summary

The newly developed, biodegradable and highly porous (pore size 120–250 µm) polyesterurethan was found to exhibit good cell compatibility; The cell-to-substrate interactions induced neither cytotoxic nor other negative effects such as activation of macrophages. In contrast to macrophages, fibroblasts and osteoblasts exhibited relatively high cell growth rates. 8 days after cell seeding osteoblasts exhibited a confluent cell monolayer and migrated into the pores of the polymer. In addition, they produced high concentrations of collagen type I, the main protein of the bone. These results indicate that the newly developed polymer is biocompatible and point to its possible use in the bone healing process. Further work to clarify this possibility is under investigation with rats as test animals [3].

Literatur

1. CH Patentanmeldung Nr. 02 47894-0
2. Saad B, Ciardelli G, Matter S, Welti M, Uhlschmid GK, Neuenschwander P, Suter UW (1995) Characterization of the cell response of cultured macrophages and fibroblasts to particles of short-chain poly[(R)-3-hydroxybutyric acid] Submitted for publication in J. Biomed Mat Res
3. Amgwerd MG, Trentz OA, Uhlschmid GK, Saad B, Matter S, Friedl HP, Trentz O (1995) Kallusinduktion durch biokompatibles, poröses Polyesterurethan und transforming growth factor-β (TGF-β) am Frakturmodell der Rattentibia. In Vorbereitung

Zelluläre Reaktionen bei resorbierbaren Osteosyntheseimplantaten

Cellular response to biodegradable implants

M. Fuchs, A. Schmid, Th. Krause und H.-A. Merten*

Klinik für Unfall, Plastische und Wiederherstellungschirurgie der Universität Göttingen (Direktor: Prof. Dr. med. K.-M. Stürmer)
*Klinik für Zahn-, Mund- und Kieferchirurgie der Universität (Direktor: Prof. Dr. med. H.-G. Luhr)

Einleitung

Resorbierbare Osteosyntheseimplantate haben gegenüber konventionellen Implantaten zwei wesentliche Vorteile [2]: Zum einen wird mit zunehmender Resorption des Implantates eine graduelle Lastübertragung auf die Fraktur möglich, was die durch „stress-protection" bedingte Knochenatrophie verhindert. Zum zweiten wird eine weitere Operation zur Materialentfernung überflüssig. Geeignete Materialien sind Polyglykolsäure, Polylaktid und Polydioxanon, die allerdings unterschiedlich stark unspezifische zelluläre Entzündungsreaktionen in Knochen- und Weichgewebe auslösen.

In einer tierexperimentellen Studie untersuchten wir, wie sich die intraossären Resorptionsvorgänge einer Poly-L-laktid Schraube im zeitlichen Verlauf darstellen und welche morphologischen Reaktionen im spongiösen Knochen beim Göttinger Miniaturschwein auftreten.

Material und Methode

Bei 20 Göttinger Miniaturschweinen wurde eine Querosteotomie des 2. Lendenwirbelkörpers gesetzt und mit einer Osteosyntheseplatte aus Poly-L-laktid (Molekulargewicht 600–800000) mit den Ausmaßen $4 \times 14 \times 75$ mm sowie 4,5 mm Schrauben aus Poly-L-laktid stabilisiert (Firma AESCULAP, Tuttlingen, Deutschland). Der Beobachtungszeitraum betrug 6, 12, 26, 52, 78 bzw. 104 Wochen. Bei einer Schichtdicke von 3 mm wurden die Knochenblöcke in axialer Richtung mittels CT untersucht (KV 120, mA 200, 2 sec). Die Schrauben enthaltende Knochenblöcke wurden in Methyl-methacrylat eingebettet und zu $4-5$ μm dicken Präparaten mit einem Rotationsmikrotom (MICROM, Heidelberg, Deutschland) aufgearbeitet. Die histologische Untersuchung erfolgte nach Färbung in der Methode nach Giemsa und Goldner-Masson lichtmikroskopisch und unter polarisiertem Licht.

Chirurgisches Forum 1995
f. experim. u. klinische Forschung
Hierholzer/Seifert/Hartel (Hrsg.)
© Springer-Verlag Berlin Heidelberg 1995

Ergebnisse

Alle Wirbelkörperosteotomien waren ohne Infektion stabil ausgeheilt. Osteolysen in dem die Schraube umgebenden Knochen sowie ein Serom sahen wir klinisch und computertomographisch nicht. Nach 6 Wochen hatte sich eine zarte periimplantäre Bindegewebskapsel mit histiozytären Elementen ausgebildet (Abb. 1). Nach 12 Wochen war die gereifte zellreiche Bindegewebskapsel zirkulär von einer Knochenlamelle umgeben. Zu diesem Zeitpunkt waren keinerlei Anzeichen auf eine beginnende Resorption des Implantates zu erkennen. Erste Zeichen der Resorption fan-

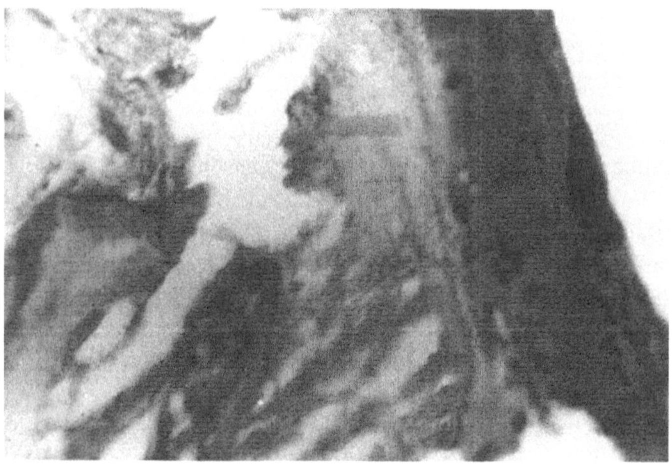

Abb. 1. Eine schmale Bindegewebskapsel mit geringer Entzündungsreaktion umgibt die Schraube (Giemsa ×160)

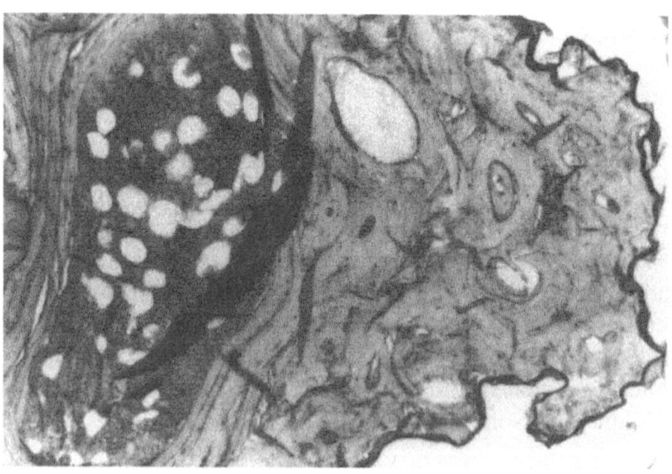

Abb. 2. Vitale Osteone in unmittelbarer Nachbarschaft zur Schraubenoberfläche (Giemsa ×25)

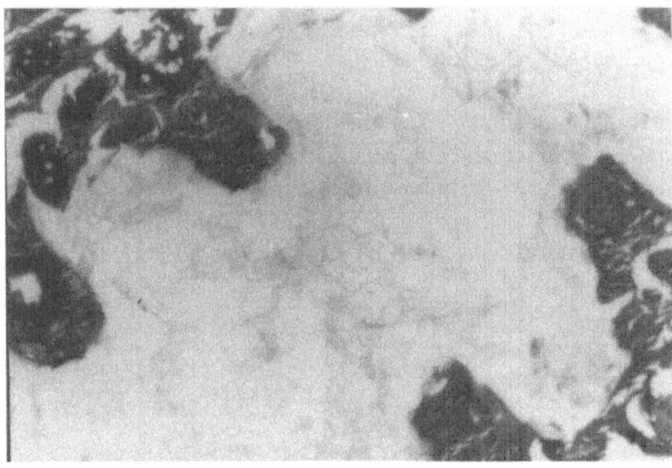

Abb. 3. Erste Anzeichen der Fragmentation an der Schraubenoberfläche (Goldner × 64)

den sich nach 6 Monaten an der Schraubenoberfläche und nach 12 Monaten zeigten sich Makroporen als Ausdruck der fortschreitenden Resorption. Die Knochenbälkchen reichten bis an die reizlose Bindegewebskapsel heran. Es lag das Bild einer Kontaktosteogenese vor. Als Ausdruck der Knochenumbildung ließen sich nach 18 Monaten Substitutionsosteone in der lamellären Knochenmanschette nachweisen (Abb. 2). Die Resorption der Schraube war an ihrer Oberfläche weiter fortgeschritten, ohne daß bereits eine grobschollige Fragmentation vorlag (Abb. 3).

Diskussion

In Übereinstimmung mit Böstman [1] war die Entzündungsreaktion auf Poly-L-laktid im Knochen nur gering ausgeprägt. Es bildete sich nur eine zarte, mit lymphoplasmazellulären Elementen durchsetzte periimplantäre Kapsel aus. Die Resorptionszeit bei Poly-L-laktid ist sehr lang [4] und so waren die Schrauben nach 2 Jahren ohne Anzeichen der Fragmentation nachweisbar. Osteolytische Veränderungen [1] sowie Serome [3], wie bei Polyglykolsäure beschrieben, sahen wir klinisch und computertomographisch nicht. Das Remodelling des um die Schraube herum gebildeten lamellären Knochens erfolgt über reife, sekundäre Osteone und vollzieht sich ähnlich wie der Knochenumbau im Bereich der Kompakta von Röhrenknochen. Anderen Studien entsprechend erweisen sich die sehr langsam resorbierbaren Schrauben aus Poly-L-laktid als biokompatibel [2]. Daß insbesondere die eingangs genannten Vorteile resorbierbarer Implantate mehr zum Tragen kommen, bedarf es weiterer Studien, um die Resorptionszeit der Implantate besser an den Zeitablauf der knöchernen Heilung anzupassen. In diesem Punkt wird der Entwicklung von Co-Polymeren besondere Bedeutung zukommen.

Zusammenfassung

In einer tierexperimentellen Untersuchung an 20 Göttinger Miniaturschweinen wurde eine Querosteotomie des 3. Lendenwirbelkörpers mit einer Osteosyntheseplatte aus Poly-L-laktid sowie Poly-L-laktid Schrauben stabilisiert. Bis zu 24 Monaten postoperativ wurde der die Schrauben umgebende Knochen histologisch untersucht. Unsere Ergebnisse bestätigen die lange Resorptionszeit des Poly-L-laktid innerhalb des Knochens bei geringer Entzündungsreaktion. Das Remodelling des die Schrauben umgebenden spongiösen Knochens erfolgt über die Formation von Osteonen.

Summary

In 20 minipigs an osteotomia of lumbar spine L-3 was fixed with PLA-implants. Up to 24 months postoperatively the cancellous bone surrounding the screws was examined histologically. Our investigations confirmed a long degradation period of poly-L-lactid and little inflammatory reaction within the bone. The remodelling of the bone close to the screws ensues by the formation of osteons.

Literatur

1. Böstman O (1991) Osteolytic Changes Accompanying Degradation of Absorbable Fracture Fixation Implants. J Bone Joint Surg 73B4:679–682
2. Böstman O (1991) Current Concepts Review Absorbable Implants for the Fixation of Fractures. J Bone Joint Surg 73A1:148–153
3. Böstman O, Hirvensalo E, Mäkinen J, Rokkanen P (1990) Foreign-Body Reactions to Fracture Fixation Implants of Biodegradable Synthetic Polymers. J Bone Joint Surg 72B4:592–596
4. Bos R, Rozema F, Boering G, Nijenhuis A, Pennings A, Verwey A, Nieuwenhuis P, Jansen H (1991) Degradation of and Tissue Reactions to Biodegradable Poly-L-lactide for Use as Internal Fixation of Fractures: A Study in Rats. Biomaterials 12:32–36
5. Majola A, Vainionpää S, Vihtonen K, Mero M, Vasenius J, Tormälä P, Rokkanen P (1991) Absorption, Biocompatibility, and Fixation Properties of Polylactic acid in Bone Tissue: An Experimental Study in Rats. Clin Ortho and Relat Res 268:260–269

Dr. med. M. Fuchs, Klinik für Unfall, Plastische und Wiederherstellungschirurgie, Universität Göttingen, Robert-Koch-Straße 40, D-37075 Göttingen

Die Kallusdistraktion nach Ilizarov induziert systemische osteoblastenstimulierender Faktoren

Ilizarov Callus Distraction Induces Systemic Osteoblast Stimulating Factors

C. Neidlinger-Wilke[1], O. Holbein[1], G. Suger[2], L. Kinzl[2] und L. Claes[1]

[1] Abteilung Unfallchirurgische Forschung und Biomechanik, Universität Ulm
[2] Abteilung Unfallchirurgie, Hand-, Plastische- und Wiederherstellungschirurgie, Universität Ulm

Einleitung

Die klinische Bedeutung der Kallusdistraktion nach Ilizarov besteht in der Verlängerung von Knochengewebe, das aufgrund von Trauma, Infektion, Fehlstellung oder Tumorresektion verkürzt wurde. Die Knochenverlängerung erfolgt nach Kortikotomie des Knochens durch tägliche definierte Dehnung des neu entstandenen Kallusgewebes und führt so lange zur Bildung von neuem Knochengewebe („Osteoneogenese") wie der mechanische Stimulus aufrechterhalten wird. Die zellulären Mechanismen, welche dieser mechanisch induzierten Knochenneubildung zugrunde liegen sind jedoch noch weitgehend unbekannt. Da in mehreren Frakturheilungsstudien systemische Effekte an frakturfernen Knochen beobachtet wurden [1, 2, 3, 4], könnte auch die mechanisch stimulierte Osteoneogenese bei der Kallusdistraktion zur Freisetzung von systemischen osteoblastenstimulierenden Faktoren (= OSF) führen, welche die Knochenzellaktivität erhöhen. Ziel dieser Studie war es zu untersuchen, ob systemische OSF während der Kallusdistraktion im Serum der Patienten nachgewiesen werden können (Teil 1). Im zweiten Teil sollte untersucht werden, ob durch mechanische Dehnung von Osteoblasten *in vitro* deren Proliferation sowie die Produktion mitogener Faktoren beeinflußt wird.

Material und Methoden

Teil 1: Die Bestimmung der mitogenen Aktivität von Serumproben, die in wöchentlichen Intervallen vor, während und nach der Distraktionsbehandlung von 13 Kallusdistraktions-Patienten abgenommen wurden, erfolgte in einem Proliferationsassay mit der humanen osteoblastenähnlichen Zellinie SaOS-2. Dazu wurden die Patientenseren den Zellkulturen in einer Konzentration von 5% mit dem Nährmedium zugesetzt und die mitogene Wirkung dieser serumkonditionierten Medien auf die Osteoblasten getestet. Serumproben von 6 Patienten, die nach Osteotomie des Knochens mit einer stabilen Plattenosteosynthese versorgt wurden, dienten als

Chirurgisches Forum 1995
f. experim. u. klinische Forschung
Hierholzer/Seifert/Hartel (Hrsg.)

Vergleichskollektiv. Die mitogene Wirkung der Serumproben der verschiedenen Heilungsstadien wurde immer mit dem präoperativen Serum desselben Patienten verglichen. In den Seren wurden außerdem die Wachstumsfaktoren TGFβ, IGF-1 und PDGF nachgewiesen.

Teil 2: Subkonfluente Osteoblastenkulturen aus Kortikalisbiopsien derselben Patienten wurden in einem speziell entwickelten Zellstimulationsgerät [5] an drei aufeinanderfolgenden Tagen zyklischen mechanischen Dehnungen ausgesetzt (1 % Dehnung, 1 Hz Frequenz, 30 Minuten). Die Veränderung der Proliferation sowie die TGFβ-Produktion der Osteoblasten im Vergleich zu nicht stimulierten Kontrollkulturen wurde bestimmt. *Statistik:* Die statistische Auswertung der Unterschiede zwischen zwei Vergleichsgruppen erfolgte mit dem verteilungsfreien Rangsummentest nach Wilcoxon-Mann-Whitney (Signifikanzschwelle: $p < 0,05$).

Ergebnisse

Teil 1: Serumkonditioniertes Medium von 12 der 13 Kallusdistrationspatienten (Nr. 1–12) führte zu einer signifikanten Stimulierung der Osteoblastenproliferation

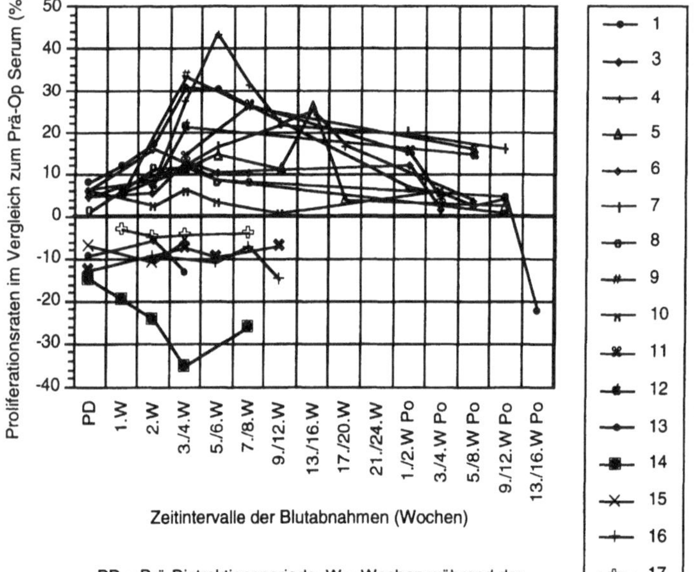

Abb. 1. Einfluß serumkonditionierter Medien der Kallusdistraktionspatienten (Nr. 1–12; alle Kurven über der Nullinie) und der Osteotomiepatienten (Nr. 13–18; alle Kurven unterhalb der Nullinie) auf die Proliferationsrate der Osteoblasten (SaOS-2) im Vergleich zum präoperativen Serum jedes Patienten (Nullinie)

während der Distraktionsbehandlung im Vergleich zu den präoperativen Serumproben (p < 0,005). Im Gegensatz dazu konnte durch die Seren der Osteotomie-Patienten ohne Distraktionsbehandlung (Nr. 13–18) die Proliferationsrate der Osteoblasten nicht erhöht werden (Abb. 1).

In den Seren der Kallusdistraktionspatienten, die eine erhöhte mitogene Wirkung auf die Osteoblasten zeigten, konnte eine signifikante Zunahme der Wachstumsfaktoren TGFβ und IGF-1 nachgewiesen werden (p < 0,05). Dagegen waren die TGFβ- und IGF-1-Konzentrationen in den Seren der Osteotomie-Patienten während der Heilungsphase nicht signifikant erhöht (p > 0,05). Bezüglich des Wachstumsfaktors PDGF konnte kein signifikanter Unterschied zwischen beiden Patientengruppen nachgewiesen werden. PDGF war sowohl in den Serumproben der Kallusdistraktionspatienten als auch bei den Osteotomiepatienten während der Heilungsphase signifikant erhöht (p < 0,05).

Teil 2: Die zyklische mechanische Dehnung von Osteoblasten *in vitro* führte zu einer signifikanten Erhöhung der Zellproliferationsraten (p < 0,05) im Vergleich zu den nicht stimulierten Kontrollkulturen. In den mechanisch stimulierten Osteoblastenkulturen wurde die Freisetzung von TGFβ signifikant erhöht (p < 0,05).

Diskussion

Die erhöhte mitogene Aktivität in den Patientenseren während der Distraktionsbehandlung läßt vermuten, daß während der Kallusdistraktion systemische osteoblastenstimulierende Faktoren (OSF) produziert werden. Da dieser Effekt in den Seren der stabil fixierten Osteotomie-Patienten nicht beobachtet wurde und in den Seren der Distraktionspatienten nach Beendigung der Kallusdistraktion die seruminduzierten Proliferationsraten wieder zum präoperativen Niveau zurückkehrten, ist anzunehmen, daß der systemische Anstieg der OSF durch die mechanische Gewebedehnung induziert wurde. Aus den signifikant erhöhten Serumkonzentrationen der Wachstumsfaktoren TGFβ und IGF-1 während der Distraktionsphase kann geschlossen werden, daß beide Faktoren bei der Regulation der mechanisch induzierten Osteoneogenese bei der Kallusdistraktion eine Rolle spielen. Die PDGF-Ergebnisse hingegen deuten daraufhin, daß die Produktion dieses Wachstumsfaktors unabhängig von den mechanischen Bedingungen als ein Effekt der Osteotomieheilung in beiden Patientengruppen während der Heilungszeit erhöht ist. Die in vitro Befunde an mechanisch stimulierten Osteoblasten unterstützen die Befunde in den Patientenseren. Durch mechanische Stimulierung der Osteoblastenkulturen wurde sowohl deren Proliferation als auch die zelluläre TGFβ-Freisetzung gesteigert. Aus diesen Befunden kann geschlossen werden, daß die mechanische Stimulierung der Osteoneogenese bei der Kallusdistraktion über eine Vermehrung der Zellen im Kallusgewebe unter Beteiligung des Wachstumsfaktors TGFβ zur Knochenverlängerung führen könnte. Die Rolle anderer hier noch nicht untersuchter Mediatoren und Wachstumsfaktoren bei der Kallusdistraktion sollte Gegenstand weiterführender Studien zu den zellulären Effekten der Kallusdistraktion sein.

76

Zusammenfassung

In der vorliegenden Studie untersuchten wir die Hypothese, daß die Gewebedehnung bei der Kallusdistraktion osteoblastenstimulierende Faktoren (OSF) induziert, welche sowohl für die lokale als auch die systemische Steigerung der Osteoblastenaktivität verantwortlich sein könnten. Der Nachweis systemischer osteoblastenstimulierender Faktoren bei der Kallusdistraktion erfolgte durch die Bestimmung der mitogenen Wirkung wöchentlich gewonnener Seren von 13 Kallusdistraktionspatienten auf die Osteoblastenzellinie SaOS-2 (*Teil 1*). Serumproben von 6 Patienten mit einer stabil fixierten Tibiaosteotomie (ohne Distraktion) dienten als Kontrollkollektiv. In den Seren wurden die Wachstumsfaktoren TGFβ, IGF-1 und PDGF bestimmt. Im *zweiten Teil* der Studie wurden die *in vitro* Effekte zyklischer mechanischer Dehnungen auf Osteoblastenkulturen aus Kortikalisexplantaten derselben Patienten mit Hilfe eines Zellstimulationsgerätes in einem vereinfachten Modell untersucht.

Die Seren der dritten und vierten Distraktionswoche der Kallusdistraktionspatienten bewirkten eine signifikante Erhöhung ($p > 0{,}005$) der Proliferation von SaOS-2. Dagegen führten die Seren der Osteotomiepatienten zu keiner Erhöhung der Zellproliferation oder zu erniedrigten Proliferationsraten der Zellinie. PDGF war sowohl in den Seren der Distraktionspatienten als auch in den Osteotomiepatienten signifikant erhöht ($p < 0{,}01$). Die Serumwerte der Wachstumsfaktoren TGFβ und IGF-1 waren jedoch nur in den Distraktionsseren, welche auch die SaOS-Proliferation stimuliert hatten erhöht ($p < 0{,}05$), in den Osteotomiepatienten konnte jedoch keine signifikante Steigerung nachgewiesen werden. Durch dynamische Dehnung der Osteoblasten in vitro wurde sowohl deren Proliferation als auch die zelluläre TGFβ Produktion signifikant erhöht ($p < 0{,}05$). Diese Befunde lassen vermuten, daß mechanisch stimulierte Osteoblasten die Fähigkeit zur verstärkten Proliferation und zur Synthese zusätzlicher mitogener Faktoren besitzen. Die Befunde dieser Studie unterstützen die Hypothese, daß mechanische Gewebedehnung die Freisetzung systemischer Faktoren bewirkt, welche die Osteoblastenaktivität erhöhen und dadurch die Kallusbildung beeinflussen. Die Isolierung und Charakterisierung dieser Faktoren könnte möglicherweise zur Entwicklung von Serumassays beitragen, um die Knochenneubildung bei der Kallusdistraktion vorherzubestimmen.

Summary

We investigated the hypothesis that the application of strain during callus distraction induces osteoblast stimulation factor(s) (OSF) which enhance osteoblast activity both locally and systemically. To study the systemic occurrence of strain induced osteoblast stimulating factor(s) (OSF) during callus distraction, we investigated the mitogenic effect of weekly collected sera from 13 callus distraction patients on the osteoblastic cell line SaOS-2 (*part I*). Sera of 6 patients treated by rigidly fixed high tibia osteotomies (i.e., without distraction) served as controls. The sera were assayed for TGFβ, IGF-1 and PDGF. In *part II* of the study, the *in vitro* effects of mechanical strain were investigated in a simplified model by cyclic stimulation of osteoblast cultures isolated from cortical bone explants from the same patients using a specially developed cell stretching apparatus.

Sera taken after the third to fourth week of the callus distraction patients increased proliferation of SaOS-2 cells significantly ($p < 0,005$). In contrast, sera derived from osteotomy patients failed to induce or decreased mitogenic capacity of SaOS-2. PDGF was increased significantly ($p < 0,01$) in both sera from distraction patients and osteotomy controls. However, serum levels of TGFβ and IGF-1 were increased ($p < 0,05$) in those distraction sera that stimulated proliferation of SaOS-2, but were not increased in the osteotomy patients. Cyclic stretching of osteoblasts in vitro stimulated proliferation ($p < 0,05$) and increased the cellular production of TGFβ significantly ($p < 0,05$). These findings suggest that mechanically stimulated osteoblasts have the potential to increase proliferation and to produce additional mitogens in response to cyclic strain.

This study supports the notion that mechanically stimulated tissue induces systemic factors which enhance osteoblast activity and thus influence callus formation. Isolation and characterization of these factors could potentially lead to serum assays to predict osteogenesis during callus distraction.

Literatur

1. Bab I, Gazit D, Massarawa A, Sela J (1985) Removal of tibial marrow induces increased formation of bone and cartilage in rat mandibular condyle. Calcif Tissue Int 37:551–555
2. Einhorn TA, Simon G, Devlin VJ, Warman J, Sidhu SPS, Vigorita VJ (1990) The osteogenic response to distant skeletal injury. J Bone and Joint Surg 72-A: 1374–1378
3. Gazit D, Karmish M, Holzman L, Bab I (1990) Regenerating marrow induces systemic increase in osteo- and chondrogenesis. Endocrinology 126:2607–2613
4. Mueller M, Schilling T, Minne HW, Ziegler R (1991) A systemic acceleratory phenomenon (SAP) accompanies the regional acceleratory phenomenon (RAP) during healing of a bone defect in the rat. J Bone and Min Res 6:401–410
5. Neidlinger-Wilke C, Wilke HJ, Claes L (1994) Cyclic stretching of human osteoblasts effects proliferation and metabolism: A new experimental model and its application. J Orthop Res 12/1:70–78

Dr. C. Neidlinger-Wilke, Abteilung Unfallchirurgische Forschung und Biomechanik, Universität Ulm, Helmholtzstraße 14, D-89081 Ulm

Verhindert die unaufgebohrte Marknagelung die peroperative Lungenembolisation? Eine in vivo Studie an Kaninchen

Does unreamed nailing prevent pulmonary embolism?
An in vivo study in rabbits

D. Heim[1], P. Regazzoni[1], D. A. Tsakiris[2], U. Schlegel[3], G. A. Marbet[2]
und S. M. Perren[3]

[1] Allgemeinchirurgische Klinik, Departement Chirurgie (Prof. F. Harder), Kantonsspital Basel, CH-4031 Basel
[2] Gerinnungslabor DZL, Kontonsspital Basel, CH-4031 Basel
[3] AO Forschungsinstitut (Prof. S. M. Perren), CH-7270 Davos-Platz

Einleitung

Peroperative Lungenfunktionsstörungen bei aufgebohrten Marknagelung des Femur sind bekannt [1]. Knochemarksembolisation [5] durch eine intramedulläre Druckerhöhung, eine Aktivierung der Hämostase und zusätzliche Mediatorenfreisetzung [3] werden als aetiologische Faktoren diskutiert.

Verhindert eine Marknagelung ohne Aufbohren mit einem soliden Marknagel diese Lungenfunktionsstörung?

In einem Modell an Kaninchen wurden Lungenfunktions- und Hämostaseveränderungen bei der aufgebohrten (FR) und unaufgebohrten Marknagelung (FU) mit einem soliden Nagel an intakten Femora und bei einer Femurfraktur (FF) untersucht.

Material und Methode

6 gesunde, 8–12 Monate alte Burgunderkaninchen in jeder Gruppe (FR/FU/FF). Prämedikation mit Xylazin und Ketamin. Intubationsnarkose mit Spontanatmung unter 100%igem Sauerstoff und Halothan. Distal-metaphysäre Druckmessung. Monitoring der Blutgase, endexspiratorischem pCO_2, Blutdruck, Puls und ZVD. Druckflußcytometrische Messung der aktivierten Thrombocyten und Bestimmung von Fibrinogen und Antithrombin III. Auszählung von Myelo- und Erythroblasten (Cytospin) in v. cava inferior, Knochen- und Lungenhistologie.

Marknagelung an intakten Femora entsprechend der AO Standard Technik. Femurfrakturierung unter Torsionsstreß.

Euthanasie 60 Minuten nach der Marknagelung/Fraktur (Pentobarbital).

Statistik der pathophysiologischen Werte mit dem Rangtest nach van der Waerden und der Hämostase mit dem Mann-Whitney-Test und zum Teil mit dem 2-way Anova, für paarige Vergleiche mit dem Wilcoxon Test.

Chirurgisches Forum 1995
f. experim. u. klinische Forschung
Hierholzer/Seifert/Hartel (Hrsg.)

Tabelle 1. Tiere mit Lungenembolisation

#	BP [mm Hg]	paO [mm Hg]	ΔpCO mm Hg]	Cytospin [n/1000]	Thromb [%][2]	Fbg [%]	AT III [%][1]	Lungen Histo[3]	Knochen Histo[4]	IMP [mbar]
7 FU	68/32	423/216	-7/23	8/15/6	4,2/4,6	117/131	100/99	18/18	63	451
11FU	60/56	397/362	-4/4	0/2/1	5,4/3,1	86/88	79/88	2/18	53	375
43FR	51/50	281/127	9/11	1/2/5	5,0/5,7	100/89	114/102	–	112	676
25FF	81/46	415/375	-7/18	7/4/16	16,2/14	–	–	–	57	–

FU	Femur unaufgebohrt (unreamed)
FR	Femur aufgebohrt (reamed)
FF	Femur Fraktur
Thromb	aktivierte Thrombocyten
Fbg	Fibrinogen
AT III	Antithrombin III
[1]	Nullwert (P1) – Aufbohrphase / Nagelinsertion (P5/6)
[2]	Zugang (P3) – Aufbohrphase / Nagelinsertion (P5/6), resp. Femurfrakturierung (P2)
[3]	Knochenmark in 18 Lungensektoren
[4]	Anzahl Fettthromben in 8 Knochensektoren à 0.63 mm^2

Resultate

Wegen technischen Schwierigkeiten bei der Lungenfixation konnte die Lungenhistologie nur bei der unaufgebohrten Marknagelung ausgewertet werden. Die Knochenhistologie wurde bei allen Tieren durchgeführt.

Pathophysiologie: Bei Spontanatmung der intubierten Versuchstiere wurde die Differenz zwischen $paCO_2$-pCO_2et berücksichtigt.

Keine signifikanten Unterschiede der Blutgas- und endexspiratorischen pCO_2-Werte (FR vs FU). Analyse der einzelnen Tiere anhand von 4 Embolisationskriterien: Anstieg Differenz $paCO_2$-pCO_2et, Abfall paO_2, Anstieg der Blasten, Nachweis von Knochenmark und Fett in Lunge und corticalen Gefäßen.

2/6 FU mit 4 Kriterien, je 1/6 Tier FR und FF mit 3 Kriterien (fehlende Lungenhistologie) (Tab. 1). Diese Tiere zeigten innerhalb ihrer Gruppe den höchsten intramedullären Druck. Hämostase: Das Aufbohren führte zu einem nichtsignifikanten Anstieg der Thrombocytenaktivierung. 60 Minuten nach Marknagelung war dieser Anstieg gegenüber der unaufgebohrten Marknagelung signifikant ($p = 0{,}01$). Fibrinogen und Antithrombin III fielen bei der aufgebohrten Marknagelung ($p = 0{,}01$) im Gegensatz zur unaufgebohrten Marknagelung kontinuierlich ab. Ein Trend zu einer Thrombocytenaktivierung und zu einem Abfall von Fibrinogen und Antithrombin III war bei der Femurfraktur festzustellen.

Diskussion

Die vorliegende Studie an Kaninchen hatte zum Ziel, einen möglichen Unterschied der aufgebohrten und unaufgebohrten Marknagelung auf die peroperative Lungenfunktionsstörung und die Hämostase zu untersuchen. Durch die Marknagelung an intakten Knochen war ein Entweichen des durch den Bohrer/Marknagel verdrängten Knochenmarks durch einen Frakturspalt und damit eine unterschiedliche Beeinflussung des intramedullären Druckes ausgeschlossen (identische Ausgangslage). Druckmessungen an osteotomierten und intakten Knochen haben gezeigt, daß der distale Druck immer um circa einen Drittel höher als der proximale Druck ist. Durch eine Fraktur oder Osteotomie ließ sich in erster Linie nur der proximale Druck im Gegensatz zum distalen Druck beeinflussen [4].

Die Wahl des Versuchstieres gründete auf einer dem Menschen sehr ähnlichen Lungen- und Thrombocytenstruktur, welche für die Bestimmung der aktivierten Thrombocyten mit der Durchflußcytometrie den Einsatz des dafür notwendigen, monoklonalen Antikörpers S12 ermöglichte.

Die Resultate der vorliegenden Untersuchung haben gezeigt, daß peroperative Lungenfunktionsstörungen bei der aufgebohrten *und* unaufgebohrten Marknagelung des Femur mit einem soliden Marknagel bei Kaninchen auftreten können. Dies widerspricht andern Untersuchungen an Schafen mit einem vorgängigen Thoraxtrauma [2]. Im Gegensatz zu unserer Versuchsanordnung wurden dabei jedoch hohle unaufgebohrte Marknägel verwendet. Da jene Tiere mit einer pulmonalen Funktionsstörung innerhalb ihrer Gruppe den höchsten intramedullären Druck aufwiesen, muß angenommen werden, daß der intramedulläre Druck Auslöser für dieses peroperative Phänomen war.

Auch eine Femurfraktur hatte eine pulmonale Beeinträchtigung zur Folge, was sich mit früheren tierexperimentellen Resultaten deckt. Eine Druckmessung wurde in unserem Experiment nicht durchgeführt. Es ist jedoch bekannt, daß eine dynamische Frakturierung ebenfalls sehr hohe intramedulläre Drucke auslösen kann.

Die Aufbohrung bewirkte eine signifikante Aktivierung der Hämostase ohne direkte Relation zur peroperativen Lungenfunktionsstörung (Tab. 1). Eine postoperative Beeinflussung der Lungenfunktion (ARDS) durch die Freisetzung von Substanzen wie Thromboxan, Prostaglandine und Thrombospondin [3] aus den durch den Aufbohrvorgang aktivierten Thrombocyten kann jedoch diskutiert werden.

Zusammenfassung

In einer tierexperimentellen Studie an Kaninchen wurde die Beeinträchtigung der Lungenfunktion und der Hämostase nach aufgebohrter und unaufgebohrter Femurmarknagelung mit einem soliden Nagel und nach Femurfraktur untersucht. Es zeigte sich, daß bei beiden Verfahren Lungenfunktionsstörungen auftreten können, welche durch eine massive Erhöhung des intramedullären Druckes ausgelöst werden. Durch die Aufbohrung kommt es zu einer signifikanten Aktivierung der Hämostase, welche aber in keiner direkten Relation zur peroperativen, pulmonalen Beeinträchtigung zu stehen scheint. Auswirkungen auf ein postoperatives ARDS können diskutiert werden.

Summary

Pulmonary impairment by reamed and unreamed nailing with a solid nail of the femur and by a femur fracture was studied in rabbits. In all groups animals were found to show signs of pulmonary impairment. All these animals displayed an enormous increase of the intramedullary pressure during the nailing procedure. An activation to pulmonary impairment. An unfavorable influence on the postoperative course (ARDS) can be discussed.

Literatur

1. Ecke H, Faupel L, Quoika P (1985) Gedanken zum Zeitpunkt der Operation bei Frakturen des Oberschenkelknochens. Unfallchirurgie 11:89–93
2. Pape HC, Dwenger A, Regel G, Schweitzer G, Jonas M, Remmers D, Krumm K, Neumann C, Sturm JA, Tscherne (1992). Pulmonary damage after intramedullary femoral nailing in tramatized sheep – is there an effect from different nailing methods? J Trauma 33:574–581
3. Strecker W, Gonschorek O, Kinzl L, Beger HG (1993) Beeinflussung der pulmonalen Hämodynamik durch metabolische Veränderungen bei der Unterschenkelmarknagelung. Hefte Unfallheilkunde 233:37–40

4. Stürmer KM, Schuchardt W (1980) Neue Aspekte der gedeckten Marknagelung und des Aufbohrens der Markhöhle im Tierexperiment II. Unfallheilkunde 83:346–352
5. Wenda K, Ritter G, Ahlers J, von Issendorff WD (1990) Nachweis und Effekte von Knochenmarkseinschwemmung bei Operationen im Bereich der Femurmarkhöhle. Unfallchirurg 93:56–61

Dr. D. Heim, Chirurgie, Bezirksspital Frutigen, CH-3714 Frutigen

Autogener Meniskusersatz aus Patellarsehne und Fascia lata – eine experimentelle Studie am Schaf

Autogeneic meniscus replacement by patellar tendon and fascia lata – an experimental study in sheep

G. Metak [1,2], M. A. Scherer [2, 1] F. Nickisch [1], J. Henke [1], K. Herfeldt [1] und G. Blümel [1]

[1] Institut für Experimentelle Chirurgie der Technischen Universität München und
[2] Abteilung für Allgemein- und Unfallchirurgie des Städtischen Krankenhaus München Bogen-hausen

Einleitung

Aus der Zeit, als verletzte Menisci noch großzügig entfernt wurden, resultiert eine große Zahl von schlechten Langzeitergebnissen [1, 7]. Allerdings ist es bis heute nicht möglich, alle verletzten Menisci zu rekonstruieren bzw. zu erhalten. Eine Umfrage an 322 Kliniken im deutschsprachigen Raum [6] ergab, daß vom überwiegenden Teil der Operateure lediglich Längsrisse im Bereich der gut durchbluteten Außenzone des Meniskus einer Meniskusnaht unterzogen werden, während Risse der Innenzone, Korbhenkelrisse und komplexe Rißformen überwiegend durch Meniskusteilresektion behandelt werden. Zwar wird die Indikation zur Meniskusnaht gegenüber der Praxis in der Literatur [5] großzügiger gesehen, allerdings wird die Heilungsmöglichkeit von Meniskusrissen insbesondere durch die spezielle Durchblutungssituation begrenzt. Für komplexe Läsionen, die zum Meniskusverlust führen, steht derzeit noch keine anerkannte Therapie zur Verfügung. Die allogene Meniskustransplantation, als das in der Weltliteratur am häufigsten verwendete Verfahren zum Meniskusersatz, ist mit dem Risiko einer Infektionsübertragung behaftet und alle Ansätze für die Entwicklung für Meniskusprothesen sind bisher fehlgeschlagen. Wünschenswert wäre eine Meniskusrekonstruktion aus autogenem Gewebe, das in morphologischer und funktioneller Hinsicht den Meniskus ersetzen kann. Neben Hoffa-Fettkörper [4] oder Periost wurde auch Sehnengewebe [2] zum Meniskusersatz vorgeschlagen.

Problemstellung

Ein ideales Meniskustransplantat sollte kein Infektionsrisiko in sich bergen, einige wichtige Punkte der Meniskusstruktur müssen damit imitiert werden können: Die Hauptverlaufsrichtung der Kollagenfasern im Meniskus reicht vom Vorder- zum Hinterhorn, wo eine stabile Fixierung am Knochen vorhanden ist. Die Oberflächenschicht und radiär einstrahlende Fasern verhindern ein Außeinanderweichen der

Chirurgisches Forum 1995
f. experim. u. klinische Forschung
Hierholzer/Seifert/Hartel (Hrsg.)

zentralen Längsbündel. Im eigenen Modell mittels eines Patellarsehnendrittels mit patellarem und tibialem Knochenanteil, wie es für die Kreuzbandchirurgie als Golden Standard gilt, soll der zentrale Meniskusanteil imitiert werden. Die Oberflächenschicht wird durch einen autogenen Fascia lata-Streifen vom Oberschenkel geschaffen, indem die Patellarsehne damit umscheidet wird. Durch eine subkutane Konditionierungsphase sollen Patellarsehne und Hüllfascie stabil verwachsen und ein in morphologischer und funktioneller Hinsicht meniskusähnliches Transplantat ergeben.

Material und Methoden

Nach Genehmigung durch die zuständige Aufsichtsbehörde wurde zunächst an 14 Merinoschafen in Inhalationsnarkose das mittlere Patellarsehnendrittel mit patellarer Knochenschuppe tibial gestielt, durch einen Fascia lata-Streifen umhüllt und subkutan verlagert. Nach 2-wöchentlichen Intervallen von 2 bis 12 Wochen wurden jeweils bei 2 Tieren die Präparate entnommen und der geeignete Zeitpunkt zur zweizeitigen Transplantation festgelegt. Im weiteren wurde bei 10 gesunden Schafen und 10 Schafen mit Innenmeniskusentfernung 6 Monate zuvor in gleicher Weise das mittlere Patellarsehnendrittel vorbereitet und nach 8wöchiger subkutaner Konditionierungsphase in einem Zweiteingriff als Innenmeniskusersatz transplantiert. Die Fixation des Knochen-Band-Knochen-Präparates erfolgte durch Bohrkanäle und Interferenzschrauben an den anatomischen Ansatzstellen der Menisci unter Vorspannung. Zusätzlich erfolgte eine Fixation an der Gelenkkapsel. Als Kontrolle dienten 7 Tiere mit Innenmeniskusresektion.

Die Auswertung erfolgte anhand von klinischen Befunden, Röntgenkontrollen, sonographischer Untersuchungen mit einem 10 MHz Schallkopf, intravitaler Knochensequenzmarkierung mit polychromen Farbstoffen, Rasterelektronen- und Lichtmikroskopie.

Ergebnisse

1. Vorversuche zur Transplantatkonditionierung

Lichtmikroskopisch zeigt sich im Zeitverlauf eine zunehmende Verwachsung zwischen Sehne und Hüllfascie. Die proximalen freien Abschnitte des Knochen-Band-Knochen-Präparates sind durch Um- und Abbauvorgänge regelmäßig stärker betroffen als die tibialseitigen. Trotzdem bleibt der proximale subkutan verlagerte Knochenblock vital, was fluoreszenzmikroskopisch gezeigt werden kann. Die lichtmikroskopisch erkennbaren Umbauprozesse klingen nach 8 bis 10 Wochen deutlich ab. Rasterelektronenmikroskopisch findet sich zwischen Fascia lata und Patellarsehne nach 2 Wochen ein Fibrinbindegewebsinterface, das sich nach 4 Wochen in eine homogene wie ausgegossene Bindegewebsnarbenschicht umwandelt. Jetzt kann erstmals von einer festen Verbindung zwischen Patellarsehne und Hüllfascie gesprochen werden. In Präparaten 10 Wochen p.op. können als Nachweis der

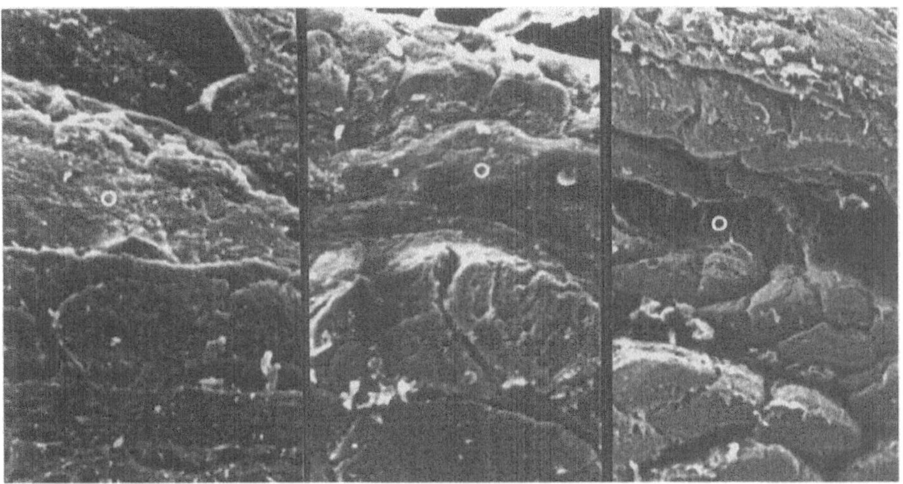

Abb. 1. Querschnitte vorbereiteter Patellarsehnentransplantate (Rasterelektronenmikroskopie 100fach): *links:* nach 2 Wochen zeigt sich ein Fibrin-Bindegewebs-Interface (°) zwischen Patellarsehne (unten) und Fascia lata (oben); *Mitte:* nach 4 Wochen ist eine homogene Bindegewebsnarbenschicht (°) erkennbar; *rechts:* 10 Wochen p.op. finden sich im artifiziellen Schrumpfungsspalt (°) pallisadenförmige Kollagenfasern, die Kern und Hülle verbinden

innigen Verbindung zwischen Sehne und Fascie pallisadenförmige Kollagenfasern zwischen Kern und Hülle gefunden werden. Nach 12 Wochen wird die differente Faserverlaufsrichtung der Patellarsehnenfasern im Kern und der Fascia lata in der Hüllschicht zum einzigen Unterscheidungskriterium zwischen den beiden Transplantatbestandteilen. Die angestrebte Architektur der Transplantate mit zentralen hauptsächlich längs verlaufenden Kollagenfasern und schmaler Ummantelung wird prinzipiell erreicht, allerdings kann nicht der Organisationsgrad eines normalen Meniskus erzielt werden. Unter Berücksichtigung aller erhobener Befunde, insbesondere von Faserarchitektur und Querschnitt, von Interface zwischen Sehne und Fascie sowie von Gewebsdegenerationen und Umbauvorgängen scheint nach 8 bis 10 Wochen ein geeigneter Zeitpunkt zur zweizeitigen Transplantation gegeben.

2. Ergebnisse des primären Meniskusersatzes

Operationstechnisch gelingt mittels der Knochenblöcke unter Verwendung von Interferenzschrauben eine primär stabile Verankerung der Transplantate unter notwendiger Vorspannung. Sonographisch läßt sich die Anpassung des zunächst runden echoreichen Transplantates an die Gelenkflächen zeigen, es wird echoärmer. Radiologisch treten bei korrekter Transplantatlage bis 1 Jahr postoperativ weniger degenerative Veränderungen als in der meniskopriven Kontrolle auf. Insbesondere der unter dem Transplantat liegende Knorpelbereich ist weitgehend intakt. Die Kernspintomographie bestätigt, soweit wegen der Metallartefakte durch die Interferenzschrauben überhaupt eine Beurteilung möglich ist, die makroskopischen Befunde. Der Meniskusersatz wirkt bei der Sektion nach 1 Jahr im Hinterhornbereich am

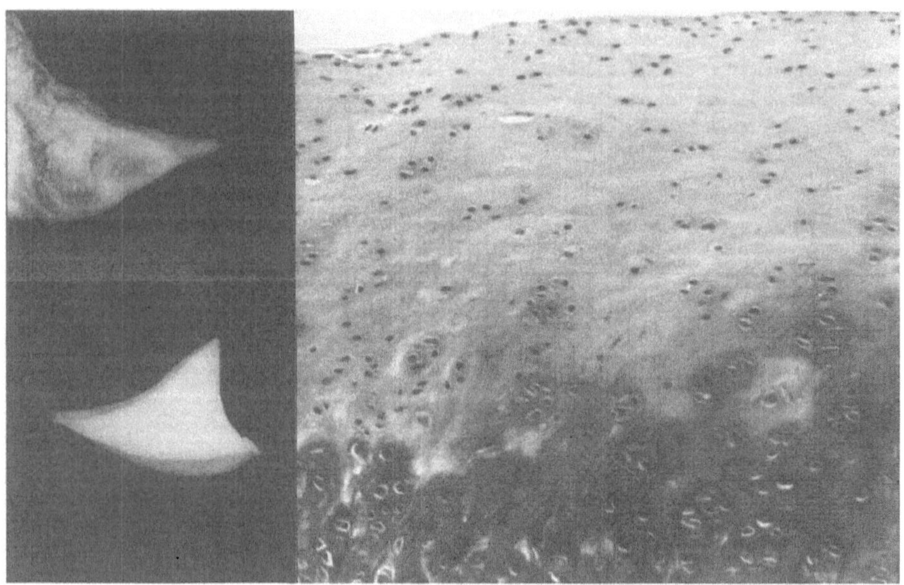

Abb. 2. *links*: Makroskopische Ansicht eines Transplantatquerschnitts nach 1jähriger Beobach-
tungsdauer (oben) im Vergleich zu nativem Meniskus (unten); *rechts:* Auftreten von Knorpelzellen
als Ausdruck der Funktionsfähigkeit des Transplantates (HE + Astrablau, 50×)

kräftigsten ausgeprägt. Im intermediären Bereich ist das Gewebe weicher. Die Neo-
menisci bedecken die Tibiagelenkfläche nur zu einem geringeren Anteil als der native Innenmeniskus. Eine Zerstörung der Transplantate wurde nicht beobachtet. Im
Querschnitt ist makroskopisch in den meisten Fällen eine oberflächliche Schicht von
einer zentralen Schicht zu differenzieren. Histologisch ist insbesondere in den
Präparaten der Meniskushinterhörner eine meniskusähnliche Umstrukturierung des
Gewebes nachzuweisen. Als morphologisches Korrelat treten Knorpelzellen und
Chondrone auf. Saure Mucopolysaccharide im Bereich des auftretenden Faserknor-
pels färben sich histologisch unter Verwendung von Astrablau blau an. Diese Regionen liegen insbesondere in den zentralen Zonen der Meniskustransplantate vergleichbar den nativen Menisken.

3. Sekundärer Meniskusersatz

In der Gruppe mit sekundärer Rekonstruktion $1/2$ Jahr nach Meniskektomie sind
zum Zeitpunkt der Meniskustransplantation bereits zweitgradige Knorpelschäden
vorbestehend. Dies führt dazu, daß die Meniskustransplantate in einigen Fällen
aufgefasert werden. Sonographisch werden vermehrt inhomogene Binnenechos gefunden. Radiologisch kann die Arthroseentstehung im Vergleich zur Kontrollgruppe nach 1jähriger Meniskektomie damit nur verlangsamt, jedoch nicht aufgehalten
werden.

Diskussion

Die Verwendung von Sehnengewebe zum Meniskusersatz wurde bereits von Kohn experimentell und auch klinisch beschrieben [2, 3]. Allerdings wurden unseres Erachtens 2 wichtige Gesichtspunkte nicht berücksichtigt. Er hat lediglich Sehnenstreifen verwendet, die mangels Knochenblöcken nicht stabil im Tibiaplateau verankert werden konnten. Eine entscheidende Funktion der Menisci ist die Lastverteilung durch Stoßdämpfung, was insbesondere durch Umwandlung von Druckspannung in Zugspannung geschieht. Dies ist aber nur durch stabile Verankerung an den Enden – in unserem Modell mittels der Knochenblöcke – möglich. Die geringe Quervernetzung der nativen Patellarsehne kann zum Auffasern des Transplantates beitragen, wie es bei Kohn [2] auch in Einzelfällen aufgetreten ist. Durch die von uns verwendete Fascia lata-Hülle und die Konditionierung im subkutanen Lager versuchen wir, dieses Problem zu lösen. Tatsächlich kommt es dabei zu einem Verwachsen der beiden Strukturen und auch 1 Jahr postoperativ ist makroskopisch die unterschiedliche Verlaufsrichtung der oberflächlichen und tiefen Schicht des Transplantates zu erkennen. Die anfänglich nicht vorhandene im Querschnitt dreieckige Form ergibt sich im postoperativen Verlauf, wie sonographisch gezeigt, durch Druckbelastung von selbst. Jedoch ist auch hier wieder die Bedeutung der Vorspannung zu erkennen, die verhindert, daß das Transplantat aus dem tragenden Bereich hinausgedrängt und damit wirkungslos würde. Daß das Meniskustransplantat tatsächlich unter Belastung steht und eine Funktion übernimmt, kann kausal histogenetisch durch das Auftreten von Knorpelzellen bzw. Chondronen mikromorphologisch belegt werden. Die knorpelprotektive Wirksamkeit des Verfahrens kann anhand der Sektionspräparate und der radiologischen Beurteilung belegt werden.

Die Bedeutung des autogenen Materials zum Meniskusersatz wird zusätzlich dadurch unterstrichen, daß derzeit keine geeigneten Meniskusprothesen zur Verfügung stehen und allogene Transplantate ein Infektionsrisiko in sich bergen.

Schlußfolgerung und klinische Konsequenzen

Prinzipiell gelingt es mit diesem Modell, die Faserarchitektur der Menisci nachzuvollziehen und durch eine der freien Kreuzbandplastik entsprechende Verankerungstechnik eine ausreichende Primärstabilität zu erreichen. Im Vergleich zur meniskopriven Kontrolle kann eine eindeutige Wirksamkeit des Verfahrens zum primären Meniskusersatz tierexperimentell belegt werden. Im vorgeschädigten präarthrotischen Gelenk nach zurückliegender Meniskektomie allerdings kommt es zu keiner entscheidenden Prognoseverbesserung, lediglich zu einer geringen Verlangsamung der Arthroseentwicklung.

Zusammenfassung

Für den kompletten Meniskusverlust steht derzeit keine wirkungsvolle Therapie zur Verfügung. Allogene Meniskustransplantationen tragen das Infektionsrisiko mit

90

sich, Meniskusprothesen sind bisher fehlgeschlagen. Deshalb wird aus autogenem Material nämlich einem Knochen-Band-Knochen-Präparat aus dem mittleren Patellarsehnendrittel, welches mit einem Fascia lata-Streifen umscheidet wird, ein Meniskustransplantat geschaffen. Die theoretischen Vorstellungen zur Imitation eines Meniskus im Hinblick auf die Faserarchitektur wurde im Tiermodell erfolgreich belegt. Durch die Verwendung dieser Methode gelingt es beim primären Meniskusersatz am Schafsmodell nach 1jähriger Beobachtungszeit eine eindeutige Wirksamkeit des Verfahrens im Gegensatz zur meniskopriven Kontrolle zu zeigen. Das Transplantat selbst unterliegt einem Umbau durch Anpassung an die neue Funktion, histologisch belegt durch das Auftreten von Knorpelzellen.

Summary

At the time there is no ideal therapy for meniscus replacement. Allogeneic transplants bear the risk of transmission of diseases, alloplastic protheses failed. We were able to demonstrate that it is possible to imitate the structure of normal meniscus by a composite graft of bone-patellar tendon-bone and fascia lata origin. In primary reconstruction in sheep one year p.op. this neomeniscus is significantly superior to untreated controls in preventing degenerative, osteoarthrotic changes. The transplant is subject to continous remodeling according to its function and exhibits chondrocyte-like cells.

Literatur

1. Johnson RJ, Kettelkamp DB, Clark W, Leaverton P (1974) Factors affecting late results after meniscectomy. J Bone Joint Surg 56 A(4):719–729
2. Kohn D, Wirth CJ, Reiss G, Plitz W, Maschek H, Erhardt W, Wülker N (1992) Medial meniscus replacement by a tendon autograft. Experiments in sheep. J Bone Joint Surg 74 B:910–917
3. Kohn D (1994) Autograft meniscus replacement: experimental and clinical results. Knee Surg Sports Traumatol Arthroscopy 1:123–125
4. Lexer E, zit nach Gebhardt K (1933) Der Bandschaden des Kniegelenks, Barth, Leipzig 36–40
5. Messner-Sommerlath K (1994) Die Meniskusrefixation. Orthopäde 23(2):137–142
6. Metak G, Scherer MA, Gerngroß H, Blümel G (1994) Therapie von Meniskusläsionen – Erste Ergebnisse einer Umfrage im deutschsprachigen Raum. Langenbecks Arch chir Suppl 1252
7. Tapper EM, Hoover NW (1969) Late results after meniscectomy. J Bone Joint Surg 51 A(3):517–526

Dr. med. G. Metak, Institut für Experimentelle Chirurgie der Technischen Universität München, Ismaninger Str. 22, D-81675 München

Vergleich von frischem und bestrahltem allogenen kortikalen Knochen zum Defektersatz in Verbindung mit Titanimplantat und Knochenzement – eine experimentelle Studie am Kaninchen

Comparison of fresh and irradiated allogenic cortical bone for defect reconstruction in combination with a titanium implant and bone cement – an experimental study in rabbits

K. Ott[1], G. Metak[1], B. Güssregen[1], R. Ascherl[3], H. Langhammer[2] und G. Blümel[1]

[1] Institut für Experimentelle Chirurgie der Technischen Universität München,
[2] Nuklearmedizinische Klinik der TU München und
[3] Orthopädische Klinik der Medizinischen Universität zu Lübeck

Einleitung

Die Anzahl der Revisionseingriffe bei Hüftgelenksendoprothesen ist in den letzten Jahren stark angestiegen [9]. Bei Revisionseingriffen werden häufig Defekte der Kortikalis des Femurs – u. a. durch Osteolyse, Perforation oder Fraktur – beobachtet. Bisher versucht man die Defektstrecke entweder durch Verwendung von Knochenzement oder durch Verwendung einer Langschaftprothese zu überbrücken [4]. Da vor allem bei jüngeren Patienten Revisionseingriffe sehr wahrscheinlich sind, wäre statt der vorher genannten Möglichkeiten, der knöcherne Wiederaufbau des Femurs wünschenswert [4, 7]. Durch den Wiederaufbau sollte die Stabilität der Revisionsprothese, die Festigkeit des Femurschafts und die optimale Kraftübertragung auf das proximale Femur zur Vermeidung von Osteolysen gewährleistet sein [4].

Ziel dieser Arbeit ist es, im ersatzschwachen Lager auf der Zugseite der Kaninchentibia, die Wertigkeit von frischem bzw. gammabestrahltem allogenen Knochen in Interaktion mit Titanimplantat und Knochenzement im Hinblick auf die Möglichkeiten zum Wiederaufbau kortikaler Defekte zu untersuchen.

Material und Methoden

Bei 28 weiblichen Bastardkaninchen wurden in Vollnarkose an der medialen Tibia mit einem Hohlbohrer Kortikalisscheiben mit einem Durchmesser von 6 mm entfernt und durch unterschiedlich vorbehandelte, gleich große allogene Kortikalistransplantate ersetzt. Die Transplantate wurden je bis zur Hälfte zentral durch einen Titanstift in Press-Fit-Technik in der Gegenkortikalis fixiert bzw. durch einen Titanstift mit zusätzlicher Palacos®-Manschette. In vier Gruppen zu jeweils sieben Tieren wurden mit bzw. ohne Knochenzement frische allogene oder mit 3O kGy bestrahlte tiefgekühlte Allografts verwendet.
Untersuchungsparameter:

– Radiologische Untersuchungen (t/0, 4, 8, 12 und 16 Wochen p. op.)

- Spätstatische Skelettszintigraphie (Technetium 99m – Methylendiphosphonat in einer Dosierung von 45 MBq/Injektion nach 4, 8 und 16 Wochen): Auswertung nach der Region-of-Interest (ROI-)Methode
- Polychrome Sequenzmarkierung (PSM): Um eine Verlaufsbeobachtung der Knochenintegration und des Remodelings zu ermöglichen, wurde eine polychrome Sequenzmarkierung durchgeführt. 2 Tage prä.op. wurde Calcein (5 mg/kg), nach 4 Wochen Tetracyclin (30 mg/kg), nach 8 Wochen Alizarin (30 mg/kg) und nach zwölf Wochen Xylenolorange (90 mg/kg) s.c. injiziert
- Kontaktröntgen mit folienlosen Filmen nach 16 Wochen

Ergebnisse

Im Kontaktröntgen ist nach 16 Wochen keine Abgrenzung des Transplantats vom Wirtsknochen mehr möglich. Radiologisch zeigt sich, daß die Überbrückung des Osteotomiespalts bereits innerhalb der ersten 4 Wochen beginnt. Die gute und rasche Integration der Allografts kann aus der Abbildung 1a (0 = keine Reaktion, 4 = komplette Integration) ermittelt werden. Signifikant besser erfolgt die Einheilung der bestrahlten zementierten zu den frisch zementierten Transplantaten in der 16. Woche.

Dies läßt sich auch signifikant (p < 0,05) in der Szintigraphie dieser beiden genannten Gruppen am Versuchsende belegen, wobei die frischen zementierten Transplante noch eine gesteigerte Umbauaktivität, im Sinne des noch nicht abgeschlossenen Remodelings, zeigen. In allen anderen Gruppen kommt es nach der 4. Woche zu einem chronologischen Aktivitätsabfall (s. Abb. 1b: größer als 1 = gesteigerte Aktivität im Vergleich zum Referenzbereich).

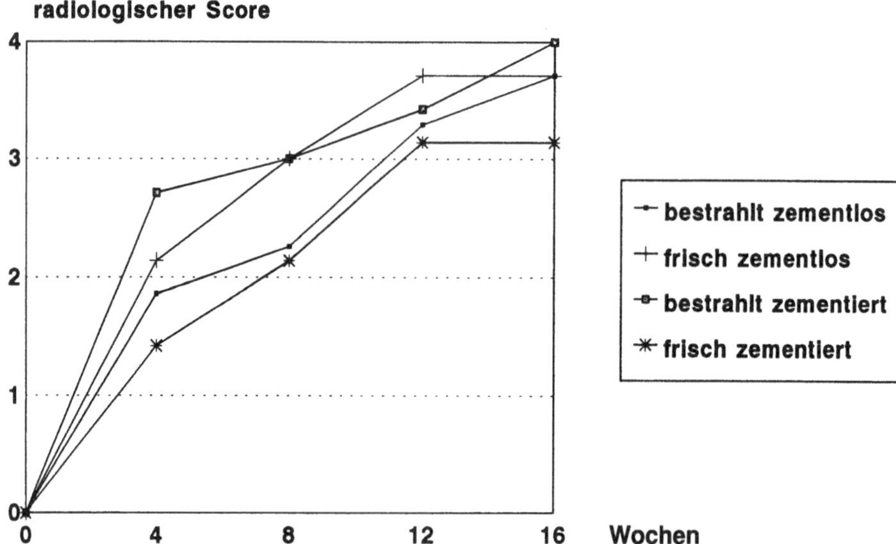

Abb. 1a. Radiologische Beurteilung der Transplantatintegration (0 = keine Reaktion, 4 = komplette Intregration)

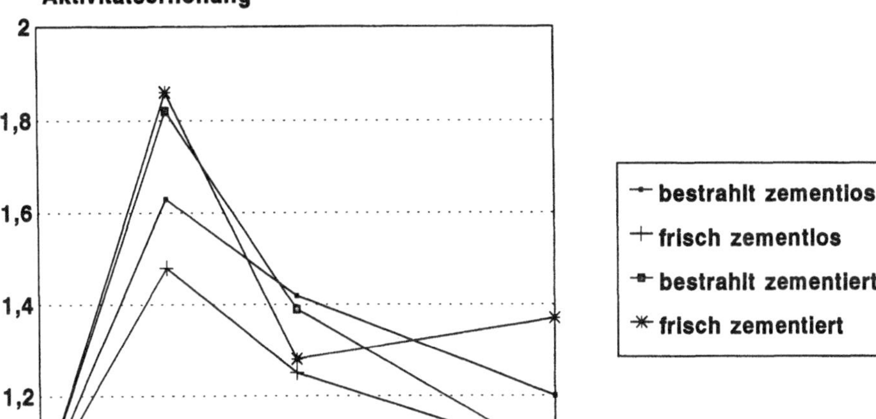

Abb. 1 b. Szintigraphische Auswertung der Umbauaktivität des Transplantats im Vergleich zu Referenzbereich (größer als 1 = gesteigerte Aktivität)

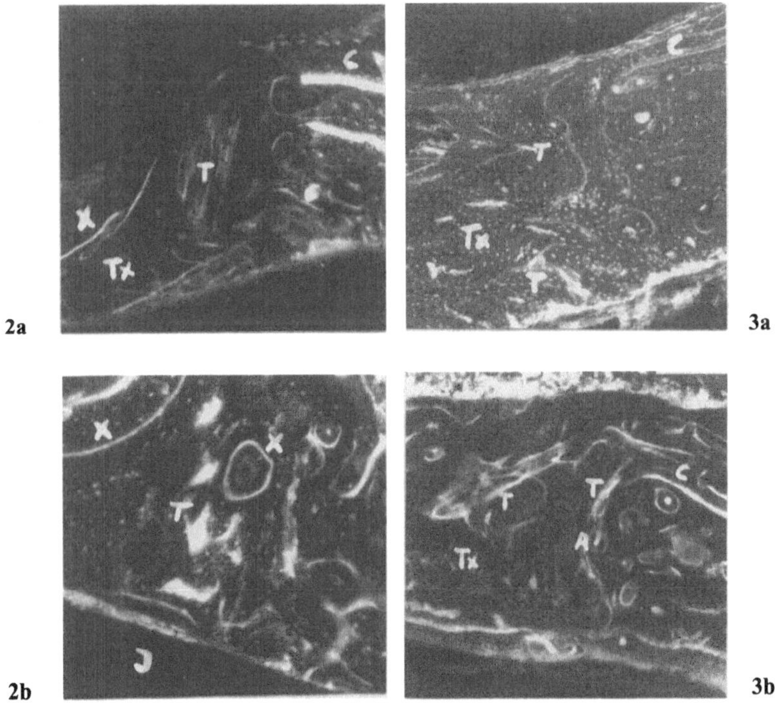

Abb. 2/3. Fluoreszenzmikroskopie der PSM-Hartschliffpräparate **2a** Frisch, unzementiert (Übergang Transplantat (**Tx**) – Wirtslager; 13×). **2b** Frisch, unzementiert (Implantat (**I**) – Transplantat (**Tx**); 32×). **3a** Bestrahlt, zementiert (Übergang Transplantat (**Tx**) – Wirtslager; 13×). **3b** Bestrahlt, unzementiert (Übergang Transplantat (**Tx**) – Wirtslager; 13×). Farbmarken: T=Tetracyclin, A=Alizarin, X=Xylenolorange, C=Calcein

94

Dies kann auch fluoreszenzmikroskopisch durch den Einbau von Xylenol bestätigt werden (Abb. 2a, b). Die maximale Aktivität zeigen alle Gruppen um die 4. Woche. Generell weisen alle Gruppen im Transplantatbereich Tetracyclin, Alizarin und Xylenol auf und zeigen eine gute Durchbauung. Allen Gruppen ist ebenso gemeinsam, daß am Osteotomiespalt und im Bereich der Zementinterposition verstärkt der nach 4 Wochen applizierte Knochenfarbstoff nachzuweisen ist. Die polychrome Sequenzmarkierung läßt weiterhin erkennen, daß die Transplantate der bestrahlten zementierten Gruppe früher als die übrigen Gruppen beginnen umzubauen und die bestrahlten Transplantate insgesamt eine stärkere Umbauaktivität als die frischen zeigen (Abb. 3a, b). Die langsamste Transplantatintegration zeigt in allen Untersuchungsverfahren der zementierte allogene Frischknochen.

Diskussion

Die verzögerte Einheilung der zementierten frischen Transplantate im Vergleich zu den unzementierten Transplantaten kann durch den Knochenzement erklärt werden, der eine optimale Revaskularisation des Knochens von endostal verhindert und so die Revitalisierung verzögert. Außerdem kann die Polymerisationswärme schädigen. Die Antigenität der frischen Allografts, die Horowitz et al. [5] durch den Nachweis einer spezifischen T-Zellantwort bestätigen, kann zusätzlich einen verzögerten Einbau im Vergleich zum bestrahlten Transplantat zur Folge haben. Entscheidend für die Einheilung ist auch die Stabilität der Fixation und die mechanische Beanspruchung des Transplantats [8]. In unserem unbelasteten Tierversuchsmodell ist die Fixation durch press-Fit gewährleistet. Biomechanische Tests von Früh et al. [3] ergeben, daß die Maximalsteifigkeit von bestrahlten Allografts im Vergleich zu den frischen Transplantaten erhalten bleibt, jedoch die Durchbiegung und die Bruchenergie verringert sind. Positiv ist zu erwähnen, daß die osteoinduktiven Einheiten bis zu einer Bestrahlungsdosis von 35 kGy erhalten bleiben und keinen Unterschied zur unbehandelten Kontrollgruppe erkennen lassen [1].

Zusammenfassung

Der bestrahlte allogene Knochen ist dem frischen Allograft in seiner biologischen Wertigkeit mindestens gleichwertig; in der zementierten Situation sogar bezüglich der Einheilungsgeschwindigkeit überlegen, was eine frühere Stabilität gewährleisten sollte.

Unter dem Gesichtspunkt der ausgeschlossenen Infektionsübertragung bei mit 30 kGy bestrahlten Knochen, könnte das gammasterilisierte allogene Knochentransplantat bei Prothesenwechseloperationen mit Knochendefekten eine klinische Bedeutung erlangen [2, 6].

Summary

The irradiated allogenic bone seems to be at least equal to the fresh allograft with regard to its integration behaviour; in the cemented situation even superior in view of the healing time, which is supposed to ensure an earlier stability. Because of the loss of disease transmission by irridiation with 30 kGy this type of bone allograft could gain importance for revision surgery of endoprostheses due to massive bone defects [2, 6].

Literatur

1. Dziedzic-Goclawska A, Ostrowski K, Stachowicz W, Michalik J, Grzesik W (1991) Effect of Radiation Sterilization on the Osteoinductive Properties and the Rate of Remodeling of Base Implants Preserved by Lyophilization and Deep-Freezing. Clin Orthop Rel Res 272:30–37
2. Fiedeler B, Vangsness CT, Moore T, Li Z, Rasheed S (1994) Effects of Gamma Irradiation on the Human Immunodefiency Virus. J Bone Joint Surg 76 A:1032–1035
3. Früh HJ, Voggenreiter G, Ascherl R, Scherer MA, Siebels W (1990) Zur Biomechanik auto-klavierter, bestrahlter und kältekonservierter Corticalis. Hefte zur Unfallheilkunde 212: 681–682
4. Head W, Wagner R, Emerson R, Malinin T (1994) Revision Total Hip Arthroplasty in the Deficient Femur with a Proximal Load-Bearing Prosthesis. Clin Orthop Rel Res 298:119–126
5. Horowitz M, Friedlaender G (1991) Induction of Specific T-Cell Responsiveness to Allogenic Bone. J Bone Joint Surg 73-A:1157–1167
6. Knaepler H, v. Garrel T, Gürtler L (1994) Die allogene Knochentransplantation – eine aktuelle Standortbestimmung. Dt Ärtzeblatt 91:798–802
7. Malchau H, Herberts P, Ahnfelt L (1993) Prognosis of total hip replacement in Sweden. Acta Orthop Scand 64 (5): 497–506
8. Virolainen P, Vuorio E, Aro H (1993) Gene Expression at Graft-Host Interfaces of Cortical Bone Allografts and Autografts. Clin Orthop Rel Res 297:144–149
9. Wroblewski BM (1990) Revision Surgery in Total Hip Arthroplasty. London: Springer: pp. 2–4

Cand. med. K. Ott, Institut für Experimentelle Chirurgie der Technischen Universität München, Ismaninger Str. 22, D-81675 München

Intra- und postoperative Bewegungsmessungen am Iliosakralgelenk

Intra- and postoperative measurement of sacroiliac motion

K. Fischer[1], H.-J. Wilke[2], B. Jeanneret[1], L. Claes[2] und F. Magerl[3]

[1] Klinik für Orthopädische Chirurgie, Kantonsspital St. Gallen, Chefarzt: Prof. Dr. med. A. Gächter
[2] Abteilung für Unfallchirurgie Forschung und Biomechanik Universität Ulm
[3] Orthopädie am Rosenberg, St. Gallen

Einleitung

Das Iliosakralgelenk (ISG) kann eine Ursache für chronisch lumbale Rückenschmerzen sein [1, 3, 4, 9]. Aufgrund seiner Lokalisation ist eine Palpation bzw. klinische Untersuchung sowie eine Bewegungsabschätzung schwierig. Klinische Studien zeigen die große Fehlerrate bei der Palpation markanter knöcherner Strukturen und die geringe Korrelation der klinischen Tests zwischen symptomatischen und asymptomatischen ISG's [6, 7, 9]. Von manualtherapeutischer Seite wird die Blokade des ISG als eine Ursache chronisch lumbaler Rückenschmerzen beschrieben, die Deblockierung zeigt sich als ein deutliches Schnapphänomen [1]. Bisherige Untersuchungen [2, 8, 9] zeigen teils sehr unterschiedlich große Bewegungsmuster des ISG's. Ziel dieser Untersuchung war es die Bewegungsgrößen des ISG bei unterschiedlichen Bewegungen der ipsilateralen Hüfte zu messen. Die Bedeutung für die Klinik liegt in der Erfassung von Bewegungsmustern bei definierten Bewegungen. Gleichzeitig sollte der stabilisierende Einfluß der Muskulatur (passive intraoperative und aktive assistive Messungen) untersucht werden.

Material und Methoden

Die Bewegungsmessungen wurden an 6 Patienten im Alter zwischen 37 und 52 Jahren (Durchschnittsalter 47 Jahre) bei gleicher Geschlechterverteilung durchgeführt. Diese Patienten erhielten aufgrund invalidisierender lumbaler Rückenschmerzen einen Probefixateur Externe zur diagnostischen Abklärung bei klinisch und radiologisch unauffälligen ISG's [3, 4, 5]. In Intubationsnarkose wurden 6 mm Schanz' Schrauben in verschiedene Etagen der Lendenwirbelsäule (LWS), den ersten Sakralwirbel (S1) und das Os Ilium (Il) unter Bildwandlerkontrolle implantiert. Im Anschluß an die Operation erfolgten die Bewegungsmessungen noch unter Vollnarkose. Zu diesem Zweck wurde ein Goniometermeßsystem (Meßgenauigkeit 0,1° und 0,1 mm) auf die Enden der Schanz' Schrauben in S1 und in Il montiert [10].

Chirurgisches Forum 1995
f. experim. u. klinische Forschung
Hierholzer/Seifert/Hartel (Hrsg.)
© Springer-Verlag Berlin Heidelberg 1995

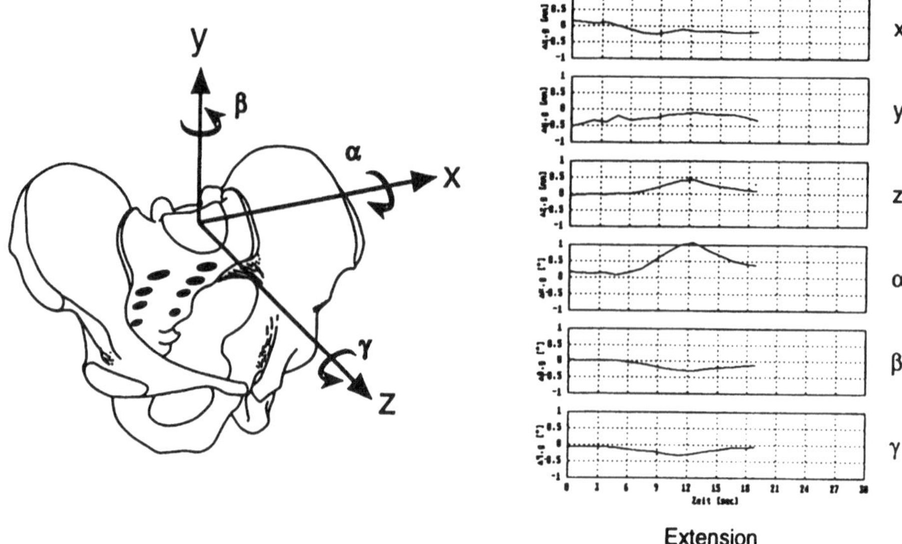

Abb. 1. Koordinatensystem mit den 6 Bewegungskomponenten (Winkel α, β und γ, Translationen x, y und z sowie Bewegungsachsen) und Meßprotokoll für eine intraoperative Messung der Extension des rechten ISG

Während passiver Bewegungen der ipsilateralen Hüfte (Flexion, Extension, Abduktion, Adduktion, Außen- und Innenrotation) wurden die dreidimensionalen Bewegungsmuster im ISG gemessen. Diese Messungen wurden eine Woche postoperativ aktiv assistiv (geführte Bewegungen) wiederholt. Im Gegensatz zu den intraoperativen Messungen, wo alle Untersuchungen in Bauchlage durchgeführt wurden, wurden Flexion und Extension in Seitenlage gemessen. Die gemessenen Winkel α, β und γ, sowie die Strecken x, y und z wurden mit Hilfe von Röntgenaufnahmen der LWS (a.-p. und lat.) sowie dem Vergrößerungsmaßstab auf die Wirbelkörpermitte von S1 und die Eintrittsstellen der Schanz'schen Schrauben in Il, als Bewegung des Os Sacrum gegenüber dem Os Ilium, zurückgerechnet.

Ergebnisse

Es konnten eindeutige und reproduzierbare symmetrische Bewegungsmuster für das rechte und linke ISG bei den einzelnen passiven (intraoperativen) und aktiv assitiven (postoperativen) Bewegungsübungen gefunden werden. Es konnten keine geschlechtsspezifischen Unterschiede beobachtet werden. Bei den intraoperativen (passiven) Messungen zeigten sich Rotationswinkel unter 2°, zwischen dem Os Sacrum und dem Os Ilium, und Translationsbewegungen unter 1,5 mm, zwischen den Eintrittspunkten der Schanz' Schrauben in beiden Knochen. Die gemessenen Einzelwerte zeigten Maximalwerte von 1.8° für die Rotation und 1,3 mm für die Translation bei der Extension. Die postoperativ gemessenen Werte (aktiv assistiv) waren mit Maximalwerten von 0,8° für die Rotation (bei Extension) und 1.2 mm für die Translation (bei Adduktion) deutlich kleiner.

Tabelle 1. Intra- und postoperative Messungen am rechten ISG (MV: Mittelwert, MN: Meridian, SD: Standardabweichung)

Hüftbewegung	Patienten		Rechtes ISG intraoperativ						Rechtes ISG postoperativ					
			x [mm]	y [mm]	z [mm]	α [°]	β [°]	y [°]	x [mm]	y [mm]	z [mm]	α [°]	β [°]	y [°]
Extension	n = 6	MV	0,05	0,00	0,32	0,80	−0,17	−0,10	−0,24	0,24	0,11	0,05	−0,25	0,28
		MN	0,00	0,00	0,20	0,60	−0,20	0,00	−0,28	0,30	0,07	−0,09	−0,19	0,22
		SD	0,23	0,06	0,24	0,38	0,25	0,15	0,17	0,27	0,18	0,37	0,18	0,32
Flexion	n = 6	MV	0,05	0,00	0,32	0,80	−0,17	−0,10	0,06	−0,08	−0,16	−0,31	0,25	−0,07
		MN	0,00	0,00	0,20	0,60	−0,20	0,00	0,05	−0,10	−0,18	−0,27	0,21	−0,10
		SD	0,23	0,06	0,24	0,38	0,25	0,15	0,28	0,34	0,11	0,25	0,14	0,22
Abduktion	n = 6	MV	0,03	−0,13	−0,08	−0,08	0,02	−0,38	0,23	−0,10	−0,18	−0,35	0,25	−0,18
		MN	0,00	0,00	0,00	−0,10	0,00	−0,40	0,25	−0,05	−0,13	−0,30	0,18	−0,10
		SD	0,19	0,16	0,12	0,08	0,08	0,21	0,36	0,33	0,17	0,34	0,18	0,25
Adduktion	n = 6	MV	−0,27	0,07	0,17	0,42	−0,12	0,30	−0,25	−0,04	−0,09	−0,34	0,13	0,03
		MN	−0,30	0,00	0,10	0,20	0,00	0,30	−0,36	−0,10	0,00	−0,44	0,10	0,09
		SD	0,25	0,12	0,20	0,31	0,17	0,14	0,46	0,59	0,21	0,32	0,23	0,25
Innenrotation	n = 6	MV	0,10	−0,10	−0,08	0,28	0,30	−0,20	0,07	−0,18	−0,08	0,25	0,02	−0,09
		MN	0,00	0,00	−0,05	0,20	0,20	−0,15	0,09	−0,15	−0,08	0,34	0,04	−0,10
		SD	0,14	0,14	0,08	0,19	0,17	0,12	0,29	0,29	0,21	0,37	0,14	0,20
Außenrotation	n = 6	MV	0,07	0,02	0,03	0,10	−0,27	0,23	0,14	0,06	0,19	0,32	−0,22	0,16
		MN	0,00	0,00	0,00	0,00	−0,30	0,20	−0,12	0,07	0,15	0,26	−0,14	0,14
		SD	0,25	0,04	0,14	0,13	0,15	0,08	0,44	0,46	0,14	0,23	0,20	0,18

Diskussion

Zum ersten Mal konnten Bewegungsmessungen am ISG on-line durchgeführt werden. Aufgrund der Methode [3, 4, 5], zusammen mit einem neu entwickelten Meßsystem [10], konnten die komplexen dreidimensionalen Bewegungsmuster direkt erfaßt werden. Dies war bisher mit indirekten Methoden nicht möglich [2, 8, 9]. Die gemessenen Werte zeigen eine geringere Beweglichkeit als bisher angenommen [1, 2, 8, 9]. Diese minimalen Bewegungen sind bei einer klinischen Untersuchung nicht zu tasten, wie bisherige klinische Studien gezeigt haben [6, 7]. Die Kombination von Bewegungen mit dem größten Bewegungsausmaß könnte für neue klinische Tests verwendet werden, da bisherige Untersuchungen nur eine geringe Korrelation zu einer Pathologie im ISG zeigen [6, 9]. Der Unterschied zwischen intra- und postoperativen Messungen zeigt, daß die Muskulatur offensichtlich nur einen geringen stabilisierenden Einfluß hat [9].

Zusammenfassung

In dieser Studie wurde kontinuierlich die dreidimensionale Beweglichkeit im ISG intraoperativ (passiv) und postoperativ (aktiv assistiv) untersucht. Aufgrund der Methode [3, 4, 5] und einem neu entwickelten Meßsystem [10] konnte die Bewegung im ISG direkt gemessen werden. Die Werte waren kleiner als bisher angenommen, mit Rotationswinkeln $<2°$ und Translationen <1.5 mm für die passiven (intraoperativen) Messungen und Rotationswinkeln $<0,8°$ und Translationen $<1,2$ mm für die aktiv assistiv (postoperativ) durchgeführten Messungen. Eine Kombination von den Bewegungen mit der größten Beweglichkeit könnte eine Grundlage für neue Untersuchungen sein. Der geringe Unterschied zwischen den passiv und aktiv assistiv durchgeführten Messungen zeigt einen geringen stabilisierenden Einfluß der Muskulatur.

Summary

In this study three dimensional motion of the sacroiliac joint was continuously investigated in passive and assisted active exercises. Due to the method and a new intrumented spatial linkage system the occuring motion could be measured directly. The values are smaller than previously mentioned in the literature with rotational angles $<2°$ and translations $<1,5$ mm for passive (intraoperative) measurements and for the active assisted exercises (postoperative) with rotational angles $<0,8°$ and translations $<1,2$ mm. A combination of the exercises which stress the sacroiliac joint most could be a new test for further clinical examinations. The small differences between passive and active exercises showed low influence of muscle forces stabilizing the sacroiliac joint.

Literatur

1. Don Tigny RL (1985) Function and pathomechanics of the sacroiliac joint: a review. Phys Ther 65:35–44
2. Egund N, Olson TH, Schmid H, Selvik G (1978) Movement in the sacroiliac joint demonstrated with roentgen stereogrammetry. Acta radiol 19:833–846
3. Jeanneret B, Jovanovic M, Magerl F (1993) Percutaneous diagnostic stabilization for low back pain. Clin Orthop 304:130–138
4. Jeanneret B, Magerl F (1991) Diagnostische Stabilisation der Lendenwirbelsäule und des Iliosakralgelenkes mit dem Wirbel-Fixateur externe. In: Benini A, Magerl F (Hrsg.) Die degenerative Instabilität der Lendenwirbelsäule. Hans Huber Verlag, Bern S. 118–126
5. Olerud S, Sjostrom L, Karlstrom G, Hamberg M (1986) Spontaneous effect of increased stability of the lower lumbar spine in cases of severe chronic back pain. The answer of an external transpeduncular fixation test. Clin Orthop 203:67–74
6. Potter NA, Rothstein JM (1985) Intertester reliability for selected clinical tests of the sacroiliac joint. Phys Ther 65:1671–1675
7. Simmonds MJ (1992) The reliability of palpation skills in the therapeutic profession. In: Kumar S (Hrsg) Proceedings of the Annual International Industrial Ergonomics and Safety Conference. Taylor and Francis Ltd., London S. 665–671
8. Sturesson B, Selvik G, Uden A (1989) Movements of the sacroiliac joints. A roentgen stereophotogrammetric analysis. Spine 14:162–165.
9. Walker JM (1992) The sacroiliac joint: A critical review. Phys Ther 72:903–916
10. Wilke H-J, Ostertag G, Claes L (1994) Dreidimensionales Goniometermeßsystem zur Analyse von Bewegungen mit sechs Freiheitsgraden. Biomed Technik 39:149–155

Dr. med. K. Fischer, Klinik für Orthopädische Chirurgie, Kantonsspital St. Gallen, CH-9007 St. Gallen

Typ-C-Beckenfrakturen: Wie leistungsfähig sind äußere Stabilisierung und interne Osteosynthese?

Type C pelvic ring fractures: the efficacy of external and internal fixation

H. Rieger, H.-S. Neumann, F. Holmenschlager und J. Overbeck

Klinik und Poliklinik für Unfall- und Handchirurgie (Direktor: Univ.-Prof. Dr. E. Brug), West-fälische Wilhelms-Universität Münster

Einleitung

Instabile Beckenringfrakturen werden in den modernen Klassifikationen (z.B. nach TILE-AO [5]) in die rotatorisch instabilen Typ-B-Läsionen und die rotatorisch und vertikal instabilen Typ-C-Läsionen unterteilt. Die betroffenen Patienten sind fast immer polytraumatisiert. Die Letalität beträgt durchschnittlich 10–20%, bei offe-nem Beckentrauma sogar 50% und mehr.

Unter konservativer Therapie ist die Letalität erhöht. Die frühzeitige Becken-stabilisierung kann die begleitende retroperitoneale Blutung kontrollieren, die Über-lebenschancen der Patienten und die Spätergebnisse verbessern und wird heute allgemein befürwortet. Der Stellenwert der externen Fixation und der internen Osteosynthese werden aber kontrovers diskutiert [2, 3, 4].

Methodik

Wir haben in biomechanischen Untersuchungen an menschlichen Beckenpräparaten verschiedene Fixateur-externe-Systeme und interne Stabilisierungstechniken ver-gleichend getestet. An den Präparaten wurden die Bandverbindungen der Symphyse und eines Sakroiliakalgelenkes sowie – ipsilateral – die Ligg. sacrospinalia und sacrotuberalia scharf durchtrennt. Bei diesem Instabilitätsmodell handelt es sich um die Typ-C1.2-Läsion nach der TILE-AO-Klassifikation [5]. Die Experimente erfolg-ten in einem eigens entwickelten Versuchsaufbau im simulierten Einbeinstand mit quasi-statischer Belastung des instabilen Hemipelvis. Die Dislokation des Beckens unter der Belastung wurde mit 5 Digitalmeßuhren im Bereich des vorderen und hin-teren Beckenringes kontinuierlich gemessen. Eine Verschiebung der instabilen Beckenhälfte von mehr als 10 mm wurde als nicht akzeptabel definiert, die entspre-chende Belastung als Grenzlast (failure load).

Zur Untersuchung gelangten in den Hauptversuchen 12 Beckenpräparate mit erhaltenen Ligamenten, und zwar 7 frische sowie 5 konservierte Präparate. Zunächst wurden verschiedene äußere Stabilisierungen getestet: eine einfache Rahmen-

Chirurgisches Forum 1995
f. experim. u. klinische Forschung
Hierholzer/Seifert/Hartel (Hrsg.)

Montage und die Montage nach Egbers [1] mit dem AO-Fixateur, der Mono-Tube®, der Mono-Dynafix®, der Orthofix®, ferner die Montage nach Slätis und der "Pittsburgh triangular frame" mit dem Hoffmann-Fixateur. In weiteren Versuchen wurden 2 Fixateure der neueren Generation (Orthofix® und Mono-Tube®) durch eine interne Osteosynthese des dorsalen Beckenringes augmentiert, entweder durch transiliosakrale Schraubenfixation mit 2 Großfragment-Spongiosaschrauben, durch ventrale Plattenosteosynthese des Sakroiliakalgelenkes mit 2 schmalen 3-Loch-DC-Platten oder durch 2 Gewindestäbe (sacral bars).

Schließlich wurden die 3 genannten internen dorsalen Osteosynthesetechniken mit der Plattenosteosynthese der Symphyse (schmale 4-Loch-DC-Platte) kombiniert.

Die Auswertung der Daten erfolgte mit dem Statistik- und Graphikprogramm SAS.

Ergebnisse

Bei alleiniger externer Stabilisierung der Typ-C1.2-Läsion wurden für die verschiedenen Fixateure durchschnittliche Grenzlasten zwischen 49,1 und 129,5 Newton ermittelt. Als biomechanisch leistungsfähigste Montage erwies sich die von Egbers angegebene Konfiguration mit einer durchschnittlichen Grenzlast von 114,9 N bei den frischen und 129,5 N bei den konservierten Beckenpräparaten. Dieses Resultat war in der Varianzanalyse statistisch signifikant ($p < 0{,}05$).

Die Augmentation des Fixateurs durch eine dorsale interne Osteosynthese führte zu einem signifikanten Anstieg der Grenzlasten, am höchsten bei transartikulärer Verschraubung; beim augmentierten Orthofix® betrug die durchschnittliche Grenzlast 397,3 N versus 338,4 N für den Mono-Tube® (Untersuchungen an frischen Beckenpräparaten). Bei dieser „hybriden" Fixation erfolgte die als nicht akzeptabel definierte Verschiebung von mehr als 10 mm stets im Bereich des ventralen Beckenringes, der aus biomechanischer Sicht von untergeordneter Bedeutung ist.

Bei interner Osteosynthese des ventralen und dorsalen Beckenringes wurden noch höhere Grenzlasten erzielt, am höchsten für die Kombination der Symphysenverplattung mit transartikulärer Verschraubung des Sakroiliakalgelenkes, und zwar im Mittel 622,2 N.

In weiteren Versuchen mit einer Typ-C1.3-Läsion (instabile Sakrumfraktur kombiniert mit einer Symphysenruptur) registrierten wir bei alleiniger externer Fixation deutlich höhere Grenzlasten im Vergleich zur C1.2-Läsion, bedingt durch die höhere Reibung im Frakturbereich infolge Verzahnung der Fragmente verglichen mit den eher glatten sakroiliakalen Gelenkflächen. Für die Egbers-Montage wurden 294,3 N ermittelt.

Unsere Untersuchungen bestätigen die Ergebnisse anderer Autoren [Literaturübersicht bei 3], daß – biomechanisch betrachtet – die kombinierte ventrodorsale interne Osteosynthese bei Typ-C-Beckenringfrakturen der alleinigen externen Stabilisierung überlegen ist. Die Stabilität eines Fixateur externe wird aber durch eine zusätzliche dorsale interne Osteosynthese („hybride" Fixation) signifikant und damit klinisch akzeptabel gesteigert; die Methode erlaubt die Kontrolle über das biomechanisch und klinisch entscheidende dorsale Beckenringsegment.

Zusammenfassung

Die Leistungsfähigkeit des Fixateur externe und der internen Osteosynthese am instabilen Beckenring hängt entscheidend von der Reststabilität des Beckens ab. Bei einer rotatorisch instabilen Beckenringverletzung (Typ B) sind die äußere Stabilisierung sowie die ventrale interne Osteosynthese gleichwertig [Literaturübersicht bei 3]. Dagegen sind bei rotatorisch und vertikal instabiler Läsion (Typ C) die Haltekräfte bei externer Fixation aus biomechanischer Sicht nicht ausreichend, so daß die Augmentation durch eine dorsale interne Osteosynthese erforderlich ist. Allerdings kann für knöcherne Typ-C-Läsionen bei anatomischer Reposition die externe Fixation allein klinisch akzeptabel sein.

Summary

Several external fixators were tested in type C pelvic ring fractures. The best single external frame was a configuration developed by Egbers. The addition of a posterior internal osteosynthesis ("hybrid" fixation) significantly increased failure loads. Based upon our data and our clinical experience we recommend external fixation of the unstable pelvic ring fracture as an emergency procedure with respect to pelvic hemorrhage. In type C injuries usually augmentation by posterior internal fixation should be performed as soon as patient's conditions allow.

Literatur

1. Egbers H-J, Draijer F, Havemann D, Zenker W (1992) Stabilisierung des Beckenrings mit dem Fixateur externe. Biomechanische Untersuchungen und klinische Erfahrungen. Orthopäde 21:363–372
2. Failinger MS, McGanity PLJ (1992) Unstable fractures of the pelvic ring. J Bone Joint Surg 74–A: 781–791
3. Rieger H (1994) Die instabile Beckenringverletzung – Klinische Bedeutung der Läsion und Standortbestimmung verschiedener Stabilisierungstechniken unter besonderer Berücksichtigung der externen Fixation. Habilitationsschrift Westfälische Wilhelms-Universität Münster
4. Tile M (1988) Pelvic ring fractures: Should they be fixed? J Bone Joint Surg 70–B: 1–12
5. Tile M, Burri C, Poigenfürst J (1991) Pelvis. In: Müller ME, Allgöwer M, Schneider R, Willenegger H (Hrsg): Manual of internal fixation. Techniques recommended by the AO-ASIF-Group. Springer, Berlin Heidelberg New York Tokyo, S. 485–500

Priv.-Doz. Dr. H. Rieger, Klinik und Poliklinik für Unfall- und Handchirurgie, Westfälische Wilhelms-Universität, Jungeblodtplatz 1, D-48129 Münster

Intramedulläre Druckentwicklung von AO-Bohrkopf, neu entwickeltem Hohl-Bohrkopf mit verschiedenen Wellendurchmessern vs Biometsystem – eine experimentelle Untersuchung

Intramedullary Pressure of AO-Reamer, New Developed Holow Reamer with Different Diameters of the Flexible Drives vs Biometsystem – a Experimental Study

C. A. Müller[1], D. Künzle[2], R. Frigg[2], S. M. Perren[3] und N. P. Haas[1]

[1] Universitätsklinikum Rudolf-Virchow, Abt. f. Unfall- und Wiederherstellungschirurgie (Prof. N. P. Haas), Augustenburger Platz 1, D-13353 Berlin
[2] AO-Entwicklungsinstitut (R. Frigg), Clavadelerstraße, CH-7270 Davos
[3] AO-Forschungsinstitut (Prof. Dr. Dr. sci (h. c.) S. M. Perren), Clavadelerstraße CH-7270 Davos

Einleitung

Das Aufbohren der Markhöhle führt zu großen intramedullären Druckerhöhungen, welche ursächlich für Einschwemmungen von Markraumpartikel in das venöse System sind. Experimentell konnte nachgewiesen werden, daß verschiedene kommerzielle Bohrsysteme unterschiedliche intramedulläre Druckwerte entwickeln [1]. Von den getesteten System (AO, Biomet, Richards, Howmedica und Zimmer) entwickelt das System von Biomet die geringsten Druckwerte. Vergleicht man die Druckwerte des AO Systems mit dem Biometsystem, so entwickelt das Biometsystem lediglich 25% der Druckhöhe, die vom AO-System erreicht wird. Die Rangfolge der Druckhöhe der einzelnen kommerziellen Bohrsysteme war dabei streng vom Wellendurchmesser abhängig; d. h. je kleiner der Wellendurchmesser, desto geringer das intramedulläre Druckaufkommen.

Mit Hilfe von in vivo Untersuchungen am Schaf konnte gezeigt werden, daß verschiedene Bohrsysteme die Lungenfunktion (PAP) und den Triglyzeridspiegel in unterschiedlichem Maße beeinflussen, wobei die höchsten PAP-Werte und Triglyzeridspiegel bei Aufbohrungen mit dem AO-Standardsystem nachweisbar waren [2]. Die vorliegende Untersuchung wurde mit dem Ziel durchgeführt die intramedulläre Druckerhöhung von dünnen Wellen in Kombination mit dem AO-Standardbohrkopf und einem neu entwickelten Hohlbohrkopf [3] im Vergleich zum Bohrsystem von Biomet zu untersuchen.

Material und Methode

Flexible Wellen verschiedener Durchmesser (6, 7, 8,5 mm) wurden in Kombination mit dem AO-Standardbohrkopf und einem neu entwickelten Hohl-Bohrkopf (H) im Vergleich zu den bestehenden Bohrsystemen von Biomet (B) und der AO (AO-Stan-

Chirurgisches Forum 1995
f. experim. u. klinische Forschung
Hierholzer/Seifert/Hartel (Hrsg.)
© Springer-Verlag Berlin Heidelberg 1995

dardbohrkopf, Standardwellen der Durchmesser 8,7, 8,8 und 11,2 mm (AOST)), getestet. Die Druckwerte wurden einerseits in Plexiglasröhren gemessen, welche mit einem Vaseline-Paraffinölgemisch[1] gefüllt waren, dessen viskoelastische Eigenschaften bei 20 °C, den viskoelastischen Eigenschaften von Kalbsmarkfett bei 36 °C entsprachen. Mit konstanter Vorschubgeschwindigkeit wurden die Bohrsysteme von einer Materialtestungsmaschine in die Röhren geschoben. Andererseits wurden Druckmessungen in der Metaphyse von intakten Human-Femur-Paaren durchgeführt. Die Femora wurden in einer Halterung befestigt, an deren Zug- und Schubseite jeweils ein DMS angebracht war, womit die Vorschubkraft, mit welcher die Femora aufgebohrt wurden, ermittelt werden konnte. Um physiologische Temperaturverhältnisse zu simulieren wurden die Aufbohrungen in einem mit 37 °C temperiertem Wasserbad durchgeführt.

Ergebnisse der Druckmessungen in Plexiglasröhren:
Mediandruckwerte und prozentuales Verhältnis zum AO-Standardsystem.

9,5 mm Bohrkopf (Signifikanz p < 0,05)
AOST = 1150 mm Hg, AO6 = 325 mm Hg, H6 = 210 mm Hg, B = 285 mm Hg
AOST = 100 % AO6 = 28 % H6 = 18 % B = 25 %

13,0 mm Bohrkopf (Signifikanz p < 0,05)
AOST = 800 mm Hg, AO7 = 192 mm Hg, H7 = 105 mm Hg, B = 237 mmHg
AOST = 100 % AO7 = 24 % H7 = 13 % B = 30 %

16,0 mm Bohrkopf Druckunterschiede von AO8, H8 und B nicht signifikant
AOST = 225 mm Hg, AO8 = 45 mm Hg, H8.5 = 52,5 mm Hg, B = 80 mm Hg
AOST = 100 % AO8 = 20 % H8.5 = 23 % B = 36 %

Druckmessungen in Human-Femur-Paaren:
Medianwerte der maximalen Druckwerte.
AO-Standardsystem vs Hohlbohrkopf mit flexiblen Wellen Ø 6, 7 und 8,5 mm:
Insbesondere bei den kleinen Bohrköpfen wurden mit dem Hohlbohrkopfsystem wesentlich kleinere Druckwerte ermittelt als mit dem AO-Standardsystem. Der Wellenwechsel bei dem AO-Standardsystem (13,0 mm Bohrkopf) führt zu einem signifikanten Druckanstieg. Bei den größeren Bohrköpfen ist kein signifikanter Druckunterschied zu ermitteln (Abb. 1).

Biomet vs AO-Standardbohrkopf mit flexiblen Wellen Ø 6, 7 und 8,5 mm:
Bei sämtlichen Bohrkopfgrößen liegen die ermittelten intramedullären Druckwerte im selben Bereich. Es konnte kein signifikanter Unterschied ermittelt werden.

Biomet vs Hohlbohrkopf mit flexiblen Wellen Ø 6, 7 und 8,5 mm:
Bei allen fünf Messungen der 9,0 mm Bohrköpfe konnten mit dem Biometsystem signifikant höhere Druckwerte gemessen werden als beim Hohlbohrkopfsystem. Ab

---

[1] Viskositäts/Scherkraftmessungen und Herstellung des Vaseline-Paraffinöl-Gemisches von Hr. Chr. Meier, Rhevisco AG, CH-8439 Wislikofen.

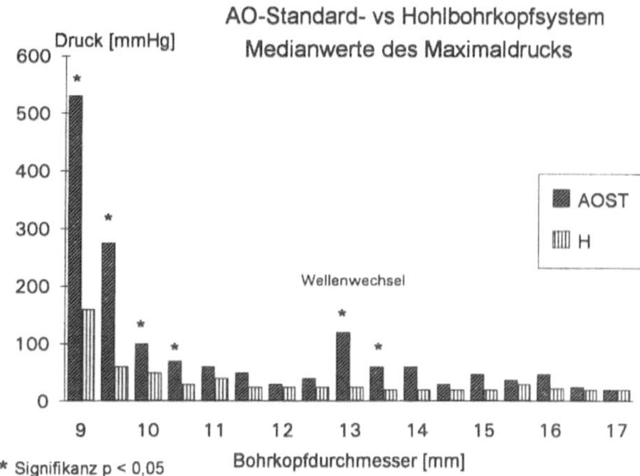

Abb. 1. Druckwerte des Hohlbohrkopfes (H) liegen deutlich unterhalb den Druckwerten des AO-Standardsystems (AOST)

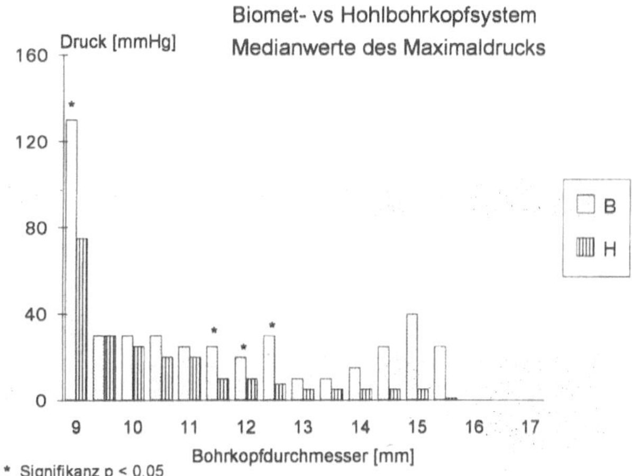

Abb. 2. Druckwerte des Hohlbohrkopfes (H) liegen unterhalb den Druckwerten des Biometsystems (B)

dem 9,5 mm Bohrkopf liegen die intramedullären Druckwerte beider Systeme auf niederem Druckniveau (Abb. 2).

Mit Hilfe dieser Untersuchung konnte eindeutig nachgewiesen werden, daß

1. durch Reduktion des Wellendurchmessers der Druck des AO-Bohrkopfes auf vergleichbare Druckwerte des Biometsystems gesenkt wird und
2. eine weitere Druckreduktion durch den Einsatz des Hohlbohrkopfes erreicht werden kann.

Mit diesen Neuentwicklungen können sich zukünftig neue Gesichtspunkte auf dem Gebiet der Marknagelung ergeben.

Zusammenfassung

Experimentell konnte nachgewiesen werden, daß verschiedene kommerzielle Aufbohrsysteme zu unterschiedlichen intramedullären Druckerhöhungen führen, wobei das System von Biomet lediglich 25 % der Druckhöhe des AO-Systems erzeugt. Die vorliegende Untersuchung wurde mit dem Ziel durchgeführt das AO-Standardsystem, den soliden AO-Bohrkopf in Kombination mit neu entwickelten flexiblen Wellen und ein Hohlbohrkopf bezüglich des intramedullären Druckaufkommens mit dem Biometsystem zu vergleichen. Die Druckmessungen wurden einerseits in Plexiglasröhren durchgeführt, die mit einem Vaseline-Paraffinöl-Gemisch gefüllt waren, dessen viskoelastischen Eigenschaften bei 20 °C den viskoelastischen Eigenschaften von Kalbsmarkfett bei 36 °C entsprach. Andererseits wurden Druckmessungen an intakten Human-Femur-Paaren durchgeführt. Die Untersuchung zeigt eindeutig, daß

1. durch Reduktion des Wellendurchmessers der Druck des AO-Bohrkopfes auf vergleichbare Druckwert des Biometsystems gesenkt wird und
2. eine weitere Druckreduktion durch den Einsatz des Hohlbohrkopfes erreicht werden kann.

Mit diesen Neuentwicklungen können sich zukünftig neue Gesichtspunkte auf dem Gebiet der Marknagelung ergeben.

Summary

Experimental investigations have shown different reaming systems to produce different intramedullary pressure values. The lowest pressure values of commercial reaming systems where produced by Biomet. This paper aims to compare the standard AO reamer system (AOST), the standard AO reamer (AO6/7) and a new developed holow reamer (H6/7) combined with flexible drives with diameters of 6 and 7 mm vs the system of Biomet (B).

The pressure were measured in plexiglass tubes filled with a mixture of vaseline and paraffin with the same viscoelastic properties at 20°C than bovine medullary fat at 36°C. In addition pressure measurements were taken in the metaphysis of intakt human pair of femora.

*Pressure measurements in plexiglasstubes (*significance $p < 0.05$):*
9.5 mm reamer: AOST 100 %   AO6 28 %   H6 18 %   B 25 %
13.5 mm reamer: AOST 100 %   AO7 27 %   H7 13 %   B 30 %

*Pressure measurements in human pair of femora (*significance $p < 0.05$):*
9.0 mm reamer: median H6: 160 mm Hg*, median AOST: 530 mm Hg*.
9.0 mm reamer: median AO6: 125 mm Hg, median B: 130 mm Hg (no significance).
9.0 mm reamer: median H6: 75 mm Hg*, median B: 125 mm Hg*.

It can be stated that the reduction of the drive diameter causes a sustained reduction in intramedullary pressure. With new developed flexible drives the standard AO reamer produces the same pressure level than the reaming system of Biomet.

A further pressure reduction can be achieved with the hollow reamer. These new investigations can lead to new aspects in intramedullary nailing.

Literatur

1. Müller CA, Schavan R, Frigg R et al. (1995): Intramedulläre Druckentwicklung verschiedener kommerzieller Bohrsysteme. Hefte zu „Der Unfallchirurg", 1995 in press
2. Pape H-C, Dwenger A, Grotz M et al. (1994): Does the Reamer Type Influence the Degree of Lung Dysfunction After Femoral Nailing Following Severe Trauma? An Animal Study. J o Orhop Trauma, 8, 4, 300–309
3. Müller CA, Frigg R, Perren SM et al. (1994): Einfluß des Wellendurchmessers und des Bohrkopfdesigns auf die intramedulläre Druckentwicklung bei der Markraumbohrung. Hefte zu „Der Unfallchirurg", Heft 241, 269–274

Dr. med. C.A. Müller, Univ. Klinikum Rudolf Virchow, Abt. f. Unfall- und Wiederherstellungschirurgie, Augustenburger Platz 1, D-13353 Berlin

Einfluß der Behandlung chronischer Abstoßung mit FK-506 auf die Struktur und Funktion intestinaler Transplantate

Effect of FK-506 Rescue Therapy on the Structure and Function of Chronically Rejecting Small Intestinal Transplants

P. F. Heeckt[1,*], W. M. Halfter[2], W. H. Schraut[3], A. K. Nüssler[1], H. G. Beger[1] und A. J. Bauer[4]

[1] Abteilung für Allgemeinchirurgie, Universitätsklinikum Ulm
[2] Department of Neurobiology
[3] Department of Surgery
[4] Department of Medicine/Division of Gastroenterology, University of Pittsburgh School of Medicine, Pittsburgh, USA

Einleitung

Wir haben kürzlich im Rattenmodell gezeigt, daß subklinische chronische Abstoßungsreaktionen intestinaler Transplantate eine signifikante Destruktion der intrinsischen Nervenzellen mit konsekutiver Abnahme der neuromuskulären Transmission verursachen und damit zwangsläufig zu Motilitätsstörungen führen [1]. Chronische Abstoßung erzeugt zudem eine Verdickung der intestinalen Muskulatur, die durch zelluläre Hyperplasie und Hypertrophie bedingt ist. Diese muskulären Veränderungen gehen mit einer signifikanten Minderung der mechanischen Kontraktionskraft der glatten Muskelzellen einher [2]. Noch bevor Veränderungen in der Mukosa zu beobachten sind kommt es in unserem Modell zu einer fortschreitenden Abnahme der aktiven Beweglichkeit der Dünndarmmuskulatur durch Verlust des koordinierten Zusammenspiels der enteralen Muskel- und Nervenzellen. In der vorliegenden Studie wurde daher untersucht, ob eine „Rettungstherapie" mit dem hochpotenten Immunsuppressivum FK-506 die Schäden chronischer Abstoßung aufhalten oder sogar rückgängig machen kann.

Methodik

Einzeitige, orthotope Dünndarmtransplantation wurde in der vollallogenen Rattenkombination (ACI-LEW) durchgeführt. Hierbei fungierte der ACI-Rattenstamm jeweils als Spender und Lewis als Empfänger. Alle operierten Tiere erhielten eine

* Unterstützt durch die Deutsche Forschungsgemeinschaft (He 2043/1-1).

Chirurgisches Forum 1995
f. experim. u. klinische Forschung
Hierholzer/Seifert/Hartel (Hrsg.)
© Springer-Verlag Berlin Heidelberg 1995

kombinierte Anästhesie mit Methoxyfluran (Inhalation) und Pentobarbital (50 mg/kg KG intraperitoneal). Chronische Abstoßung wurde durch temporäre Gabe des Immunsuppressivums Cyclosporin (15 mg/kg KG Tag 0–6 täglich i.m., 7–28 jeden zweiten Tag) erreicht. Nach Absetzen der Immunsuppression kam es zur Ausbildung einer typischen, histologisch dokumentierten, chronischen Abstoßung, die am 90. postoperativen Tag noch subklinisch verblieb. Das Dünndarmtransplantat einer Gruppe von Ratten wurde direkt am 90. postoperativen Tag studiert. Eine weitere Gruppe erhielt eine zusätzliche 4wöchige Therapie mit FK-506 (1 mg/kg KG). Alle Ergebnisse wurden mit den Daten gleichaltriger ACI-Ratten verglichen; die transplantierten Ratten wurden vor Therapiebeginn randomisiert. Die Morphologie der enteralen Muskulatur wurde durch selektive histochemische Färbung der Muskelschicht mit Rhodaminmarkiertem Phalloidin und Messung mittels Camera lucida quantifiziert. Mitotische Muskelzellen wurden *in vivo* mit Bromdesoxyuridin (BrdU) markiert und konnten dann nach Opferung des Tieres immunhistologisch nachgewiesen werden. Inhibitorische NO-Synthasehaltige Nervenzellen des Plexus myentericus wurden mit der NADPH-Diaphorase Reaktion dargestellt und pro Dünndarmquerschnitt ausgezählt. Die Messung der spontanen und pharmakologisch mit Bethanechol (Carbamyl-β-Methylcholin) stimulierten mechanischen Kontraktionskraft erfolgte *in vitro* an Streifen zirkulärer Muskulatur im kontinuierlich perfundierten Organbad. Die nervale Funktion wurde über *in vitro* Messung der neuromuskulären Transmission durch intrazelluläre Ableitung inhibitorischer Aktionspotentiale (inhibitory junction potentials, IJP) zirkulärer Muskelzellen unter elektrischer Feldstimulation bestimmt. Hierbei wird durch elektrische Impulse Neurotransmitter freigesetzt, der dann zu einem IJP der Muskelzelle führt. In der Regel werden durch ansteigende Spannung der Einzelimpulse höhere IJP Amplituden erreicht.

Ergebnisse

Histologisch signifikante Veränderungen der Mukosa wurden während der gesamten Studienperiode in keiner Gruppe gesehen. Immunhistochemische Markierung mitotischer Zellen mit Bromdesoxyuridin zeigte, daß es zu einer stark beschleunigten Proliferation glatter Muskelzellen von $0{,}14\pm0{,}09$ Zellen/intestinalem Querschnitt in der Kontrollgruppe auf $30{,}4\pm1{,}73$ während chronischer Abstoßung kam, die durch FK-506 signifikant auf $2{,}4\pm0{,}63$ vermindert werden konnte ($p < 0{,}01$). FK-506 konnte allerdings die durch chronische Abstoßung bewirkte absolute Zunahme der Muskeldicke nicht rückgängig machen: Kontrolle = $92\pm4{,}7$; Chronische Abstoßung = 193 ± 21; FK-506 Behandlung = $188\pm16{,}2\,\mu m$. Gleichsinnig verhielt sich die Anzahl enterischer NOS-positiver inhibitorischer Neurone im Plexus myentericus: Kontrolle = $37\pm1{,}4$; Chronische Abstoßung = $28\pm2{,}9$; FK-506 Behandlung = 23 ± 1. Funktionell kam es jedoch nach FK-506 Rettungstherapie zu einer deutlichen Verbesserung der muskulären Kontraktionskraft von z.B. 39,5% auf 68,8% des maximalen Normalwerts unter Stimulation mit $100\,\mu M$ Bethanechol (Abb. 1). Zugleich kam es nach FK-506 Therapie erstaunlicherweise zu einer kompletten Wiederherstellung der neuromuskulären Transmission (Abb. 2). Die IJP-Amplitude bei elektrischen Einzelpulsen von 150 Volt über 0,75 ms betrug

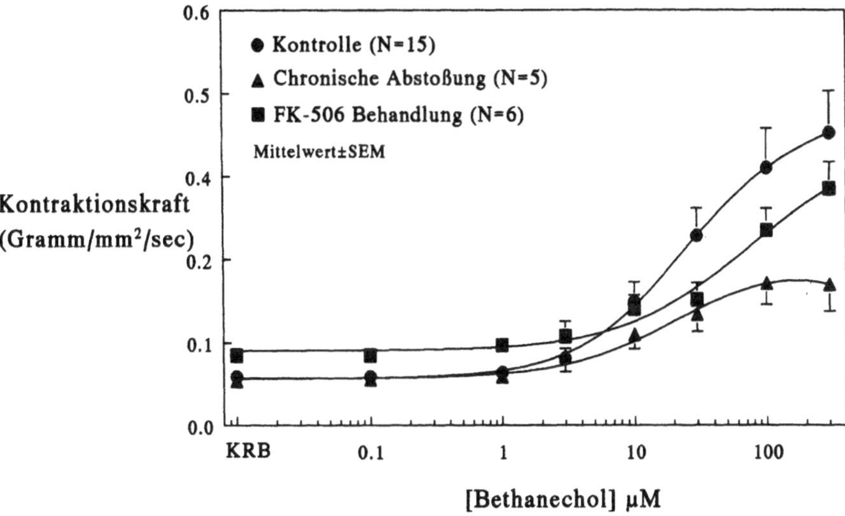

Abb. 1. Dosis-Wirkungskurve der durch Bethanechol stimulierten Muskulären Kontraktionskraft. FK-506 Behandlung führt zu einer deutlichen Verbesserung der muskulären Mechanik, ohne allerdings Normalwerte zu erreichen

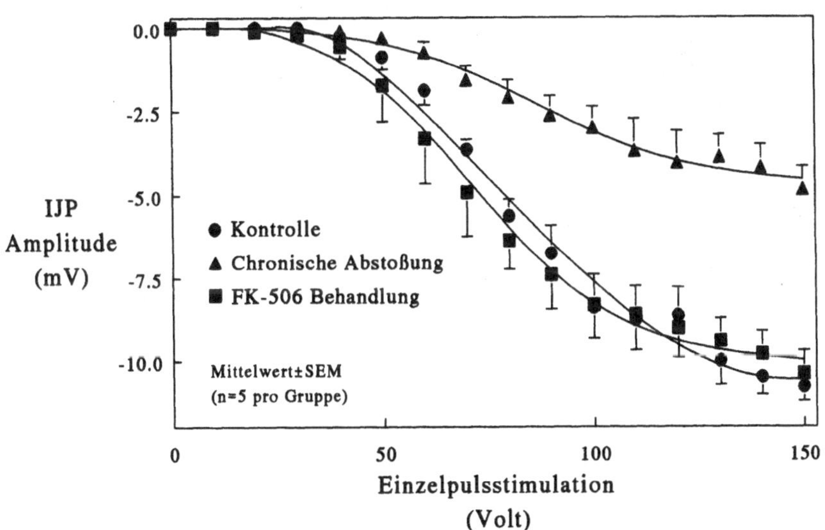

Abb. 2. IJP Amplitude zirkulärer glatter Muskelzellen unter ansteigender elektrischer Feldstimulation (10–150 Volt). FK-506 Behandlung führt zu einer vollständigen Wiederherstellung der neuromuskulären Transmission

beispielsweise in der Kontrollgruppe $10\pm0,5$ mV und war während chronischer Abstoßung auf $5\pm0,3$ mV vermindert. FK-506 Therapie führte trotz verminderter Anzahl inhibitorischer Neurone zu einer Restitution der IJP-Amplitude auf $10\pm0,7$ mV.

Diskussion

Obwohl die strukturellen Veränderungen an der intestinalen Muskulatur und Nerven nicht reversibel waren, zeigen unsere Ergebnisse, daß eine prolongierte Rettungstherapie mit FK-506 das Fortschreiten subklinischer chronischer Abstoßung effizient verhindern kann. Dies wird deutlich an der Proliferationshemmung intestinaler Muskelzellen und der nahezu vollständigen Restitution der muskulären Mechanik und Innervation. Strukturelle Veränderungen der glatten Muskulatur und des Nervengewebes als Folge der chronischen Abstoßungsreaktion sind durch eine Behandlung mit FK-506 zwar nicht rückgängig zu machen, funktionelle Beeinträchtigungen können zum Zeitpunkt subklinischer chronischer Abstoßung (90 Tage post transplantationem) jedoch noch kompensiert werden. Eine weitgehende Wiederherstellung der intestinalen Innervation läßt sich durch Aussprossung verbliebener Nervenfasern des Plexus myentericus und Reinnervation der Muskelfaser erklären. Ein ähnlicher neuroplastischer Vorgang wurde in der adaptiven Innervation hyperplastischer intestinaler Muskelzellen beobachtet [3]. Eine Verbesserung der muskulären Mechanik und neuromuskulären Transmission könnte zudem durch die Reduktion lymphoplasmazellulärer Infiltrate und konsekutiv verminderte Gewebekonzentration inflammatorischer Zytokine nach FK-506 Therapie bedingt sein [4]. Es ist bekannt, daß z. B. Interleukin-1 zu einer signifikanten Abnahme der Neurotransmitterfreisetzung im Dünndarm führt [5].

Insgesamt zeigen die vorliegenden Daten, daß eine „Rettungstherapie" mit dem hochwirksamen Immunsuppressivum FK-506 funktionelle Veränderungen chronischer Abstoßung im subklinischen Stadium aufhalten und sogar größtenteils rückgängig machen kann. Die Schwierigkeit liegt in der rechtzeitigen Erkennung chronischer Abstoßungsreaktionen bevor klinische Symptome wie Gewichtsabnahme und Diarrhoe auftreten. Bisher gibt es keine zuverlässigen „Screening-Methoden" um Frühveränderungen der intestinalen Muskulatur und Nerven des Transplantats zu ermitteln [6]. Schleimhautbiopsien ermöglichen eine sichere Diagnose erst im fortgeschrittenen Stadium, wenn Rettungsmaßnahmen vermutlich zu spät kommen.

Summary

Subclinical chronic rejection (CR) of small bowel allografts in a rat model induces thickening of the bowel wall due to muscular hypertrophy and hyperplasia and decreases contractile activity of circular muscle *in vitro*. Also, subclinical chronic ejection significantly reduces the number of myenteric ganglia which results in decreased neuromuscular transmission. In the present study, we investigated the effect of FK-506 rescue therapy to see if these sequelae of chronic rejection could be halted. Chronic rejection after orthotopic small bowel transplantation in ACI-LEWIS rats was achieved by a 4-week course of immunosuppression (CsA 15 mg/kg). After discontinuation of CsA, the grafts are subject to progressive, subclinical chronic rejection. One chronic rejection group was studied on POD-90 and another rejection group was „rescued" on POD-90 by a 4-week course of FK-506 (1 mg/kg) and then studied. Results were compared to age-matched control intestine. Mucosal architecture remained normal in both allografted groups throughout the study period. Immunohistochemical studies of BrdU-labelled proliferating muscle cells demonstrated that chronic rejection caused an incessant proliferation of graft intestinal smooth muscle cells. Rescue therapy with FK-506 successfully aborted the on-going smooth muscle proliferation, but did not reverse the increase in muscular thickness or the loss of NADPH-diaphorase (*NOS*) positive myenteric ganglia/cross-section, caused by the initial period of chronic rejection. Spontaneous and bethanechol dose-response curves demonstrated that contractile activity recorded from circular smooth muscle strips was markedly improved by rescue therapy (e. g. maximal contractile force only reached 39,5% of control values in CR grafts but 68.8% after rescue). Neuromuscular transmission, determined by electrically evoked inhibitory junction potentials (IJPs) recorded intracellularly from circular smooth muscle cells, returned to normal after rescue therapy (i.e. control = 10±0,5, CR = 5±0,3 and rescue = 10±0,7 mV; IJPs recorded at single pulse/150 V/ 0,75 ms; n = 5 each). Although structural changes of enteric smooth muscle and myenteric neurons induced by chronic rejection were not reversed, we find that the progression of subclinical chronic rejection of small bowel allografts can be effectively suppressed by FK-506 rescue therapy. This results in an improvement in muscular mechanics and neural innervation probably due to a decrease in infiltrating mononuclear cells and sprouting of existing myenteric nerve fibers.

Literatur

1. Heeckt PF, Halfter WM, Schraut WM, Bauer AJ (1993) Sequelae of chronic rjection on morphology and function of orthotopic and heterotopic small bowel transplants. J Gastrointest Mot 5:196
2. Heeckt PF, Halfter WM, Schraut WH, Lee KKW, Bauer AJ (1993) Small bowel transplantation and chronic rejection alter rat intestinal smooth muscle structure and function. Surgery 114:449–457
3. Jew JY, Williams TH, Gabella G, Zhang MQ (1989) The intestine as a model for neuronal plasticity. Arch Histochem Cytochem 52: 167
4. Su GL, Heeckt PF, Wang Q et al. (1994) Quantitativ PCR analysis of IFN-gamma, IL-2 and IL-10 mRNA in the inflammatory millieu of intestinal chronic rejection. Gastroenterology 106:A573
5. Collins SM, Hurst SM, Main C et al (1992) Effect of inflammation of enteric nerves. Cytokine-induced changes in neurotransmitter content and release. Ann NY Acad Sci 664:415
6. Schmidt T, Oberhuber G, Korozsi G, Margreiter R (1989) Histologic pattern of small bowel allograft rejection in the rat: mucosal biopsies do not provide sufficient information. Gastroenterology 89:1529

Dr. med. P. F. Heeckt, Abteilung für Allgemeinchirurgie, Universitätsklinikum Ulm, D-89070 Ulm

Einfluß von FK506 auf die lymphozytäre Infiltration der Dünndarmmukosa und die Funktion von intraepithelialen Lymphozyten nach Dünndarmtransplantation

Effect of FK506 on lymphocytic infiltration of the small intestinal epithelium and function of intraepithelial lymphocytes following small bowel transplantation

N. C. Schattenfroh[1], L. Cicalese[1], W. H. Schraut[1], C. Rastellini[1], P. Neuhaus[2] und A. K. Nüssler[3]

[1] Department of Surgery, University of Pittsburgh, Pittsburgh/USA
[2] Chirurgische Klinik Universitätsklinikum Rudolf-Virchow, Freie Universität Berlin, Berlin/ Deutschland
[3] Allgemeinchirurgische Klinik der Universität Ulm, Sektion Chirurgische Forschung, Ulm/Deutschland

Einleitung

Zum klassischen Erscheinungsbild der akuten Abstoßung gehört die Infiltration des Transplantats durch Lymphozyten des Empfängers [1]. Der histologische Nachweis dieser Infiltration ist jedoch für die Diagnose der Abstoßung nach Dünndarmtransplantation nur von begrenzter Aussagekraft, da eine lymphozytäre Infiltration der Lamina propria und Submukosa bereits im Rahmen der physiologischen Migration von Zellen in das Transplantat stattfindet [2]. Inwieweit diese Migration auch eine Infiltration des Dünndarmepithels einschließt, oder ob die epitheliale Infiltration als Zeichen einer Abstoßung gewertet werden muß, ist ungeklärt [1]. Ungewiß ist weiterhin, ob die lymphozytäre Infiltration der Mukosa nach Dünndarmtransplantation auch mit Funktionsveränderungen der intraepithelialen Lymphozyten (IEL) des Darmes einhergeht. In der vorliegenden Studie wurde daher die Infiltration der Dünndarmmukosa durch Empfängerlymphozyten, sowie Funktionsveränderungen der IELs bei akuter Abstoßung und unter Therapie mit FK506 nach allogener Dünndarmtransplantation untersucht.

Methodik

Orthotope Dünndarmtransplantation wurde in der vollallogenen Rattenkombination (Spender: ACI, Empfänger: LEW) durchgeführt. Alle Tiere erhielten eine

Die Arbeit wurde finanziell durch die Deutsche Forschungsgemeinschaft (Scha 634/1-1) unterstützt.

Chirurgisches Forum 1995
f. experim. u. klinische Forschung
Hierholzer/Seifert/Hartel (Hrsg.)
© Springer-Verlag Berlin Heidelberg 1995

kombinierte Anästhesie mit Methoxyfluran (Inhalation) und Pentobarbital (50 mg/kg i.p.). Tiere der Gruppe A (n = 3) wurden nicht mit FK506 behandelt. Tiere der Gruppe B (n = 4) erhielten täglich FK506 (2 mg/kg). Als Kontrolle dienten Ratten, die ein syngenes Transplantat (Spender und Empfänger: ACI) erhalten hatten, sowie nichtoperierte ACI-Ratten. Am 6. postop. Tag wurden die Tiere getötet, der Dünndarm entnommen und Gewebeproben für die histologischen Untersuchungen in Formalin fixiert. Aus dem restlichen Dünndarm wurden IEL isoliert und sofort für die durchflußzytometrische Analyse und die Bestimmung der zytolytischen Aktivität verwendet.

Ergebnisse

Tiere, die ein allogenes Transplantat erhalten hatten und nicht mit FK506 behandelt worden waren (Gruppe A), zeigten am 6. postoperativen Tag typische makroskopische und histologische Veränderungen der akuten Abstoßung, während keines der Transplantate der mit FK506 behandelten Tiere (Gruppe B) Zeichen einer akuten Abstoßung aufwies.

Die durchflußzytometrische Analyse der isolierten IEL des Dünndarms zeigte, daß IEL von Tieren mit einer akuten Abstoßung (Gruppe A) einen signifikant höheren (p < 0,01) Anteil an Empfängerlymphozyten aufwiesen, als Tiere, die mit FK506 (Gruppe B) behandelt worden waren (Tabelle 1). Interessanterweise war bei den Tieren, die mit FK506 behandelt worden waren, die Infiltration des Dünndarmepithels mit Empfängerlymphozyten zwar vermindert, jedoch nicht gänzlich aufgehoben.

In beiden Gruppen bestanden die infiltrierenden Empfängerlymphozyten vornehmlich aus $CD3^+$ T-Zellen, von denen die Mehrzahl $CD8^+$ und weniger als 15% $CD4^+$ waren (Tabelle 1). Der Phänotyp der infiltrierenden Lymphozyten war somit identisch mit dem normaler IEL, die ebenfalls nur aus T-Zellen mit einem dominanten $CD8^+$ Phänotyp bestehen [3].

IELs von beiden Gruppen zeigten spontane nicht-spezifische zytolytische Aktivität in einem Lectin-vermittelten ^{51}Cr-release Assay. Überraschenderweise fanden sich jedoch keine Unterschiede in der zytolytischen Aktivität von IEL von unbehandelten Tieren und von Tieren, die FK506 erhalten hatten.

Tabelle 1. Prozentualer Anteil und Verteilung der Subpopulationen der Empfängerlymphozyten im Dünndarmepithel nach allogener Dünndarmtransplantation

	Kontrolle	Gruppe A	Gruppe B
gesamt		31,4±1,2	14,6±2,1[a]
$CD3^+$	74,8±1,2	83,9±4,0	84,3±4,1
$CD4^+$	13,3±1,1	13,4±0,2	13,2±0,2
$CD8^+$	68,0±4,3	78,0±7,3	76,5±5,3

[a] p < 0,01 vs. Gruppe A

Zusammenfassung

Die Ergebnisse der vorliegenden Studie zeigen, daß die lymphozytäre Infiltration der Dünndarmmukosa mit Empfängerlymphozyten nach Dünndarmtransplantation sowohl bei ausgeprägter akuter Abstoßung, als auch unter Therapie mit FK506 stattfindet, wenngleich das Ausmaß der epithelialen Infiltration in akut abgestoßenen Organen signifikant größer ist, als in nicht abgestoßenen Transplantaten. Der alleinige Nachweis von Empfängerlymphozyten in der Dünndarmmukose nach allogener Dünndarmtransplantation kann daher nicht zwingend als Zeichen einer Abstoßung gewertet werden. Zusätzlich konnte gezeigt werden, daß die Immunsuppression mit FK506 die akute Abstoßung des Transplantats erfolgreich verhindert ohne die zytolytische Aktivität der IEL, die zur Aufrechterhaltung der Barrierefunktion der Dünndarmmukosa erforderlich ist, zu verhindern.

Summary

Infiltration of the transplanted organ by host lymphoid cells is the hallmark of acute rejection. However, after small bowel transplantation this phenomenon is of only limited value, since the lamina propria and the submucosal layers of the small intestine may be infiltrated with host lymphocytes as a result of physiological host cell migration. The present study was conducted to delineate whether host cell infiltration of the intraepithelial compartment of the small bowel is indicative of acute rejection. It became apparent that infiltration of the small intestinal mucosa with host lymphocytes occurs both during acute rejection and also when rejection is averted by immunosuppression with FK506. However, the amount of host cell infiltration was significantly greater during acute rejection than in non-rejected allografts. This indicates that the detection of host lymphoid cells in the small intestinal epithelium after small bowel transplantation does not necessarily connote an ongoing acute rejection. Furthermore, it was demonstrated, that immunosuppression with FK506 prevents acute rejection of small bowel allografts without depressing the cytolytic activity of IEL which is necessary for the barrier function of the small intestinal mucosa.

Literatur

1. Grover R, Lear PA, Ingham Clark CL, Pockley AG, Wood RFM (1993) Method for diagnosing rejection in small bowel transplantation. Br J Surg 80:1024–1026
2. Bienenstock J, Befus AD (1980) Mucosal Immunology. Immunology 41:249–270
3. Cerf-Bensussan N, Guy-Grand D (1991) Intestinal Intraepithelial Lymphocytes. Gastroenterol Clin North America 20:549–576

Dr. med. N.C. Schattenfroh, Department of Surgery, University of Pittsburgh, W1540 Biomedical Science Tower, 200 Lothrop Street, Pittsburgh, PA 15213, USA

In situ Hybridisierung und RT-PCR zeigen eine erhöhte Freisetzung von IFN-γ in jejunaler Muskularis und Mukosa bei chronischer Abstoßung nach Dünndarmtransplantation

In situ Hybridization and RT-PCR demonstrate an increased expression of IFN-γ in jejunal muscularis and mucosa during chronic rejection after small bowel transplantation

G. L. Su[1], K.-J. Walgenbach[2,3,*], P. F. Heeckt[2,4,†], W. H. Schraut[2], T. L. Whiteside[5] und A. J. Bauer

[1] Department of Medicine/Division of Gastroenterology, University of Pittsburgh
[2] Department of Surgery, University of Pittsburgh
[3] Klinik und Poliklinik für Chirurgie der Universität Bonn
[4] Chirurgische Universitätsklinik Ulm
[5] Department of Pathology, University of Pittsburgh

Einleitung

Chronische Abstoßungsreaktionen stellen eine Hauptursache von Organdysfunktion nach Transplantation dar. Wir haben kürzlich gezeigt, daß es während chronischer Abstoßungsreaktionen nach Dünndarmtransplantation zu deutlichen strukturellen Veränderungen innerhalb des Transplantates mit Schädigung vor allem in der intestinalen Muskulatur und den intrinsischen Nervenzellen sowie einer erhöhten Freisetzung von MHC Klasse I und II-Molekülen kommt [1]. Es ist bekannt, daß Interferon gamma (IFN-γ) ursächlich bei der Freisetzung von MHC Klasse I und II-Molekülen beteiligt und darüber hinaus ein potenter Makrophagen-stimulierender Faktor ist [2, 3]. Ziel dieser Studie war es, die erhöhte Freisetzung von IFN-γ und die Aktivierung von Makrophagen unter chronischen Abstoßungsbedingungen zu untersuchen und IFN-γ produzierende Zellen zu lokalisieren.

Methodik

Einzeitige, orthotope Dünndarmtransplantationen wurden in einer allogenen Rattenkombination (ACI → LEW) durchgeführt (n = 5). Die Kontrollgruppe bestand aus syngenen Rattenpaaren (ACI → ACI, n = 5). Alle Tiere erhielten eine kombinierte Anästhesie mit Methoxyfluran (Inhalation) und Pentobarbital (50 mg/kg Körpergewicht intraperitoneal). Subklinische chronische Transplantatabstoßungen wurden durch zeitlich begrenzte Cyclosporingabe (15 mg/kg) über 28

* Unterstützt durch ein Feodor Lynen-Stipendium der Alexander von Humboldt-Stiftung und
† durch die Deutsche Forschungsgemeinschaft

Chirurgisches Forum 1995
f. experim. u. klinische Forschung
Hierholzer/Seifert/Hartel (Hrsg.)
© Springer-Verlag Berlin Heidelberg 1995

124

Tage herbeigeführt. Die chronische Abstoßung verlief unter diesen Bedingungen bis zum 90. postoperativen Tag noch subklinisch (konstantes Gewicht und normaler Stuhlgang). Biopsien der Dünndarmtransplantate wurden am 90. postoperativen Tag entnommen, in Flüssigstickstoff schockgefroren und bei $-80°C$ gelagert. Zum Nachweis der Freisetzung von messengerRNA für IFN-γ mittels der Reversen-Transkriptase-Polymerase-Kettenreaktion (RT-PCR) wurde die Gesamt-RNA aus Vollwand-Biopsien extrahiert. Die PCR wurde unter Hinzugabe IFN-γ spezifischer P^{32}-markierter Primer durchgeführt. Die Quantifizierung erfolgte mittels eines Beta-Szintillationszählers. Zur genauen Lokalisation von IFN-γ produzierenden Zellen wurden *in situ* Hybridisierungen mittels S^{35}-markierter cDNA Proben auf Gefrierschnitten durchgeführt. Danach wurden die Schnitte für sieben Tage in einer Filmemulsion exponiert und anschließend entwickelt. Der Nachweis von Makrophagen erfolgte immunhistochemisch (ED2 Antikörper) auf Gefrierschnitten.

Ergebnisse

Immunhistochemisch zeigte sich ein deutliches Makrophageninfiltrat bei chronischer Abstoßung in allen Wandschichten. Nach RT-PCR ergab sich eine signifikante Erhöhung für IFN-γ Werte in Vollwandbiopsien von allogenen Tieren im Vergleich zu den syngenen Kontrollen ($91,8\pm28,67$ vs. $848\pm309,99$ cpm, $p < 0,01$). Zusätzliche Vergleiche zwischen syngenen Transplantaten und normalem Darm ergaben keine signifikanten Unterschiede. Die Auszählung der IFN-γ positiven Zellen unterstrich diese Ergebnisse. Alle untersuchten Gefrierschnitte von Biopsien chronisch abstoßender Dünndarmtransplantate zeigten eine deutlich erhöhte Zahl an IFN-γ produzierenden Zellen im Vergleich zu den syngenen Kontrollen. Dies trifft sowohl für die Tunica mucosa als auch für die Tunica muscularis zu. In der Tunica mucosa fand sich eine 10,5fache Erhöhung an IFN-γ positiven Zellen im Vergleich zu den syngenen Kontrollen ($p < 0,001$), in der Tunica muscularis eine 4,59fache Erhöhung ($p < 0,001$). In der Mukosa waren die positiven Zellen homogen in der Lamina propria verteilt. Interessanterweise war ein zirkulärer Saum in unmittelbarer Nachbarschaft zur Muscularis mucosae frei von positiven Zellen. In der Tunica muscularis fanden sich die IFN-γ positiven Zellen vornehmlich in der Nähe des submukösen Plexus, an der Grenze von Submukosa zu Muskularis oder in der Muscularis zwischen zirkulärer und longitudinaler Muskelschicht.

Zusammenfassung

Die Freisetzung von IFN-γ während chronischer Abstoßung nach Dünndarmtransplantation wurde in einem vollallogenen Rattenmodell untersucht. Chronische Abstoßungen stellen nach wie vor ein erhebliches Problem in Hinsicht auf Langzeiterfolge nach Transplantation dar. Interferon-γ, ein Makrophagen-stimulierender Faktor, ist mit Transplantatabstoßung nach verschiedenen Arten von Organtransplantation in Verbindung gebracht worden [4]. Daß erhöhte IFN-γ Werte nur in allogenen Transplantaten nachzuweisen und zudem keine Unterschiede zwischen normalem Darm und syngenen Transplantaten zu finden waren, läßt den Schluß zu, daß die aufgetretenen Veränderungen durch die Immunreaktion während chronischer Abstoßung und nicht durch die operative Manipulation oder Denervierung erklärbar sind. Die erhöhten IFN-γ Werte korrelieren fernerhin mit der stark angestiegenen Zahl an Makrophagen während chronischer Abstoßung, wobei IFN-γ eine stimulierende Wirkung zukommt. Zusätzlich kann IFN-γ maßgeblichen Einfluß auf die Immunreaktion durch die Beteiligung bei der Freisetzung von MHC Klasse I- und Klasse II-Molekülen nehmen. Weiterhin stimuliert IFN-γ die Freisetzung von Adhäsionsmolekülen aus Endothelzellen, welche den Eintritt von Empfänger-Lymphozyten in das Transplantat regulieren. Diese beschriebenen Wirkmechanismen von IFN-γ deuten auf eine wesentliche Rolle dieses Cytokines während chronischer Abstoßungsreaktionen nach Dünndarmtransplantation hin.

Summary

Chronic rejection is cause of late intestinal allograft dysfunction in humans. Recently we have shown that chronic rejection of rat small intestinal transplants results in significant structural and functional changes with damage of the intestinal musculature and the intrinsic nerves as well as an increased expression of MHC class I and class II molecules. It ist known that IFN-γ is involved in the expression of MHC class I and class II molecules and furthermore stimulates macrophages. In our study we investigated the local expression of interferon-γ mRNA using radiolabelled reverse transcriptase polymerase chain reaction (RT-PCR) and in situ hybridization as well as immunohistochemistry for determination of macrophage infiltrate. Chronic rejection after small bowel transplantation was achieved by a limited course of immunosupression (CsA 15 mg/kg) for 28 days. Biopsies were taken on postoperative day 90 and frozen immediately. Total RNA was extracted from full-thickness biopsies and mRNA for IFN-γ was detected using RT-PCR. In situ hybridization with S^{35}-labelled cDNA probes for lacalization of IFN-γ producing cells was performed on frozen sections. A significant increase in infiltrating macrophages was found during chronic rejection. Upon RT-PCR we found a significant increase of IFN-γ in the allogenic grafts compared to the syngenic controls (91.8 ± 28.67 vs. 848 ± 309.99 cpm, $p < 0.01$). In the mucosa as well as in the muscularis IFN-γ producing cells were dramatically increased (mucosa: 48.6 ± 2.60 vs. 504.3 ± 9.82); muscularis: 18.0 ± 2.08 vs. 82.7 ± 2.03, $p < 0.001$). Our results indicate that an increase of IFN-γ during chronic rejection after small intestine transplant plays an important role during the activation of macrophages and the expression of MHC class I and class II molecules which could contribute to the described structural and functional changes.

126

Literatur

1. Heeckt PF, Halfter WM, Schraut WH, Lee KKW, Bauer AJ (1993) Small bowel transplantation and chronic rejection alter intestinal smooth muscle structure and function. Surgery 114: 449–457
2. Halloran PF (1993): Interferon-γ, prototype of the proinflammatory cytokines – importance in activation, supression and maintenance of the immune response. Transpl. Proc. 25:10–15
3. De Maeyer E and De Maeyer-Guignard J (1992) Interferon-γ. Current opinion in immunology 4:321–326
4. Wu CJ, Lovett M, Wong-Lee J, et al. (1992) Cytokine gene expression in rejecting cardiac allografts. Transplantation 54:326–332

Anthony J. Bauer, Ph. D., Department of Medicine, 572 Scaife Hall, 3550 Terrace Street, University of Pittsburgh, Pittsburgh, PA 15261

Beeinflussung des Transplantationsergebnisses durch PGE1- oder Buflomedil-Einwirkung ausschließlich in der Konservierungsphase bei der Ratten-Lebertransplantation

Results of rat liver transplantation under the influence of PGE1 or Buflomedil as an additive to the preservation solution

R. Kasperk, L. Füzesi[1], S. A. Müller und V. Schumpelick

[1] Chirurgische Klinik und Institut für Pathologie, Klinikum der RWTH Aachen

Einleitung

Zahlreiche experimentelle Studien haben in jüngster Zeit belegt, daß dem hepatischen Ischämie-Reperfusionsschaden vielfältige Schadensmechanismen zugrundeliegen. Hauptangriffspunkt ist dabei die sinusoidale Gefäßstrecke mit ihrem komplexen Regulationssystem und spezialisierten Nicht-Parenchymzellen [3]. Wesentliche Chrakteristika dieses Konservierungsschadens der Leber sind sinusoidale Perfusionsstörung und Leukozytenakkumulation, deren Ausbildung über eine Vielzahl von Mediatoren vermittelt wird. Diese Mediatoren stehen im Zentrum aktueller Untersuchungen zur Minimierung des Konservierungsschadens mit dem Ziel, protektive Effekte zu verstärken und negative zu blockieren. Sowohl für Prostaglandin E1 wie für Buflomedil konnten bereits protektive Effekte in Ischämie-Reperfusionsmodellen nachgewiesen werden [1, 2, 4]. Wir gingen speziell der Frage nach, ob sich diese Ischämieprotektion auch an der Leber unter ausschließlicher Einwirkung der Substanzen auf das isolierte, hypotherm perfundierte Organ reproduzieren läßt.

Methodik

Es wurden 30 orthotope nicht arterialisierte Lebertransplantationen an syngenen Ratten vorgenommen. Die vorbeschriebene standardisierte Technik beinhaltete die Reanastomosierung der super- und infrahepatischen V. cava sowie der V. portae mittels mikrochirurgischer fortlaufender Naht und die terminoterminale Anastomosierung des D. choledochus über einem Teflon-Stent. Zuvor wurde die isolierte Spenderleber nach in situ-Flush mit Ringer-Lösung (20 ml, 4°C) einer einstündigen portalen Perfusion mit UW-Lösung unter Rezirkulationsbedingungen bei $8-10\,°C$ unterzogen. Der Perfusionsdruck lag stets unter 10 cm H_2O, der Perfusat-Flow betrug konstant 0,55 ml/min per Gramm Lebergewicht.

Die Zuordnung der Lebern zu den 4 Versuchsgruppen erfolgte randomisiert: Gruppe A (n = 6, Kontrolle) unmittelbare Transplantation ohne Perfusionsphase;

Chirurgisches Forum 1995
f. experim. u. klinische Forschung
Hierholzer/Seifert/Hartel (Hrsg.)
© Springer-Verlag Berlin Heidelberg 1995

Gruppe B (n = 8) Transplantation nach einstündiger Perfusion mit UW-Lösung; Gruppe C (n = 7) Transplantation nach einstündiger UW-Perfusion unter Zusatz von 1 mg Buflomedil; Gruppe D (n = 9) Transplantation nach einstündiger UW-Perfusion unter Zusatz von 0,1 µg Prostaglandin E1.

Es wurde das Leber-Feuchtgewicht vor und nach Perfusion sowie der pH-Wert und der Gehalt an GOT, GPT und LDH des Perfusats am Anfang und Ende der Perfusionsphase bestimmt. Bei allen Empfängertieren wurden nach 24 Stunden Gewebsproben aus der Leber gewonnen und HE-gefärbte Schnitte angefertigt. Die histologische Auswertung erfolgte ohne Kenntnis der Gruppenzugehörigkeit der Lebern standardisiert anhand eines Punkte-Schemas. Dieses berücksichtigte Gefäßdilatationen unter getrennter Beurteilung der Portalvenen, Zentralvenen, Sinusoide und Lymphgefäße sowie vor allem Veränderungen der parenchymatösen und nichtparenchymatösen Zellen. Unter getrennter Betrachtung des periportalen und perizentralen Läppchenbereichs wurden hierbei Vakuolisierung, Zytoplasmaveränderung, intrazelluläre Ablagerungen, Zellschwellung, Zellkernveränderung, Nekroseausmaß und Aktivierungsgrad der Kupffer-Zellen separat beurteilt. Der Ausprägungsgrad jedes Parameters wurde nach einer vierstufigen Skala festgelegt und daraus ein mittlerer Score berechnet.

Ergebnisse

Zum Tod von Empfängertieren infolge früher Thrombosen an den Gefäßanastomosen kam es je einmal in den Gruppen B und C und 2mal in Gruppe D. Bei Nicht-Berücksichtigung dieser operationstechnisch bedingten Frühtodesfälle ergaben sich in den Gruppen B, C und D mittlere Überlebenszeit von 7, 18 und 5 Tagen (alle Tiere der Gruppe A überlebten 7 Wochen). Tiere der Gruppe C lebten signifikant länger (p < 0,01) als Tiere der Gruppen B und D, während kein signifikanter Unterschied in der Überlebenszeit zwischen den Gruppen B und D bestand. Der Perfusatanalyse wies in allen Gruppen einen geringen Abfall des pH-Wertes unter kontinuierlicher hypothermer Perfusion nach ($\Delta pH = 0,035$), wobei kein Unterschied zwischen den Gruppen vorlag.

Während der Perfusion kam es in allen Gruppen zu einer deutlichen Zunahme des Perfusatgehalts an GOT, GPT und LDH. Signifikant stärker (p < 0,05) war diese Zunahme allerdings nur für die GPT bei den mit Prostaglandinzusatz perfundierten Lebern.

Die lichtmikroskopische Analyse zeigte, daß die ohne Perfusionsphase transplantierten Lebern der Kontrollgruppe A in jeder Hinsicht die geringsten Veränderungen aufwiesen und histologisch weitgehend mit Nativlebern identisch waren. In keiner der Versuchsgruppen lagen perfusionsbedingte vaskuläre Schäden wie Endothelablösungen oder gar Gefäßrupturen vor. Die Lebern der Gruppe D hatten einen signifikant höheren Score für eine Dilatation der Zentralvenen (p < 0,05) und wiesen tendenziell häufiger eine Hämostase im Bereich der Zentralvenen auf.

Wesentlich gravierendere Unterschiede fanden sich in der Auswertung der zellulären Veränderungen. Hochsignifikant häufiger (p < 0,01) zeigten Lebern der Gruppe D starke Zeichen der Kupffer-Zell-Aktivierung, wogegen diese in den Gruppen B und C nur gering ausgeprägt waren. Anzeichen eines erheblichen Hepatozytenschadens in Gruppe D waren die deutlich höheren Score-Werte für Zellkern-läsionen im Sinne einer Kernpyknose und Karyolysis sowie für Gruppen- und Massennekrosen von Hepatozyten.

Zwischen den Gruppen B und C bestanden relevante Unterschiede in den Score-Werten nur hinsichtlich einer stärkeren Mikrovakuolisierung und deutlich mehr Einzelzellnekrosen der Hepatozyten der Gruppe B-Lebern. Gruppen- oder Massennekrosen von Parenchymzellen fanden sich in keiner der beiden Gruppen. Insgesamt weisen diese Ergebnisse auf einen schädigenden Effekt von PGE1 und auf einen protektiven von Buflomedil hin.

Zusammenfassung

Es wurden 30 orthotope nicht arterialisierte Lebertransplantationen an syngenen Ratten durchgeführt: Gruppe A (n = 6) mit unmittelbarer Transplantation; Gruppe B (n = 8) Transplantation nach einstündiger kontinuierlicher hypothermer Perfusion der isolierten Leber mit UW-Lösung; Gruppe C (n = 7) mit UW-Perfusion unter Zusatz von Buflomedil; Gruppe D (n = 9) mit UW-Perfusion unter Zusatz von PGE1. Empfängertiere der Gruppe C lebten signifikant länger als B- oder D-Tiere und wiesen histologisch die geringsten Leberschäden auf. Lebern der Gruppe D zeigten eine ausgeprägte Aktivierung von Kupffer-Zellen und schwere Hepatozytenschäden.

Summary

We performed 30 orthotopic non-arterialized liver transplants in syngeneic rats: group A (n = 6) immediate transplantation; group B (n = 8) with transplantation after 1 hour of continuous hypothermic perfusion of the isolated organ with UW solution; group C (n = 7) UW-perfusion plus Buflomedil; group D (n = 9) UW-perfusion plus PGE1. Group C animals lived significantly longer than B or D animals and showed the least liver cell damage. Group D livers showed general activation of Kupffer cells and profound hepatocellular damage.

Literatur

1. Bachir D, Maurel A, Beuzard Y (1993) Improvements of microcirculation abnormalities in sickle cell patients upon Buflomedil treatment. Microvasc Res 46:359–373
2. Leonardo G, Arpaia M, Onza C (1984) Regarding the action of Buflomedil: haemorrheological and blood chemistry aspects. Curr Ther Res 36:1016–1026
3. McCuskey R, Reilly F (1993) Hepatic microvasculature: dynamic structure and its regulation. Sem Liv Dis 13:1–12
4. Xu H, Rosenlof L, Pruett T, Jones R (1994) Prostaglandin E1 increases survival with extended anhepatic phase during liver transplantation. Ann Surg 220:53–58

Dr. R. Kasperk, Chirurgische Klinik, RWTH Aachen, Pauwelsstraße, D-52057 Aachen

MHC-Antigene auf Hepatozyten und mikrovaskulären Endothelzellen: Beeinflussung der Hochregulation nach hypoxischem Zellstreß durch γ Interferon, Prostacyclin und Pentoxyphyllin

MHC-antigenes on hepatocytes and microvascular endothelial cells: upregulation after hypoxic stress under the influence of γ interferon, prostacyclin and pentoxyphyllin

R. Viebahn, C. Harsch, W. Lauchart und H. D. Becker

Abteilung für Allgemeine Chirurgie der Chirurgischen Universitätsklinik (Direktor: Prof. Dr. H. D. Becker), Universität Tübingen

Einleitung

Interleukine sowie Tumornekrosefaktor und Gamma-Interferon induzieren direkt oder auf dem Umweg über Gewebsmakrophagen eine Hochregulation der Antigenität von Antigen-präsentierenden Zellen. In der Leber können auch Parenchymzellen von dieser Hochregulation betroffen sein, sofern Noxen wie Ischämie, Reperfusion oder Transplantation auf das Organ wirken.

Im normalen Lebergewebe ist die Expression von MHC I Antigenen in geringem Maße nachzuweisen, MHC II kommt kaum vor. Bei krankhaften Veränderungen (Autoimmuncirrhosen, Hepatitis) und therapeutischen Maßnahmen (Leberteilresektion, Lebertransplantation in Standard- und besonders in Segment-Technik, Abstoßung) sind beide Antigene verstärkt nachzuweisen [4]. Hierbei findet sich MHC I auf allen Geweben des Organs mit Betonung der Hepatozyten, MHC II ist vorzugsweise auf Gallengansepithelien hochreguliert [3]. Der schwere Ischämie/Reperfusionsschaden geht jedoch mit einer verstärkten MHC II Expression auch auf Hepatozyten einher, gleiches gilt für die Regeneration nach Leberteilresektion und Lebersegmenttransplantation [2]. Störungen der Leberregeneration nach derartigen Vorschäden werden als Folge der erhöhten Antigenpräsentation diskutiert.

Um den Auswirkungen des Regulationssystems auf Hepatozyten und sinusoidale Endothelzellen weiter nachzugehen, wurde im etablierten Zellkulturversuch [5] mit Hypoxie/Reoxygenierung als Simulation von Ischämie- und Reperfusionsstreß der Einfluß von γ-Interferon, Prostacyclin und Pentoxyphyllin auf die zelluläre Expression von MHC I und II untersucht. Prostacyclin wird zur Minderung des Reperfusionsschadens bei der Lebertransplantation eingesetzt, Pentoxyphyllin hat günstige Effekte bei einer Fülle von Schockfolgen gezeigt.

Material und Methoden

Hepatozyten und sinusoidale Endothelzellen wurden in einem gemeinsamen Präparationsverfahren aus Lebern von Wistarratten gewonnen. Die Digestion des

Chirurgisches Forum 1995
f. experim. u. klinische Forschung
Hierholzer/Seifert/Hartel (Hrsg.)
© Springer-Verlag Berlin Heidelberg 1995

Lebergewebes erfolgte entsprechend zum Seglen-Verfahren mit biphasischer portaler Perfusion, zunächst mit calciumfreiem Krebs-Henseleit-Puffer und im Anschluß mit calciumhaltigem Puffer, der mit Kollagenase (Sigma, getestete Chargen) versetzt war. Nach Zentrifugation mit 8 g wurden die Hepatozyten in einer Dichte von 8×10^5 Zellen auf kollagenbeschichtete Glasobjektträger eingesät und über 2 Tage zu Monolayerkulturen konditioniert. Endothelzellen wurden aus dem Überstand des Hepatozytenzentrifugates gewonnen: Nach zwei weiteren Zentrifugationen (5 min 80 g, 10 min 300 g, 8 °C) und zwischenzeitlicher einstündiger Adhäsion der Kupfferzellen für 60 min in einer Kulturflasche mit 250 cm² eingesät und für 7 bis 9 einwöchige Passagen kultiviert. Die Reinheitskontrolle der Hepatozytenkulturen erfolgte nach morphologischen Kriterien, die Endothelzellen wurden durch zusätzliche Anfärbung des Faktor VIII-assoziierten Antigen und elektronenmikroskopischen Nachweis von Siebplatten identifiziert. Zur Auswertung gelangten insgesamt 140 Hepatozytenkulturen und 80 Endothelzellkulturen von 15 Spendertieren.

Die hypoxische Inkubation und anschließende Reperfusionsschädigung wurde in der etablierten Technik vorgenommen, so daß in Hypoxie bei 37 °C eine Sauerstoffspannung unter 0,1 mm Hg bestand. Nach 6 h Hypoxie wurde durch Öffnen des Inkubators und weitere offene Inkubation im 37 °C Begasungsbrutschrank die Reoxygenierung durchgeführt. Am Anfang der Inkubation, vor Reoxygenierung und 30 min nach Reoxygenierung wurden die Kulturen mit −20 °C kaltem Methanol fixiert und mit fluoreszierenden Antikörpern gegen MHC I und II der Ratte gefärbt (RTA I und II, Pharmingen). Die MHC-Expression wurde nach einem bereits für mehrere derartige Versuchsreihen evaluierten System quantifiziert [1]. Hierzu untersuchten zwei verschiedene Mitarbeiter der Arbeitsgruppe ohne Wissen über die jeweilige Gruppenzugehörigkeit der Präparate diese bei einer Fluoreszenzwellenlänge von 460 nm unter dem inversen Fluoreszenzmikroskop. Die Intensitäten des Färbeindex wurden in der Auswertung als Mittelwert der gesehenen Indexwerte mit Standardabweichung dargestellt. In parallel mitgeführten Kulturen wurde durch Bestimmung der Trypanblauaufnahme der Viabilitätsverlauf dokumentiert als biologischer Parameter der Aufrechterhaltung hypoxischer Bedingungen.

γ-Interferon (Sigma, IFN rat) wurde in einer Konzentration von 20, 100 und 200 IU/ml eingesetzt, Prostacyclin (Epoprosterenol, (Flolan®), Wellcome) mit 1, 2, 10 µg/ml, Pentoxyphyllin (Hoechst) mit 100, 1000 und 3000 µg/ml.

Ergebnisse

Der Verlauf der MHC-Expression bei Hypoxie und Reoxygenierung geht aus Abb. 1 a–c hervor, es sind hier die Ergebnisse für Hepatocytenkulturen dargestellt.

Kontrollinkubationen: Die MHC I Expression wird in auf Hepatozyten während der Hypoxie und besonders nach Reoxygenierung erheblich hochreguliert, ebenso, wenngleich in der Quantität schwächer, die Expression von MHC II. Der gleiche Verlauf besteht bei Endothelzellen, jedoch in ebenfalls sehr geringer Quantität.

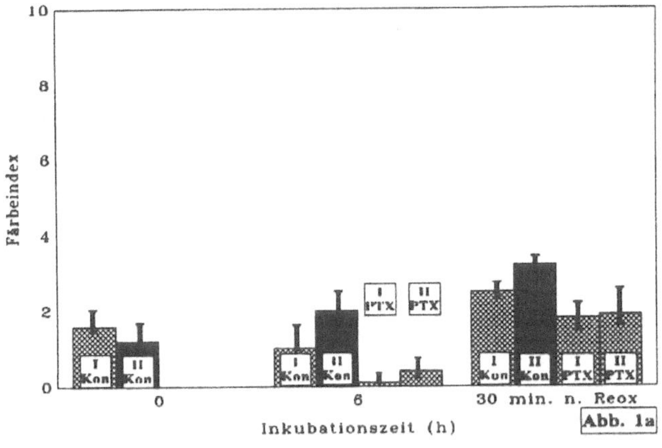

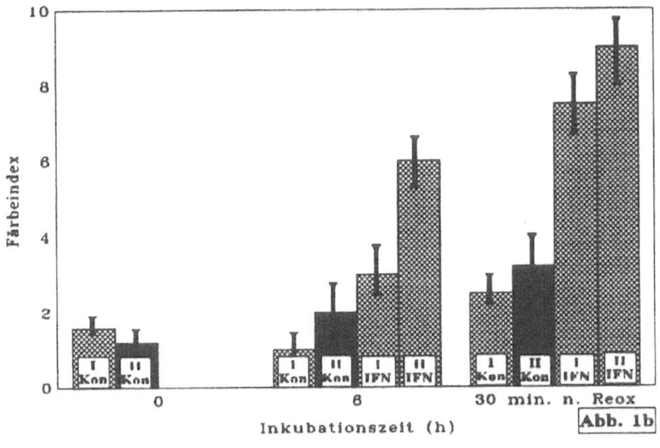

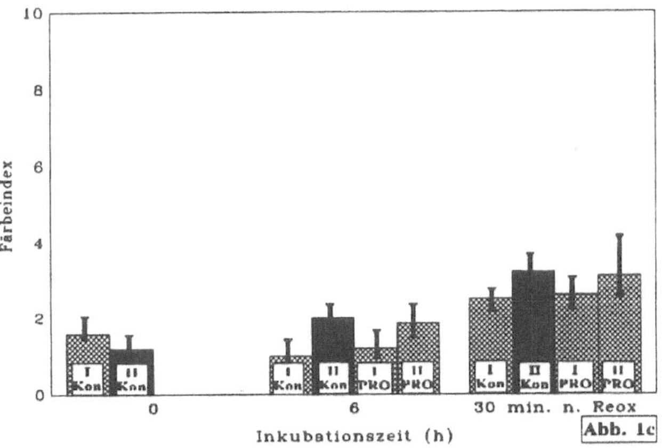

Abb. 1a–c. Verhalten der MHC I und II Expression auf Hepatocytenkulturen der Wistarratte bei Hypoxie und Reoxygenierung: **a** Einfluß von Pentoxyphyllin (PTX 1000 μg/ml), **b** Interferon (IFN 100 IU/ml) und **c** Prostacyclin (PRO 10 μg/ml). In jede Versuchsreihe gingen 20 Hepatozytenkulturen von 10 verschiedenen Spendertieren ein, Kon=unbehandelte Kontrollen

γ Interferon: Auf beiden Zellspezies erfolgt eine deutliche Hochregulation während Hypoxie und Reoxygenierung.

Prostacyclin: Hepatozyten und Endothelzellen reagieren bei Zusatz von Prostacyclin im Bezug auf die MHC Expression nahezu inert, d.h. die Hochregulation durch Hypoxie und Reoxygenierung kann nicht mehr nachgewiesen werden.

Pentoxyphyllin: Unter dem Einfluß dieser Substanz findet eine deutliche Abschwächung der MHC-Expression unter die Kontrollwerte bei Versuchsbeginn statt.

Der Verlauf der Zellviabilität (hier nicht graphisch dargestellt) belegt den protektiven Effekt von Epoprosterenol, der sich bei den Hepatozyten durch eine Abflachung der Absterbekurve auf die Hälfte ihrer Steilheit manifestiert. Die Höchstdosierung von Pentoxyphyllin bewirkte eine Akzeleration des Absterbeverhaltens der Hepatozyten. Die Endothelzellkulturen erwiesen sich über die gewählte relativ kurze Inkubationszeit als nahezu inert im Hinblick auf die Absterberate.

Diskussion

Die vorliegenden Daten belegen den günstigen Effekt, den Prostacyclin bei der Behandlung des Reperfusionsschadens aufweist. So wirkt diese Substanz nicht nur protektiv beim schweren Reperfusionsschaden des Transplantats über eine Weitstellung kapillärer Gefäße bzw. Verbesserung der Mikrozirkulation. Auch auf zellulärer Ebene scheint eine Verbesserung der Viabilität zu resultieren, zumindest für die verwendeten Hepatozyten der Wistarratte, die gegenüber Hypoxie und Reoxygenierung extrem sensitiv sind. So erfährt die Beimischung dieser Substanz bereits zur Organperfusionslösung bei der Spenderoperation im Rahmen der Lebertransplantation, wie sie von einigen Arbeitsgruppen praktiziert wird, eine weitere Rechtfertigung. Über die, zellphysiologisch betrachtet, globale Verbesserung des Zellüberlebens hinaus bewirkt die Substanz eine Verminderung der MHC-Hochregulation bei Hypoxie und Reoxygenierung. Diese Beobachtung korreliert zunächst nicht mit der Beobachtung, daß auch Patienten, die wegen schwerem Reperfusionsschaden mit dieser Substanz nach Lebertransplantation behandelt wurden, gehäuft Abstoßungen im weiteren Verlauf erleiden. Andererseits ist es denkbar, daß Prostacycline mit ihrer bekannt kurzen Halbwertzeit nur dann mindernd auf die MHC-Expression einwirken, wenn eine ausreichend lange Therapie stattfindet.

Pentoxyphyllin hat in niedriger und mittlerer Dosis keinen mit dem verwendeten Verfahren meßbaren Einfluß auf den Verlauf der Zellviabilität. In hoher Dosis hingegen scheint sie toxisch auf Hepatozyten zu wirken. Über den Mechanismus der sehr effektiven Minderung der MHC-Expression durch diese Substanz kann, ebenso wie beim Prostacyclin, nur spekuliert werden. Die Substanz greift offenbar sowohl in molekulare Regulationsmechanismen vieler Vorgänge ein, über Cyclooxygenasehemmung ist ebenfalls eine Einwirkung in den Zell- und Organstoffwechsel nachgewiesen. Die Beobachtung der zelltoxischen Wirkung soll jedoch

Anlaß sein, einen Einsatz in der Leberkonservierung etwa durch Zusatz zur Perfusionslösung zunächst mit einem Versuchsverfahren am gesamten Organ oder Organismus zu überprüfen.

Der Befund, daß γ Interferon auch an Hepatozyten MHC II hochreguliert, ist insofern interessant, als diese Zellen offenbar durch Hypoxie in gleicher Weise für Interferon sensibel werden wie Zellen des Immunsystems in Normoxie. Die Beobachtung der fokalen Hochregulation von MHC II auf Hepatozyten in Biopsien regenerierender Lebern könnte daher durch die Nachbarschaft dieser positiven Hepatozyten zu Kupfferzellen erklärt werden, die in dieser Phase aktiviert sind.

Zusammenfassung

Zur Untersuchung der Expression von MHC I und II und des Absterbeverhaltens von Hepatocyten und sinusoidalen Endothelzellen der Ratte wurden Monolayerkulturen beider Zellspezies herangezogen. Im Modell der Schädigung durch Hypoxie/Reoxygenierung zeigte sich, daß Hepatozyten parallel zum Verlust ihrer Viabilität zunehmend MHC I und II exprimieren. Endothelzellen erweisen sich gegenüber diesem Streß eher inert, die MHC-Hochregulation ist weit schwächer. Interferon führt zu einer Akzeleration der Hochregulation, Prostacyclin zu einer Dämpfung und verbesserter Zellviabilität, Pentoxyphyllin reguliert die MHC-Expression herunter.

Summary

Regulation of MHC I and II expression as well as cell viability were investigated in monolayer cultures of hepatocytes and sinusoidal endothelial cells of wistar rat livers. Under hypoxic and reoxygenation stress hepatocytes upregulated MHC I and II parallel to their loss of viability while endothelial cells were unaffected by cell death but showed similar behaviour of MHC expression. Interferon induced maximal acceleration of MHC upregulation while under prostacyclin MHC was similar to the controls but cell viability improved. Pentoxyphylline downregulates MHC expression.

Literatur

1. Eisenberger CF, Viebahn R, Lauchart W, de Groot H, Becker HD (1994) MHC antigen presentation of hepatocytes: Modulation during and after hypoxic stress. Transpl Int 7 (Supp. 1): 163–166
2. Shiraishi M, Csete ME, Yasunaga C, Drazan KE, Jurim O, Cramer DV, Busuttil RW, Shaked A (1994) Regeneration induced accelerated rejection in reduced size liver grafts. Transplantation 57:336–340
3. Steinhoff G, Behrend M, Schrader B, Pichlmayr R (1993) Intercellular immune adhesion molecules in human liver transplants: Overview on expression patterns of leukocyte receptor and ligand molecules. Hepatology 18:440–453

4. van Thiel DH, Zhang K, Baddour N, Wright HI, Friedlander L, Gavaler JS (1994) Intrahepatic mononuclear cell populations and MHC antigen expression in patients with chronic hepatitis C. Dig Dis Sci 39:970–997
5. Viebahn R, de Groot H, Lauchart W, Becker HD (1991) Liver cell preservation studies using hepatocyte cultures. In Hamelmann H, Engemann R (eds): Experimental and clinical liver transplantation. Elsevier:111–118

Dr. med. R. Viebahn, Abteilung für Allgemeine Chirurgie, Chirurgische Universitätsklinik, Hoppe Seyler Straße 3, D-72076 Tübingen

Erste Ergebnisse zur intraoperativen Temperaturregulation bei der Lebertransplantation durch Einsatz eines Wärmetauschers

First results for intraoperative thermoregulation during liver transplantation by usage of a heat exchanger

R. Lüsebrink[1], G. Blumhardt[1], H. Keck[1], K. Slama[2], R. Rossaint[2] und P. Neuhaus[1]

[1] Chirurgische Klinik und Poliklinik und
[2] Institut für Anästhesiologie und operative Intensivmedizin, Universitätsklinikum Rudolf Virchow der Freien Universität Berlin

Einleitung

Wärmeverluste während der Lebertransplantation können die Körpertemperatur bis in Regionen absenken, wo temperaturabhängige Funktionen wie Gerinnung, Wirkung der Katecholamine und Herzrhythmus beeinträchtigt werden [1, 2, 3]. Um dem entgegenzuwirken haben wir einen Wärmetauscher in den routinemäßig verwendeten veno-venösen Bypass integriert. 40 Patienten wurden bezüglich des Einsatzes einer Thermoregulation während des veno-venösen Bypasses prospektiv randomisiert.

Material und Methoden

In der Zeit zwischen September 1993 und Januar 1994 führten wir 48 orthotope Lebertransplantationen durch.

Unabhängig von der Primärdiagnose und dem Child-Stadium wurden die Patienten präoperativ für die Anwendung eines Wärmetauschers während der Phase des veno-venösen Bypasses randomisiert. Ausschlußkriterien für die Randomisierungen waren Retransplantation, Transplantation bei pädiatrischen Patienten und schlechter Allgemeinzustand des Empfängers. Bei letzteren wurde vom Operateur nach klinischen Kriterien der Einsatz des Wärmetauschers verlangt, da wir aus Vorversuchen Hinweise darauf erhalten hatten, daß das System ohne Nebenwirkungen den Wärmehaushalt des Patienten zu stabilisieren vermag.

Eingeschlossen wurden 40 Patienten, deren demographische und operationsspezifische Daten Tabelle 1 zeigt. Alle Patienten erhielten eine doppelte Abdeckung mit OP-Tüchern und wurden auf einer Wärmematte gelagert. Transfusionen von Erythrozytenkonzentraten (Ek) und gefrorenem Frischplasma (GFP) erfolgten grundsätzlich über den Transfusionswärmer. Nach der Randomisierung erhielt Gruppe A keine weiteren thermoregulatorischen Maßnahmen. Gruppe B bekam einen Wärmetauscher (HEC 40, Jostra, Hirrlingen) in den veno-venösen Bypass

Chirurgisches Forum 1995
f. experim. u. klinische Forschung
Hierholzer/Seifert/Hartel (Hrsg.)

Tabelle 1. Gruppenvergleich

	ohne Wärmetauscher		mit Wärmetauscher	
	Mittel	min/max	Mittel	min/max
Alter (Jahre)	46,4	26–65	47,5	25–64
Körperoberfläche (m²)	1,82	1,47–2,38	1,82	1,56–2,43
Op-Dauer (Minuten)	394	235–760	358	190–615
Bypass-Dauer (Minuten)	117	70–255	105	59–227
T bei Op-Beginn	36,5	36,4–36,7	36,6	36,4–38,6
intra-op EK (Einheiten)	7,1	0–15		7,22–18
intra-op FFP (Einheiten)	10	0–24	8,7	4–18
post-op Beatmung (Minuten)	550	130–950	485	25–1200
Child Stadium				
A	3		2	
B	12		13	
C	5		5	

integriert, der von einer Hypo-/Hyperthermie-Einheit (Stöckert, München) reguliert wurde. Die Körpertemperatur wurde in beiden Gruppen kontinuierlich durch den Thermistor des Svan-Ganz-Katheters (Baxter, Irvine, USA) registriert. Die Körperoberfläche (KOF) wurde nach der Formel von DuBois und DuBois berechnet. Beide Gruppen waren vergleichbar in Bezug auf das *Alter, die KOF, die Dauer des Bypasses, die Körpertemperatur am Beginn der Operation und die Op-Dauer.*

Ergebnisse

Durch die Integration eines Wärmetauschers in den veno-venösen Bypass ließen sich erhebliche Wärmeverluste in der behandelten Gruppe vermeiden. Bis zum Ende des Bypasses zeigte Gruppe A eine Temperaturverringerung um 2,00°C im Vergleich zu einem Temperaturabfall von nur 0,39°C in Gruppe B. Beim Eintreffen auf der Intensivstation betrug die Durchschnittstemperatur der Patienten der Gruppe A 35,4°C gegenüber 36,8°C bei den Patienten der Gruppe B. Hinsichtlich des intraoperativen Transfusionsbedarfs bestand kein Unterschied (Gruppe A: 7,1 Ek [0–15] vs Gruppe B: 7,2 Ek [2–18]). Die Dauer der postoperativen Beatmung betrug 9,2 Std. für Gruppe A gegenüber 8,1 Stunden für Gruppe B. Der Substitutionsbedarf für GFP betrug 4,9 Einheiten für Gruppe B verglichen mit 6,4 Einheiten für Gruppe A. In keiner der beiden Gruppen traten thrombembolische Komplikationen auf. Den Temperaturverlauf unter den Bedingungen des veno-venösen Bypasses zeigt die Abb. 1. In der Gruppe A ohne Wärmetauscher fiel die Körpertemperatur kontinuierlich weiter ab, während es in Gruppe B durch Einsatz des Wärmetauschers zu

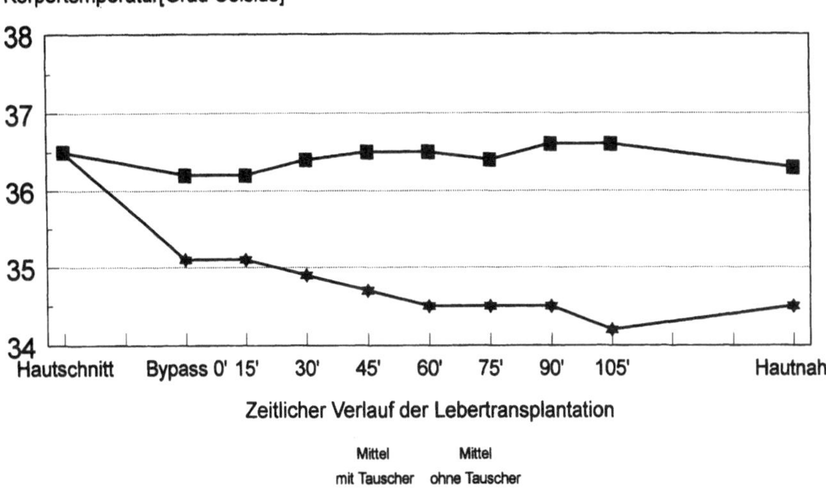

Abb. 1. Körpertemperatur während der Lebertransplantation mit (n = 20) und ohne (n = 20) Wärmetauscher

einer Stabilisierung der Körpertemperatur kommt. Die Hypo-/Hyperthermie-Einheit läßt dabei eine Anpassung der Körpertemperatur in einem weiten Bereich zu. Wir haben als Zielgröße bei den wärmeregulierten Patienten eine Körpertemperatur um 36 °C festgelegt und konnten diese durch Wassertemperaturen zwischen 37,0 °C und 39,0 °C erreichen.

Zusammenfassung

Nach prospektiver Randomisierung wurden 40 Patienten, die im Rahmen einer orthotopen Lebertransplantation an einen veno-venösen Bypass angeschlossen wurden im Hinblick auf den Verlauf der Körpertemperatur untersucht. Wärme-verluste treten durch lange OP-Zeiten, die Exposition großer Körperoberflächen (Peritoneum), Verluste an warmer Körperflüssigkeit (Blut, Lymphe, Aszites) sowie durch den Kontakt mit dem konservierten Organ auf. Die allgemein üblichen Verfahren wie Wärmematte und Anwärmen der Transfusionen und eine doppelte Abdeckung des Patienten können erhebliche Temperaturverluste während der Transplantation nicht effektiv verhindern. Durch Einschaltung eines Wärmetauschers in den veno-venösen Bypass gelang es die Körpertemperatur während der Lebertransplantation in physiologischen Grenzen zu halten. Die klinische Bedeutung bedarf weiterer Klärung. Als Tendenz zeichnet sich ein geringerer Bedarf an gefrorenem Frischplasma sowie eine kürzere postoperative Beatmungsdauer ab, wobei eine statistische Signifikanz aufgrund zu kleiner Zahlen nicht besteht.

Summary

Following preoperative randomisation we evaluated the course of body temperature in 40 patients during liver transplantation. Veno-venous bypass was used routinely. Drop of body-temperature occurs due to long operation times, exposition of major body surfaces (peritoneum), loss of warm body fluids (ascites, blood, lymph) and the contact with the cold graft. Conventional methods like positioning of the patient on a heat-matress, warming of transfused blood and double-layer draping can not prevent significant heat-losses. By the integration of a heat exchanger into the veno-venous bypass it is possible to maintain body-temperature in physiologic ranges. The clinical importance of this needs to be further elucidated. Preliminary data suggest that there is decreased demand of fresh-frozenplasma and a shorter postoperative period of ventilatory support, though statistical significance is lacking due to the small numbers.

Literatur

1. Emond JC (1992) Critical care of liver transplant patients. In: Hall JB, Schmidt GA, Wood LDH (edit.) Principles of critical care, McGraw-Hill, New York, S 928–946
2. Hawker F (1993) Liver transplantation In: Hawker F (edit) The Liver. Saunders, London, S 196–249
3. Cosimi AB, Bailin MT (1994) In: Oxford Textbook of Surgery, Morris PJ, Malt RA (edit) Liver transplantation, Oxford Medical Publications, New York/Oxford/Tokyo, pp 680– 695

Dr. med. Rainer Lüsebrink, Chirurgische Klinik und Poliklinik, Univ. Klinikum Rudolf Virchow, Augustenburger Platz 1, D-13353 Berlin

Notwendigkeit einer Erholungsphase nach *in-situ* Leberhiluspräparation zur Verminderung der hepatischen Mikrozirkulationsstörung vor Organkonservierung

A recovery phase after in-situ liver preparation reduces the impairment of hepatic microcirculation prior to organ preservation

E. Klar, T. Kraus, B. Osswald, L. Fernandes, W. Newman*, C. Herfarth und G. Otto

Chirurgische Klinik der Universität Heidelberg
* Massachusetts Institute of Technology, Boston, USA

Eine optimale Perfusion der Leber in der Initialphase der Organkonservierung muß als eine wesentliche Determinante für die Transplantatfunktion angesehen werden. Bei Explantation wird die Präparation der Leber einschließlich der Hilusstrukturen üblicherweise vor der Perfusion mit Konservierungslösung durchgeführt. Ziel der vorliegenden Studie war die Quantifizierung des mechanischen Effekts der Präparation auf die hepatische Mikrozirkulation mittels einer neu entwickelten Thermodiffusions-Meßsonde.

Methode

Neun deutsche Hausschweine (20–25 kg) wurden unter Intubationsnarkose (Isofluran, Fentanyl, Etomidate) laparotomiert. Gallengang, A. hepatica sowie V. portae wurden präpariert und das kleine Netz durchtrennt. Es folgte die Plazierung von Flußmeßköpfen (Transsonic Systems Inc., Ithaca, USA) um A. hepatica und V. portae zur Quantifizierung der Lebergesamtdurchblutung nach dem Transit-Time Ultraschallverfahren. In den medialen linken Leberlappen wurde eine Thermodiffusionssonde (Thermal Technologies Inc., Cambridge, USA) mit einem Durchmesser von 0,9 mm eingebracht. Die Messung der hepatischen Mikroperfusion erfolgte simultan mit der Lebergesamtdurchblutung 2, 5 und 10 Minuten nach Abschluß der Präparation. Als Shuntfraktion wurde der Shuntfluß in % der Lebergesamtdurchblutung definiert.

Ergebnisse

Zwei Minuten nach Abschluß der Präparation war die hepatische Mikroperfusion am stärksten eingeschränkt bei gleichzeitig größter Shuntfraktion. Fünf Minuten nach Abschluß der Präparation wurde bereits eine Verbesserung des kapillären Blutflusses mit Abnahme der Shuntdurchblutung registriert; Signifikanz gegenüber den früheren Meßwerten bestand jedoch erst nach 10 Minuten. Die Lebergesamtdurchblutung war während der gesamten Beobachtungszeit konstant (s. Tabelle 1).

Chirurgisches Forum 1995
f. experim. u. klinische Forschung
Hierholzer/Seifert/Hartel (Hrsg.)
© Springer-Verlag Berlin Heidelberg 1995

Tabelle 1. Hochgradige Mikrozirkulationsstörung der Leber 2 Minuten nach Abschluß der in-situ Präparation mit großer Shuntfraktion. Signifikante Verbesserung der hepatischen Mikroperfusion innerhalb von 10 Minuten. Mittelwert ± SEM

	Zeit nach Abschluß der Leberpräparation		
	2 min	5 min	10 min
Lebergesamtdurchblutung [ml/100 g/min]	150±13	149±13	137±11
Perfusion [ml/100 g/min[	59±7	65±6	75±8*
Shuntfraktion [%]	59±6	54±5	43±6*

*p < 0,05 10 min vs. 5 min, gepaarter t-Test

Diskussion

Die im Prinzip seit Jahrzehnten bekannte Technik der Thermodiffusion wurde so modifiziert, daß eine Quantifizierung der Perfusion parenchymatöser Organe ohne no-flow Kalibrierung möglich ist [1]. Eine Validierung in dem von uns verwendeten Modell war zuvor mittels der etablierten H2-Clearance sowie der Transit-Time Ultraschallflußmessung sowohl für die Leber [2] wie auch für die Niere [3] erfolgt. Der Vorteil der Methode liegt im kontinuierlichen Monitoring der Leberperfusion.

Das Hauptergebnis der vorliegenden Studie ist der Nachweis einer chirurgisch induzierten schweren Mikrozirkulationsstörung der Leber durch in-situ Präparation vor Organkonservierung mit einer maximalen Shuntdurchblutung von 59%. Der normale Shuntfluß der Leber bei gesunden Kontrollpersonen beträgt bis zu 10% [4]. Experimentell wurde nach Lebertransplantation beim Schwein eine Shuntfraktion von bis zu 38% nachgewiesen [5]. Die chirurgisch induzierte Mikrozirkulationsstörung ist somit als hochgradig einzustufen. Während einer Erholungsphase von 10 Minuten ohne weitere Manipulation resultiert zwar eine signifikante Verbesserung der hepatischen Mikroperfusion; die Shuntfraktion bleibt mit 43% der Gesamtdurchblutung jedoch weiterhin deutlich erhöht. Es muß als wahrscheinlich angesehen werden, daß die Perfusion zur Organkonservierung durch diese Mikrozirkulationsstörung nachteilig beeinflußt wird. Wird bei der Multiorganentnahme unter klinischen Bedingungen das Herz nicht explantiert, erfolgt die Perfusion zur Konservierung üblicherweise unmittelbar im Anschluß an die Präparation der Leber. Aufgrund der vorgestellten Ergebnisse muß in dieser Situation eine entsprechende Erholungsphase zur Verbesserung der hepatischen Mikroperfusion empfohlen werden. Hinsichtlich der Mikrozirkulation scheint die ausgedehnte in-situ Präparation der Leber grundsätzlich von Nachteil.

Zusammenfassung

Beim Schwein resultiert die in-situ Präparation der Leber vor Explantation in einer erheblichen hepatischen Mikrozirkulationsstörung. Die hepatische Mikroperfusion war 2 Minuten nach Abschluß der Präparation deutlich reduziert (59±7 ml/100 g/min) bei gleichzeitig hoher Shuntfraktion (59±6%). Ohne weitere chirurgische Manipulation wurde innerhalb von 10 Minuten eine signifikante Verbesserung der Perfusion auf 75±8 ml/100 g/min bei konstanter Lebergesamtdurchblutung nachgewiesen. Diese Beobachtung gewinnt Bedeutung falls die Perfusion mit Konservierungslösung unmittelbar nach Abschluß der Leberpräparation durchgeführt wird wie im Fall fehlender Herzexplantation. Durch den hohen Shuntfluß könnte die Konservierung dann ineffektiv werden.

Summary

In-situ preparation of the liver results in a pronounced impairment of hepatic microcirculation in pigs. Microperfusion of the liver was considerably reduced 2 minutes after cessation of surgical manipulation (59±7 ml/100 g/min) in parallel with an increased shunt fraction (59±6%). Within a recovery period of 10 minutes a significant improvement of liver perfusion to 75±8 ml/100 g/min was recorded while total liver blood flow remained constant. This oberservation seems important if liver perfusion with storage solution is performed directly after surgical dissection as in case of missing heart explantation. Preservation of the liver could become ineffective due to the considerable increase in shunt flow.

Literatur

1. Balasubramanian TA, Bowman HF (1977) Thermal conductivity and diffusivity of biomaterials: A simultaneous measurement technique. J Biomed Eng ASME 99:148–154, 1977
2. Klar E, Kraus T, Bleyl J, Newman W, Bowman F, v. Kummer R, Otto G, Herfarth C (1995) Thermodiffusion as novel method for continuous monitoring of hepatic microcirculation after liver transplantation. Transplant Proc (im Druck)
3. Osswald BR, Kraus T, Fernandes LP, Newman WH, Gebhard MM, Otto G, Klar E (1995) Validierung der Thermodiffusion in der Quantifizierung akuter Veränderungen der Nierenperfusion. Langenbecks Arch Chir (Suppl Chir Forum) (im Druck)
4. Hoefs JC, Reynolds TB, Pare P, Sakimura I (1984) A new method for the measurement of intrahepatic shunts. J Lab Clin Med 103:446 461
5. Manner M, Senninger N, Thies J, Moesta T, Otto G (1991) Intrahepatic shunt predicts graft function after liver transplantation in pigs. In: Engemann R, Hamelmann H (eds) Experimental and clinical liver transplantation, Elsevier Science Publishers BV p 83–86

PD Dr. E. Klar, Chirurgische Universitätsklinik, Im Neuenheimer Feld 110, D-69120 Heidelberg

Intravitalmikroskopische Untersuchungen zum Einfluß der Spendervorbehandlung mit Epoprostenol auf den Ischämie/Reperfusionsschaden nach orthotoper Lebertransplantation im Rattenmodell

Evaluation of the Impact of Epoprostenol Pretreatment of the Donor on Ischemia/Reperfusion Induced Damage after Orthotopic Liver Transplantation in the Rat by In-vivo Microscopy

M. Anthuber[1], S. Farkas[1], M. Rihl[1], F. W. Schildberg[1], M. D. Menger[2], K. Meßmer[3]

[1] Chirurgische Klinik und Poliklinik, Klinikum Großhadern, Ludwig-Maximillians-Universität, München
[2] Institut für Klinisch-Experimentelle Chirurgie, Universität des Saarlandes, Homburg/Saar
[3] Institut für Chirurgische Forschung, Klinikum Großhadern, Ludwig-Maximillians-Universität, München

Einleitung

Da die zur Lebertransplantation (LTx) ausgewählten Spenderorgane vor Explantation meist eine normale bzw. geringgradig eingeschränkte Funktion aufweisen, müssen in erster Linie die Auswirkungen von kalter/warmer Ischämie und Reoxygenierung/Reperfusion für eine primäre Transplantatdysfunktion (PTD) verantwortlich gemacht werden. Auf Grund des Mangels an sofort verfügbaren Spenderorganen ist die Suche nach konservativen Therapieverfahren als Alternative zur Retransplantation zwingend erforderlich.

Für metabolisch stabile Analoga der Prostaglandine I_2 und E_2 wurden im Zusammenhang mit ischämischen, viralen und toxischen Leberschädigungen günstige Wirkungen beobachtet, welche auf die durchblutungssteigernden, antiaggregatorischen und zytoprotektiven Effekte dieser Analoga zurückgeführt werden [1–5]. Letztere sind, wie Ergebnisse von in vitro Untersuchungen belegen, vermutlich durch Membranstabilisation und die Reduktion der Bildung freier Sauerstoffradikale aus aktivierten polymorphkernigen Granulozyten bedingt [6].

In einem Modell der syngenen LTx an der Ratte wurden unter Verwendung der Intravitalmikroskopie (IVM) die Auswirkungen einer Vorbehandlung des Organspenders mit dem Prostacyclinanalogon Epoprostenol (Flolan®, Wellcome) auf die mikrovaskuläre Perfusion und die Leukozytenadhärenz der Leber untersucht.

Methodik

In Äther-Inhalationsnarkose wurde an männlichen Lewis Ratten (Spender-/Empfängergewicht 150–210/190–260 g) eine orthotope LTx mit Arterialisierung durchgeführt. Die Vorbehandlung der Spender mit Epoprostenol (350 ng/kg/min iv)

Chirurgisches Forum 1995
f. experim. u. klinische Forschung
Hierholzer/Seifert/Hartel (Hrsg.)

erstreckte sich über einen Zeitraum von 30–40 Minuten und war der aortalen in situ Perfusion der Spenderleber mit UW-Lösung (10 ml, 4 °C) und der anschließenden 24stündigen kalten Ischämie unmittelbar vorgeschaltet. Einer Therapiegruppe (LTx/PGI SI, n = 8) wurde eine Kontrollgruppe gegenübergestellt, bestehend aus Tieren, denen Lebern unbehandelter Spender transplantiert wurden (LTx, n = 10). Nach hämodynamischer Stabilisierung (MAP > 50 mm Hg) erfolgte 30–60 Minuten nach Reperfusion die IVM am ausgelagerten linken Leberlappen in Epiilluminationstechnik. Natriumfluoreszein (2 µmol/kg) und Rhodamin 6G (0,1 µmol/kg) wurden zur Fluoreszenzmarkierung des Lebergewebes (Negativdarstellung der Sinusoide) bzw. der Leukozyten intravenös injiziert. Zielparameter der IVM waren die sinusoidale Perfusionsrate sowie die permanente („Sticker") und temporäre („Roller") Leukozytenadhärenz in Sinusoiden und postsinusoidalen Venolen. Die Ergebenisse wurden mittels Mann-Whitney U Test statistisch ausgewertet.

Ergebnisse

Durch Vorbehandlung mit Epoprostenol (LTx/PGI SI-Gruppe) konnte die sinusoidale Perfusion normalisiert und die Anzahl permanent adhärenter Leukozyten sowohl in Sinusoiden als auch in postsinusoidalen Venolen signifikant reduziert werden (p < 0,004). Die Anzahl der temporär adhärenten Leukozyten war im Vergleich mit unbehandelten Tieren (LTx-Gruppe) ebenfalls vermindert, ohne jedoch Signifikanzniveau zu erreichen (Abb. 1).

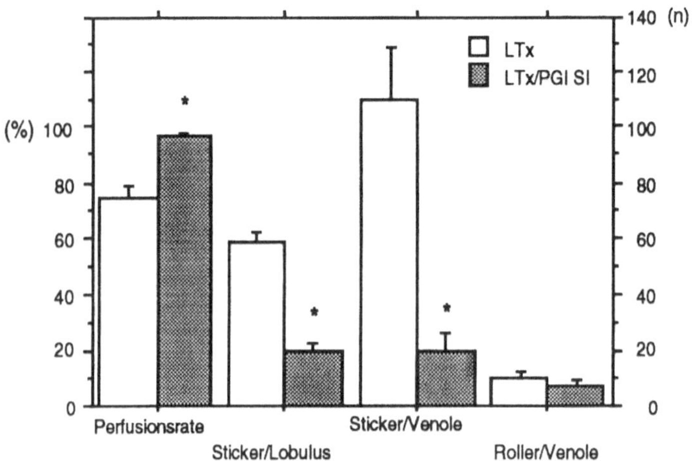

Abb. 1. Perfusionsrate (%), permanente (n, Sticker/Lobulus bzw. n, Sticker/mm² Venolenoberfläche) und temporäre (%, R/NAL = prozentualer Anteil der Roller an den nicht-adhärenten Leukozyten) Leukozytenadhärenz in Sinusoiden der Leberlobuli und postsinusoidalen Venolen. MW ± SEM, * = p < 0.0004

Diskussion

In der Vergangenheit wurde durch eine Vielzahl methodischer Modifikationen versucht, die Toleranz von Lebertransplantaten gegenüber Ischämie/Reperfusionsschäden zu verbessern [7, 8].

Die in unserem Modell durch Spendervorbehandlung mit Epoprostenol erzielte Steigerung der Perfusion und die Reduktion des Stickings und Rollings in der transplantierten Leber können als Ausdruck einer Verbesserung der Organkonservierung interpretiert werden, die vermutlich durch das Zusammenwirken folgender Mechanismen bedingt ist:

1) Steigerung bzw. Aufrechterhaltung einer uneingeschränkten Leberdurchblutung während der Explantation.
2) Gefäßdilatation bis in die Endstrombahn mit homogenerer Verteilung der hochviskösen UW-Lösung.
3) Direkte zytoprotektive Wirkungen an allen Zellkompartimenten der Leber durch Membranstabilisierung.
4) Die bessere Ischämieprotektion führt über eine Reduktion des Endothelschadens zu einer verminderten postischämischen Interaktion mit aktivierten Leukozyten.

Die in dieser experimentellen Untersuchung gewonnenen Erkenntnisse lassen eine prospektive klinische Studie mit dem Ziel der Verbesserung der Transplantatkonservierung und damit der Senkung der Rate an PTD sinnvoll erscheinen.

Zusammenfassung

In einem Modell der syngenen Lebertransplantation an der Ratte wurde unter Verwendung der Intravitalmikroskopie die Wirksamkeit einer Spendervorbehandlung mit dem Prostacyclinanalogon Epoprostenol untersucht. Epoprostenolvorbehandlung führte nach Transplantation zu einer verbesserten sinusoidalen Perfusion bei gleichzeitiger Reduktion der postsinusoidalen Leukozytenadhärenz, als Ausdruck eines reduzierten Ischämie/Reperfusionsschadens.

Summary

In a model of syngeneic rat liver transplantation the impact of donor pretreatment with the prostacyclin analogue epoprostenol was investigated by in vivo microscopy. Epoprostenol proved to be effective in terms of improvement of sinusoidal perfusion and reduction of postsinusoidal leucocyte adherence after transplantation, indicating reduction of ischemia/reperfusion-induced, microvascular damage.

Literatur

1. Zublke CE, Anthuber M, Pratschke E, Merkle R, Briegel J (1992) Color flow Doppler imaging during epoprostenol (PGI2) therapy of primary nonfunction following liver transplantation. Transplant Proc; 24:1985–1986
2. Abe T, Lynch S, Balderson G, Pillay P, Akiyama T, Inuzuka S, Matsunami H, Strong R (1993) The effects of prostacyclin analog OP-41483 on normothermic liver ischemia and reperfusion injury in rats. Prostaglandins Leukot Essent Fatty Acids; 48:417–422
3. Abecassis M, Falk JA, Makowka L, Dindzans VJ, Falk RE, Levy GA (1987) 16, 16 Dimethyl prostaglandin E2 prevents the development of fulminant hepatitis and blocks the induction of monocyte/macrophage procoagulant activity after murine hepatitis virus strain 3 infection. J Clin Invest; 80:881–889
4. Greig PD, Woolf GM, Sinclair SB, Abecassis M, Strasberg SM, Taylor BR, Blendis LM, Superina RA, Glynn MF, Langer B, et al. (1989) Treatment of primary liver graft nonfunction with prostaglandin E1. Transplantation; 48:447–453
5. Alvarez LA, de Hemptinne B, Hoebeke Y, Lambotte L (1987) Prostaglandin E2 increases the tolerance of the rat liver to warm ischemia in absence of splanchnic congestion. Transplant Proc; 19:4105–4109
6. Fantone JC, Kinnes DA (1983) Prostaglandin E1 and prostaglandin I2 modulation of superoxide production by human neutrophils. Biochem Biophys Res Commun; 113:506–512
7. Nakazato PZ, Concepcion W, Bry W, Limm W, Tokunaga Y, Itasaka H, Feduska N, Esquivel CO, Collins GM (1992) Total abdominal evisceration: an en bloc technique for abdominal organ harvesting. Surgery; 111:37–47
8. Gao WS, Takei Y, Marzi I, Lindert KA, Caldwell-Kenkel J, Currin RT, Tanaka Y, Lemasters JJ, Thurman RG (1991) Carolina rinse solution – a new strategy to increase survival time after orthotopic liver transplantation in the rat. Transplantation; 52:417–424

Dr. Matthias Anthuber, Chirurgische Klinik und Poliklinik, Klinikum Großhadern, Ludwig-Maximillians-Universität, München, Marchioninistr. 15, D-81377 München

Bedeutung des O_2-Angebotes während der frühen Reperfusionsphase für die postkardioplegische Erholung isolierter Rattenherzen

Influence of oxygen availability during early reperfusion on the postcardioplegic recovery of isolated rat hearts

H. Klauke, T. Minor, J. Sturz und W. Isselhard

Institut für experimentelle Medizin, Universität Köln

Einleitung

Die Reperfusion ischämischen Herzgewebes ist einerseits Grundvoraussetzung für die funktionelle Erholung des Herzens, kann jedoch andererseits nachteilige Effekte (Reperfusionsschaden) nach sich ziehen. Bereits in den 70er Jahren wurde die Rolle des Sauerstoffs im Rahmen dieses Geschehens kritisch beurteilt und der Begriff des „oxygen paradox" geprägt [1]. Später rückten die freien Sauerstoffradikale in den Mittelpunkt des Interesses. Neben der Gabe von Radikalfängern zeigte auch die Modifikation des Reperfusionsdruckes einen positiven Einfluß auf die postischämische funktionelle Erholung isolierter Herzen [2]. Ein initial erniedrigter und dann im Verlauf der weiteren Reperfusion stufenweise angehobener Reperfusionsdruck resultierte in einer Reduktion oxidativer Gewebeschäden und endothelialer Dysfunktion bei verbesserter postischämischer kardialer Funktion [3].

Ziel der vorliegenden Studie war es zu untersuchen, ob eine Reduktion des O_2-Angebot in der frühen Reperfusionsphase bei konstantem Reperfusionsdruck Auswirkungen auf die funktionelle und stoffwechselmäßige Erholung isolierter Herzen nach Kardioplegie und globaler Ischämie hat.

Methodik

Isolierte Herzen männlicher Wistar Ratten wurden nach 30 min Perfusion über die Aorta mit Krebs-Henseleit Lösung (KH: 35 °C; 75 mm Hg) in einem nicht rezirkulierenden Langendorff-System 5 min kardioplegisch mit St. Thomas' Hospital Lösung (25 °C; 65 mm Hg) perfundiert und einer 45 min globalen Ischämie (25 °C) unterworfen. Beide Perfusionslösungen wurden mit 95 %O_2/5 %CO_2 begast (pO_2

Chirurgisches Forum 1995
f. experim. u. klinische Forschung
Hierholzer/Seifert/Hartel (Hrsg.)

>600 mm Hg) und vor Anwendung filtriert (0,45 µm). Es wurden 2 Versuchsgruppen (je n = 8) mit jeweils einer Untergruppe (je n = 5) gebildet. Herzen der Gruppe A wurden im Anschluß an die o.g. globale Ischämie 45 min mit KH (35 °C, 75 mm Hg) reperfundiert, wobei die Reperfusionslösung kontinuierlich mit 95 % O_2/5 % CO_2 begast wurde (pO_2:654±21 mm Hg). In der Gruppe B wurde der pO_2 der KH während der ersten 10 Reperfusionsminuten durch Begasung mit 80 % N_2/15 % O_2/5 % CO_2 auf 260±20 mm Hg gesenkt, im Anschluß daran wie in Gruppe A mit einem pO_2 >600 mm Hg weiter reperfundiert. Bei Herzen der zugehörigen Untergruppen A' und B' wurde der Versuch nach 10 Reperfusionsminuten beendet.

Am jeweiligen Versuchsende wurden die Herzen mittels Wollenberger-Technik schockgefroren [4]. Es wurden die energiereichen Phosphate sowie Glykogen und Lactat im Ventrikelgewebe bestimmt [5]. Mit Hilfe eines in den linken Ventrikel eingeführten und auf 4 mm Hg Vorlast eingestellten Latexballons wurden der linksventrikuläre Spitzendruck (LVP$_{max}$) und die maximale Druckanstiegs- und -abfallsgeschwindigkeit (+/– dp/dt) gemessen. Ein in die A. pulmonalis eingebundener Katheter ermöglichte die Bestimmung des Koronarflusses (KF) und die Perfusatgewinnung zur Bestimmung des myokardialen Sauerstoffverbrauches (VO_2). Die Ergebnisse sind, sofern nicht anders vermerkt, als Mittelwert ± Standardabweichung angegeben. Ergebnisunterschiede wurden mittels zweiseitigem t-Test nach Student ermittelt und bei p < 0,05 als signifikant angesehen.

Ergebnisse und Diskussion

Nach 40 min Reperfusion zeigten die Herzen der Gruppe B eine signifikant bessere funktionelle Erholung: LVP$_{max}$ lag bei 85 %±6,1 % (107±13,6 mm Hg) des präischämischen Ausgangswertes gegenüber 76,5±5 % (95,6±11,5 mm Hg) in der Gruppe A. Konkordantes Verhalten zeigte sich bei der maximalen Druckanstiegs- und -abfallsgeschwindigkeit der Herzen in der Gruppe B mit signifikant höheren Werten (+ dp/dt Gr. B: 85,7±5,3 % vs Gr. A: 79,3±6,4 %; –dp/dt Gr. B: 83,9±4 % vs Gr. A: 74,7±7,4 % der präischämischen Ausgangswerte). Der Koronarfluß zeigte am Ende der ersten 10 Reperfusionsminuten in der Gruppe B mit 20±3,3 ml/g/min gegenüber 16,1±3,8 ml/g/min adaptiv höhere Werte, im Verlauf der weiteren Reperfusion (pO_2 >600 mm Hg) verringerte sich der KF und lag nach 40 min Reperfusion bei 14,3±2,9 ml/g/min in der Gruppe B vs 13,8±3,8 ml/g/min in der Gruppe A. Trotz des erhöhten KF in der Gruppe B während der ersten 10 Reperfusionsminuten hatten die Herzen dieser Gruppe im Mittel 50 % weniger O_2 zur Verfügung (KF × Vol.% O_2 der Perfusionslösung) als Herzen der Gruppe A. Der myokardiale Sauerstoffverbrauch in der Gruppe B war während der ersten 10 min der Reperfusion entsprechend signifikant niedriger als in der Gruppe A (Gr. B: 53,5±10,8 % vs Gr. A: 93,9±13,8 % des präischämischen Ausgangswertes). Nach Anhebung des pO_2 des Reperfusionsmediums auf Werte >600 mm Hg wurden in der Gruppe B dem präischämischen Ausgangswert vergleichbare Werte ermittelt, die zwischen der 25. und 35.Minute signifikant höher waren als in der Gruppe A (s. Abb. 1).

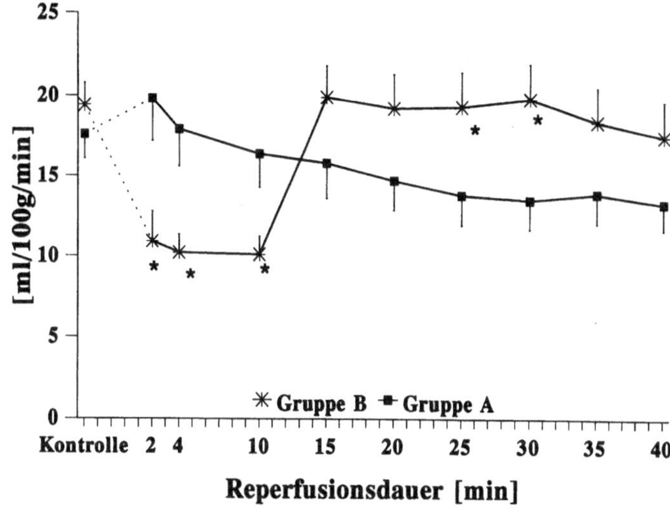

Abb. 1. Myokardialer Sauerstoffverbrauch (VO_2) während der Reperfusion. Werte angegeben als Mittelwerte ± SEM (*: $p < 0.05$ vs Gruppe A)

Die biochemische Analyse der mittels Frierstoppmethode nach 10 Reperfusionsminuten gewonnenen Ventrikelgewebe zeigte keine signifikanten Gruppenunterschiede bezüglich der energiereichen Phosphate und des Laktats; der Glykogengehalt in der Untergruppe B war jedoch mit 13,06±3,58 gegenüber 21,71±5,64 µmol/g Feuchtgewicht in der Untergruppe A signifikant niedriger und kann als Ausdruck einer grenzwertigen O_2-Versorgung und daraus resultierender erhöhter Glykolyse angesehen werden. Nach 45 Reperfusionsminuten bestanden keine signifikanten Unterschiede bezüglich Glykogen und Laktat im Ventrikelgewebe, das ATP jedoch war in Gruppe B mit 4,28±0,28 µmol/g Feuchtgewicht signifikant höher als in Gruppe A (3,55±0,32 µmol/g).

Zusammenfassung

Eine Reduktion des verfügbaren Sauerstoffes während der frühen Reperfusionsphase durch Senkung des pO_2 der Reperfusionslösung zeigt am isolierten Rattenherzen eine verbesserte funktionelle und stoffwechselmäßige Erholung nach Kardioplegie und globaler Ischämie.

Summary

Limiting the oxygen availability during early reperfusion by reducing the amount of oxygen dissolved in the coronary perfusate may have a beneficial effect on functional and metabolic recovery of isolated rat hearts after cardioplegic arrest and global ischemia.

Literatur

1. Hearse DJ, Humphrey SM, Bullock GR (1978) The oxygen paradox and the calcium paradox: two facets of the same problem? J Mol Cell Cardiol 10:641–668
2. Swanson DK, Myerowitz PD (1983) Effect of reperfusion temperature and pressure on the functional and metabolic recovery of preserved hearts. J Thorac Cardiovasc Surg 86:242–251
3. Minor T, Sturz J, Klauke H, Isselhard W (1995) Reduction of oxidative tissue injury and endothelial dysfunction by graduated reperfusion after cardioplegic arrest in isolated rat hearts. Free Radic Biol Med (in print)
4. Wollenberger A, Ristau O, Schoffa G (1960) Eine einfache Technik der extrem schnellen Abkühlung größerer Gewebestücke. Pflügers Arch 270:399–412
5. Isselhard W, Merguet H (1962) Metabolite des Glykolyse-Cyclus und des Adenylsäure-Phosphokreatin-Systems in schlagenden und durchbluteten Warmblüterherzen unter verschiedenen Versuchsbedingungen Pflügers Arch 276:211–235

Dr. med. H. Klauke, Institut für Experimentelle Medizin, Universität zu Köln, Robert-Koch-Str. 10, D-50931 Köln

Laser-Perfusion-Imaging (LPI) – eine neue Methode zur Erfassung der Mikrozirkulation in der postischämischen Organ-Reperfusion

Laser-Perfusion-Imaging (LPI) – a new method of monitoring microcirculation in postischemic organ-reperfusion

M. Storck, A. Sirsjö*, S. Reichel*, C. Hammer* und D. Abendroth

Abteilung Thorax- und Gefäßchirurgie, Universität Ulm
* Institut Chirurgische Forschung, LM Universität München

Einleitung

Die Erfassung von Mikrozirkulationsstörungen im postischämischen Verhalten nach Reperfusion bei parenchymatösen Organen stößt immer wieder auf methodische oder technische Schwierigkeiten. Es existieren derzeit keine einfachen, nichtinvasiven Methoden, die ausreichend sensitiv, selektiv und flächenmäßig diese Durchblutungsstörungen erfassen können. Die Qualität der Reperfusion ist im Rahmen der Transplantationsmedizin jedoch von großer Bedeutung zur Beurteilung der Organqualität, ihre Rolle im Rahmen immunologischer Vorgänge ist noch nicht exakt definiert. Insbesonders für die Niere sind Verfahren wie beispielsweise die intravitale Mikroskopie kaum möglich; andererseits erlaubt die Beurteilung der Gesamtorgandurchblutung keinen Rückschluß auf die kortikale Mikrozirkulation. Nicht zuletzt wird durch die Messung selbst die Mikrozirkulation durch Geräteaufsatz etc. direkt beeinflußt.

Das Laser-Perfusions-Imaging (LPI) System erlaubt eine Flächenabtastung bis zu 4096 Meßpunkten über eine Fläche von 150 cm^2 in einem berührungsfreien System. Das System setzt sich zusammen aus einem He-Ne Laser, einem optischen Scanner sowie einem Prozessor zur digitalen Bildverarbeitung mit Farbkodierung. Es liegen mit diesem Gerät bereits Erfahrungen zur Beurteilung der vaskulären Mikrozirkulation im Wundgrund vor [1]. Zur Beurteilung der Eignung dieses Gerätes wurde in einem experimentellen Ansatz (konkordante ex-vivo xenogene Nierenperfusion) ein Standard-Abstoßungsmodell verwendet, welches innerhalb von Stunden zu signifikanten Durchblutungsveränderungen führt.

Ziel der vorliegenden Untersuchung war die präliminäre Klärung folgender Fragen:

Ist die Laser-Flowmetrie geeignet, Veränderungen der Mikrozirkulation der Nierenrinde in einem ex-vivo Perfusionsmodell flächenmäßig zu erfassen?

Läßt sich durch Blockierung der LFA-1/ICAM-1 Interaktion eine meßbare Veränderung der kortikalen Mikrozirkulation in einem hyperakuten Abstoßungsmodell nachweisen?

Chirurgisches Forum 1995
f. experim. u. klinische Forschung
Hierholzer/Seifert/Hartel (Hrsg.)
© Springer-Verlag Berlin Heidelberg 1995

Material und Methode

Sechs Primaten-Nieren (Gewicht: 23 ± 3 g) wurden in Mehrorganentnahmetechnik nach in-situ hypothermer Schwerkraftperfusion mit 1500 ml UW-Lösung für 2 Stunden bei 4 °C gelagert. Die Reperfusion erfolgte nach arterieller und ureteraler Kanülierung in einem geschlossenen Rollerpumpensystem mit Oxygenator, O_2 und CO_2-Regler bei konstanter Temperatur von 37 °C, konstantem pH sowie konstantem Druck mit frisch entnommenen, voll-heparinisiertem Humanblut (konkordante Xenoperfusion). Fünf Nieren wurden mit Antikörperzusatz (monoklonaler anti-LFA1 moAB, „ANT-ILFA", Fa. Merieux, Typ IgG1, Maus anti-human) über mindestens 4 Stunden reperfundiert. Die sechste Niere wurde als Kontrollexperiment ohne Antikörper perfundiert. Als Referenzwerte dienten die Messungen von zwei Organen in-situ unter physiologischen Bedingungen.

Die Bindung des moAB's an Leukozyten wurde dosisabhängig im FACS kontrolliert, hierzu wurden mehrere Vollblutproben (zu Beginn des Rollerpumpenvorganges, direkt vor Reperfusion des Organes und 1 sowie 5 Minuten nach Organperfusion) untersucht. Die optimale Bindung erfolgte bei einer Dosis von 2 mg/l, diese Konzentration wurde in hier aufgeführten Experimenten appliziert. Als Maß für die inflammatorische Reaktion wurde das Zytokin IL-6 bestimmt, da dieses als erstes während konkordanter Xenoperfusion ansteigt [2].

Die Flow-Messungen erfolgen mit einem Laser-Flowmeter (PIM 1,0, Lisca Inc.) bei einer Wellenlänge von 632,8 nm und einem Abstand von 7 cm zur Organoberfläche in einem abgedunkelten Raum (Abb. 1). Die Bildanalyse der über der gesamten Organoberfläche erhobenen Parameter erfolgte on-line über ein digitales PC-System. Die Ergebnisse wurden in Prozent der in-vio-Referenzwerte berechnet.

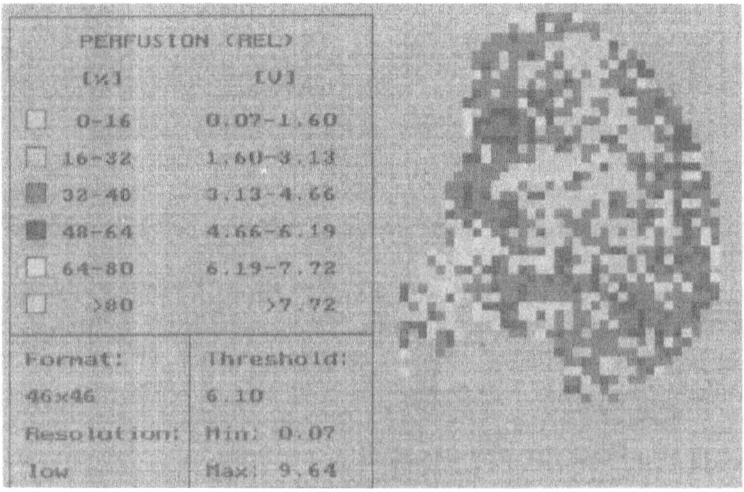

Abb. 1. Flächenhaftes Scanning der kortikalen Mikrozirkulation über einer Primatenniere mit Farbkodierung mit dem Laser-Perfusion-Imaging System

Ergebnisse

Bei konstantem Perfusionsdruck wurde die Resistance (mm Hg × min/ml) sowie die Urinproduktion (ml/min) kontinuierlich registriert. Die ex-vivo Hämoperfusion erfolgte mit 500 ml Blut bei konstantem Hämatokrit von 25%. Nach Zugabe des anti-adhäsiven Antikörpers (ANT-ILFA) lag die Resistance unter 4 mm Hg/ml × min. Über mindestens 4 Stunden konnte unter steady-state Bedingungen eine konstante gleichbleibende Urinproduktion aufrecht erhalten werden. Das Kontroll-experiment mit unbehandeltem Blut zeigte zunächst eine vergleichbare Resistance von 3,2±0,3 mm Hg/ml × min nach 60 Minuten (p > 0,05 LFA-1 vs C), jedoch nach 180 Minuten einen kontinuierlichen Anstieg auf 6,2 mm Hg/ml × min, was nach 205 Minuten zu einer vollständigen Okklusion des Organs führte. Die antikörper-behandelte Gruppe zeigt auch nach 4 Stunden noch einen Wert < 4 mm Hg/ml × min, was zu keiner Beeinträchtigung der Perfusionsqualität führte.

Die kortikale Mikrozirkulation zeigte in beiden Gruppen gegenüber der in-situ Perfusion vor Organentnahme eine signifikante Beeinträchtigung und erreichte bei

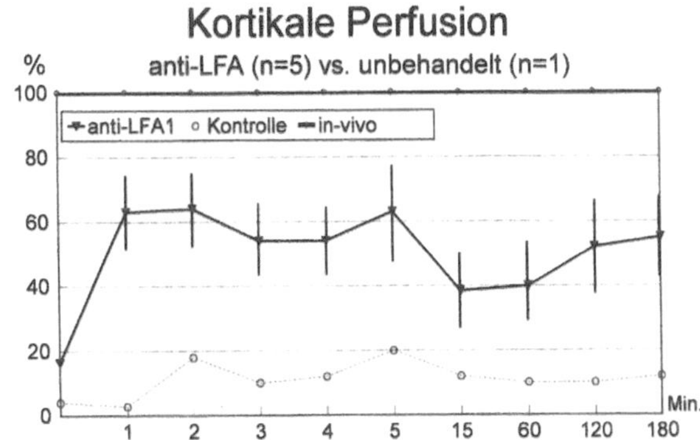

Abb. 2. Effekt der anti-LFA-1 Behandlung (2 mg/l) auf die kortikale Mikroperfusion, angegeben in Prozent physiologischer in-situ Perfusion

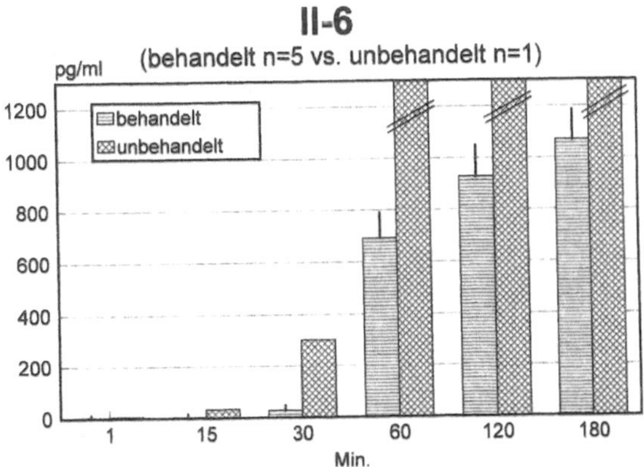

Abb. 3. IL-6 Freisetzung ins Perfusat in Abhängigkeit von Anti-LFA-1 Vorbehandlung

der Kontrollgruppe maximal 21% nach 60 Minuten bis zum Versuchsende (Abb. 2). Die Behandlung mit anti-LFA-1 bewirkte eine signifikante Verbesserung des Perfusionsindexes auf maximal 62% des in-situ Wertes (p < 0,05 LFA-1 vs in-situ). Zu allen Zeitpunkten lag der Perfusionsindex zugleich signifikant über dem des Kontrollversuchs mit unbehandeltem Blut. Die inflammatorische Reaktion der anti-LFA-1 behandelten Organe war signifikant geringer, da die IL-6 Erhöhung wesentlich geringer und später auftrat (Abb. 3).

Diskussion

Reperfusionsvorgänge nach lagerungsbedingter Kaltischämie unterscheiden sich deutlich von denen nach Warmischämie. Der Reperfusionsschaden ist deutlich geringer ausgeprägt, durch Stabilisierung der Zellmembranen durch geeignete Lösungen ist eine Verlängerung der Lagerungszeit möglich. Die dennoch zu beobachtenden Irregularitäten auch nach kurzer Zeit können sowohl unspezifisch als auch spezifisch immunologisch bedingt sein. Die hier als Modell gewählte Form der hyperakuten Abstoßung (Xenoperfusion) kommt klinisch wegen des zuvor durchgeführten Crossmatch nicht vor, ist aber ein Experiment mit guter Reproduzierbarkeit. Inflammatorische Mediatoren und adhäsive Elemente werden innerhalb der ersten Stunde aktiviert [2] und führen, falls unbeeinflußt, zum baldigen Organversagen.

Ziel der hier durchgeführten Untersuchungen war es, präliminäre Informationen über die Möglichkeit des Monitorings der Rindenperfusion des Organs Niere mitHilfe eines Lager-Doppler-Gerätes zu gewinnen, da die Bestimmung der Gesamt-Organdurchblutung hierüber keine ausreichenden Informationen bietet. Grundsätzlich sind Mehrpunktmessungen gegenüber Einzelpunktmessungen als vorteilhaft anzusehen, da es sich bei Reperfusionsphänomenen um Blutverteilungsstörungen handelt und nicht um Störungen der Gesamtdurchblutung. Entsprechend sind auch die Ergebnisse zu interpretieren, in denen sich zwar kein Unterschied in der Resistance (Maß für die unspezifische Messung der Gesamtorgandurchblutung einschließlich AV-Shunts) zeigte, jedoch ein Unterschied in der kortikalen Mikrozirkulation (anatomische Lokalisation der meisten Glomerula), je nach Gabe eines anti-adhäsiven [3, 4] Antikörpers, welcher zugleich immunomodulatorisch wirksam ist

Die vorliegenden Ergebnisse lassen aufgrund der geringen Fallzahl noch keine endgültige Beurteilung des Laser-Prinzips als geeignete Meßmethode für die flächenhafte Erfassung der Organ-Oberflächen-Durchblutung zu. Es konnte jedoch gezeigt werden, daß die durch monoklonale Antikörpertherapie bewirkte günstige Beeinflussung der kortikalen Mikrozirkulation im Laser-mapping nachvollzogen werden kann. Parallel dazu kam es zu einer geringeren inflammatorischen Reaktion sowie zum Ausbleiben des typischen Abstoßungsvorganges nach 180 Minuten, nachvollziehbar am Ausbleiben des Resistance-Anstieges.

In weiteren Experimenten muß auch im Transplantationsmodell die Relevanz dieser Messungen für die initiale und langfristige Transplantatfunktion belegt werden.

Zusammenfassung

In einem Standard-ex-vivo-Hämoperfusionsmodell wurde die Eignung eines neuen Laser-Flowmeters zur flächenhaften Beurteilung der kortikalen Mikrozirkulation als entscheidendem Parameter der Nieren-Reperfusion getestet. Sechs Primaten-Nieren wurden nach hypothermer Schwerkraftperfusion und 2stündiger Lagerung mit humanem Blut unter steady-state-Bedingungen über mindestens vier Stunden reperfundiert. In fünf Fällen wurde mit einem Anti-LFA-1 monoklonalen Antikörper in einer Konzentration von 2 mg/l vorbehandelt, eine Niere diente als Kontrolle ohne Antikörper. Als Referenzwert diente die Messung von zwei in-situ Organen unter physiologischen Bedingungen. Das Laser-Doppler-Perfusionssystem war in der Lage, Unterschiede in der kortikalen Perfusion aufzuzeigen. Anti-LFA-1 vorbehandelte Organe zeigten eine signifikant bessere Reperfusion, ohne allerdings 60% des in-vivo Wertes zu überschreiten. Gleichzeitig war die inflammatorische Reaktion, gemessen an der IL-6 Freisetzung, deutlich gedämpft. Weitere Experimente müssen die Wertigkeit dieses Systems im Vergleich zu herkömmlichen Methoden zur Beurteilung der Reperfusionsqualität nach Kaltischämie solider Organe bestätigen.

Summary

A new laser-perfusion-imaging (LDI) system was tested in a standard ex-vivo hemo-perfusion model. In kidneys, cortical microcirculation is important for initial organ function, measurements of whole organ perfusion may not recognize these changes. In the presented experiments, six monkey-kidneys were perfused with standard perfusion solution and reperfused for 4 hours with human blood after 2 hours of cold storage. 5 kidneys were treated with anti-LFA1 monoclonal antibody in a concentration of 2 mg/l, one kidney served as a control experiment. The obtained values were calculated as percent of physiologic in-vivo perfusion. The LDI-system was able to detect significant differences in microcirculation on the whole-organ surface of treated vs untreated kidneys. These events were paralleled by physiologic and inflammatory parameters. Further experiments must clarify the values of the LDI-system as compared to standard methods for judging postischemic microcirculation following cold ischemia.

Literatur

1. Uhl E, Sirsjö A, Haapaniemi T, Nilsson G, Nylander G (1994) Hyperbaric oxygen improves wound healing in normal and ischemic skin tissue. Plastic Reconstr Surg 93:835–841
2. Storck M, Schilling M, Burkhardt K et al (1994) Production of inflammatory cytokines and adhesion molecules in ex-vivo xenogeneic kidney perfusion. Trans Int 7 (Suppl):647–649
3. Flavin T, Ivens K, Rothlein R, et al (1991) Monoclonal antibodies against intercellular adhesion molecule 1 prolong cardiac allograft survival in cynomolgus monkeys. Trans Proc 23:533–534

158

4. Isobe M, Yagita H, Okumura K, Ihara A (1992) Specific acceptance of cardiac allograft after treatment with antibodies to ICAM-1 and LFA-1. Science 255:1125–1127
5. Talento A, Ngyen M, Blake T, et al (1993) A single administration of LFA-1 antibody confers prolonged allograft survival. Transplantation 55:418–422

Dr. M. Storck, Abt. Thorax- und Gefäßchirurgie, Universität Ulm, Steinhövelstraße 9, D-89075 Ulm

Behandlung der peripheren Verschlußkrankheit mit einem neuen perkutanen Atherektomiegerät. Erste klinische Resultate

Treatment of peripheral arterial occlusions with a novel percutaneous transluminal atherectomy device. First clinical results

F. Redha, A. U. Freiburghaus[1], D.-D. Do[2], F. Mahler[2], J. Triller[2]
und G. K. Uhlschmid

Forschungsabteilung des Departementes Chirurgie und
[1] Departement für Innere Medizin, Universitätsspital, CH-8091 Zürich, Schweiz und
[2] Angiologische Abteilung, Inselspital, CH-3010 Bern, Schweiz

Einführung

In der Behandlung der peripheren stenosierenden Atherosklerose kommen verschiedene Techniken zur Anwendung. Der Einsatz intravaskulärer Instrumente (Arterektomie- und Thrombektomiekatheter, Laser, Bohrer usw.) stellen eine ausgereifte Alternative zu den herkömmlichen operativen Verfahren in der Behandlung der peripheren arteriellen Verschlußkrankheit dar [1–7]. Ein gewichtiger Nachteil vieler intravaskulärer Instrumente ist, neben möglichen Komplikationen, wie Dissektion oder Perforation, die ungenügende Behebung der Gefäßstenose. Dies macht meistens eine zusätzliche Ballondilatation notwendig. Das von uns neu entwickelte Endarterektomie-Gerät REDHA-CUT wurde nach ausgiebiger Erprobung an Kadaverarterien [8] im klinischen Einsatz getestet. Wir berichten hier über die ersten Ergebnisse.

Methodik

Das neue Endarterektomiegerät (REDHA-CUT) ist ein flexibler Katheter aus rostfreiem Instrumentenstahl an dessen Ende ein stumpfer Hohlzylinder sitzt, der zwei nach rückwärts gerichtete Klingen verbirgt. Durch mechanisches axiales Verschieben des Zylinders werden die Klingen freigegeben und regenschirmähnlich entfaltet. Die Schneidekanten sind leicht nach innen gebogen, um Verletzungen der Gefäßwand zu verhindern. Der Durchmesser beträgt in geschlossenem Zustand 2,65 mm und entfaltet 4,9 mm von Klinge zu Klinge. Das Gerät wird durch eine handelsübliche Einführungsschleuse mit Ventil (F 8) in die Arterie eingeführt und (optional über einen 0,012″ Führungsdraht) durch die Stenose vorgeschoben. Nach Entfalten der Klingen wird das Gerät durch die Gefäßverengung zurückgezogen und

Chirurgisches Forum 1995
f. experim. u. klinische Forschung
Hierholzer/Seifert/Hartel (Hrsg.)
© Springer-Verlag Berlin Heidelberg 1995

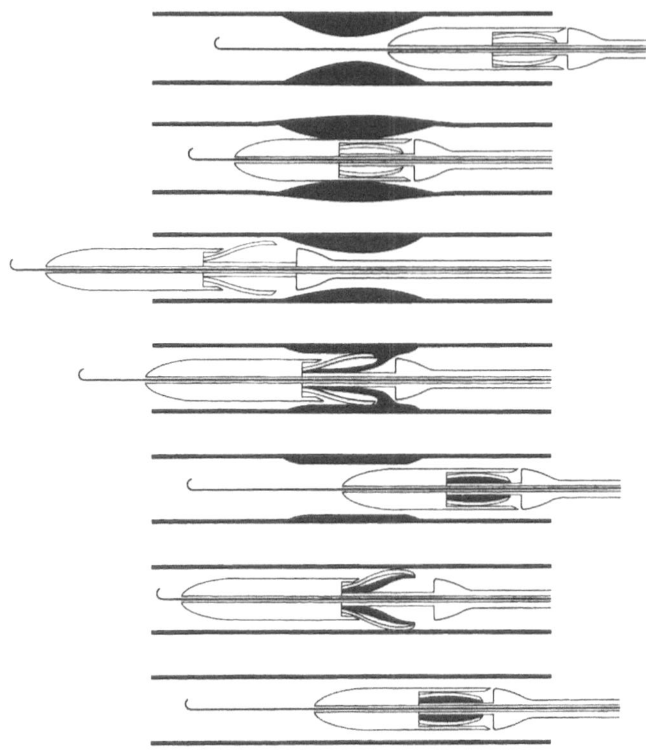

Abb. 1. Funktionsweise des REDHA-CUT Endarterektomie-Katheters (schematisch). Von oben nach unten: Vorschieben über den Führungsdraht; Passieren der Stenose; Entfalten der Klingen; Zurückziehen und schneiden; Schließen und wegtransportieren des ausgeschnittenen Plaque-Materials

schneidet dabei Teile des atheromatösen Materials ab, die nach Einklappen der Klingen im Hohlzylinder zurückbehalten und sicher durch den Einführungskatheter aus dem Gefäß bzw. Körper entfernt werden (Abb. 1). Dieses Vorgehen wird wiederholt bis keine Schnitte mehr möglich oder alle Plaques entfernt sind.

Es wurden 64 symptomatische femoro-popliteale Stenosen in 46 Patienten behandelt (D.-D.D., F.M., Inselspital Bern, Schweiz) und untersucht (21 Frauen, 25 Männer mit einem Durchschnittsalter von 72±9). Die Länge der Verschlüsse lag unter 2,5 cm. Bei den meisten Atherektomien wurde unmittelbar anschließend noch eine Ballondilatation vorgenommen. Der Erfolg jeder Behandlung wurde angiographisch verifiziert und die Stenosierung vor und nach Arterektomie mittels elektronischer Bildverarbeitung ausgemessen. In randomisiert ausgewählten 19 Fällen wurde die Auswirkung der zusätzlichen Ballondilatation ausgewertet. Klinische, radiologische und Ultraschall Nachkontrollen wurden regelmäßig durchgeführt.

Die digitale Auswertung der Fluorogramme erfolgte mit dem Bildanalysesystem SAMBA IPS3 (Alcatel TITN, Grenoble) und die statistische Auswertung mit Systat 5.0 auf Apple Macintosh. Alle Mittelwertangaben mit Standardabweichung.

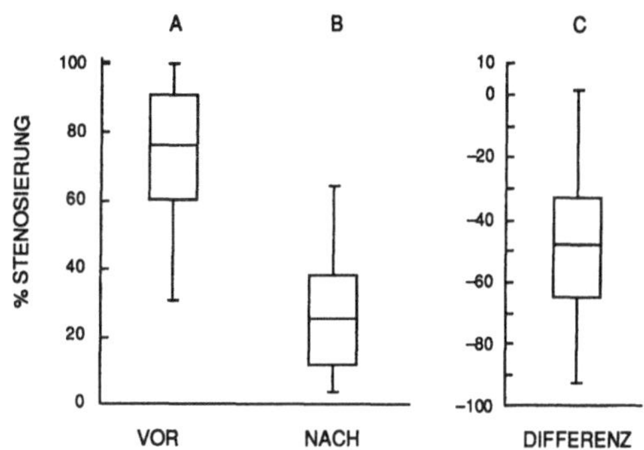

Abb. 2. Resultate der mit dem REDHA-CUT durchgeführten Endarterektomien an 64 femoro-poplitealen Stenosen. A, Stenosierung vor der Behandlung; B, nach REDHA-CUT; C, Differenz. Die Box umfaßt den 25–75 Perzentilenbereich und den Median. Die T-Balken markieren den Gesamtbereich

Ergebnisse

Die Resultate repräsentieren den Zustand der Gefäße unmittelbar nach dem Eingriff. Die durchschnittliche Stenosierung der 64 Läsionen betrug 74±18% und wurde durch die Behandlung mit dem REDHA-CUT im Mittel auf 25±16% reduziert, was einer Verbesserung um 48±22% entspricht (vgl. Abb. 2). Bei einer einzigen Stenose konnte keine Verbesserung gemessen werden. Pro Patient und Stenose wurden bis zu drei Schneidevorgänge durchgeführt. Die durchschnittliche Dauer der Atherektomie lag bei 5±2 Minuten. Von jedem Patienten konnte atheromatöses Material zur histologischen Untersuchung asserviert werden. Es wurden keine Dissektionen, Perforationen, distale Embolien oder andere Komplikationen beobachtet. Durch die nachfolgende Ballondilatation wurde in den 19 untersuchten Fällen die Stenosierung nur um 17±3% (mean±s.e.m.) zusätzlich vermindert.

Die klinische Anwendung des neuen REDHA-CUT Atherektomie-Gerätes ist wirksam, sicher, einfach und schnell im Vergleich mit anderen Atherektomie-Geräten [1–7]. Das REDHA-CUT Gerät ist erfolgreich anwendbar für die Atherektomie und/oder für die Asservierung von Plaque-Biopsien.

Zusammenfassung

Mit einem neuartigen intraluminalen Endarterektomie-Katheter wurden 64 symptomatische femoro-popliteale Stenosen in 21 Frauen und 25 Männern behandelt. Die vorbestehende Stenosierung von durchschnittlich 74±18% konnte dadurch um 48±22% auf 25±16% reduziert werden. Eine Atherektomie dauerte mit diesem Gerät durchschnittlich 5±2 Minuten. Es wurden weder Dissektionen noch Perforationen noch distale Embolien oder andere Komplikationen beobachtet. Im Vergleich mit anderen perkutanen transluminalen Angioplastie-Verfahren ist die klinische Anwendung des neuen REDHA-CUT Gerätes sicher, einfach und schnell, und erlaubt die Asservierung von Plaque-Biopsien.

Summary

64 symptomatic femoropopliteal occlusions in 21 female and 25 male patients were treated with a novel intraluminal endarterectomy device. The preexisting stenoses ($74\pm18\%$) could be reduced by $48\pm22\%$ to $25\pm16\%$ (mean$\pm$s.d.). The arterectomy procedure with this device took on average 5 ± 2 min. Neither perforations nor dissections nor distal embolism or any other complications were observed. In comparison with other percutaneous transluminal angioplasty procedures the clinical use of the novel REDHA-CUT device is safe, simple and fast, and allows for the retrieval of plaque biopsies.

Literatur

1. Lammer J, Karnel F (1988) Percutaneous transluminal laser angioplasty with contact probes. Radiology 168:733
2. Litvack F, Grundfest WS, Adler L, Hickey AE, Segalowitz J, Hestrin LB, Mohr FW, Goldenberg T, Laudenslager JS, Forrester JS (1989) Percutaneous excimer-laser and excimer-laser assisted angioplasty of the lower extremities: results of initial clinical trail. Radiology 172:331
3. Nordstrom LA, Castaneda WR, Young EG, Von Seggern KB (1988) Direct argon laser exposure for recanalization of peripheral arteries: early results: Radiology 168:359
4. Vallbracht C, Liermann DD, Pngnitz 1., Beinborn W, Roth FJ, Kollath J, Landgraf H, Kaltenbach M (1989) Low-speed rotational angioplasty in chronic peripheral artery occlusions: experience in 83 patients. Radiology 172:327
5. Wholey MH, Jarmolowski CR (1989) New reperfusion devices: the Kensey catheter, the atherolytic reperfusion wire device, and the transluminal extraction catheter. Radiology 172:947
6. Triller J, Do DD, Maddern G, Mahler F (1992) Femoropopliteal Artery Occlusion: Clinical Experience with the Kensey Catheter. Radiology 182:257–261
7. Dolmatch BL, Rholl KS, Moskowitz LB, Dake MD, van Breda A, Kaplan JO, Katzen BT (1989) Blue Toe Syndrome: Treatment with Percutaneous Atherectomy. Radiology 172:799–804
8. Redha F, Uhlschmid GK (1992) Ein neues intraluminales Endarterektomiegerät. Helv Chir Acta 59:311–314

Dr. F. Redha, Forschungsabteilung Departement Chirurgie, Universitätsspital Zürich, CH-8091 Zürich, Switzerland

Inzidenz und pathophysiologische Bedeutung der Endotoxinämie bei herzchirurgischen Operationen

Pathophysiological relevance of endotoxemia after cardiac surgery

E. Bölke, D. Berger, A. Welz*, H.G. Beger

Chirurgische Klinik I, Abt. für Allgemeinchirurgie, Universität Ulm, Steinhövelstraße 9, D-89075 Ulm
* Chirurgische Klinik III, Abteilung für Herz- und Thoraxchirurgie, Universität Ulm, Steinhövelstraße 9, D-89075 Ulm,
Ärztlicher Direktor: Prof. Dr. med. H.G. Beger

Einleitung

Störungen der Darmbarriere im Sinne einer bakteriellen Translokation nach Polytrauma oder Verbrennung stellen klinisch und experimentell gut dokumentierte Phänomene dar [1]. Auch nach operativen Eingriffen bei Kindern konnte eine Translokation bakterieller Produkte wie Endotoxin in der Zirkulation nachgewiesen werden [2, 3]. Als Quelle einer solchen Endotoxinämie wird das große Bakterien- und Endotoxinreservoir des Gastrointestinaltrakts vermutet. In eigenen nicht publizierten Untersuchungen konnte auch bei der Cholecystektomie eine signifikante intraoperative Endotoxinämie demonstriert werden. In der vorliegenden Untersuchung sollte untersucht werden, ob es eine Endotoxinämie während herzchirurgischer Operationen unter Verwendung der extracorporalen Zirkulation gibt. Gleichzeitig sollte eine Beziehung zwischen dem Endotoxin und dem Verlauf der Akut-Phase-Reaktion, gemessen am Interleukin-6 (IL-6) und dem C-reaktiven Protein (CrP) untersucht werden. Die pathophysiologische, klinische Bedeutung der Endotoxinämie wird anhand hämodynamischer Veränderungen demonstriert.

Patienten, Material und Methoden

In dieser Studie wurde das Auftreten einer Endotoxinämie und die daraus folgenden pathophysiologischen Konsequenzen bei 30 elektiven herzchirurgischen Eingriffen (17 aortocoronare Bypassoperationen, 9 Klappenersatzoperationen, 4 coronarchirurgische Eingriffe mit Klappenersatzoperation) untersucht. 10 Frauen, 20 Männer im Alter zwischen 30–73 Jahren, (Median 59 Jahre) nahmen teil. Endotoxin (Etox), IL-6 und CrP wurden vor und nach Narkoseeinleitung, nach Sternotomie, nach Punktion der Aorta und des rechten Vorhofs, nach der ersten Hälfte der Reperfusionsphase, nachdem der Thorax verschlossen wurde, 2 und 4 Stunden postoperativ sowie jeden Morgen bis zum 5. postoperativen Tag untersucht. Etox wurde mit einer chromogenen Modifikation des Limulus-Ämöbocyten-Lysat Test [5],

Chirurgisches Forum 1995
f. experim. u. klinische Forschung
Hierholzer/Seifert/Hartel (Hrsg.)

164

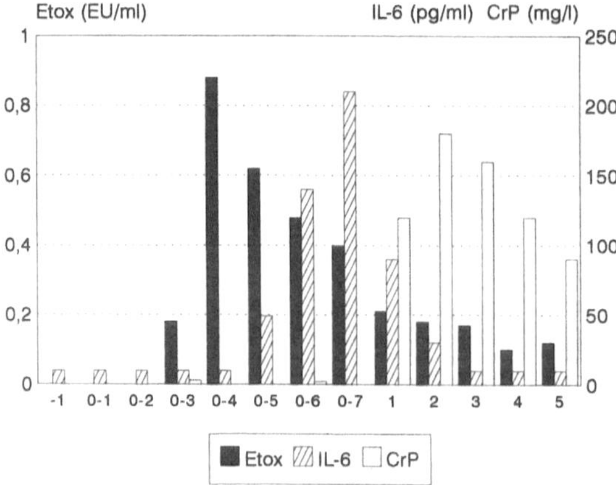

Abb. 1. Endotoxin und Mediatorfreisetzung. Die Abszisse zeigt den Zeitverlauf vor, während und nach herzchirurgischen Eingriffen. −1: Blutabnahme am Tag vor der Operation, 0−1: nach Narkoseeinleitung, 0−2: nach Sternotomie, 0−3: zu Beginn der extracorporalen Zirkulation, 0−4: nach Hälfte der Reperfusionszeit, 0−5: nach Thoraxverschluß, 0−6: 2 h postoperativ, 0−7: 4 h postoperativ, 1−5: 1. bis 5. postoperativer Tag. Die linke Ordinate gibt die Endotoxinwerte (EU/ml), die rechte die IL-6-(pg/ml) und CrP-Werte (mg/l) an. Dargestellt werden die Mediane

IL-6 mit einem käuflichen ELISA-Test der Firma Dianova und CrP nephelometrisch bestimmt.

Die statistische Überprüfung erfolgte mittels des Wilcoxon-Testes für verbundene Stichproben oder mit Hilfe des Chi^2-Testes.

Ergebnisse

Es fand sich ein signifikanter Endotoxinanstieg (p < 0,001) während der Operation, mit einem Höhepunkt in der Reperfusionsphase (Median von 0,8 EU/ml); der Anstieg war bis zum 5. postoperativen Tag nachweisbar. IL-6 stieg nach der Operation an und erreichte seinen Höhepunkt 4 Stunden nach dem Eingriff mit einem Medianwert von 217,5 pg/ml. Die CrP-Werte waren am ersten postoperativen Tag mit einem Median von 114 mg/l erhöht und stiegen bis zum 2. postoperativen Tag an (191 mg/l). Eine signifikante positive Korrelation mit einem Korrelationskoeffizienten von 0,42 und p < 0,04 fand sich zwischen dem Endotoxinplasmaspiegel nach der Hälfte der Reperfusionszeit und dem 4 Stunden postoperativ gemessenen pulmonalen Widerstand. Die nach der Hälfte der Reperfusionszeit sowie 2 Stunden postoperativ nachgewiesenen Endotoxinplasmaspiegel korrelierten signifikant negativ (Korrelationskoeffizienten −0,47, −0,57, p < 0,02, < 0,007) mit dem am 1. postoperativen Tag bestimmten peripheren Gefäßwiderstand. Ebenso korrelierte IL-6 nach Thoraxverschluß, sowie 2 und 4 Stunden postoperativ signifikant positiv (Korrelationskoeffizienten 0,55, 0,59, 0,61, p < 0,002, < 0,002, < 0,003) mit dem 4 Stunden nach der Operation bestimmten pulmonalen Widerstand. Eine Korrelation mit dem peripheren Widerstand konnte zu keinem Zeitpunkt festgestellt werden. Es fand sich keine Korrelation zwischen Endotoxin und IL-6.

Diskussion

In der vorliegenden Studie sollte untersucht werden, ob es zu einer pathophysiologisch relevanten Endotoxinämie während herzchirurgischer Operationen unter Verwendung der Herzlungenmaschine kommt. Ein bedeutender Endotoxinanstieg wurde nach Punktion der Aorta, die der extracorporalen Zirkulation vorangeht, gefunden. Das Maximum des Endotoxinanstieges wurde in der Reperfusionsphase nachgewiesen. Bis zum 5. postoperativen Tag wurden signifikante Endotoxinplasmaspiegel festgestellt. Da eine exogene Kontamination ausgeschlossen ist, kommt als Quelle für die nachgewiesene Endotoxinämie der Gastrointestinaltrakt in Frage. Durch den operativen Eingriff scheint es zu einer Störung der Darmbarriere zu kommen, die zu erhöhten Endotoxinwerten vor der extracorporalen Zirkulation führt. Das Maximum wurde aber in der Reperfusionsphase gefunden. In der Literatur werden Störungen in der gastrointestinalen Mikrozirkulation während der extracorporalen Zirkulation beschrieben, die für das nachgewiesene Endotoxin verantwortlich sein können [4]. Den maximalen Anstieg könnte man somit als einen klassischen Reperfusionsschaden erklären. Eine weitere Erklärungsmöglichkeit für diese Endotoxinämie wäre die Freisetzung des Endotoxins von endotoxinbindenden Proteinen, wie zum Beispiel vom Apoliprotein A_1 (HDL), während des operativen Eingriffes. Obwohl eine statistische Korrelation zwischen Endotoxin und IL-6-Plasmaspiegel nicht besteht, spricht die Zeitdifferenz für eine pathophysiologische Assoziation. Die Endotoxinämie geht dem IL-6-Anstieg 2–3 h voran.

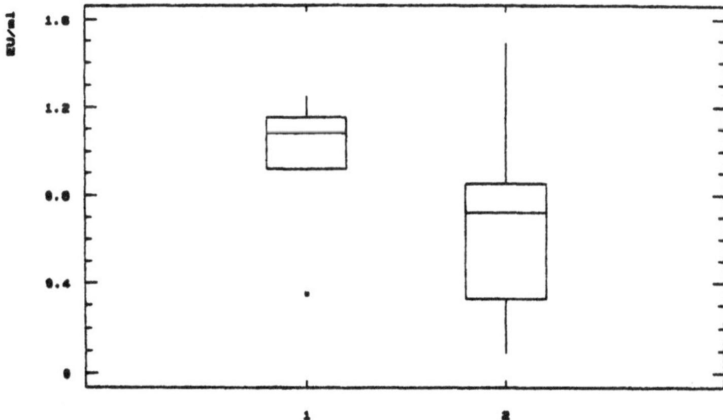

Abb. 2. Endotoxinplasmaspiegel von Patienten mit und ohne Katecholamine in der Reperfusionsphase. Die Abbildung zeigt die Box- und Whisker-Plots der Endotoxinplasmaspiegel von Patienten, die Adrenalin oder Noradrenalin zur hämodynamischen Stabilisation in der Reperfusionsphase nach kardiopulmonalen Bypass (1, n = 8) und Patienten, die keines (2, n = 22) brauchten. Die Signifikanz betrug p < 0.02

Die pathophysiologische Bedeutung der Endotoxinämie zeigte sich außerdem durch die unterschiedlichen maximalen Endotoxinwerte in der Reperfusionsphase. Dies sowohl für Patienten, die bei Beendigung der extracorporalen Zirkulation Katecholamine zur Aufrechterhaltung eines hämodynamisch suffizienten Kreislaufs brauchten und für solche, die keine benötigten. Außerdem fand sich eine negative Korrelation zwischen Endotoxin und dem peripheren und eine positive zwischen Endotoxin und dem pulmonalen Widerstand. Diese hämodynamischen Veränderungen entsprechen denen, die bei Sepsis beobachtet werden.

Zusammenfassung

Während herzchirurgischer Operationen unter Verwendung extracorporaler Zirkulation tritt regelmäßig eine Endotoxinämie auf. Diese führt zu den typischen hämodynamischen Veränderungen und scheint primärer Trigger der IL-6 Freisetzung zu sein.

Summary

During cardiopulmonary bypass operation with extracorporal blood circulation significant endotoxemia does occur. The source of circulating endotoxin seems to be the gut, because there was no evidence of exogenous contamination. The delay of increasing IL-6 plasma levels suggests a trigger function for endotoxin and perhaps other bacterial products being released from the gastrointestinal tract during cardiac surgery. The positive correlation of high endotoxin plasma levels and the need for catecholamines for sufficient hemodynamics, supports the pathophysiological relevance of circulating endotoxin.

Literatur

1. Deitch EA, Specian RD, Berg RD (1991) Endotoxin-induced bacterial translocation and mucosal permeability: role of xanthine oxidase, complement activation, and macrophage products. Crit Care Med 19:785–791
2. Imura K, Fukui Y, Yagi M, Nakai S, Hasegawa T, Kawahara H, Kamata S, Okada A (1989) Perioperative change of plasma endotoxin levels in early infants. J Pediatr Surg 24:1232–1235
3. Casey WF, Hauser GJ, Hannallah RS, Midgley FM, Khan WN (1992) Circulating endotoxin and tumor necrosis factor during pediatric cardiac surgery. Crit Care Med 20:1090–1096
4. Moneta GL, Misbach GA, Ivey TD (1985) Hypoperfusion as a possible factor in the development of gastrointestinal complications after cardiac surgery. Am J Surg; 149:648–650
5. Berger D, Schleich S, Seidelmann M, Beger HG (1991) Demonstration of an interaction between transferrin and lipopolysaccharide – an in vitro study. Eur Surg Res 23:309

Dr. med. E. Bölke, Chirurgische Klinik I, Abteilung für Allgemeinchirurgie, Universität Ulm, Steinhövelstr. 9, D-89075 Ulm

Der Einfluß des Prothesenmaterials auf vaskuläre Einheilungsvorgänge unter besonderer Berücksichtigung der Intimahyperplasie

Influence of prostatic graft material on vascular healing with special reference to intimal hyperplasia

G. Köveker, M. Jeschke*, V. Hermanutz*, S. Coerper und H. D. Becker

Chirurgische Universitätsklinik, Abteilung Allgemeine Chirurgie, Tübingen
Physiologisches Institut der Universität Tübingen

Gefäßprothesen werden in erster Linie nach mechanischer Stabilität und Thrombogenität beurteilt, während Kriterien des vaskulären Reparationsmechanismus und Kompatibilität mit Gefäßwandzellen bisher wenig Berücksichtigung fanden [1, 2]. Mit der Entwicklung einer bioartifiziellen Prothese wird die Hoffnung verknüpft, die bisherigen schlechten Langzeitergebnisse kleinlumiger Gefäßprothesen verbessern zu können. Beim herkömmlichen synthetischen Gefäßersatz entsteht lediglich eine Pseudointima, die zum einen durch ein hyperplastisches Wachstum an den Anastomosen (Intimahyperplasie) und zum anderen wegen des Fehlens des Endothels keine antithrombotischen Eigenschaften hat [3, 4, 5]. Endotheliale Regeneration und Kontrolle der Intimahyperplasie sind entscheidende Determinanten der Langzeitfunktion. Sie sollten daher bei der Beurteilung des Prothesenmaterials Berücksichtigung finden.

In einer tierexperimentellen Untersuchung an Ratten sollte der Einfluß des Prothesenmaterials (PTFE, Polyurethan) auf die vaskuläre Einheilung untersucht werden.

Material und Methodik

Bei n = 63 erwachsenen Sprague-Dawley-Ratten wurde in mikrochirurgischer Technik die infrarenale Aorta reseziert und durch eine End-zu-End anastomosierte Prothese (Länge 12 mm, Durchmesser 1,5 mm) ersetzt. In Gruppe 1 wurde PTFE (Fa. Gor, Putzbrunn) verwendet, in der Gruppe 2 kamen experimentelle Prothesen, die bisher nicht in der Klinik angewendet worden waren (Fa. Braun-Melsungen) zur Anwendung. Die Tierexperimente erfolgten nach entsprechender behördlicher Genehmigung. Die Prothesen wurden nach 1, 2, 4 und 8 Wochen und nach 6 Monaten explantiert. Folgende Untersuchungsparameter wurden bestimmt: Durchgängigkeit, quantitative und qualitative Zellverteilung in der Intima, Endothelialisierung, Intimadicke und Proliferationsindex glatter Muskelzellen, wobei der Quotient aus mitotischen Zellen an der Gesamtzellzahl in Prozent angegeben wurde. Mit spezifi-

Chirurgisches Forum 1995
f. experim. u. klinische Forschung
Hierholzer/Seifert/Hartel (Hrsg.)
© Springer-Verlag Berlin Heidelberg 1995

schen Antikörpern gegen Brom-desoxy-Uridin wurden DNS-replizierende Zellen angefärbt (Avidin-Biotin-Methode). An Methoden kam die konventionelle Histologie, die Immunhistologie und die Rasterelektronenmikroskopie zur Anwendung. Außerdem erfolgte am histologischen Schnittpräparat eine morphometrische Bestimmung der Intima.

Ergebnisse

Zu allen Zeitpunkten gab es hinsichtlich der Offenheitsrate keine Unterschiede zwischen der PTFE- und der Polyurethan-Gruppe. Die kumulative Durchgängigkeitsrate betrug in der PTFE-Gruppe 82 (26/32) und in der Polyurethan-Gruppe 86% (26/31). Die Langzeitdurchgängigkeit (6 Monate) betrug 80% (ePTFE) bzw. 79% bei PU-Material.

Hinsichtlich der Geschwindigkeit der Endothelialisierung gab es signifikante Unterschiede zwischen den beiden Materialien. Nach 4 Wochen waren Polyurethan-Prothesen auf ihrer luminalen Oberfläche vollständig mit Endothelien ausgekleidet, während der Anteil der endothelialisierten luminalen Oberfläche bei PTFE-Prothesen lediglich 64% betrug ($p < 0{,}01$). Eine komplette Endothelialisierung war bei PTFE-Prothesen erst nach 8 Wochen eingetreten.

Das Ausmaß der Neointimahyperplasie nach 6 Monaten war mit einer Stärke von 12 µm bei PTFE signifikant stärker ausgeprägt als bei Polyurethan-Implantaten (3,2 µm, $p < 0{,}05$) (Abb. 1).

Die Proliferationsrate neointimaler Zellen als weiteres Maß für die Intimahyperplasie wies ebenfalls deutliche Unterschiede zwischen den beiden Gruppen auf. Der

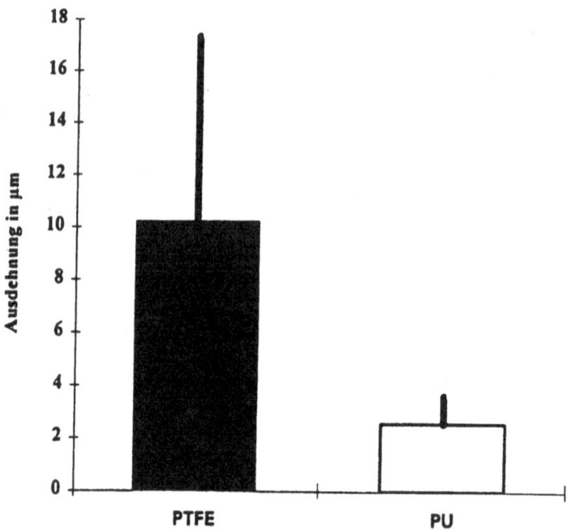

Abb. 1. Dicke der Neointima an der Anastomose für PTFE- und Polyurethan-Prothesen zum Zeitpunkt 6 Monate. Die Intima-Dicke war an der Anastomose bei Polyurethan-Prothesen signifikant dünner als bei PTFE-Prothesen. $\alpha < 0{,}05$ (Mann-Whitney-Test). n = 4 für PTFE, n = 3 für PU

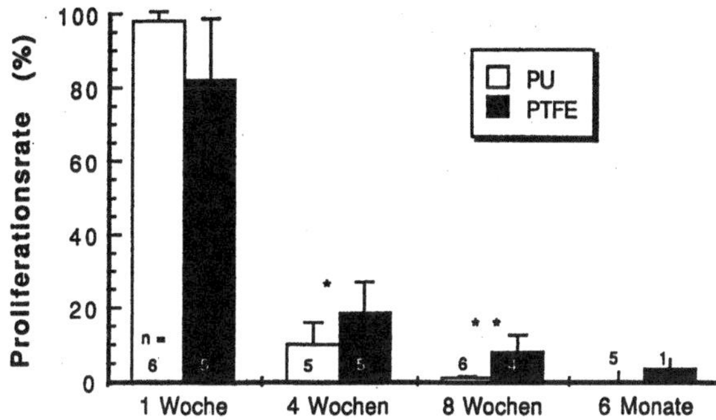

Abb. 2. Vergleich der Proliferationsraten (BrdU-Index) der neointimalen Zellen aus Polyurethan-(PU) und Polytetrafluorethylen-(PTFE) Prothesen. Mann-Whitney-Test: * $\alpha/2 = 0{,}05$; ** $\alpha/2 = 0{,}005$

Proliferationsindex, bestehend aus dem Quotienten zwischen mitotischen Zellen und der Gesamtzellzahl, nahm erwartungsgemäß über den Beobachtungszeitraum hin ab. Signifikante Unterschiede wurden nach 4 und 8 Wochen und nach 6 Monaten gemessen ($p < 0{,}05 / p < 0{,}005$). So betrug die Mitoserate in der Neointima nach 6 Wochen in der PTFE-Gruppe von 3,4 %, während sie in der PU-Gruppe auf 0,15 % gesunken war (Abb. 2).

Diskussion

Experimentelle arterielle Gefäßprothesen aus Polyurethan und PTFE weisen unterschiedliche Einheilungscharakteristika auf. So war die endotheliale Regeneration bei PU-Prothesen schon nach 4 Wochen abgeschlossen, während PTFE-Prothesen erst nach 8 Wochen von einer Endothelfläche ausgekleidet waren. Die hohe endotheliale Proliferation drückt sich auch anhand des Brom-desoxy-Uridin-Proliferationsindex aus, der in beiden Gruppen nach Erreichen der Endothelialisierung stark abfällt. In der PTFE-Gruppe zeigt sich jedoch, daß auch nach 8 Wochen und 6 Monaten ein signifikant höherer Anteil der subendothelialen Intimazellen eine mitotische Aktivität aufweist. Im Vergleich zu anderen Tierspezies besitzen Ratten jedoch nur eine mäßig ausgeprägte proliferative Potenz der Neointima. Die gemessenen Unterschiede zwischen PTFE und Polyurethan haben in dieser Versuchsreihe keinen Unterschied auf die Funktion des künstlichen Blutleiters gehabt, da die Durchgängigkeit mit 82 % (PTFE) und 86 % (PU) keine Unterschiede zeigte. Als mögliche Erklärung muß der Beobachtungszeitraum von nur 6 Monaten angeführt werden. Außerdem ist zu bezweifeln, ob im Bereich der Aorta die Oberflächenthrombogenität ein wesentlicher Faktor für die Durchgängigkeitsrate darstellt. Im Hinblick auf die gewählte Fragestellung der Untersuchung kann bestätigt werden, daß die hier verwendeten Prothesenmaterialien hinsichtlich ihres biologischen Einheilungsverhaltens Unterschiede aufweisen. Ausgehend von der Arbeitshypothese, daß in einer Biohybridprothese die mechanische Stabilität vom Biomaterial gewährleistet wird und die funktionellen Eigenschaften von der Präsenz des Endothels und

170

der Begrenzung der Intimahyperplasie abhängen, besitzt das Prothesenmaterial Polyurethan deutliche Vorteile gegenüber PU. Dies ist in Übereinstimmung mit einer anderen von uns durchgeführten Vergleichsstudie, in der wir zeigen konnten, daß die zelluläre Kompatibilität in Bezug auf die Adhäsion und Proliferation von venösen Endothelzellen ebenfalls Vorteile für PU gegenüber PTFE aufweist. Somit bietet PU gute Voraussetzungen, um als Matrix für eine bioartifizielle Prothese zu dienen.

Zusammenfassung

In einer tierexperimentellen Studie an Ratten wurden vergleichend die Einheilungseigenschaften von PTFE- und Polyurethan in Aortenposition untersucht. Während die Durchgängigkeit in beiden Gruppen (PTFE 82%, PU 86%) ähnlich hoch waren, bestanden in Bezug auf die Geschwindigkeit der Endothelialisierung (PTFE 8 Wochen, PU 4 Wochen) auf die Ausdehnung der Neointima (PTFE 12 µm, PU 3,2 µm) und im Hinblick auf die Proliferationsrate neointimaler Zellen (PTFE 3,4%, PU 0,15%) signifikante Unterschiede. Gefäßprothesen aus Polyurethan zeigen daher bessere biologische Einheilungseigenschaften als Prothesen aus PTFE und besitzen daher bessere Voraussetzungen, um als Matrix für eine bioartifizielle Prothese zu dienen.

Summary

In an experimental animal model rats underwent implantation of Polyurethan (PU) und PTFE interposition grafts. There were no differences in patency at 2, 4, 8 weeks, 6 months; PTFE = 82%, PU = 86%. However velocity of endothelialization and proliferation index of intimal cells revealed differences in favor of PU grafts. Therefore PU might serve as matrix for a biohybride vascular grafts.

Literatur

1. Miwa H, Matsuda T (1994) An integrated approach to the design and engineering of hybrid arterial prostheses. J Vasc Surg 19:658–667
2. Esquivel CO, Blaisdell WF (1986) Why small caliber vascular grafts fail: a review of clinical and experimental experience and the significance of the interaction of blood at the interface. J Surg Res 41, 1–15
3. Clowes AW, Kirkmann TR, Clowes MM (1986) Mechanisms of arterial graft failure. II. Chronic endothelial and SMC proliferation in healing PTFE prostheses. J Vasc Surg 2, 877–884
4. Clowes AW, Reidy MA (1991) Prevention of stenosis after vascular reconstruction: Pharmacologic control of intimal hyperplasia – A review. J Vasc Surg 13 (6), 885–891
5. Hermanutz V, Köveker G, Seboldt H, Fingerle J (1992) Small caliber arterial grafts: immunhistological study of proliferation rates and cell types. In: Zilla P, Fasol R, Callow A, Applied cardiovascular biology 1990–1991. Int Soc Appl Cardiovasc Biol. Basel, Karger, vol 2 pp 56–60
6. Müller-Berghaus G (1992) Wechselseitige Beeinflussung von Endothelzelle und Hämostasesystem: Modulation der Hämostase an der Endothelzelle. HÄB 10, 351–360

RGD-Peptid-Vorbeschichtung von PTFE-Gefäßprothesen fördert die Adhäsion humaner venöser Endothelzellen im *in vitro* Besiedlungsmodell

Improved Adhesion of Human Venous Endothelial Cells on PTFE Vascular Prostheses After Precoating with RGD-Peptides in an In Vitro Seeding Model

K. P. Walluscheck, A. Haverich und G. Steinhoff

Klinik für Herz- und Gefäßchirurgie, Universität Kiel

Die Endothelzellbesiedlung kleinlumiger Gefäßprothesen hat im Tiermodell und im humanen Einsatz zu verminderter Thrombogenität geführt und die Verschlußraten gesenkt [1]. Die primäre Adhärenz von Endothelzellen (EZ) auf Polytetrafluoroethylen (PTFE) ist sehr gering. Beschichtungstechniken mit Matrixproteinen haben zu einer Verbesserung der Besiedlungsergebnisse geführt. Die zelluläre Bindung beruht nach neuesten Erkenntnissen auf der Zell-Matrix Interaktion von beta1-Integrinrezeptoren mit verschiedenen Basalmembranproteinen. Die RGD-Aminosäuresequenz (Arg-Gly-Asp) wurde als molekulare Schlüsselsequenz zahlreicher Extrazellulärmatrixproteine zur Adhäsion an die Familie der zellulären Integrinrezeptoren erkannt [2]. Um auf PTFE-Prothesen eine Steigerung der EZ-Adhäsion und Retention, im Vergleich zu der mit zahlreichen Nachteilen verbundenen Matrixproteinbeschichtung, zu erzielen, entwickelten wir eine neuartige Technik der Vorbeschichtung mit synthetischen adhäsionsfördernden RGD-Peptiden.

Material und Methoden

Überzählige, üblicherweise verworfene Segmente der Vena saphena magna von Patienten nach aorto-koronarer Revaskularisation wurden in einer Modifikation der von verschiedenen Autoren beschriebenen Techniken [3] zur EZ-Kultivierung verwendet. Expandierte PTFE-Gefäßprothesen (IMPRA, München) mit einem Innendurchmesser von 0,4 cm, einer Länge von 6 cm, einer Wandstärke von 0,04 cm, und einer Fibrillenlänge von ca. 60 µm, wurden mit einer EZ-Dichte von $1,2 \times 10^5$ EZ/cm^2 über 30 min besiedelt. Zuvor wurden die Prothesen in folgender Technik vorbehandelt:

Gruppe 1: Unbeschichtete PTFE-Prothesen (n = 5).

Gruppe 2: Mit humanem Fibronektin (HFN) (40 µg/ml) vorbeschichtete PTFE-Prothesen (n = 5).

Chirurgisches Forum 1995
f. experim. u. klinische Forschung
Hierholzer/Seifert/Hartel (Hrsg.)
© Springer-Verlag Berlin Heidelberg 1995

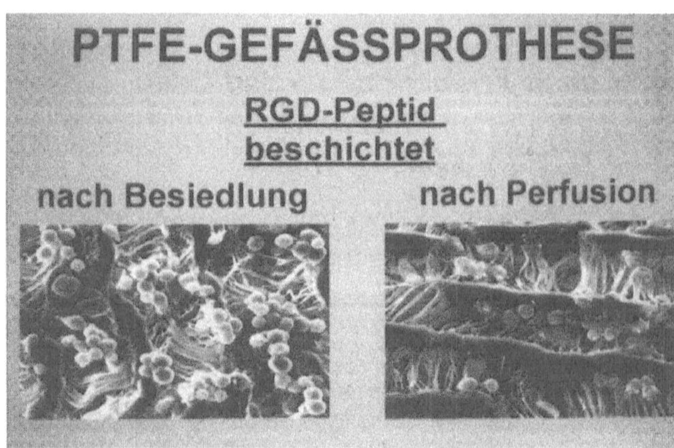

Abb. 1. Rasterelektronenmikroskopische Aufnahmen einer mit einem RGD-Peptid beschichteten PTFE-Gefäßprothese nach Endothelzellbesiedlung (links) und nachfolgender Perfusion (rechts). Originalvergrößerung = ×618

Gruppe 3: Mit einem synthetischen adhäsionsfördernden RGD-Peptid (Gly-Arg-Gly-Asp-Ser-Pro-Lys) (1000 µg/ml), unter Bindungsvermittlung durch Poly-L-Lysin (40 µg/ml) und Glutardialdehyd (0,2 %), in neuer Technik vorbeschichtete PTFE-Prothesen (n = 5).

Nach der Besiedlung wurden die Prothesen zur Untersuchung der EZ-Adhäsion nach Scherkraftbelastung in einer speziell konstruierten künstlichen Perfusionseinheit für 1 Stunde mit einem Fluß von 100 ml Zellkulturmedium/min durchströmt.

Nach der Besiedlung und nach der Perfusion wurden definierte Proben der Prothesen entnommen und durch Rasterelektronenmikroskopie untersucht (Abb. 1). Photographien indentischer Vergrößerung (×618) wurden zum Nachweis der von EZ bedeckten Fläche mittels eines Bildanalysesystems verwendet. Die EZ-Retention in % wurde als Quotient der bedeckten Fläche nicht perfundierter von perfundierten Prothesen ermittelt. Statistische Signifikanzen wurden nach dem t-Test errechnet (signifikant = p < 0,05).

Ergebnisse

Gruppe 1: Auf unbeschichteten PTFE-Prothesen waren nach 30 min Besiedlung 14,9 %±3,1 % der Fläche von EZ bedeckt. Nach einer Perfusionszeit von einer Stunde betrug die EZ-Adhäsion 2,0 %±1,0 %. Die errechnete EZ-Retention war 13,9 %±7,9 % (Abb. 2).

Gruppe 2: Die Vorbeschichtung mit Fibronektin ergab eine EZ-Adhäsion nach Besiedlung von 26,0 %±3,3 %. Die Belastung in der künstlichen Perfusionseinheit resultierte in einer EZ-Adhäsion von 11,8 %±1,6 %. Die EZ-Retention betrug 45,5 %±2,1 % (Abb. 2).

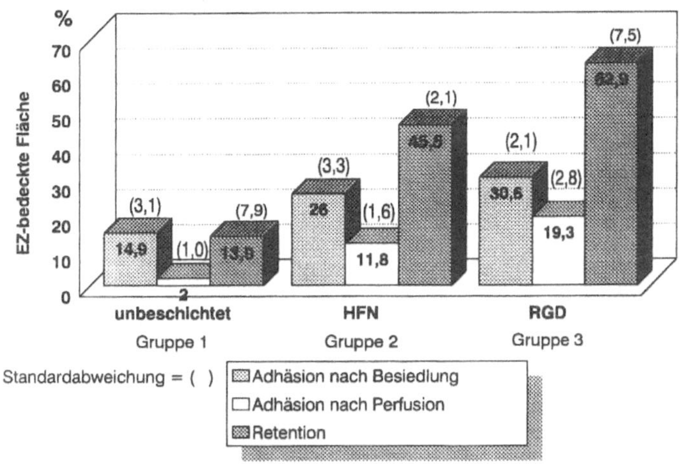

Abb. 2. Endothelzell (EZ)-Adhäsion nach Besiedlung, EZ-Adhäsion nach Perfusion und EZ-Retention auf unbeschichteten, mit Fibronektin beschichteten (HFN) und mit einem adhäsionsfördernden RGD-Peptid beschichteten (RGD) PTFE-Gefäßprothesen

Gruppe 3: Nachdem die PTFE-Prothesen mit einem adhäsionsfördernden RGD-Peptid vorbeschichtet wurden, zeigte sich eine EZ-Adhäsion nach Besiedlung von 30,6 %±2,1 %. Die Perfusion führte zu einer EZ-Adhäsion von 19,3 %±2,8 %. Die EZ-Retention war 62,9 %±7,5 % (Abb. 2).

Diskussion

In dieser Studie führte die Vorbehandlung von PTFE-Gefäßprothesen mit einem synthetischen adhäsionsfördernden RGD-Peptid in neuer Technik zu einer signifikanten Steigerung der EZ-Adhäsion und Retention im Vergleich mit unbeschichteten und mit Fibronektin beschichteten Prothesen. Dieses Ergebnis könnte einen entscheidenden Einfluß auf den klinischen Einsatz der autologen EZ-Besiedlung haben.

Die bisherigen effizienten PTFE-Vorbeschichtungsverfahren mit Fibronektin oder Fibrin-Kleber ließen einige Problemstellungen offen. So waren sie teils kompliziert in der Anwendung, potentiell infektiös oder nur auf bestimmten Materialien anwendbar. Nach Entdeckung der Bedeutung der RGD-Sequenz konnten Sank et. al. [4] durch die alleinige Inkubation von RGD-Peptiden mit dem PTFE-Material keine Steigerung der EZ-Adhäsion gegenüber einer Fibronektinbeschichtung erzielen. Die hingegen in unserer Studie angewendete Technik der spezifischen Bindungsvermittlung zwischen dem RGD-Peptid und dem PTFE-Material über ein Polylysin-RGD-Derivat stellt unserer Ansicht nach den entscheidenden Schritt zur Erklärung unserer entgegengesetzten Ergebnisse dar.

Es sind weitere Untersuchungen zur Zellwachstumskinetik nach RGD-Beschichtung, zum Einsatz zusätzlicher wachstumsfördernder Peptide und der RGD-

Anwendbarkeit auf anderen künstlichen Materialien und biologischen Oberflächen notwendig. Wir sind jedoch der Meinung, daß ein breiterer klinischer Einsatz der EZ-Besiedlung kleinlumiger PTFE-Gefäßprothesen durch diese neue Technik ermöglicht wird.

Zusammenfassung

In dieser Studie wurden (1) unbehandelte, (2) mit Fibronektin beschichtete, und (3) mit einem adhäsionsfördernden RGD-Peptid in neuer Technik beschichtete PTFE-Gefäßprothesen mit humanen venösen Endothelzellen (EZ) über 30 min besiedelt ($1,2 \times 10^5$ EZ/cm²) und über 60 min in einer künstlichen Perfusionseinheit durchströmt (100 ml Zellkulturmedium/min). EZ-Adhärenz nach Besiedlung und EZ-Retention nach Perfusion wurden mittels Bildanalyse durch Rasterelektronenmikroskopie untersucht. Die Beschichtung von PTFE-Prothesen mit einem adhäsionsfördernden RGD-Peptid führte zu einer signifikanten Erhöhung von EZ-Adhäsion und Retention, sowohl im Vergleich zu unbeschichteten, als auch zu Fibronektin beschichteten Prothesen. Unsere neue Vorbehandlungstechnik ermöglicht eine signifikante Verbesserung dieses entscheidenden Schrittes in der Endothelzellbesiedlung von PTFE-Prothesen und könnte bei der Besiedlung anderer künstlicher und nativer Oberflächen neue Wege eröffnen.

Summary

In this study PTFE vascular grafts (1) uncoated, (2) coated with fibronectin and (3) coated with an adhesion promoting RGD-containing peptide in a new technique, were seeded (30 min) with human venous endothelial cells (EC) at a seeding density of $1,2 \times 10^5$ EC/cm² and exposed to shear stress for one hour in an artificial flow circuit (100 ml culture medium/min) EC attachment after seeding and retention after perfusion was assessed by image analysis using scanning electron microscopy. Graft coating with an adhesion promoting RGD-peptide lead to the highest increase in EC attachment and retention compared with uncoated or fibronectin coated PTFE grafts. Our new technique of coupling the PTFE graft surface with cell adhesion promoting RGD-containing synthetic peptides does significantly improve this decisive step in endothelial cell seeding of PTFE grafts and can be assumed to offer new perspectives in seeding other artificial materials and native surfaces.

Literatur

1. Magometschnigg H, Kadletz M, Vodrazka M, Dock W, Grimm M, Grabenwöger M, Minar E, Staudacher M, Fenzl G, Wolner E (1992) Prospective clinical study with in vitro endothelial cell lining of expanded polytetrafluoroethylene grafts in crural repeat reconstruction. J Vasc Surg 15:527–535
2. Pierschbacher MD, Ruoslahti E (1984) Cell attachment activity of vitronectin can be duplicated by small synthetic fragments of the molecule. Nature 309:30–33

3. Haegerstrand A, Gillis C, Bengtsson L (1992) Serial cultivation of adult human endothelium from the great saphenous vein. J Vasc Surg 16:280–285
4. Sank A, Rostami K, Weaver F, Ertl D, Yellin A, Nimni M, Tuan TL (1992) New evidence and hope concerning endothelial seeding of vascular grafts. Am J Surg 164:199–204

K. Walluscheck, Klinik für Herz- und Gefäßchirurgie, Universität Kiel, Arnold-Heller-Str. 7, D-24105 Kiel

Zytokine als prognostische Parameter der Sepsis bei Patienten während mechanischer Kreislaufunterstützung

Cytokines as prognostic parameters for sepsis in patients during mechanical circulatory support

O. Dewald[1], HO. Vetter[1], C. Schmitz[1], P. Fraunberger[2], M. Pfeiffer[2]
und B. Reichart[1]

[1] Herzchirurgische Klinik und
[2] Institut für Klinische Chemie, Ludwig-Maximillians-Universität, Klinikum Großhadern
  München

Einleitung

Angesichts eines zunehmenden Spendermangels bedürfen immer mehr Patienten einer mechanischen Kreislaufunterstützung als Brücke zur Herztransplantation. Diese Patienten sind während der Wartezeit auf ein Spenderorgan einem erhöhten Infektionsrisiko ausgesetzt [1]. Gleichzeitig erfolgt bei ungünstigen Strömungsverhältnissen eine Aktivierung des Immun- und Gerinnungssystems, obwohl die derzeit verwendeten Systeme eine biokompatible Oberfläche besitzen [2]. Daher können vielfach die klassischen Entzündungsparameter (Akutphaseproteine, Differentialblutbild und Körpertemperatur) nicht zur Diagnose einer beginnenden Sepsis herangezogen werden. Aus diesem Grund wurde in einer retrospektiven Studie der prognostische Wert von Tumornekrosefaktor-alpha (TNF-α), Interleukin-6 (IL-6) und Interferon-gamma (IFN-γ) untersucht. Diese Zytokine spielen eine wichtige Rolle bei der Entzündungsreaktion, der Immunantwortregulation und der Hämatopoese [3].

Patienten und Methoden

Zwischen 2/92 und 10/94 wurden an der Herzchirurgischen Universitäts-Klinik in München-Großhadern 16 Patienten mit dem Novacor N100 LVAS kreislaufunterstützt [4]. Sieben Patienten, davon zwei weibliche und fünf männliche, mit einem Durchschnittsalter von 38 ± 13 Jahre wurden in diese Studie aufgenommen. Vier Patienten hatten eine dilatative Kardiomyopathie, zwei Patienten eine koronare Herzerkrankung sowie eine Patientin eine akute CMV-Myokarditis nach Knochenmarkstransplantation (KMT). Sechs Patienten wurden elektiv operiert und waren zum Zeitpunkt der Implantation bereits auf der Warteliste zur Herztransplantation; bei einem Patienten erfolgte die Implantation im Rahmen eines Postkardiotomiesyndroms. Die Unterstützungsdauer reichte von 21 bis 122 Tage (Mittelwert 55 ± 37 Tage). Alle Patienten konnten in diesem Zeitraum hämodynamisch rekompensiert werden. Der

Chirurgisches Forum 1995
f. experim. u. klinische Forschung
Hierholzer/Seifert/Hartel (Hrsg.)

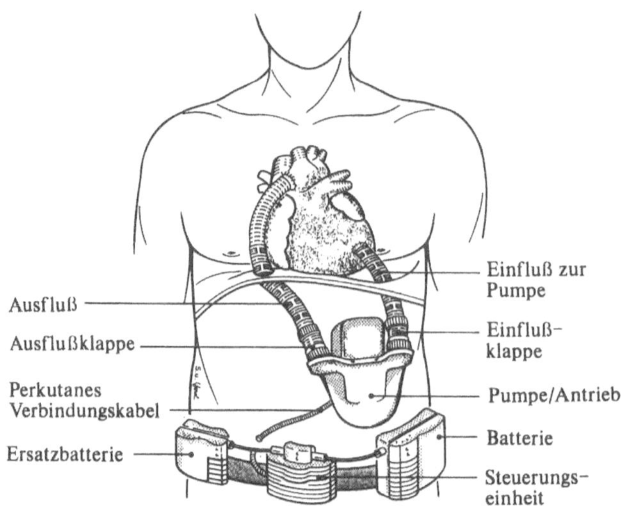

Abb. 1. Schematische Darstellung des tragbaren Novacor Linksherzunterstützungssystems

Herzindex vor mechanischer Kreislaufunterstützung betrug durchschnittlich $1,7\pm0,4$ l/min/m² und erhöhte sich auf $3,2\pm0,6$ l/min/m² ($p < 0,001$) 24 Stunden nach Implantation. Vier Patienten wurden einer erfolgreichen Herztransplantation zugeführt, drei Patienten verstarben während der Kreislaufunterstützung im Multiorganversagen, zwei davon unter den klinischen Zeichen einer schweren Sepsis.

Das Novacor N100 ist ein elektromagnetisch betriebenes linksventrikuläres Assistenzsystem (Abb. 1). Die Blutpumpe wird vollständig in die Bauchdecken implantiert. Über ein perkutanes Verbindungskabel wird die tragbare Steuereinheit mit zwei Batterien angeschlossen. Diese Konfiguration ermöglicht eine vollständige Mobilisierung des Patienten [5]. Fünf Patienten erhielten das Novacor N100P, die letzten zwei Patienten das Novacor N100PC, das sich durch verbesserte Strömungsverhältnisse im Bereich der klappentragenden Konduits auszeichnet.

Neben einer täglichen Kontrolle der Routine-Laborparameter (Blutbild, Differentialblutbild, Serumchemie, Gerinnung, Akutphaseproteine) wurden die Serumspiegel von TNF-α, IL-6 und IFN-γ zweimal wöchentlich mittels ELISA untersucht.

Ergebnisse

Die Serumspiegel von TNF-α zeigte unmittelbar postoperativ bei allen Patienten mäßige Werte von 10 bis 25 pg/ml. IL-6 dagegen, zeigte erhöhte Werte von 98 bis zu 4968 pg/ml. Wenn der postoperative Verlauf nicht durch eine Nachblutung innerhalb der ersten Tage nach der Operation kompliziert war, lagen die Werte nach etwa drei Tagen wieder im Normalbereich (TNF-α < 30 pg/ml, IL-6 < 60 pg/ml) (Abb. 2a). Bei Patienten mit anhaltender Blutung, bei denen eine Rethorakotomie durchgeführt werden mußte, wurde der Normalbereich erst nach Sistieren der

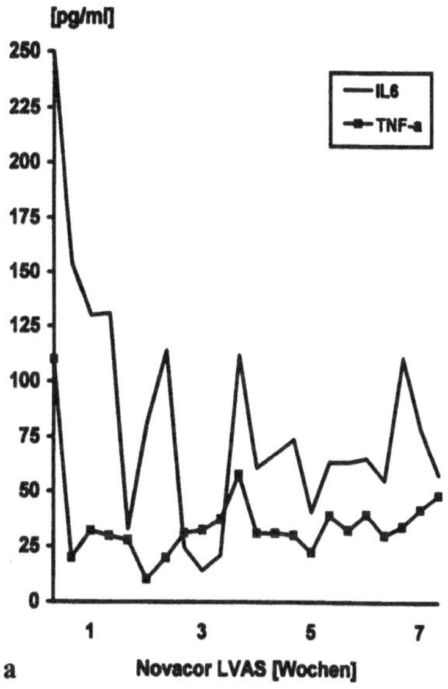
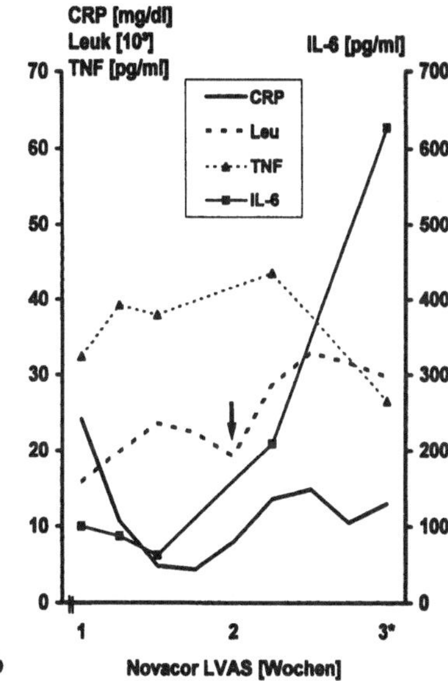

Abb. 2a, b. **a** Serumspiegel von IL-6 und TNF-α bei einer Patientin ohne Blutungs- oder Infektionskomplikationen, während mechanischer Kreislaufunterstützung. **b** Serumspiegel von C-Reaktivem Protein (CRP), IL-6, TNF-α und Leukozytenzahl bei einem Patienten mit Sepsis während mechanischer Kreislaufunterstützung. * – verstorben während der Kreislaufunterstützung, → – Auftreten der klinischen Infektionszeichen

Blutung erreicht. Nach der Rethorakotomie stieg der Serumspiegel von TNF-α bis zu 2fach und von IL-6 bis zu 5fach der präoperativen Werte.

Ein Anstieg der Serumspiegel von TNF-α und IL-6 konnte bei den beiden Patienten, die aufgrund einer Sepsis verstarben, bereits 1 bis 2 Tage vor Auftreten klinischer Sepsiszeichen beobachtet werden. Der Anstieg war wieder beim IL-6 deutlicher ausgeprägt, als bei TNF-α. Auch die klassischen Entzündungsparameter gaben zu diesem Zeitpunkt noch keine Hinweise auf das Vorliegen einer Infektion (Abb. 2b). Obwohl bei der Patientin nach KMT ein sehr hoher Basisspiegel von TNF-α und IL-6 vorlag, konnte vor dem Auftreten der Sepsis ein weiterer Anstieg beobachtet werden.

INF-γ war nur zu wenigen Zeitpunkten im Blut nachweisbar. Eine Korrelation zu anderen Parametern war dadurch nicht durchführbar.

Kommentar

Patienten während mechanischer Kreislaufunterstützung unterliegen einer dauerhaften Aktivierung des Immun- und Gerinnungssystems. Klassische Infektionsparameter können daher in vielen Fällen keine verläßliche Aussage für eine beginnende Sepsis geben. Die Zytokine TNF-α und IL-6 haben in der retrospektiven Analyse schon frühzeitig – bereits vor Auftreten klinischer oder routinelaborchemischer Zeichen – Hinweise auf das Vorliegen einer Infektion bzw. einer Sepsis geben können.

Zusammenfassung

Die Zytokine TNF-α und IL-6 konnten bei sieben Patienten während mechanischer Kreislaufunterstützung als frühe prognostische Parameter für eine Sepsis verwendet werden.

Summary

The cytokines TNF-α und IL-6 could be used as early prognostic parameters for sepsis in seven patients during mechanical circulatory support.

Literatur

1. Didisheim P, Olsen DB, Farrar DJ, Portner PM, Griffith BP, Pennington DG, Joist JH, Schoen FJ, Gristina AG, Anderson JM (1989) Infections and Thromboembolism with Implantable Cardiovascular Devices. ASAIO Trans 35:54–70
2. Jansen NJG, Van Oeveren W, Gu Yj, Van Vliet MH, Eijsman L, Wildewuur CRH (1992) Endotoxin release and tumor necrosis factor formation during cardiopulmonary bypass. Ann Thorac Surg 54:744–748
3. Dofferhoff ASM, Bom VJJ, De Vries-Hospers HG, Van Ingen J, Van Den Meer J, Hazenberg BPC, Mulder POM, Weits J (1992) Patterns of cytokines, plasma endotoxin, plasminogen activator inhibitos, and acute-phase proteins during the treatment of severe sepsis in humans. Crit Care Med 20:185–192
4. Vetter HO, Kaulbach HG, Schmitz C, Forst A, Überfuhr P, Kreuzer E, Pfeiffer M, Brenner P, Dewald O, Reichart B (1995) Experience with the Novacor left ventricular assist system as a bridge to cardiac transplantation, including the new wearable system. J Thorac Cardiovasc Surg 109:74–80
5. Schmitz C, Vetter HO, Kaulbach HG, Kreuzer E, Überfuhr P, Dewald O, Reichart B (1994) Verbesserte Mobilisierung von Patienten während mechanischer Kreislaufunterstützung mit einem tragbaren Linksherzuntersützungssystem. Schweiz Med Wochenschr 124:28

Cand. med. O. Dewald, Herzchirurgische Klinik, Universitäts-Klinikum Großhadern, D-81366 München

Validierung der Thermodiffusion in der Quantifizierung akuter Veränderungen der Nierenperfusion

Validation of the thermal diffusion method in the quantification of acute changes of renal perfusion

B.R. Osswald, T. Kraus, L.P. Fernandes, W.H. Newman*, M.M. Gebhard**,
G. Otto und E. Klar

Chirurgische Klinik und **Abteilung für Experimentelle Chirurgie der Universität Heidelberg,
*Massachusetss Institute of Technology, Boston, U.S.A.

Einleitung

Eine zuverlässige direkte Methode zur Erfassung der corticalen Nierenperfusion steht derzeit nicht zur Verfügung. Experimentell werden Clearanceverfahren (Microspheres, Indocyaningrün) zur Evaluation von Mikroperfusionsveränderungen eingesetzt [1]. Ein engmaschiges Monitoring zur Erkennung akuter vaskulärer Komplikationen ist mit Clearancemethoden nicht möglich. Der postoperative thrombotische Gefäßverschluß der A. renalis stellt eine schwerwiegende Komplikation nach aortorenalen Rekonstruktionen dar. Bei ungenügender Spezifität der klinischen Symptome wird die konventionelle Diagnostik häufig verzögert eingeleitet. Die Chance zum Organerhalt besteht jedoch nur bei Früherkennung von Gefäßkomplikationen. In der vorliegenden Studie wurde deshalb die Praktikabilität der Thermodiffusion im kontinuierlichen Monitoring der Nierenperfusion überprüft und die Methode gegenüber der Ultraschallvolumen-Messung validiert.

Methodik

Bei vier Schweinen (Deutsche Landrasse, 20–25 kg) erfolgte nach Laparotomie in Intubationsnarkose die Messung der Mikroperfusion im Nierencortex (N = 68) mittels kortikal eingestochener Thermodiffusionselektroden (Ø 0,9 mm) (Thermal Technologies Inc., Cambridge, U.S.A.). Die Meßfrequenz beträgt unter Echtzeit-Aufzeichnung 1 Hz. Simultan wurde die Gesamtdurchblutung der Niere über Ultraschall-Volumenflußmessung (Transonic Systems Inc., Ithaca, U.S.A.) der A. renalis bestimmt. Die Abklemm-Phase der A. renalis betrug jeweils zwei Minuten und erfolgte graduell durch einen Gefäßtourniquet. Die Erholungsphase vor erneutem Abklemmen betrug jeweils zehn Minuten. Die statistische Analyse umfaßt neben deskriptiver Statistik (Mittelwert, Standardabweichung (SD)) den t-Test nach Student sowie eine einfache Regressionsanalyse.

Ergebnisse

Unter Ruhebedingungen betrug die Nierenperfusion durchschnittlich 69,7±
3,7 ml/100 g/min (Mittelwert ± SD). Eine Okklusion von bis zu 25 % führte zu einer
Reduktion der Perfusion (p = 0,097). Okklusionen über 25 % führten zu einer signifikanten Absenkung der erhobenen Meßwerte (Tab. 1). Eine Darstellung der Per-
fusionsmessung während kompletter Okklusion ist in Abb. 1 wiedergegeben. Bei
gradueller arterieller Okklusion bestand eine signifikante Korrelation zwischen
kortikaler Perfusion und Gesamtorgandurchblutung (Regressionskoeffizient R =
0,75, p < 0,001) (Abb. 2).

Die Evaluierung der Nierenperfusion ist hinsichtlich zahlreicher Fragestellungen
von Bedeutung. Indirekte Verfahren, wie Clearance-Methoden werden für Mikro-
zirkulationsbestimmungen eingesetzt, jedoch kann es nach mehrfachen Messungen
sowie unter pathologischen Verhältnissen zu erheblichen Fehleinschätzungen
kommen [1–5]. In neueren Studien wird als direkte Methode die Laser-Doppler-
Flowmetrie zur Darstellung relativer Perfusionsveränderungen eingesetzt; absolute
Perfusionsdaten sind durch diese Methode jedoch nicht zu erhalten [6]. Als weitere,
erst kürzlich beschriebene Methode kann die Berechnung der renalen Transitzeit
von Kontrastmittel über computertomographische Verfahren verwendet werden [7].
Nachteile dieses Verfahrens sind die Notwendigkeit der Kontrastmittelgabe sowie
die begrenzte Wiederholbarkeit dieser Untersuchung. Ohne Strahlenbelastung,

Tabelle 1. Absolutwerte der renalen Perfusion bei arterieller Okklusion

Status	Mittelwert [ml/100 g/min] ±SD	p
Ruhebedingungen (n = 34)	69,7±31,5	
Okklusion 25 % ± 10 % (n = 4)	45,9±27,8	0,097
Okklusion 50 % ± 10 % (n = 7)	39,6±23,3	0,024
Okklusion 75 % ± 10 % (n = 6)	25,3±25,5	0,011
Okklusion 100 % (n = 17)	6,0±4,0	0,000

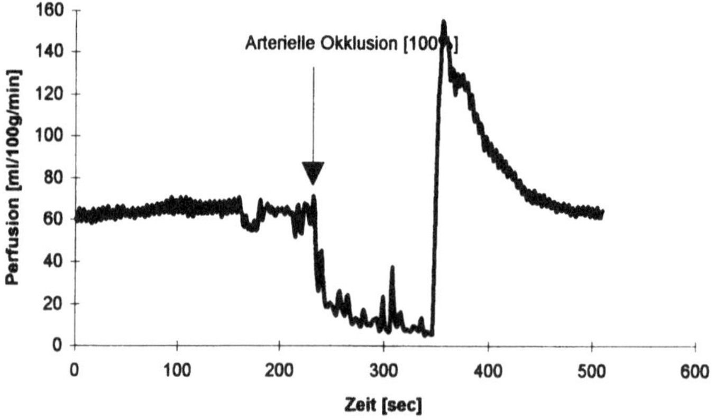

Abb. 1. Thermodiffusions-Perfusionskinetik bei kompletter arterieller Okklusion

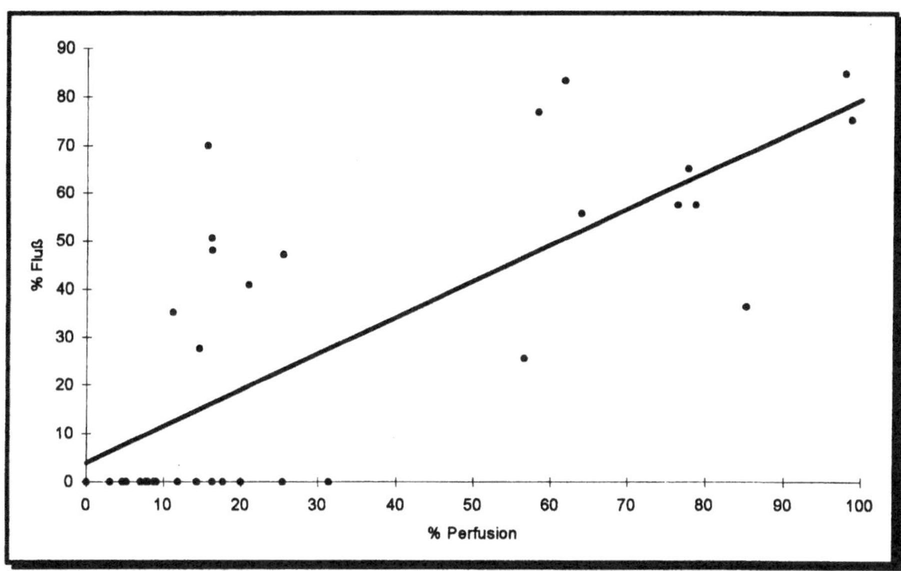

Abb. 2. Korrelation zwischen Perfusions- und Volumenflußmessung (Regressionskoeffizient R = 0,75, p < 0,001)

jedoch mit hohem technischen Aufwand, ist eine Kernspin-tomographische Analyse der Nierenperfusion möglich [8]. Sowohl die Computertomographie, wie auch die Kernspintomographie sind nicht generell verfügbar, erfordern einen Transport des Patienten und können nicht engmaschig im Sinne eines Monitoring eingesetzt werden. Demgegenüber ist die Thermodiffusion als direktes Verfahren universell als kontinuierliches Monitoring zur Messung der renalen Perfusion anwendbar. Da das Prinzip der Thermodiffusion auf der Messung eines Temperaturgradienten innerhalb des Parenchyms beruht und eine fehlerhafte Sondenlage (oberflächlich oder gefäßnah) anhand charakteristischer Meßverläufe erkennbar ist, sind externe Störgrößen kaum von Bedeutung. Im Gegensatz zu früheren Thermodiffusions-Meßeinheiten, benötigt die modifizierte Version keine „Null-Fluß-Kalibrierung". Der Durchmesser von 0,9 mm und die mit 7 mm geringe Eindringtiefe der flexiblen Sonde ermöglicht eine nur wenig traumatisierende Sondenimplantation. Durch einfachen Zug kann die Sonde aus dem Parenchym entfernt werden. In unseren Experimenten kam es hierbei zu keiner nennenswerten Blutung. Neben der Messung der Nierenperfusion in absoluten Werten können Stenosen, bzw. Okklusionen der A. renalis durch eine Abnahme der Perfusion zuverlässig erfaßt werden. Die klinische Anwendung der Methode würde den sofortigen Nachweis von Gefäßkomplikationen nach renovaskulären Eingriffen oder Nierentransplantation erbringen und somit eine raschere Therapie ermöglichen.

Zusammenfassung

Eine direkte Messung der parenchymatösen Nierenperfusion ist mit klinisch anwendbaren Methoden bisher nicht möglich. Jeder morphologisch faßbaren Parenchymdestruktion geht vom pathophysiologischen Mechanismus unabhängig eine Perfusionsverminderung voraus. Das frühzeitige Erkennen von Perfusionsstörungen könnte ein schnelleres Einleiten therapeutischer Maßnahmen ermöglichen und somit irreversible Parenchymschäden verhindern. Wir evaluierten die Praktikabilität einer neuen, modifizierten Thermodiffuionssonde zur Messung der renalen Mikrozirkulation im Tierversuch an vier deutschen Landschweinen. Die Sondenimplantation führte im Bereich des Nierencortex zu keinem wesentlichen Trauma. Unter Ruhebedingungen betrug die Perfusion im Bereich des Nierencortex $69 \pm 3,7$ ml/100 g/min. Unter ultraschallvolumetischer Kontrolle wurde eine graduelle Okklusion der Arteria renalis durchgeführt und mit der corticalen Mikroperfusion korreliert. Bei einer bis zu 25 %igen Okklusion läßt sich lediglich ein Trend zur Reduktion der Mikrozirkulation nachweisen ($45,9 \pm 27,8$ ml/100 g/min, $p = 0,097$). Okklusionen von mehr als 25 % bis hin zum Verschluß der A. renalis führten zu einer signifikanten Abnahme der Nierenperfusion gegenüber dem Ruhewert. Mit der modifizierten Thermodiffusionssonde steht eine verläßliche Methode zur Bestimmung der Nierencortex-Perfusion zur Verfügung. Eine klinische Anwendung ist intra- und postoperativ im Rahmen renovaskulärer Eingriffe sowie Nierentransplantationen denkbar.

Summary

A direct measurement of the parenchymal renal perfusion by clinical methods is still not established. Previous to every morphological parenchymal destruction a decrease of microperfusion is to be oberserved. Therefore, an on-line determination of reduced perfusion levels possibly shortens the time period between diagnostic considerations and definite therapeutic steps and prevents potentially irreversible tissue injury. We evaluated the practicability of a new, modified thermal diffusion probe in four german landrace pigs. No complication due to the probe implantation was recorded. The baseline of renal cortex perfusion was 69 ± 3.7 ml/100 g/min. Using ultrasonographic flowmetry, we occluded the renal artery gradually, and correlated the obtained flow data with renal cortical microperfusion. Occlusion of up to 25 % and lower in tendency lead to a slight decrease of renal microperfusion (45.9 ± 27.8 ml/100 g/min, $p = 0.097$). In contrast, occlusion of more than 25 % caused a significant reduction of renal perfusion. Using thermal diffusion method, reliable renal cortical perfusion data are to be obtained. In clinical practice, the monitoring of intra- and postoperative renal perfusion should be considered in renovascular surgery, as well as in renal transplantation.

Literatur

1. Ofstad J, Iversen BM, Morkrid L, Sekse I (1987) Autoregulation of renal blood flow (RBF) with and without participation of afferent arterioles. Acta Physiol Scand 130:25–32
2. Motwani JG, Fenwick MK, Struthers AD (1994) Comparison of two methods of determining renal perfusion with and without captopril pretreatment in groups of patients with left ventricular dysfunction. Eur Heart J 15:226–231
3. Aburano T, Shuke N, Yokoyama K, Matsuda H, Takayama T, Michigishi T, Tonami N, Hisada K (1993) Renal perfusion with Tc-99m DTPA-simple noninvasive determination of extraction fraction and plasma flow. Clin Nucl Med 18:573–577
4. Itoh K, Tsukamoto E, Kakizaki H, Nonomura K, Furudate M (1993) Comparative study of renal scintigraphy with 99Tcm-mercaptoacetyltriglycine and 123l-orthoiodohippurate. Nucl Med Commun 14:644–652
5. Strick DM, Fiksen-Olsen MJ, Lockhart JC, Roman RJ, Romero JC (1994) Direct measurement of renal medullary blood flow in the dog. Am J Physiol 267:R253–259
6. Parekh N, Sadowski J, Steinhausen M (1991) Tissue PH2 measurment for continuous estimation of blood flow changes in rat kidney cortex and medulla. Pflugers Arch 419:450–453
7. Bentley MD, Lerman LO, Hoffman EA, Fiksen-Olsen MJ, Ritman EL, Romero JC (1994) Measurement of renal perfusion and blood flow with fast computed tomography. Circ Res 74:945–951
8. Williams DS, Zhang W, Koretsky AP, Adler S (1994) Perfusion imaging of the rat kidney with MR. Radiology 190:813–818

Dr. med. Brigitte R. Osswald, Chirurgische Universitätsklinik, Im Neuenheimer Feld 110, D-69120 Heidelberg

Heterotope allogene Pankreassegmenttransplantation beim Schwein: Einfluß von FK 506 und Cyclosporin A auf die Organfunktion

Heterotopic Allogenous Porcine Pancreatic Segmental Transplantation: Influence of FK 506 and Cyclosporin A on Organ Function

K. T. E. Beckurts [1], G. Florack [1], W. Erhardt [2], G. Blümel [2] und J. R. Siewert [1]

[1] aus der Chirurgischen Klinik und Poliklinik (Direktor: Prof. J. R. Siewert)
[2] und dem Institut für Experimentelle Chirurgie (Direktor: Prof. G. Blümel)
Klinikum Rechts der Isar, Technische Universität München

Einleitung

Der insulinpflichtige Diabetes mellitus stellt nach wie vor eine therapeutische Herausforderung dar. Derzeit bietet die erfolgreiche Organtransplantation die einzige Chance für eine dauerhafte Normalisierung des Glukosemetabolismus [1]. Der immunsuppressiven Therapie kommt dabei eine zentrale Bedeutung zu [2]. Wir untersuchten den Einfluß des neuentwickelten Immunsuppressivums FK 506 (FK) im Vergleich zur Standardtherapie mit Cyclosporin A (CyA) auf die Organfunktion nach Pankreassegmenttransplantation am Großtiermodell.

Versuchstiere und Methoden

Deutschen Landschweinen (DL) wurden Pankreassegmenttransplantate bestehend aus Korpus- und Schwanzregion von Spendertieren der Rasse Piétrain heterotop intraperitoneal modifiziert nach [3] transplantiert. Die Organperfusion erfolgte mit HTK-Lösung, die kalte Ischämiezeit betrug 4 ± 1 h. Der Gefäßanschluß erfolgte an die infrarenale V. cava und Aorta der Empfängertiere. Der Pankreasausführungsgang wurde ligiert. Bei den Empfängertieren wurde im Anschluß an die Transplantation eine vollständige Pankreatektomie des Eigenpankreas durchgeführt. Vor der Reperfusion wurde allen Versuchstieren ein Steroidbolus (Methylprednisolon 250 mg i. v.) verabreicht.

Alle Tiere erhielten postoperativ eine Substitutionstherapie mit Pankreon zum Ausgleich der fehlenden exokrinen Organfunktion. Die immunsuppressive Therapie erfolgte entsprechend der randomisierten Zugehörigkeit in verschiedene Behandlungsgruppen (siehe Tabelle 1).

Chirurgisches Forum 1995
f. experim. u. klinische Forschung
Hierholzer/Seifert/Hartel (Hrsg.)

Tabelle 1. Gruppeneinteilung, Transplantatüberleben und Todesursachen sowie Mittelwerte ± Stdabw. der max. stimulierten Insulinsekretion im IVGTT

Gruppe	n =	Transplantat-überleben (Tage)	Todes-ursache	IVGTT (1. Woche)	
				Insulin (μE/ml)	k-Wert (%*Min^{-1})
Normaltiere (keine TX, keine Immunsuppr.	4	–	–	61,15 ±14,85 (Mittelw. ± Stdabw)	−2,51
Gruppe A (Kontrolle) = keine Immunsuppr.	4	6, 7, 8, 12	Abstoßung Abstoßung Abstoßung Abstoßung	4,84 ±3,02	−0,9874
Gruppe B (FK506: 0,02 mg/kg i.m. Tag 1–3 0,06 mg/kg p.o. Tag 4–...)	6	5, 7, 8, 9, 12	Abstoßung Abstoßung Abstoßung Abstoßung Abstoßung Abstoßung	37,47 ±53,16	−1,566
Gruppe C (FK506: 0,1 mg/kg i.m. Tag 1–3 0,3 mg/kg p.o. Tag 4–...)	6	16, 17, 19, 23, 42, >60	Pneumonie Pneumonie Abstoßung Abstoßung Pneumonie –	13,42 ±6,34	−1,226
Gruppe D (CyA: 2,5 mg/kg i.m. Tag 1–3 7,5 mg/kg p.o. Tag 4–...)	6	8, 12, 16, 22, 25, 25	Abstoßung Ileus Abstoßung Abstoßung Abstoßung Abstoßung	17,28 ±10,36	−2,030
Gruppe E (CyA: 8 mg/kg i.m. Tag 1–3 25 mg/kg p.o. Tag 4–...)	6	14, 24, 28, 35, 46, >60	Abstoßung Abstoßung Pneumonie Abstoßung Pneumonie –	11,45 ±3,49	−1,555

Postoperativ wurden bei allen Versuchstieren täglich die Vitalfunktionen dokumentiert und die folgenden Laborparameter erfaßt: BZ, Amylase, Kreatinin, Bilirubin$_{(ges.)}$, Leukozyten, Hb. Zur Quantifizierung der Transplantatfunktion wurde nach 1, 2 und 4 Wochen ein intravenöser Glucosebelastungstest (IVGTT, Glucose 0,5 g/kg iv.) mit Bestimmung von Glukose und Insulin zu den Meßzeitpunkten 0, 3, 5, 10, 15, 30, 60, 90 und 120 Minuten durchgeführt.

Ein Transplantversagen wurde definiert bei einem Blutzuckerwert >= 250 mg% an 3 aufeinanderfolgenden Tagen; alle Tiere wurden anschließend obduziert und die Transplantate makroskopisch und mikroskopisch auf das Vorliegen einer Abstoßungsreaktion untersucht. Bei relevanter Reduktion des Allgemeinzustandes aufgrund von Infektionen oder Nebenwirkungen der Immunsuppression wurden die Tiere euthanasiert und ebenfalls obduziert.

Ergebnisse

Die Rate technisch erfolgreicher Eingriffe mit primärer Transplantatfunktion lag bei 34/37 entsprechend 92%; 3/37 Tieren zeigten keine initiale Pankreasfunktion, in allen Fällen fand sich als Ursache eine Thrombose der arteriellen (n = 2) oder venösen (n = 1) Anastomose. Bei 4 Tieren kam es frühpostoperativ (Tag 2–5) zu Komplikationen (Ileus n = 2, Peritonitis n = 1, Pneumonie n = 1) die zur Euthanasie zwangen; diese Tiere wurden von der Auswertung ausgeschlossen.

Die Überlebenszeiten für die einzelnen Tiere sowie die Todesursachen sind aus Tabelle 1 ersichtlich: Die unbehandelten Kontrolltiere stießen allesamt innerhalb von 6–12 Tagen die Transplantate vollständig ab; durch die verschiedenen immunsuppressiven Regieme konnte das Transplantatüberleben dosisabhängig signifikant verlängert werden. FK 506 und CyA in den hohen Dosierungsgruppen konnten die Abstoßungsreaktion im Beobachtungszeitraum mehrheitlich verhindern, es kam jedoch in diesen Gruppen vermehrt zum Auftreten von infektbedingten Todesfällen. Die maximale Insulinsekretion liegt für alle segmenttransplantierten Tiere aufgrund der geringeren Pankreasmasse erwartungsgemäß deutlich unter der nichttransplantierter Kontrolltiere, zusätzlich führt die immunsuppressive Therapie dosisabhängig zu einer Verminderung der maximalen Insulinausschüttung. Die k-Werte für die Mittelwerte der Glukose/Zeitkurven (Abfall des logarithmisch aufgetragenen Glukoseverlaufes 3–30 Minuten nach Glukosebelastung, in %/min) für die unterschiedlichen Gruppen zeigen im Vergleich zur Kontrollgruppe deutliche Abweichungen für die transplantierten Tiere als Ausdruck pathologischer Glucosetoleranz auch bei normalen Nüchternwerten und fehlender Abstoßung und kann im Einklang mit der verminderten Insulinsekretion als Ausdruck der Toxizität der immunsuppressiven Therapie für das Pankreastransplantat gedeutet werden [4]. Unsere Untersuchungen zeigen im Einklang mit Erfahrungen anderer Arbeitsgruppen [5], daß mit einer Monotherapie mit FK 506 im hier vorgestellten Tiermodell eine wirksame Immunsuppression auch bei der Pankreassegmenttransplantation erzielt werden kann. Weitere Studien zur Dosisoptimierung und Untersuchung des Langzeitverlaufs sind erforderlich.

Zusammenfassung

Zur Studie des neuartigen Immunsuppressivums FK 506 im Vergleich zu Cyclosporin A bei der Pankreastransplantation wurde ein Modell zur allogenen Pankreassegmenttransplantation beim Schwein entwickelt, die mit hoher technischer Erfolgsrate durchgeführt werden konnte. Durch den Einsatz der Immunsuppressiva konnte das Transplantatüberleben dosisabhängig signifikant gegenüber der unbehandelten Kontrollgruppe verlängert werden. Die transplantierten Tiere zeigten auch bei fehlender Abstoßung eine pathologische Glucosetoleranz, die zum Teil der immunsuppressiven Medikation angelastet werden muß. In unserem Versuch zeigte FK 506 in der hohen Dosierungsgruppe die stärkste immunsuppressive Wirkung.

Summary

For the comparative study of the new immunosuppressive agent FK 506 and Cyclosporin A in pancreatic transplantation, we developed a model of porcine segmental pancreatic transplantation which resulted in a high technical success rate. The immunosuppressive therapy lead to a dose dependant significant prolongation of graft survival compared to untreated controls. The transplanted animals showed pathologic glucose tolerance values which must be in part attributed to immunosuppressive therapy. In our trial, high dose FK 506 had the highest immunosuppressive potency.

Literatur

1. Hering BJ, Browatzki CC, Schultz AO, Bretzel RG, Federlin K (1994) Islet Transplant Registry Report on Adult and Fetal Islet Allografts. Transplan Proc 26(2):565–568
2. Sutherland D, Grüssner A, Moudry-Munns K (1994) International Pancreas Transplant Registry Report, Transplant Proc 26(2):407–411
3. Florack G, Sutherland D, Cavallini M, Najarian J (1983): Technical Aspects of Segmental Pancreatic Autotransplantation in Dogs. Am J Surgery 146:565–574
4. Ericzon B-G, Wijnen R, Kubota K, Kootstra G, Groth C-G (1992): FK 506-Induced Impairment of Glucose Metabolism in the Primate-Studies in Pancreatic Transplant Recipients and in Nontransplanted Animals. Transplantation 54:615–620
5. Todo S, Ueda Y, Demetris J, Imventarza, Nalesnik M, Venkataramanan R, Makowka L, Starzl TE (1988): Immunosuppression of Canine, Monkey, and Baboon Allografts by FK 506: With Special Reference to Synergism With Other Drugs and to Tolerance Induction. Surgery 104:239–249

Dr. med K. Tobias E. Beckurts, Chirurgische Klinik und Poliklinik, Klinikum Rechts der Isar der TU, Ismaninger Str. 22, D-81675 München

Angiogenese und Revaskularisation frei transplantierter syngener Pseudoinseln

Angiogenesis and Revascularization of Freely Transplanted Syngeneic Pseudoislets

C. Beger[1], V. Cirulli[2], P. Vajkoczy[1], P. Halban[3], M. D. Menger[4] und K. Meßmer[1]

[1] Institut für Chirurg. Forschung, Universität München
[2] The Whittier Institute f. Diabetes and Endocrinol., Scripps Memorial Hospital, La Jolla, USA
[3] Laboratoires de Recherche Louis Jeantet, Centre Médical Universitaire, Geneve, Schweiz
[4] Inst. für Klin.-Exp. Chirurgie, Univ. des Saarlandes, Homburg/Saar

Einleitung

Die Transplantation isolierter Langerhans'scher Inseln ist ein einfaches und risiko-armes Verfahren zur Behandlung des Diabetes mellitus. Insbesondere aufgrund der immunologischen Abstoßung der Transplantate sind die Ergebnisse in der klinischen Anwendung bisher jedoch nicht zufriedenstellend. Die Abstoßung wird zum großen Teil durch die mit den Inseln transplantierten stark immunogenen Endo-thel-, Dukt- und lymphatischen Zellen verursacht. Die Separation und selektive Transplantation von rein endokrinen pankreatischen Zellen (A-, B-, D-, PP-Zellen) könnte die Abstoßung vermindern. Eine wesentliche Voraussetzung für die erfolg-reiche Transplantation mit dauerhafter Funktionsfähigkeit von Inselzellen ist die Vaskularisierung der Transplantate. Ziel der nachfolgenden Studie war daher, die Vaskularisation von frei transplantierten, syngenen Pseudoinseln (Insel-ähnliche Aggregate separierter, endokriner Pankreaszellen) zu untersuchen.

Methodik

Langerhans'sche Inseln wurden mit Hilfe einer modifizierten Kollagenase-Technik aus den Pankreata von Syrischen Goldhamstern präpariert, die endokrinen Zellen nachfolgend durch eine Trypsin-Digestion isoliert. Durch Autofluoreszenz-aktivier-te Separation wurden Populationen, bestehend aus B-Zellen sowie aus Nicht-B-Zellen (A-, D- und PP-Zellen) mit einer hohen Reinheit gewonnen [1]. Nach Kultivierung der endokrinen Zell-Suspensionen bildeten sich innerhalb von 5 Tagen Zell-Aggregate von Insel-ähnlicher Struktur (Pseudoinseln). Es wurden Pseudo-inseln mit den folgenden Zusammensetzungen untersucht: reine B-Zellen (**B**; n = 9 (untersuchte Tiere), N = 85 (transplantierte Pseudoinseln)), Nicht-B-Zellen (**NB**; n = 9, N = 75), 70 % B- und 30 % Nicht-B-Zellen (**B/NB**; n = 8, N = 64) und Nicht-sortierte-Zellen (**NS**; n = 8, N = 77). Als Kontrolle dienten frei transplantierte, intak-te Inseln (**INS**; n = 5, N = 57). Zur Transplantation der pankreatischen Inseln bzw. Pseudoinseln wurde eine Rückenhautkammer am Syrischen Goldhamster nach der

Chirurgisches Forum 1995
f. experim. u. klinische Forschung
Hierholzer/Seifert/Hartel (Hrsg.)
© Springer-Verlag Berlin Heidelberg 1995

Technik von Endrich und Mitarbeitern implantiert [2]. Dieses Modell ermöglicht die intravitale Mikroskopie der Mikrozirkulation für einen Zeitraum von etwa 4 Wochen. Zur Beurteilung von Angiogenese und Revaskularisation der Transplantate wurden die folgenden mikrovaskulären Parameter quantitativ analysiert: Die Angiogenese-Rate (ANG), die das Verhältnis vaskularisierter zu transplantierten Inseln angibt, die Gesamtfläche des mikrovaskulären Netzwerkes (MNW) der einzelnen Insel bzw. Pseudoinsel sowie die funktionelle Kapillardichte (FKD), die die Gesamtlänge aller perfundierten Kapillaren des Transplantats berücksichtigt. Nach Transplantation (Tag 0) erfolgte an den Tagen 6, 10, 14 und 20 die intravitale Mikroskopie mit Videoaufzeichnung und nachfolgender Auswertung mit Hilfe eines computerassistierten Bildanalysesystems (CAMAS). Während der intravitalen Mikroskopie wurde das Plasma zur besseren Darstellung der Mikozirkulation durch intravenöse Applikation von 0,1 ml 5%-Fluoreszein-Isothiocyanat (FITC)-Dextran (M_r 150000) kontrastiert. Alle Ergebnisse sind als Mittelwert bzw. Mittelwert ± SEM (Standardfehler des Mittelwertes) angegeben.

Ergebnisse

Die unterschiedlichen Gruppen der Pseudoinsel-Transplantate (B, NB, B/NB, NS) zeigten im Vergleich zu intakten Inseln eine deutlich geringere Angiogenese-Rate. Die quantitative Analyse ergab in den untersuchten Pseudoinseln während des gesamten Beobachtungszeitraumes signifikant niedrigere Werte im Vergleich zur Kontrolle (Tabelle 1).

Die Gesamtfläche des mikrovaskulären Netzwerkes der Pseudoinseln entsprach während des gesamten Beobachtungszeitraumes derjenigen von intakten Inseln mit Werten von $14-29 \times 10^{-3}$ mm² (Tag 6) und $38-67 \times 10^{-3}$ mm² (Tag 20) (Tabelle 1).

Während intakte Inseln nach 6 Tagen ein bereits perfundiertes, kapilläres Netzwerk ausgebildet haben und nach 10 Tagen vollständig revaskularisiert waren, zeigten die Pseudoinseln an den Tagen 6 und 10 nach Transplantation häufig erst einzelne Gefäßsprossen. Die funktionelle Kapillardichte war an Tag 6 mit

Tabelle 1. Mikrovaskuläre Parameter syngen transplantierter Pseudoinseln

Gruppe	ANG (%)		MNW ($\times 10^{-3}$ mm²)		FKD (cm^{-1})	
	Tag 6	Tag 20	Tag 6	Tag 20	Tag 6	Tag 20
B	37,65**	67,44	17±4	67±10	241±48	498±49
NB	38,67**	45,33**	29±9	53±9	205±66#	601±124
B/NB	43,75**	49,20**	14±5	38±5	194±51#	578±44
NS	40,26**	64,18**	15±5	67±10	146±49##	554±34
INS	70,18	88,00	27±3	56±2	460±66	644±27

ANG: Angiogenese-Rate; MNW: Fläche des mikrovaskulären Netzwerkes; FKD: Funktionelle Kapillardichte; B: B-Zellen; NB: Nicht-B-Zellen; B/NB: 70% B-, 30% Nicht-B-Zellen; NS: Nicht-sortierte-Zellen. **p < 0,01 vs. INS, X^2-test; #p < 0,05, ##p < 0,01 vs. INS, ANOVA, Scheffé-Test

146–241 cm^{-1} im Vergleich zu intakten Inseln mit 460 cm^{-1} signifikant reduziert. Auch an den Tagen 10 und 14 wiesen die Pseudoinseln eine geringere Kapillardichte auf. An Tag 20 war die Kapillardichte der Pseudoinseln mit jener der Kontrollgruppe vergleichbar, die Werte von 498–601 cm^{-1} spiegelten eine vollständige Revaskularisation wieder (Tabelle 1).

Diskussion

Intakte Pankreasinseln induzieren nach freier, syngener Transplantation in die Rückenhautkammer des Syrischen Goldhamsters eine organspezifische Angiogenese [3]. Auch Pseudoinseln, bestehend aus unterschiedlichen Zusammensetzungen von endokrinen, pankreatischen Zellen (B, NB, B/NB, NS), werden nach syngener Transplantation revaskularisiert und bilden ein mit intakten Inseln vergleichbares kapilläres Netzwerk aus. Aus den beiden reinen endokrinen Zell-Populationen (B, NB) bzw. aus den gemischten endokrinen Zellen (B/NB, NS) bestehende Pseudoinseln zeigen hinsichtlich ihrer Angiogenese und Revaskularisation untereinander keine signifikanten Unterschiede. Daraus läßt sich schließen, daß die Angiogenese syngen in die Rückenhautkammer des Syrischen Goldhamsters transplantierter Inseln bzw. Pseudoinseln von Faktoren stimuliert wird, die sowohl in Beta- als auch in Nicht-Beta-Zellen vorhanden sein müssen. Hierbei könnte es sich um Zell-Oberflächen-Moleküle wie das Calcium-abhängige E-Cadherin handeln, das in beiden Populationen nachgewiesen wurde [4]. Andere Faktoren, wie beispielsweise diffusible Substanzen, kommen ebenfalls in Betracht [3].

Zusammenfassung

Die dauerhafte Funktionsfähigkeit von avaskulär transplantierten pankreatischen Inseln bzw. Pseudoinseln ist entscheidend von der Revaskularisation und der Ausbildung eines mikrovaskulären Netzwerkes abhängig. Intakte Inseln werden nach freier Transplantation in die Rückenhautkammer innerhalb von 10 Tagen vollständig revaskularisiert [5]. Hierbei wird ein glomerulum-ähnliches, kapilläres Netzwerk gebildet, welches der Struktur des Gefäßnetzes einer pankreatischen Insel *in situ* entspricht. In den vorliegenden Untersuchungen konnte gezeigt werden, daß Pseudoinseln, bestehend aus Insel-ähnlichen Aggregaten endokriner, pankreatischer Zellen, nach syngener Transplantation im Vergleich zu intakten Inseln in signifikant niedrigerer Anzahl und erheblich verspätet revaskularisiert werden. Jedoch zeigten alle Pseudoinsel-Transplantate 20 Tage nach Transplantation ein von Angioarchitektur und Dichte mit intakten Inseln vergleichbares, kapilläres Netzwerk und damit den Anschluß an das Gefäßnetz des Empfängers mit Gewährleistung der nutritiven Versorgung der Transplantate. Somit könnte die Transplantation von Pseudoinseln eine mögliche Alternative zur Inseltransplantation in der Therapie des Diabetes mellitus werden.

Summary

Long-term functional activity of islets and pseudoislets following avascular transplantation depends on the process of revascularization and formation of a capillary network. Intact islets freely grafted into the dorsal skinfold chamber are completely revascularized within a period of 10 days [5], while a glomerular-like network of capillaries comparable to that in pancreatic islets *in situ* is established. Pseudoislets represent islet-like aggregates of endocrine, pancreatic cells. The present study indicates that revascularization of syngeneic transplanted pseudoislets occurs in a significantly lower number and with remarkable delay compared to intact islets. However, on day 20 after transplantation all pseudoislet-grafts developed a capillary network characterized by a similar angio-architecture and density in comparison to intact islets. This network connects the graft with the vessels of the host tissue and enables nutritional blood supply. Transplantation of pseudoislets may become a suitable option to islet transplantation in the treatment of diabetes mellitus.

Literatur

1. Van De Winkel M, Maes E, Pipeleers D (1982) Islet cell analysis and purification by light scatter and autofluorescence. Biochem Biophys Res Commun 107:525–532
2. Endrich B, Asaishi K, Goetz A, Meßmer K (1980) Technical report: a new chamber technique for microvascular studies in unanesthetized hamsters. Res Exp Med 177:184–196
3. Menger MD, Vajkoczy P, Beger C, Meßmer K (1994) Orientation of Microvascular Blood Flow in Pancreatic Islet Isografts. J Clin Invest 93:2280–2285
4. Rouiller DG, Cirulli V, Halban PA (1991) Uvomorulin mediates calcium-dependent aggregation of islet cells, whereas calcium-independent cell adhesion molecules distinguish between islet cell types. Dev Biol 148:233–242
5. Menger MD, Jäger S, Walter P, Hammersen F, Meßmer K (1990) A novel technique for studies on the microvasculature of transplanted islets of Langerhans in vivo. Int J Microcirc: Clin Exp 9:103–117

Elektronenmikroskopische Untersuchungen bei der experimentellen Lungentransplantation

Ultrastructural tissue analysis in experimental lung transplantation

J. C. Rückert, K. Gellert, T. Benhidjeb und B. Rudolph

Chirurgische Klinik und Pathologisches Institut der Medizinischen Fakultät der Humboldt-Universität zu Berlin (Charité)

Einleitung

Die Qualität der Konservierung ist entscheidend für Organfunktion und für die Vitalität nach der Lungentransplantation (LuTX) [2]. Untersuchungen über die Verbesserung der Lungenkonservierung sind zur Klärung der Ursachen eines Organverlustes angesichts der bekannten Sensibilität der Alveozyten und der vitalen Bedeutung ihres Erhalts für den Gasaustausch von großem Interesse [2, 3, 5]. Da die Lungenkonservierung im Gegensatz zur Konservierung anderer parenchymatöser Organe noch nicht vollständig standardisiert ist, jedoch derzeit bei Ischämiezeiten über 9 Stunden eine erfolgreiche LuTX nicht garantiert werden kann, soll diese Untersuchung ultrastrukturelle Veränderungen des Lungenparenchyms bei Verwendung verschiedener Konservierungslösungen darstellen. Diese experimentellen Untersuchungen tragen zur Erklärung und Interpretation der Resultate nach experimenteller Lungentransplantation bei [2, 3, 4, 6].

Methodik

Tiere – Sechs Mini-LEWE-Schweine mit einem Gewicht von 10–15 kg wurden randomisiert zwei Gruppen zugeordnet. In Gruppe 1 wurden die entnommenen Herz-Lungen-Präparate (n = 3) mit modifizierter Euro-Collins-Lösung (mEC) perfundiert. Die Modifikation bestand in einer Prostaglandin E_1-Gabe vor und während der Organperfusion ($0,1-4\ \mu g\ kg^{-1}\ min^{-1}$). Die explantierten Herz-Lungen-Blöcke der Tiere von Gruppe 2 (n = 3) wurden mit der University of Wisconsin Lösung (UW) perfundiert. Perfusion und anschließende Lagerung der Lungen erfolgten in Gruppe 1 bei 4°C, in Gruppe 2 bei 10°C.

Anaesthesie – Die Tiere wurden mit einem O_2-Anteil (FiO_2) von 50%, einem Atemhubvolumen von 350 ml, einer Atemfrequenz von 15 min^{-1}, einem positiven endexspiratorischen Druck (PEEP) von 5 cm H_2O beatmet. Als Anaesthesie wurde Lachgas (N_2O) mit einem Anteil von 0,5–2% Halothan während der Operation benutzt.

Chirurgisches Forum 1995
f. experim. u. klinische Forschung
Hierholzer/Seifert/Hartel (Hrsg.)
© Springer-Verlag Berlin Heidelberg 1995

Spenderoperation – Nach medianer Sternotomie und systemischer Heparin-Gabe (500 U pro kg) wurde der Pulmonalarterienstamm kanüliert. Nach über die Aorta erfolgter Kardioplegie und Eröffnung des linken Herzohrs wurde mittels maschineller Perfusionstechnik mit einer Rollerpumpe die Lunge über die Pulmonalarterie bis zur Blutfreispülung des Lungenflügels perfundiert. Der Perfusionsdruck betrug 10 mm Hg bei einem pulsatilen Flow von 20 ml kg^{-1} min^{-1}. Die Perfusion erfolgte in der **Gruppe 1** mit modifizierter EC bei 4 °C, in der Gruppe 2 mit UW bei 10 °C. Während der Perfusion wurde die Beatmung beider Lungen fortgesetzt. Unter endotrachealem Druck von 20 cm H$_2$O wurde die Trachea mit Klammernahtgerät doppelt verschlossen und dazwischen durchtrennt. Der entnommene Herz-Lungen-Block wurde sofort in 1000 ml der jeweiligen Perfusionslösung bei 4 °C (Gruppe 1) oder 10 °C (Gruppe 2) 8 Stunden gelagert.

Ultrastrukturanalyse – Zur qualitativen Einschätzung der ultrastrukturellen Veränderungen erfolgte die Entnahme von Lungenparenchymproben jeweils aus dem gleichen Segment des Oberlappens durch atypische Parenchymresektion zu folgenden Zeitpunkten: vor Beginn der Perfusion, unmittelbar nach Organentnahme, nach 4 bzw. 8 Stunden hypothermer Lagerung sowie nach Reperfusion nach allogener LuTX. Die Untersuchung erfolgte mit dem Elmiskop 102 (Siemens). Die Ultradünnschnitte wurden mit dem Ultratom V (LKB Produkter Stockholm) hergestellt. Das Probenmaterial wurde mit 2,5% Glutaraldehyd in 0,1 M Phosphatpuffer (pH = 7,3) und 1% OsO in gleichem Puffer fixiert, mit Aceton entwässert und in Epon eingebettet.

Empfängeroperation – Die Transplantation der konservierten Lunge erfolgte jeweils nach 8 Stunden hypothermer Lagerung in standardisierter single-lung-Transplantationstechnik. Im weiteren Verlauf wurden zur Einschätzung der Lungenfunktion arterielle Blutgasanalysen durchgeführt.

Ergebnisse

Vor Beginn der pulsatilen maschinellen Lungenperfusion bestanden in beiden Gruppen Normalbefunde der Ultrastruktur im Bereich der Lungenkapillaren und Alveolarepithelien.

Zeitpunkt der Ultrastrukturanalyse	Gruppe 1 (mEC)	Gruppe 2 (UW)
nach Blutfreispülung	normale Alveolarmembran ohne Veränderungen und Ödem der Membran	keine Unterschiede zu der EC-Perfusion
nach 4 Stunden Lagerung hypothermer Lagerung	Ödeme der Alveolar- und Kapilarmembran	keine Veränderungen und Ödeme der Membran
nach 8 Stunden Lagerung hypothermer Lagerung	stark ödematöse Veränderungen der Kapillar- und Alveolarmembranen, schwere Zerstörungen	nur leicht Ödeme der Kapillar- und Alveolarmembranen, keine Destruktion
nach Reperfusion bei LuTX	intraalveolare Hämorrhagien, deutliche Zerstörung der Membranen	reguläre Ultrastruktur, keine intraalveolaren Hämorrhagien, gute kapillare Diffusion

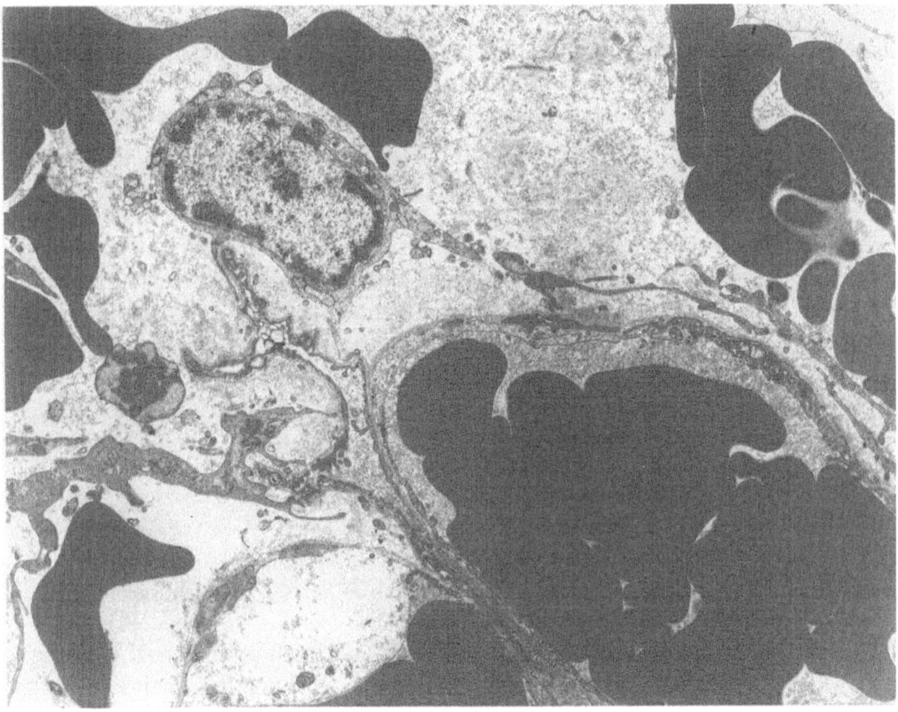

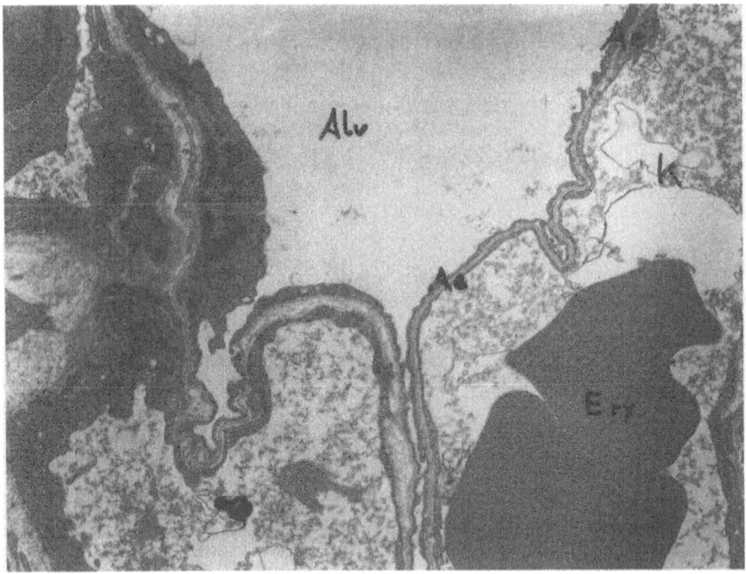

Abb. 1. Ultrastruktur der reperfundierten Lunge nach LuTX am Schwein (6000fach, mEC-Konservierung)

Abb. 2. Ultrastruktur der reperfundierten Lunge nach LuTX am Schwein (12000fach, UW-Konservierung)

Zusammenfassung

Das Modell der pulsatilen maschinellen Perfusion der Lunge erweist sich ebenso wie die Flush-Perfusion im Tierexperiment am Schwein für die Analyse ultrastruktureller Veränderungen während hypothermer Lagerung und nach Allotransplantation als geeignet [1, 4].

Die Resultate zeigen eine geringere ultrastrukturelle Schädigung des Lungenparenchyms nach UW-Konservierung bei 10°C bis zu 8 Stunden verglichen mit einer mEC-Konservierung, bei der zum Teil irreversible ultrastrukturelle pathologische Veränderungen nach LuTX auftraten. Interessanterweise sind damit potentiell reversible Ultrastrukturveränderungen nach Transplantation in Gruppe 1 (UW) gegenüber überwiegend irreversiblen Schädigungen des Lungenparenchyms nach Reperfusion in Gruppe 2 (mEC) verbunden. Diese Resultate werden durch andere Arbeiten mit zum Teil anderen Perfusionslösungen bestätigt [1, 3–6]. Die tierexperimentellen Resultate ultrastruktureller Untersuchungen des Lungenparenchyms finden auch klinische Anwendung [2].

Summary

The model of both pulsatile machine perfusion and flush perfusion of the lung is shown to be appropriate in the animal experiment with pigs for analysis of ultrastructural changes during hypothermic storage and after allotransplantation [1, 4]. The results revealed a lower grade damage to the lung parenchyma after UW-preservation at 10 °C for up to 8 hours as compared with mEC-preservation at 4 °C during which partly irreversible ultrastructural changes occured. Interestingly enough, we observed potentially reversible ultrastructural changes after transplantation in group 1 (UW) as opposed to mainly irreversible changes of lung parenchyma following reperfusion in group 2 (mEC) [1, 3–6]. These results are confirmed by other authors and have led to clinical application, too [2].

Literatur

1. Bando T, Liu C, Kosaka S, Yokomise H, Inui K, Yagi K, Hiltomi S, Wada H (1994) Twenty-hour canine lung preservation using newly developed solutions containing trehalose. Transplant Proc 2:871–872
2. Fehrenbach H, Hirt SW, Wahlers T, Schnabel PA, Haverich A, Richter J (1994) Euro-Collins flush perfusion in human lung preservation – ultrastructural studies of the preservation quality of the contralateral donor lung in clinical single lung transplantation. J Heart Lung Transplant 13:1–14
3. Hooper T, Locke T, Fetherston G, Flecknell P, McGregor C (1990) Comparison of cold flush perfusion with modified blood versus modified Euro-Collins solution for lung preservation. J Heart Transplant 9, 429–434
4. Lehtola A, Harjula A, Heikkila L, Hämminen P, Taskinen E, Kurki T, Salmenperä M, Mattila S (1990) Single lung allotransplantation in pigs – a morphologic study of tissue preservation with modified Euro-Collins and fluorocarbon solutions. Transplantation 49:1066–1074

5. Mills AN, Hooper TL, Hall SM, McGregor CGA, Haworth SG (1992) Unilateral lung transplantation: Ultrastructural studies of ischemia-reperfusion injury and repair in the canine pulmonary vasculature. J Heart Lung Transplant 11:58–67
6. Tédy G, Corbi P, Rabago G, Muneretto C, Pavie A, Chomette G, Cabrol C, Gandjbakhch I (1993) Comparison of blood-based and crystalloid cardiopneumoplegic solutions in heart and lung preservation for 24 hours: an ultrastructural morphometric study in dogs. Transplant Proc 3:2222–2225

Dr. med. J.C. Rückert, Chirurgische Klinik, Medizinische Fakultät (Charité) der Humboldt-Universität zu Berlin, Schumannstr. 20/21, D-10117 Berlin

Zytoprotektive Wirkung von Iloprost und Verapamil auf kühlgelagerte Hepatozytenzellsuspensionen von Ratten

Cytoprotective effect of iloprost and verapamil on isolated rat hepatocytes during cold storage

G. Drews[1], H. U. Spiegel[2], T. Hermsdorf[3], D. Dettmer[3], M. Hildebrand[4], K. Oldhafer[5] und J. Hauss[1]

[1] Klinik für Chirurgie der Universität Leipzig
[2] Klinik für Chirurgie der Universität Münster
[3] Institut für Biochemie der Universität Leipzig
[4] Institut für Pharmakokinetik der Schering AG Berlin
[5] Medizinische Hochschule Hannover

Summary

Because of high expenses the liver transplantation model ist not appropriated to investigate cytoprotective activities and effective concentrations of pharmacological agents added to storage solutions to improve liver preservation. Therefore, in this study the hepatocyte suspension model was used to examine protective effects of the prostacyclin analogue iloprost and the calcium blocking agent verapamil.

10^{-12} M/l iloprost in UW solution were able to improve the survival of hepatocytes by more than 20% ($p < 0,01$) after 60 hours cold storage. The enzyme release was diminished obviously, but not significantly.

No significant increase of hepatocytes' viability was achieved by addition of verapamil, presumably, because UW solution contains the protective calcium chelator lactobionate. Indeed, the liver enzyme release was markedly reduced at 10^{-4} and 10^{-5} M/l ($p < 0,01$).

The discussion of the results postulates that, first of all, the survival rate decides on the usefulness of agents for a better preservation, while enzyme release is no reliable indicator in this model.

This study shows that the hepatocyte suspension model is an appropriated method to check up the cytoprotective efficacy of various pharmacological agents before its application to the transplantation model.

Zusammenfassung

Die Frage nach der zytoprotektiven Wirksamkeit und optimalen Dosierung von pharmakologischen Substanzen zur Verbesserung der Organkonservierung läßt sich mit dem Transplantationsmodell aufgrund des enormen technischen, materiellen und zeitlichen Aufwandes nur schwer beantworten. Deshalb macht sich die Anwendung einfacherer und kostengünstigerer Modelle erforderlich.

Chirurgisches Forum 1995
f. experim. u. klinische Forschung
Hierholzer/Seifert/Hartel (Hrsg.)
© Springer-Verlag Berlin Heidelberg 1995

In dieser Studie wurden das Prostazyklinanalogon Iloprost und der Kalziumionenblocker Verapamil am Hepatozytenzellsuspensionsmodell getestet. Dabei konnte Iloprost im Bereich von 10^{-12} Mol/l die Überlebensrate von Hepatozyten nach 60stündiger Kühllagerung in UW-Lösung um mehr als 20% verbessern ($p < 0{,}01$). Tendenzen einer Verringerung der LDH- und Transaminasenfreisetzung in diesem Bereich sind auffällig, jedoch nicht signifikant.

Zusätze von Verapamil erzielten keine signifikante Erhöhung der Vitalität, vermutlich, weil UW-Lösung bereits den protektiv wirkenden Kalziumchelator Laktobionat enthält. Allerdings zeigte sich die Leberenzymfreisetzung im Bereich von 10^{-4} und 10^{-5} Mol/l deutlich reduziert ($p < 0{,}01$). Bei der Diskussion über die Wertigkeit der Beurteilungskriterien muß jedoch postuliert werden, daß in erster Linie das Vitalitätsergebnis über die Eignung eines Wirkstoffes entscheidet. Wie diese Studie zeigt, sind Laborparameter kein zuverlässiger Indikator.

Einleitung

Ein bedeutendes Ziel im Rahmen der Transplantationsforschung ist die Verbesserung der Organkonservierung im Hinblick auf die Erhöhung der Transplantatqualität und die Verlängerung der Kühllagerungszeit. Seit Einführung der UW-Lösung im Jahre 1988 ist die hypotherme Lagerung von Spenderlebern für 24 Stunden möglich. Zahlreiche Versuche wurden unternommen, den organoprotektiven Effekt von Konservierungslösungen durch Zusatz von pharmakologischen Wirkstoffen, wie beispielsweise Kalziumionenblockern, Sauerstoffradikalfängern und Prostaglandinen weiter zu erhöhen [1, 2]. Dabei sind oft sehr widersprüchliche Ergebnisse erreicht worden, die vor allem auf Unterschiede im Versuchsmodell und in der Dosierung der Substanzen beruhen [3, 4].

In dieser Arbeit wurden das Prostazyklinanalogon Iloprost und der Kalziumionenblocker Verapamil auf zytoprotektive Effekte am Modell der Hepatozytenzellsuspension untersucht.

Material und Methode

Die Gewinnung von Zellsuspensionen mit einer Ausgangsvitalität von über 90% erfolgte durch Isolation von Hepatozyten der Wistarratte (weiblich, Gewicht: 310 ± 55 g) mit Hilfe der Kollagenaseperfusionsmethode [5]. Daraufhin wurden 1,2 ($\pm 0{,}3$) $\times 10^6$ Zellen/ml in 2,5 ml UW-Lösung in Petrischälchen unter Luftabschluß in einem Kühlschrank bei 4 °C gelagert. Folgende Versuchsgruppen wurden gebildet: Gruppe I – UW-Lösung ohne Zusätze (Kontrollgruppe), Gruppe II – UW-Lösung mit Iloprost in Konzentrationen von 10^{-6} bis 10^{-18} Mol/l, Gruppe III – UW-Lösung mit Verapamil in Konzentrationen von 10^{-3} bis 10^{-6} Mol/l.

Nach einer Kühllagerungszeit von 60,2 ($\pm 6{,}7$) Stunden, die ein Absinken der Vitalität der Suspensionen auf 50,9 ($\pm 5{,}9$)% bewirkte, erfolgte der Austausch der Konservierungslösung mit einem Kulturmedium (5 ml M199). Die Simulation der

Reperfusionsphase wurde mittels Inkubation der Hepatozyten in einem Brutschrank bei 37°C unter Begasung mit einem Gemisch aus 17% O_2 und 5% CO_2 für 2 Stunden durchgeführt.

Kriterien für die Beurteilung der zytoprotektiven Wirkung der pharmakologischen Zusätze waren die Vitalitätsbestimmung der Suspensionen nach Anfärbung mit 0,02% Trypanblau und die Messung der in die Konservierungslösung freigesetzten Leberenzyme. Pro Gruppe wurden zwei verschiedene Leberpräparationen mit je 3 Ansätzen pro Konzentration durchgeführt. Der Tukey-Test diente der statistischen Auswertung der Ergebnisse.

Tabelle 1. Hepatozytenvitalität nach 57 ($\pm$6) Stunden Konservierung unter Zusatz von Iloprost in UW-Lösung und nach 2 Stunden Resuspension

Gruppe II

Konzentration Mol/l Iloprost	Vitalität %	LDH µkat/ 10^6 Zellen	ASAT µkat/ 10^6 Zellen	ALAT µkat/ 10^6 Zellen
Kontrolle (UW)	50,9 ($\pm$ 5,9)	10,7 ($\pm$ 0,9)	1,39 ($\pm$ 0,2)	1,17 ($\pm$ 0,14)
10^{-6}	64,7 ($\pm$ 6,2)*	12,4 ($\pm$ 0,9)	1,84 ($\pm$ 0,24)°	1,40 ($\pm$ 0,18)
10^{-9}	65,4 ($\pm$ 8,3)*	10,5 ($\pm$ 1,0)	1,25 ($\pm$ 0,11)	1,19 ($\pm$ 0,16)
10^{-12}	75,0 ($\pm$ 6,7)**	9,1 ($\pm$ 1,6)	1,15 ($\pm$ 0,26)	1,08 ($\pm$ 0,16)
10^{-15}	58,4 ($\pm$ 6,9)#	10,8 ($\pm$2,5)	1,40 ($\pm$ 0,32)	1,21 ($\pm$0,21)
10^{-18}	56,1 ($\pm$ 8,5)#	10,6 ($\pm$ 2,3)	1,39 ($\pm$ 0,24)	1,22 ($\pm$ 0,32)

Angaben sind Mittelwerte $\pm$ Standardabweichung
*   statistisch signifikant zur Kontrolle ($p < 0,05$)
** statistisch signifikant zur Kontrolle ($p < 0,01$)
#   statistisch signifikant zu 10^{-12} Mol/l ($p < 0,05$)
°   statistisch signifikant zur Kontrolle, 10^{-9} und 10^{-12} Mol/l ($p < 0,05$)

Tabelle 2. Hepatozytenvitalialität nach 57 ($\pm$ 6) Stunden Konservierung unter Zusatz von Iloprost in UW-Lösung und nach 2 Stunden Resuspension

Gruppe III

Konzentration Mol/l Verapamil	Vitalität %	LDH µkat/ 10^6 Zellen	ASAT µkat/ 10^6 Zellen	ALAT µkat/ 10^6 Zellen
Kontrolle (UW)	50,8 ($\pm$ 5,5)	15,3 ($\pm$ 0,8)	2,11 ($\pm$ 0,12)	2,12 ($\pm$ 0,14)
10^{-3}	15,7 ($\pm$ 4,7)*	30,7 ($\pm$ 2,1)*	5,47 ($\pm$ 0,09)*	5,54 ($\pm$ 0,04)*
10^{-4}	61,5 ($\pm$ 5,8)	9,5 ($\pm$ 0,5)**	1,29 ($\pm$ 0,10)#	1,30 ($\pm$ 0,10)**
10^{-5}	58,8 ($\pm$ 5,6)	9,7 ($\pm$ 0,7)**	1,46 ($\pm$ 0,04)**	1,36 ($\pm$ 0,09)**
10^{-6}	51,6 ($\pm$ 2,2)	13,0 ($\pm$ 0,6)	1,86 ($\pm$ 0,06)	1,77 ($\pm$ 0,02)

Angaben sind Mittelwerte $\pm$ Standardabweichung
*   statistisch signifikant zu allen anderen Gruppen ($p < 0,01$)
** statistisch signifikant zur Kontrolle, zu 10^{-3} und 10^{-6} Mol/l ($p < 0,01$)
#   statistisch signifikant zur Kontrolle, 10^{-3} und 10^{-6} Mol/l ($p < 0,01$) und zu 10^{-5} Mol/l ($p < 0,05$)

Ergebnisse

Nach einer Kühllagerungszeit von durchschnittlich 60 Stunden reduzierte sich die Vitalität der Hepatozytenzellsuspensionen in der Gruppe I (UW-Kontrolle) auf die Hälfte im Vergleich zur Ausgangsvitalität (Tabelle 1 und 2). Der Zusatz von Iloprost (Gruppe II) bewirkte in Konzentrationsbereichen von 10^{-6} bis 10^{-12} Mol/l eine signifikante Erhöhung der Hepatozytenvitalität, wobei sich das Optimum bei 10^{-12} Mol/l befindet (Tabelle 1). Beim Vergleich der Leberenzymwerte zeigen sich keine wesentlichen Unterschiede. Durch Zusatz von Verapamil (Gruppe III) konnte keine signifikante Erhöhung der Überlebensrate der Hepatozyten erreicht werden, obgleich sich ein geringer Vitalitätsanstieg bei 10^{-4} Mol/l andeutet (Tabelle 2). Ein deutlicher Vitalitätsverlust sowie Enzymanstieg liegt bei einer Konzentration von 10^{-3} Mol/l vor. Beim Vergleich der Leberenzymwerte zeigt sich eine signifikante Reduktion der Freisetzung in Bereichen von 10^{-4} und 10^{-5} Mol/l.

Diskussion

Das Hepatozytenzellsuspensionsmodell liefert als einfach durchzuführende Screeningmethode im Vorfeld von Transplantationsversuchen orientierende Aussagen über die zytoprotektive Wirksamkeit und das Wirkoptimum von pharmakologischen Substanzen bei der Organkonservierung. Der Nachteil der Methode liegt darin, daß jeweils nur eine Zellart untersucht werden kann und die Wechselwirkung der verschiedenen Zellen und Zellarten untereinander im Verband unberücksichtigt bleibt. Dieses Modell bietet jedoch den Vorteil, daß gleichzeitig mehrere Untersuchungen mit Zellen von einer Leber unter einheitlichen Bedingungen durchgeführt werden können. Dabei läßt sich im Vergleich zum Lebertransplantationsmodell die zytoprotektive Wirkkomponente einer Substanz eindeutig von anderen (z. B. vasodilatatorischen oder thrombozytenaggregationshemmenden) Eigenschaften trennen.

Literatur

1. Umeshita K, Monden M, Ukei T et al. (1989) Different cytoprotective effects of calcium blockers in hypothermic liver preservation. Transplant Proc 21:1290–1291
2. Mora NP, Cienfuegos JA, Pereira F et al. (1988) Value of prostacyclin plus verapamil for obtaining 24 hour preserved liver allografts. Transplant Proc 20:980–982
3. Sanchez-Urdazpal L, Gores GJ et al. (1991) Improved liver preservation with addition of iloprost to Eurocollins and University of Wisconsin storage solutions. Transplantation 52:1105–1107
4. Claesson K, Lindell S, Southard JH, Belzer FO (1991) Chlorpromazine, quinacrine, and verapamil as donor pretreatment in liver preservation, tested in the isolated perfused rat liver. Cryobiology 28:422–427
5. Seglen PO (1976) Preparation of isolated rat liver cells. In: Methods In Cell Biology 13:29–83. Academic Press, New York

Einfluß von FK 506 und Cyclosporin A auf das Immunsystem des Schweines

Effect of FK 506 and Cyclosporine A on the porcine immune system

J. Mellert[1], A. Saalmüller[2], I. Heßmer[1] und U. T. Hopt[1]

[1] Abt. f. Allgemeinchirurgie und Transplantationschirurgie, Universität Rostock
[2] Bundesforschungsanstalt für Viruskrankheiten der Tiere, Tübingen

Einleitung

Die Einführung von Cyclosporin A (CsA), einem Metaboliten von Trichoderma polysporum, hat die Überlebensrate von transplantierten Organen entscheidend verbessert. CsA hemmt die Produktion von Lymphokinen, speziell von Interleukin-2 durch Blockierung der Transkription der mRNA [1]. FK 506 ist ein neues Impressivum, das aus dem Pilz Streptomyces tsukubaensis isoliert wird. Es ist ein Makrolid Antibiotikum, das sich in seiner Struktur total von dem cyclischen Peptid CsA unterscheidet. Es hemmt ebenfalls selektiv die CD4+ T-Lymphozyten sowie die Produktion von Lymphokinen, allerdings in einer 100fach niedrigeren Konzentration als CsA [2]. In klinischen Studien wurde FK 506 oftmals zur Rescue Therapie bei Abstoßungsreaktionen unter CsA Therapie eingesetzt [3]. Der genaue Wirkungsmechanismus von FK 506 ist allerdings noch unbekannt. Untersuchungen bezüglich des Effektes von CsA und FK 506 auf das Immunsystem mittels monoklonaler Antikörper wurden bisher lediglich an Kleintieren vorgenommen [4, 5]. Durch die Verfügbarkeit monoklonaler Antikörper gegen Oberflächenantigene von Lymphozyten beim Schwein ergibt sich die Möglichkeit, immunologische Untersuchungen an einem Großtiermodell vorzunehmen. Diese Studie wurde durchgeführt, um den Effekt von Cyclosporin A und FK 506 auf das Immunsystem des Schweines zu untersuchen.

Methodik

Versuchsgruppen
Die Untersuchungen wurden an 35–45 kg schweren deutschen Landschweinen durchgeführt. Die operativen Eingriffe erfolgten in Allgemeinnarkose, zur Blutabnahme wurde ein zentraler Venenkatheter in die V.jug. externa eingebracht. Bei Gruppe 1 erfolgte 21 Tage lang eine niedrig dosierte FK 506 Behandlung (trough level (tl) < 10 ng/ml), Gruppe 2 erhielt FK 506 in höherer Dosierung (tl

Chirurgisches Forum 1995
f. experim. u. klinische Forschung
Hierholzer/Seifert/Hartel (Hrsg.)

>10 ng/ml), Gruppe 3 wurde mit CsA in niedriger (tl <50 ng/ml), Gruppe 4 mit CsA in hoher Dosierung (tl 150–250 ng/ml) behandelt.

Cyclosporin A und FK 506
CsA (Sandimmun® , Sandoz) wurde zweimalig als Infusion über jeweils 4 Stunden appliziert. FK 506 (Fujisawa Pharmaceutical Co., Osaka, Japan) wurde per os appliziert.

Bestimmung der Zellpopulationen durch Immunfluoreszenz
Mononukleäre Leukozyten wurden aus dem peripheren Blut (PBL), aus der Milz, aus mesenterialen Lymphknoten, dem Knochenmark sowie dem Thymus isoliert. Die Durchflußzytometrie wurde zur quantitativen Analyse der isolierten Leukozytenpopulationen bzw. T-Zellsubpopulationen eingesetzt. Mittels indirekter Immunfluoreszenz wurden antigenpositive Zellen mit einem monokonalen Antikörper und einem antiisotypspezifischen fluoreszenzkonjugierten Antiserum nachgewiesen, wobei eine Doppelimmunfluoreszenzanalyse mittels Fluoreszeinisothiocyanat- und Phycoerythrin konjugierten Antikörpern erfolgte.

Ergebnisse

PBL
Die Anteile der B- und T-Lymphozyten und der Monozyten an der gesamten Population der PBL haben sich in allen Gruppen durch die Immunsuppression mit CsA bzw. FK 506 nicht verändert. Auch bei der Untersuchung der Phänotypenverteilung der T-Zellen konnten keine signifikanten Veränderungen gefunden werden.

Mesenteriale Lymphknoten
Auch bei Untersuchung der aus den mesenterialen Lymphknoten isolierten Zellen kam es nach Immunsuppression mit CsA und FK 506 zu keinen Veränderungen in der Expression der Oberflächenantigene.

Milz
Der relative B-Zellanteil nahm in der Gruppe 2 ab (62 vs 19%), während der Anteil der T-Zellen in dieser Gruppe anstieg (36 vs 75%). Der relative Monozytenanteil dagegen hat nur unwesentlich zugenommen. In den übrigen Gruppen zeigten sich keine Veränderungen. Bei Untersuchung der Expression der Oberflächenantigene CD8 und CD4 sowie CD2 und CD5 fielen in keiner Gruppe wesentliche Veränderungen in den Phänotypenverteilungen der Subpopulationen auf.

Thymus
In der Gruppe 2 war ein Abfall der T-Lc (SWC1+/SWC3–) von 86 auf 52% feststellbar, in der Gruppe 4 von 85 auf 37%, die B-Lc (SWC1–/SWC3–) nahmen in der Gruppe 2 von 7 auf 34% und in der Gruppe 4 von 3 auf 63% zu. Während bei unbehandelten Tieren die Majorität der Zellen den Phänotyp CD1$^+$CD5$^+$ aufweist, war diese Population nach Immunsuppression depletiert. Es zeigte sich ein massiver Abfall der CD1+ Zellen (Gruppe 2: 64/25%, Gruppe 4: 73/24%) während

CD1–Zellen stark zunahmen (Gruppe 2: 32/75%, Gruppe 4: 18/77%). Außerdem nahmen die CD5⁻ Populationen stark zu, wobei der Großteil dieser Zellen auch CD2⁻ war. Die Majorität der Thymuszellen bei unbehandelten Tieren weist den Phänotyp CD4⁺ CD8⁺, die thymischen Vorläuferzellen den Phänotyp CD4⁻CD8⁻ auf. In den Gruppen 2 und 4 war der Anteil der doppelt negativen Phänotypes dagegen stark angestiegen (Gruppe 2: 29/55%, Gruppe 4: 24/57%), während die doppelt positiven Zellen gleichzeitig abgenommen haben.

Knochenmark
Vor Immunsuppression befanden sich in Sternumpunktaten zwischen 2 und 4% SWC1⁺/SWC3⁺-Zellen, ca. 10–13% doppelt negative Zellen und zwischen 82 und 85% SWC1⁺ Zellen. Der Anteil der doppelt negativen Zellen stieg in Gruppe 2 (28/42%) und Gruppe 4 (12/33%) an, der Phänotypenanteil SWC1⁺ sank ab (Gruppe 2: 68/52%, Gruppe 4: 85/65%), während die Anzahl der myeloiden Zellen (SWC1⁺SWC3⁺) sich nur unwesentlich änderte. Auffallend war der sehr geringe Anteil von CD2 bzw. CD5 exprimierenden Zellen. Während der Immunsuppression in den Gruppen 2 und 4 stieg der Anteil der CD5⁻/CD2⁻ Subpopulation auf bis zu 92% an und der Anteil der CD5⁺/CD2⁺ Zellen fiel bis auf 3% ab.

Diskussion

Das bisher weitgehend unaufgeklärte Immunsystem des Schweines wurde bis heute nur in wenigen Arbeiten im Hinblick auf die Populationszusammensetzung einzelner lymphatischer Organe untersucht [6]. Der Einsatz monoklonaler Antikörper gegen porzine Leukozytendifferenzierungsantigene, die erst seit jüngster Zeit verfügbar sind [7], ermöglichte eine genaue Phänotypenanalyse der mononukleären Leukozyten und T-Zellsubpopulationen. Vergleichbare Untersuchungen wurden bisher nur im Kleintier durchgeführt und sind deshalb nicht uneingeschränkt übertragbar [4, 5].

Nach immunsuppressiver Therapie mit CsA und FK 506 veränderten sich im peripheren Blut weder die relativen Anteile der B-Zellen, T-Zellen und Monozyten an der Gesamtpopulation, noch die Zusammensetzungen der untersuchten T-Zellsubpopulationen. Dies entspricht den Ergebnissen nach humaner Nierentransplantation [8]. Mononukleäre Leukozyten aus mesenterialen Lymphknoten und aus Milzgewebe zeigten ebenfalls keine wesentlichen Veränderungen in ihren Populationszusammensetzungen. Bemerkenswert ist, daß die IS im Thymus und Knochenmark zu bedeutenden Veränderungen in der Phänotypenverteilung geführt hat. Ähnliche Ergebnisse fanden sich bei Untersuchungen an Kleintieren. Es fand sich eine Depletion von Lymphozyten im Cortex des Rattenthymus sowie eine Abnahme der Größe der Medulla des Thymus bei der Ratte [9]. Damit führen sowohl CsA als auch FK 506 in gleicher Weise zu einer Hemmung der Reifung von Thymozyten, allerdings nur in höherer Dosierung. FK 506 scheint dabei die Reifung und Differenzierung von Thymozyten nicht nur durch direkte Beeinflußung der Thymozyten zu hemmen, sondern auch durch Beeinträchtigung der medullären Epithelzellen und der Epithelien im Bereich des Thymuscortex [10].

Zusammenfassung

Diese Studie wurde durchgeführt, um den Effekt von Cyclosporin A und FK 506 auf das Immunsystem des Schweines zu untersuchen. Mononukleäre Leukozyten wurden aus dem peripheren Blut, mesenterialen Lymphknoten, der Milz, dem Thymus und dem Knochenmark vor und während der Behandlung mit FK 506 oder Cyclosporin A (CsA) untersucht. Die Immunfluoreszenz wurde zur quantitativen Analyse der isolierten Leukozytenpopulationen bzw. T-Zellsubpopulationen eingesetzt. Im peripheren Blut, den mesenterialen Lymphknoten und in der Milz konnte keine Effekt der Immunsuppression auf die Zusammensetzung der mononukleären Leukozyten nachgewiesen werden, dagegen führten die getesteten Immunsuppressiva in höherer Dosis zu einer Depletion der Thymozyten bei gleichzeitiger Anreicherung unreifer Zellen im Thymus und im Knochenmark.

Summary

This study was performed to examine the effect of CsA and FK 506 on the porcine immune system. Mononuclear leucocytes isolated from peripheral blood, mesenteric lymph nodes, the spleen, bone marrow and thymus were examined before and after treatment with CsA and FK 506. Flow cytometry was used for quantitative analysis of the isolated leucocytes and T-lymphocyte subsets. In PBL, mesenteric lymph nodes and the spleen no effect of immunosuppressive therapy on the different cell subsets could be detected, whereas the immunosuppressive drugs in higher dosage induced a depletion of thymocytes with increase of immature cells within the thymus and the bone marrow.

Literatur

1. Bunjes D, Hardt C, Röllinghoff M, Wagner H (1981) Cyclosporine A mediates immuno-suppression of primary cytotoxic T cell responses by impairing the release of interleukin 1 and interleukin 2. Eur J Immunol 11:657–661
2. Kino T, Hatanaka H, Hashimoto M, Nishiyama M, Goto T, Okuhara M, Kohsaka M et al. (1987) FK 506, a novel immunosuppressant isolated from a Streptomyces. I. Fermentation, isolation, and physico-chemical and biological characteristics. J Antibiot Tokyo 40: 1249–1255
3. Demetris AJ, Fung JJ, Todo S, McCauley J, Jain A, Takaya S, Alessiani M et al. (1992) Conversion of liver allograft recipients from cyclosporine to FK 506 immunosuppressive therapy – a clinicopathologic study of 96 patients. Transplantation 53:1056–1062
4. Hiramine C, Hojo K, Matsumoto H, Koseto M, Itoh M (1989) Differential effect of cyclosporine in vivo on the distribution of T cell subsets in the thymus, spleen, and lymph nodes. Transplantation 47:499–503
5. Chen MF, Suzuki H, Maruyama M, Yano S (1991) The influence of FK-506 on the thymus and spleen in normal C3H/He mice: flow cytometric analysis of lymphocyte subpopulations. Immunol Lett 29:255–259
6. Saalmüller A, Reddehase MJ, Bühring HJ, Jonjic S, Koszinowksi UH (1987) Simultaneous expression of CD4 and CD8 antigens by a substantial proportion of resting porcine T lymphocytes. Eur J Immunol 17:1297–1301

7. Lunney JK (1993) Characterization of swine leukocyte differentiation antigens. Immunol Today 14:147–148
8. Shen SY, Weir MR, Kosenko A, Revie DR, Ordonez JV, Dagher FJ, Chretien P, Sadler JH (1985) Reevaluation of T cell subset monitoring in cyclosporine-treated renal allograft recipients. Transplantation 40:620–623
9. Takai K, Jojima K, Sakatoku J, Fukumoto T (1990) Effects of FK 506 on rat thymus: time-course analysis by immunoperoxidase technique and flow cytofluorometry. Clin exp Immunol 82:445–449
10. Takai K, Tokuda N, Sawada T, Fujikura Y, Jojima K, Sakatoku J, Fukumoto T (1992) Effects of FK 506 on rat thymic epithelial cells; immunohistochemical study. Thymus 19:207–217

Dr. J. Mellert, Klinik für Allgemeinchirurgie und Transplantationschirurgie, Schillingallee 35, D-18055 Rostock

Bindung radioaktiv markierter monoklonaler Antikörper an Interleukin-2 und -6 Rezeptoren und deren Bedeutung für die Diagnostik der Transplantatrejektion

Biodistribution of radiolabeled anti-Interleukin-2 and anti-Interleukin-6 receptor monoclonal antibodies in a vascular and non-vascular transplant model

M. Piert MD[1], H. Lin MD[2], A. Clavo[2] und R. Wahl MD[2]

[1] Allgemeine Chirurgie, Universität Tübingen
[2] Department of Nuclear Medicine, University of Michigan, Ann Arbor, MI, USA

Introduction

Visualizing transplant rejection using radiolabeled monoclonal antibodies (mAb) is an appealing concept, but limited by the lack of specificity of the mAbs investigated [1]. Since considerable progress has been made to identify transplant rejection as a complex immune activation, radiolabeled mAbs against subsets of activated graft infiltrating cells might have advantages in transplant rejection imaging. The IL-2R is known to play an important role in transplant rejection, whereas the significance of the IL-6R is less well defined. Anti-IL-2R mAbs have been proven to prevent and reverse acute allograft rejection [2], whereas increased IL-6 blood levels have been found in acute rejection episodes of lung and heart-lung recipients [3]. It remained unclear whether time course and binding efficiency of radiolabeled anti-IL-2R and anti-IL-6R mAbs are suitable for rejection imaging. Therefore, we probed the in vivo presence for IL-2 and IL-6 receptors at various time points during the rejection process with the mAb ART18, a mouse IgG directed against the p55 subunit of rat IL-2R, and the mAb 15A7, a rat IgG2b directed against the mouse IL-6R [4].

Materials and Methods

Animals and grafting techniques: Inbred Lewis rats (LEW, RT1) and Brown-Norway (BN, RT1) rats were used for studies of the IL-2R. Inbred C57/BL6 and BALB/c mice were used to study the IL-6R. A modified non-vascular sponge matrix transplant model described by Roberts et al. [5] was applied. Briefly, two sponges were implanted in the abdominal cavity of each donor, where they became populated with fibroblastlike peritoneal cells expressing the MHC. 7 days later the sponges were transferred to the back of the thorax in such a way that each animal bore a syngeneic and allogeneic sponge. Radioiodinated mAbs (with controls) were injected at various time points after the sponge transfer (ART18: 4, 7, 10 days; 15A7: 3, 5, 8 days) and the animals sacrificed and radioactivity counted 3 days later.

Chirurgisches Forum 1995
f. experim. u. klinische Forschung
Hierholzer/Seifert/Hartel (Hrsg.)
© Springer-Verlag Berlin Heidelberg 1995

In heart-transplant studies (vascular graft), LEW rats served as recipients of cardiac allografts from BN doners using microvascular techniques. Transplant survival was monitored by palpation of myocardial contractions. Radiolabeled ART18 (and control mAb) were injected 2, 3 and 4 days after the transplantation and radioactivity determined 3 days later.

Antibodies: The mAbs (ART18: Dr. T. Diamantstein, Institute of Immunology, Freie Universität Berlin, Germany; and 15A7: Dr. P. Coulie, Institute Ludwig, Bruxelles, Belgium) were purified by Protein-G sepharose gel filtration and antibody purity was checked by SDS-page gel. Purified Abs were labeled with ^{125}I or ^{131}I by the iodogen method and specific activity was checked by cell binding assays.

Results

In the non-vascular sponge transplant model, tissue/blood ratio of the ^{125}I-ART-18 (mean % injected dose/g tissue ± SD) was significantly higher in the allogeneic (rejecting) compared to the syngeneic sponge when injected 7 days (group b: 1.55 ± 0.83 versus 1.13 ± 0.55, $n = 10$, $p < 0.005$), but not 4 (group a: 1.03 ± 0.73 versus 0.92 ± 0.53, $n = 7$, n.s.) or 10 days (group c: 0.67 ± 0.13 versus 0.62 ± 0.11, $n = 8$, n.s.) after the sponge transfer. Localization into the allogeneic sponge, as described by the allogeneic/sygeneic ratio, was significantly higher in group b compared to group a and c ($p < 0.05$). Thus, specific mAb localization increased up to the 7th day after sponge transfer, but decreased in later stages of the rejection process.

In heart transplants ^{125}I-ART18 accumulates preferentially into the rejecting heart at any investigated time after the transplantation. The maximal ratio of specific mAb uptake was achieved if ^{125}I-ART18 was injected 3 days after the transplantation (transplant: native heart ratio = 3.63 ± 0.57). Besides the rejecting heart, radiolabeled ART18 is accumulating in the spleen (tissue/blood ratio increasing to 1.36 ± 0.52), whereas uptake in local (neck) and peripheral (femoral) lymph nodes is decreasing with time. In native heart, lung, liver, kidney or muscle accumulation of radiolabeled mAbs (ART18 and controls) was not significantly different between groups.

This biodistribution of the anti-IL-6R mAb (15A7) was studied 3, 5 and 8 days after sponge transfer. In contrast to the ART18 mAb, double label localization experiments revealed that the ^{125}I-15A7 was mainly retained in the circulation and did not show any preferential penetration into host tissues. Accumulation into the allogeneic and syngeneic sponges was present, but indistinguishable from the ^{131}I-labeled control rat IgG.

Discussion

The purpose of the study was to evaluate the suitability of radiolabeled anti-IL-2R and anti-IL-6R mAbs for transplant rejection imaging. We chose the sponge matrix allograft system, although it has several problems. First, the implanted sponges are foreign bodies in the recipient animals, frequently being infiltrated by polymorphonuclear cells. Second, they behave more like a skin transplant, since they are not primarily vascularized. But, presently, the sponge matrix system is the only available system to study the IL-6R since anti-IL-6R mAbs are exclusively available as rat anti-mouse mAbs. Our results indicate that ART18 uptake is enhanced during acute rejection in the sponge matrix model as well as the heart transplant model, but depended on the time of mAb injection. Radiolabeled ART18 localized preferentially to the allogeneic sponge if injected 7 but not 4 and 10 days after the sponge transfer. In the heart transplant model, localization of radiolabeled ART18 was also time dependent although the number of investigations was too small to allow meaningful statistical evaluations. Those results indicate either an increasing infiltration of IL-2R positive cells or an increased expression of the IL-2R on present T-cells in the rejecting heart or a combination of both.

In contrast to ART18, radiolabeled 15A7 mAb did not show specific binding to the allogeneic sponge at any investigated time. We do not believe that the time course for the biodistribution studies choosen was wrong because IL-6 is known to be released earlier during transplant rejection than IL-2. The sponge matrix model might be specifically different from vascularized transplants in terms of the expression of IL-6R positive cells, but this is less likely since we detected significant specific accumulation for the anti-IL-2R mAb in the same model. In addition, the investigated mAb 15A7 might not bind to those graft infiltrating leukocytes being involved in the rejection process. It is also possible that the number of IL-6R carrying cells is too low to detect a measurable difference in the early phase of transplant rejection, at least, in the sponge transplant model.

Conclusions: Transplant rejection targeting and thus imaging is possible with therapeutically efficient anti-IL-2R mAbs, such as ART18 in rat transplant models, but the time dependence of antibody localization is limiting and may complicate quantification of the rejection process. Our results obtained with the anti-IL-6R mAb 15A7 are less promising for transplant rejection imaging purposes.

Zusammenfassung

In einem Schwamm- und Herztransplantationsmodell wurde der Uptake ^{125}I- oder ^{131}I-markierter monoklonaler Antikörper (mAK) gegen Interleukin-2 und -6 Rezeptoren (IL-2R, IL-6R) im zeitlichen Verlauf der akuten Abstoßung untersucht. Im ersten Modell wurden je 2 Polyurethanschwämme in die Abdominalhöhle von BALB/c- oder C57/BL6-Mäusen implantiert und nach Besiedlung der Schwammatrix mit Peritonealzellen (Träger des MHC-Antigens) subkutan so reimplantiert, daß jedes Tier einen allogenen und einen syngenen Schwamm erhielt. Drei, 5 oder 8 Tage später wurde ^{125}I-anti-IL-6R (15A7) und ^{131}I-IgG als Kontroll-AK injiziert und der Uptake u.a. in synerger und allogener Schwammatrix bestimmt. In gleicher Weise wurde die Gewebsverteilung von ^{125}I-anti-IL-2R (ART18) und ^{131}I-IgG in Lewis und Brown-Norway Ratten 4, 7 oder 10 Tage nach Transplantation (TX) untersucht. Das Gewebe/Blut-Verhältnis von ART18 zeigte in allogenen Schwämmen (1,55±0,83) eine statistisch signifikant stärkere Anreicherung als in synerger Schwammatrix (1,13±0,55% inj. Dosis/g Gewebe, p < 0,005, n = 10), jedoch nur in der Gruppe welche 7 Tage nach Schwamm-TX injiziert wurde. Die Verteilung des anti-IL-6R mAK 15A7 und die der unspezifischen Kontroll-AK zeigte keinerlei signifikante Unterschiede in den untersuchten Gruppen.

Um die Expression von IL-2R im zeitlichen Verlauf der Abstoßung in einem vaskularisierten Modell (Herz-TX) zu untersuchen, wurden 11 Lewis Ratten Herzen von Brown-Norway Ratten transplantiert und 2, 3 oder 4 Tage nach der TX ^{125}I-ART18 (und Kontroll-AK) injiziert. Auch in diesem Modell zeigte sich eine Abhängigkeit der ART18-Akkumulation vom Injektionszeitpunkt mit einer maximalen Anreicherung des mAK im Transplantat bei Injektion 3 Tage nach TX (Relation TX-Herz/Herz von 3,6:1). Daraus läßt sich schließen, daß während der akuten Rejektion der mAK ART18 im Transplantat angereichert wird, daß aber die Akkumulation nicht unbedingt der Rejektionsintensität entspricht, sondern anderen Mustern folgt, was eine klinische Anwendung von anti-IL-2R mAK zur Diagnostik der Transplantatrejektion – etwa mittels Szintigraphie – erschwert.

Abstract

To examine the time course and binding efficiency of radiolabeled monoclonal antibodies (mAb) against subsets of graft infiltrating cells during acute rejection, we investigated the biodistribution of ^{125}I- or ^{131}I-labeled mAbs against Interleukin-2 and Interleukin-6 receptors (IL-2R, IL-6R) in a sponge transplant and heart transplant model. In the first model, 2 Polyurethane sponges were implanted in each abdominal cavity of BALB/c- or C57/BL6 mice. After being populated by peritoneal cells expressing the donor's major histocompatibility locus determinants (MHC), the sponges were reimplanted subcutaneously to the back in such a way that each animal bore a syngeneic and allogeneic sponge. ^{125}I-anti-IL6R mAb (15A7) and ^{131}I-IgG, used as a non-specific control, were injected 3, 5 or 8 days later and the biodistribution was then determined. In similar sponge transplant experiments, ^{125}I-anti-IL2R (ART18) and ^{131}I-gG (control mAb) were injected 4, 7 or 10 days after the sponge transfer into Lewis and Brown-Norway rats. The tissue/blood ratio of ART18 (mean % inj. dose/g tissue ± SD) was significantly higher in the rejecting allogeneic sponge (1.55±0.83) than in the syngeneic sponge (1.13±0.55, p < 0.005, n = 10), but only in the group of animals which were injected 7 days after the sponge transfer. The biodistribution of the anti-IL-6R mAb (15A7) and the non-specific control mAbs showed no significant differences between groups.

To investigate the time course of IL-2R expression in a vascularized transplant model (heart transplants), 11 Lewis rats received hearts from Brown-Norway rats and ^{125}I-ART18 (and control mAb) we injected 2, 3 or 4 days later. Again, the ART18 accumulation was dependent on the time of the injection. Maximal ART18 uptake, expressed by the transplant: native heart ratio, was at day 3 after the transplantation (relation 3.6:1). Our experiments reveal that during acute rejection, mAb directed to the IL-2R accumulate in the rejecting transplant. The experiments also suggest that the intensity of ART18 accumulation is not dependent on the severity or duration of the rejection alone but on other factors not investigated in these experiments. Therefore, the diagnostic usefulness of iodine labeled anti-IL-2R mAbs in transplant rejection imaging appear limited.

Literature

1. Wahl R, Parker CW (1985) Monoclonal antibody radioimmunodetection of transplant rejection. Transplantation 40:451–454
2. Kupiec-Weglinski JW, Sablinski T, Hancock W, DiStefano R, Mariani G, Mix CT, Tilney NL (1991) Modulation of accelerated rejection of cardiac allografts in sensitized rats by anti-interleukin 2 receptor monoclonal antibody and cyclosporine therapy. Transplantation 51:300–305
3. Yoshida Y, Iwaki Y, Pham S, Dauber JH, Yousem SA, Zeevi A, Morita S, Griffith BP (1993) Benefits of posttransplantation monitoring of interleukin 6 in lung transplantation. Ann Thorac Surg 55:89–93
4. Coulie PG, Stevens M, Van Snick J (1989) High- and low-affinity receptors for murine interleukin 6. Distinct distribution on B and T cells. Eur J Immunol 19:2107–2114
5. Roberts PJ, Hayry P (1976) Effector mechanisms in allograft rejection. Cell Immun 26:160–167

Dr. M. Piert, Allgemeine Chirurgie, Hoppe-Seyler Str., D-72076 Tübingen

Intestinale intraepitheliale Lymphozyten zeigen gesteigerte Proliferation und zytolytische Aktivität während akuter Graft-versus-Host Reaktion

Proliferation and cytolytic activity of intestinal intraepithelial lymphocytes are increased during acute graft-versus-host disease

R. A. Hoffman[1], N. C. Schattenfroh[1], P. Neuhaus[2] und R. L. Simmons[1]

[1] Department of Surgery, University of Pittsburgh, Pittsburgh/USA
[2] Chirurgische Klinik Universitätsklinikum Rudolf-Virchow, Freie Universität Berlin, Berlin/Deutschland

Einleitung

Zu den gefürchteten Komplikationen nach Knochenmarktransplantation zählt die Graft-versus-Host Reaktion (GvHR), die durch Zerstörung von Empfängergewebe durch immunkompetente T-Zellen des Spenders definiert ist [1]. Zu den am schwersten in Mitleidenschaft gezogenen Organen dieser Erkrankung gehört der Gastrointestinaltrakt [2]. Während die histopathologischen Kennzeichen akuter intestinaler GvHR bereits hinreichend charakterisiert worden sind [3], so ist den funktionellen Veränderungen der Lymphozyten des Dünndarms während dieser Erkrankung bislang nur wenig Aufmerksamkeit geschenkt worden.

Wir haben kürzlich gezeigt, daß die Dünndarmmukosa während akuter GvHR von Spenderlymphozyten infiltriert wird, die nur aus $CD3^+$ T-Zellen mit einem dominanten $CD8^+$ Phänotyp bestehen und damit ein Verteilungsmuster aufweisen, welches identisch ist mit dem normaler intestinaler intraepithelialer Lymphozyten (IEL) [4]. In der vorliegenden Studie wurden nun die Funktionsveränderungen der IEL während akuter GvHR untersucht.

Methodik

GvHR wurde durch intravenöse Injektion von 50×10^6 elterlichen (C57BL/6J) Milzlymphozyten in (C57BL/6J $\times$ DBA/2J) F1-Hybrid Mäuse induziert. Als Kontrollen dienten gleichaltrige unbehandelte (C57BL/6J $\times$ DBA/2J) F1 Mäuse. Wöchentlich nach Induktion der GvHR wurden Milzzellen und IEL aus dem gesamten Dünndarm von jeweils 4 Mäusen pro Gruppe isoliert, gesammelt und sofort für die in vitro Funktionsteste verwendet.

Die Arbeit wurde finanziell durch NIH grant AI-16869 (R.L.S.) und die Deutsche Forschungsgemeinschaft (Scha 634/1-1) (N.C.S.) unterstützt

Chirurgisches Forum 1995
f. experim. u. klinische Forschung
Hierholzer/Seifert/Hartel (Hrsg.)

Ergebnisse

GvHR in dem hier verwendeten Modell führt typischerweise zu einer ausgeprägten Immunsuppression des Empfängers [5]. Dementsprechend zeigten Milzzellen von GvHR-Mäusen ein deutlich eingeschränktes Proliferationsvermögen *in vitro* nach Stimulierung mit immobilisiertem anti-CD3 mAb bereits eine Woche nach Induktion der GvHR (p < 0,01 vs. Kontrolle). Im Gegensatz dazu konnten wir eine gesteigerte Proliferation der isolierten IEL nach Stimulierung mit anti-CD3 mAb während der ersten zwei Wochen nach Induktion der GvHR beobachten (p < 0,01 vs. Kontrolle). In der dritten und vierten Woche nach Induktion der GvHR zeigte sich allerdings eine reduzierte Proliferation der IEL *in vitro* nach Stimulierung mit anti-CD3 mAb (p < 0,01 vs. Kontrolle). Diese Immunsuppression der IEL war jedoch zu keinem Zeitpunkt so ausgeprägt wie die der Milzzellen.

Ein Charakteristikum normaler IEL ist ihre nicht-spezifische zytolytische Aktivität, die in einem Lectin-vermittelten ^{51}Cr-release Versuch nachgewiesen werden kann [6]. Bereits in der ersten Woche nach Krankheitsbeginn zeigten IEL von GvHR Mäusen im Vergleich zu IEL von Kontrolltieren eine Erhöhung ihrer nicht-spezifischen zytolytischen Aktivität. In der zweiten Woche nach Induktion der GvHR war eine weitere Zunahme der zytolytischen Aktivität der IEL von GvHR Mäusen zu beobachten (p < 0,01 vs. Kontrolle). Das Maximum der nicht-spezifischen zytolytischen Aktivität der IEL von GvHR-Mäusen war in der dritten Woche nach Induktion der GvHR erreicht (p < 0,003 vs. Kontrolle). In der vierten Woche nach Krankheitsbeginn war ein Rückgang der nicht-spezifischen zytolytischen Aktivität der IEL von GvHR Tieren zu beobachten, obgleich die zytolytische Aktivität der IEL von GvHR Mäusen zu diesem Zeitpunkt noch immer signifikant höher war, als die zytolytische Aktivität der IEL von Kontrolltieren (p < 0,01 vs. Kontrolle).

Zusammenfassung

Die akute Graft-versus-Host Reaktion (GvHR) ist als eine immunologische Reaktion von transplantierten Zellen gegen den Empfängerorganismus definiert. Spezifische zytolytische Aktivität der infiltrierenden Spenderlymphozyten wurde bislang für die Gewebezerstörung in den befallenen Organen verantwortlich gemacht. Allerdings korreliert die Infiltration der in Mitleidenschaft gezogenen Organe mit Spenderzellen nicht immer mit dem Ausmaß der Gewebezerstörung, so daß vermutlich noch andere nicht-spezifische Mechanismen an der Gewebezerstörung beteiligt sind. Die in der hier vorgestellten Studie beobachtete Erhöhung der nicht-spezifischen zytolytischen Aktivität der IEL im Verlauf der akuten GvHR trägt vermutlich zu der Gewebezerstörung bei, insbesondere da der zeitliche Verlauf der Erhöhung der zytolytischen Aktivität mit dem zeitlichen Verlauf des klinischen Krankheitsbildes korreliert.

GvHR in dem hier verwendeten Modell führt typischerweise zu einer ausgeprägten Immunsuppression der Empfängerlymphozyten. Dementsprechend zeigten Milzzellen von GvHR Mäusen im Verlauf der Erkrankung eine deutlich reduzierte Wachstumsfähigkeit *in vitro* nach Stimulierung mit anti-CD3 mAb. Im Gegensatz dazu war bei IEL von GvHR Mäusen eine verstärkte Proliferation *in vitro* zu beobachten. Diese Ergebnisse zeigen, daß die Funktionen der Lymphozytenpopulationen in den verschiedenen Zielorganen unterschiedlich vom Krankheitsprozeß akuter GvHR beeinflußt werden können.

Summary

Acute Graft-versus-host disease (GvHD) can be defined as immunological attack of transplanted cells directed against the recipient. Specific anti-host cytolytic activity by the infiltrating donor lymphocytes has been made responsible for the tissue damage in the various target organs of acute GvHD. However, the amount of donor cell infiltration does not always correlate with the tissue damage in the target organs, indicating that other non-specific mechanisms may be involved in the tissue destruction. We show here, that IEL from GvHD mice display enhanced non-specific cytolytic activity throughout the course of acute GvHD. This enhanced cytolytic activity probably contributed to the tissue damage in this target organ, especially since the time course of increased cytolytic activity of IEL correlated with the time course of the clinical disease in these mice.

GvHD in this parent into F1 model leads to profound immunosuppression of the host lymphocytes. Accordingly, we were able to demonstrate that during the course of the disease splenocytes isolated from GvHD mice displayed reduced proliferation *in vitro* in response to anti-CD3 mAb. In contrast, IEL isolated from GvHD mice displayed enhanced proliferation in vitro in response to anti-CD3. These results indicate, that the disease process of acute GvHD has different effects on the different lymphocyte populations in the various target organs.

Literatur

1. Ferrara JLM, Deeg HJ (1991) Graft-Versus-Host Disease. New Eng J Med 324:667–674
2. Guy-Grand D, Vasalli P (1986) Gut Injury in Mouse Graft-Versus-Host Reaction. J Clin Invest 77:1584–1595
3. Roy J, Platt JL, Weisdorf DJ (1993) The immunopathology of upper gastrointestinal acute graft versus host disease. Transplantation 44:572–577
4. Schattenfroh NC, Hoffman RA, McCarthy SA, Simmons RL (1995) Phenotypic analysis of donor cells infiltrating the small intestine and spleen during graft-versus-host disease. Transplantation 59:268–273
5. Wall DA, Hamberg S, Ferrara JLM, Abbas AK (1989) Immunodeficiency in graft-versus-host disease. II. Effects of GvHD-induced suppressor cells on CD4+ T cell clones. J Immunol 143:74–78
6. Ishikawa H, Li Y, Abeliovich A, Yanamoto S, Kaufmann SHE, Tonegawa S (1993) Cytotoxic and interferon-g producing activities of g/d T cells in the mouse small intestine are strain dependent. Proc Natl Acad Sci USA 90:8204–8208

R. A. Hoffman, Research Assistant Professor, Department of Surgery, University of Pittsburgh, W1545 Biomedical Science Tower, 200 Lothrop Street, Pittsburgh, PA 15213, USA

Lymphknoten-Mikrometastasierung bei Patienten mit Ösophaguskarzinom

Lymph node micrometastases in patients with esophageal carcinoma

B. Passlick[1], J.R. Izbicki[1], A. Rehders[1], K. Pantel[2] und C.E. Broelsch[1]

[1] Chirurgische Klinik, Abteilung für Allgemeinchirurgie, Universität Hamburg (Direktor: Prof. Dr. med. Dr. h.c. mult. C.E. Broelsch)
[2] Institut für Immunologie, Ludwig-Maximilians-Universität, München (Direktor: Prof. Dr. med. G. Riethmüller)

Einleitung

Trotz möglichst radikalen chirurgischen Vorgehens ist die Prognose von Patienten mit einem Ösophaguskarzinom ungünstig. Die meisten Patienten sind zum Zeitpunkt der Diagnosestellung inoperabel und diejenigen mit operabel erscheinenden Primärtumoren erleiden häufig ein Tumorrezidiv. Ein möglicher Grund dafür könnte eine zum Operationszeitpunkt unerkannte Disseminierung von Tumorzellen in die regionären Lymphknoten sein, die den bisherigen Methoden des Tumorstagings entgeht. Wir haben kürzlich ein immunhistochemisches Assay etabliert, mit dessen Hilfe das Ausmaß einer frühen minimalen Tumorzellaussaat in die regionären Lymphknoten untersucht werden kann [1]. In der vorliegenden Studie wurde dieses Assay bei 37 Patienten mit scheinbar operablem Ösophaguskarzinom angewendet, um die Häufigkeit und die prognostische Bedeutung dieser Tumorzellabsiedlung in die regionären Lymphknoten zu untersuchen.

Material und Methoden

Von 37 Patienten mit Ösophaguskarzinom (26 Plattenepithel- und 11 Adenokarzinome) wurden Lymphknoten und eine repräsentative Tumorprobe gesammelt. Das mediane Alter der Patienten betrug zum Operationszeitpunkt 58 (43–76) Jahre. Ein Patient hatte ein Tumorstadium I, jeweils 10 Patienten ein Stadium IIa oder IIb, 11 ein Stadium III und 3 Patienten ein Stadium IV.

Die Lymphknoten wurden noch intraoperativ in zwei Hälften geteilt. Eine Hälfte gelangte zur konventionellen histopathologischen Untersuchung, die andere Hälfte sowie die Tumorprobe wurden schockgefroren und bei −80 °C gelagert. Von den

Chirurgisches Forum 1995
f. experim. u. klinische Forschung
Hierholzer/Seifert/Hartel (Hrsg.)

Lymphknoten (n = 187), welche histopathologisch keinen Hinweis auf eine nodale Metastasierung aufwiesen, wurden Gefrierschnitte angefertigt und diese mit Hilfe der Immunhistochemie (APPAP-Methode) und des monoklonalen, anti-epithelialen Antikörpers Ber Ep-4 gefärbt. Ber Ep-4 (IgG1, Dako, Hamburg) ist gegen zwei Glykopolypeptide von 34 und 49 KD gerichtet, welches auf der Oberfläche und im Zytoplasma von allen epithelialen Zellen mit Ausnahme von Parietalzellen, Hepatozyten und den oberflächlichen Schichten von Plattenepithelien vorkommt [2, 3]. Das Antigen wird nicht von mesenchymalen Geweben einschließlich lymphatischen Gewebes exprimiert [2]. Die Primärtumoren wurden nach demselben Protokoll untersucht. Ber Ep-4 färbte alle untersuchten primären Karzinome, so daß dieser Antikörper zur Detektion von Ösophaguskarzinomzellen geeignet erscheint. Lymphknoten von 24 Patienten ohne Nachweis eines epithelialen Malignoms (mesenchymale und benigne Tumoren, Pleuraempyem, etc.) dienten als Kontrolle.

Von den 37 Patienten konnten 32 postoperativ nachbeobachtet werden. Fünf Patienten waren wegen einer nicht tumorbedingten Todesursache von den Follow-up Untersuchungen auszuschließen. Die mediane Beobachtungszeit beträgt derzeit 12 Monate (4−28). Die statistische Auswertung erfolgte mit Hilfe des Chi-Quadrat Tests für die klinischen Parameter, die prognostische Bedeutung wurde mit Hilfe des Log-rank-Test und einer multivarianten Analyse (Cox-Modell) evaluiert.

Ergebnisse

Epitheliale, Ber Ep-4 positive Zellen konnten in 24 Lymphknoten (12,8%), entsprechend 16 Patienten (43,2%) nachgewiesen werden. Bei 11 Patienten war lediglich

Tabelle 1. Patienten und Lymphknoten-Status

Parameter		N	Mit nodalen Mikrometastasen (%)	Ohne nodale Mikrometastasen (%)	p-Wert [b]
Alle Patienten		37	16 (43,2)	21 (58,6)	−
Stadium	I−IIa	13	4 (30,8)	9 (69,2)	
	IIb−IV	24	12 (50,0)	12 (50,0)	0,259
T-Stadium	T 1−2	16	5 (31,3)	11 (68,8)	
	T 3−4	21	11 (52,4)	10 (47,6)	0,198
Differenzierungsgrad[a]	G 1−2	25	8 (32,0)	17 (68,0)	
	G 3	9	5 (55,6)	4 (44,4)	0,212
Typisierung	Adeno-Ca	11	3 (27,3)	8 (72,7)	
	Plattenepithel-Ca	26	13 (50,0)	13 (50,0)	0,202
Alter	≤58 Jahre	22	8 (36,4)	14 (63,6)	
	<58 Jahre	15	8 (53,3)	7 (46,7)	0,306

[a] Differenzierungsgrad bei 3 Patienten nicht verfügbar.
[b] χ^2-Test.

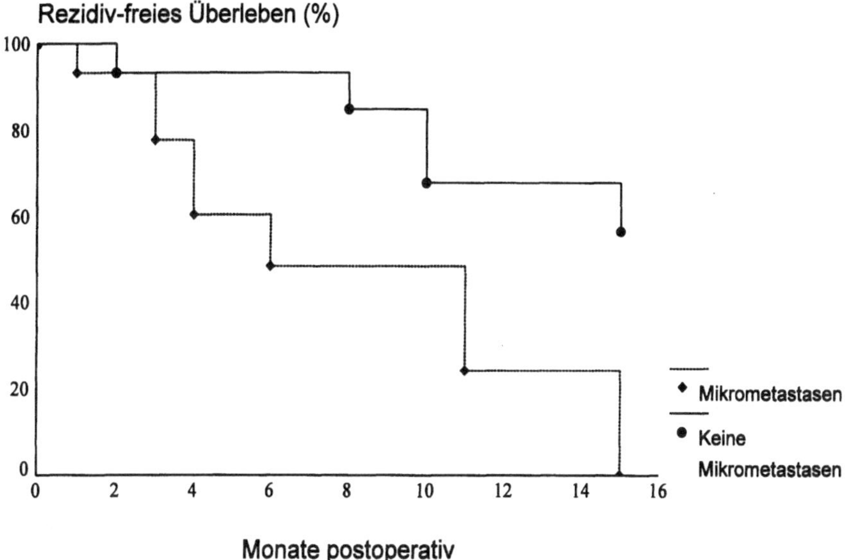

Abb. 1. Rezidiv-freies Überleben bei 37 Patienten mit operabelem Ösophaguskarzinom mit (n = 15) und ohne (n = 17) nodale Mikrometastasierung (p = 0,010; Log rank Test)

ein Lymphknoten betroffen, bei 2 Patienten 2 Lymphknoten und bei 3 Patienten 3 Lymphknoten. Alle Lymphknoten von Kontrollpatienten waren negativ.

Das Auffinden von Mikrometastasen war unabhängig vom Alter und Geschlecht des Patienten, von der Tumorlokalisation, sowie dem histopathologischen Tumortyp. Ein vermehrter Mikrometastasennachweis fand sich bei lokal fortgeschrittenen Tumoren (G1-2: 32,0% vs. G3: 55,6%; n.s.) (Tabelle 1). Der Nachweis einer nodalen Mikrometastasierung war mit einem deutlich reduzierten rezidiv-freien Überleben korreliert (p = 0,010) (Abb. 1), wobei das Auftreten einer frühen Fernmetastasierung wahrscheinlicher war (p = 0,003), als der Nachweis eines Lokalrezidivs (p = 0,062). Mit Hilfe der multivarianten Analyse konnte gezeigt werden, daß der Nachweis dieser Zellen ein unabhängiger, signifikanter Prediktor eines frühen Tumorrezidivs ist.

Das Auftreten einer frühen nodalen Mikrometastasierung ist bei Patienten mit scheinbar operablem Ösophaguskarzinom ein häufiges Ereignis. Das dargestellte Ausmaß dieser Tumorzelldissemination kann dazu beitragen die ungünstige Prognose auch der scheinbar operablen Patienten mit einem vermeintlich lokalisierten Tumorleiden zu erklären. Damit wird die Notwendigkeit eines multinodalen Therapiekonzepts bei diesen Patienten unterstrichen.

Zusammenfassung

Ein möglicher Grund für die ungünstige Prognose von Patienten mit einem operablen Ösophaguskarzinom könnte eine zum Operationszeitpunkt unerkannte Disseminierung von Tumorzellen in die regionären Lymphknoten sein, die den bisherigen Methoden des Tumorstagings entgeht. Wir haben daher in einer prospektiven Studie das Ausmaß der Tumorzellaussaat in die regionären Lymphknoten mit immunzytochemischen Methoden untersucht.

Mit Hilfe des anti-epithelialen, monoklonalen Antikörpers Ber Ep-4 und der APAAP-Färbung wurden 187 konventionell-histopathologisch unauffällige Lymphknoten und Primärtumoren von 37 Patienten mit untersucht. Ber Ep-4 färbte dabei 100% der untersuchten Primärtumoren

Eine nodale Mikrometastasierung konnte in 24 (12,8%) von 187 Lymphknoten, bzw. 16 (43,2%) von 37 Patienten nachgewiesen werden. Das Auffinden von Mikrometastasen war unabhängig vom Alter und Geschlecht des Patienten, von der Tumorlokalisation, sowie dem histopathologischen Tumortyp. Ein vermehrter Mikrometastasennachweis fand sich bei lokal fortgeschrittenen Tumoren (T1-2: 31,2% vs. T3-4: 52,4%; n.s.), sowie bei schlechter differenzierten Tumoren (G1-2: 32,0% vs. G3: 55,6%; n.s.). Der Nachweis einer nodalen Mikrometastasierung war mit einem deutlich reduzierten rezidiv-freien Überleben korreliert (p = 0,010), wobei das Auftreten einer frühen Fernmetastasierung wahrscheinlicher war (p = 0,003), als der Nachweis eines Lokalrezidivs (p = 0,062). In einem Cox-Regressionsmodell konnte gezeigt werden, daß der Nachweis von Mikrometastasen ein unabhängiger prognostischer Faktor ist.

Das Auftreten einer frühen nodalen Mikrometastasierung ist bei Patienten mit scheinbar operablem Ösophaguskarzinom ein häufiges Ereignis. Das dargestellte Ausmaß dieser Tumorzelldissemination kann dazu beitragen die ungünstige Prognose auch der scheinbar operablen Patienten mit einem vermeintlich lokalisierten Tumorleiden zu erklären. Damit wird die Notwendigkeit eines multinodalen Therapiekonzeptes bei diesen Patienten unterstrichen.

Summary

The prognosis of patients with apparently operable esophageal carcinoma is still dissapointing. Therefore, one might assume that the incidence of early micrometastases of tumor cells is clearly underestimated by current staging procedures. We therefore conducted a prospective study to assess the frequency and prognostic significance of lymph node micrometastases in 37 patients with resectable esophageal carcinoma. Lymph nodes which were negative by routine histopathology were screened for individual tumor cells by using an immunocytochemical technique (APAAP method) with the epithelial specific monoclonal antibody Ber-Ep-4.

Individual Ber-Ep-4 positive cells were detected in 24 (12.8%) out of 187 lymph nodes and in 16 out of 37 (43.2%) esophageal cancer patients, respectively. In contrast, no positive staining was observed in lymph nodes obtained from 24 non-carcinoma control patients. There was no correlation between the precence of micrometastic cells in lymph nodes and the histology or localisation of the primary tumor as well as the age and sex of the patient. However, nodal micrometastases are more frequent in advanced primary tumors (T1-2: 31.3% vs. T3-4: 52.4%; n.s.) and less differentiated carcinomas (G1-2: 32.0% vs. G3: 55.6%; n.s.). Following a median observation time of 12 months, patients with lymph node micrometastases showed a significantly shorter disease free survival than patients without nodal micrometastases (p = 0.010; log rank test). In a Cox regression model multivariate analysis demonstrated that the occurence of these cells is an independent, significant determinant of early relapse.

In conclusion, nodal micrometastases in patients with operable esophageal cancer are a frequent event which might contribute to the poor prognosis of these patients. Therefore these patients might not be curable by surgery alone and should undergo a multimodal therapeutic regimen.

Literatur

1. Passlick B, Izbicki JR, Kubuschock B, Nathrath W, Thetter O, Pichlmeier U, Schweiberer L, Riethmüller G, Pantel K (1994) Immunohistochemical assessment of individual tumor cells in lymph nodes of patients with non-small cell lung cancer. J Clin Oncol 12:1827–1832
2. Momburg F, Moldenhauer G, Hämmerling G, Müller P (1987) Immunohistochemical study of the expression of a Mr 34.000 human epithelium-specific surface glycoprotein in normal and malignant tissues. Cancer Res 47:2883–2891
3. Latza U, Niedobitek G, Schwarting R, Nekarda H, Stein H (1990) Ber-Ep-4: new monoclonal antibody which distinguishes epithelia from mesothelia. J Clin Pathol 43:213–219

Prof. Dr. med. J.R. Izbicki, Chirurgische Klinik Abteilung für Allgemeinchirurgie, Universitätsklinikum Eppendorf, Martinistr. 52, D-20246 Hamburg

Therapeutische Bedeutung der systematischen Lymphknotendissektion beim Ösophaguskarzinom – Ergebnisse einer prospektiven Untersuchung

Therapeutic relevance of systematic lymph node dissection in esophageal cancer – Results of a prospective study

J. Jähne, H. J. Meyer, R. Schulzendorff, G. Tusch* und R. Pichlmayr

Klinik für Abdominal- und Transplantationschirurgie und
* Institut für Biometrie, Medizinische Hochschule Hannover, Konstanty-Gutschow-Str. 8,
  D-30625 Hannover

Einleitung

Die Bedeutung einer systematischen Lymphadenektomie beim Ösophaguskarzinom als Zwei- oder Drei-Felder-Lymphadenektomie wird nach wie vor kontrovers diskutiert, d.h. mit möglichen Vorteilen für bestimmte Patienten bzw. ohne jeglichen Nutzen [zitiert nach 2]. Basierend auf den eigenen Erfahrungen beim Magenkarzinom [3] führten wir deshalb eine prospektive Untersuchung zur therapeutischen Bedeutung der systematischen Lymphknotendissektion beim Ösophaguskarzinom durch.

Patienten und Methodik

Zwischen 1986 und 1991 wurden insgesamt 150 Patienten mit einem Ösophaguskarzinom behandelt und prospektiv erfaßt. Von 121 einer primär operativen Therapie zugeführten Patienten war eine Resektion bei 92 Patienten (Männer: $n = 77$; Frauen: $n = 15$; mittleres Alter: 55,9 +/− 8,7 Jahre, Verhältnis Männer/Frauen: 5,1:1) möglich (Resektionsrate: 76%). Bei diesen Patienten wurde neben einer en-bloc Ösophagektomie eine abdominelle und mediastinale Lymphadenektomie (Zwei-Felder-Lymphadenektomie) durchgeführt [2]. Die Rekonstruktion des Verdauungstraktes erfolgte durch abdomino-thorakalen/retrosternalen Magenhochzug ($n = 90$) oder retrosternale Koloninterposition ($n=2$) mit collarer ($n=21$) bzw. hoher intrathorakaler Anastomosierung ($n=71$). Pathohistologisch erfolgte neben der Klassifizierung des Primärtumors und der Bestimmung des Tumorstadiums (UICC, 1992) die Präparation sowie numerische Erfassung aller resezierten und möglicherweise metastatischen Lymphknoten (LK). Diese Ergebnisse wurden mit klinischen und pathohistologischen Faktoren korreliert. Die Überlebensraten (mediane Nachbeobachtungszeit: 15 Monate) wurden unter Einschluß der postoperativen Letalität nach Kaplan-Meier berechnet und univariat überprüft (log. Rank; $p < 0,05$).

Chirurgisches Forum 1995
f. experim. u. klinische Forschung
Hierholzer/Seifert/Hartel (Hrsg.)

Ergebnisse

Insgesamt wurden 1483 LK reseziert (Mittelwert: 16,2), von denen 239 (Mittelwert: 2,6) Metastasen aufwiesen (16,1%). Bei 57,6% aller Patienten (n=52/92) waren LK-Metastasen vorhanden. Bei der mediastinalen Lymphadenektomie wurden 595 LK (Mittelwert: 6,5) reseziert, wobei Metastasen in 106 LK (Mittelwert: 1,2) nachweisbar waren (17,8%). Die Mehrzahl der mediastinal resezierten und metastatischen LK fand sich bei Tumoren im mittleren und distalen Ösophagusdrittel (n=59; resezierte LK: n=462; metastatische LK: n=100; 21,6%). Bei der abdominellen Lymphadenektomie wurden 888 LK reseziert (Mittelwert: 9,7), und 133 LK (Mittelwert: 1,5) wiesen Metastasen auf (15,0%). Dabei fanden sich die meisten resezierten (n=586) und befallenen LK (n=89; 15,2%) in den paracardialen LK-Stationen. Die Anzahl der resezierten LK zeigte unter Berücksichtigung der Tumorlokalisation und des histologischen Typs keine signifikanten Unterschiede. LK-Metastasen waren jedoch häufiger bei Adeno- (n=23) als bei Plattenepithelkarzinomen (n=69) nachweisbar (Median: 4,0 versus 1,0). Während die Zahl der resezierten und metastatischen LK unabhängig von der R-Klassifikation war, zeigte sich für die Tumorstadien bei einer vergleichbaren Zahl resezierter LK ein Anstieg der LK-Metastasen von negativem Lymphknotenstatus im Stadium I/IIA (n=38) auf 9,5 (Median) im Stadium IV (n=6). Die postoperative Morbidität, gekennzeichnet vor allem durch pulmonale Komplikationen, betrug 64,1% und 11,9% der Patienten (n=11) verstarben postoperativ.

Die 5-Jahresüberlebensrate für alle Patienten betrug 14,9% (Median: 22,4 Monate). Die Prognose wurde in entscheidendem Maße vom Tumorstadium (Abb. 1) und der R-Klassifikation beeinflußt. Nach RO-Resektion (n=61; 66,3%) konnte eine 5-Jahresüberlebensrate von 20,8% (Median: 25,4 Monate) erzielt

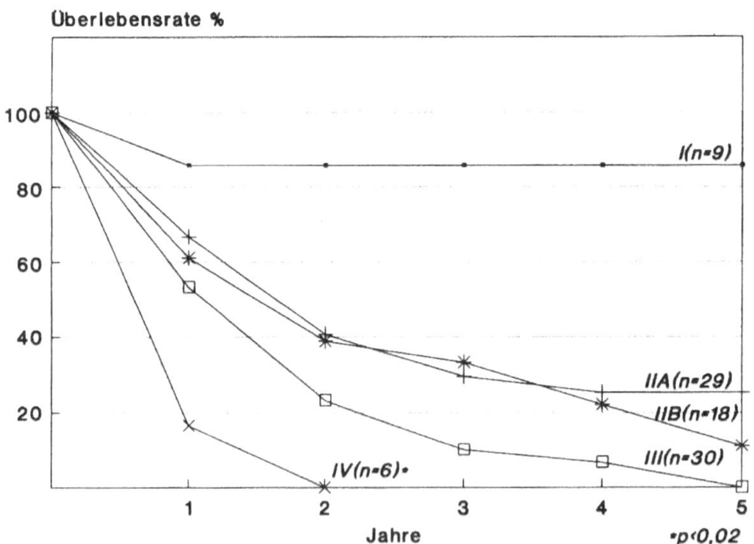

Abb. 1. 5-Jahresüberlebensrate beim Ösophaguskarzinom (n=92) in Abhängigkeit vom Tumorstadium (UICC, 1992)

Tabelle 1. Mediane Überlebenszeiten in Abhängigkeit von der Anzahl metastatischer Lymphknoten (LK); Abkürzungen: – = keine LK-Metastasen, + = LK-Metastasen

Anzahl metastatischer LK	Überlebenszeit Median [Monate]
LK – [n = 39]	27,2
LK + = 1 [n = 14]	21,4*
LK + = 2 [n = 14]	14,4**

* p = 0,082;
** p < 0,01

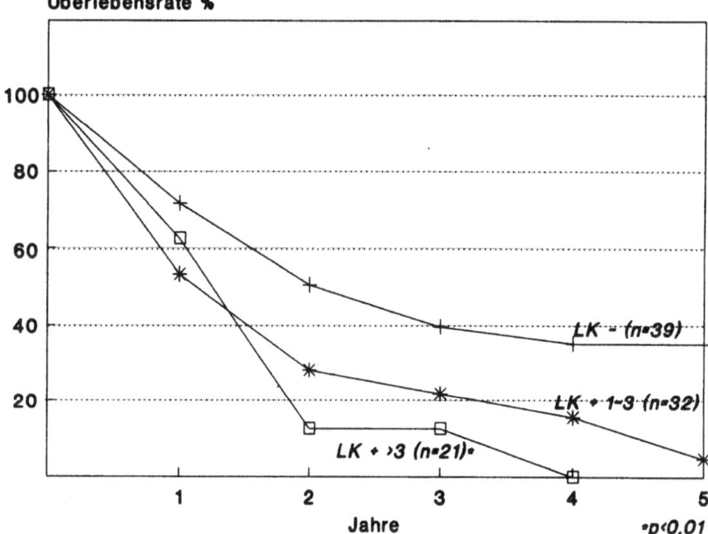

Abb. 2. 5-Jahresüberlebensrate beim Ösophaguskarzinom (n = 92) in Abhängigkeit von der Zahl metastatischer Lymphknoten (LK); Abkürzungen: s. Tabelle 1

werden, während nach R2-Resektion kein Patient das dritte postoperative Jahr überlebte. Daneben zeigte sich eine Abhängigkeit der Prognose von der Anzahl metastatischer LK; schon bei zwei positiven LK verschlechterte sich die Prognose signifikant (Tab. 1). Während bei Befall von maximal drei LK die 5-Jahresüberlebensrate bei 4,5 % lag, überlebte bei mehr als drei positiven LK kein Patient das vierte postoperative Jahr (Abb. 2).

Diskussion und Schlußfolgerungen

Trotz der Diskussion um die generelle Bedeutung einer systematischen Lymphadenektomie beim Ösophaguskarzinom ist sie für ein exaktes Tumorstaging unumgänglich [2]. Dabei scheint prognostisch eine Drei-Felder-Lymphadenektomie unter Einschluß der cervicalen Lymphbahnen der Zwei-Felder-Lymphadenektomie überlegen zu sein [2, 5]. In der hier vorliegenden Studie wurde bei deutlichem Überwiegen der distalen Karzinome (n = 54) eine Zwei-Felder-Lymphadenektomie durchgeführt, wobei sich diese gerade bei den Tumoren im unteren Ösophagusdrittel anbietet [2]. Verglichen mit den Ergebnissen anderer Studien [4] wurden dabei sowohl mediastinal als auch abdominell weniger LK reseziert. Ungeachtet dieser Problematik lagen – wie auch in vergleichbaren Studien [4] – LK-Metastasen bei fast 60% der Patienten vor, wobei das Ausmaß der LK-Metastasierung eng mit dem Tumorstadium korrelierte. Wie die Überlebensraten zeigen, sind das Tumorstadium und die R-Klassifikation in Übereinstimmung mit anderen Berichten die entscheidenden prognostischen Parameter [2, 4]. Im übrigen war auch die Anzahl der LK-Metastasen prognostisch relevant. Lediglich bei Befall nur eines Lymphknotens war die mediane Überlebenszeit einem pN_0-Stadium vergleichbar, während schon bei zwei metastatischen LK die Prognose signifikant schlechter wurde. Dieses Ergebnis wurde auch in retrospektiven Studien ermittelt [1], während nach anderen Ergebnissen Patienten mit mehr als vier bzw. sieben LK-Metastasen eine signifikant schlechtere Prognose hatten als solche mit maximal drei bzw. sechs Metastasen [2, 4]. Aufgrund dieser Daten scheint eine Zwei-Felder-Lymphadenektomie nur für eine Subgruppe von Patienten mit einem äußerst begrenzten Lymphknotenbefall therapeutisch bedeutsam zu sein.

Zusammenfassung

Bei 92 Resektionen wegen eines Ösophaguskarzinoms wurde eine Zwei-Felder-Lymphadenektomie durchgeführt. Insgesamt wurden 1483 LK reseziert, von denen 239 Metastasen aufwiesen (16,1%). LK-Metastasen waren bei 57,6% der Patienten vorhanden. Die Anzahl der resezierten LK war unabhängig vom Tumorstadium, der Tumorlokalisation und der R-Klassifikation, während die Zahl der metastatischen LK mit dem Tumorstadium korrelierte. Die Prognose wurde neben dem Tumorstadium und der R-Klassifikation auch von der Zahl der metastatischen LK beeinflußt. Patienten mit einem befallenen LK hatten eine vergleichbare mediane Überlebenszeit wie Patienten im pN_0-Stadium (21,4 bzw. 27,4 Monate; p = 0,082), während sich die Prognose bei zwei metastatischen LK auf 14,4 Monate verschlechterte (p < 0,01). Die Zwei-Felder-Lymphadenektomie scheint nur bei Patienten mit einem begrenzten LK-Befall therapeutisch bedeutsam zu sein.

Summary

In 92 resections for esophageal cancer two-field-lymphadenectomy was performed. A total of 1483 lymph nodes was resected with 239 being metastatic (16.0%). Lymph node metastases occured in 57.6% of the patients. The number of resected lymph nodes was independent from tumor stage, tumor site and R-classification, but the number of metastatic nodes increased with tumor stage. Prognosis was not only influenced by tumor stage and R-classification, but also by the number of lymph node metastases. Patients with one positive node had a comparable median survival to patients with pN_0-stage (21.4 and 27.4 months rsp.; $p = 0.082$), while the prognosis in case of two metastatic nodes decreased to 14.4 months ($p < 0.01$). Two-field-lymphadenectomy may be of therapeutic relevance only in a subgroup of patients with a limited number of lymph node metastases.

Literatur

1. Abe S, Tachibana M, Shiraishi M, Nakamura T (1990) Lymph node metastasis in resectable esophageal cancer. J Thorac Cardiovasc Surg 100:287–291
2. Akiyama H, Tsurumaru M, Udagawa H, Kajiyama Y (1994) Systematic lymph node dissection for esophageal cancer – effective or not? Dis Esoph 7:2–13
3. Jaehne J, Meyer HJ, Maschek H, Geerlings H, Bruns E, Pichlmayr R (1992) Lymphadenectomy in gastric carcinoma – A prospective and prognostic study. Arch Surg 127:290–294
4. Roder JD, Busch R, Stein HJ, Fink U, Siewert JR (1994) Ratio of invaded to removed lymph nodes as a predictor of survival in squamous cell carcinoma of the oesophagus. Br J Surg 81:410–413
5. Sugimachi K, Watanabe M, Sadanaga N, Ikebe M, Kitamura K, Mori M, Kuwano H (1994) Recent advances in the diagnosis and surgical treatment of patients with carcinoma of the esophagus. J Am Coll Surg 178:363–368

Priv. Doz. Dr. med. J. Jähne, Klinik für Abdominal-/Transplantationschirurgie, Medizinische Hochschule Hannover, Konstanty-Gutschow-Str. 8, D-30625 Hannover

Neue Prognosefaktoren beim humanen Magenkarzinom: Aktivierungsantigene beeinflussen die Tumorzelldissemination über den Blut- und Lymphweg

New prognostic factors in human gastric cancer: Activation antigens are involved in vascular invasion of tumor cells

B. Mayer[1], C. Lorenz[1], I. Funke[1], R. Babic[2], K. W. Jauch[1], J. P. Johnson[3] und F. W. Schildberg[1]

[1] Klinikum Großhadern, Chirurgische Klinik und Poliklinik, Universität München, Marchioninistr. 15, 81377 München
[2] Pathologisches Institut der Universität München, Thalkirchnerstr. 36, 80337 München
[3] Institut für Immunologie, Universität München, Goethestr. 31, 80336 München

Einleitung

Die Fähigkeit bestimmter Tumorzellen, den Verband des sich heterogen entwickelnden Primärtumors zu verlassen und in Lymph- und Blutgefäße zu invadieren, um sich dort gegen die Abwehrmechanismen des Immunsystems zu behaupten, spielt in der frühen Phase der Tumorprogression eine entscheidende Rolle. Für eine erfolgreiche Auseinandersetzung mit ihrer „Umgebung" benötigen diese Tumorzellen ein bestimmtes Repertoire an Oberflächenmolekülen, von denen auch Aktivierungsantigene eine Bedeutung haben könnten. Bei der Suche nach neuen Risikofaktoren beim humanen Magenkarzinom wurde das Expressionsmuster der Aktivierungsantigene HLA ABC, HLA DR, ICAM-1, LFA-3 und CD44, deren Relevanz bei der Progression anderer Primärtumortypen gezeigt werden konnte [1, 2] und die damit einen möglichen therapeutischen Angriffspunkt darstellen könnten, analysiert und der Zusammenhang mit der Häufigkeit der Blut- und Lymphgefäßinvasion getestet. Die prognostische Aussagekraft der Blut- und Lymphgefäßinfiltration und der Aktivierungsantigene wurde bei kurativ resezierten Magenkarzinompatienten im Vergleich zu konventionellen Prognoseparametern uni- und multivariat geprüft.

Methodik

Die vorliegenden Untersuchungen wurden an einem Kollektiv von 70 Magenkarzinompatienten durchgeführt, bei denen eine Gastrektomie oder eine subtotale Resektion als Primärtherapie vorgenommen wurde. Die Bestimmung der Blut- und Lymphgefäßinvasion erfolgte an paraffinfixiertem Tumormaterial mittels einer standardisierten Hämatoxylin-Eosin-Färbung. Die Analyse des Expressionsmusters der Aktivierungsantigene wurde an kryoasservierten Gewebeproben des Primärtumors durchgeführt. Hierfür wurden 5 μm dicke, seriale Gefrierschnitte hergestellt und mit mausmonoklonalen Antikörpern, die gegen die Histokompatibilitätsantigene HLA ABC (mAk W6/32, IgG2a) und HLA DR (mAk L243 und L227,

Chirurgisches Forum 1995
f. experim. u. klinische Forschung
Hierholzer/Seifert/Hartel (Hrsg.)

234

IgG1), und gegen die Glykoproteine ICAM-1 (mAk gp89-3 und gp89-19, IgG1), CD 44 (mAk 25,32 und NKI-P1, IgG1) und LFA-3 (mAk HB205, IgG1) gerichtet sind, in geeigneter Konzentration mit der indirekten Immunperoxidasetechnik gefärbt. Die Auswertung der histologischen Präparate erfolgte semiquantitativ mit dem Lichtmikroskop.

Ein möglicher Zusammenhang zwischen dem Expressionsmuster der Aktivierungsantigene und der Blut- und Lymphgefäßinvasion wurde statistisch für das gesamte Patientenkollektiv mit dem Fishers'exakten Vierfeldertest geprüft. Eine mögliche Bedeutung der Blut- und Lymphgefäßinvasion und der Aktivierungsantigene als neue Prognosefaktoren des Magenkarzinoms wurde bei den kurativ resezierten Patienten (R0, n = 32) univariat mit der Rezidivhäufigkeit und der Überlebensrate nach der Methode von Kaplan-Meier (log-rank Test, mittlerer Nachbeobachtungszeitraum: 30 Monate) korreliert. Die Unabhängigkeitsprüfung mit den konventionellen Prognoseparameter des Magenkarzinoms (OP-Radikalität, TNM-Stadium, UICC-Klassifikation, Tumorlokalisation, Tumorgröße, Borrmann-, Laurén- und WHO-Klassifikation und das zelluläre Grading) erfolgte in der multivariaten Regressionsanalyse nach dem Cox Hazard Modell.

Ergebnisse

In dem untersuchten Patientenkollektiv konnte in Übereinstimmung mit anderen Studien [3, 4] die Blut- und Lymphgefäßinvasion (BI, LI) als unabhängiger Prognosefaktor des Magenkarzinoms bestätigt werden. Patienten, bei denen bereits zum Zeitpunkt der Primärtherapie eine Tumorinfiltration in Blut- bzw. Lymphgefäße vorlag, entwickelten in einem mittleren Nachbeobachtungszeitraum von 30 Monaten (4–70 Monate) signifikant häufiger ein Lokalrezidiv oder Fernmetastasen (BI $p = 0,03$, LI $p = 0,07$) und verstarben schneller an ihrem Krebsleiden als Patienten ohne Blut- bzw. Lymphgefäßinfiltration (BI $p = 0,007$, LI $p = 0,009$).

Die Korrelationen zwischen dem Expressionsmuster der Aktivierungsantigene und dem Vorliegen einer Blut- bzw. Lymphgefäßinfiltration ergaben, daß in CD44 positiven und LFA-3 stark positiven (> 50% positive Tumorzellen) Primärtumoren signifikant häufiger eine Tumorzellinfiltration in Blut- bzw. Lymphgefäße nachweisbar war als in Magenkarzinomen, die diese Antigene nicht bzw. nur schwach exprimierten (CD44 positiv/negativ: BI $p = 0,007$, LI $p = 0,01$; LFA-3 $\leq 50/> 50\%$: BI $p = 0,03$, LI $p = 0,01$). Umgekehrt zeigte die Korrelation mit dem ICAM-1 Expressionsmuster, daß bei Primärtumoren, bei denen dieses Aktivierungsantigen nicht induziert werden kann, häufiger eine Lymphgefäßinvasion vorlag, als bei ICAM-1 positiven Tumoren (ICAM-1 positiv/negativ: LI $p = 0,04$). Das Expressionsmuster der Histokompatibilitätsantigene HLA ABC und HLA DR dagegen ergab in dem untersuchten Patientenkollektiv keinen Zusammenhang mit der Tumorinfiltration in das Gefäßsystem (HLA ABC $\leq 80/> 80\%$: BI $p = 0,09$, LI $p = 0,27$; HLA DR positiv/negativ: BI $p = 0,6$, LI $p = 1,0$).

Bei den Untersuchungen zur Prognoserelevanz der Aktivierungsantigene erwies sich die „de novo" Expression des CD44 Antigens als neuer, unabhängiger Risikofaktor, der mit einer hohen Rezidivrate ($p = 0,001$) und kürzeren Überlebenszeiten ($p = 0,005$) korrelierte, in der Multivariatanalyse mit den genannten Prognoseparametern jedoch in seiner prognostischen Aussagekraft hinter die prognostischen Aussagekraft der OP-Radikalität, des T-, N- und M-Stadiums und der Blut- bzw. Lymphgefäßinfiltration zurückfiel [5].

Zusammenfassung

Die vorgestellten Untersuchungen bestätigen die Tumorinfiltration in Blut- und Lymphgefäße als einen unabhängigen Prognoseparameter beim humanen Magenkarzinom. Darüber hinaus konnten Aktivierungsantigene identifiziert werden, die für den Tumorzelleinbruch in das Gefäßsystem von Bedeutung sein könnten. CD 44 positive und LFA-3 stark positive Primärtumore korrelierten signifikant häufig mit einer Tumorinfiltration in Blut- und Lymphgefäße, während umgekehrt ICAM-1 negative Tumore eine positive Korrelation mit der Lymphgefäßinfiltration aufwiesen. Außerdem konnte die „de novo" Expression des CD44 Antigens als neuer, unabhängiger Prognosefaktor identifiziert werden.

Summary

In a series of curatively resected gastric cancer patients vascular invasion of tumor cells was confirmed as an independend prognostic factor. Investigation of the expression pattern of various activation antigens involved in tumor progression showed that CD44 positive and LFA-3 strong positive primary gastric carcinomas significantly correlated with the frequency of blood vessel and lymphatic vessel invasion. On the other hand in ICAM-1 negative primary tumors lymphatic vessel invasion was found more often than in ICAM-1 positive tumors. In addition the "de novo" expression of the CD44 antigen was identified as a new independend risk factor in gastric cancer.

Literatur

1. Johnson JP (1991) Cell adhesion molecules of the immunoglobulin supergene family and their role in malignant transformation and progression in metastatic disease. Cancer Metastasis Rev 10:11–22
2. Klein B, Klein T, Nyska A, Shapira J, Schwartz A, Rakovsky E, Livni E, Lurie H (1991) Expression of HLA class I and class II in gastric carcinoma in relation to pathologic stage. Tumor Biol 12:68–74
3. Yoshikazu N (1990) Blood vessel invasion in gastric carcinoma. Surgery 107:140–148
4. Gabbert HE, Meier S, Gerharz CD, Hommel G (1991) Incidence and prognostic significance of vascular invasion in 529 gastric cancer patients. Int J Cancer 49:203–207
5. Mayer B, Jauch KW, Günthert U, Figdor CG, Schildberg FW, Funke I, Johnson JP (1993) De novo expression of CD44 and survival in gastric cancer. Lancet 342:1019–1022

Dipl. Biol. B. Mayer, Klinikum Großhadern, Chirurgische Klinik und Poliklinik/ H02–321, Marchioninistr. 15, D-81377 München

Toxizität verschiedener 5-FU Derivate in-vitro

Toxicity of different 5-FU derivates in-vitro

N. Harada[1], F. Gansauge[1], S. Gansauge[1], H. Schott[2], K.H. Link[1], R. Kunz[1] und H.G. Beger[1]

[1] Chirurgische Klinik I, Universität Ulm
[2] Institut für Organische Chemie, Universität Tübingen

Ein limitierender Faktor in der Zytostatikatherapie maligner Neoplasien ist die begrenzte Verfügbarkeit der meist hydrophilen Agentien in den Tumorzellen. Lipophile Zytostatika zeigen meist ein besseres Penetrationsvermögen durch die Zellmembranen, sind aber problematisch in der Applikation. Liposomen bieten als universell variierbare, metabolisch abbaubare und daher relativ atoxische Vehikel für eine Reihe von Substanzen Vorteile. So war es beispielsweise möglich, transportbedingte Resistenzen von Methotrexat zu überwinden [1] oder Zytostatika, die einem schnellen metabolischen Abbau durch ubiquitär vorkommende Enzyme unterliegen, wie z.B. Zytarabin, durch liposomale Verkapselung vor dieser schnellen Inaktivierung zu schützen und in ihrer Toxizität zu steigern [2]. Ziel unserer Untersuchung war es verschiedene Derivate des 5-Fluoruracils, die sich zum einen in ihrer Wasserlöslichkeit (hydrophil bzw. lipophil) und zum anderen in ihrer Applikationsform (liposomal verkapselt bzw. nativ) unterschieden, hinsichtlich ihrer Toxizität auf Pankreaskarzinomzellen (PaCa2) in vitro zu untersuchen.

Methodik

An verschiedenen Derivaten wurde 5-FU, dimeres 5-FU (d5-FU), das erst durch enzymatische Spaltung in zwei toxisch wirksame 5-FU Moleküle überführt wird und amphiphiles 5-FU (a5-FU), das durch einen eingefügten Fettsäurerest lipophile Eigenschaften aufweist, verwendet. Zudem wurde das dimere und das amphiphile 5-FU liposomal verkapselt eingesetzt (d5-FUlip und a5-FUlip). Die Kultur der Zellen erfolgte im Begasungsbrutschrank bei 37 °C, 100% Feuchtigkeit und 5% CO_2 Atmosphäre. Die verschiedenen 5-FU-Derivate wurden in äquimolaren Mengen zum 5-FU 120 Minuten mit $2,5 \times 10^4$ Zellen der Pankreaskarzinomzellinie PaCa2 inkubiert. Anschließend wurde die Koloniebildungsfähigkeit der so behandelten Zellen in soft-agar-assys (Tripletts) nach 5 und 11 Tagen bestimmt. An Zytostatikakonzentrationen wurden 0,1, 1, 10 und 100 µm/ml eingesetzt. Die Negativkontrollen wurden 120 Minuten mit 0,9% NaCl inkubiert. Die Auswertung erfolgte durch Zählen der gebildeten Kolonien nach 5 und 11 Tagen und Bildung des Mittelwertes

Chirurgisches Forum 1995
f. experim. u. klinische Forschung
Hierholzer/Seifert/Hartel (Hrsg.)
© Springer-Verlag Berlin Heidelberg 1995

der Tripletts. Anschließend wurde die Koloniebildung als Prozentsatz zur Negativkontrolle berechnet.

Ergebnisse

5-FU zeigte auch bei hohen Konzentrationen (100 µg/ml) nur eine schwache Hemmung der Koloniebildungsfähigkeit (in einer Konzentration von 100 µg/ml 89% nach 5 Tagen, 73% nach 11 Tagen). In niedrigeren Konzentrationen war der zytostatische Effekt entsprechend geringer (Abb. 1, 2). Gar keinen Effekt zeigte das hydrophile d5-FU. Interessanterweise konnte bei einer Konzentration von 100 µg/ml eine deutliche Zytostase erreicht werden, wenn d5-FU liposomal verkapselt eingesetzt wurde (Abb. 1, 2). Dies deutet darauf hin, daß d5-FU nicht in hinreichender Kon-

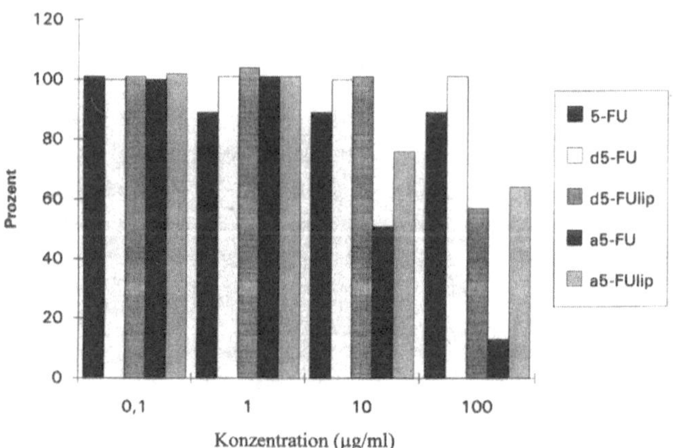

Abb. 1. Koloniebildungsrate der Pankreaskarzinom-Zellinie PaCa2 5 Tage nach Exposition mit verschiedenen 5-FU Derivaten. Angaben in Prozent der Negativkontrolle

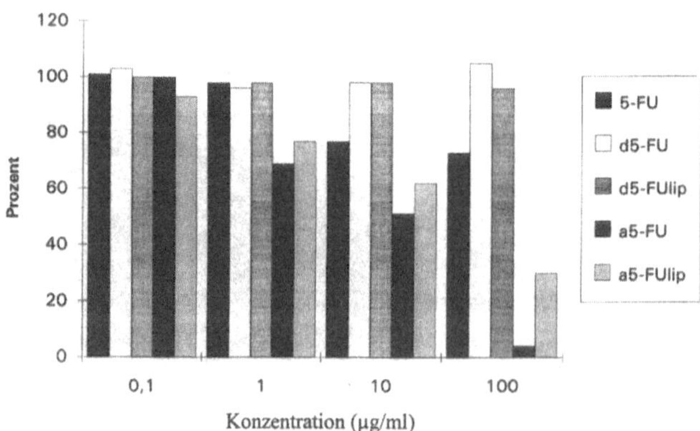

Abb. 2. Koloniebildungsrate von PaCa2 11 Tage nach Exposition mit verschiedenen 5-FU Derivaten. Angaben in Prozent der Negativkontrolle

zentration von den Zellen aufgenommen wurde und durch die liposomale Verkapselung eine bessere Aufnahme erreicht wurde. a5-FU hemmte schon in einer Konzentration von 10 mg/ml die Koloniebildungsfähigkeit (51%, bei 100 µg/ml: 13%) (Abb. 1, 2). Interessanterweise wurde der zytostatische Effekt des a5-FU nicht durch eine liposomale Verkapselung verstärkt, was vermutlich darauf zurückzuführen ist, daß a5-FU sich schon durch seine amphiphile Struktur in ausreichenden Konzentrationen in den Zielzellen anreichert.

Diskussion

Die Toxizität von 5-FU läßt sich durch Derivatisierung zu amphiphilem 5-FU deutlich um den Faktor 10–40 verstärken. Die amphiphile Struktur scheint eine Penetration des Zytostatikums in die Zelle so stark zu verbessern, daß selbst die liposomale Verkapselung keine weitere Zytotoxizitätssteigerung bewirkt. Das hydrophile dimere 5-FU hingegen hat unverkapselt keine verbesserte Penetrationseigenschaft, wird jedoch durch liposomale Applikation deutlich in seiner Toxizität gesteigert. Diese Steigerung der zytostatischen Wirkung durch liposomale Verkapselung wurde in Tiermodellen anhand von Adriamycin-Liposomen bereits gezeigt [3]. Zudem zeigte sich neben der verbesserten zytostatischen Wirkung auf die Tumorzellen eine Reduktion der systemischen Nebenwirkungen [4]. Den Nachteil von Liposomen als „drug-carrier" liegt darin, daß ein größerer Teil der Liposomen durch das retikuloendotheliale System, hauptsächlich in Leber, Milz und Lymphknoten vorzeitig aus der Zirkulation entfernt wird [5]. Dieses Hindernis kann jedoch durch regionale Applikation umgangen werden, bei der man sich zudem noch den hohen first-pass Effekt der Liposomen zunutze machen kann [6].

Unsere Ergebnisse zeigen am Beispiel des 5-FU, daß Zytostatika durch Derivatisierung zu amphiphilen Substanzen oder liposomale Verkapselung deutlich in ihrer zytostatischen Wirkung gesteigert werden können und somit eine vielversprechende Möglichkeit zur wirksameren zytostatischen Behandlung darstellen.

Zusammenfassung

Bei der Behandlung maligner Neoplasien stellt die begrenzte Verfügbarkeit der meist hydrophilen Zytostatika einen limitierenden Faktor dar. In unserer in-vitro Studie untersuchten wir, ob es durch eine Derivatisierung bzw. liposomale Verkapselung von 5-FU zu einer Verbesserung der zytostatischen Wirkung kommt. Die Pankreaskarzinomzellinie (PaCa2) wurde mit unterschiedlichen 5-FU Derivaten inkubiert. Verwendet wurden 5-FU, dimeres 5-FU (d5-FU) und amphiphiles 5-FU (a5-FU). Zudem wurde a5-FU und d5-FU liposomal verkapselt eingesetzt. Ausgewertet wurde die Koloniebildungsfähigkeit der vorbehandelten Zellen in softagar-assays. Durch Derivatisierung zu amphiphilem 5-FU kam es zu einer deutlichen Steigerung der zytostatischen Wirkung. Liposomale Verkapselung von d5-FU (Prodrug) führte ebenfalls zu einer Verbesserung der Zytostase. Unsere Ergebnisse zeigen am Beispiel des 5-FU, daß Zytostatika durch Derivatisierung zu amphiphilen Substanzen oder liposomale Verkapselung deutlich in ihrer Zytotoxizität gesteigert werden können.

Summary

In the treatment of malignancies the limited availability of hydrophilic cytostatics is one of the most important limitations. In our in-vitro study we investigated whether derivates or liposomal encapsulation of 5-FU enhances the cytostatic effect of 5-FU. The pancreatic carcinoma cell line PaCa2 was incubated with several 5-FU derivates (5-FU, dimeric 5-FU (d5-FU) (prodrug) and amphiphilic 5-FU (a5-FU)). d5-FU and a5-FU were also used in liposomal encapsulated probes. We examined the colony forming capacity in soft-agar assays. a5-FU showed an enhanced cytostatic effect compared to 5-FU. Liposomal encapsulation of d5-FU had also a stronger cytostatic capacity than d5-FU. Our results point out that the effect of cytostatics can be improved by derivatisation to amphiphilic drugs or liposomal encapsulation.

Literatur

1. Patel KR, Jonah NM, Rahman YE (1982) In vitro uptake and therapeutic application of liposome-encapsulated methotrexate in mouse hapatoma. Eur J Cancer Clin Oncol 18:833–843
2. Arndt D, Fichtner I (1986) Liposomen: Darstellung – Eigenschaften – Anwendung. 55–59 Akademie-Verlag, Berlin
3. Gabizon A, Goren D, Fuks Z, Meshorer A, Barenholz Y (1985) Superior therapeutic activity of liposome-associated Adriamycin in murine metastatic tumor model. Br J Cancer 51:681–687
4. Herman EH, Rahman A, Ferrans V, Vick JA, Schein PS (1983) Prevention of chronic doxorubicin cardiotoxicity in beagles by liposomal encapsulation. Cancer Res 43:5427–5432
5. Gregoriadis G (1973) Drug entrappement in liposomes. FEBS lett 36:292–296
6. Zou Y, Horikoshi I, Kasagi T, Gu X, Perez-Soler R (1993) Organ distribution and antitumor activity of free and liposomal doxorubicin injected into the hepatic artery. Cancer Chemother Pharmacol 31:313–318

Dr. N. Harada, Chirurgische Klinik I, Universität Ulm, Steinhövelstr. 9, D-89075 Ulm

Parameter der Beurteilung anhaltender Remission vs. Tumorrezidiv von Weichteilsarkomen nach hyperthermer Extremitätenperfusion mittels der ³¹P-MR-Spektroskopie

Parameters of remission vs. recurrence of soft tissue tumors after isolated hyperthermic limb perfusion by ³¹P-magnetic resonance spectroscopy

K. Hochmuth[1], P. Hohenberger[1], T. Vogl[2], M. v. Wickede[2] und P. M. Schlag[1]

[1] Robert Rössle Klinik für Onkologie am Max Delbrück Zentrum für Molekulare Medizin und
[2] Strahlenklinik des Klinikums Rudolf Virchow, Freie Universität Berlin

Problemstellung

Das Ansprechen von Weichteiltumoren auf eine hochdosierte zytostatische Therapie oder Behandlung mit Tumornekrosefaktor (rhTNFalpha) im Rahmen einer Extremitätenperfusion (ILP) kann durch bildgebende Verfahren oft nur ungenügend abgeschätzt werden. Häufig tritt trotz kompletter Devitalisierung nur eine unwesentliche Größenänderung des Tumors auf bzw. zeigt sich erst im Verlauf einiger Wochen. Durch ³¹P-MR-Spektroskopie konnte bisher die Kurzzeitwirkung einer zytostatischen Perfusionstherapie in den ersten 10 postoperativen Tagen durch Bestimmung von intratumoralem pH-Wert und Anteil energiereicher Phosphate bestimmt werden [1, 2, 3]. Bei Tumoren, die nur durch Gliedmaßenamputation zu resezieren sind, ist die Überprüfung des Langzeiteffekts der ILP erforderlich, um gegebenenfalls auf die Resektion verzichten zu können. Zielsetzung dieser Untersuchung war es deshalb, Parameter des Langzeitansprechens zu erarbeiten bzw. Kriterien für eine Tumorprogression zu definieren.

Fragestellung

1. Gibt es Parameter der ³¹P-MR-Spektroskopie zur Charakterisierung anhaltender Remission von Weichteilsarkomen nach ILP?
2. Lassen sich Tumorrezidive nach Resektion bzw. Tumorprogression nicht resezierter Weichteilsarkome frühzeitig MR-spektroskopisch erfassen?

Patienten und Methodik

18 Patienten (männlich n = 12, weiblich n = 6; Durchschnittsalter 45,9 Jahre (18–72 Jahre) mit primärem oder rezidiviertem Weichteilsarkom der Extremitäten wurden durch isolierte hypertherme Extremitätenperfusion mit rhTNFalpha und Melphalan

Chirurgisches Forum 1995
f. experim. u. klinische Forschung
Hierholzer/Seifert/Hartel (Hrsg.)
© Springer-Verlag Berlin Heidelberg 1995

(n = 16) oder eine Kombination aus Adriamycin/Melphalan/Cisplatin (n = 4) behandelt. Histologisch handelt es sich dabei um folgende Sarkomtypen: Liposarkom n = 3, malignes fibröses Histiozytom n = 3, Leiomyosarkom n = 3, Malignes Schwannom n = 2, synoviales Sarkom n = 4, Rhabdomyosarkom n = 1, Chondrosarkom n = 1, Klarzellsarkom n = 1.

Zur Isolierung der Extremität vom Systemkreislauf wurden Art./V. iliaca ext. oder Art./V. femoralis, bzw. am Arm Art./V. axillaris kanüliert nach systemischer Heparinisierung über eine Herz-Lungenmaschine (Fa. Stöckert, München) die extrakorporale Zirkulation hergestellt. Die Oxygenierung des Perfusats wurde mittels eines Bubble-Oxygenators durchgeführt (Bentley, Fa. Baxter, München). Die Leckkontrolle aus dem Perfusionskreislauf erfolgte mit Hilfe von ^{111}In markierten Erythrozyten. Die Medikamentenapplikation erfolgte nach Erreichen einer Gewebetemperatur von 38°C, die Perfusionszeit danach war 90 Minuten bis zu einer Tumortemperatur von 38,5° bis 40,5° [4].

Als Aufnahmekriterium der Patienten in die MR-spektroskopische Verlaufuntersuchung diente der Nachweis hoher Signalintensitäten für Phosphormonoester (PME). Hohe PME-peaks unterscheiden das Spektrum maligner Tumoren vom normalen Muskelspektrum [1, 3, 5].

Präoperativ sowie postoperativ „früh" (Tag 2–6), „intermediär" (Tag 7–14) und „spät" (Tag 21–28 sowie 42–56) erfolgte die ^{31}P-MR-spektroskopische Untersuchung (MRS). Vor Durchführung der MRS wurde magnetresonanztomographisch die exakte Lokalisation, Größe und Binnenstruktur des Tumors ermittelt, um eine optimale und reproduzierbare Positionierung der 50 mm Oberflächenspule zu gewährleisten. Die im Bereich des maximalen Tumorvolumens gemessenen Spektren (Siemens Magnetom SP63, 1.5 T, Repetitionszeit TR = 2000 msec, 512 Akquisitionen) wurden nach den Einzelkomponenten energiereicher Phosphate (alpha-, beta-, gamma- ATP, Phosphocreatin (PCr)), Membrankomponenten PME und Phosphodiester (PDE), pH-Wert, sowie den Quotienten PDE/PCr, PME/PCr, PME/β-ATP ausgewertet. Charakteristische Veränderungen der Spektren konnten mit dem klinischen Verlauf, den Ergebnissen der bildgebenden Verfahren und in 6 Fällen mit dem histologischen Befund des Resektats verglichen werden.

Ergebnisse

Bei 12 von 18 Patienten zeigten sich in der ersten postoperativen Untersuchung die Zeichen einer kompletten Devitalisierung der Tumoren (Abfall energiereicher Phosphate, pH-Wert unter 7,0, Anstieg des anorganischen Phosphats). Parallel hierzu ergab sich eine Verminderung der Quotienten PME/PCr und PME/βATP. Bei 6 Patienten stellt sich die Zusammensetzung des Spektrums nach Perfusion unverändert dar. Einer dieser Patienten zeigte in den darauffolgenden Untersuchungen jedoch einen Abfall der oben genannten Quotienten; bei diesem war klinisch und MR-tomographisch eine partielle Remission zu verzeichnen. Die weiteren MRS-Untersuchungen bestätigten eine anhaltende Remission, so daß bei 13 von 18 Patienten von einem Ansprechen ausgegangen werden kann.

Sechs der 13 Patienten erfüllten MR-spektroskopische Kriterien der kompletten Remission, d.h. Abfall von PME in den nicht meßbaren Bereich, anhaltende Ver-

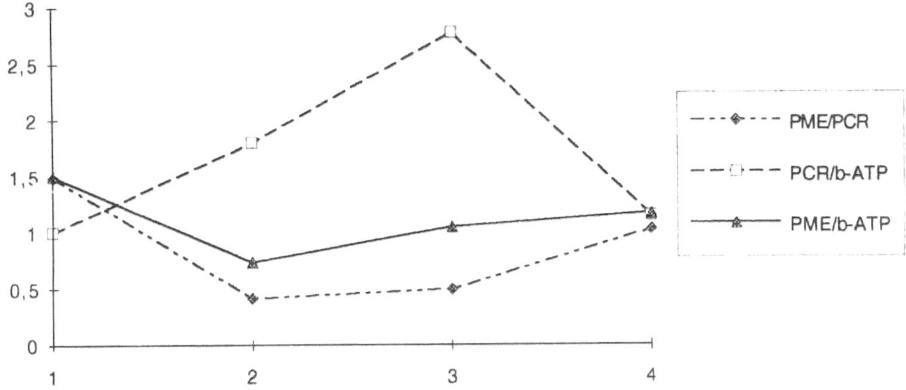

Abb. 1. Verlauf der Quotienten bei einem Patienten mit sekundärer Tumorprogression nach ILP (Abszisse: 1 = präop., 2 = frühpostop, 3 = spätpostop 1, 4 = spätpostop 2, Ordinate: Quotientenwerte). Patient: M. J., männlich, 32 Jahre, synoviales Sarkom des rechten Vorfußes, Z. n. rhTNF-alpha – Perfusion

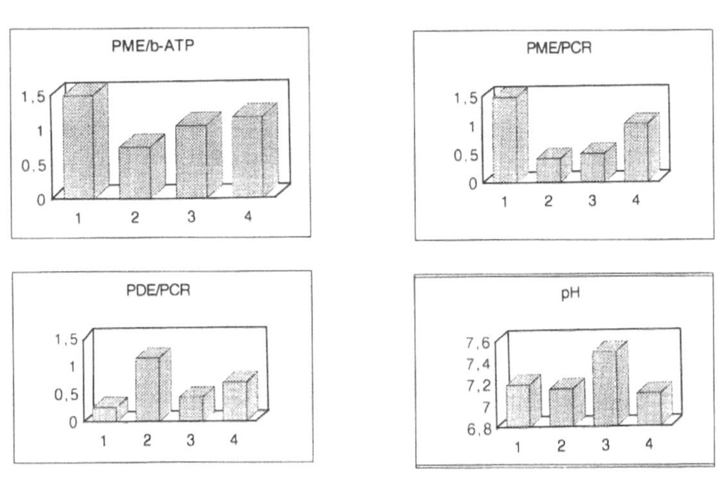

Abb. 2. Verlauf der Einzelquotienten bei dem Patienten aus Abb. 1 mit sekundärer Tumorprogression nach ILP

minderung der Quotienten PME/β-ATP und PME/PCr. Die anderen Patienten wurden als partielle MRS-Remission klassifiziert. Bei 4 Patienten wurde am Tumorresektat histologisch die komplette Nekrose bestätigt, bei einem Patienten fanden sich residuale Tumoranteile.

Bei 6 Patienten wurde zunächst keine Resektion des Tumors vorgenommen. Bei drei dieser Patienten zeigte sich in der MRS ab der 3. Untersuchung ein Anstieg der Quotienten PME/β-ATP und PME/PCr. Bei allen drei Patienten entwickelte sich klinisch oder in der MRT eine Tumorprogression, die in zwei Fällen histologisch am Resektat verifiziert werden konnte (Abb. 1). Bei drei weiteren Patienten besteht derzeit weder klinisch noch in der MRT ein Hinweis auf einen vitalen Tumorrest. Bei diesen Patienten sind die Quotienten PME/β-ATP und PME/PCr anhaltend niedrig.

Bei 3 Patienten war zwar eine Devitalisierung in der MRS nachweisbar, jedoch in geringerem Maße als bei den Patienten, die als Remission in der MRS klassifiziert worden waren. In diesen Fällen zeigten die Quotienten PME/β-ATP und PME/PCr sowie der intratumorale pH jeweils ab der dritten Untersuchung einen deutlichen Anstieg. Diese Patienten sowie 6 der Patienten mit ursprünglicher Remission, entwickelten im weiteren Verlauf klinisch eine Tumorprogression bzw. ein -rezidiv.

Schlußfolgerung

Über die bekannte Möglichkeit der Beurteilung des Soforteffekts einer zytotoxischen Therapie auf den Energiestoffwechsel von Tumoren [2] bietet die ^{31}P-MR-Spektroskopie die Möglichkeit, eine Tumorprogression mehrere Wochen nach Extremitätenperfusion nachzuweisen. Detaillierte Auswertungen der einzelnen Resonanzlinien des MR-Spektrums insbesondere unter Berücksichtigung der Membrankomponenten (Phosphomono- und -diester) bilden hierfür den Ausgangspunkt. Während bei anhaltendem Ansprechen des Tumors das Verhältnis der Phosphomonoester zu den energiereichen Phosphaten (PME/PCr, PME/β-ATP) sowie der intratumorale pH-Wert niedrig bleiben, zeigen erneuter Anstieg dieser Ratios eine Tumorprogression bzw. Tumorrezidiv an. Die ^{31}P-MR-Spektroskopie leistet für Patienten mit einem primär nicht extremitätenerhaltend resektablen Weichteilsarkom eine wertvolle Hilfe für die Entscheidung zur Resektion nach Extremitätenperfusion.

Zusammenfassung

18 Patienten mit primären oder rezidiviertem Weichteilsarkom der Extremitäten wurden durch isolierte hypertherme Extremitätenperfusion mit rhTNFalpha und Melphalan (n = 16) oder einer Kombination aus Adriamycin/Melphalan/ Cisplatin (n = 4) behandelt. Zur Beurteilung des Ansprechens der Sarkome wurden ^{31}P-MR-Spektroskopien durchgeführt. Präoperativ sowie postoperativ „früh" (Tag 2–6), „intermediär" (Tag 7–14) und „spät" (Tag 21–28 sowie 42–56) erfolgte die ^{31}P-MRS mittels einer 50 mm Oberflächenspule (Siemens Magnetom SP63, 1.5 T, Repetitionszeit TR = 2000 msec, 512 Akquisitionen). Bei 13 von 18 Patienten zeigten sich in den ersten postoperativen Untersuchungen die Zeichen einer starken Devitalisierung der Tumoren (Abfall energiereicher Phosphate, pH-Wert unter 7,0, Anstieg des anorganischen Phosphats). Die Quotienten der Membrankomponenten und der energiereichen Phosphate PME/PCr und PME/βATP stellten die wichtigsten spektroskopischen Verlaufsparameter zur Beurteilung von anhaltender Remission bzw. Tumorprogression dar. Während Patienten ohne Anhalt für ein Rezidiv bzw. Tumorprogression anhaltend niedrige Werte der Quotienten PME/PCr und PME/βATP darstellten, zeigten Patienten mit klinisch oder MR-tomographisch fort-

schreitendem Tumor einen Anstieg der genannten Quotienten. Die ^{31}P-MR-Spektroskopie bietet die Möglichkeit, eine Tumorprogression mehrere Wochen nach Extremitätenperfusion nachzuweisen und ist somit eine wertvolle Hilfe für die Entscheidung zur Resektion nach Extremitätenperfusion.

Summary

Eighteen patients underwent isolated hyperthermic limb perfusion (ILP) for soft tissue sarcoma using rhTNFalpha (n = 14) or a triple-drug regimen (cisplatinum, doxorubicin, melphalan). ^{31}P-MR-spectroscopy was used to assess the response to ILP. Patients were examined at 1.5 T using a 50 mm surface coil preoperatively, at day 2–6, day 7–14, day 21–28, and day 42–56 post ILP. 13 out of 18 patients initially responded to treatment, presenting with a decline of energy-rich phosphates and tissue pH value. The ratios of membrane compounds (PME) to energy rich phosphates (ATP, phosphocreatine PCr) PME/β-ATP and PME/PCr were used to evaluate late reactions of tumor tissue and to assess recurrence. Patients with no evidence of recurrence or tumor progression showed continuous low values of PME/β-ATP and PME/PCr. In patients with tumor progression however, we were able to detect rising values of PME/β-ATP and PME/PCr preceeding clinical signs of tumor growth. ^{31}P-MR-spectroscopy provides valuable information on long lasting tumor response to ILP and on patients developing tumor progression after an initial phase of tumor devitalisation.

Literatur

1. Semmler W, Gademann G, Bachert-Baumann P, Zabel H, Lorenz WJ, van Kaick G (1988) Monitoring human tumor response to therapy by means of P-31 MR spectroscopy. Radiology 166:533–539
2. Hohenberger P, Semmler W, Bachert-Baumann P, Manner M, Schlag P (1989) Sofortbeurteilung cytotoxischer Effekte bei der hyperthermen Extremitätenperfusion durch MR-Spektroskopie. Langenbecks Archiv Suppl. Chir. Forum:491–496
3. Dewhrist MW, Sostman HD, Leopold KA, et al (1990) Soft-tissue sarcomas: MR imaging and MR spectroscopy for prognosis and therapy monitoring-work in progress. Radiology 174:847–853
4. Schlag PM, Kettelhack Ch (1993) Weichteilsarkome: Die isolierte hypertherme Extremitätenperfusion – Technik und Indikationen. Chirurg 64:455–460
5. Sostman HD, Prescott DM, Dewrist MW et al (1994) MR Imaging and Spectroscopy for Prognostic Evaluation in Soft-Tissue Sarcoma. Radiology 190:269–275

Gleichstrom zur Behandlung maligner Weichteiltumoren im Tierexperiment

Direct electric current treatment of malignant soft tissue tumors in an animal experimental model

V. Martinek[1] H. Schäfer[1], M. Raab[1], Li Bo[2] und W. Heindel[3]

[1] Klinik und Poliklinik für Chirurgie der Universität zu Köln
[2] Chirurgische Universitätsklinik Peking, China
[3] Institut und Poliklinik für Radiologische Diagnostik der Universität zu Köln

Einleitung

Die wachstumshemmende Wirkung des elektrischen Stroms auf maligne Tumoren ist bereits vor mehr als 200 Jahren erkannt und zur Therapie des Mammacarcinoms eingesetzt worden [1]. Im letzten Jahrhundert wurde über weitere positive Ergebnisse nach Behandlung von malignen Tumoren mit elektrischem Strom an Patienten berichtet [2], neben den konventionellen Behandlungskonzepten konnte sich diese Methode in der Tumortherapie jedoch nicht etablieren.

Seit Humprey 1959 über eine beachtliche Tumorregression nach Strombehandlung von Weichteilsarkomen an Mäusen berichtete [3], wurde diese Methode wiederholt im Tierexperiment untersucht. Obwohl die das Tumorwachstum limitierende Stromwirkung mehrmals bestätigt wurde [4, 5], wurde die Gleichstrombehandlung im humanen Bereich bisher nur in Einzelfällen angewandt [6].

Der Hauptgrund für die fehlende Akzeptanz dieser Therapiemöglichkeit liegt zweifelsohne darin, daß über die Interaktion zwischen dem elektrischen Feld und den biologischen Systemen zu wenig bekannt ist, und durch die bisher durchgeführten Studien nur Hypothesen über den Wirkungsmechanismus des Gleichstroms aufgestellt werden konnten [7, 8].

Ziel unserer Studie war es, ein reproduzierbares tierexperimentelles Modell zu entwickeln, mit dem wir künftig die Grundlagen der Gleichstromwirkung eingehend und systematisch untersuchen können. Zugleich können die ersten Ergebnisse nach Gleichstromtherapie maligner Mammatumoren an Ratten präsentiert werden.

Methoden

Bei 30 jungen weiblichen Wistar-Ratten wurde in Kurznarkose (Äther) via Magensonde das Kanzerogen 7,12-Dimethylbenzanthracene (DMBA, Sigma, USA) in einer Dosierung von 130 mg/kg Körpergewicht in den Magen instilliert [9]. Mit einer Latenz von 8 bis 10 Wochen wuchsen bei allen Tieren im Bereich der Milch-

Chirurgisches Forum 1995
f. experim. u. klinische Forschung
Hierholzer/Seifert/Hartel (Hrsg.)

leiste bis zu neun Tumoren, die histologisch mäßig differenzierte Adenocarcinome der Mamma waren. Die Tumoren wurden randomisiert in eine Kontrollgruppe 1 (n = 16) und zwei Verumgruppen 2 (n = 7) und 3 (n = 14) eingeteilt, und ab einer Tumorgröße größer als 1 cm² der Gleichstrombehandlung zugeführt. Die Stromapplikation erfolgte in intraperitonealer Narkose mittels drei an den Tumorrand subkutan angebrachten Kathoden und einer in die Tumormitte plazierten Anode aus Platin (Durchmesser 0,2 mm). Mit einem elektronisch regulierbaren Labor-Netzgerät (EA-7060-010 LCD, EA, Viersen) wurde den Tumoren der Gruppe 2 bei Stromstärke 5 mA eine Gesamtladung von 18 C/cm³ Tumorvolumen und den Tumoren der Gruppe 3 bei Stromstärke 10 mA eine Gesamtladung von 36 C/cm² Tumorvolumen zugeführt, während die Tumoren der Kontrollgruppe keinen Strom erhielten. Bei der Strombehandlung wurde über eine in der Tumormitte plazierte Temperatursonde kontinuierlich die Tumorkerntemperatur gemessen. Die Tumorgröße wurde unmittelbar vor der Behandlung sowie 1, 3 und 6 Wochen nach der Stromapplikation im NMR bestimmt. Nach der letzten kernspintomographischen Messung wurden die Tiere getötet, die Tumoren entnommen und bis zur histologischen Untersuchung in Formalin konserviert.

Ergebnisse

Die Tumorinduktion durch enterale Gabe von DMBA gelang bei allen Tieren, wobei entlang der Milchleiste 1 bis 9 Tumoren wuchsen. Die histologische Untersuchung ergab in allen Fällen mäßig differenzierte Adenocarcinome der Mamma und war somit mit den Ergebnissen von Russo [9] übereinstimmend.

Die Temperatur im Tumorkern betrug durchschnittlich 33 °C und änderte sich während der gesamten Strombehandlung nicht. Der von uns bestimmte Gewebe-

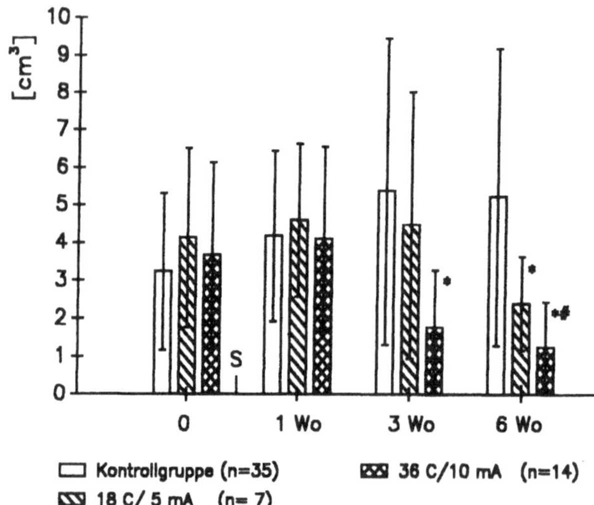

Abb. 1. Tumorvolumen in cm³ vor und 1, 3 und 6 Wochen nach der Strombehandlung (S)

widerstand im behandelten Tumor war durchschnittlich $900\,\Omega$ und blieb während der Stromapplikation ebenfalls konstant. In der folgenden Abbildung sind die Mittelwerte des Tumorvolumens $\pm$ SEM in cm^3, $*p < 0{,}05$ vs Kontrolle, $°p < 0{,}05$ vs vor Behandlung dargestellt.

Zusammenfassung

Ein reproduzierbares tierexperimentelles Modell wird vorgestellt, bei dem durch die enterale Gabe der kanzerogenen Substanz DMBA eine effektive Induktion des Adenocarcinomwachstums in den Brustdrüsen von Ratten gelang [9]. Mit der kernspintomographischen Tumorgrößenmessung wurde zwar eine aufwendige, dafür aber eine exzellente Methode angewandt, mit der nicht nur eine exakte und wiederholbare Messung des Tumorvolumens möglich war, sondern auch die Tumormorphologie bestimmt werden konnte. Wie auch in früheren Arbeiten [3, 4, 5, 6], führte die Gleichstrombehandlung zu einer signifikanten Reduktion des Tumorwachstums. Während es nach Applikation von $36\,C/m^3$ bei $10\,mA$ bereits nach 3 Wochen zu einer signifikanten Tumorvolumenabnahme kam, führte die Behandlung mit $18\,C/cm^3$ bei $5\,mA$ erst nach 6 Wochen zu einer signifikanten Tumorvolumenreduktion. Durch die Möglichkeit der kontinuierlichen Messung der Tumorkerntemperatur während der Gleichstrombehandlung wurde eine Hyperthermie im Tumor ausgeschlossen. Zum gleichen Ergebnis kamen auch andere Autoren [6, 10], so daß die Hyperthermie als möglicher Faktor der Gleichstromwirkung ausscheidet. Weitere Untersuchungen sind vorgesehen, um die physikalischen und biochemischen Vorgänge während und nach Gleichstromapplikation im Tumor und seiner Umgebung zu untersuchen.

Summary

An animal experimental model is presented, in which effective induction of rat mammary adenocarcinoma succeeded by enteral administration of the cancerogen DMBA [9]. The magnetic resonance imaging (MRI) was a costly, but an excellent, reproducible and highly accurate method to determine the tumor volume and morphology. Alike in other studies [3, 4, 5, 6], direct electric current treatment induced a significant tumor volume reduction. Through the application of $36\,C/cm^3$ and $10\,mA$ a significant tumor volume reduction was achieved after a period of 3 weeks, whereas the application of $18\,C/cm^3$ and $5\,mA$ caused a significant mass reduction first after 6 weeks. The continuous measurement of the temperature in the middle of the tumor during the direct current treatment showed no hyperthermia a fact that was reported also by other authors [6, 10], therefore hyperthermia seems, not to be included in the mechanism of tumor reduction by direct electric current. Additional investigations are planned to examin the physical and biochemical pathways during and after direct current treatment in the tumor and its environment.

Literatur

1. Cavallo T (1777) A complete treatise on electricity in theory and practice. London, Dilly
2. Schechter DC (1979) Flashbacks: Containment of tumors through electricity. PACE (2): 100–114
3. Humphrey CE, Seal EH (1959) Biophysical approach toward tumor regression in mice. Science 130:388–390
4. Schauble MK, Habal MB, Gullick HD (1977) Inhibition of experimental tumor growth in hamsters by small direct currents. Arch Pathol Lab Med 101:294–297
5. Marino AA, Morris D, Arnold T (1986) Electrical treatment of Lewis lung carcinoma in mice. J Surg Res 41:198–201
6. Nordenström B (1989) Electrochemical treatment of cancer. I: Variable response to anodic and cathodic fields. Am J Oncol (CCT) 16(6):530–536
7. Nordenström B (1984) Biologically closed electric circuits: Activation of vascular interstitial closed electric circuits for treatment of inoperable cancers. J Bioelect 3(1&2):137–153
8. Vodovnik L, Miklavic D, Sersa G (1992) Normalisation of abnormal cell proliferation by means of electric currents. Per Biol 94(1):13–16
9. Russo J, Russo IH (1978) DNA labeling index and structure of the rat mammary gland as determinants of its susceptibility to carcinogenesis. J Natl Cancer Inst 61:1451–1459
10. David SL, Absolom DR, Smith CR, Gams J, Herbert MA (1985) Effect of low level direct current on in vivo tumor growth in hamsters. Cancer Res 45:5625–5631

Dr. M. Raab, Chirurgische Universitätsklinik zu Köln, Joseph-Stelzmann-Straße 9, D-50924 Köln

Kontinuierliches Monitoring kardiozirkulatorischer Effekte der isolierten hyperthermen Extremitätenperfusion mit rhTNFα

Continuous monitoring of cardiocirculatory effects during isolated hyperthermic limb perfusion using rhTNFα

J. Haier, P. Hohenberger, K. Beck und P. M. Schlag

Klinikum Rudolf Virchow der Freien Universität Berlin, Abteilung für Chirurgie und Chirurgische Onkologie der Robert-Rössle-Klinik für Onkologie am Max-Delbrück-Centrum für Molekulare Medizin

Einleitung

Die isolierte hypertherme Extremitätenperfusion (ILP) ist ein Verfahren zur Behandlung von malignen Melanomen und Sarkomen, bei dem hohe Zytostatikakonzentrationen im Tumor bei gleichzeitiger Minimierung der systemischen Toxizität angestrebt werden. Die Anwendung von rhTNFalpha (TNF) im Perfusat in einer Konzentration, die das 10fache der mittleren toxischen Dosis (MTD) beträgt, bedeutet, daß bereits ein minimaler übertritt von TNF aus dem Perfusions- in den systemischen Kreislauf zu schwerwiegenden kardiozirkulatorischen Reaktionen führen kann [1]. Unter dem Bild eines septischen Schocks wurden konsekutive Todesfälle beschrieben [2–5]. Allerdings können auch durch Freisetzung von Reperfusionsmediatoren und TNF-Abbauprodukten nach Perfusionsende noch vital bedrohliche Veränderungen der Herz-Lungen-Strombahn induziert werden.

Bisher erfolgte das kardiozirkulatorische Monitoring durch intermittierenden Messungen des Herzzeitvolumens mit anschließender Berechnung des systemischen und pulmonalen Widerstandes. Durch die Zeitintervalle zwischen den einzelnen Messungen können kurzfristige Einflüsse nur schwer erkannt werden und eine therapeutische Reaktion auf die sich entwickelnden Kreislaufveränderungen setzt unter Umständen verspätet ein. Es war das Ziel unserer Untersuchungen, die kontinuierliche Überwachung der hämodynamischen Funktionsparameter mit Hilfe einer neuartigen Anwendung der Thermodilutionsmessung über einen Swan-Ganz-Katheter zu etablieren und die Auswirkungen auf das perioperative Management der Patienten nach ILP mit TNF zu untersuchen.

Patienten und Methoden

Es wurden 14 Patienten (8 Frauen, 6 Männer) untersucht, die wegen eines malignen Melanoms (n = 8) oder Weichteilsarkoms (n = 6) der Extremitäten einer ILP unterzogen wurden. Das Alter betrug im Median 52,5 Jahre (22–71 Jahre). Präoperativ

Chirurgisches Forum 1995
f. experim. u. klinische Forschung
Hierholzer/Seifert/Hartel (Hrsg.)
© Springer-Verlag Berlin Heidelberg 1995

Tabelle 1. Kardiozirkulatorische Funktionsparameter vor, während und nach ILP (Mittelwerte ±SD)

Zeit	Normal-werte	präop.	Beginn Perfusion (vs.präop.)	30 min Aufwärm (vs.präop.)	15 min n.TNF (vs.präop.)	75 min n.TNF (vs.15 min) TNF)	Auswasch. (vs.75 min) TNF)	5 min Reperf. (vs.Ausw.)	1 h post-ILP (vs.5 min) Reperf.)	24 h post-ILP (vs.5 min) Reperf.)	48 h post ILP (vs.5 min) Reperf.)
HF [min^{-1}]	<100	74±19	74±15	78±12	88±14*	98±15#	99±17	108±19*	111±24	103±16	97±14&
HI [l/min · m^2]	2,5–4	3,0±0,7	3,0±0,8	3,6±1,1*	4,4±1,8*	45,±1,3°	5,0±1,7 -	4,7±0,9	5,0±1,2	4,2±1,2	4,6±1,4
SVR [dyne/sec · cm^5]	800–1200	1110±320	1175±331	1056±402	1006±481	823±402*	728±397	624±194	654±373*	806±430*	766±364
PVR [dyne/sec · cm^5]	100–250	99±43	97±45	111±38	100±45	85±37	1117±76	105±53	99±61	115±38	110±43
MAP[mm Hg]	70–105	84±20	85±16	86±17	96±19&	85±16	80±16	73±14	78±40	77±28*	86±27
PAP [mm Hg]	10–20	17±8	16±5	17±5	17±4	18±6	17±5	18±6	16±7	18±6	20±7
ZVD [mm Hg]	<10	9±5	8±3	8±4	7±4	7±3	7±4	8±4	7±5	10±4	11±5

* p <0,05.
# p < 0,01.
° p <0,005.
& p <0,1.

wurde eine kardiozirkulatorische Funktionsbeurteilung mit Belastungs-EKG und Echokardiographie vorgenommen. Bei Patienten mit manifester oder latenter Herzinsuffizienz wurde keine Perfusion vorgenommen. Die ILP erfolgte bei 4 Patienten an der oberen und bei 10 Patienten an der unteren Extremität; zur Verwendung kamen bei Armperfusion 3 mg TNF sowie 10 mg Melphalan/l perfundierten Extremitätenvolumens (Bein: 4 mg und 13 mg/l). Die Perfusion erfolgte über eine extrakorporale Zirkulation mit Herz-Lungen-Maschine (Fa. Stöckert, München) und Bubble-Oxygenator (Bentley®, Baxter, München). Die Perfusattemperatur betrug 40–43 °C, die mittlere Tumorgewebetemperatur 38,7±0,6 °C (38,0–39,8 °C).

Die Bestimmung des systemischen Übertritts aus dem Perfusionskreislauf erfolgte mit autologen 111Indium-markierten Erythrozyten [6]. Die Leckrate betrug im Mittel 3,8±6,1 % des applizierten Radiopharmakons.

Nach Einleitung der Allgemeinanästhesie jedoch vor jeglicher chirurgischer Maßnahme wurde die Einschwemmung eines Swan-Ganz-Katheters (Continuous-Cardiac-Output-Katheter, Fa. Baxter, München) vorgenommen, die Lagekontrolle erfolgte mittels Druckkurvenverlauf. Über den Katheter erfolgte eine Bluterwärmung mittels eines in die Sonde integrierten Heizdrahtes, der eine kontinuierliche Bestimmung des Herzzeitvolumens durch Thermodilution erlaubt. Der Katheter verblieb postoperativ 48–72 h. Die maschinelle Beatmung des Patienten wurde unter Analgosedierung bis zum 1. postop. Tag fortgesetzt. Der Katheter wurde mit einem Vigilance®-Monitor konnektiert. Herzindex (HI), mittlerer arterieller (MAP) und pulmonalarterieller Druck (PAP) sowie zentralvenöser Druck (ZVD) und Herzfrequenz (HF) wurden kontinuierlich gemessen. Systemischer (SVR) und pulmonaler Gefäßwiderstand (PVR) wurden intermittierend berechnet. Die Normwerte sind in Tabelle 1 aufgelistet.

Zur statistischen Auswertung wurden paarweise t-Student-Tests vorgenommen. Die Berechnungen erfolgten mittels des SPSS-Programms (SPSS Inc., USA).

Ergebnisse

Der Einsatz des CCO-Katheters ermöglichte ein kontinuierliches Monitoring ohne Volumenbelastung bei allen Patienten. Methodische oder technische Schwierigkeiten traten nicht auf. Dies steht in Übereinstimmung mit anderen Autoren, die die Methode bei anderer Indikationsstellung einsetzten [7].

Die präoperativen Ausgangswerte unserer Patienten sind in Tabelle 1 dargestellt. Es zeigte sich bei 2 Patienten eine HF über 100/min, der HI war bei einem Patienten über 4 l/min·min^2. Der SVR war bei 3 Patienten unter 800 dyne·sec·cm^{-5} erniedrigt, bei 3 Patienten waren die Werte über 1200 dyne·sec·cm^{-5} erhöht. Alle übrigen Parameter lagen im Normbereich.

Nach Kanülierung der Gefäße der zu perfundierenden Extremität und Einleitung der extrakorporalen Zirkulation kam es zu keinen relevanten Änderungen der gemessenen Parameter. In der Aufwärmphase war ein geringer Anstieg des HI festzustellen (p > 0,05). Nach Applikation von TNF stieg der HI signifikant an (p < 0,05). Gleichzeitig kam es zu einem signifikanten Anstieg der HF und des MAP (p < 0,05 bzw. p < 0,1). Der ZVD sank geringfügig, jedoch nicht signifikant ab. Im Verlauf der TNF-Perfusion kam es bei einzelnen Patienten zu einem signifikanten

Anstieg des HI (p < 0,005). Parallel trat ein signifikanter Abfall des SVR auf (p < 0,05). Weiterhin zeigt sich eine zunehmende Tachykardie (p < 0,01). Signifikante Korrelationen zwischen kardiozirkulatorischen Veränderungen während ILP und Leckrate ließen sich nicht nachweisen. Aufgrund der Meßergebnisse erfolgte eine individuell adaptierte Steuerung der systemischen Kreislaufparameter.

In der Auswaschphase und nach Reperfusion ließen sich bis auf eine weiter zunehmende Tachycardie (p < 0,05) keine signifikanten Veränderungen der Hämodynamik nachweisen. Die Tendenz zur Verringerung des SVR (p < 0,05) setzte sich in den ersten Stunden nach Reperfusion weiter fort und wurde von einem signifikanten Abfall des MAP (p < 0,05) begleitet. Während MAP bereits eine Stunde nach Reperfusion wieder präoperative Werte erreichte, blieben HF, HI und SVR über 48 h signifikant erhöht im Vergleich zu den präoperativen Werten.

In der postoperativen Phase war bei 5 Patienten eine kontinuierliche Normalisierung der kardiozirkulatorischen Funktion zu verzeichnen. Bei 9 Patienten entwickelten sich jedoch – zu völlig unterschiedlichen Zeitpunkten – drastische Veränderungen des HI, die bis zu einer zeitweisen Verdopplung im Vergleich zu präoperativen Werten reichten. Auch die Veränderungen des SVR waren bei den Patienten sehr unterschiedlich ausgeprägt. Bei 10 Patienten sank der SVR im postoperativen Verlauf unter 50 % des Ausgangswertes ab, während bei 2 Patienten der SVR sich verdoppelte. Die HF nahm bei 9 Patienten um mehr als 30/min zu. Demgegenüber waren für PVR, PAP, MAP und ZVD keine signifikanten Veränderungen nachweisbar. Bei 4 Patienten mit präoperativ grenzwertig erniedrigtem PVR stiegen diese Werte auf das Doppelte des Ausgangswertes an.

Diskussion

Der Einsatz des CCO-Katheters ermöglicht ein kontinuierliches Monitoring ohne Volumenbelastung mit einer hohen Zuverlässigkeit.

Bisher haben Omlor et al. [8] und Vaglini et al. [9] während und nach ILP mit intermittierenden Messungen hyperdyname Veränderungen der Herz-Kreislauf-Funktion im Sinne eines „septic-shock-syndrome" beschrieben. Weitere Autoren berichten in Kasuistiken über Reaktionen des Herz-Kreislaufsystems mit teilweise letalem Ausgang [2–5]. Die von uns im kontinuierlichen Monitoring nachgewiesenen kardiozirkulatorischen Veränderungen entsprechen mit ihrem hyperdynamen Charakter diesen Befunden. Allerdings konnte von uns keine eindeutige Reaktion des pulmonalen Kreislaufs gefunden werden. Insbesondere der PAP und PVR blieben weitgehend unverändert. Dies entspricht nicht den Befunden von Vaglini et al. unter TNF-Perfusion und Omlor et al. unter Perfusion mit Melphalan und Cisplatin. Beide Autoren beschrieben Veränderungen im pulmonalen Kreislauf, wobei Omlor et al. diese Veränderungen vorwiegend bei Patienten mit einer arteriellen Verschlußkrankheit (Fontaine I-IIa) fanden, bei denen kein Übertritt von Cisplatin in den systemischen Kreislauf nachgewiesen werden konnte.

Bei der ILP kann bereits die veränderte Hämodynamik unter extrakorporaler Zirkulation kardiozirkulatorische Veränderungen auslösen. Ein signifikanter Anstieg des HI konnte bereits in der Aufwärmphase nach Beginn der extrakorporalen Zirkulation festgestellt werden. Dieser widerspiegelt die Reaktion des Herz-Kreislauf-

Systems auf eine veränderte kardiale Vor- und Nachlast. Zusätzlich kommt ein Übertritt von Medikamenten aus dem extrakorporalen Kreislauf als Ursache für eine solche Reaktion in Frage. Darüber hinaus könnte die Freisetzung von Zytokinen aus der perfundierten Extremität unter und nach Perfusion sowie der Übertritt von Tumorzerfallsprodukten an Veränderungen der Herz-Kreislauf-Funktion beteiligt sein. Omlor et al. beschreiben eine erhöhte Freisetzung von Thromboxan B2 und Prostacyclin während ILP [8].

Ein Einfluß der Leckrate auf die Herz-Kreislauf-Parameter ließ sich in unseren Untersuchungen nicht nachweisen. Auch bei Patienten mit einem Leck von 0% zeigte sich ein Anstieg des HI unmittelbar nach Applikation von TNF in den Perfusionskreislauf. Insofern kommen auch nerval vermittelte Reaktionen in Betracht. Allerdings führt das Übertreten bereits geringer Mengen von TNF in den systemischen Kreislauf zur Ausschüttung von Interleukin-6 [1]. Diese Freisetzung konnte für eine ILP mit Melphalan alleine nicht nachgewiesen werden. Die verzögerte Freisetzung von TNF aus dem Perfusionsgebiet kommt als weitere Ursache der postoperativen kardiozirkulatorischen Reaktion infrage [4].

Hervorzuheben ist, daß jedoch auch in den ersten beiden postoperativen Tagen bei einzelnen Patienten noch bedrohliche Veränderungen von HI und SVR auftraten. Hierüber wurde bisher kasuistisch von anderen Autoren berichtet [2–5]. Bei unseren Patienten gaben weder die intraoperative Leckrate noch der HI-Verlauf während ILP einen Hinweis auf zu erwartende Veränderungen postoperativ. Besonders hervorzuheben ist, daß der erhöhte HI mit erniedrigtem SVR auch noch nach 48 h nachweisbar war.

Schlußfolgerung

Während und nach hyperthermer ILP mit rhTNFα können erhebliche kardiozirkulatorische Veränderungen auftreten. Es kann sich eine hyperdyname Kreislaufsituation mit Anstieg des Herzindex und gleichzeitigem Abfall des systemischen Widerstandes entwickeln. Die Veränderungen der Herz-Kreislauf-Funktion treten unabhängig von der Übertrittsrate aus dem Perfusions- in den systemischen Kreislauf auf und halten über 48–72 h nach Reperfusion an. Kurzfristige, individuell unterschiedlich ausgeprägte und zu verschiedenen Zeitpunkten auftretende Schwankungen am ersten und zweiten postop. Tag erfordern eine kontinuierliche Überwachung der Herz-Kreislauf-Parameter. Die Veränderungen lassen sich ohne Swan-Ganz-Katheter nicht sicher beurteilen, da mittlerer arterieller und zentralvenöser Druck keine wesentlichen Veränderungen zeigen. Der Einsatz des CCO-Katheters ermöglicht ein kontinuierliches Monitoring ohne Volumenbelastung mit einer hohen Zuverlässigkeit. Hierdurch ist es möglich, schnellen Anstiegen des HI mit gleichzeitigem Abfall von SVR unmittelbar individuell gegenzusteuern. Das Risiko schwerer Begleiteffekte der Anwendung hochdosierter Zytostatika oder Zytokine kann hierdurch minimiert werden.

Zusammenfassung

Das kontinuierliche kardiozirkulatorische Monitoring mit der Thermodilutions-methode über einen Continuous-Cardiac-Output-(CCO)-Katheter wurde bei 14 Patienten unter isolierter hyperthermer Extremitätenperfusion (ILP) mit rhTNFα vorgenommen. Die kontinuierliche Überwachung mit diesem neuartigen Swan-Ganz-Katheter war problemlos möglich. Während ILP zeigte sich ein signifikanter Anstieg des Herzindex (HI) nach TNF-Applikation. Parallel stiegen Herzfrequenz (HF) und mittlerer arterieller Druck (MAP) an. Bei einigen Patienten kam es zu einem signifikanten Abfall des systemischen Widerstandes (SVR). Nach Reperfusion trat ein weiterer signifikanter Abfall des SVR auf. Der MAP fiel rasch auf prä-operative Werte ab. Besonders bemerkenswert war bei 9 von 14 Patienten im post-operativen Verlauf ein abrupter, signifikanter Anstieg des HI. Das CCO-Monitoring stellt ein außerordentlich hilfreiches Verfahren zur Überwachung von Patienten mit TNF-ILP da. Es ermöglicht kurzfristigen Änderungen der kardiozirkulatorischen Funktion unmittelbar individuell gegenzusteuern.

Summary

Continuous cardiocirculatory monitoring using the thermodilution method by means of a Swan-Ganz catheter system with an integrated heating wire (CCO-cathe-ter) was applied in 14 patients undergoing isolated hyperthermic limb perfusion (ILP) with rhTNFα for melanoma or sarcoma. The monitoring was performed with-out problems. During ILP, a significant rise of HI could be observed. Parallel to this, heart frequency (HF) and mean arterial blood pressure (MAP) increased. In some patients, a significant decrease of systemic vascular resistance (SVR) was measured. After reperfusion there was a further significant decrease of SVR. MAP values normalized within a short period of time. During postoperative follow-up, a rapid significant increase of HI was detected in 9 out of 14 patients. Continuous monitoring of cardiopulmonary parameters is a very valuable method in the peri-operative management of patients undergoing TNF-ILP. Due to this, an immediate therapeutic intervention against alterations of cardiocirculatory function occuring rapidly is facilitated.

Literatur

1. Gearin G, Lienard D, Ewalanko P, Lejeune FJ (1992) High serum levels of TNFα after its ad-ministration for isolation perfusion of the limb. Cytokine 4:585–591
2. Sigurdsson GH, Nachbur B, Lejeune FJ (1993) Anaesthesiologists' management of isolated limb perfusion with "high-dose" tumor necrosis factorα. Anaesthesiology 79:1433–1437
3. Fawcett WJ, Hill S, Sheldon J, Williams TR, Thomas JM, Riches P, Gore ME, Soni N (1993) Hemodynamic changes in circulating recombinant tumor necrosis factor-α in a patient under-going isolated limb perfusion. Critical Care Med 21:796–800
4. Lienard D, Eggermont AMM, Schraffordt Koops H, Kroon BBR, Rosenkaimer F, Autier P, Lejeune FJ (1994) Isolated perfusion of the limb with high-dose tumor necrosis factor-alpha (TNF-α), interferon-gamma (IFN-γ) and melphalan. Results of a multi-centre pilot study. Melanoma Res 4 supp 1:21–26

5. Vaglini M, Santinami M, Manzi R, Inglese MG, Santoro N, Persiani L, Belli F (1994) Treatment of in-transit metastases from cutaneous melanoma by isolation perfusion with tumor necrosis factor-alpha (TNF-α), melphalan and interferon-gamma (IFN-γ). Dose-finding experience at the National Cancer Institute of Milan. Melanoma Res 4 supp 1:35–38
6. Schlag PM, Kettelhack C (1993) Weichteilsarkome: Die isolierte hypertherme Extremitätenperfusion. Technik und Indikationen. Chirurg 64:455–460
7. Sasse SA, Chen PA, Berry RB, Sassoon CSH, Mahutte CK (1994) Variability of cardiac output over time in medical intensive unit patients. Critical Care Med 22:225–232
8. Omlor G, Molter G, Meesen ST, Gross G, Seyfert U, Feifel G (1993) Kardiozirkulatorische Nebenwirkungen der hyperthermen Extremitätenperfusion. Langenbecks Arch Chir 378: 17–20
9. Vaglini M, Belli F, Ammatuna M, Inglese MG, Manzi R, Prada A, Persiani L, Santinami M, Santoro N, Cascinelli N (1994) Treatment of primary or relapsing limb cancer by isolation perfusion with high-dose alpha-tumor necrosis factor, gamma-interferon and melphalan. Cancer 73:483–492

Dr. J. Haier, Universitätsklinikum Rudolf Virchow, Robert-Rössle-Klinik für Onkologie, Lindenberger Weg 80, D-13122 Berlin

Effekt von subcutan appliziertem rekombinantem humanen Erythropoietin (rhEPO) auf die Zahl präoperativer Eigenblutspenden beim Rektumkarzinom

Effect of recombinant human Erythropoietin (rhEPO) on praeoperatively blood donation in rectal cancer

B. Rau[1], F. Willeke[2], W. Franke[3], C. Herfarth[2] und P.M. Schlag[1]

[1] Universitätsklinikum Rudolf Virchow, Robert-Rössle-Klinik für Onkologie am Max Delbrück Centrum, 13122 Berlin
[2] Chirurgische Universitätsklinik Heidelberg, 69120 Heidelberg
[3] Boehringer Mannheim GmbH, 68298 Mannheim

Im Rahmen der operativen Therapie maligner Tumoren ist in vielen Fällen eine perioperative Fremdbluttransfusion notwendig. Neben der Infektionsübertragung durch Fremdblut besteht durch die immunsuppressive Wirkung einer Fremdbluttransfusion unter Umständen ein negativer Einfluß auf die Prognose [1]. Eine Möglichkeit zur Vermeidung von Fremdbluttransfusionen besteht in der perioperativen Eigenblutspende und wurde bisher in erster Linie bei orthopädischen und herzchirurgischen Elektiv-Eingriffen genutzt.

Tumorpatienten werden im Gegensatz zu Patienten mit Elektiv-Eingriffen plötzlich mit ihrer Erkrankung konfrontiert und oft innerhalb von ein bis zwei Wochen nach Diagnosestellung operiert. Eine präoperative Eigenblutspende ist daher bei Tumorpatienten nur in einem beschränkten Maße möglich. Die Angabe über die Transfusionshäufigkeit beträgt beim kolorektalen Karzinom zwischen 65% und 86% [2, 3] und zeigt, daß prinzipiell hier durch Eigenblutspenden Fremdbluttransfusionen verhindert werden könnten.

Ziel der von uns initiierten placebo-kontrollierten randomisierten doppelblinden Multizenter-Studie war es, den Effekt von subcutan applizierten rekombinantem humanen Erythropoietin (rhEPO) auf die Menge an gewinnbarem Eigenblut im Vergleich zu einer Placebo-Kontrollgruppe zu untersuchen.

Patienten und Methodik

54 Patienten, die für eine Operation wegen eines Rektumkarzinoms (männliche oder weibliche Patienten, Alter >50 Jahre) auf einen operativen Eingriff vorbereitet wurden, nahmen nach Einwilligung an der klinischen Prüfung teil. Voraussetzung war ein Hämoglobinwert innerhalb des Normbereiches (Frauen >12 g/dl; Männer >12,5 g/dl).

Ausgeschlossen von der Studienteilnahme waren Patienten mit manifesten Herz-Kreislauferkrankungen (z.B. instabile Angina pectoris, nicht kontrollierte Hypertonie), Patienten mit schwerwiegenden Erkrankungen von Lunge, Leber und Niere,

Chirurgisches Forum 1995
f. experim. u. klinische Forschung
Hierholzer/Seifert/Hartel (Hrsg.)
© Springer-Verlag Berlin Heidelberg 1995

Patienten mit Cerebral-Sklerose, Krampfanfällen und Epilepsie, Gerinnungsstörungen, manifesten Blutungen, Schwangerschaft, Stillzeit oder inadäquate Konzeptionsverhütung, Erkrankungen des hämotopoetischen Systems, immunsuppressive oder zytostatische Therapie innerhalb der letzten vier Monate, sowie Patienten, die an einer anderen klinischen Prüfung innerhalb der letzten 30 Tage teilgenommen hatten.

Es handelte sich um eine placebokontrollierte, bezüglich des Geschlechts und des Operationsverfahrens stratifizierte Parallelgruppenstudie, in der der Einfluß von rhEPO auf die Menge des gewinnbaren Eigenblutes (Red Cell Volume) untersucht wurde. Nach einer dreitägigen Vorphase wurden die Patienten randomisiert und erhielten in der 2wöchigen Therapiephase von Tag 0 bis Tag 10 200 I.U./kg KG rhEPO (n = 28) bzw. Placebo (n = 26) subkutan. Während der Therapiephase waren vier Eigenblutspenden a 450 ml vorgesehen bei entsprechendem Hb- und Hämatokrit-Wert (Hb > 11,5 g/dl, Hkt > 34%). Nach einem blutspendenfreien Intervall von mindestens drei Tagen erfolgte am Tag 14 die Operation in Form der anterioren Rektumresektion (n = 34) oder der abdomino perinealen Rektumextirpation (n = 20).

Anschließend folgte eine Nachbeobachtungsphase von 12 Wochen, an deren Ende Untersuchungen zur Beurteilung der Verträglichkeit der rhEPO-Therapie standen.

Ergebnisse

In den zu vergleichenden Therapiegruppen bestand in den untersuchten blutchemischen Ausgangsparametern (PCV, Hb, Erythrozyten, Reticulozyten, MCV, MCHC, MCH, Eisen, Ferritin, Transferrin) kein relevanter Unterschied.

Insgesamt wurden in der rhEPO bzw. Kontrollgruppe 3,3±0,9 bzw. 2,9±1,3 Eigenblut(EB)-Spenden durchgeführt. Das Gesamtblutvolumen, das im präoperativen Zeitraum gespendet werden konnte, war in der rhEPO-Gruppe signifikant höher (p-Wert 0,0228). Betrachtet man die Anzahl der EB-Konserven pro Patient, so konnten in beiden Gruppen 54% der Patienten 4 EB-Konserven spenden. 3 EB-Spenden erfolgten in der rhEPO bzw. Kontrollgruppe in 28% bzw. 4%, 2 EB-Spenden in 14% bzw. 19% und nur eine EB-Spende in 4% bzw. 23%.

Der Erfolg der Hämatopoese-Stimulation ließ sich anhand des Retikulozyten-Anstiegs verfolgen. Nach Applikation von rhEPO stiegen im Vergleich zur Placebogruppe die Reticulozyten von 10,4 vs 10,7(‰) auf 49,8 vs 16,8 (‰) nach 7 Tagen und 67,2 vs 21,7 (‰) nach 12 Tagen.

Die Menge des perioperativ retransfundierten Eigenblutes im Verhältnis zur gespendeten Menge betrug in der rhEPO-Gruppe 68% gegenüber der Kontrollgruppe mit 79%. Fremdbluttransfusionen erfolgten in 19% der Patienten der rhEPO-Gruppe bei einem intraoperativen Blutverlust von 1574±1335 ml gegenüber der Kontrollgruppe mit 39% Fremdbluttransfusionen bei einem intraoperativen Blutverlust von 2313±1806 ml. Die Art der durchgeführten Operationen waren in beiden Gruppen vergleichbar.

Fremdbluttransfusionen bei einem operativen Blutverlust von mehr als 1500 ml konnten in der rhEPO-Gruppe mit 73% gegenüber der Kontrollgruppe mit 33% vermieden werden. Innerhalb eines präoperativen Zeitraumes konnte nach Gabe von rhEPO signifikant mehr Eigenblut gespendet werden bei einer signifikant geringeren Menge an retransfundierten Fremd-Konserven.

Unerwünschte Ereignisse, die sich auf das Präparat beziehen lassen, traten nicht auf.

Diskussion

Die Eigenblutspende hat allein schon wegen des fehlenden Risikos der Infektionsübertragung in der klinischen Praxis in den letzten Jahren zunehmend an Bedeutung gewonnen. Vor allem in der Orthopädie und Herzchirurgie konnte der Fremdblutbedarf durch die Organisation effizienter Eigenblutspendenprogramme und dem zusätzlichen Einsatz anderer Verfahren der autologen Transfusion wie z. B. Haemodilution und intraoperative Retransfusion verringert werden. Im Rahmen klinischer Studien konnte die Menge des gespendeten Eigenblutes durch Gabe von rekombinantem Erythropoietin deutlich gesteigert werden [4].

Bislang gibt es klinisch keinen Anhalt dafür, daß durch eine Eigenblutspende eine Metastasierung des Tumorleidens begünstigt oder gar induziert wird. Beachtet werden sollten in diesem Zusammenhang jedoch Ergebnisse, die auf eine Immunsuppression durch die Blutspende bzw. bei Blutverlust hinweisen [5]. Bei Blutspendern wurde eine Suppression der natürlichen Killerzellen beobachtet, die T-Zellfunktion war dagegen unverändert [6].

In einer randomisierten Studie konnte bei vergleichbaren Risikofaktoren für eine postoperative Infektion in der Eigenblutgruppe gegenüber der Gruppe mit Fremdbluttransfusionen eine deutlich gesenkte Infektionsrate (17% vs 29%, $p < 0,05$) nachgewiesen werden, die mit dem Ausmaß der Fremdbluttransfusionen hochsignifikant korrelierte ($p < 0,001$) [7].

Bisher liegen lediglich zwei Studien vor, in denen der Einfluß einer Eigenbluttransfusion im Gegensatz zu einer Fremdbluttransfusion auf die Prognose kolorektaler Karzinome näher untersucht wurde. Während Heiss und Mitarbeiter [8] eine deutlich bessere Prognose für Patienten, die lediglich mit Eigenblut transfundiert wurden, beschrieben, konnte im Rahmen einer von Busch und Mitarbeitern [9] veröffentlichten Multizenterstudie kein Unterschied zwischen den beiden Transfusionsarten festgestellt werden. Auch in dieser Studie wurde der negative Einfluß einer Transfusion allgemein auf die Prognose bestätigt.

In mehreren Untersuchungen an Tumorpatienten, vor allem mit einer chemotherapiebedingten Anaemie, konnte eine Verbesserung des Haemoglobin-Wertes und eine damit verbundene Verringerung des Transfusionsbedarfes durch Erythropoietin erreicht werden [10].

Im Rahmen einer präoperativen Therapie mit rhEPO konnten wir in einer prospektiv randomisierten multizentrischen Studie zeigen, daß präoperativ innerhalb von 11 Tagen signifikant mehr Eigenblutspenden durchgeführt werden konnten und in 81% im Vergleich zur Placebo-Gruppe mit 61% auf Fremdbluttransfusionen verzichtet werden konnte. Die Auswirkungen bezüglich eines positiven Einflusses durch rhEPO bzw. durch den reduzierten Einsatz von Fremdbluttransfusionen auf die Prognose dieser Tumorpatienten sind bislang noch nicht abzuschätzen.

262

Zusammenfassung

Im Rahmen unserer placebo-kontrollierten randomisierten doppelblind Multizenter-Studie konnten wir zeigen, daß durch subcutan appliziertes rekombinantes humanes Erythropoietin (rhEPO) im Vergleich zu einer Placebo-Kontrollgruppe das Gesamtvolumen der Eigenblutspende signifikant höher (p-Wert 0,0228) in der rhEPO-Gruppe gegenüber der Kontrollgruppe war. Die Patienten erhielten nach Randomisation in der 2wöchigen Therapiephase von Tag 0 bis Tag 10 200 I. U./kg KG rhEPO (n = 28) bzw. Placebo (n = 26) subkutan. Am Tag 14 erfolgte die Operation in Form der anterioren Rektumresektion (n = 30) oder der abdomino perinealen Rektumextirpation (n = 20). Fremdbluttransfusionen erfolgten in 19% der Patienten der rhEPO-Gruppe gegenüber der Kontrollgruppe mit 39% Fremdbluttransfusionen bei einem vergleichbaren Blutverlust. Unerwünschte Ereignisse, die sich auf das Präparat beziehen lassen, traten nicht auf.

Anhand unserer Ergebnisse besteht die Möglichkeit mit Hilfe von subcutan appliziertem rhEPO das Blutvolumen im Rahmen präoperativer Eigenblutspenden innerhalb von 11 Tagen signifikant zu erhöhen. Hiermit läßt sich das Risiko, das mit einer Fremdbluttransfusion verbunden ist, deutlich reduzieren.

Summary

Aim of our placebo controlled, randomised double-blind study was to find out, if subcutaneously administered recombinant human Erythropoietin (rhEPO) enhances autologous blood donation compared with the placebo group.

After giving consent, 54 patients with rectal carcinoma with the risk of blood loss of more than 1000 ml blood during surgery took part in the trial. For contraindications of blood donation the guidelines of the German Society of Transfusion Medicine were used. After randomisation patients got 200 I. U./kg KG rhEPO (n = 28) or Placebo (n = 26) subcutaneously from day 0 until day 10. On day 14 surgery was performed as anterior resection (n = 30) or abdomino perineal resection (n = 20). The total volume of autologous blood donation was significantly higher in the rhEPO group (p = 0.0228). With comparable blood loss in each group homologous blood transfusions were necessary in 19% of patients in the rhEPO group and 39% in placebo group.

Our results show that subcutaneously administered rhEPO enhances the blood volume of autologous blood donation during a period of 11 days praeoperatively.

Literatur

1. Burrows L, Tartter P (1982) Effect of blood transfusion on colonic malignancy recurrence rate. Lancet 2:662
2. Blumberg N, Agarwal M, Chuang C (1985) Relationship between recurrence of cancer of the colon and blood transfusion. Br Med J 290:1037–1039
3. Hermanek P, Guggenmoos-Holzmann I, Schricker KT, Resch T, Freudenberger K, Neidhardt P, Gall FP (1989) Der Einfluß der Transfusion von Blut und Haemoderivaten auf die Prognose des colorectalen Carcinoms. Langenbecks Arch Chir 374:118–124

4. Goodnough LT, Rudnick S, Price TH, Ballas SK, Collins ML, Crowley JP, Kosmin M, Kruskall MS, Lenes BA, Menitove JE, Silberstein LE, Smith KJ, Wallas CH, Abels R, von Tress M (1989) Increased preoperative collection of autologous blood with recombinant human erythropoietin therapy. N Engl J Med 321:1163–1168
5. Marquet RL, Hoynck van Papendrecht MA, Busch OR, Jeekel J (1993) Blood danation leads to a decrease in natural killer cell acticity: a study in normal blood donors and cancer patients. Transf 33:368–373
6. Abraham E, Freitas AA (1989) Hemorrhage produces abnormalities in lymphocyte function and lymphokine generation. J Immunol 142:899–906
7. Heiss MM, Mempel W, Delanoff CH, Mempel M, Jauch KW, Schildberg FW (1992) Die Eigenblutspende (EBS) bei Tumorpatienten. Chirurgische Gastroenterologie 8:92–96
8. Heiss MM Mempel W, Delanoff C, Mempel M, Jauch KW, Schildberg FW (1993) Multizentrische Studienplanung zur Immunmodulation bei Tumorpatienten durch die Bluttransfusion. Hämatologie München, Sympomed 2:119–125
9. Busch ORC, Hop WCJ, Hoynck van Papendrecht MA, Marquet RL, Jeekel J (1993) Blood transfusions and prognosis in colorectal cancer. N Engl J Med 328:1372–1376
10. Ludwig H, Fritz E, Kotzmann H, Höcker P, Gisslinger H, Barnas U (1990) Erythropoietin treatment of anemia associated with multiple myeloma. N Engl J Med 322:1693–1999

Dr. med. B. Rau, Univ.-Klinik Rudolf Virchow, Robert-Rössle-Klinik für Onkologie am Max Delbrück Centrum, Lindenbergerweg 80, D-13122 Berlin

Autokrine Wachstumsregulation des kolorektalen Karzinoms durch Gastrin: Nachweis durch Antisense-DNA Transfektion*

Growth regulation of colorectal neoplasm by an autocrine proliferative loop involving gastrin: Evidence by antisense DNA transfection

A. Imdahl

Chirurgische Universitätsklinik, Abteilung Allgemeine Chirurgie und Poliklinik (Direktor Prof. Dr. E. H. Farthmann)

Zielsetzung

Es vermehren sich die Hinweise auf eine Aktivierung des Gastringens in Zellen kolorektaler Karzinome. Die posttranslationale Proteinbildung ist aber unvollständig [1, 2]. Die Konzentration der vom Progastrin abstammenden Intermediärprodukte soll im malignen Gewebe höher sein als in der benignen Kolonmukosa [1]. In einer eigenen Untersuchung ließ sich in über 80 % der untersuchten Kolonkarzinome die mRNA des Gastringens nachweisen [3]. Um die biologische Bedeutung der Aktivierung des Gastringens zu untersuchen, wurde die Kolonkarzinomzellinie LIM 1215 mit der cDNA des Gastringens in antisense Orientierung transfiziert.

Methode

Die cDNA des Gastringens [4] wurde in die Expressionsvektoren pcDNA1neo in antisense Orientierung oder pcDNA1amp (Invitrogen, San Diego, USA) in sense Orientierung ligiert. Hierzu wurden die Restriktionsenzyme BstX1 und Xba1 (antisense) oder Bamh1 und Sph1 (sense, Böhringer) benutzt. Die korrekte Insertion bezogen auf den CMV Promotor der Expressionsvektoren wurde durch Restriktionsanalyse kontrolliert.

---

* Das Forschungsvorhaben wurde durch die Deutsche Forschungsgemeinschaft unterstützt (DFG IM 14/2). Die Untersuchungen wurden am Ludwig Institute for Cancer Research in Melbourne, Australien, durchgeführt mit der Unterstützung durch Dr. G. Baldwin, PhD. Die RIA's erfolgten durch Drs. A. Shulkes und G. Ciccotosto, Department of Surgery, Austin Hospital, University of Melbourne.

Chirurgisches Forum 1995
f. experim. u. klinische Forschung
Hierholzer/Seifert/Hartel (Hrsg.)
© Springer-Verlag Berlin Heidelberg 1995

266

Zum Nachweis der Translation des antisense Plasmidkonstruktes erfolgte die transiente Transfektion von COS Zellen mit dem antisense – und/oder sense – Plasmidkonstrukt. 10^7 Zellen wurden mit 2,5 µg/ml Plasmid-DNA, 100 µM Choloroquine und 200 µg/ml DEAE-Dextran in RPMI Medium mit 2 mM Glutamin und 10% hitze-in-aktiviertem NuSerum (Gibco/BRL, Gaithersburg, MD) für 4 Stunden und 37 °C inkubiert. Nach 72 Stunden Wachstum (RPMI Medium, 2 mM Glutamin, 10% FCS, 37 °C) wurden die Zellen geerntet. Die Extraktion der Zellen zum Gastrinnachweis erfolgte durch Erhitzen auf 100 °C für 2′ und anschließendem Kühlen auf Eis.

Die Gastrinkonzentration des konditionierten Mediums und des Zellextraktes wurden im RIA gegen eine Standardkurve mit amidiertem $Gastrin_{17}$ und ^{125}-I-$Gastrin_{17}$ als Marker bestimmt. Biologisch aktives Gastrin wurde mit dem Antiserum 1296 nachgewiesen, das alle am C-terminalen Ende amidierten Gastrine erkennt, die mehr als fünf Aminosäuren aufweisen. Das Antiserum zeigt keine Kreuzreaktion mit Glyzin-extendierten Formen des Gastrin. Alle Peptide, die vom Progastrin abstammen einschließlich der amidierten Formen, wurden durch das Antiserum 8017 nachgewiesen. Das Antiserum erkennt alle N-terminalen Anteile des Gastrin, die durch Trypsindigestion exponiert wurden [5].

Die Lipofectin Methode [6] wurde zur stabilen Transfektion der humanen, kolorektalen Karzinomzellinie LIM 1215 [7] mit dem antisense DNA Gastrinkonstrukt verwendet. Die halbkonfluierenden Zellen wurden mit 20 µg/ml Plasmid-DNA für 4–6 Stunden (37 °C) in serumfreien RPMI Medium (10 mM Thioglycerol, 100 U/ml Insulin und 50 mg/ml Hydrocortison) mit 20 µg/ml Lipofectin (Gibco/BRL) inkubiert. Die transfizierten Zellen wurden mit RPMI-Medium (s.o.) und 10% FCS für 2 Tage inkubiert, anschließend erfolgte für 3 Wochen die Selektion der transfizierten Zellen mit 250 µg/ml Neomycin.

Zur Messung der Zellproliferation erfolgte ein kolorimetrischer Assay [8]. 2×10^3 Zellen wurden in einer 96-Loch Platte ausgesät in Medium mit 1 oder 10% FCS. Das Medium wurde am nächsten Tag erneuert mit oder ohne 1 µM $Gastrin_{17}$. Für jeden Zeitpunkt der Messungen wurden 10 µl MTT (5 mg/ml) (3-(4,5-dimethylthiazol-2-yl)-2,5-diphenyltetrazolium bromide, Sigma, St. Louis, MO) pro Loch zugesetzt. Nach Inkubation (4 h) wurde das Medium entfernt, und 200 µl 0,04M HC1 in Isopropanolol zur Zellyse hinzugefügt. Die Auswertung erfolgte mit dem Titertek Multiscan MCC 1340 (Labsystems, Helsinki, Finnland) bei 560 nm Wellenlänge. Zur statistischen Analyse erfolgte der Student-t-Test.

Zur Bestimmung der hochaffinen Gastrinrezeptoren wurde ein Radiobindungsassay durchgeführt [9].

Ergebnisse und Diskussion

Die transiente, simultane Transfektion (n = 3) von COS Zellen mit der cDNA des Gastrin in sense und antisense Orientierung führte zur deutlichen Reduktion der im RIA meßbaren Gastrinkonzentration (n = 3) gegenüber den Zellen, die lediglich mit dem sense Konstrukt transfiziert wurden (Abb. 1). Nach Generierung von stabilen, Neomycin resistenten LIM 1215 Zellinien, die entweder nur mit dem Expressionsvektor oder mit der cDNA des Gastrin in antisense Orientierung transfiziert waren,

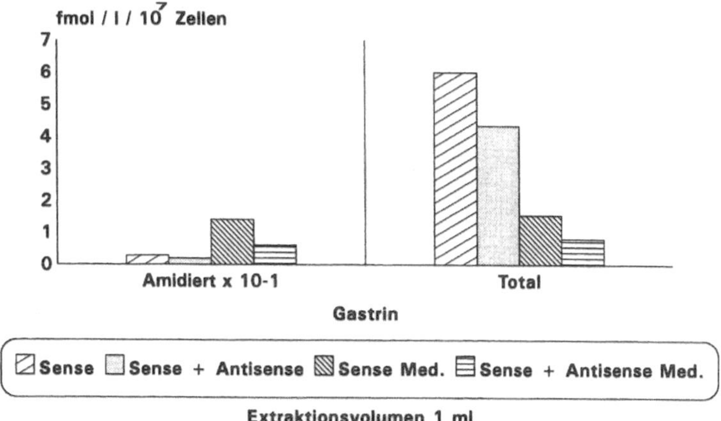

Abb. 1. Die transiente, simultane Transfektion von COS Zellen mit der cDNA des Gastrin in sense und antisense Orientierung führte zur erheblichen Reduktion der Gastrinkonzentration verglichen mit den nur in sense Orientierung transfizierten Zellen (n = 3). Die Konzentration biologisch aktiven Gastrins (Amidiert) war in der Zelle und im Medium (Med.) deutlich geringer als die der vom Progastrin abstammenden Intermediärprodukte (Total)

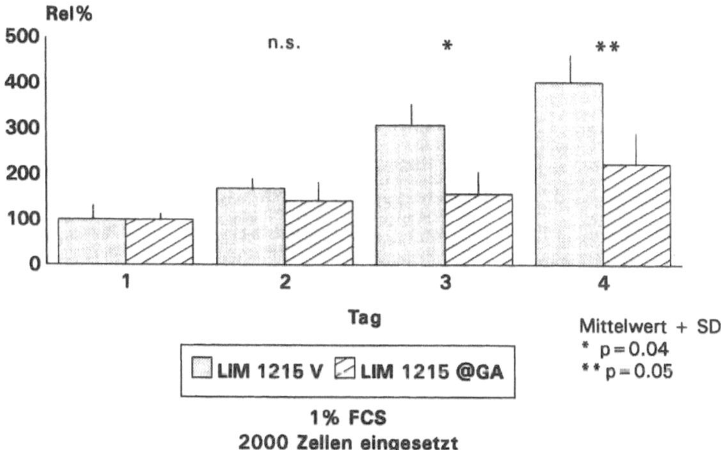

Abb. 2. Das Zellwachstum der mit der cDNA des Gastrin in antisense Orientierung (@Ga) transfizierten Kolonkarzinomzellinie LIM 1215 war signifikant reduziert gegenüber dem Wachstum der mit dem Expressionsvektor (pcDNA1neo) allein transfizierten Zellinie (V)

zeigte sich eine deutliche Wachstumsreduktion der antisense transfizierten Linie (Abb. 2, n = 3). Diese Unterschiede im Wachstum zeigten sich in einer etwas weniger ausgeprägten Form auch mit 10% FCS (n = 2). Der Zusatz von 1 µM Gastrin$_{17}$ zum Kulturmedium konnte diesen Effekt nicht umkehren (Daten nicht gezeigt). Im RIA ließ sich in den (un-)transfizierten LIM 1215 Zellen kein Gastrin/Intermediärprodukt bestimmen, allerdings hatten vorangehende Untersuchungen mit der Polymerase Chain Reaction Gastrin mRNA Moleküle in untransfizierten LIM 1215 Zellen zeigen können [10]. Der klassische CCK-B Rezeptor wurde in den LIM 1215 Zellen im Radiobindungsassay nicht gefunden (n = 3; 1663 ± 88,8 cpm ohne Kompetitor; 1604 ± 106,3 cpm mit Kompetitor [1 µM Gastrin$_{17}$]; 10^4 Zellen, 5,6 fMol [^{125}]-I-CCK-8).

Die Ergebnisse lassen darauf schließen, daß die Kolonkarzinomzellinie LIM 1215 Gastrin/Intermediärprodukte als autokrinen Wachstumsfaktor nutzt. Für diesen Effekt ist der klassische Gastrinrezeptor (CCK-B) nicht verantwortlich, da er nicht exprimiert wird.

Der autokrine Wachstumseffekt des Gastrins/Intermediärprodukte scheint entweder intrazellulär lokalisiert zu sein, denn die Wachstumsreduktion durch Expression der antisense mRNA läßt sich durch Zusatz von Gastrin$_{17}$ nicht umkehren; oder der Effekt wird durch die Intermediärprodukte der Gastrinsynthese und nicht durch amidiertes Gastrin hervorgerufen.

Zusammenfassung

Die transiente Transfektion mit einem antisense-Gastrin-DNA Plasmid führte zu einer deutlichen Abnahme der Gastrinproduktion gleichzeitig sense-Gastrin-DNA transfizierter COS Zellen.

Die stabile Expression von antisense-Gastrin-mRNA in der menschlichen Kolonkarzinomzellinie LIM 1215 führte zu einer signifikanten Reduktion der Zellproliferation. Daraus wird geschlossen, daß diese Zellinie Gastrin oder Intermediärprodukte der Gastrinsynthese als autokrinen Wachstumsfaktor nutzt. Der klassische Gastrinrezeptor (CCK-B) ist für diesen Mechanismus unbedeutend, denn er wird nicht exprimiert. Der autokrine Wachstumseffekt des Gastrins (Intermediärprodukte) scheint intrazellulär lokalisiert zu sein, denn die Wachstumsreduktion durch Expression der antisense mRNA läßt sich durch Zusatz von Gastrin$_{17}$ in µM Konzentration nicht umkehren.

Summary

Transient transfection with an antisense-gastrin-DNA plasmid leads to a marked reduction in gastrin production of simultaneous sense-gastrin-DNA transfected COS cells. The observation that stable expression of antisense gastrin mRNA results in a significant reduction in proliferation suggests that the human colon carcinoma cell line LIM 1215 utilize gastrin or progastrin derived peptides as an autocrine growth factor. The absence of high affinitiy gastrin binding sites argue against the involvement of CCK-B receptors in the loop. The autocrine loop appears to be intracellular since the reduction in proliferation caused by antisense mRNA is not reversed by addition of gastrin$_{17}$ at µM concentrations.

Literatur

1. Nemeth J, Taylor B, Pauwels S, Varro A, Dockray GJ (1993) Identification of progastrin derived peptides in colorectal carcinoma extracts. Gut 34:90–95
2. Von Solinge WW, Nielsen FC, Friis-Hansen L, Falkmer UG, Rehfeld JF (1993) Expression but incomplete maturation of progastrin in colorectal carcinomas. Gastroenterology 104: 1099–1107
3. Imdahl A, Mantamadiotis T, Eggstein S, Farthmann EH, Baldwin GS (in preparation) Expression of gastrin, gastrin/CCK-B-and gastrin/CCK-C receptors in human colorectal carcinomas.
4. Boel E, Vuust J, Norris F, Norris K, Wind A, Rehfld JF, Marcker KA (1983) Molecular cloning of human gastrin cDNA: Evidence for evolution of gastrin by gene duplication. Proc Natl Acad Sci USA 80:2866–2869
5. Ciccotosto G, Shulkes A (1992) Pharmacokinetics and organ specific metabolism of glycine-extended and amidated gastrin in sheep. Am J Physiol 263:G802–809
6. Felgner PL, Gadek TR, Holm M, Roma R, Chan HW, Wenz M, et al (1987) Lipofectin: A highly efficient, lipid mediated DNA transfection procedure. Proc Natl Acad Sci USA 84:7413–7417
7. Whitehead RH, Macrae FA, St. John DJB, Ma J (1985) A colon cancer cell line (LIM 1215) derived from a patient with inherited nonpolyposis colorectal cancer. J Natl Cancer Inst 74:759–765
8. Mossman T (1983) Rapid colorimetric assay for cellular growth and survival: Application to proliferation and cytotoxicity assays. J Immunol Methods 65:55–63
9. Kopin AS, Lee YM, McBride EW, Miller LJ et al (1992) Expression cloning and characterization of the canine parietal cell gastrin receptor. Proc Natl Acad Sci, USA 89:3605–3609
10. Baldwin GS, Zhang Q-X (1992) Measurement of gastrin and transforming growth factor @mRNA levels in colonic carcinoma cell lines by quantitative polymerase chain reaction. Cancer Res 52:2261–2267

Der Insulin-like growth factor-I ist ein autokriner Wachstumsfaktor beim humanen Pankreaskarzinom

Insulin-like growth factor-I is an autocrine growth factor in human pancreatic cancer

U. Bergmann[1], H. Funatomi[1], F. Gansauge[2], H.G. Beger[2] und M. Korc[1]

[1] Depts. of Medicine and Biological Chemistry, University of California, Irvine, Ca, USA
[2] Abteilung für Allgemeinchirurgie, Universität Ulm, Steinhövelstr. 9, D-89075 Ulm

Einleitung

Das zunehmend häufige Pankreaskarzinom ist durch eine schlechte Prognose, auch nach chirurgischer Therapie, gekennzeichnet [1]. Die Ursachen für die Aggressivität dieses Tumors sind weitgehend ungeklärt. In der Vergangenheit wurde durch zahlreiche Studien die Bedeutung von Wachstumsfaktoren für die maligne Transformation und Progression des Pankreaskarzinoms nachgewiesen [2].

Der Insulin-like growth factor-I (IGF-I) ist ein Polypeptid, das eine gewisse Homologie zu Proinsulin aufweist und seine Effekte durch Aktivierung des Insulin-like growth factor-I Rezeptors (IGF-IR) ausübt [3]. Der IGF-IR ist ein hochaffiner Rezeptor für IGF-I bestehend aus 2 extrazellulären α-Ketten, die die Ligandenbindungsstelle enthalten, und 2 transmembranösen β-Ketten mit einer Tyrosinkinase-Domäne [4]. IGF-I wurde in verschiedenen Karzinomen und Sarkomen als autokriner und parakriner Wachstumsfaktor identifiziert [5]. Es ist jedoch bislang nicht bekannt, welche Bedeutung IGF-I und IGF-IR beim Pankreaskarzinom haben. Wir untersuchten daher die Expression von IGF-I und IGF-IR beim humanen Pankreaskarzinom und die Stimulation des Zellwachstums von humanen Pankreaskarzinom-Zellinien durch IGF-I.

Methodik

Pankreasgewebe: Tumorgewebe wurde von 12 Patienten (5 weiblich, 7 männlich, mittleres Alter 58 Jahre), die sich einer Operation eines Pankreaskarzinoms unterzogen, gewonnen. Die Klassifikation erfolgte nach der TNM-Klassifikation [6]. Normales Pankreasgewebe wurde von 17 zuvor gesunden Organspendern erhalten. Die Studien wurden von den Ethik-Kommissionen der Universität Ulm und der University of California, Irvine, genehmigt.

Northern-Blot-Analyse: Nach Extraktion der RNA unter Verwendung der Guanidinthiocyanat-Methode erfolgte die Fraktionierung in einem Agarose/Formal-

Chirurgisches Forum 1995
f. experim. u. klinische Forschung
Hierholzer/Seifert/Hartel (Hrsg.)
© Springer-Verlag Berlin Heidelberg 1995

dehyd-Gel und der Transfer auf eine Nylonmembran [2]. Die Membranen wurden prehybridisiert, mit einer [^{32}P]-markierten cDNA Sonde hybridisiert, unter stringenten Bedingungen gewaschen und einem Röntgenfilm exponiert [4]. Die gleichmäßige Beladung mit RNA wurde durch nochmalige Hybridisierung mit einer Maus-7S cDNA-Sonde überprüft. Es wurden folgende cDNA-Sonden eingesetzt: ein 0,4 Kilobasenpaare (kB)-Fragment der IGF-I cDNA [7] und ein 0,7 kB-Fragment der IGF-IR cDNA [8]. Die Quantifizierung der einzelnen Banden erfolgte mittels Laserdensitometrie.

Zellproliferation: ASPC-1, COLO-357 und PANC-1 humane Pankreaskarzinom-Zellinien wurden in RPMI 1640 (ASPC-1) oder DMEM (COLO-357, PANC-1) mit 10% FBS, Penicillin G (100 U/ml) und Streptomycin (100 µg/ml) kultiviert. Zur Bestimmung der durch IGF-I induzierten Zellproliferation mittels 3-(4,5-dimethylthiazol-2-yl)-2,5-diphenyltetrazoliumbromid (MTT)-Assay [9] wurden die Zellen in serumfreiem Kulturmedium, das 0,1% BSA, 5 µg/ml Transferrin, 5 mg/ml Natriumselenit und Antibiotika enthielt, in Gegenwart von IGF-I inkubiert. Die durch MTT-Assay bestimmte Zellproliferation wurde in Prozent Steigerung der basalen Proliferation dargestellt; sie korreliert eng mit der durch Zellzählung oder [^{3}H]-Thymidin-Inkorporation ermittelten Zellproliferation [10].

Statistik: Zur Bestimmung der statistischen Signifikanz wurde der Student t-Test verwandt.

Ergebnisse

Zur Bestimmung der Gen-Expression von IGF-I und IGF-IR beim Pankreaskarzinom wurden mit der RNA von normalen Pankreasgewebeproben (n = 17) und von Pankreaskarzinomen (n = 12) Northern-Blot-Analysen durchgeführt. Im normalen Pankreas fand sich ein einzelnes IGF-I mRNA-Transcript (7,5 kB), das in der

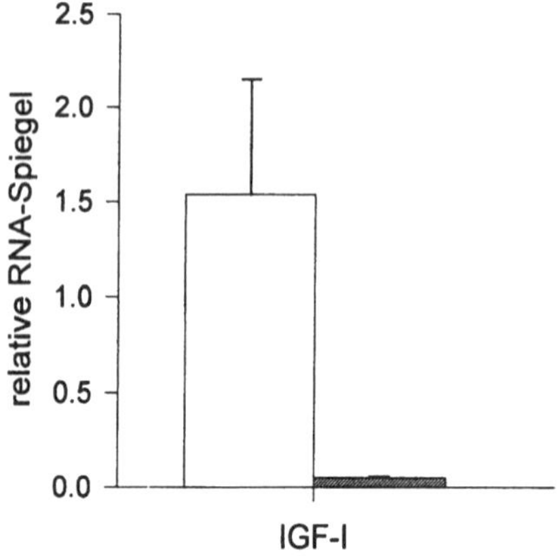

Abb. 1. Densitrometrische Bestimmung der IGF-I Expression beim Pankreaskarzinom. mRNA-Spiegel für IGF-I in Pankreaskarzinomgewebe (weiß) und in normalem Pankreasgewebe (schraffiert) wurden durch Laserdensitometrie in Relation zur jeweiligen 7S ermittelt. Darstellung als Mittelwerte ± SE

Mehrzahl der Pankreaskarzinome vermehrt nachweisbar war. IGF-IR mRNA-Transkripte traten im normalen Pankreas und in allen Pankreaskarzinomen auf. Die densitometrische Quantifizierung aller Northern-Blots ergab in 8 von 12 Pankreaskarzinomen eine signifikante Erhöhung der IGF-I mRNA (42fach, $p < 0,02$) (Abb. 1). IGF-IR mRNA war in 7 Fällen vermehrt nachweisbar (3fache Erhöhung, $p < 0.05$).

Die Northern-Blot-Analysen der RNA von ASPC-1, COLO-357 und PANC-1 Tumorzellen ergab den Nachweis von mRNA-Transkripten für IGF-I und IGF-IR in allen Zellinien. Um zu untersuchen ob IGF-I die Proliferation der Pankreaskarzinomzellen erhöht, wurden ASPC-1, COLO-357 und PANC-1 Zellen mit IGF-I inkubiert. IGF-I bewirkte eine dosisabhängige Zunahme der Proliferation in allen Zellinien. In COLO-357 und PANC-1 traten die halbmaximale und maximale Stimulation mit 0,3 nM bzw. 1,3 nM IGF-I auf, während diese Werte in ASPC-1 1,8 nM und 5 nM betrugen.

Zusammenfassung

Es wurde die potentielle Rolle des Insulin-like growth factor-I (IGF-I) und des IGF-I-Rezeptors (IGF-IR) beim humanen Pankreaskarzinom bestimmt. mRNA von IGF-1 und IGF-IR wurde beim Pankreaskarzinom im Vergleich zu normalem Pankreas vermehrt exprimiert. Die Pankreaskarzinom-Zellinien ASPC-1, COLO-357 und PANC-1 exprimierten IGF-I und IGF-IR mRNA; ihr Zellwachstum wurde durch IGF-I dosisabhängig stimuliert. Die vermehrte Expression von IGF-I und IGF-IR in Pankreaskarzinomen und der Nachweis von IGF-I und IGF-IR in Pankreaskarzinom-Zellinien in Verbindung mit der mitogenen Potenz von IGF-I in diesen Zellinien deuten auf einen potentiellen autokrinen Wirkungsmechanismus von IGF-I beim humanen Pankreaskarzinom hin. Somit könnte IGF-I zur Progression des Pankreaskarzinoms beitragen.

Summary

The potential role of insulin-like growth factor-I (IGF-I) and IGF-I receptor (IGF-IR) in human pancreatic cancer was determined. Pancreatic cancer demonstrated in comparison to normal pancreatic tissue an increase in IGF-I and IGF-IR mRNA expression. The human pancreatic cancer cell lines ASPC-1, COLO-357 and PANC-1 exhibited mRNA transcripts for IGF-I and IGF-IR. IGF-I enhanced the growth of these cell lines in a dose-dependant manner. The increased expression of IGF-I and IGF-IR in pancreatic cancers and pancreatic cancer cell lines, in conjunction with the mitogenic effect of IGF-I in these cell lines, suggest a potential autocrine loop in human pancreatic cancer. Thus, IGF-I may contribute to the progression of pancreatic cancer.

274

Literatur

1. Gudjonsson B (1987) Cancer of the pancreas. 50 years of surgery. Cancer 60:2284–2303
2. Korc M, Chandrasekar B, Yamanaka Y, Friess H, Büchler M, Beger HG (1992) Overexpression of the epidermal growth factor receptor in human pancreatic cancer is associated with concomitant increases in the levels of epidermal growth factor and tansforming growth factor alpha. J Clin Invest 90:1352–1360
3. Daughaday WH, Rotwein P (1989) Insulin-like growth factors I and II. Peptide, messenger ribonucleic acid and gene structures, serum, and tissue concentrations. Endocrine Rev 10:68–91
4. Werner H, Woloschak M, Stannard B, Shen-Or Z, Roberts Jr CT, Le Roith D (1991) The insulin-like growth factor I receptor: molecular biology, heterogeneity, and regulation. In: Le Roith D (ed) Insulin-like growth factors: molecular and cellular aspects. pp 17–48, Boca Raton, CRC Press
5. Macaulay VM (1992) Insulin-like growth factors and cancer. Br J Cancer 65:311–320
6. Hermanek P, Sobin LH (1989) TNM classification of malignant tumours/UICC, international union against cancer. p 65 New York, Springer Verlag, 1987
7. Ullrich A, Berman CH, Dull TH, Gray A, Lee JM (1984) Isolation of the human insulin-like growth factor I gene using a single synthetic probe. EMBO J 3:361–364
8. Ullrich A, Gray A, Tam AW, Yang-Feng T, Tsubokawa M, Collins C, Henzel W, Le Bon T, Kathuria S, Chen E, Jacobs S, Francke U, Ramachandran J, Fujita-Yamogushi Y (1986) Insulin-like growth factor I receptor primary structure: comparison with insulin receptor suggests structural determinants that define functional specifity. EMBO J 5:2503–2512
9. Mossmann PB, Young LL (1983) Rapid colorimetric assay for cellular growth and survival: application to proliferation and cytotoxicity assays. J Immunol Methods 65:49–53
10. Raitano AB, Scuderi P, Korc M (1990) Binding and biological effects of tumor necrosis factor and gamma interferon in human pancreatic carcinoma cells. Pancreas 5:267–277

Prof. Dr. M. Korc, Division of Endocrinology, Diabetes and Metabolism, Medical Sciences I, C240, University of California, Irvine, CA 92717, USA

Tumorprogressionsassoziierte Regulation von Adhäsionsmolekülen in kolorektalen Karzinomen – Grading, Staging, klinischer Verlauf

Expression of adhesion molecules related to tumour progression in colorectal carcinoma – grading, staging, clinical outcome

L. H. Finke[1], H. J. Terpe[2], C. Zörb[2] und P. M. Schlag[1]

[1] Robert-Rössle-Klinik am MDC, Berlin, Deutschland
[2] Universität Giessen, Institut für Pathologie, Giessen, Deutschland

Einleitung

Tumorprogression und Metastasierung von Karzinomen sind vergesellschaftet mit einer veränderten Expression von Adhäsionsmolekülen [1]. Um die Mechanismen dieser komplexen Veränderungen und deren Bedeutung für den Krankheitsverlauf besser verstehen zu lernen, wurde eine prospektive Untersuchung der Expression verschiedener Adhäsionsmoleküle bei kolorektalen Karzinomen eingeleitet. Adhäsionsmoleküle folgender Gruppen wurden analysiert: Zell-Zell-Kontakt (E-Cadherin, β-Catenin), Zell-Matrix-Interaktion (variante Isoformen des Extrazelluläre-Matrix-Rezeptors CD44 und verschiedene Integrine). Das Ziel dieser Studie ist es, die Regulation und prognostische Relevanz dieser Parameter parallel an einer Serie von Gewebeproben zu analysieren. Um die Auswirkungen unterschiedlicher therapeutischer Strategien auf den Behandlungserfolg und das Überleben der Patienten einzuschränken, basiert diese Studie auf der Kohorte kolorektaler Karzinome eines einzigen chirurgisch-onkologischen Zentrums.

Material und Methoden

Schockgefrorenes Gewebe von 80 Patienten mit kolorektalen Karzinomen wurde im Zeitraum von 1992–1994 gesammelt. Die Untersuchung erfolgte immunhistochemisch durch Aufarbeitung in Serienschnitten unter Anwendung eines APAAP-Detektionssystems. Analysiert wurden die Zell-Zell-Junktionsmoleküle E-Cadherin [Antikörper „6F9", Birchmeier, MDC, Berlin] und β-Catenin [Birchmeier, MDC, Berlin] sowie ECM – Rezeptoren der Integrinfamilie [2, 3] (α_6-, α_v-, β_1-, β_4-Integrin) [EA-1, Imhof, BII, Basel; AMF/7, K20, 3E1, Fa. Dianova, Hamburg] und variante Isoformen des Hyaluronatrezeptors CD44 [4, 5] [CD44H – FW25,32, Mackay, BII, Basel; CD44v9 – 11,24, CD44v6 – 11,9, CD44v4 – 11,0, Günthert, BII, Basel; CD44v7 – VFF-9, CD44v5 – VFF8, Serva, Heidelberg; CD44v3 – 3G5, R & D Systems, Bad Nauheim]. Die Befundung der immunhistochemischen Fär-

Chirurgisches Forum 1995
f. experim. u. klinische Forschung
Hierholzer/Seifert/Hartel (Hrsg.)
© Springer-Verlag Berlin Heidelberg 1995

bungen erfolgte nach Kodierung der Gewebeproben ohne Kenntnis der zugehörigen klinische Daten sowie der histopathologischen Stadien. Die Bewertung erfolgte nach folgender Graduierung: (–): negativ; (+): <20%, Karzinomzellen positiv; (++): 20–70% Karzinomzellen positiv; (+++): >70% Karzinomzellen positiv. Die Nachsorge der Patienten wurde routinemäßig alle 3 Monate während der ersten zwei Jahre postoperativ durchgeführt. Danach schließen sich halbjährliche Abstände an. 90% aller Patienten wurden durch das primärbehandelnde Zentrum nachgesorgt. Die mediane Nachsorgezeit zum Zeitpunkt dieser Auswertung betrug 13 Monate (6–24 Monate). Von 4 Patienten standen keine auswertbaren Daten zur Verfügung. Die immunhistochemischen Ergebnisse wurden zum Typing, Grading, Staging und zum klinischen Verlauf korreliert.

Ergebnisse

1. Histopathologie

– *Variante Isoformen des ECM-Rezeptors CD44* – Die hämatopoetische Isoform (CD44H) war in normal differenzierter kolorektaler Schleimhaut nachweisbar (Tab. 1). Adenome und Karzinome zeigten eine verstärkte CD44H-Expression. Epitope der epithelialen Variante (CD44v9) fanden wir in einigen basalen Zellen normaler Mukosa. Eine verstärkte Expression von CD44v9 konnte in bis zu 90% der fortgeschrittenen Tumoren (T_{1-4}, N_{0-3}, M_x) nachgewiesen werden. Normale Mukosa war negativ für die Epitope CD44v7, CD44v6, CD44v5 und CD44v4. In malignen Geweben fanden wir eine *de novo* Expression des CD44v6-Epitops. Diese korrelierte mit fortgeschrittenem Tumorstadium (Tab. 2).

Tabelle 1. Expression verschiedener Adhäsionsmoleküle in normaler kolorektaler Schleimhaut

	Epitope	Expression	
		basal	apikal
CD44	CD44H	++	+
	Exon v9	+	–
	Exon v7	–	–
	Exon v6	–	–
	Exon v6	–	–
	Exon v5	–	–
	Exon v4	–	–
	Exon v3	–	–
Zonula Adherens	E-Cadherin	+++	++
	β-Catenin	+++	++
Integrine	α_6-Integrin	++	++
	α_v-Integrin	(+)	(+)
	β_1-Integrin	++	+
	β_4-Integrin	++	++

Tabelle 2. Stadienabhängige Expression verschiedener Adhäsionsmoleküle in kolorektalen Karzinomen

Molekül	$T_{1-2}N_0M_0$ [%]	$T_{3-4}N_0M_0$ [%]	$T_{1-4}N_{1-3}M_0$ [%]	$T_{1-4}N_{0-3}M_1$ [%]
CD44H	92	100	100	94
CD44v9	75	95	89	89
CD44v6	33	42	44	61
E-Cadherin	100	100	94	94
β-Catenin	92	95	94	100
α_6-Integrin	100	100	100	100
α_v-Integrin	33	21	44	56
β_1-Integrin	75	74	67	78
β_4-Integrin	100	100	94	94

Proben kolorektaler Karzinomgewebe und korrespondierender normaler Mukosa wurden auf die Expression verschiedener Adhäsionsmoleküle untersucht. Die immunhistochemischen Färbungen wurden wie folgt bewertet: (–): negativ; (+): <20% Karzinomzellen positiv; (++): 20–70% Karzinomzellen positiv; (+++): >70% Karzinomzellen positiv. Positive Fälle (mit eindeutiger epithelialer Zuordnung der Markierung) wurden zum Tumorstadium korreliert und in Prozent der Gesamtgruppe angegeben.

– *Moleküle der Zonula Adherens* – In allen Normalgeweben wurden E-Cadherin und auch β-Catenin stark exprimiert nachgewiesen (Tab. 1). In Tumorgeweben wurde ein Verlust der E-Cadherin und β-Catenin Expression nur in Ausnahmefällen beobachtet (Tab. 2).

– *Integrin Expression* – α_v-Integrine waren in keiner der Proben von normaler Mukosa nachweisbar (Tab. 1). Alle anderen untersuchten Integrinepitope fanden wir entsprechend Tabelle 1 exprimiert. Eine verminderte Expression in Abhängigkeit von zunehmender Entdifferenzierung (G3) fand sich bei β_1-, und β_4-Integrinepitopen (Tab. 2). Keine Korrelation zum histologischen Grading fanden wir für die α_6-Integrinuntereinheit. *De novo* Expression wurde für die Vitronectinrezeptor Untereinheit α_v nachgewiesen. Darüber hinaus fanden wir dieses Molekül mit abnehmender histologischer Differenzierung verstärkt exprimiert.

Die statistische Analyse ergab eine Korrelation zwischen Expression und histologischem Differenzierungsgrad für E-Cadherin (Korrelationskoeffizient $r = 0,9881$) β-Catenin ($r = 0,9234$) und die β-Integrine (β_1: $r = 0,9812$, β_4: $r = 0,9679$). α_6-Integrinexpression zeigte keine Korrelation zur Differenzierung ($r = 0,7746$), während das Vitronectinrezeptormolekül α_v-Integrin ($r = 0,9313$) und die varianten CD44 Isoformen mit zunehmender Entdifferenzierung stärker exprimiert wurden. Bezogen auf das Tumorstaging (UICC) konnte eine Korrelation nur für die Expression varianter CD44 Isoformen (v6: $r = 0,9335$) sowie für α_v-Integrin ($r = 0,9022$) beobachtet werden.

2. Klinische Beobachtungen

Eine Beziehung zwischen kurzfristigem klinischem Verlauf (mediane Nachbeobachtung 13 Monate) und Expressionsintensität resultierte nur für die CD44v9- und

CD44v6- kodierten Epitope. E-Cadherin negative Gewebeproben waren sehr selten (3/67) und mit sehr kurzen Überlebenszeiten vergesellschaftet.

Diskussion

Einzeluntersuchungen an Kulturzellen und menschlichen Gewebeproben konnten zeigen, daß mit abnehmender Differenzierung im Vergleich zum hochdifferenzierten normalen Epithel Karzinomzellen alterierte Expressionscharakteristika u.a. für Adhäsionsmoleküle aufweisen. Häufig wird hierbei ein niedrig differenzierter Phänotyp mit besonders rascher Tumorprogression gleichgesetzt. Daher scheinen im Nebenschluß diejenigen Mechanismen, die mit der Entwicklung des entdifferenzierten Phänotyps einhergehen, auch tumorprogressionsassoziiert und damit von prognostischer Bedeutung zu sein. In dieser Untersuchung wurde gezeigt, daß zahlreiche Adhäsionsmoleküle an der Aufrechterhaltung differenzierter epithelialer Zellen von Bedeutung sind. Mit zunehmender histologischer und zytologischer Entdifferenzierung werden diese Moleküle in geringerem Maße exprimiert (E-Cadherin, β-Catenin und β_1-Integrine). Andere Adhäsionsmoleküle, beispielsweise CD44v9, CD44v6 und α_v-Integrin, konnten in normaler Schleimhaut nicht oder nur in geringer Konzentration nachgewiesen werden. Hier fand sich in Gewebeproben niedrig differenzierter Karzinome eine verstärkte immunhistochemische Nachweisbarkeit oder sogar *de novo* Expression. Man könnte somit schließen, daß diesen Molekülen eine onkogene Bedeutung im Verhalten der entsprechenden Zellen zukommt, während den differenzierungsstabilisierenden Molekülen die Rolle von Tumorsuppressoren zukäme. Wurde jedoch die Expressionsintensität der untersuchten Adhäsionsmoleküle zu TNM-Stadien korreliert, fanden wir nur für die onkogene Molekülgruppe eine Abhängigkeit zwischen Expression und diesem wichtigsten Prognosefaktor kolorektaler Karzinome. Trotz der kurzen medianen Nachsorgezeit, zeichnete sich für die Expression der Exon v9 bzw. v6 enthaltenden CD44 Isoformen eine prognostische Bedeutung auf die kurzfristige Überlebenserwartung ab.

Somit schließen wir, daß eine parallele und prospektive Analyse verschiedener tumorprogressionsassoziierter Faktoren es ermöglicht, prognostisch bedeutsame Faktoren zu identifizieren und Untersuchungen über deren Validität bei der Diagnostik und Therapie von kolorektalen Karzinomen einzuleiten. Darüber hinaus wird klar, daß die histopathologische Untersuchung von solchen Adhäsionsmolekülen, die mit zunehmender Entdifferenzierung weniger exprimiert werden, von geringerer Aussagekraft für die Prognose der Krankheitsdynamik ist, als der Nachweis der *de novo* Expression von Molekülen, die im Normalgewebe nicht exprimiert werden.

Zusammenfassung

Gewebeproben kolorektaler Tumoren wurden immunhistochemisch auf die Expression von CD44-Isoformen, Integrinen, E-Cadherin und β-Catenin untersucht. Nur Moleküle, die in malignen Geweben *de novo*, nicht aber in Normalgewebe exprimiert werden, korrelierten bezüglich der Expressionshäufigkeit mit dem TNM-Stadium. Es wird geschlossen, daß CD44v6, CD44v9 und α_v-Integrin als Prognosefaktoren bei kolorektalen Karzinomen weiter untersucht werden sollten.

Summary

Samples derived from colorectal tumour tissue were investigated by immuno-histochemistry. CD44 variant isoforms, integrins, E-Cadherin, and β-Catenin were investigated. Positive staining only for molecules expressed *de novo* in malignant tissues but not in colonic mucosa correlated with TNM-stages. We conclude that CD44v6, CD44v9, and α_v-integrin should be included into standard procedures of clinico-pathological staging.

Literatur

1. Birchmeier W, Weidner KM, Behrens J (1993) Molecular mechanisms leading to loss of differentiation and gain of invasiveness in epithelial cells. J-Cell-Sci-Suppl 17:159–164
2. Ruiz P, Dunon D, Sonnenberg A, Imhof BA (1993) Suppression of mouse melanoma metastasis by EA-1, a monoclonal antibody specific for alpha 6 integrins. Cell-Adhes-Commun 1:67–81
3. Schreiner C, Bauer J, Margolis M, Juliano RL (1991) Expression and role of integrins in adhesion of human colonic carcinoma cells to extracellular matrix components. Clin-Exp-Metastasis 9:163–178
4. Günthert U (1993) CD44: a multitude of isoforms with diverse functions. Curr-Top-Microbiol-Immunol 184:47–63
5. Mackay CR, Terpe JH, Stauder R, Marston WL, Stark H, Günthert U (1994) Expression and modulation of CD44 variant isoforms in humans. J-Cell-Biol 124:71–82

Universitätsklinikum Rudolf Virchow, Robert-Rössle-Klinik am Max-Delbrück-Centrum für Molekulare Medizin, Abteilung für Chirurgie und Chirurgische Onkologie, D-13122 Berlin

Behandlung humaner Pankreaskarzinomzellen mit einem Antikörper – Cobra Venom Faktor Konjugat: Untersuchungen in vitro und in einem orthotopen Pankreaskarzinom-Modell der Nackt-Ratte

Treatment of human pancreatic cancer cells with an antibody – cobra venom factor conjugate: investigations in vitro and in an orthotopic pancreatic cancer model using nude rats

H. Juhl[1], K. Baltzer[1], F. Helmig[1], H. Wolf[2], W. Brenner[2] und H. Kalthoff[1]

[1] Forschungsgruppe Molekulare Onkologie, Abtlg. f. Allg. und Thoraxchirurgie und
[2] Klinik f. Nuklearmedizin, Christian-Albrechts-Universität, D-24105 Kiel

Einleitung

Die Einsatzmöglichkeiten monoklonaler Antikörper (mAk) zur Diagnostik und Therapie maligner Tumore sind durch die geringe Tumor-spezifische Anreicherung, die lediglich 0,01 % der injizierten Dosis beträgt, limitiert. Neben der Antigenheterogenität, ist hierfür vor allem die unterschiedliche und z. T. geringe Durchblutung, ein hoher interstitieller Druck im Tumorgewebe, sowie die Molekülgröße der mAk verantwortlich [3]. Ein möglicher Lösungsansatz, der in der vorliegenden Arbeit untersucht wird, könnte die Anwendung von mAk-Cobra Venom Faktor Konjugaten darstellen. Cobra Venom Faktor (CVF) ist, trotz seiner Herkunft, ein untoxisches Glykoprotein (MG 144.000), das in Analogie zu dem humanen Komplementfaktor C3 den „alternative pathway" von Komplement aktiviert. Im Gegensatz zu C3 kann CVF durch Regulationsfaktoren (H und I) nicht inhibiert werden, so daß er zu einer permanenten Komplementaktivierung führt [7]. Dabei bewirkt CVF u. a. die Freisetzung von C3a und C5a, wesentlichen Mediatoren einer Entzündungsreaktion [1].

In dieser Arbeit wurde der mAk CA19-9 mit CVF gekoppelt und das Konjugat sowohl in vitro als auch in vivo an der humanen Pankreaskarzinom Zellinie Panc Tu I getestet. Neben der Bestimmung einer Komplementaktivierung, wurde untersucht, ob in vivo eine Entzündungsreaktion, die mit der Bildung vaskulärer Lecks und einer vermehrten Durchblutung einhergeht, auftritt und inwieweit hierdurch die Tumor-spezifische Aufnahme eines sekundär applizierten anti-CEA Antikörpers positiv beeinflußt werden kann. Für die in vivo Untersuchungen wurde ein humanes orthotopes Pankreaskarzinom Modell in der Nackt-Ratte entwickelt.

Methoden

Herstellung und Charakterisierung des CA19-9-CVF Konjugates. CVF wurde aus lyophilisiertem Cobra Gift (Naja naja kaouthia) (Latoxan, Rosans, Frankreich) wie beschrieben aufgereinigt [6] und unter Verwendung des heterobifunktionalen Linker

Chirurgisches Forum 1995
f. experim. u. klinische Forschung
Hierholzer/Seifert/Hartel (Hrsg.)

N-succinimidyl-3-(2-pyridyldithio) propionat (SPDP) mit CA19-9 in äquimolaren Verhältnis gekoppelt [4]. Die Reinheit des Konjugates wurde mit Hilfe einer SDS-Gelelektrophorese geprüft. Die Bindungseigenschaften des Konjugates wurden in einem Zell-ELISA untersucht, die Prüfung der CVF-Aktivität erfolgte unter Verwendung eines Hämolyseassay mit Meerschweinchen Erythrozyten [8].

In vitro Untersuchungen. Die Komplement-vermittelte Zytotoxizität von CA19-9-CVF Konjugat wurde in einem ^{51}Cr-release Assay [8] an Panc Tu I Zellen geprüft. Pan Tu I Zellen wurden immunhistochemisch unter Verwendung der APAAP-Methode auf das Vorliegen der Resistenzfaktoren CD 46, CD 55 und CD 59 untersucht. Der Nachweis einer durch CA19-9-CVF induzierten Komplementaktivierung erfolgte unter Verwendung eines ELISA, der zur Detektion von C3a (Maus-anti-C3a Antikörper, San Diego, USA) entwickelt wurde. Neben dieser Meßmethode wurde die Konjugat-abhängige Bildung von C3a mit Hilfe eines Western-Blot, sowie immunhistochemisch (APAAP-Methode) durchgeführt.

Orthotopes Pankreaskarzinom Modell. 2×10^6 Panc Tu I Zellen (100 µl) wurden in den Pankreaskopf von Nackt-Ratten (rnu/rnu, Tierzucht des UKE, Hamburg, Deutschland), sowie s.c. in die linke Flanke injiziert (n = 60). 65% der Tiere entwickelten nach 4–5 Wochen einen subcutanen Tumor sowie, mit Ausnahme von drei Ratten, einen orthotopen Tumor. Der Tumordurchmesser lag zwischen 0,5–1 cm. Bei 20% der Tiere fand sich eine Peritonealkarzinose, 3 Ratten zeigten eine solitäre Lebermetastase. Histologisch handelte es sich um ein invasiv wachsendes, niedrig bis mittelgradig differenziertes, Adenokarzinom. Parallel durchgeführte immunhistochemische Färbungen von Kryostatschnitten zeigten eine Positivität für CA19-9 (90% der Tumorzellen) und CEA (10–15% der Tumorzellen).

In vivo Effekt von i.v. appliziertem CVF. Je zwei Ratten wurde 30 µg, 3 µg bzw. 0,3 µg CVF i.v. in die Schwanzvene injiziert. Zwei weitere Tiere dienten als Kontrollgruppe (keine CVF Gabe). Vor der Injektion, sowie nach 1, 3, 6 und 9 Tagen wurden Blutproben entnommen und die Komplementaktivität im Serum mit Hilfe eines Hämolysetestes bestimmt.

In vivo Effekte des CA19-9-CVF Konjugats. Je 4 Tieren wurden 70 µg CA19-9-CVF bzw. ein Gemisch von je 35 µg unkonjugiertem mAk und CVF (Kontrollgruppe) i.v. injiziert. Nach 5 Tagen wurden i.p. 5 Mbq (ca. 2 µg Antikörper) des ^{99}Tc-markierten anti CEA Antikörpers MAK 431/26 (Behringwerke, Hamburg, Deutschland) appliziert. Nach 24 Stunden wurden die Tiere getötet und die Tumore sowie Normalgewebeproben entnommen. Ein Teil der Tumore wurde zur Herstellung von Kryostatschnitten (Immunhistochemie) in flüssig-Stickstoff schockgefroren. Die Tumorschnitte wurden mit mAk gegen Makrophagen (Dianova, Hamburg, Deutschland) und NK-Zellen (mAk 3.2.3., Prof. Chambers, Dept. of Pathology of the Pittsburgh Cancer Center, USA) unter Verwendung der APAAP-Methode gefärbt. In jedem Tumor wurden die markierten Zellen ausgezählt (20 Gesichtsfelder, Vergrößerung 400×).

Die aufgenommene Radioaktivität in den Gewebeproben wurde mit einer gamma-Kamera (cpm/mg Gewebe) bestimmt. Da die Aufnahme des CEA-Antikörpers im Pankreas und Duodenum in gleichem Umfang erfolgte, das Duodenum aber leichter zu identifizieren ist, wurde die Antikörper-Aufnahme im Pankreastumorgewebe mit der des Duodenums verglichen. Die Aufnahme im subcutanen Tumor wurde mit der angrenzenden Muskulatur verglichen.

Ergebnisse

Charakterisierung des CA19-9-CVF Konjugates. Die Bindungsaktivität von CA19-9-CVF gegenüber Panc Tu I Zellen war weitgehend unverändert im Vergleich zu ungekoppeltem CA19-9 Antikörper (Abb. 1a), wohingegen die Aktivität von CVF im Vergleich zu freiem CVF um ca. 30% reduziert war (Abb. 1b).

In vitro Untersuchungen. CA19-9-CVF bewirkte an Panc Tu I Zellen keine Komplementvermittelte Zytotoxizität, ein Befund der im Einklang steht mit der membranständigen Expression der Komplementresistenzfaktoren CD 46 und CD 55 bei ca. 90% der Tumorzellen und des Resistenzfaktors CD 59, der sich bei ca. 70% der Panc Tu I Zellen nachweisen ließ. Dennoch führte CA19-9-CVF an den Zellen zu einer Aktivierung der Komplementkaskade. Der ELISA zum Nachweis von C3a, zeigte eine 3- bis 4fache Zunahme der C3a-Freisetzung an CA19-9-CVF behandelten Tumorzellen (Abb. 2). Diese C3a-Bildung konnte zusätzlich in einem Western Blot und immunhistochemisch, nach Zytozentrifugation der behandelten Zellen, an der Zellmembran nachgewiesen werden.

In vivo Untersuchungen. In einem Vorversuch zur Ermittlung der in vivo Wirkung von CVF zeigte sich, daß CVF eine initiale, 3–5 Tage anhaltende, Dekomplementierung bewirkt (Abb. 3). Aus diesem Versuch wurde abgeleitet, daß ein signifikanter Effekt eines mAk-CVF Konjugates im Tumor erst nach dieser Zeit zu erwarten ist, da vorher nicht ausreichend Komplement zur Verfügung steht.

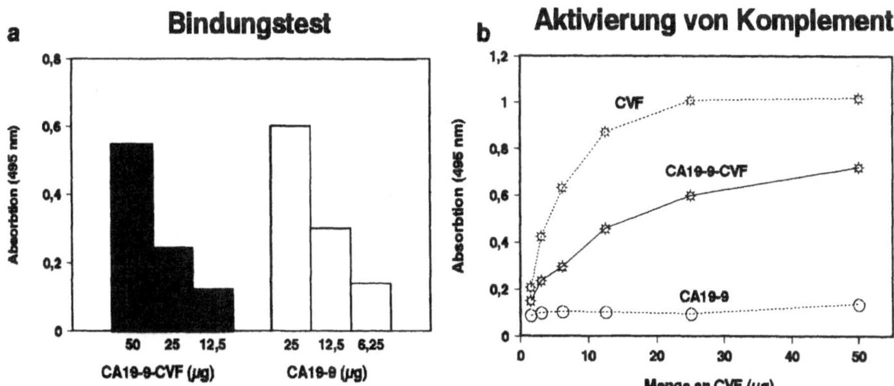

Abb. 1a, b. a Bindungstest (ELISA) von CA19-9-CVF Konjugat und unkonjugiertem Antikörper an Panc Tu I Zellen. **b** Bestimmung der Komplement-Aktivierungseigenschaften von CA19-9-CVF und unkonjugiertem CVF bzw. CA19-9 in einem Hämolysetest

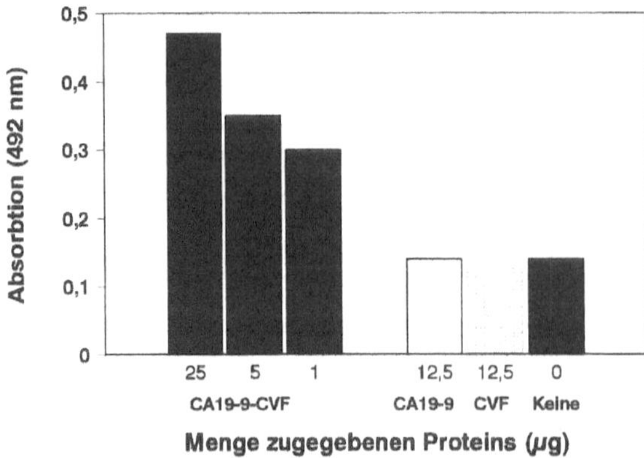

Abb. 2. Bestimmung einer C3a-Freisetzung mit Hilfe eines ELISA nach Behandlung von Panc Tu I Zellen mit CA19-9-CVF, CA19-9, CVF und unbehandelt

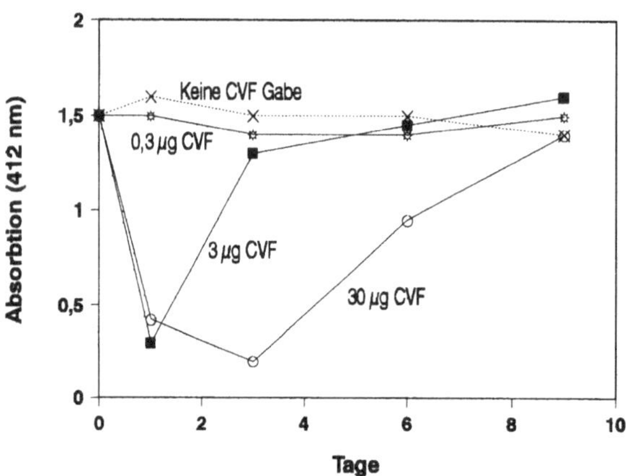

Abb. 3. Bestimmung der Komplementaktivität von Ratten Serum vor und 1, 3, 6 bzw. 9 Tage nach i. v. Injektion von 30 µg, 3 µg bzw. 0,3 µg CVF, sowie von unbehandelten Ratten mit Hilfe eines Hämolysetests

Sechs Tage nach Applikation von CA19-9-CVF Konjugat war in den Pankreastumoren eine im Vergleich zur Kontrollgruppe signifikante Zunahme Tumorinfiltrierender NK-Zellen und Makrophagen zu beobachten. In der Kontrollgruppe fanden sich im Mittel 43 (+/− 24) NK-Zellen und 39 (+/− 19) Makrophagen, wohingegen bei CA19-9-CVF behandelten Ratten 149 (+/− 98) NK-Zellen und 143 (+/− 91) Makrophagen gezählt wurden. Wenngleich aufgrund des kurzen Beobachtungszeitraumes kein therapeutischer Effekt festgestellt werden konnte, so geben diese Ergebnisse doch Anlaß zu der Vermutung, daß ein therapeutischer Nutzen dieser Konjugate, insbesondere in einem immunkompetenten Organismus zu erwarten ist.

Den Ratten wurde nach 5tägiger Vorbehandlung ein radioaktiv markierter anti-CEA Antikörper injiziert und dessen spezifische Tumoraufnahme im Vergleich zu

Tabelle 1. Aufnahme eines ^{99}Tc-markierten CEA-Antikörpers im Tumorgewebe und korrespondierendem Normalgewebe nach Vorbehandlung mit CA19-9-CVF bzw. eines Gemisches unkonjugierten CA19-9 Antikörpers und CVF (Kontrolle). Die Tabelle zeigt die Mittelwerte der Aufnahme der CEA-Antikörper in cpm/mg Gewebe (Standardabweichung in Klammern), die Mittelwerte des Verhältnisses der Antikörper Aufnahme zwischen Tumor- und Normalgewebe (Tumorgewebe:Normalgewebe) und die daraus resultierende Zunahme der Aufnahme des CEA-Antikörpers in %

	Kontrolle		CA19-9-CVF vorbehandelt		Zunahme in %
	cpm/mg Gewebe	$\dfrac{\text{Tumorgewebe}}{\text{Normalgewebe}}$	cpm/mg Gewebe	$\dfrac{\text{Tumorgewebe}}{\text{Normalgewebe}}$	
s.c. Tumor	15 (12)		34 (5)		
		1,7 (1,4)		3,1 (1,5)	91%
Muskulatur	9 (7)		11 (2)		
Pankreastumor	44 (16)		82 (29)		
		1,4 (0,4)		2,2 (0,5)	78%
Duodenum	31 (16)		38 (16)		

unbehandelten Tieren gemessen. Obgleich nur 10–15% der Tumorzellen CEA exprimierten und die Verwendung eines CEA-Antikörpers deswegen keine optimalen Versuchsbedingungen beinhaltet, zeigte sich eine signifikante, ca. 2fache Zunahme der Antikörper-Tumoraufnahme bei Konjugat-behandelten Tieren (Tabelle 1). Damit liegen die Ergebnisse im Rahmen einer kürzlich veröffentlichten Arbeit, in der zur Anreicherung eines sekundär applizierten Antikörpers, Mäuse mit einem Konjugat eines mAk und Histamin, TNF bzw. Interleukin 2 vorbehandelt wurden und dadurch die Aufnahme 1,5-, 2- bzw. 3fach gesteigert wurde [5]. Ein wesentlicher Nachteil dieser Substanzen sind deren ausgeprägte vaskuläre Nebenwirkungen (u.a. Lungenödem), die eine klinische Anwendung limitieren. Dagegen ist CVF untoxisch und bewirkt lediglich eine passagere Dekomplementierung ohne erkennbare Nebenwirkungen [2].

Zusammenfassung

Aufgrund der geringen Anreicherung im Tumorgewebe sind die Einsatzmöglichkeiten monoklonaler Antikörper (mAk) in der Behandlung maligner Tumore begrenzt. Mit der vorliegenden Arbeit wird geprüft, ob durch Verwendung von mAk – Cobra Venom Faktor (CVF) Konjugaten eine Verbesserung dieser Situation erzielt werden kann. CVF aktiviert permanent den „alternative pathway" von Komplement und führt dabei u. a. auch zur Freisetzung von C3a und C5a, wesentlichen Mediatoren einer Entzündungsreaktion.

Unter Verwendung eines CA19-9-CVF Konjugates wurde an der humanen Pankreaskarzinom Zellinie Panc Tu I in vitro und in einem orthotopen Pankreaskarzinom-Modell in der Nackt Ratte untersucht, ob eine Komplementaktivierung induziert und in vivo eine Entzündungsreaktion ausgelöst werden kann, die zu einer vermehrten Aufnahme eines sekundär applizierten CEA-Antikörpers führt. Während eine Komplement-vermittelte Zellyse, vermutlich aufgrund der Expression von Resistenzfaktoren (CD 46, CD 55, CD 59), nicht gefunden wurde, konnte in einem ELISA, im Western-Blot und immunhistochemisch die Freisetzung von C3a, als Ausdruck einer Komplementaktivierung, nachgewiesen werden. In vivo zeigt sich in CA19-9-CVF behandelten Tieren eine signifikante Zunahme Tumorinfiltrierender NK-Zellen und Makrophagen. Ein ^{99}Tc-markierter anti-CEA Antikörper, der 5 Tage nach i.v. Injektion des CA19-9-CVF Konjugates appliziert wurde, reichert sich ca. 2fach mehr im Tumorgewebe gegenüber der Kontrollgruppe an.

Summary

The use of monoclonal antibodies (mab) in cancer treatment is limited due to the low tumor uptake. This study investigates the probability of mab – Cobra Venom Factor (CVF) conjugates which might help to solve this problem. CVF permanently activates the alternative pathway of complement and leads to the release of C3a and C5a, potent mediators of an inflammatory reaction.

Using a CA19-9-CVF conjugate and the human pancreatic cancer celline Panc Tu I we investigated the complement-activating effects in vitro and in an orthotopic pancreatic cancer model using nude rats. A complement-mediated cell killing did not occure which is most likely due to the expression of resistance factors (CD 46, CD 55 and CD 59). However, using ELISA-technique, Western Blot and immunohistochemistry, we could show a conjugate mediated complement activation by the detection of a C3a release. The tumors showed in vivo a significant increase of tumor-infiltrating NK cells and macrophages. 5 days after injection of CA19-9-CVF, a ^{99}Tc-labelled anti-CEA antibody was applied. The uptake was increased approximately by a factor of two compared with the control group.

Literatur

1. Erdei A, Füst G, Gergely J (1991) The role of C3 in the immune response. Immunol Today 12(9):332–337
2. Flick MR, Horn JK, Hoeffel JM, Goldstein IM (1986) Reduction of total hemolytic complement activity with Naje naje cobra venom factor does not prevent endotoxin-induced lung injury in sheep. Am Rev Respir Dis 133:62–67
3. Jain RK (1989) Delivery of novel therapeutic agents in tumors: physiological barriers and strategies. J Natl Cancer Inst 81(8):570–576
4. Juhl H, Petrella EC, Cheung N-KV, Bredehorst R, Vogel C-W (1990) Complement killing of human neuroblastoma cells: A cytotoxic monoclonal antibody and its F(ab')$_2$-CVF conjugate are equally cytotoxic. Molecular Immunology, 27(10):957–964
5. Khawli LA, Miller GK, Epstein AL (1994) Effect of seven new vasoactive immunoconjugates on the enhancement of monoclonal antibody uptake in tumors. Cancer 73:824–831
6. Petrella EC, Wilkie SD, Smith CA, Morgan Jr AC, Vogel C-W (1987) Antibody conjugates with cobra venom factor: synthesis and biochemical characterization. J Immunol Meth 104:159–172
7. Vogel C-W (1990) Cobra venom factor: the complement-activating protein of cobra venom. In: Tu AT (Hrsg) Handbook of natural toxis, Vol. 5: Reptile and amphibian venoms, Marcel Dekker, New York
8. Vogel C-W, Müller-Eberhard HJ (1981) Induction of immune cytolysis: tumor cell killing by complement is initiated by covalent complex of monoclonal antibody and stable C3/C5 convertase. Proc natl Acad Sci USA 78:7707–7711

Dr. med. H. Juhl, Abtlg. für Allgemeine Chirurgie und Thoraxchirurgie, Christian-Albrechts-Universität, Arnold-Heller Str. 7, D-24105 Kiel

Die Bedeutung von P53 Mutationen für das maligne Potential des Barrett-Epithels und die Pathogenese des Barrett-Carcinoms

The Importance of P53 Mutations for the malignant Potential of Barrett's Epithelium and the Pathogenesis of Barrett's Carcinoma

P.M. Schneider, A.H. Hölscher, U. König, H.-J. Dittler, K. Becker* und J.R. Siewert

Chirurgische Klinik und Institut für Pathologie* der Technischen Universität München

Einleitung

Ein Barrett-Ösophagus entwickelt sich bei 10–20% von Patienten mit chronischer gastroösophagealer Refluxkrankheit und ist charakterisiert durch den partiellen Ersatz des normalen Plattenepithels der Speiseröhre durch ein metaplastisches Zylinderepithel [1]. Das metaplastische Zylinderepithel hat ein erhöhtes malignes Potential und die Inzidenz des Barrett-Carcinoms variiert von 1/56 bis 1/441 Patienten-Jahren, was einem 30–40fach erhöhtem Risiko einer Carcinomentwicklung verglichen zur Normalbevölkerung entspricht [2].

Nach aktuellem Kenntnisstand entwickelt sich das Barrett-Carcinom aus dem metaplastischen, benignen Zylinderepithel über unterschiedlich schwere Dysplasiegrade zum Carcinoma in situ und schließlich zum invasiven Adenocarcinom und resultiert nicht aus einer de novo Tumorentstehung [3]. Die Dysplasiegrade variieren von leichtgradig (LGD) bis hochgradig (HGD) und entsprechen einer Präcancerose, sind aber dennoch kein idealer Biomarker für das maligne Potential, da es keinesfalls sicher ist, wie häufig und wie schnell verschiedene Dysplasiegrade in ein Adenocarcinom übergehen und sind zudem mit einer erheblichen Intra- und Inter-observer-Variation belastet [1, 3].

Das p53 Tumor-Suppressor-Gen ist auf dem Chromosom 17p lokalisiert und spielt eine bedeutende Rolle in der Kontrolle des Zellzyklus und der Stabilität des Genoms, bei der DNA Reparatur und der Apoptose [4] und ist das am häufigsten mutierte Gen bei malignen Tumoren des Menschen [5]. Mutationen im p53 Gen [6] und die Überexpression des p53 Proteins [7] sind auch beim Barrett-Carcinom an kleinen Fallzahlen in retrospektiven Studien bereits nachgewiesen worden.

Wir haben eine prospektive Studie begonnen, um die Bedeutung von p53 Mutationen für das maligne Potential des Barrett-Epithels und die Pathogenese des Barrett-Carcinoms zu evaluieren.

Diese Studie wird gefördert durch die Deutsche Krebsgesellschaft/Dr. M. Scheel Stiftung.

Chirurgisches Forum 1995
f. experim. u. klinische Forschung
Hierholzer/Seifert/Hartel (Hrsg.)
© Springer-Verlag Berlin Heidelberg 1995

Methodik

Es sind bis dato 70 Patienten in die Studie eingegangen und davon hatten 34 Patienten einen Barrett-Ösophagus (BÖ-Gruppe) und 36 Patienten ein Barrett-Carcinom (BC-Gruppe). In der BÖ-Gruppe waren 26 Männer und 8 Frauen mit einem mittleren Alter von 54,2 Jahren. Die mittlere Länge des Barrett-Ösophagus betrug 5,3 cm und die Dysplasiegrade im Barrett-Epithel waren wie folgt verteilt: keine Dysplasie (NOD): n = 22, leichtgradige Dysplasie (LOD): n = 11 und hochgradige Dysplasie (HGD): n = 1. In der BC-Gruppe waren 34 Männer und 2 Frauen mit einem mittleren Alter von 61,9 Jahren. Die UICC Tumorstadien waren wie folgt verteilt: Stadium I: n = 12, II: n = 12, III: n = 9 und IV: n = 3.

Das Gewebe für die DNA Analyse wurde in der BÖ-Gruppe durch endoskopische Biopsie und in der BC Gruppe durch endoskopische Biopsie und/oder unmittelbar nach chirurgischer Resektion gewonnen. In der BÖ-Gruppe wurden mindestens 2 verschiedene Barrett-Epithel-Areale untersucht, wobei eines 1–2 cm oral der Cardia und das zweite 1–2 cm aboral der Plattenepithel-Barrettepithel-Grenze lag. In der BC-Gruppe wurden folgende Areale untersucht: Tumor, peritumorales Barrett-Epithel (1–2 cm vom Tumor entfernt) und Barrett-Epithel mit der größten Distanz zum Tumor. In beiden Gruppen wurde normales Plattenepithel der Speiseröhre und Fundusepithel des Magens als Kontrollgewebe analysiert.

Die DNA Extraktion wurde entsprechend einer Standardtechnik durchgeführt [6]. Das Screening nach p53 Mutationen erfolgte mittels Single-Strand-Conformation-Polymorphism (SSCP) Analyse [8] nach selektiver PCR-Amplifikation der Exone 5–9 des p53 Gens mittels 5 spezifischer Primerpaare [9]. Alle SSCP positiven Proben wurden durch direkte DNA Sequenzanalyse unter Verwendung gepaarter biotinylierter und nicht-biotinylierter Primer (MWG Biotech, Ebersberg, Germany) nach Trennung mittels Streptavidin-Magnetpartikel (Dynal, Hamburg, Germany) mit der Sequenase Version 2.0 (U.S.B., Cleveland, USA) entsprechend den Empfehlungen der Hersteller analysiert. In wenigen Fällen war eine DNA-Sequenzierung nach Subklonierung in Plasmide (TA-Cloning Kit, In Vitrogen, San Diego, USA) erforderlich.

Ergebnisse

Bei 1/34 Patienten der BÖ-Gruppe konnten wir eine Mutation im Exon 5 des p53 Gens nachweisen. Das Barrett-Epithel stammte aus der Region knapp oral der Cardia und zeigte histomorphologisch das Bild einer hochgradigen Dysplasie. Zwei weitere Areale aus der Mitte des Endobrachyösophagus und knapp aboral der Plattenepithel-Barrettepithel-Grenze wiesen eine leichtgradige Dysplasie auf und waren negativ in der SSCP-Analyse. In der BC-Gruppe waren bei 18/36 (50%) Patienten p53 Mutationen im Tumor und/oder Barrett-Epithel nachweisbar.

Bei 12/18 Patienten mit p53 Mutationen war die Mutation nur im Tumor nachweisbar. Weitere 3 Patienten wiesen eine p53 Mutation im Tumor und peritumoralen Barrett-Epithel auf. Bei 1 Patienten war die Mutation im Tumor und Barrett-Epithel konkordant, bei 2 Patienten jedoch diskordant.

3 Patienten hatten p53 Mutationen in einem Barrett-Areal bei negativem Primärtumor. Mutationen traten zwar in allen Tumorstadien auf, bei 5/18 Patienten handelte es sich jedoch um ein histopathologisches Frühstadium (UICC Stadium I). Die Verteilung der Dysplasiegrade bei mutationspositivem Barrett-Epithel ergab für NOD: n = 1, LGD: n = 2 und HGD: n = 3 und zeigt damit, daß p53 Mutationen bereits vor der Entwicklung einer HGD auftreten können.

Der prädominante Mutationstyp waren die Transitionen (n = 16), gefolgt von Deletionen (n = 5) und der seltenen Transversion (n = 1).

Unsere Ergebnisse belegen, daß p53 Mutationen eindeutig an der Pathogenese einer Subgruppe von Barrett-Carcinomen beteiligt sind. Der Nachweis von p53 Mutationen im Barrett-Epithel von Patienten der BC-Gruppe und 1 Patienten der BÖ-Gruppe, sowie in Tumoren im UICC Stadium I zeigt, daß das Auftreten einer p53 Mutation ein frühes Ereignis in der Tumorpathogenese ist und bereits im prämalignen Barrett-Epithel nachweisbar ist. Diskordante Mutationen zwischen Primärtumor und Barrett-Epithel oder Mutationen im Barrett-Epithel bei negativem Primärtumor sind als Ausdruck der genetischen Instabilität verschiedener Barrett-Epithel-Regionen zu werten. Dieses Phänomen ist sowohl aus der konventionellen Histologie mit dem Nachweis multipler Areale unterschiedlicher Dysplasiegrade als auch aus flow-cytometrischen Untersuchungen mit dem Nachweis multipler aneuploider Zellpopulationen in unterschiedlichen Barrett-Epithel-Regionen bekannt und steht in Einklang mit der daraus entwickelten Theorie der genetischen Instabilität des Barrett-Epithels [10].

Die Prädominanz von Transitionsmutationen beim Barrett-Carcinom spricht für ein unterschiedliches pathogenetisches Prinzip im Vergleich zum Plattenepithelcarcinom des Ösophagus, bei dem die Transversionsmutationen überwiegen [5].

Die Fortführung dieser Studie als prospektive Langzeitanalyse der Patienten mit Barrett-Ösophagus unter Einschluß der p53 Mutationsanalyse als Marker des malignen Potentials des Barrett-Epithels erscheint vielversprechend.

Zusammenfassung

Patienten mit Barrett-Ösophagus (n = 34) oder Barrett-Carcinomen (n = 36) wurden in einer prospektiven Studie auf das Vorliegen von Mutationen im Tumor-Suppressor-Gen p53 mittels PCR-SSCP-Analyse und DNA Sequenzierung untersucht. p53 Mutationen sind eindeutig an der Pathogenese einer Subgruppe von Barrett-Carcinomen beteiligt, konnten bereits im präneoplastischen Barrett-Epithel nachgewiesen werden und sind deshalb ein frühes Ereignis in der Tumorentstehung. Das Überwiegen von Transitionsmutationen spricht für einen unterschiedlichen Pathomechanismus im Vergleich zum Plattenepithelcarcinom des Ösophagus. Mutationen im p53 Gen könnten ein vielversprechender Marker für das maligne Potential des Barrett-Epithels werden.

Summary

A prospective study for mutations in the tumor-suppressor-gene p53 was performed in 34 patients with Barrett's esophagus and 36 patients with Barrett's carcinoma. Screening for p53 mutations was done by PCR-SSCP analysis and mutations were confirmed by DNA sequencing. Mutations in the p53 gene are undoubtedly involved in the pathogenesis of a subgroup of Barrett's carcinomas and could be identified in premalignant Barrett's epithelium. Mutations in the p53 gene occur early in the tumor development in patients with Barrett's carcinomas. The predominance of transition type mutations is in favour of a different pathomechanism compared to squamous cell carcinomas of the esophagus. Analysis of p53 gene mutations appears to be a promising marker for the malignant potential of Barrett's epithelium in the future.

Literatur

1. Spechler SJ, Goyal RK (1987) Barrett's esophagus. N Engl J Med 315:362–371
2. Altorki NK, Skinner DB (1990) Adenocarcinoma in Barrett's esophagus. Sem in Surg Onc 6:274–278
3. Hamilton SR, Smith RR (1987) The relationship between columnar epithelial dysplasia and invasive adenocarcinoma arising in Barrett's esophagus. Am J Clin Path 87:301–312
4. Vogelstein B, Kinzler KW (1992) p53 function and dysfunction. Cell 70:523–526
5. Hollstein M, Sidransky D, Vogelstin B, Harris CC (1991) p53 mutations in human cancers. Science 253:49–53
6. Casson AG, Mukopadhay T, Cleary KR, Ro JY, Levin B, Roth JA (1991) P53 mutations in Barrett's epithelium and esophageal cancer. Cancer Res 51:4495–4499
7. Blount PL, Ramel S, Raskind WH, Haggitt RC, Sanchez CA, Dean PJ, Rabinovitch PS, Reid BJ (1991) 17p allelic deletions and p53 protein overexpression in Barrett's adenocarcinoma. Cancer Res 51:5482–5486
8. Spinardi L, Marzars R, Theillet C (1991) Protocols for an improved detection of point mutations by SSCP. Nucleic Acids Res 19:4009
9. Imamura J, Bartram CR, Bertold F, Harms D, Nakamura H, Koeffler HP (1993) Mutation of the p53 gene in neuroblastoma and its relationship with N-myc amplification. Cancer Res 53:4053–4058
10. Rebinovitch PS, Reid BJ, Haggitt RC, Norwood T, Rubin CE (1989) Progression to cancer in Barrett's esophagus is associated with genomic instability. Lab Invest 60:65–71

Dr. P.M. Schneider, Chirurgische Klinik der Technischen Universität München, Klinikum rechts der Isar, Ismaningerstraße 22, D-81675 München

Die Überexpression des c-erbB-2 Protooncogens, nicht aber des Epidermal Growth Factor Rezeptors, ist mit einer benignen Pankreaskopfvergrößerung bei chronischer Pankreatitis assoziiert

Overexpression of the c-erbB-2 protooncogene but not of the epidermal growth factor receptor is associated with benign pancreatic head enlargement in chronic pancreatitis

H. Friess[1], M.W. Müller[1], B. Hofbauer[1], M. Wagner[1], M. Korc[2] und M.W. Büchler[1]

[1] Klinik für Viszerale und Transplantationschirurgie, Universität Bern, Inselspital, Schweiz
[2] Departments of Medicine and Biological Chemistry, University of California, Irvine, USA

Einleitung

Der Epidermal Growth Factor (EGF) Rezeptor ist ein transmembranöses 180 k Dalton Polypeptid, welches EGF, Transforming Growth Factor alpha (TGF-α), Cripto, Amphiregulin und Heparin-binding EGF bindet [1]. Das intrazelluläre Rezeptorsegment besitzt Tyrosin-Kinase Aktivität, und die Aktivierung des Rezeptors durch seine spezifischen Liganden führt zur Phosphorylierung einer Reihe intrazellulärer Substrate wie z.B. der Phospholipase C-γ. c-erbB-2, auch Human Epidermal Growth Factor Rezeptor-2 (HER-2) genannt, ist ein dem EGF-Rezeptor strukturhomologer transmembranöser Wachstumsfaktorrezeptor [2]. Die Überexpression des EGF-Rezeptors und von c-erbB-2 führt in vitro zur malignen Zelltransformation. Molekulare und histologische Untersuchungen konnten zudem zeigen, daß der EGF-Rezeptor und c-erbB-2 beim humanen Pankreaskarzinom überexprimiert sind [1]. Die Überexpression des EGF-Rezeptors ist beim Pankreaskarzinom mit einer Zunahme der Malignität verbunden, während die Überexpression von c-erbB-2 mit einer besseren Differenzierung des Tumors vergesellschaftet ist. Es ist jedoch nicht bekannt, ob diese Faktoren auch in der Pathogenese der chronischen Pankreatitis (CP) eine Rolle spielen, insbesondere da Patienten mit chronischer Pankreatitis ein erhöhtes Risiko zur Entwicklung eines Pankreaskarzinoms aufweisen [3].

Eine Untergruppe von Patienten mit chronischer Pankreatitis entwickelt eine benigne Pankreaskopfvergrößerung von >4 cm [2]. Die Ursache für die Entwicklung dieser Pankreaskopfvergrößerung bei chronischer Pankreatitis und das potentielle Risiko dieser Patienten ein Pankreaskopfkarzinom zu entwickeln, sind bisher nicht bekannt und untersucht worden. Im Rahmen dieser Studie haben wir die Expression des EGF-Rezeptors und des Protooncogens c-erbB-2 bei chronischen Pankreatitis-Patienten mit und ohne Pankreaskopfvergrößerung verglichen.

Chirurgisches Forum 1995
f. experim. u. klinische Forschung
Hierholzer/Seifert/Hartel (Hrsg.)
© Springer-Verlag Berlin Heidelberg 1995

Patienten und Methode

In unsere Untersuchungen wurden 5 Frauen und 21 Männer mit einem medianen Alter von 43 Jahren (range: 30–59 Jahre), bei denen aufgrund einer chronischen Pankreatitis eine duodenumerhaltende Pankreaskopfresektion erfolgte, einbezogen. 14 dieser Patienten hatten eine Pankreaskopfvergrößerung von >4 cm. Gesundes Pankreas von 20 Organspendern (8 Frauen, 12 Männer, medianes Alter: 40 Jahre, range: 18–50 Jahre) diente als Kontrolle. Das Gewebe wurde sofort nach Entnahme in Bouin-Lösung für die histologischen Analysen fixiert. Für die Extraktion von RNA und DNA wurde das Pankreasgewebe in flüssigem Stickstoff schockgefroren und bis zur weiteren Aufarbeitung bei $-80\,^{\circ}$C gelagert. Die Studien wurden von den Ethikkommissionen der Universität Ulm, Bern und der University of California, Irvine genehmigt.

Immunhistochemie

Nach Paraffineinbettung wurden 5 µm dünne Schnitte angefertigt. Für die Immunhistochemie standen zwei hochspezifische monoklonale Antikörper gegen den humanen EGF-Rezeptor (Sigma Chemie) und c-erbB-2 (Oncogene Science) zur Verfügung. Die Schnitte wurden mit den beiden primären Antikörpern bei $4\,^{\circ}$C für 18 Stunden inkubiert und die Immunreaktion nach mehrmaligem Waschen in 0,01 M Natrium-Phosphat-Puffer (pH 7,4) mit einem Streptavidin-Peroxidase-Komplex und DAB (Diaminobenzidin Tetrahydrochlorid) visualisiert [1, 2, 4].

In situ Hybridisierung

Paraffinschnitte (5 µm) wurden vorhybridisiert und nachfolgend mit den ^{35}S markierten spezifischen Antisense-cRNA-Sonden für EGF-Rezeptor und c-erbB-2 hybridisiert [4]. Die Spezifität des in situ Hybridisierungssignals konnte durch die Vorbehandlung der Schnitte mit RNAse oder durch Inkubation mit den korrespondierenden Sense cRNA-Sonden gesichert werden. Die Quantifizierung der Ergebnisse erfolgte mit einer computerunterstützten Videoimage-Analyse.

Northern blot Analyse

Nach Extraktion von totaler RNA mit der Guanidinium-Thiocyanat Methode wurden 20 µg totale RNA elektrophoretisch aufgetrennt und auf Nylonmembranen transferiert. Nach der Vorhybridisierung ($65\,^{\circ}$C, 12 Stunden) erfolgte die Hybridisierung mit den spezifischen ^{32}P-markierten Antisence-cRNA-Sonden für EGF-Rezeptor und c-erbB-2 und nachfolgend mit einer 7S cDNA-Sonde, um quantitative Auftragungsunterschiede bei der Gelelektrophorese auszuschließen. Die Intensität der erzielten Autoradiographiebanden wurde mittels Laser-Densitometrie quantifiziert, und das Verhältnis zwischen EGF-Rezeptor und 7S bzw. c-erbB-2 und 7S für jeden Patienten errechnet.

Southern blot Analyse

Nach Verdauung von 10 µg genomischer DNA mit EcoRI und BgI II 4 erfolgte die elektrophoretische Auftrennung in einem 0,7% Agarosegel. Nach kapillarem Transfer auf Hybond N+Nylonmembranen erfolgte die Prähybridisierung und Hybridisierung mit einer ^{32}P markierten cDNA Sonde für EGF-Rezeptor bzw. c-erbB-2 und einer β-Actin markierten cDNA Sonde, um quantitative Ladungsunterschiede auszuschließen.

Ergebnisse

Immunhistochemie

Im gesunden Pankreas konnte an der lumenseitigen Oberfläche der Gangzellen und im Zytoplasma eine schwache Immunoreaktivität für den EGF-Rezeptor lokalisiert werden. Azinuszellen zeigten ebenfalls im Bereich der Zellmembran und im Zytoplasma eine schwache EGF-Rezeptor Immunoreaktivität. Im Vergleich zum gesunden Pankreas wies das Pankreasgewebe von CP Patienten eine verstärkte EGF-Rezeptor Immunoreaktivität in den nicht atrophierten Azinus- und Gangzellen auf. Intensivierte EGF-Rezeptor-Immunoreaktivität war sowohl bei CP Patienten mit wie auch ohne Pankreaskopfvergrößerung auffindbar.

Im Gegensatz hierzu war nur bei CP Patienten mit einer Vergrößerung des Pankreaskopfes eine verstärkte c-erbB-2 Immunoreaktivität nachweisbar (Abb. 1), während CP Patienten ohne Pankreaskopfvergrößerung ein immunhistochemisches

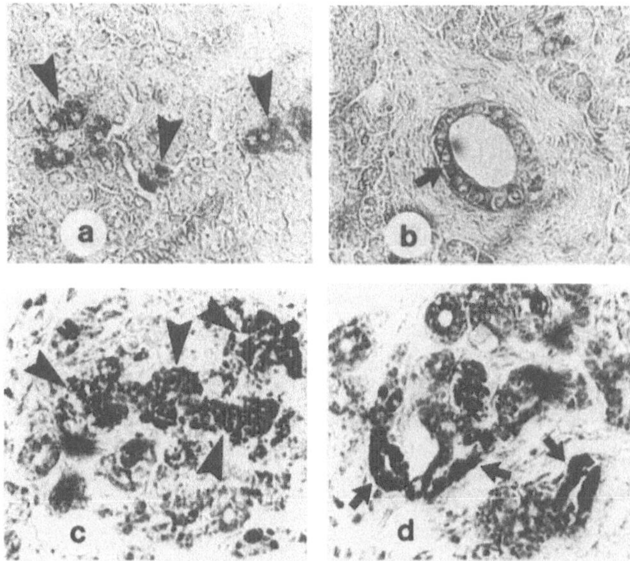

Abb. 1. c-erbB-2 Immunoreaktivität im gesunden Pankreas (a, b) und bei Patienten mit chronischer Pankreatitis und Pankreaskopfvergrößerung (c, d). Im gesunden Pankreas fand sich c-erbB-2 Immunoreaktivität in einzelnen Azinuszellen (a) und Gangzellen (b). Patienten mit chronischer Pankreatitis und Pankreaskopfvergrößerung wiesen eine deutliche Intensivierung des immunhistochemischen Signals sowohl in atrophischen Azini (c) als auch Arealen mit pseudoduktulärer Metaplasie (d) auf

Signal vergleichbar zu den gesunden Kontrollen zeigten. Bei CP Patienten mit Pankreaskopfvergrößerung fanden sich die stärksten immunhistochemischen Signale in atrophischen Azini und Arealen mit pseudoduktulärer Metaplasie (Abb. 1).

Expression von EGF-Rezeptor und c-erbB-2 mRNA

Die Northern blot Analyse zeigte niedrige mRNA Spiegel für EGF-Rezeptor im normalen humanen Pankreas. In den CP-Geweben fanden sich dagegen hohe Spiegel von EGF-Rezeptor mRNA. Die densitometrische Analyse ergab, daß 13 von 23 chronischen Pankreatitisgeweben eine 6fache Überexpression der EGF-Rezeptor mRNA aufwiesen. Die in situ Hybridisierung ergab ein geringeres EGF-Rezeptor mRNA Signal in den Gang- und Azinuszellen des normalen Pankreas. Bei chronischer Pankreatitis fand sich dagegen ein stark erhöhtes EGF-Rezeptor mRNA Signal sowohl in Azinuszellen als auch in den Gangepithelien. Für c-erbB-2 konnten niedrige mRNA Spiegel im gesunden Pankreas aufgefunden werden. Patienten mit CP ohne Pankreaskopfvergrößerung wiesen c-erbB-2 mRNA Spiegel auf, welche vergleichbar zu denen von gesunden Kontrollen waren. Im Einklang mit den immunhistochemischen Daten zeigten Patienten mit CP und Pankreaskopfvergrößerung eine 4,5fache (range: 1,7–8,7) Überexpression von c-erbB-2 mRNA (p < 0,01). Die in situ Hybridisierung bestätigte die beim Northern blot gefundenen Ergebnisse. Azinuszellen und Gangzellen des gesunden Pankreas wiesen geringe Spiegel von c-erbB-2 mRNA auf. Auch bei Patienten mit CP ohne Pankreaskopfvergrößerung waren c-erbB-2 mRNA Spiegel in Azinus- und Gangzellen lokalisierbar, die denen des gesunden Pankreas entsprachen. CP Patienten mit Pankreaskopfvergrößerung wiesen dagegen eine deutliche Zunahme des c-erbB-2 mRNA Signals auf. In der Videoimage-Analyse fand sich bei CP Patienten mit Pankreaskopfvergrößerung eine 4,8fache Zunahme (p < 0,01) des in situ Hybridisierungssignals im Vergleich zu den gesunden Kontrollen oder CP Patienten ohne Pankreaskopfvergrößerung.

Die lineare Regressionsanalyse zeigte eine positive Korrelation (Y = −2,92 + 1,31 × X, r = 0,82) zwischen dem vertikalen Pankreaskopfdurchmesser und den c-erbB-2 mRNA Spiegeln bei Patienten mit chronischer Pankreatitis (p < 0.01). Für den EGF-Rezeptor war diese Korrelation nicht vorhanden.

DNA Analysen

Die Southern blot Analyse konnte bei keinem Patienten mit chronischer Pankreatitis eine Genamplifikation oder ein Genrearrangement für den EGF-Rezeptor oder c-erbB-2 nachweisen.

Diskussion

Unsere Untersuchungen deuten darauf hin, daß Alterationen der Tyrosin-Kinase-Rezeptoren c-erbB-2 und EGF-Rezeptor in der Pathogenese der chronischen Pankreatitis eine Rolle spielen könnten. Während die Überexpression des EGF-Rezeptors nicht in Beziehung zu einer Pankreaskopfvergrößerung stand, konnte für c-erbB-2 eine signifikante Korrelation zwischen den gemessenen c-erbB-2 mRNA Spiegeln und der Größe des Pankreaskopfes nachgewiesen werden. Dies deutet darauf hin, daß eine c-erbB-2 mRNA Erhöhung ein pathogenetischer Faktor bei der Pankreaskopfvergrößerung im Rahmen einer chronischen Pankreatitis sein könnte.

Es ist nicht bekannt, wie die c-erbB-2 mRNA Überexpression zu einer benignen Pankreaskopfvergrößerung bei Patienten mit chronischer Pankreatitis führen kann. Es besteht die Möglichkeit, daß c-erbB-2 bindende und aktivierende Liganden, wie zum Beispiel NDF (Neu differentiation factor) hierbei eine Rolle spielen könnten. NDF zeigt eine wachstumsinhibierende Wirkung bei verschiedenen Mammakarzinomzellinien und führt zu einer Differenzierung dieser Tumorzellen in milchproduzierenden Zellen. In anderen Studien konnte jedoch aufgezeigt werden, daß NDF ebenso starke mitogene Eigenschaften besitzt. Andere c-erbB-2 bindende Liganden wie glial growth factors wirken zudem potent mitogen auf Fibroblasten. Die Fähigkeit von c-erbB-2 die unterschiedlichen wachstumsregulierenden Signale zu vermitteln, könnte dazu führen, daß seine Überexpression in einer Subgruppe von Patienten mit CP zu einer vermehrten kontrollierten Zellproliferation beiträgt, welche sich morphologisch als Pankreaskopfvergrößerung manifestiert. Für den EGF-Rezeptor scheint solch eine Beziehung nicht vorhanden zu sein.

Danksagung

Die Autoren danken Frau C. Zürcher für das Schreiben des Manuskriptes.

Diese Untersuchungen wurden unterstützt durch den Schweizer Nationalfonds (SNF Grant 32–39529, Helmut Friess) und die Public Health Service Grants CA-40192 und DK-44948 (Murray Korc) des NIH.

Zusammenfassung

Im Rahmen dieser Untersuchung wurde die Expression des EGF Rezeptors und des Protooncogens c-erbB-2 bei Patienten mit chronischer Pankreatitis (CP) analysiert. Hierbei fand sich mittels Immunhistochemie, Northern blot Analyse und in situ Hybridisierung eine starke Überexpression von c-erbB-2 bei Patienten mit CP und Pankreaskopfvergrößerung. CP Patienten ohne Pankreaskopfvergrößerung zeigten c-erbB-2 Expressionsspiegel vergleichbar zu denen des gesunden Pankreas. Der EGF Rezeptor war unabhängig von einer Pankreaskopfvergrößerung bei 57% der CP Patienten überexprimiert. Diese Ergebnisse deuten darauf hin, daß c-erbB-2 bei der Pathogenese der Pankreaskopfvergrößerung bei CP Patienten eine Rolle spielen könnte.

Summary

In our present study the expression of the EGF receptor and the protooncogene c-erbB-2 was analyzed in patients with chronic pancreatitis (CP). Using immunohistochemistry, Northern blot analysis, and in situ hybridization we found c-erbB-2 overexpression only in CP patients with pancreatic head enlargement. CP patients without pancreatic head enlargement exhibited c-erbB-2 expression levels that were comparable with normal controls. EGF receptor overexpression occurred in 57% of the CP patients without correlation to the size of the pancreatic head. These findings suggest that c-erbB-2 might have an important role in the pathogenesis of pancreatic head enlargement in patients with CP.

Literatur

1. Korc M, Chandrasekar B, Yamanaka Y, Friess H, Büchler M, Beger HG (1992) Overexpression of the epidermal growth factor receptor in human pancreatic cancer is associated with concomitant increase in the levels of epidermal growth factor and transforming growth factor alpha. J Clin Invest 90:1352–1360
2. Friess H, Yamanaka A, Büchler MW, Hammer K, Kobrin MS, Beger HG, Korc M (1994) A subgroup of patients with chronic pancreatitis overexpress the c-erbB-2 protooncogene. Ann Surg, 220:183–192
3. Lowenfels AB, Maisonneuve, P, Cavallini G, Amman RW, Lankisch PG, Andersen JR, DiMagno EP, Andren-Sandberg A, Domellöf L, and the interntional pancreatitis study group (1993) Pancreatitis and the risk of pancreatic cancer. N Engl J Med, 328:1433–1437
4. Friess H, Yamanaka Y, Büchler M, Beger HG, Do DA, Kobrin MS, Korc M (1993) Increased expression of acidic and basic fibroblast growth factors in chronic pancreatitis. Am J Pathol, 144:117–128

Dr. med. H. Friess, Klinik für Viszerale und Transplantationschirurgie, Universität Bern, Inselspital, CH-3010 Bern/Schweiz

Transforming Growth Factor β1 hemmt die Invasion differenzierter Schilddrüsencarcinome via Modulation der Tumorzelladhäsion und -motilität

Transforming Growth Factor β1 Inhibits Invasion of Differentiated Thyroid Carcinoma via Modulation of Tumor Cell Adhesion and Motility

T. Hölting[1], O. A. Duh[2], O. H. Clark[2] und C. Herfarth[1]

[1] Chirurgische Universitätsklinik Heidelberg (Direktor: Prof. Dr. D. Herfarth) und
[2] Chirurgische Abteilung des Mount Zion Hospital/UCSF San Francisco (Direktor: Prof. Dr. O. H. Clark)

Angiogenese, Adhäsion der Tumorzellen an Gefäßendothel und Basalmembran, Proteolyse der Basalmembran sowie Migration sind essentielle Bestandteile der pathologischen Kaskade, die Invasion und Metastasierung der malignen Zelle ermöglichen. Wesentliche Bestandteile der Basalmembran sind Laminin, Collagen IV und Fibronektin [1]. Die Anheftung an diese Glykoproteine wird durch spezifische Rezeptoren der Tumorzellen vermittelt. Für die Progression von Tumoren wurde die Unabhängigkeit maligner Zellen von externen Wachstumsfaktoren und der Adhäsion postuliert [2]. Wir haben kürzlich berichtet, daß Transforming Growth Factor β1 (TGF β1) Wachstum und Invasion follikulärer (FTC) und papillärer (PTC) Schilddrüsencarcinomzellen *in vitro* hemmt [3]. Ziel der vorliegenden Studie war, die Regulationsmechanismen dieses Effektes zu untersuchen.

Material und Methodik

Zellinien

Die drei follikulären Schilddrüsencarcinom-Zellinien (FTC) wurden von einem Patienten etabliert (FTC133: Primärtumor; FTC236: cervikale Lymphknotenmetastase; FTC238: metachrone Lungenmetastase). Alle FTC-Zellinien wurden freundlicherweise von P. E. Goretzki, Chir. Univers. Klin., Düsseldorf, zur Verfügung gestellt.

Zelladhäsion: Die *Adhäsionsfähigkeit* der verschiedenen Zellinien auf Collagen I und IV, Fibronektin, Laminin und Matrigel wurde analysiert. Als Kontrolle diente die Adhäsion unbehandelter Tumorzellen in serumfreiem H5-Medium. Die Experimente erfolgten in Triplikaten in 12-Einheiten-Kulturplatten, die mit 20 µg/ml Collagen I und IV, Fibronektin, Laminin oder Matrigel beschichtet und über Nacht bei 4 °C inkubiert wurden. Nach dreimaligem Spülen mit PBS wurden die Platten mit 1 %-igem Rinderserum-Albumin (bovine serum albumin = BSA) behandelt und bei 37 °C für 1 Stunde inkubiert. Anschließend wurden je 200 000 Tumorzellen in

Chirurgisches Forum 1995
f. experim. u. klinische Forschung
Hierholzer/Seifert/Hartel (Hrsg.)

die mit Collagen IV, Fibronektin, Laminin vorbehandelten Platten bzw. in die Kontrollplatten (H5) eingesät. Die Zellen wurden 24 Std. vor Versuchsbeginn mit TGF β1 in den oben genannten Konzentrationen vorbehandelt (Kontrolle in H5). Nach 120 Minuten Inkubation bei 37°C wurden die Platten erneut mit PBS gespült und die nicht adhärenten Zellen entfernt. Die Anzahl der adhärenten Zellen wurde mit der MTT-Methode bestimmt. Als Kontrolle (100%) diente Population von 200 000 Zellen, die ohne vorheriges Spülen durch die MTT-Technik gemessen wurde. Die Zelladhäsion wurde berechnet als:

% Adhäsion = (OD adhärente Zellen)/(OD aller Zellen der Kontrolle) × 100

Motilität: In diesen Experimenten wurde zusätzlich die Chemoattraktivität der unterschiedlichen Komponenten der extrazellulären Matrix analysiert. Dazu wurden Collagen IV, Fibronektin und Laminin in einer Konzentration von 20 µg/ml in 600 µl H5-Medium gelöst und in die untere Kammer des Transwell-Systems eingegeben. Die durch die ECM-Komponenten veränderte Motilität der Carcinomzellen wurde in der gleichen Technik ermittelt, wie wir sie an anderer Stelle für die Invasionsassays ausführlich beschrieben haben [3].

Statistik: Alle Experimente wurden in Triplikaten durchgeführt. Die Ergebnisse wurden als Mittelwert +/− Standardabweichung angegeben. Für deskriptive statistische Untersuchungen wurde der Vorzeichen-Rang-Test von Wilcoxon (Wilcoxon-Test für Paardifferenzen) benutzt. Unabhängige Stichproben wurden mit Hilfe des zweiseitigen U-Testes auf statistisch signifikante Unterschiede getestet. p-Werte $<$ 0,05 galten als signifikant.

Ergebnisse

I. Adhäsion: Collagen IV steigerte die basale Adhäsion von FTC133 um 48% (p $<$ 0,01). Einen stimulierenden Effekt hatte auch Fibronektin (FTC133: 30%; p $<$ 0,02). Laminin, Collagen I und Matrigel hatten keinen signifikanten Einfluß. TGF β1 (10 ng/ml) stimulierte die Adhäsion von FTC133 an unbehandelte Kulturplatten um 14%, an Collagen IV um 21% und an Fibronektin um 17% (p $<$ 0,01).

II. Motilität: Collagen IV und Fibronektin stimulierten auch die chemotaktische Migration von FTC. Im Vergleich zur basalen Migration waren nach 8 Std. 28% mehr FTC133-Zellen durch die Membran penetriert, wenn Collagen IV als Chemoattraktivum in der unteren Kammer gelöst war (p $<$ 0,02). Fibronektin stimulierte in diesen Versuchen die Motilität der Tumorzellen um 22% (FTC133) (p $<$ 0,03). Erneut waren die Effekte von Laminin, Collagen I und Matrigel nicht signifikant. TGF β1 (10 ng/ml) hemmte die chemotaktische Migration von FTC133 um 39% (Collagen IV) bzw. 33% (Laminin) (p $<$ 0,03).

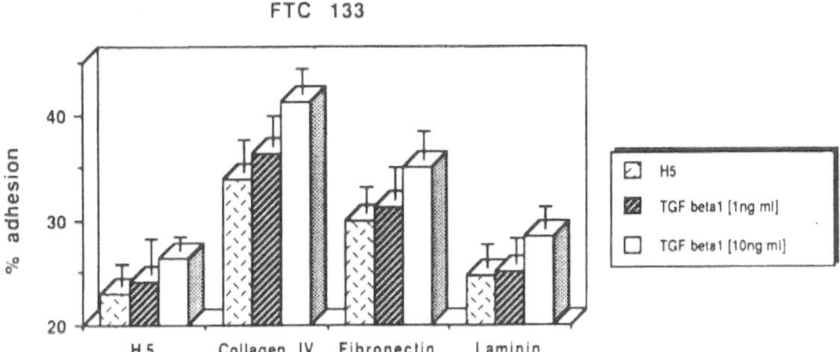

Abb. 1. Studien über den Effekt von Transforming growth factor β1 (1; 10 ng/ml), auf die Adhäsion von FTC133 in der Kultur. Die Formazan-Produktion wurde als optische Dichte (OD) gemessen und die Resultate sind als Prozent der basalen Adhäsion in H5-Medium angegeben. Jeder Datenpunkt repräsentiert den Durchschnitt dreier Versuche (Triplikate) +/– SEM

Diskussion

Alle follikulären Schilddrüsencarcinomzellen hafteten bevorzugt an Collagen IV und Fibronektin. Ähnliche Befunde wurden für die Adhäsion von Tumorzellen humaner Coloncarcinome [4] und maligner Mesotheliome [5] sowie von Melanomen [6] berichtet. TGF β1 erhöhte die Adhäsion aller follikulären Zellinien an Collagen IV und Fibronektin signifikant. Wie bereits in früheren Untersuchungen über Invasion und Wachstum der humanen FTC waren die metastatischen Subclone FTC236 und FTC238 erneut für eine Regulation durch TGF β1 am wenigsten sensibel. Die Ergebnisse der vorliegenden Untersuchungen lassen vermuten, daß TGF β1 die Invasivität differenzierter Schilddrüsencarcinomzellen möglicherweise via Regulation von Tumorzelladhäsion und -motilität hemmt.

Zusammenfassung

Transforming Growth Factor β1 (TGF β1) hemmt die Invasion follikulärer (FTC) Schilddrüsencarcinomzellen. Wir untersuchten die Mechanismen dieses Effektes. Drei follikuläre Schilddrüsencarcinomzellinien (FTC133: Primärtumor; FTC236: Lymphknoten-; FTC238: Lungenmetastase) wurden analysiert. Der Effekt von TGF β1 auf die Adhäsion der Tumorzellen an Komponenten der extrazellulären Matrix (ECM) und auf die Motilität wurden gemessen Collagen IV steigert die Adhäsion von FTC133 um 48% (p < 0,01), Fibronektin um 30% (p < 0,02). Laminin, Collagen I und Matrigel hatten keinen signifikanten Einfluß. TGF β1 (10 ng/ml) stimulierte die basale Adhäsion von FTC133 um 14% (Collagen IV: 21%; Fibronektin: 17%) (p < 0,01). Collagen IV und Fibronektin stimulierten auch die Motilität der FTC. Im Vergleich zur basalen Migration stimulierte Collagen die Motilität nach 8 Std. um 28% (p < 0,02); (Fibronektin: 22% (p < 0,03). TGF β1 (10 ng/ml) hemmte die Motilität von FTC133 um 39% (Collagen IV) bzw. 33% (Laminin) (p < 0,03).

TGF β1 hemmt die Invasivität differenzierter Schilddrüsencarcinomzellen. Dieser Effekt wird möglicherweise durch die Regulation von Tumorzelladhäsion und -motilität erreicht.

Summary

Transforming growth factor β1 (TGF β1) inhibits invasion of follicular (FTC) thyroid cancer cells. We investigated whether TGF β1 affects motility and adhesion in 3 FTC cell lines from 1 patient (FTC133-primary; FTC236-lymph node- and FTC238-lung metastasis). Using the MTT-assay, we studied the effect of TGF β1 on attachment of tumor cells to major components of the extracellular matrix (ECM) and on penetration of 8 µm pore polycarbonate membranes versus ECM. Collagen IV increased adhesion of FTC133 by 48% (p < 0,01) and fibronectin by 30% (p < 0,02). Laminin, collagen I and Matrigel did not significantly affect adhesion. TGF β1 (10 ng/ml) increased basal adhesion of FTC133 by 14%, to collagen IV by another 21% and to fibronectin by 17% (p < 0,01). Collagen IV and fibronectin also stimulated tumor cell motility. 28% more FTC133 had migrated towards collagen IV (p < 0,02) (fibronectin: 22%; p < 0,03). TGF β1 stimulated motility of FTC133 by 39% (collagen IV) and 33% (laminin) (p < 0,03). TGF β1 reduces invasion and protease activity of follicular and papillary thyroid cancer cells. The present study suggests that a possible mechanism may be its influence on tumor cell motility and adhesion.

Literatur

1. Kohn EC, Liotta LA (1993) Invasion and metastasis: New approach to an old problem. Oncology 7:47–62
2. Schwartz MA (1993) Signaling by integrins: Implications for tumorigenesis. Cancer Res 53:1503–1506
3. Hölting T, Zielke A, Siperstein AE, Clark OH, Duh QY (1994) Transforming growth factor beta 1 is a negative regulator for differentiated thyroid cancer: Studies of growth, migration, invasion, and adhesion in follicular and papillary thyroid cancer cell lines. J Clin Endocrinol Metab 79:806–813
4. Chakrabarty S (1992) Regulation of human colon carcinoma cell adhesion to extracellular matrix by transforming growth factor beta 1. Int J Cancer 50:968–973
5. Klominek J, Robert KH, Sundqvist KG (1993) Chemotaxis and haptotaxis of human malignant mesothelioma cells: Effects of fibronectin, laminin, type IV collagen, and an autocrine motility factor-like substance. Cancer Res 53:4376–4382
6. Kramer RH, McDonald KA, Crowley E, Ramos DM, Damsky CH (1989) Melanoma cell adhesion to basement membrane mediated by integrin-related complexes. Cancer Res 49:393–402

Dr.T. Hölting, Chirurgische Universitätsklinik, Im Neuenheimer Feld 110, D-69120 Heidelberg

Spezifische ret proto-onkogen Mutationen bei verschiedenen hereditären Formen des C-Zell-Karzinoms

Specific ret proto-oncogene mutations in hereditary medullary carcinoma

A. Frilling[1], W. Höppner[2], F. Raue[3], C. Eng[4], L. Mulligan[4], B. A. J. Ponder[4] und C. E. Broelsch[1]

[1] Abteilung für Allgemeinchirurgie Universität Hamburg (Direktor Prof. Dr. Dr. h. c. mult. C. E. Broelsch)
[2] Institut für Hormon- und Fortpflanzungsforschung an der Universität Hamburg
[3] Abteilung Innere Medizin I – Medizinische Universitätsklinik Heidelberg
[4] Cancer Research Campaign Human Cancer Genetics Research Group, Department of Pathology, University of Cambridge

Einleitung

Das C-Zell-Karzinom der Schilddrüse (medulläres Karzinom [MTC]) manifestiert sich in einer sporadischen und in einer familiären, autosomal dominant vererbbaren Form. Die familiäre Form zeichnet sich durch gleichzeitiges oder zeitlich versetztes Auftreten weiterer Adenopathien aus (multiple endokrine Neoplasie [MEN]). Neben dem C-Zell-Karzinom gehören zum Erscheinungsbild des MEN 2A Syndroms der primäre Hyperparathyreoidismus und das Phäochromozytom. Patienten mit einem MEN 2B Syndrom fallen durch einen marfanoiden Habitus, Schleimhautneurinome und Gangliomatose des Darmes auf. In einigen Familien tritt nur das C-Zell-Karzinom, ohne weitere Beteiligung von endokrinen Drüsen auf (FMTC). Der hereditären Tumorform liegen Keimbahnmutationen des RET Proto-Onkogens auf dem Chromosom 10 zugrunde [1, 2, 3]. Während die Mutationen beim MEN 2A und FMTC einen der fünf Codons für Cystein im Exon 10 und 11 der extrazellulären RET Domäne betreffen, tritt beim MEN 2B eine Punktmutation im Codon 918 der intrazellulären RET Tyrosin-Kinase Domäne auf. Die vorliegende Studie hatte zum Ziel spezifische RET Proto-Onkogen Mutationen bei verschiedenen hereditären Formen des C-Zell-Karzinoms nachzuweisen.

Methodik

Untersucht wurden 31 Familien mit einem MEN oder FMTC, die im Deutschen Register für das medulläre Karzinom geführt werden. In 22 Familien lag ein MEN 2A Syndrom vor, in 4 ein MEN 2B und in 5 Familien ein FMTC. Genomische DNA wurde aus Lymphozyten mit dem Qlamp Blood-Kit (Diagen, Hilden) gewonnen. Es folgte Aufreinigung der DNA über ein präparatives Agarosegel. 25 µl Ansätze mit 100 ng DNA, 10 mM Tris-HCL pH 8,3, 50 mM KCL, 0,75 mM M_gCl_2, 0,01 % gela-

Chirurgisches Forum 1995
f. experim. u. klinische Forschung
Hierholzer/Seifert/Hartel (Hrsg.)
© Springer-Verlag Berlin Heidelberg 1995

tine, 200 µM dNTPs und 1 U Tag Polymerase wurden mit 1 µM des entsprechenden PCR Primers für das Exon 10 (CRT 19S und CRT 2C oder CRT 19S und CRT 19E), Exon 11 (CRT 19S und CRT 2C oder CRT 19B und CRT 2C) und Exon 16 (CRT 5G und CRT 5H oder F RET 16 und R RET 16) amplifiziert [4]. Es fanden 40 Sequenzierungszyklen nach dem Cycle-Sequencing-Protokoll mit dem Dig-Taq 1 Sequencin-Kit statt (Boehringer, Mannheim). Nach Elektrophorese in einem 6% Polyacrylamid-Harnstoff-Gel in der Direct-Blotting-Electrophoresis-Vorrichtung GATC 1500 (MGW-Biotech, Konstanz) wurden die übertragenen DNA-Fragmente an einen Digoxigenin-Antikörper gebunden und durch Chemilumineszenz mit AMPPD als Substrat visualisiert.

Ergebnisse

Eine Mutation des RET Proto-Onkogens war in allen 31 Familien nachweisbar. In 21 von 22 MEN 2A Familien lag eine Cystein Mutation im Codon 634, Exon 11 vor und in einer weiteren MEN 2A Familie eine Cystein Mutation im Codon 620, Exon 10. Am häufigsten (62%) war die TGC – CGC Basenpaaränderung die zu einem Austausch von Cystein durch Arginin geführt hat. Alle 4 MEN 2B Familien wiesen eine ATG – ACG Mutation (Methionin – Threonin) im Codon 918, Exon 16 auf. In 3 FMTC Familien war eine Cystein Mutation im Codon 634, in einer FMTC Familie im Codon 618 und in einer Familie im Codon 620 nachweisbar. Bei keiner der untersuchten Kontrollpersonen konnten RET Proto-Onkogen Mutationen im Codon 634, 620 oder 918 festgestellt werden.

Diskussion

Spezifische Punktmutationen des RET Proto-Onkogens sind ursächlich für die Entstehung des hereditären C-Zell-Karzinoms der Schilddrüse [1, 2, 3, 5]. Das RET Proto-Onkogen codiert den transmembranöse Rezeptor Thyrosin-Kinase und zeichnet sich durch eine cysteinreiche extrazelluläre, eine transmembranöse und eine intrazelluläre Domäne aus [6]. Die genaue physiologische Funktion des Onkogens ist noch unklar. Die Cadherin-ähnliche Sequenz in der extrazellulären Gendomäne und seine Ähnlichkeit mit verschiedenen Wachstumsfaktoren sprechen für eine Wachstums- und Differenzierungsrolle des RET in der Entwicklung von neuro-endokrinen Zellen.

Eine Punktmutation des RET Proto-Onkogens konnte bisher in 94,2% aller untersuchten MEN bzw. FMTC Familien nachgewiesen werden [7]. Während die Mutationen in den MEN 2A und FMTC Familien die Codons 609, 611, 618, 620 und 634 betreffen, waren in den MEN 2B Familien die Mutationen ausschließlich in dem Codon 918 zu finden. Die häufigste Mutation in den MEN 2A Familien (52,5%) und in den FMTC Familien (66,7%) ist die Basenpaaränderung TGC – CGC im Codon 634 [7].

Auf dem Nachweis von spezifischen RET Proto-Onkogen Mutationen basiert das aktuelle präsymptomatische genetische Screening in Familien mit einem hereditären

C-Zell-Karzinoms [6, 8]. Das Screening ermöglicht es Genträger der Erkrankung frühzeitig zu identifizieren und sie einer prophylaktischen Thyreoidektomie zuzuführen.

Zusammenfassung

Spezifische Punktmutationen des RET Proto-Onkogens auf dem Chromosom 10 sind verantwortlich für die Entstehung verschiedener Formen des hereditären C-Zell-Karzinoms der Schilddrüse. In MEN und FMTC Familien betreffen die Mutationen einen der Cystein Reste im Exon 10 und 11. Für das MEN 2B Syndrom sind Methionin Mutationen im Codon 918 (Exon 16) charakteristisch.

Summary

Specific missense RET proto-oncogene mutations on the chromosome 10 are responsible for the development of hereditary medullary carcinoma. In MEN and FMTC families all mutations occure within codons specifying cystein residues in exon 10 and 11. In MEN 2B syndrome RET mutations are detectable exclusively in codon 918 (exon 16).

Literatur

1. Mulligan LM, Kwok JBJ, Healey CS, Elsdon MJ, Eng C, Gardner E, Love DR, Mole SE, Moore JK, Papi L, Ponder MA, Telenius H, Tunnacliffe A, Ponder BAJ (1993) Germ-line mutations of the RET proto-oncogene in multiple endocrine neoplasia type 2A. Nature 363:458−460
2. Donis-Keller H, Dou Shenshen, Chi D, Carlson KM, Toshima K, Lairmore TC, Howe JR, Moley JF, Goodfellow P, Wells SA Jr (1993) Mutations in the RET proto-oncogene are associated with MEN 2A and FMTC. Hum Mol Genet 2:851−856
3. Hofstra RMW, Landsvater RM, Ceccherini I, Stulp RP, Stelwagen T, Luo Y, Pasini B, Höppener JWM, Ploos van Amstel HK, Romeo G, Lips CJM, Buys CHCM (1994) A mutation in the RET proto-oncogene associated with multiple endocrine neoplasia type 2B and sporadic medullary thyroid carcinoma. Nature 367:375−376
4. Mulligan LM, Eng C, Attie T, Lyonnet S, Marsh DJ, Hyland VJ, Robinson BG, Frilling A, Verellen-Dumoulin C, Safar A, Venter DJ, Munnich A, Ponder BAJ (1994) Diverse phenotypes associated with exon 10 mutations of the RET proto-oncogene. Hum Mol Genet 3:2163−2167
5. Carlson KM, Dou S, Chi D, Scavarda N, Toshima K, Jackson CE, Wells SA Jr., Goodfellow PJ, Donis-Keller H (1994) Single missense mutation in the tyrosine kinase catalytic domain of the RET proto-oncogene is associated with multiple endocrine neoplasia type 2B. Proc Natl Acad Sci 91:1579−1583
6. Lips JM, Landsvater RM, Höppner JWM, Geerdink RA, Blijham G, Jansen-Schillhorn van Veen JM, van Gils APG, de Wit MJ, Zewald RA, Berends MJH, Beemer FA, Brouwers-Smalbraak J, Jansen RPM, Ploos van Amstel HK, van Vroonhoven TJMV, Vroom TM (1994) Clinical screening as compared with DNA analysis in families with multiple endocrine neoplasia type 2A. N Engl J Med 331:828−835

7. Mulligan LM, Marsh DJ, Robinson BG, Lenoir G, Schuffenecker I, Nordenskjold M, Zedenius J, Ploos van Amstel JK, Landvater RM, Lips CJM, Gagel RF, Cote GJ, Takai S-I, Nishisho I, Akagi K, Noll WW, Xue F, Fink M, Niederle B, Raue F, Lacroix A, Gaboury L, Thibodeau S, Gharib H, Frilling A, Ponder BAJ, Eng C (1995) Genotype-Phenotype Correlation in MEN 2: Report of the International RET Mutation Consortium (in press)
8. Wells SA Jr., Chi DD, Toshima K, Dehner LP, Coffin CM, Dowton B, Ivanovich JL, DeBenedetti MK, Dilley WG, Moley JF, Norton JA, Donis-Keller H (1994) Predictive DNA Testing and Prophylactic Thyroidectomy in Patients at Risk for Multiple Endocrine Neoplasia Type 2A. Ann Surg 220:237–250

PD Dr. A. Frilling, Abteilung für Allgemeinchirurgie, Universitäts-Krankenhaus, Martinistr. 52, D-20251 Hamburg

---

Die Studie wurde durchgeführt mit Unterstützung der Dr.-Mildred-Scheel-Stiftung/Deutsche Krebshilfe.

Hat die Oxygenierung des Magens beim Magenhochzug einen Einfluß auf die Komplikationsraten zervikaler Ösophago-Gastrostomien?

The influence of gastric tissue oxygen tension in patients with resection of the esophageus on complications of cervical esophagogastrostomy

C. A. Jacobi[1], H. U. Zieren[2], M. Buhr[2], H. Pichlmaier[2] und J. M. Müller[1]

[1] Chirurgische Klinik und Poliklinik, Charité, Humboldt Universität Berlin
[2] Chirurgische Klinik und Poliklinik, Universität Köln

Einleitung

Die Insuffizienz und die späte Stenose der zervikalen Ösophago-Gastrostomie gehören zu den häufigsten Komplikationen nach Resektion eines Speiseröhrenkarzinoms und Ersatz der Speiseröhre durch den hochgezogenen Magen [1] und treten im Vergleich zu anderen intestinalen Anastomosen vermehrt auf. Trotz ungeklärter Ätiologie wird hierfür eine Hypoxie der Anastomosenregion und des Magenschlauches, der nur noch durch die Arteria gastroepiploica dextra versorgt wird, verantwortlich gemacht [2]. Um die Bedeutung der Oxygenierung des Magenschlauches an der ösophagogastralen Anastomose für die Entstehung einer Insuffizienz bzw. Stenose untersuchen zu können, wurde der submuköse Sauerstoffgewebedruck (PtO_2) intra- und postoperativ gemessen.

Methodik

In die Studie wurden Patienten mit einem Adeno- oder Plattenepithelkarzinom der Speiseröhre, das in kurativer Absicht reseziert wurde, aufgenommen.

Operationstechnik: Nach medianer Laparotomie wurde der Magen unter Erhaltung der rechten Arteria gastroepiploica vollständig mobilisiert und durch Resektion der kleinen Kurvatur schlauchförmig umgewandelt. Die Resektion der Speiseröhre erfolgte entweder durch eine stumpfe Dissektion oder durch eine rechtsseitige transthorakale Resektion. Der umgeformte Magen wurde im ehemaligen Speiseröhrenbett hochgezogen und in einreihiger fortlaufender Nahttechnik mit der zervikalen Speiseröhre anastomosiert [5].

Chirurgisches Forum 1995
f. experim. u. klinische Forschung
Hierholzer/Seifert/Hartel (Hrsg.)

Technik der PtO_2-Messung: Für die PtO_2 Messungen (PtO_2M) wurde eine speziell konstruierte Clarktype-Polarographic-oxygen-Sonde verwendet [6]. Der Strom, welcher von dieser Sonde produziert wird, ist direkt proportional zum Sauerstoffdruck (r = 0,99, p > 0,001) und wurde mit Hilfe eines Licox PO_2 Computer aufgezeichnet. Die Elektrode der Sonde, mit einem Außendurchmesser von 0,5 mm, besteht aus einer Kammer mit einer goldenen PO_2-sensitiven Kathode (Sensitivität: $2,5 \cdot 10^{-9}$ A/mm Hg PO_2) und einer nichtsensitiven Anode, welche von einer 70 μm dicken sauerstoffpermeablen Membran (Polyethylen) überzogen ist. Über einen 5 mm langen sensitiven Aufnehmer erfolgte die Messung des PtO_2 durch direkte submuköse Implantation der Sonde an der Stelle der späteren Anastomose am Magenfundus. Zeitgleich erfolgte die Messung der Gewebetemperatur. Die Sonde wurde gegen Raumluft kalibriert und Raum- und Gewebetemperatur sowie der Temperatur-Koeffizient der Sonde in die Berechnungen einbezogen.

Die Zeitpunkte der Ligaturen der den Magen versorgenden Arterien (Arteria gastroepiploica sinistra, – gastricae breves, – dextra et – sinistra) wurden dokumentiert und zeitgleich der arterielle Sauerstoffdruck (PaO_2), der Herzindex (CI) und der zentrale venöse Druck (CVP) erfaßt. Die Narkose erfolgte mit einem Lachgas-Sauerstoff-Gemisch im Verhältnis 1:1 und einem FIO_2 von 50%. Alle Messungen wurden bis 84 Stunden nach der Operation durchgeführt. Anastomoseninsuffizienzen und späte Stenosen wurden erfaßt und die verschiedenen Gruppen statistisch mit dem Krustal-Wallis-Test mit einem Signifikanzniveau von 5% (p < 0,05) gegeneinander verglichen.

Ergebnisse

35 Patienten wurden in die Studie aufgenommen. Der durchschnittliche absolute Ausgangs-PtO_2 betrug 54,6±10,8 mm Hg und variierte von 32 bis 72 mm Hg. Die Abweichung bei wiederholten individuellen Einzelmessungen betrug durchschnittlich ± 1,6 mm Hg. Nach Mobilisation des Magens und Ligatur der Aa. gastricae breves und der linken gastroepiploischen Arterie fiel der PtO_2 auf 45,8±10,3 mm Hg (84%), nach Absetzen der A. gastrica sinistra auf 34,2±10,0 mm Hg (63%) und nach Resektion der kleinen Kurvatur und Magenhochzug auf 25,5±8,8 mm Hg (47%).

Postoperativ war der PtO_2 konstant. Die Ratio von Gewebe- und arteriellen Blutsauerstoffdruck betrug vor der Mobilisation des Magens 0,37, fiel nach Magenhochzug auf 0,17 ab und zeigte bereits 24 Stunden postoperativ eine vollständige Kompensation auf erneut 0,37. 6 Patienten entwickelten eine Anastomoseninsuffizienz, 10 Patienten eine benigne Narben-Stenose. Bei der univariaten Analyse ergab sich hinsichtlich des PtO_2 intraoperativ kein signifikanter Unterschied zwischen Patienten mit bzw. ohne Insuffizienz oder Stenose. Postoperativ stieg der PtO_2 und die Ratio PtO_2/PaO_2 bei Patienten mit einer Insuffizienz in den ersten 48 Stunden signifikant (p < 0,01) gegenüber den anderen Gruppen an (PtO_2/PaO_2 Insuffizienz: 0,46±0,19; Stenose: 0,30±0,22; keine Komplikationen: 0,34±0,10).

Diskussion

Sheridan et al. berichteten erstmalig über die intraoperative Messung des Sauerstoffgewebedruckes im Gastrointestinaltrakt des Menschen und fanden einen durchschnittlichen PtO_2 von $46,3 \pm 15,4$ mm Hg in der Serosa des Magens [3]. Wir führten die Messungen der perioperativen Veränderungen des PtO_2 an der ösophagogastralen Anastomose in der Submukosa durch, da ihre Vitalität entscheidend für die Anastomosenheilung ist [2]. Mit durchschnittlich $54,6$ mm Hg ist der submuköse PtO_2 um 15% höher als der PtO_2 der Serosa. Obwohl der PtO_2 bei alleiniger Versorgung des Magenschlauches durch die Arteria gastroepiploica dextra um mehr als die Hälfte des Ausgangswertes sinkt, ist eine ausreichende Gewebeversorgung des Magens, einschließlich der kritischen Fundusregion, gewährleistet. Tierexperimentelle Ergebnisse bestätigen dies [2]. Ein signifikanter Zusammenhang von Insuffizienz und einem PtO_2-Abfall an der Anastomose, wie er von Sheridan bei Dickdarmanastomosen gefunden wurde [4], konnte bei der zervikalen Ösophagogastrostomie nicht bestätigt werden. Vielmehr fanden wir postoperativ bei Patienten mit einer Insuffizienz einen vergleichsweise höheren absoluten PtO_2 und auch einen höheren Quotienten von PaO_2 und PtO_2. Obwohl der PaO_2 bei allen Patienten nach Extubation mit einem FiO_2 von 21% auf durchschnittlich $69 \pm 9,5$ mm Hg abfiel, blieb der PtO_2 im Magenschlauch konstant, was einen Anstieg der Ratio zur Folge hatte. Dies deutet auf einen Kompensationsmechanismus hin, der am ehesten durch eine Veränderung der lokalen Blutverteilung und Sauerstoffutilisierung zu erklären ist. Bei Patienten mit einer Insuffizienz war dieser Effekt signifikant gesteigert. Die Ursachen dieser Beobachtung lassen sich noch nicht abschließend bewerten. Unsere Ergebnisse deuten allerdings daraufhin, daß die Durchblutung des hochgezogenen Magenschlauches kein entscheidender pathogenetischer Faktor für die Ausbildung von Anastomosen-Komplikationen der zervikalen Ösophagogastrostomie ist. Der signifikant höhere Gewebe PtO_2 bei Patienten mit nachfolgenden Insuffizienzen läßt sich am ehesten dadurch erklären, daß die Ursache der Insuffizienz primär in zellulären Stoffwechselstörungen oder technischen Fehlern unmittelbar in der Anastomose zu suchen ist, so daß der beobachtete Anstieg der Oxygenierung als Folge und nicht als Ursache der Insuffizienz interpretiert werden kann.

Zusammenfassung

Bei 35 Patienten mit einem Ösophaguskarzinom und Magenhochzug wurde der perioperative Gewebesauerstoffdruck (PtO_2) mit einer Clark-type-Oxygen-Sonde in der Submukosa des Magenfundus und der späteren zervikalen Ösophagogastrostomie gemessen. Der durchschnittliche Gewebesauerstoffdruck am Magenfundus betrug vor chirurgischer Manipulation $56,4 \pm 10,8$ mm Hg, nach Ligatur der Vasa brevia und der linken gastroepiploischen Arterie $45,8 \pm 10,3$ mm Hg, der Arteria gastrica sinistra $34,2 \pm 10,0$ mm Hg und fiel nach Resektion der kleinen Kurvatur auf $27,5 \pm 8,5$ mm Hg und Magenhochzug auf $25,5 \pm 8,8$ mm Hg ab. In 6 Fällen trat eine Anastomoseninsuffizienz und bei 10 Patienten eine späte Stenose auf. Bei einer univariaten Analyse dieser Patientengruppen mit dem Restkollektiv ergab sich intraoperativ kein signifikanter Unterschied. Postoperativ war der PtO_2 und die Ratio

PtO_2/PaO_2 bei Patienten mit einer Insuffizienz signifikant erhöht. Unsere Ergebnisse zeigen, daß die Mangeldurchblutung des hochgezogenen Magenschlauches kein entscheidender Faktor für die hohen Komplikationsraten zervikaler ösophagogastraler Anastomosen ist. Die festgestellte Erhöhung des PtO_2 bei Patienten mit einer Insuffizienz dürfte eher die Folge als die Ursache einer gestörten lokalen Anastomosenheilung sein.

Summary

Perioperative submucosal tissue oxygen tension (PtO_2) was measured in 35 patients with cervical esophagogastrostomy after resection of esophageal carcinoma. Measurements were taken at the fundus of the stomach close to the latter anastomosic line using a Clark-type oxygen electrode. The mean gastric baseline PtO_2 was 54,6±10,7 mm Hg and decreased following the ligature of the vasa brevia and the left gastroepiploic artery (45,8±9,9 mm Hg), the left gastric artery (34,2±9,7 mm Hg), the right gastric artery, and pull up of gastric tube PtO_2 to 25,5±9,0 mm Hg. Anastomotic leakage occured in 6 patients, late stenosis in 12 patients. Intraoperativ there was no significant evidence of decreased PtO_2 levels in patients with later insufficiency or stenosis and the controls. Postoperativ PtO_2 levels in patients with anastomotic leakage increased, although PaO_2 kept on a constant level. Disorder in anastomosic healing can cause oxygen consumption and therefore significant increase of PtO_2 in anastomotic leakage must be seen as a mechanism of compensation.

Literatur

1. Müller JM, Erasmi H, Stelzner M, Zieren U, Pichlmaier H (1990) Surgical therapy of oesophageal carcinoma. Br J Surg 77:845–857
2. Buhr HJ, Horeyseck W, Röher HD, Schröder J, Becker K (1977) Untersuchungen der arteriellen Durchblutung des Magens bei Verwendung zur langstreckigen Oesophagusersatzplastik. Langenbecks Arch Chir Supp.: Chir Forum 181–184
3. Sheridan WG, Lowndes RH, Young H (1990) Intraoperative tissue oximetry in the human gastrointestinal tract. Am J Surg 159:314–319
4. Sheridan WG, Lowndes RH, Young H (1987) Tissue oxygen tension as a predictor of colonic anastomotic healing. Dis Colon Rectum 30:867–871
5. Pichlmaier H, Müller JM (1989) Esophageal resections, reconstruction of the esophagus. In: Pichlmaier H, Schildberg FW (Hrsg) Thoracic Surgery. Berlin Heidelberg New York: Springer S. 295–385
6. Clark LC (1956) Monitor and control of blood and tissue oxygen tension. Trans Am Soc Artif Organs 2:41–48

Dr. C. A. Jacobi, Chirurgische Klinik, Charité, Humboldt Universität Berlin, Schumannstraße 20/21, D-10098 Berlin

Primärer alloplastischer Ösophagusersatz – Experimentelle Ergebnisse

Primary Experimental Replacement of Cervical Esophagus by a Fibrous Polyurethan Tube

C. Busch[1], V. Nikolas[2], H. Grimm[3], J. R. Izbicki[1] und C. E. Broelsch[1]

[1] Universitätskrankenhaus Eppendorf, Abt. f. Allgemeinchirurgie, Martinistr. 52, 20246 Hamburg.
[2] Unversitätskrankenhaus Eppendorf, Radiologische Abteilung, Martinistr. 52, 20246 Hamburg.
[3] UKE, Abt. f. Endoskopische Chirurgie

Einleitung

Als Ösophagusersatz haben gestielte Magen- und Darmabschnitte klinische Prävalenz. Diese Eingriffe sind aufwendig und mit einer Klinikletalität bis zu 40% behaftet [4]. In zahlreichen Tierexperimenten wurde deshalb bereits früher die Frage untersucht, inwieweit es mit der Interposition alloplastischer Materialien möglich ist, langstreckige Defekte des Oesophagus zu überbrücken. Diese Verfahren konnten sich wegen hoher Komplikationsraten in der Klinik bislang nicht etablieren [1, 2, 3, 5]. In der vorliegenden Studie wurde erstmalig eine 5 cm lange Polyurethanprothese mit spezieller mikrofibrillärer Textur als segmentaler Ersatz der cervikalen Speiseröhre bei 22 Hunden interponiert.

Methodik

Es wurde eine Spezialprothese der Firma B. Braun Melsungen aus fibrösem Polyesterurethan (PU) eingesetzt [6]. Die Prothesen sind 50 mm lang und haben einen Innendurchmesser von 20 mm sowie eine Wandstärke von 0,5 mm. Während die innere 150 µm dicke Schicht wasserdicht ist, ist die äußere 650 µm dicke Schicht porös gefertigt und die Maschenweite der fibrillären Netzstruktur weist dabei ansteigende Werte von innen 20 µm nach außen 60 µm auf (Abb. 1a). Diese Prothese wurde 22 Foxhounds über den medianen zervikalen Zugang nach Resektion eines 4 cm langen Ösophagussegmentes interponiert. Die Anastomosierung erfolgte in fortlaufender Nahttechnik teleskopartig. Abschließend fortlaufende Naht der tiefen Halsfaszie und Adaptation von Muskulatur und Kutis. Postoperativ wurde nach einwöchiger parenteraler Nahrungszufuhr über einen ZVK ein wasserlösliches Diätfutter für 10 Tage gegeben, anschließend ein mit Dosenfutter angereichertes Trockenalleinfutter. Neben der klinischen Verlaufsbeobachtung über ein Jahr erfolgten regelmäßig endoskopische und radiologische Untersuchungen. Für die Beurteilung der morphologischen Befunde wurden Gewebeuntersuchungen an Stichproben nach 1, 3, 7, 12, 28 Wochen und einem Jahr durchgeführt.

Chirurgisches Forum 1995
f. experim. u. klinische Forschung
Hierholzer/Seifert/Hartel (Hrsg.)
© Springer-Verlag Berlin Heidelberg 1995

312

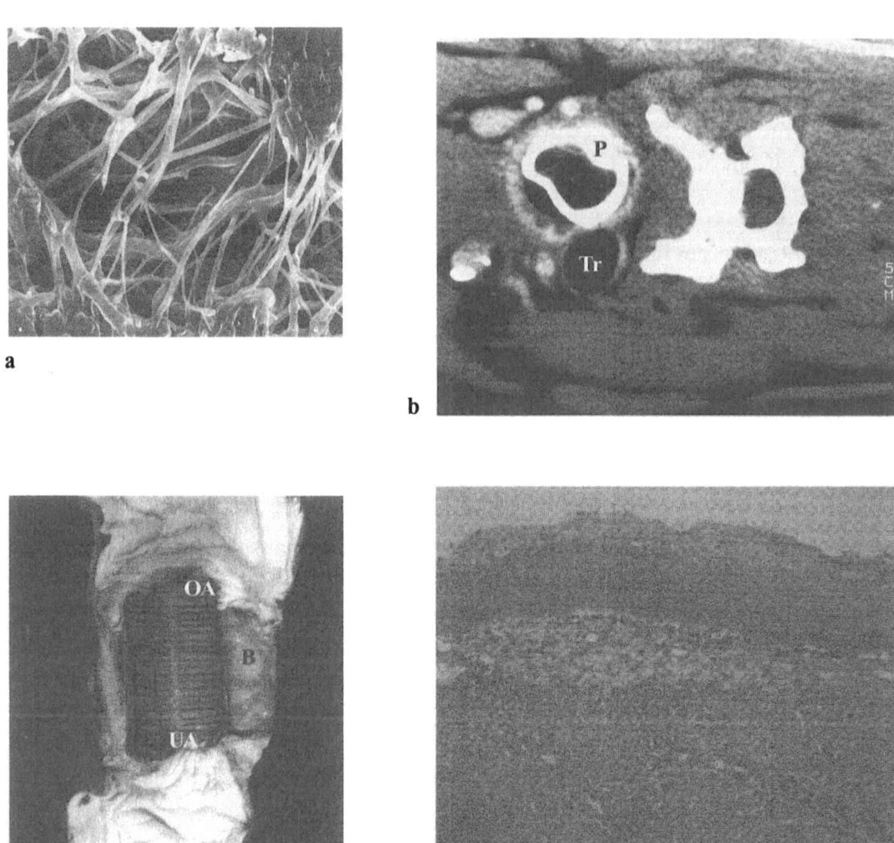

Abb. 1. a PU-Prothese im Querschnitt REM × 2000. **b** CT-Befund: partielle Lockerung (28 Tage postoperativ), Tr = Trachea, P = Prothese. c Fixiertes Ösophaguspräparat mit Prothese in Situ OA = obere Anastomose, UA = untere Anastomose, B = Bindegewebsösophagus. **d** Querschnitt durch Bindegewebsösophagus mit reifen Epithelzellen, kollagenem Bindegewebe, Masson-Goldner 600×. 1 Jahr postoperativ

Ergebnisse

6 der 22 operierten Tiere leben noch heute, 48 Monate nach alloplastischem Öso-phagusersatz. Nur einer der 22 operierten Hunde starb 40 Tage nach der Operation, die Ursache blieb auch bei der Sektion unklar, die postoperative Letalität betrug 3,5%.

Dysphagische Beschwerden wurden regelhaft ab der 4. postoperativen Woche deutlich und steigerten sich maximal bis zur mittelschweren Form in der 10. post-operativen Woche. Die Nahrungsaufnahme war in 50% unbehindert, in 30% mit einer leichten Dysphagie möglich, und in 20% war eine relative Stenose zu bougieren. In der Gruppe ohne Dysphagie war bei Versuchsende eine Zunahme des Körpergewichtes um durchschnittlich 11% zu verzeichnen. In der Gruppe mit leichter Dysphagie war eine Reduzierung um 3,2% und in der Gruppe mit mittelgradiger Dysphagie um 9,3% niedriger zu verzeichnen.

Die endoskopischen Verlaufsuntersuchungen zeigten bis zur 4. postoperativen Woche erstaunlich regelhaft glatte Anastomosenverhältnisse. Zu diesem Zeitpunkt setzte eine leicht blutende Granulationsbildung ein. Der weitere Verlauf war durch polypöse Granulationen und Zeichen der Prothesenlockerung an den Anastomosen ohne Passageprobleme gekennzeichnet. Die Tiere verloren nach kompletter Lockerung der Prothese diese im Verlauf der 9. bis 24. postoperativen Woche per vias naturales. Nun fand sich ein Schlauch aus Granulationsgewebe als Prothesenlager, das beide Ösophagusenden suffizient verbindet (Abb. 1c). Bis zur 24. postoperativen Woche war die Epithelialisierung abgeschlossen und eine Verkürzung um etwa 50% der Resektionslänge als Ausdruck einer Längsschrumpfung dieses Segmentes etabliert. Komplikationen wie Arrosion oder Fistelbildung waren in keinem Fall zu sehen. Die frühen CT-Untersuchungen (10 Tage postoperativ) zeigen analog zu den Röntgenbildern mit KM-Passage einen Schleimhautprolaps in Projektion auf die orale bzw. aborale Anastomosenebene, der bis zum Abgang der Prothese nachweisbar bleibt. Gleichzeitig besteht hier um die röntgendichte PU-Prothese bis in den retrotrachealen Raum hinein ein ödematöser Randsaum mit deutlicher Hypervaskularisation (Abb. 1b).

Die Analyse der Strukturentwicklung dieses Bindegewebsösophagus läßt ein längsgerichtetes Kollagenfasernetz in septumähnlicher Anordnung erkennen, das sich von der sechsten postoperativen Woche im Prothesenlager aus einem kapillarreichen Granulationsgewebe mit dichter Firbroblastenproliferation entwickelt. Die Epithelialisierung komplettiert sich erst nach Abgang der Prothese und wird erst dann mit der Ausdifferenzierung in längsgerichtete Epithelzellen abgeschlossen (Abb. 1d).

Die Strukturanalyse des Bindegewebsösophagus konnte dabei zeigen, daß insbesondere der Fascia cervicalis profunda als Grenzlamelle und Leitschiene eine hervorragende Bedeutung zukommt. Trotz der bekannten Durchblutungsprobleme des Ösophagus hat sich ein suffizienter Bindegewebsösophagus innerhalb von zwei Wochen postoperativ ausgebildet. Dieser besitzt bereits zu diesem Zeitpunkt 50% der Reißfestigkeit der genuinen cervikalen Speiseröhre. Die Eigenschaften der benutzten PU-Prothesen haben hingegen in allen 22 dokumentierten Fällen das Problem der fehlenden Asepsis über einen ausreichenden Zeitraum bewältigt und eine Keimbarriere gewährleistet, bis eine biologisch-anatomische Abdichtung des zu überbrückenden Defektes etabliert war.

Zusammenfassung

In der vorliegenden experimentellen Studie wurde eine PU-Prothese mit spezieller mikrofibrillärer Textur als Ersatz der zervikalen Speiseröhre bei 22 Hunden eingesetzt. Aus dem klinischen Verlauf über ein Jahr sowie durch endoskopische, radiologische und morphologische Befunde hat sich folgendes gezeigt:

1. Nach Einsatz der fibrösen PU-Prothese als zervikales Ösophagusinterponat trat in keinem Fall eine Nahtinsuffizienz, Fistel oder Arrosion auf.

314

2. Eine Inkorporation der fibrösen PU-Prothese war in keinem Fall zu beobachten. Durch die Platzhalterfunktion mit Keimabdichtung zum Ösophaguslumen wird die Bildung eines suffizienten bindegewebigen Ersatzösophagus induziert und gewährleistet.
3. Die Nahrungsaufnahme war in 50% unbehindert, in 30% mit einer leichten Dysphagie möglich, und in 20% war eine relative Stenose zu bougieren.
4. Ein klinischer Einsatz der fibrösen PU-Prothese in der Ösophaguschirurgie erscheint aufgrund der vorliegenden Ergebnisse denkbar, sollte seltenen Indikationen als Ultima ratio vorbehalten bleiben.

Summary

Replacement with an artificial esophagus is always associated with leakage and infection from the anastomotic site in the early postoperative period and with stricture before and after replacement of the prosthesis. The basic concept of our new fibrous prosthesis is to promote cell proliferation with growing into the porous layer of the prosthesis. In 22 adult foxhounds this prosthesis was implanted after resection of 4 cm cervical esophagus. A clinical follow-up over one year was carried out using endoscopy. CT scan, Morphological examinations were performed on specimens after 1, 3, 7, 12 and 28 weeks postoperatively:

1. Surgical implantation of a fibrous PU prosthesis, with the purpose of serving as an artificial substitute of the cervical esophagus, is accomplished without suture insufficiences, fistula or arrosions.
2. An incorporation of the fibrous PU prosthesis is not observed in any case. The placeholder role played by the prosthesis induces the formation of a sufficient esophagus made of connective tissue.
3. Unimpeded food uptake is possible in 50% of the cases. A stenosis had to be bouginaged in 20%.
4. The clinical implantation of a fibrous PU prosthesis in esophagus surgery should be considered only in exceptional cases.

Literatur

1. Battersby JS, King H (1954) Esophageal replacement with plastic tubes. Arch. Surg. 69:400–404
2. Boyd TF (1962) A prosthesis for replacement of the intrathoracic esophagus. Surg. Forum 13:256–260
3. Fryfogle JD, Cyrowsky GA (1963) Replacement of the middle third of the esophagus with a silicone rubber prosthesis. Dis. Chest. 43:464–468
4. Giuli R, Cygnoux M (1980) Treatment of carcinoma of the esophagus. Retrospective study of 2400 patients. Am. Surg. 192:44–52
5. Hepp W, Wasmuth C, Patzelt J, Biomed. Technik Bd. 28, Mai 1983
6. Hess F, Steeghs S et al. (1988) Thorac Cardiovasc Surg 35:221–226

Ambulante 24-Stunden fiberoptische intra-ösophageale Messung von Bilirubin bei Patienten mit Refluxkrankheit

Ambulatory 24-Hour Fiberoptic Intraesophageal Mesurement of Bilirubin in Patients with Gastroesophageal Reflux Disease

H. J. Stein, F. Stipa, O. Korn, H. Feussner, J. R. Siewert

Chirurgische Klinik und Poliklinik, Klinikum rechts der Isar der TU München, München*

Die derzeit verfügbaren Methoden zur Objektivierung des intestino-ösophagealen Refluxes, d. h. Reflux von Duodenalinhalt in die Speiseröhre, sind aufwendig und unphysiologisch. Die Prävalenz, prädisponierende Faktoren, pathophysiologische Bedeutung und klinische Relevanz des intestino-ösophagealen Refluxes sind deswegen umstritten. Von Becchi und Mitarbeitern wurde kürzlich eine neue Meßmethode vorgestellt, die über eine miniaturisierte fiberoptische Sonde eine spektrophotometrische Messung von Bilirubin (dem Hauptpigment der Galle) im Magen oder der Speiseröhre ambulant und über 24 Stunden möglich macht [1]. Wir berichten über Validisierung dieses Meßsystems und klinische Ergebnisse mit der intraösophagealen ambulanten fiberoptischen 24-Stunden Bilirubinmessung zur Quantifizierung des intestino-ösophagealen Refluxes bei Patienten mit Refluxkrankheit.

Material und Methoden

Das Meßsystem besteht aus einem miniaturisierten fiberoptischen Sensor verbunden mit einem tragbaren Spektrophotometer und Datenspeicher (BILITEC 2000, Synectics Medical, Stockholm). Die Messung beruht auf dem charakteristischen Absorptionspeak von Bilirubin bei ca. 460 nm, der selbst in Gemischen aus Magensaft, Nahrungsmitteln und Duodenalinhalt leicht erkennbar und meßbar ist [1, 2]. Die *in vitro* Validisierung erfolgte in 236 Aspiraten von Duodenal- und Magensaft mit bekannten Bilirubin und Gallensäurekonzentrationen.

Zur *in vivo* Messung wurde die fiberoptische Sonde transnasal 5 cm oberhalb des manometrisch lokalisierten unteren Ösophagussphinkters plaziert und mit dem tragbaren Meßgerät verbunden. Die Messung der Bilirubinabsorption in der distalen Speiseröhre erfolgte dann ambulant und über 24 Stunden. *In vivo* Messungen wurden bei insgesamt 53 Patienten mit Refluxsymptomen durchgeführt. 32/53 Pa-

---

* Unterstützt durch: Heidenhain Stiftung, Traunreuth.

tienten hatten einen intakten Magen, 21/53 Patienten waren Z.n. Billroth I (BI) oder Billroth II (BII) Magenresektion. Endoskopisch war der Ösophagus bei 24 Patienten unauffällig, bei 16 bestand eine erosive Ösophagitis, bei 13 fand sich ein Endobrachyösophagus. Bei 30 der Patienten wurde simultan mit der Bilirubinmessung eine ambulante 24-Stunden pH-Metrie der Speiseröhre durchgeführt.

Die Auswertung der gespeicherten Daten erfolgte mittels einer speziell entwickelten Software (Gastrosoft, Dallas, USA) welche die graphische Darstellung der Bilirubinabsorption und des gemessenen pH über die gesamte Meßdauer und während einzelner Meßphasen erlaubt. Die statistische Auswertung der *in vitro* Tests erfolgte mittels Standard Korrelationsanalyse. Die Meßwerte der verschiedenen Patientengruppen wurden mit Standardtests für nicht-parametrische Daten verglichen. Die gesamte statistische Analyse erfolgte mit dem „SPSS for PC" Software Packet (SPSS Inc., Chicago, Il, USA).

Ergebnisse

In vitro Messungen zeigten im Meßbereich zwischen 0,25 und 1,00 Absorptionseinheiten eine lineare Korrelation zwischen der Absorptionsmessung mit der BILITEC-Einheit und bekannten Bilirubinkonzentrationen ($r = 0,84$, $p < 0,001$). Im Bereich unter 0,25 Absorptionseinheiten (entsprechend einer Bilirubinkonzentration von etwa 1,5 mg/dl) bestand ein Graubereich. Die Korrelation der Absorptionswerte mit der Gesamtgallensäurekonzentration in den Meßproben war ebenfalls signifikant aber weniger eng ($r = 0,65$, $p < 0,01$).

Basierend auf den *in vitro* Messungen wurde in den *in vivo* Messungen ein Absorptionswert von mehr als 0,25 als Hinweis auf das Vorhandensein von Galle im Ösophagus gewertet. Bei keinem der 24 Patienten ohne Ösophagitis lag während der 24stündigen Bilirubin-Messung im Ösophagus der Absorptionswert für länger als 3,5% der Gesamtmeßzeit oberhalb des Grenzwertes von 0,25. Im Kontrast dazu lag bei 5/16 Patienten mit Ösophagitis und bei 9/13 Patienten mit Endobrachyösophagus die Bilirubinabsorption für mehr als 3,5% der Gesamtmeßzeit über dem Grenzwert von 0,25. Gallereflux in den Ösophagus trat v.a. postprandial und während der frühen Morgenstunden bei Patienten nach BI oder BII Resektion auf (Tabelle 1). Die simultan durchgeführte pH-Metrie des Ösophagus zeigte während 29% der Phasen mit Gallereflux einen pH unter 4, während 54% der Phasen mit Gallereflux einen pH zwischen 4 und 7, und während 17% der Phasen mit Gallereflux einen pH > 7.

Tabelle 1. % Zeit mit einer Bilirubinabsorption von > 0,25 in der 24-Stunden intraösophagealen Bilirubinmessung (Mittelwert ± Standardfehler)

	Intakter Magen (N = 32)	Z.n. BI/BII Resektion (N = 21)	p-Wert
Interdigestive Wachphase	0,7±0,2%	4,6±1,9%	<0,05
Postprandiale Phase	2,2±0,5%	17,8±4,3%	<0,001
Schlafphase	2,9±0,3%	12,1±3,1%	<0,001

Eine Roux-Y Umwandlungsoperation bei 4 der subtotal gastrektomierten Patienten führte klinisch und in der fiberoptischen Messung zu einer kompletten Unterdrückung des intestino-ösophagealen Refluxes.

Diskussion

Der Nachweis eines intestino-ösophagealen Refluxes bei Patienten mit Refluxbeschwerden war bisher nur indirekt möglich und mit einem enormen Aufwand verbunden [3, 4, 5]. Unsere Daten zeigen, daß mit der fiberoptischen Langzeitmessung von Bilirubin im Ösophagus nunmehr eine klinisch leicht einsetzbare und zuverlässige Methode zur Verfügung steht, welches es erlaubt, den intestino-ösophagealen Reflux zu objektivieren und quantifizieren.

Ähnlich wie in früheren Untersuchungen mit pH-Metrie und Aspirationssystemen zeigt die ambulante 24-Stunden Bilirubin-Messung, daß ein Gallereflux in den Ösophagus bei Patienten mit intaktem Magen nur selten nachweisbar ist [3, 5]. Nach subtotaler Gastrektomie mit BI- oder BII Rekonstruktion zeigt die Bilirubinmessung im Ösophagus jedoch deutlich erhöhte Werte. Ein vermehrter Reflux von Duodenalinhalt durch den Restmagen in die Speiseröhre tritt bei diesen Patienten vor allem postprandial und während der frühen Morgenstunden auf. Dies erklärt die nach BI oder BII-Resektion häufig auftretenden Refluxbeschwerden. Wie unsere Messung bei 4 Patienten erneut zeigen konnten, führt bei diesen Patienten eine Roux-Y Umwandlungsoperation zu einer kompletten Unterdrückung des Gallerefluxes in die Speiseröhre. Durch primäre Anlage einer Roux-Y-Rekonstruktion nach totaler oder subtotaler Gastrektomie kann das Problem des postoperative Gallerefluxes in die Speiseröhre von vorneherein vermieden werden [4].

Die Rolle von Gallereflux in der Pathogenese der Refluxkrankheit ist in der Literatur umstritten. Unsere Messungen mit der BILITEC Sonde zeigen, wie bereits frühere Untersuchungen mittels pH-Metrie [5], einen vermehrten intestino-ösophagealen Reflux v.a. bei Patienten mit Endobrachyösophagus. Von besonderem Interesse ist dabei die Beobachtung, daß der intestino-ösophageale Reflux vor allem im pH Bereich zwischen 4 und 7 auftritt. Die pH-Metrie unterschätzt daher sicher das wahre Ausmaß des gastroösophagealen Refluxes und sollte zur Objektivierung und Quantifizierung eines galligen Refluxes mit der BILITEC-Messung kombiniert werden. Auch die Kombination dieser beiden Methoden kann, jedoch, keinen Aufschluß über das Vorhandensein und die Aktivität von individuellen Gallensäuren oder Enzymen im Refluat geben. Dies bleibt weiterhin dem Langzeitrefluxaspirationstest vorbehalten [3].

Zusammenfassung

Die ambulante intra-ösophageale fiberoptische Messung von Bilirubin erlaubt eine Quantifizierung des intestino-ösophagealen Refluxes. Reflux von Galle in den Ösophagus tritt v.a. postprandial und in den frühen Morgenstunden bei Patienten nach Magenresektion auf, ist häufig bei Patienten mit Endobrachyösophagus nachweisbar, und kann durch eine Roux-Y Rekonstruktion komplett verhindert werden.

Summary

Ambulatory 24-hour intraesophageal monitoring of bilirubin allows a reliable quantitation of intestino-esophageal reflux. Bile reflux into the esophagus occurs primarily during the postprandial period and early morning hours in patients who had a BI or BII gastric resection, is common in patients with Barrett's esophagus, and can be completely suppressed by a Roux-en-Y biliary diversion procedure.

Literatur

1. Bechi P, Pucciano F, Baldini F et al: (1993) Long-term ambulatory enterogastric reflux monitoring: validation of a new fiber optic technique. Dig Dis Sci 38:1297–1306
2. Stein HJ, Kraemer SMJ, Feussner H, Siewert JR (1994) Quantifizierung des intestino-ösophagealen Refluxes mit einer fiberoptischen Bilirubin-Meßsonde. Zeitschr für Gastroenterologie 32:247–251
3. Stein HJ, Feussner H, Kauer W, DeMeester TR, Siewert JR (1994) "Alkaline" gastroesophageal reflux: Assessment by ambulatory esophageal aspiration and pH monitoring. Am J Surg 167:163–168
4. Feussner H, Weiser HF, Liebermann-Meffert D, Siewert JR (1988) Intestino-ösophagealer Reflux nach Gastrektomie: Wirkungsmechanismus und Effektivität der Ösophag-Jejunoplikatio. Chirurg 59:665–669
5. Stein HJ, Barlow AP, DeMeester TR, Hinder RA (1992) Complications of gastroesophageal reflux disease: Role of the lower esophageal sphincter, esophageal acid/alkaline exposure, and duodenogastric reflux. Ann Surg 216:35–43

Dr. med. H.J. Stein, Chirurgische Klinik und Poliklinik, Klinikum rechts der Isar der TU München, Ismaningerstr. 22, D-81675 München

Dreidimensionale Szintigraphie des Ösophagustransits zur Evaluierung funktioneller Störungen nach Fundoplikatio

Three-dimensional Esophageal Transit Scintigraphy for Evaluation of Functional Disorders Following Fundoplication

A. Stier, H.J. Stein, H. Feussner, M. Schwaiger* und J. R. Siewert

Chirurgische und *Nuklearmedizinische Klinik der TU München, Klinikum rechts der Isar

Einleitung

Die Fundoplikatio ist ein bewährtes Therapieverfahren bei der chirurgischen Behandlung der schweren Form einer primären Refluxkrankheit [1]. Für den Erfolg dieser Operation ist die richtige Lage und Größe der Fundusmanschette entscheidend [1]. In ihrer Lage veränderte oder ihrer Größe fehlgebildete Manschetten können zu einem Wiederauftreten oder zu einer Neuentwicklung von Beschwerden führen. Leitsymptome sind im wesentlichen die Dysphagie und das Sodbrennen. Der Nachweis solcher postoperativ auftretenden, funktionellen Beschwerden kann häufig weder durch die Endoskopie noch durch radiologische Untersuchungen des Ösophagus geführt werden, da morphologisch keine pathologischen Veränderungen zu erkennen sind [2]. Funktionelle Störungen können aber durch die szintigraphische Messung der Ösophaguspassage quantitativ nachgewiesen werden. Bei dieser Untersuchung werden Angaben über die durchschnittliche Transitzeit und Clearancerate im Bereich der Ösophagusregion gemacht [3, 4]. Vom Versuchsaufbau her enthält die Funktionsszintigraphie jedoch wesentlich mehr Information als bisher ausgewertet und graphisch dargestellt werden konnte [5]. Unter Verwendung einer an unserer Klinik neu entwickelten dreidimensionalen Bilddarstellung sollte untersucht werden, ob eine höhere zeitliche und räumliche Auflösung eine anatomisch funktionelle Zuordnung, etwa zum unteren Ösophagussphinkter (UOS) ermöglicht und dadurch funktionelle Störungen im Bereich des gastroösophagealen Überganges erfaßt werden können.

Methodik

Im Zeitraum von 1.2.92 bis 30.6.94 wurden 12 Patienten, bei denen wegen einer primären Refluxkrankheit eine Fundoplikatio durchgeführt worden war, aufgrund postoperativ aufgetretener Beschwerden nachuntersucht. Es waren 5 Männer und 7 Frauen im Alter von 29 bis 54 Jahren (x = 41,2 Jahre). Zum Zeitpunkt der Nachun-

Chirurgisches Forum 1995
f. experim. u. klinische Forschung
Hierholzer/Seifert/Hartel (Hrsg.)
© Springer-Verlag Berlin Heidelberg 1995

tersuchung lag die Operation mindestens 8, längstens 22 Monate zurück. Das Beschwerdebild war bei 9 Patienten hauptsächlich durch die zum Teil neu entwickelte Dysphagie geprägt; 3 Patienten beklagten vor allem das Wiederauftreten einer Refluxsymptomatik.

Endoskopisch waren im distalen Ösophagus keine Schleimhautveränderungen erkennbar. In allen Fällen waren Ösophagus und Cardia mühelos passierbar; die Fundusmanschette erschien intakt. Bei der radiologischen Darstellung wurde in 2 Fällen ein verzögerter Kontrastmittelübertritt aus dem Ösophagus in die Cardia, allerdings ohne erkennbare prästenotische Dilatation, beschrieben.

Zur szintigraphischen Messung des Ösophagustransits wurde als semisolide Testmahlzeit ein standardisierter Haferbrei verwendet, der auf insgesamt 6 Einzelschlucke gleichmäßig aufgeteilt wurde. Die gesamte Menge (60 mg) wurde mit 40 megaBq 99M-Tc markiert. Während der insgesamt 180 sec dauernden Untersuchung wurden die Bolusschlucke im Abstand von 25 sec im Sitzen durchgeführt; ein Zwischenschlucken zwischen den Bolusschlucken war nicht erlaubt. Den Aktivitätsverlauf zeichnete eine von dorsal positionierte Großfeld-Gamma-Camera mit insgesamt 240 Bildern kontinuierlich auf. Jedes einzelne Bild des gesamten Untersuchungsganges wurde im angeschlossenen Computer digital gespeichert. Zunächst wurden die Untersuchungen in der bekannten „condensed imaging"-Methode ausgewertet [3]. Mit Hilfe eines selbstentwickelten, DOS-compatibelen Computerprogrammes war es möglich, den Aktivitätsverlauf aufgrund der unterschiedlichen Intensität der Pixel pro Einzelbild in der Z-Achse quantitativ darzustellen. In der zeitgerechten Aneinanderreihung der 0,75 sec dauernden Bilder wurde die Bolusverteilung während aller 6 Einzelschlucke erkennbar.

Zum Vergleich wurde eine Kontrollgruppe mit 8 beschwerdefreien Probanden im Alter von 26 bis 63 Jahren (x = 36,9 Jahre) zusammengestellt, die mit gleicher Methodik untersucht und ausgewertet worden waren.

Ergebnisse

Bei den 8 Probanden dauert der durchschnittliche Ösophagustransit 8,2 sec (6–10 sec). Man erkennt in der Abfolge der Bilder die Konzentration der Aktivität unmittelbar proximal des unteren Ösophagussphinkters für die durchschnittliche Dauer von 1,9 sec. In der dreidimensionalen Rekonstruktion ist der UOS in seiner 45 Grad Schräglage identifizierbar [6]. Die vollständige Clearance im Anschluß an die präsphinktere Konzentrationsphase dauert durchschnittlich 1,5 sec. Zwischen den Einzelschlucken ist ein Wiederauftreten von Radioaktivität in der Ösophagusregion im Sinne eines Refluxes bei keinem Probanden erkennbar. Der erste von den sechs Bolusschlucken ist bei allen Probanden mit durchschnittlich 9,9 sec länger als die nachfolgenden.

Alle 9 Patienten mit dysphagischen Beschwerden hatten generell verlängerte Transitzeiten für alle Bolusschlucke, im Durchschnitt 19,6 sec. Bei diesen Patienten wurde eine unvollständige Clearance festgestellt; die im Ösophagus verbliebene Restaktivität war jeweils bis zum nächsten Bolusschluck nachweisbar. Bei 5 Patienten erfolgte die vollständige Clearance mit dem nachfolgenden Schluck, bei den restlichen 3 blieb auch bei dem nächsten Schluck eine Restaktivität im unteren Öso-

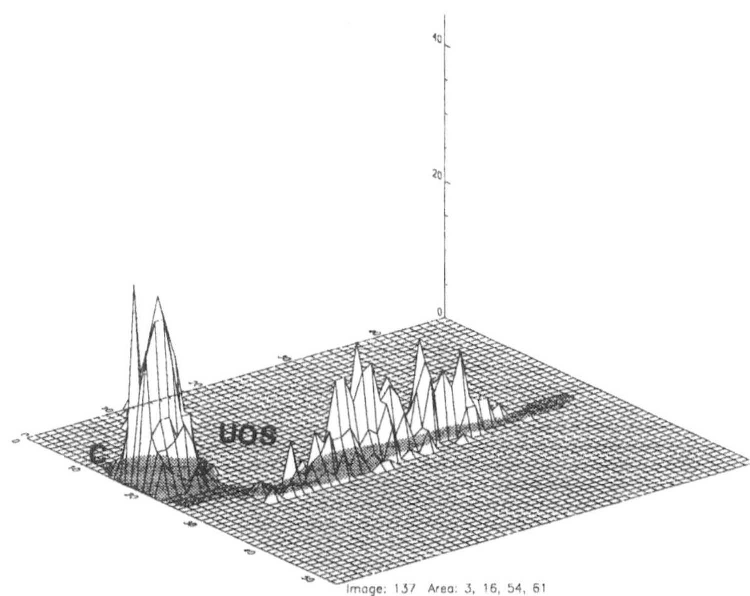

Abb. 1. Dreidimensionale Darstellung einer Phase (0,75 sec) eines Ösophagustransits (Proband); 4. Einzelschluck. Ansicht von dorsal seitlich; rechts oral, links aboral. Die Aktivitätsverteilung in Ösophagus und Cardia ist in der z-Achse dargestellt. Zwischen Cardia (links) und Ösophagus ist als „Lücke" der UOS erkennbar

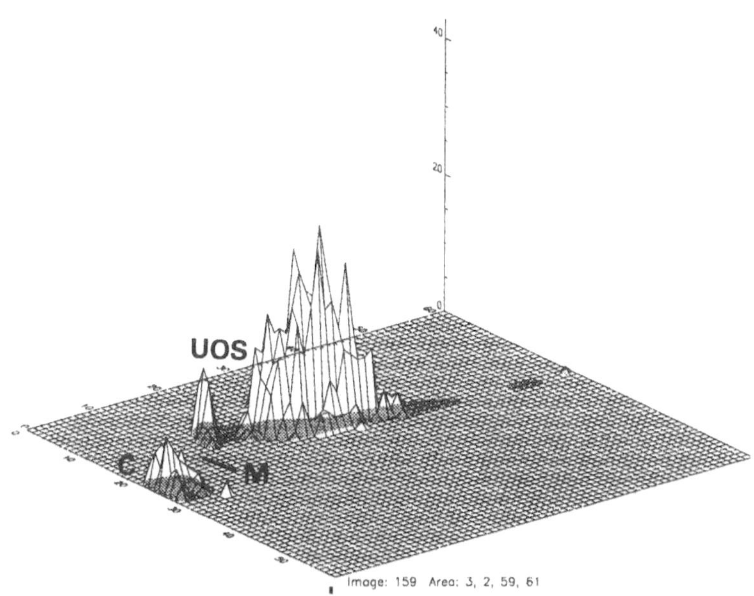

Abb. 2. Dreidimensionale Darstellung einer Phase (0,75 sec) eines Ösophagustransits (Patient); 4. Einzelschluck. Exakt gleiche Ansicht wie Bild 1. Aboral des UOS ist eine zweite, größere „Lücke" erkennbar, die durch die Fundusmanschette (M) hervorgerufen wird

phagusdrittel erkennbar. In der dreidimensionalen Bildauswertung waren bei 4 Patienten die Fundusmanschette und der UOS getrennt voneinander im Sinne einer Manschettendislokation abgrenzbar.

2 der 3 Patienten mit Refluxsymptomen zeigten zwar eine zeitgerechte vollständige Clearance, nach einem Intervall von mindestens 5 Einzelbildern konnte jedoch erneut Aktivität in der Ösophagusregion nachgewiesen werden. Dieses Refluat wurde immer vor Einsetzen des nachfolgenden Bolusschluckes gecleart.

Zusammenfassung

Szintigraphische Untersuchungen des Ösophagustransits enthalten aufgrund der hohen zeitlichen Auflösung und dem physiologischen Untersuchungsablauf wesentliche Informationen, die bisher nicht haben ausgewertet werden können. Durch die Entwicklung eines Computerprogramms, das aufgrund der unterschiedlichen Pixelintensität ein dreidimensionales szintigraphisches Bild aufbauen kann, wurde nicht nur die quantitative Darstellung des Transits verbessert, sondern auch die räumliche Zuordnung zu anatomischen Strukturen ermöglicht. Durch die räumliche Auflösung der einzelnen Schluckphasen wurden die Aktivitätsveränderungen im Bereich des gastroösophagealen Überganges erkennbar, die in der üblichen Darstellung der „condensed imaging"-Methode durch die Summation aller Bilder nicht beurteilbar waren.

Diese Art der Bildauswertung wurde bei 12, nach einer Fundoplikatio nicht beschwerdefreien Patienten angewandt. Die Ergebnisse der dreidimensionalen Transituntersuchungen korrelierten bei 11 der 12 Patienten mit deren klinischen Beschwerdebildern. Bei 4 Patienten wurde eine dislozierte, bei 5 eine zu enge und 2 Patienten eine zu weite Fundusmanschette diagnostiziert. Die Befunde wurden bei bisher 9 an unserer Klinik durchgeführten Reoperationen bestätigt.

Summary

Complaints following fundoplication caused by esophageal dysmotility cannot be precisely evaluated by endoscopy or X-ray. 12 patients who had recurrent or persistent heartburn (n = 3) or dysphagia (n = 9) 8–22 months after fundoplication were assessed. Operation was performed 8 to 22 months before. Each patient was given a standardized volume of a semisolid test meal labelled with 99 M Tc. The porridge had to be swallowed in 6 single portions avoiding wet swallows in between. A Gamma-Camera detected the alteration of activity continuously positioned dorsaly of the upright sitting patient. A total of 240 images within 3 min were taken. For 3-dimensional image evaluation a self-developed computer programme was used, which showed the activity distribution within the region the esophagus and cardia on the z-axis.

In 9 patients with dysphagia a prolonged transit time was measured with 19.6 sec on average. Normal transit time ranges between 9 to 12 sec at maximum. In 5 of these patients the single bolus was cleared from the esophagus only with the consecutive swallow. As one cause for the transit delay in 4 patients the lower esophageal sphincter was found to be located separately to the fundic wrap. In 2 of 3 patients with heartburn a reaccumulation of radioactivity in the region of the lower esophageal third could be detected between consecutive bolus swallows suggesting recurrent reflux. In 9 cases the scintigraphic results were confirmed in the following operations.

The newly developed computer assisted reconstruction of esophageal transit scintigraphy allows graphic imaging of individual phases of the swallowing act, particularly in the area of the esophago-gastric junction. This three-dimensional visualization has potential to improve diagnosis and management of patients with complex esophageal disorders.

Literatur

1. Siewert R, Blum AL (Hrsg) (1981) Refluxtherapie. Springer, Berlin, Heidelberg, New York
2. Taillefer R, Jadliwalla M, Pellerin E, Lafontaine E, Duranceau A (1990) Radionuclide esophageal transit of esophageal motor dysfunktion: Comparison with motility studies. J Nucl Med 31:1921–1926
3. Tatsch K, Schröttle W, Kirsch CM (1991) Multiple swallow test for the quantitative and qualitative evaluation of esophageal motility disorders. J Nucl Med 32:1365–1370
4. Klein HA, Wald A (1984) Computer analysis of radionuclide esophageal transit studies. J Nucl Med 25:957–964
5. O'Connor MK, Byme PJ, Keeling P, Hennessy TP (1988) Esophageal scintigraphy: Applications and limitations in the study of esophageal disorders. Eur J Nucl Med 14:131–136
6. Liebermann-Meffert D, Allgöwer M, Schmid P (1979) Muscular equivalent of the lower esophageal sphincter. Gastroenterology 761:31–38

Dr. med. A. Stier, Chirurgische Klinik und Poliklinik, Technische Universität München, Klinikum rechts der Isar, Ismaninger Str. 22, D-81675 München

Wer profitiert von einer Streßulkusprophylaxe?

Stressulcer-prophylaxis – still an useful treatment?

G. Stöhr[1], M. Kunze[2], C. Ohmann[3], H. Becker[1], W. Sandmann[4] und H.D. Röher[3]

[1] Klinik und Poliklinik für Allgemeinchirurgie, Georg-August-Universität, Göttingen
[2] Institut für Anästhesiologie, Universitätsklinik Essen
[3] Klinik für Allgemein- und Unfallchirurgie,
[4] Klinik für Gefäßchirurgie und Nierentransplantation, Heinrich-Heine-Universität, Düsseldorf

Einleitung

Als Folge immer differenzierterer Therapiemodalitäten haben Streßulkusblutungen bei chirurgischen Hochrisikopatienten beträchtlich abgenommen. Gleichzeitig kam unter einem großzügigen Einsatz von H_2-Blockern der Verdacht einer erhöhten nosokomialen Pneumonieinzidenz mit deutlich erhöhter Letalität auf, hervorgerufen durch vermehrte gastrale Keimbesiedlung nach pH-Anhebung des Magensaftes und gastroösophagealen Reflux mit kontaminiertem Magensekret. Allerdings zeigen neuere placebokontrollierte Studien [3, 6] eine höhere Blutungsrate als Prophylaxegruppen, eine Studie [5] findet bei Einsatz eines speziellen subglottischen Spültubus weniger Pneumonien. Darf in Kenntnis dieser Problematik heutzutage eine generelle Ulkusprophylaxe bei chirurgischen Intensivpatienten überhaupt noch erfolgen und welche Patienten profitieren von welcher Prophylaxe?

Patienten und Methode

In die prospektive Studie wurden alle allgemein-, unfall- und gefäßchirurgischen Intensivpatienten innerhalb des Zeitraums 6/89–4/93 aufgenommen. 70 Patienten davon wurden als Hochrisikopatienten in eine prospektive klinische Studie mit 3 Prophylaxegruppen randomisiert (Ranitidin 200 mg/d mit 4stündiger subglottischer Spülung, Sucralfat 6×1 g/d mit und ohne Spülung), die minimale Beatmungsdauer betrug 48 Stunden, weitere Einschlußkriterien waren schweres Polytrauma, Sepsis, Leber-, Nieren-, respiratorische Insuffizienz, hämorrhagischer Schock. Zielkriterien waren endoskopisch kontrollierte Streßulkusblutung und röntgenologisch bestätigte nosokomiale Pneumonie.

Ergebnisse

Während des Studienzeitraumes konnten 1303 Patienten rekrutiert werden, wobei 70 Patienten die Einschlußkriterien der Hochrisikogruppe erfüllten, diese wurden in

Chirurgisches Forum 1995
f. experim. u. klinische Forschung
Hierholzer/Seifert/Hartel (Hrsg.)
© Springer-Verlag Berlin Heidelberg 1995

Tabelle 1. Definition der Hochrisikokriterien

Beatmunspflichtigkeit obligat, zusätzlich:

- Polytrauma (injury severity score >25)
- Sepsis (sepsis score: Fieber, Tachypnoe, Tachykardie, Hypotonie, Leukozytose, Thrombozytopenie)
- Hämorrhagischer Schock (RR <90 mm Hg über mehr als 30 Minuten)
- Respiratorische Insuffizienz (lung injury score, Hypoxämie, PEEP-score, Rö-Thorax)
- Perforiertes Bauchaortenaneurysma
- Koma II-III° (SHT, spontane intrazerebrale Blutung)

Tabelle 2. Gruppenverteilung und Komplikationsinzidenz in der Hochrisikogruppe

Prophylaxe		Blutung		Pneumonie		Letalität	
Ranitidin + S	(n = 23)	(2)	8,69%	(0)	0%	(6)	20,1%
Sucralfat + S	(n = 22)	(1)	4,54%	(1)	4,54%	(2)	0,1%
Sucralfat − S	(n = 25)	(1)	4,00%	(4)	16,00%	(7)	20,0%
Summe	(n = 70)	(4)	5,7%	(5)	7,1%	(15)	21,4%

Tabelle 3. Gruppenverteilung und Komplikationsinzidenz des Vergleichskollektivs

Prophylaxe		Blutung		Pneumonie		Letalität	
Ranitidin + S	(n = 728)	(11)	1,51%	(33)	4,53%	(123)	16,9%
Sucralfat + S	(n = 14)	(0)	0%	(1)	7,14%	(1)	7,14%
Omeprazol	(n = 51)	(1)	1,96%	(2)	3,92%	(18)	35,3%
keine	(n = 444)	(0)	0%	(13)	2,93%	(54)	12,16%
Summe	(n = 1233)	(12)	0,97%	(50)	4,05%	(196)	15,9%

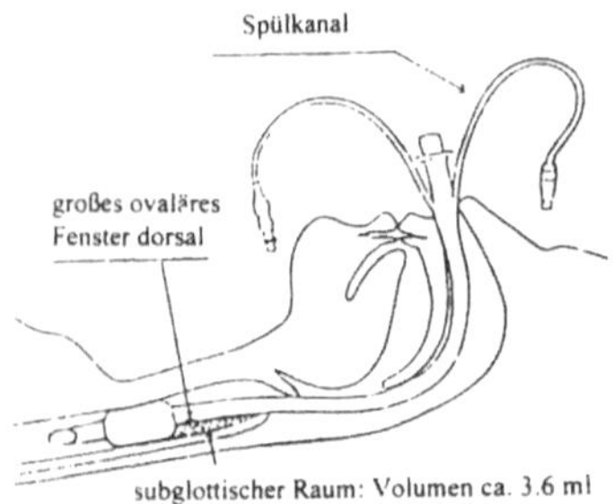

Abb. 1. Endotrachealer Spültubus (Hi-LO EVAC tube, Mallinekrodt)

die drei Porphylaxegruppen randomisiert (Ranitidin n = 23, Sucralfat mit Spülung n = 22, Sucralfat ohne Spülung n = 25). Die restlichen 1233 Patienten wurden ohne Randomisierung nach Entscheidung des diensthabenden Arztes nach Standardrichtlinien behandelt (Ranitidin n = 728, Sucralfat n = 14, Omeprazol n = 51, keine Prophylaxe n = 444).

Erwartungsgemäß liegen die Komplikationsraten (Streßulkusblutung 5,7%, Pneumonie 7,1%) und die Letalität (21,4%) in der Hochrisikogruppe höher als in der Vergleichsgruppe (Blutung 0,97%, Pneumonie 4,05%, Letalität 15,9%). Die durchschnittliche Behandlungsdauer betrug in der Hochrisikogruppe 7 (3–38) Tage, beim restlichen Patientengut 4,5 (1–55) Tage. Die randomisierten Gruppen sind hinsichtlich Alter, Geschlecht und Erkrankungsschwere vergleichbar, signifikante Unterschiede innerhalb der Therapiegruppen zeigen sich nicht, ein Einfluß der Prophylaxe auf die Letalität wird nicht beobachtet. Eine Keimwanderung über Magen und Ösophagus in die Trachea trat in keinem Fall ein, was durch tägliche mikrobiologische Sekretuntersuchungen an Magen, Rachen und Trachea demonstriert werden konnte.

Diskussion

Die Rückläufigkeit der Streßulkusblutung hat ihre Ursache in der Weiterentwicklung der Intensiv- und Notfallmedizin, dennoch werden bei Hochrisikopatienten in randomisierten Studien [1] trotz H_2-Blockade und teilweise gleichzeitiger Titrierung des Magensaft-pH's mittels Antacida auf Werte über 3,5 pH bei bis zu 36% der Patienten Streßerosionen und Ulzera beobachtet. Zwar steigt die gastrale Keimbesiedlung mit steigendem Magensaft-pH deutlich an, in neueren prospektiven Untersuchungen kann jedoch eine früher vermutete Zunahme nosokomialer Pneumonien nicht mehr nachvollzogen werden [2, 8]. Auch zusätzliche Dekontamination des Oropharynx bringt keinen protektiven Effekt [4]. In einer randomisierten Studie zeigt sich ein signifikanter Unterschied hinsichtlich Pneumonieinzidenz bei Verwendung eines subglottischen Spültubus [5]. Im eigenen Krankengut liegen erwartungsgemäß in der randomisierten Hochrisikogruppe Blutung (5,7%), Pneumonie (7,1%) und Letalität (21,4%) deutlich höher als in der Vergleichsgruppe (0,97%, 4,05% und 15,9%). Bedingt durch den Einsatz des bakterizid wirkenden Sucralfat bzw. den Spültubus konnte bei sehr niedriger Blutungsinzidenz die nosokomiale Pneumonierate im Vergleich zur Literatur auf einen Extremwert gesenkt werden, eine Keimwanderung vom Magen über Ösophagus in die Trachea wurde in keinem der Fälle gesehen. In der Sucralfatgruppe ohne Spülung lagen bei drei der vier Pneumoniepatienten lebensbedrohliche Lungenrupturen vor, allein dadurch erklärte sich die Pneumonierate von 16%. In Übereinstimmung zur Literatur zeigt sich auch in unserer Untersuchung, daß Streßulkusblutungen und nosokomiale Pneumonien keinesfalls direkt die hohe Letalität verursachen, vielmehr liegt eine Koinzidenz dieser beiden Komplikationen und schwerstkranken Patienten vor.

Zusammenfassung

Sreßulkusblutungen haben ihre grundlegende Ursache wahrscheinlich in einer höhergradigen Durchblutungsstörung des Splanchnikusgebietes. Alle Prophylaxekonzepte, welche möglicherweise eine nosokomiale Pneumonie induzieren können, sind bei rückläufiger klinischer Relevanz der Blutungskomplikation obsolet. Bei Hochrisikopatienten und Langzeitbeatmung ist bei stabilen Kreislaufverhältnissen

328

die subglottische Spülungsbehandlung in Kombination mit Sucralfat oder H$_2$-Blockade Mittel der Wahl. Eine generelle Streßulkusprophylaxe ohne Vorliegen von konkreten Risikofaktoren ist allerdings nicht nur nicht sinnvoll, sondern nach unserer Meinung kontraindiziert.

Summary

Low blood pressure and reduced stomach perfusion are main reasons for ulcer-bleeding. A prophylactic application of H$_2$-blockers leading to an increasing germ contamination of the stomach seems to be the wrong way, although a germ migration from stomach into trachea is not confirmed. The subglottic lavage in combination with the antibactericid Sucralfat or H$_2$-blockers is the treatment of choice, a general bleeding-prophylaxis in ICU-patients is not useful.

Literatur

1. Eddleston JM, Vohra A, Scott P (1991) A comparison of the frequency of stress ulceration and secondary pneumonia in sucralfate- or ranitidine-treated intensive care unit patients. Crit Care Med 19(12):1491–1496
2. Fabian TC, Boucher BA, Croce MA, Kuhl DA, Janning SW, Coffey BC, Kudsk KA (1993) Pneumonia and stress ulceration in severely injured patients. Arch Surg 128(2):185–192
3. Labattut AG, Santolalla PM, De Andres AP, Ortigosa AM, Del Mar Gobernado Serrano M, Gimeno OL (1992) Efficacy of sucralfate in the prevention of upper gastrointestinal stress bleeding in intensive care patients: comparison vs a control group. Clin Intensive Care 3(5): Suppl. 19–25
4. Laggner AN, Tryba M, Georgopoulos A, Lenz K, Grimm G, Graninger W, Schneeweiss B, Druml W (1994) Oropharyngeal decontamination with gentamicin for long-term ventilated patients on stress ulcer prophylaxis with sucralfate? Wien Klin Wochenschr 106(1):15–19
5. Mahul P, Auboyer C, Jospe R, Ros A (1992) Prevention of nosocomial pneumonia in intubated patients: respective role of mechanical subglottic secretions drainage and stress ulcer prophylaxis. Intensive Care Med 18(1):20–25
6. Martin LF, MCL Booth Fv, Karlstadt RG, et al (1993) Continuous intravenous cimetidine decreases stress-related upper gastrointestinal hemorrhage without promoting pneumonia. Crit Care Med 21(1):19–30
7. Prod'hom G, Leuenberger P, Koerfer J, et al (1994) Nosocomial pneumonia in mechanically ventilated patients receiving antacid, ranitidine or sucralfate as prophylaxis for stress ulcer. A randomized controlled trial. Ann Intern Med 120:653–662
8. Ryan P, Dawson J, Teres D, Celoria G, Navab F (1993) Nosocomial pneumonia during stress ulcer prophylaxis with Cimetidine and Sucralfate. Arch Surg 128(12):1353–1357

Dr. med. G. Stöhr, Klinik und Poliklinik für Allgemeinchirurgie, Georg-August-Universität, Robert-Koch-Str. 40, D-37075 Göttingen

Nach Gastrektomie beeinflußt die Duodenalpassage das Verteilungsmuster verschiedener peptidhormonproduzierender Zellen in der Dünndarmmukosa

The Distribution of Various Enteroendocrine Cells in the Mucosa of the Small Bowel is Influenced by Duodenal Passage After Total Gastrectomy

J. Faß[1], L. Füzesi[2], B. Steffes[1], Z. Itoh[3], B. Dreuw[1] und V. Schumpelick[1]

[1] Chirurgische Klinik, RWTH-Aachen, Pauwelsstr., D-52074 Aachen
[2] Institut für Pathologie, RWTH-Aachen, Pauwelsstr., D-52074 Aachen
[3] Institute for Endocrinology, Gunma University, Japan

Einleitung

Die enteral sezernierten Peptide greifen entweder als Hormone oder Neurotransmitter in viele gastrointestinale Regulationsmechanismen der Motilität, Sekretion, Resorption und Trophik ein [3, 6, 9]. Nach Gastrektomie wurden Veränderungen in der Sekretion verschiedener gastrointestinaler Peptidhormone beobachtet [1, 2] und auch ein hierdurch bedingter Einfluß auf den Ernährungszustand nachgewiesen [10]. Klinisch wurden bei Ersatzmagenformen ohne Duodenalpassage eine Verzögerung der Gallenblasenentleerung und eine verminderte Pankreassekretion beobachtet [4, 6, 8]. Tierexperimentell konnten rekonstruktionsspezifische Motilitätsphänomene nach Jejunuminterposition und Roux-Y-Rekonstruktion definiert werden [5]. Untersuchungen nach subtotaler Gastrektomie mit BI- und BII-Rekonstruktion konnten eine Umverteilung bestimmter enterochromaffiner Zellen in Abhängigkeit von der Duodenalpassage nachweisen [7]. In einer tierexperimentellen Studie sollte das Verteilungsmuster verschiedener hormonproduzierender Zellklone im Dünndarm nach totaler Gastrektomie untersucht werden, um eine mögliche Ursache für die bekannten Funktionsunterschiede zu identifizieren.

Methodik

8 männliche Beagle-Hunde (22,5–27,2 kg) wurden gastrektomiert und anschließend in zwei Rekonstruktionsgruppen (Jejunuminterposition [JI; n = 4] und Ösophagojejunostomie Roux-Y [RY, n = 4]) randomisiert. Intraoperativ wurden je 3 repräsentative Proben aus dem Ersatzmagen oben (EMO) und unten (EMU), Duodenum proximal (PD) und distal (DD), Jejunum proximal (PJ) und Mitte (MJ) sowie aus dem terminalen Ileum (TI) entnommen. Die Auswertung erfolgte mit einem computergestützten, semiautomatischen Morphometriesystem in dem an jeder Lokalisation 25 Felder von jeder Probe in einem Zählraster ausgewertet wurden. Diese Werte dienten als Kontrollen. Nach 6 Monaten wurden die Tiere getötet

Chirurgisches Forum 1995
f. experim. u. klinische Forschung
Hierholzer/Seifert/Hartel (Hrsg.)

und erneute Proben gewonnen. Dann wurden die VIP-, CCK-Oktapeptid-, Bombesin/GRP-, Neurotensin- und Motilin- produzierenden Zellen mit der indirekten Peroxidasemethode bzw. Peroxidase-Antiperoxidasemethode quantitativ (Zellen/mm²) bestimmt. Als primäre, spezifische Antikörper wurden verwendet:

1. *VIP*-Antiserum vom Kaninchen (Code-Nr.: RPN.1582, Fa. Amersham):
2. *CCK-Oktapeptid* vom Kaninchen (Code-Nr.: RPN.1592, Fa. Amersham):
3. *Bombesin/GRP*-Antiserum vom Kaninchen (Code-Nr.: RPN.1692, Fa. Amersham):
4. *Neurotensin*-Antiserum vom Kaninchen (Code-Nr.: RPN 1632, Fa. Amersham):
5. *Motilin*-Antiserum vom Kaninchen mit 100%iger Spezifität gegen Hundemotilin (Code-Nr.: RC9 1 T-1, Prof. Zen Itoh, Japan).

Die Antikörper 1–4 wurden käuflich im Handel erworben. Der Antikörper 5 wurde freundlicherweise von Prof. Zen Itoh, Gunma University-Institute for Endocrinology, Japan, zur Verfügung gestellt.

Ergebnisse

Bei den fünf ausgewählten Peptiden zeigte das Verteilungsmuster der hormonproduzierenden Zellen lokalisationsspezifische, aber auch rekonstruktionsabhängige Charakteristika:

VIP: Bei den Kontrollen war eine relativ gleichmäßige Verteilung in der Dünndarmmukosa mit einer Zellzahl von 6–10 Zellen/mm² zu beobachten (Tab. 1). Im gesamten Dünndarm waren die VIP-positiven Zellen nach der Gastrektomie unabhängig von der Rekonstruktionsform deutlich rarefiziert. Signifikante Unterschiede zwischen den Rekonstruktionsgruppen bestanden nicht.

CCK-Oktapeptid: Die Häufigkeit der Cholezystokinin-Oktapeptid produzierenden Zellen im Ersatzmagen war nicht signifikant verschieden zwischen den Rekonstruktionsgruppen und auch nicht im Vergleich zu den Kontrollen. In den unteren Dünndarmabschnitten kam es jedoch postoperativ zu einer rekonstruktionsabhängigen Umverteilung (Abb. 1). Im proximalen Duodenum nahm in der Roux-Y-Gruppe die Anzahl der CCK-positiven Zellen signifikant (p <0,01) gegenüber den Hunden mit erhaltener Duodenalpassage ab. Dagegen war im distalen Duodenum und proximalen Jejunum bei ausgeschalteter Duodenalpassage eine deutliche (p <0,05 bzw. 0,01) Zunahme der Zelldichte zu verzeichnen. In den unteren Dünndarmabschnitten (MJ und TI) wurden nur vereinzelt CCK-positive Zellen gefunden.

Bombesin/GRP: Die Auszählung der Bombesin/GRP-positiven Zellen zeigte einen deutlichen Rückgang ihrer Häufigkeit nach beiden Formen der Gastrektomie im Ersatzmagen und insbesondere in den unteren Abschnitten des Dünndarmes (Tab. 1). Bei den Kontrollen lag die Zellzahl mit Ausnahme des proximalen Duodenums und terminalen Ileums bei etwa 4 Zellen/mm² und somit signifikant höher als bei den gastrektomierten Tieren.

Tabelle 1. Häufigkeitsverteilung der Bombesin/GRP-, Neurotensin- und VIP-positiven Zellen im Dünndarm gastrektomierter Hunde. Die Vergleichswerte der Kontrollen für EMO und EMU entsprechen den Meßergebnissen aus PJ.

	Bombesin/GRP			Neurotensin			VIP		
	K	JI	RY	K	JI	RY	K	JI	RY
EMO	4,1±1,6	0,8±0,5[xx]	0,9±0,6[xx]	0,8±0,1	6,2±0,4[xx]	0	7,8±1,3	0	2,4±1,1[xx]
EMU	4,1±1,5	0,2±0,1[xx]	1,8±0,7[x]	0,8±0,1	4,8±0,6[x]	1,2±0,4	7,8±1,2	0,9±0,6[xx]	1,7±0,4[xx]
PD	0,9±0,5	0,6±0,2	1,8±0,6[xx]	4,7±0,8	0,7±0,1[xx]	1,2±0,6	6,4±0,8	0,2±0,1[xx]	1,9x±0,5[xx]
DD	4,3±1,1	2,2±0,4[x]	8,2±4,9	2,2±1,2	0,3±0,1	0,5±0,2	8,4±1,4	0,2±0,1[xx]	0,1±0,05[xx]
PJ	4,1±1,4	0,2±0,1[xx]	0,9±0,3[x]	0,2±0,1[xx]	5,2±2,3	2,8±1,2	7,7±1,2	2,4±0,7[xx]	0,5±0,2[xx]
MJ	5,2±0,9	0	0,4±0,3[xx]	6,1±1,8	1,8±0,4	3,2±1,2	10,2±2,2	1,3±0,4[xx]	2,4±0,7[xx]
TI	1,0±0,4	0	0,8±0,6[xx]	24,2±10,4	10,1±1,0[xx]	7,4±0,9[xx]	8,3±1,6	0	0,3±0,1[xx]

Einheiten: positive Zellen/mm^2.

[x] p < 0,01.

[xx] p < 0,001.

332

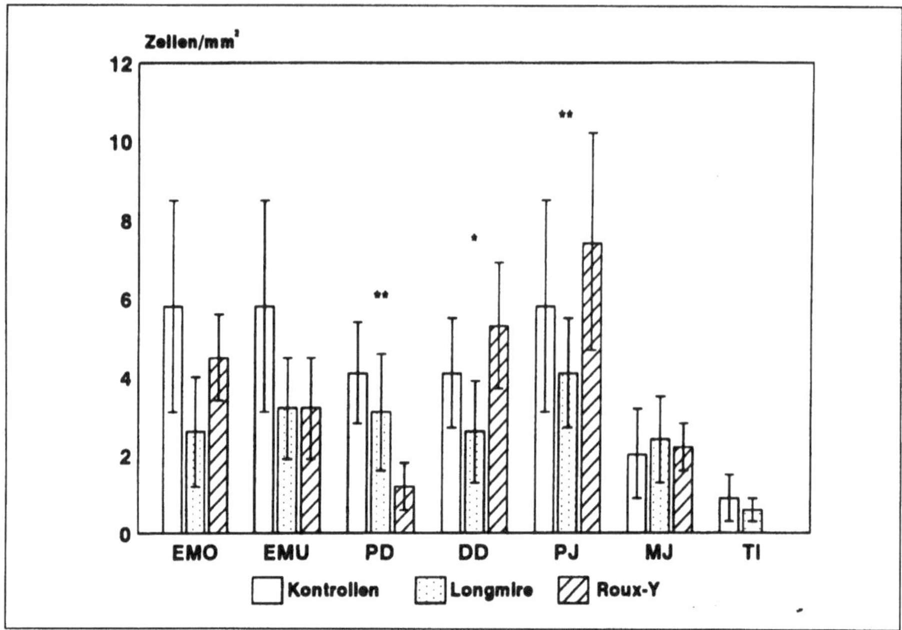

Abb. 1. Häufigkeisverteilung der CCK-Oktapeptid-positiven Zellen im Dünndarm gastrektomierter Hunde. Die Vergleichswerte der Kontrollen für EMO und EMU entsprechen den Meßergebnissen aus PJ. *: p < 0,05, **: p < 0,01

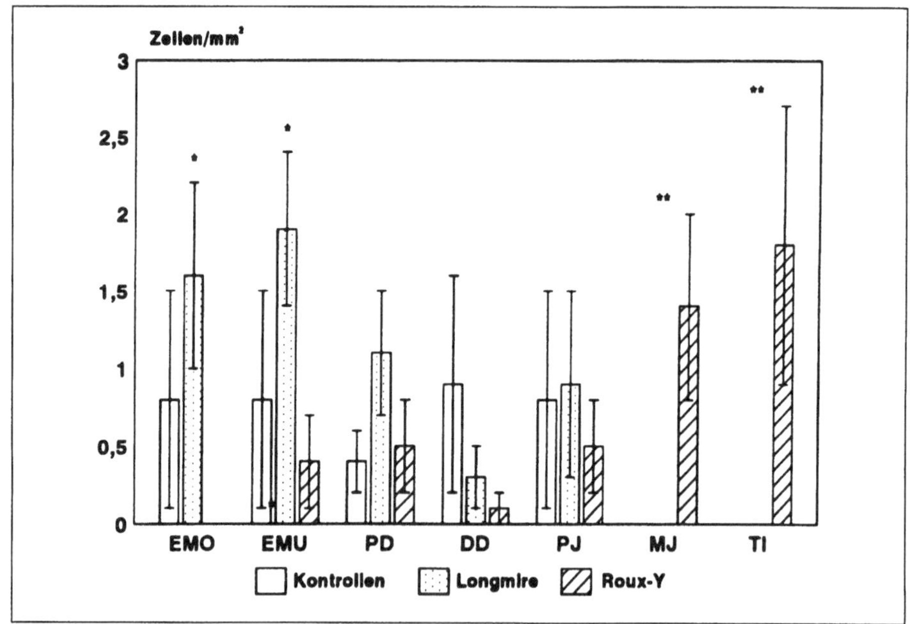

Abb. 2. Häufigkeit der motilinpositiven Zellen im Dünndarm gastrektomierter Hunde. Die Vergleichswerte der Kontrollen für EMO und EMO entsprechen den Meßwerten aus PJ. *: p < 0,05, **: p < 0,01 (Longmire/Kontrollen und Roux-Y bei EMO und EMU; Roux-Y/Kontrollen und Longmire bei MJ und TI)

Neurotensin: Erwartungsgemäß nahm die Anzahl der Neurotensin-produzierenden Zellen nach distal deutlich zu und erreichte bei den Kontrollen im terminalen Ileum eine Zelldichte von 25 Zellen/mm² (Tab. 1). Auch bei den gastrektomierten Tieren bestätigte sich dieser Trend. Sie zeigten absolut jedoch deutlich niedrigere Werte als die Kontrollen. Im Gegensatz hierzu konnten wir bei den Hunden mit Jejunuminterposition im Ersatzmagen signifikant häufiger neurotensinpositive Zellen nachweisen als bei den beiden anderen Gruppen.

Motilin: Motilin-positive Zellen waren vergleichsweise selten im Dünndarm anzutreffen. Ihre Zelldichte betrug bei den Kontrolltieren 0,4–0,9 Zellen/mm². Im mittleren Jejunum und terminalen Ileum konnten hier, ebenso wie bei den Hunden mit Jejunuminterposition, keine positiven Zellen gefunden werden (Abb. 2). Bei den gastrektomierten Tieren hatten die Longmire-Rekonstruierten die größte Zelldichte im Ersatzmagen, während diese bei den Roux-Tieren im MJ und TI gefunden wurde.

Zusammenfassung

In einer tierexperimentellen Studie am Hundemodell wurde das Verteilungsmuster verschiedener enteroendokriner Zellpopulationen im Dünndarm nach Gastrektomie in Abhängigkeit von der Erhaltung der Duodenalpassage immunhistochemisch bestimmt. Bei VIP und Bombesin/GRP zeigten alle operierten Tiere eine Abnahme der Zellzahl an allen Lokalisationen. Während bei Roux-Y-Rekonstruierten eine signifikante Abnahme von CCK-positiven Zellen im proximalen Duodenum und eine Zunahme in den oberen Jejunumabschnitten beobachtet wurde, traten bei den Jejunuminterponierten postoperativ vermehrt Neurotensin- und Motilin-produzierende Zellen im Ersatzmagen auf. Diese Umverteilung der peptidproduzierenden Zellklone dürfte einem Adaptionsprozeß an neue Passagebedingungen entsprechen und könnte zur Erklärung einer Reihe von Motilitäts- und Sekretionsstörungen nach Duodenalbypass beitragen.

Summary

The distribution of various enteroendocrine cell populations in the mucosa of the small bowel was studied after total gastrectomy in dogs and reconstruction with and without duodenal passage. All operated animals showed a marked decrease of VIP- and Bombesin/GRP-positive cells in all locations. While animals with ROUX en Y-reconstruction had a significant decrease of CCK-positive cells in the proximal duodenum and an increase of this population in the upper parts of the jejunum, Neurotensin- and Motilin-positive cells were increasingly seen in the gastric substitutes of dogs with jejunal interposition. These effects are interpreted as an adaption to the new conditions of duodenal passage and are in part able to explain the dysfunction of motility and secretion after duodenal bypass.

Literatur

1. Barthel M, Nustede R, Bücheler M, Köhler H, Schafmayer A (1988) Zum Einfluß der Duodenalpassage auf die Sekretion von Cholecystokinin und Neurotensin bei Patienten nach totaler Gastrektomie. Langenbecks Arch Chir Suppl Chirurgisches Forum '88 f.experim. u. klinische Forschung 61–65
2. Butters M, Bittner R, Schafmayer A, Beger HG (1991) release of pancreatic polypeptide and cholecystokinin after total gastrectomy: the effect of different reconstruction procedures. Eur J Gastroent Hepatol 3:29–33
3. Eissele R, Roßkopf B, Koop H, Adler G, Arnold R (1991) Proliferation of endocrine cells in the rat stomach caused by drug-induced achlorhydria. Gastroenterology 101:70–76
4. Faß J, Bares R, Staude M, Schumpelick V (1993) Ersatzmagenform und intestinale Motilität nach totaler Gastrektomie. Leber Magen Darm 23:194–203
5. Faß J, Bares R, Hermsdorf V, Schumpelick V (1993) Die intestinale Motilität nach Jejunuminterposition und Roux-Y-Rekonstruktion – eine tierexperimentelle Studie. Langenbeck's Arch Chir 378:239–248
6. Fried GM, Odgen WD, Swierczek J, Greeley GH, Rayford PL, Thompson JC (1983) Release of cholecystokinin in concious dogs: Correlation with simultaneous measurements of gallbladder pressure and pancreatic protein secretion. Gastroenterology 85:1113–1119
7. Gebhardt H, Deltz E, Schroeder P, Hansmann ML, Hamelmann H (1988) Auswirkungen von Magenteilsresektionen (Billroth I und II) auf Anzahl und Verteilungsmuster Hormonproduzierender Zellen des gesamten Magen-Darm-Traktes. Langenbecks Arch Chir Suppl Chirurgisches Forum 1988, Hrsg Schriefers KH: 49–53
8. Heptner G, Domschke S, Domschke W (1989) Exocrine pancreatic function after gastrectomy – Specifity of indirect tests. Gastroenterology 97:147–153
9. Itoh Z, Takeuchi S, Aizawa I, Mori K, Taminato T, Seino Y, Imura H, Yanaihara N (1978) Changes in plasma motilin concentration and gastrointestinal contractile activity in concious dogs. Dig Dis Sci 23, 10:929–935
10. Kotler DP, Sherman D, Bloom R, Holt PR (1985) Malnutrition after gastric surgery – association with exaggerated distal intestinal hormone release. Dig Dis Sci 30, 3:193–199

Immunhistologische Analyse des zellulären Infiltrats bei *H. pylori*-assoziierter Gastritis von Patienten mit und ohne Ulcus

Immunohistological analysis of the cellular infiltrate in *H. pylori*-associated gastritis of patients with and without ulcer

G. Meimarakis[1], R. A. Hatz[1], H.-J. Krämling[1], M. Stolte[2] und G. Enders[3]

[1] Chirurgische Klinik und Poliklinik, Klinikum Großhadern, München
[2] Institut für Pathologie, Klinikum Bayreuth
[3] Institut für Chirurgische Forschung, Klinikum Großhadern, München

Einleitung

Umfangreiche epidemiologische Studien zeigen, daß die Prävalenz von *H. pylori* bei der chronisch aktiven Gastritis nahezu 100% beträgt. Die Prävalenz des Keims beim Ulcus ventriculi beträgt etwa 80% beim Ulcus duodeni 95%. Zahlreiche Therapiestudien konnten den ursächlichen Zusammenhang der *H. pylori*-Infektion mit dem Ulcusleiden aufzeigen [1].

Es ist jedoch wenig über die Pathomechanismen, die zur Entwicklung der Ulcuskrankheit oder anderer gastroduodenaler Erkrankungen auf dem Boden einer chronisch aktiven Gastritis führen und mit *H. pylori* in Zusammenhang stehen, bekannt [5].

Das akute Stadium der *H. pylori*-Infektion ist durch ein neutrophiles Infiltrat gekennzeichnet, während im chronischen Stadium ein mononukleär-lymphozytäres Infiltrat vorherrscht. Trotz scheinbar adäquater lokaler und humoraler Immunantwort vermag der Wirt häufig den Keim nicht zu eliminieren, so daß die Erkrankung chronisch wird [4].

In dieser Arbeit wurde das Infiltrat in der Magenmukosa von gesunden Kontrollen und Gastritispatienten mit und ohne Ulcus genauer charakterisiert. Ziel dieser Untersuchungen war es, durch die Analyse der einzelnen Lymphozytensubpopulationen, Hinweise für die Pathophysiologie und die Chronizität der Erkrankung zu bekommen.

Material und Methoden

Untersucht wurden Biopsien von informierten Patienten mit Gastritis oder Ulcus. Als Kontrollen dienten Patienten vor einer Cholezystektomie. Die Bestimmung des *H. pylori*-Status der Patienten erfolgte durch Messung des IgG-Antikörpertiters im Patientenserum mit einem ELISA-Test. Der direkte Nachweis der Erreger im Gewebe erfolgte durch die mikrobiologische Kultur auf Blutagarplatten und die Warthin-Starry-Färbung von histologischen Schnitten.

Chirurgisches Forum 1995
f. experim. u. klinische Forschung
Hierholzer/Seifert/Hartel (Hrsg.)
© Springer-Verlag Berlin Heidelberg 1995

Die Diagnose und die Einteilung nach Grad und Aktivität der Gastritis erfolgte anhand der HE-Färbung entsprechend der aktuellen Sydney-Klassifikation [7].

Immunhistologie: 5 µm dicke Gefrierschnitte aus Antrum und Corpus wurden in Aceton fixiert und mit monoklonalen Maus-Antikörpern gegen CD3 (T-Zellen), CD22 (B-Zellen), CD4 (T-Helferzellen), CD8 (Suppressorzellen/Zytotoxische T-Zellen), CD45RO (Gedächtniszellen), CD103 (Human-Mucosal-Lymphocytes) inkubiert (Becton Dickinson, Mountain View, CA und Dakopatts, Glostrup, Denmark). Anschließend wurde mit einem Peroxidase-markierten Zweitantikörper (Dakopatts, Glostrup, Denmark) und einem weiteren Peroxidase-markierten Antikörper (Medac GmbH, Hamburg) zur Intensivierung der Färbung inkubiert. Der Antikörperkomplex konnte nach der Entwicklung mit DAB/H_2O_2 als braunes Reaktionsprodukt nachgewiesen werden.

Die Auswertung der Zellen in der Lamina propria erfolgte mit Hilfe eines Gitterokulars (Zeiss, Oberkochen). Es wurden 8 bis 10 Gesichtsfelder ausgezählt und die Zellzahl pro Flächeneinheit wiedergegeben. Die intraepithelialen Lymphozyten wurden als Anzahl Lymphozyten pro 100 Epithelzellen angegeben. Die statistische Auswertung erfolgte mit dem Mann-Whitney-Wilcoxon Rangsummentest.

Ergebnisse

Insgesamt wurden 30 Patienten mit einem Durchschnittsalter von 52,7 Jahren untersucht. 8 Patienten waren *H. pylori*-Antikörper-negativ mit histologisch normaler Mukosa, 18 Antikörper-positiv mit Gastritisbefund bzw. 6 mit einem Ulcus duodeni und/oder ventriculi. Die Patientengruppen waren vergleichbar bezüglich ihres Durchschnittsalters und der Geschlechtsverteilung.

Das Ergebnis der immunhistologischen Auswertung der Lymphozyten in der Lamina propria und intreaepithelial ist in Tabelle 1 dargestellt. In allen Gruppen war die Mehrheit der mononukleären Zellen T-Lymphozyten. Ihre Zahl stieg signifikant mit zunehmendem Grad der Gastritis in der Lamina propria. Bei den B-Lymphozyten war nur ein diskreter Zuwachs vorhanden, intreaepithelial waren keine B-Lymphozyten nachweisbar.

In der Aufteilung der T-Zellen in T-Helferzellen (CD4+) und zytotoxischen T-Zellen (CD8+) zeigt sich, daß die Zahl der T-Helferzellen bei Vorliegen einer Gastritis – insbesondere einer aktiven Gastritits – signifikant zunahm. Der Anstieg der zytotoxischen Zellen war weit geringer, was eine Verschiebung des CD4/CD8-Quotienten zugunsten der T-Helferzellen bewirkte.

Die Zahl der aktivierten Lymphozyten, wie sie durch die Aktivierungsmarker CD45RO und CD103 gekennzeichnet sind, war ebenfalls in der Gruppe der Gastritispatienten erhöht. Dabei korrelierte die Zahl der CD45RO+ Zellen eng mit dem Grad der Gastritis und CD103 mit der *H. pylori*-Besiedlungsdichte (Warthin-Starry-Färbung). Zusätzlich konnte man – im Gegensatz zu allen anderen eingesetzten Oberflächenmarkern – einen signifikanten Anstieg für CD103 bei den Ulcuspatienten gegenüber den Gastritispatienten beobachten.

Bei den intraepithelialen Lymphozyten war nur ein geringer Anstieg zu beobachten. Hier fand sich gleichermaßen ein Anstieg der CD4+ und der CD8+ Zellen. Ein Anstieg der aktivierten Lymphozyten war nur bei hochgradiger Gastritis zu

Tabelle 1. Immunhistologische Auswertung: Die Angaben beziehen sich auf positive Zellen/Flächeneinheit ± Standardabweichung für die Lamina propria Lymphozyten bzw. positive Zellen/100 Epithelzellen ± Standardabweichung für die intraepithelialen Lymphozyten

	Lamina Propria				Intraepithelialer Bereich		
	Kontrolle	Gastritis ohne Ulcus	Gastritis mit Ulcus		Kontrolle	Gastritis ohne Ulcus	Gastritis mit Ulcus
CD3	15,4±0,9	25,3±2,2**	21,9±1,3	CD3	13,2±2,3	17,7±1,9 *	15,3±2,3
CD4	8,6±0,5	18,2±1,5**	14,4±1,2	CD4	2,6±0,7	4,6±0,8 *	3,5±1,0
CD8	7,3±0,7	10,6±0,8*	11,9±1,9	CD8	10,3±1,6	13,0±1,4 *	11,7±1,2
CD4/CD8	1,23±0,12	1,73±0,16	1,32±0,24	CD4/CD8	0,27±0,05	0,33±0,04	0,28±0,06
CD45RO	13,0±0,8	24,6±2,3**	21,7±1,2	CD45RO	8,4±1,7	12,4±2,1	10,5±2,6
CD103	6,0±0,7	11,5±0,8**	15,7±0,9*	CD103	8,7±1,5	13,0±2,0	9,6±1,1
CD22	1,7±0,5	3,4±0,8	2,6±1,2	CD22	–		

* p<0,05.
** p<0,01.

verzeichnen. Im intraepithelialen Bereich waren keine signifikanten Unterschiede zwischen Gastritis- und Ulcuspatienten zu erkennen.

Diskussion

Obwohl die *H. pylori*-induzierte Gastritis eine wichtige Rolle in der Pathogenese des Ulcusleidens und einer Reihe gastroduodenaler Erkrankungen spielt, sind die Lymphozyten, die das Bild im chronischen Stadium prägen, nur unzureichend charakterisiert worden. Unser Ziel war deshalb die genaue Charakterisierung der Lymphozytensubpopulationen mit Hilfe eines quantitativen immunhistologischen Verfahrens.

Die Ergebnisse machen deutlich, daß über 95% aller Lymphozyten im Magen T-Zellen sind, während B-Zellen vorwiegend in den Lymphfollikelzentren lokalisiert sind. Die Zahl der T-Zellen steigt mit zunehmendem Grad der Gastritis, besonders bei aktiver Gastritis. Dieser Anstieg ist bedingt durch die Vermehrung der T-Helferzellen vorwiegend in der Lamina propria. Interessanterweise findet sich auch intraepithelial eine Vermehrung der Helferzellen. Dabei handelt es sich um aktivierte Zellen, die durch die Expression von CD103 und CD45RO gekennzeichnet sind. Weiterhin ist in der Gruppe der Ulcuspatienten die Zahl der CD103+ Zellen signifikant erhöht. Die Korrelation von hohem CD103 mit der *H. pylori*-Besiedlungsdichte könnte eine Folge der Stimulation von Lymphozyten durch den Kontakt mit *H. pylori*-Antigenen sein [9].

Für die Vermehrung der T-Zellen und die bevorzugte Akkumulation von aktivierten Helferzellen können folgende Erklärungen in Betracht gezogen werden:

1. *Bevorzugte Proliferation auf ein lokales Antigen:* Antigen-präsentierende Zellen, die das entsprechende *H. pylori*-Antigen zusammen mit MHC Klasse II Antigenen exprimieren, können eine selektive Proliferation von Antigen-spezifischen Helferzellen induzieren. Diese Hypothese erscheint unwahrscheinlich, weil eigene Untersuchungen gezeigt haben, daß isolierte Lymphozyten aus Biopsien von Gastritispatienten in vitro nicht antigenspezifisch auf *H. pylori* reagieren [2].
2. *Transformation nach Antigenkontakt:* Aktivierte T-Zellen entwickeln sich nach Antigenkontakt von CD45RA+ CD45RO- in CD45RA- CD45RO+ Zellen, d.h. in sog. Gedächtniszellen [8].
3. *Regulation durch Immunmediatoren:* Zytokine, die von den Zellen im Entzündungsherd freigesetzt werden, können sekundär zu einer Migration und Akkumulation von T-Zellen führen. Da aktivierte Helferzellen selbst in der Lage sind, Zytokine freizusetzen, ergibt sich daraus ein Mechanismus, der für den Übergang der akuten Entzündung in eine chronische Form verantwortlich sein könnte.

Zytokine, die dabei eine Rolle spielen könnten, gehören der Familie der CC-Chemokine an, die eine chemotaktische Wirkung auf T-Helferzellen ausüben (RANTES, MIP-1β). In ersten Untersuchungen konnten wir RANTES in immunhistologischen Färbungen von Gastritispatienten nachweisen.

Von besonderem Interesse ist in diesem Zusammenhang auch das stark chemotaktisch wirkende TGFβ, welches u.a. von Epithelzellen produziert werden kann.

Frühere Untersuchungen haben gezeigt, daß es CD103 auf Lymphozyten hochregulieren kann [6]. In unseren Untersuchungen fanden wir eine Vermehrung der CD103+ Zellen bei HAG. Die Tatsache, daß Ulcuspatienten gegenüber Gastritispatienten eine Vermehrung der CD103+ Lymphozyten aufweisen, ist ein wichtiger Indikator für die vermehrte Freisetzung von TGFβ in der chronisch entzündlichen Magenmukosa. Da TGFβ eine antiproliferative Wirkung besitzt, könnte seine Freisetzung bei Gastritis in einigen Fällen die tiefgreifende Epithelschädigung mit Prädispositon zum Ulcus erklären.

Während die Freisetzung von TNFα und IL-6, die mit Mukosadestruktion bzw. gramnegativen Infektionen assoziiert sind, bereits bestimmt wurde [3], fehlen derzeit noch zuverlässige Daten zur Freisetzung von TGFβ. Dies ist Gegenstand weiterer Untersuchungen unserer Gruppe.

Was die Funktion der aktivierten Helferzellen betrifft, so ist u.a. ein induktiver Effekt auf B-Zellen anzunehmen, der sich im Extremfall in der Entwicklung von Lymphfollikeln oder gar eines Lymphoms äußern kann. Ein Hinweis dafür ist die therapeutische Wirksamkeit einer suffizienten Eradikation von *H. pylori*, die das Verschwinden der Lymphfollikel und in einigen Fällen eines niedrig-malignen Lymphoms zur Folge hat [10].

Zusammenfassung

Die Besiedlung der Magenschleimhaut mit *H. pylori* und die damit assoziierte Typ B-Gastritis hat die Pathophysiologie des Ulcusleidens maßgeblich verändert. Wenig ist jedoch bezüglich der Pathogenese bekannt, die die Entstehung der Ulcuskrankheit auf dem Boden einer chronisch aktiven Gastritis begünstigt. In dieser Arbeit wurde deshalb das Infiltrat der Magenmukosa von gesunden Kontrollen und Gastritispatienten mit und ohne Geschwürsbildung immunhistologisch charakterisiert. Die Frage war dabei, ob die Analyse der einzelnen Lymphozytensubpopulationen Aufschluß über die Pathophysiologie und die Chronizität der Erkrankung liefern kann.

Im Infiltrat von Patienten mit Gastritis wurde ein Anstieg der T-Lymphozyten insbesondere der T-Helferzellen beobachtet. Die überwiegende Mehrzahl dieser Zellen sind Gedächtniszellen und tragen die Aktivierungsmarker CD45RO und CD103. Der Anstieg der CD103+ Zellen ist bei Ulcuspatienten ausgeprägter und korreliert eng mit dem Grad der *H. pylori*-Besiedlungsdichte. Das Auftreten von aktivierten T-Helferzellen legt den Schluß nahe, daß Immunmediatoren für die Chronizität der Entzündung wichtig sind. Dabei ist es interessant, daß der Immunmediator TGFβ nicht nur die Expression von CD103 hochregulieren kann, sondern selbst antiproliferativ wirkt. Dies könnte auch zur Erklärung der Epithelschädigung bei Patienten mit Ulcus beitragen.

Summary

The colonization of gastric mucosa with *H. pylori* associated with Typ B gastritis has essentially altered the pathophysiology of ulcer disease. However, only sparse information about the pathogenesis is known, which may promote the development of ulcer disease from a state of chronic active gastritis. Therefore, in this work we characterized the infiltrate of gastric mucosa from healthy controls and gastritis patients with or without ulcer. The aim was to obtain detailed information about pathophysiology and chronicity of the disease by analyzing distinct lymphocyte subsets.

In the infiltrate of patients with gastritis we observed an increase in T-cell numbers, especially of T-helper cells. The vast majority of these cells are memory cells bearing the activation marker CD45RO and CD103. The increase in CD103+ cells is more extended in patients with ulcer and correlates with the grade of *H. pylori*-colonization. The presence of activated T-helper cells suggests that immune mediators are important for the chronicity of inflammation. Interestingly, the immune mediator TGF-β can both, upregulate the expression of CD103 and show antiproliferative effects. This fact could contribute in explaining epithelial damage in patients with ulcer.

Literatur

1. Bayerdorffer E, Mannes GA, Sommer A, Hochter W, Weingart J, Hatz R, Lehn N, Ruckdeschel G, Dirschedl P, Stolte M (1993) Long term follow up after eradication of Helicobacter pylori with a combination of omeprazole and amoxycillin. Scand J Gastroenterol Suppl 196:19–25
2. Brooks WP, Meimarakis G, Hatz RA, Bayerdörffer E, Enders G, Krämling HJ (1994) Isolation and phenotypical characterization of T-lymphocytes isolated from the gastric mucosa of patients with and without Helicobacter pylori. In: Gasbarrini/Pertolani (Eds) Basic and Clinical Aspects of H. pylori infection. Springer-Verlag 113–118
3. Crabtree JE, Shallcross TM, Heatley RV, Wyatt JI (1991) Mucosal tumour necrosis factor α and interleukin-6 in patients with Helicobacter pylori associated gastritis. Gut 32:1473–1477
4. Hatz R, Bayerdörffer E, Lehn N, Enders G (1994) Immune response in Helicobacter pylori infection – implications for treatment of gastroduodenal disease. Clin Immunother 2:295–306
5. Hatz RA, Brooks WP, Krämling HJ, Enders G (1992) Stomach immunology and Helicobacter pylori infection. Curr Opin Gastroen 8:993–1001
6. Kilshaw PJ, Murant SJ (1991) Expression and regulation of β_7 (βp) integrins on mouse lymphocytes: relevance to the mucosal immune system. Eur J Immunol 21:2591–2597
7. Price AB (1991) The Sydney System: Histological division. J Gastroenterol Hepatol 6:209–222
8. Sanders ME, Makgoba MW, Shaw (1988) Human naive and memory T cells: reinterpretation of helper-inducer and suppressor-inducer subsets. Immunol Today 9:195–199
9. Schieferdecker H, Ullrich R, Weiß-Reckwoldt AN, Schwarting R, Stein H, Riecken EO, Zeitz M (1990) The HML-1 Antigen of intestinal lymphocytes is an activation antigen. J Immunol 144:2541–2549
10. Wotherspoon AC, Doglioni C, Diss TC, Pan L, Moschini A, de Boni M, Isaacson PG (1993) Regression of primary low-grade B-cell gastric lymphoma of mucosa-associated lymphoid tissue type after eradication of Helicobacter pylori. Lancet 342:575–577

G. Meimarakis, Chirurgische Klinik und Poliklinik, St. G7, Klinikum Großhadern, Ludwig-Maximilians-Universität München, Marchioninistr. 15, D-81366 München

Stimulation der Heilung kryoinduzierter Magenulcera durch lokal injiziertes, rekombinantes TGFβ_3 im Tiermodell

Healing of cryoinduced gastric ulcers is stimulated by local injection of recombinant TGFβ_3 in rats

S. Coerper, E. Sigloch, G. Köveker, M. Starlinger und H. D. Becker

Chir. Univ. Klinik Tübingen, Abt. f. Allgemeinchirurgie

Einleitung

Die Magenschleimhaut ist eines der am schnellsten proliferierenden Gewebe des Körpers. Von wesentlicher Bedeutung für die Zellproliferation sind die von der Mukosa sezernierten Wachstumsfaktoren, Proteine, die gebunden am Rezeptor der Effektorzelle über zytoplasmatische Regulatorproteine die Genexpression verändern und die biologische Antwort induzieren [2]. Wachstumsfaktoren spielen möglicherweise eine Rolle bei der Abheilung von Magen- und Duodenalulzera [1].

Der Wachstumsfaktor TGFβ (Transforming Growth Factor beta) wird von einer Vielzahl der Zellen sezerniert (z.B. Fibroblasten, Makrophagen, Thrombozyten, Lymphozyten), wobei beim Menschen 3 Isoformen unterschieden werden (TGFβ_1, TGFβ_2 und TGFβ_3).
Tierexperimentelle Untersuchungen haben für TGFβ einen stimulierenden Effekt auf die kutane Wundheilung nachgewiesen [6].

Voraussetzung für Untersuchungen zur Heilung gastraler Ulzera ist das Setzen einer definierten Läsion. Inauen [3] Beschrieb erstmals die Induktion von Magenulzera durch die Applikation einer Kryosonde. Durch orale Gabe von bFGF (Basic Fibroblast Growth Factor) oder durch subkutane Injektion von EGF (Epidermal Growth Factor) wurde eine Beschleunigung der Ulkusheilung im Tiermodell erreicht [1, 4]. Untersuchungen über den Einfluß von TGFβ auf die Heilung von Magenulzera liegen noch nicht vor. Wir haben den Effekt von TGFβ_3 auf die Heilung gastraler Ulzera untersucht. Möglicherweise lassen sich hierdurch Einblicke in die Heilungsmechanismen oder neue Therapieansätze zur Behandlung der Magenulzera finden.

Material und Methoden

Bei weiblichen Wistar Ratten (200–250 g) wurde ein definiertes Magenulkus mittels einer Kryosonde induziert.

Chirurgisches Forum 1995
f. experim. u. klinische Forschung
Hierholzer/Seifert/Hartel (Hrsg.)
© Springer-Verlag Berlin Heidelberg 1995

Die Tiere wurden für 24 Stunden nüchtern gehalten (Wasser ad libitum) und anschließend durch intraperitoneale Injektion von Ketamin (100 µg/kgKG) und Xylazin (15 µg/kgKG) narkotisiert. Nach Eröffnen des Abdomens wurde eine Kryosonde (Erbokryo Typ PSC, ERBE) mit einer Fläche von 19,6 mm² bei −60 °C für 15 sec auf die Serosa der distalen Corpusvorderwand aufgelegt. Die Faszie und die Haut wurden jeweils fortlaufend verschlossen.

Nach 7 Tagen wurden alle Tiere getötet (200 µg/kg Ketamin), der Magen entnommen und entlang der kleinen Kurvatur eröffnet. Es folgte die photoplanimetrische Ausmessung der Ulkusgröße und anschließende Fixierung des Präparates in 4 % Paraformaldehyd.

Verglichen wurden folgende Gruppen: der spontane Verlauf nach 7 (n = 10) und 14 Tagen (n = 10) zum Nachweis der Reproduzierbarkeit, Vehikel (200 µl cellulosehaltigem Gel, n = 20), TGFβ_3 0,5 µg (n = 20), 1,0 µg (n = 20) und 2,5 µg (n = 20). Vehikel und TGFβ_3 wurden jeweils direkt nach Setzen der Ulkusläsion perifokal in die Magenwand injiziert.

Zielkriterien bei Versuchsende war die Ulkusgröße, der immunhistologische Nachweis von TGFβ_3 bzw. TGFβ_3-Rezeptoren und die Zellproliferationsrate im Ulkusrandwall.

Der immunhistologische Nachweis von TGFβ_3, TGFβ_3 Rezeptoren und des PCNA (Proliferating Cell Nuclear Antigen) erfolgte in Paraffinschnitten nach der Avidin-Biotin-Complex Methode [7]. Als primäre Antikörper wurde anti-TGFβ_3 (Deiko), anti- TGFβ_3 Rezeptor (Santa Cruz) und anti PCNA (Oncogen) verwendet.

Die Ausmessung der Ulkusgröße (Photoplanimetrie) erfolgte doppelblind von zwei unabhängigen Untersuchern.

Welche histologischen Schichten betroffen waren wurde in einer HE Färbung überprüft.

Nach immunhistologischer Anfärbung von TGFβ_3, TGFβ_3-Rezeptoren und PCNA wurden die markierten Zellen im Verhältnis zur Gesamtzellzahl bestimmt (doppeltblinde Auswertung).

Differenzen zwischen den Gruppen wurden mit dem Wilcoxon, Mann und Whitney Test (U-Test) für unverbundene Stichproben berechnet. Alle Daten sind als Median ± Standardabweichung angegeben. Eine Wahrscheinlichkeit von $p < 0,05$ wurde als signifikante Differenz gewertet.

Ergebnisse

Die Gewichtszunahme der Tiere war in allen Gruppen gleich und lag im Durchschnitt bei 12 g (Bereich: 8 g–18 g). Postoperative Komplikationen, insbesondere Ulkusperforationen, wurden nicht beobachtet.

Die Ulkusgröße der unbehandelte Ulzera lag nach 7 Tagen bei 6,1 mm²± 2,4 mm². Nach 14 Tagen waren die Ulzera nicht mehr nachweisbar. Die HE-Färbung zeigte nach 7 Tagen eine Beteiligung der Tunika mukosa, Tunika submukosa und angrenzender Schichten der Tunika muskularis propria bei intakter Tunika serosa.

In der Kontrollgruppe lag der Median der Ulkusgröße bei 9,5 mm²±2,9. Nach Infiltration von 0,5 µg TGFβ_3 zeigte sich keine signifikante Reduktion der Ulkusgröße. Die Behandlung mit 1,0 und 2,5 µg TGFβ_3 zeigte eine signifikante Abnahme

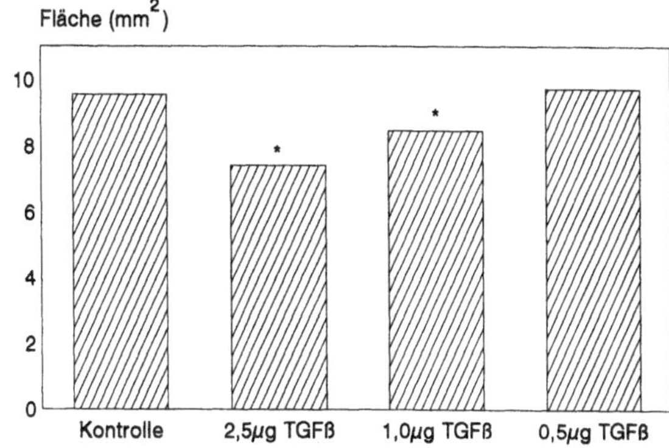

Abb. 1. Ulkusfläche (mm²) 7 Tage nach Stimulation durch TGFβ_3 in unterschiedlicher Dosierung (n = 20/Gruppe). *p < 0,05

Tabelle 1. TGFβ_3 Expression, TGFβ_3-Rezeptordichte (% aller Zellen) 7 Tage nach Stimulation mit TGFβ_3 in unterschiedlicher Dosierung (n = 20/Gruppe)

Expression von TGFβ_3, deren Rezeptoren und PCNA

		Vehikel	0,5 µg	1,0 µg	2,5 µg
TGFβ_3	Median	34,6	36,8	43,5*	39,0*
Expression (%)	Standard-abweichung	4,4	10,3	12,3	7,3
	Bereich	28,1–44,1	20,1–56,7	27,5–64,2	30,0–56,5
TGFβ_3	Median	37,6	39,3	32,4*	32,3*
Rezeptoren (%)	Standard-abweichung	5,2	9,0	7,8	5,9
	Bereich	26,5–44,2	17,3–52,7	19,3–43,5	25,2–46,4
PCNA	Median	33,6	36,0	39,3	39,3*
	Standard-abweichung	10,1	10,51	7,8	7,5
	Bereich	20,3–55,1	16,7–59,8	28,6–55,6	28,6–58,1

*p < 0,05

der Ulkusgröße nach 7 Tagen (8,5±2,5 vs 9,5±2,9, p < 0,05 und 7,4±2,9 vs 9,5±2,9, p < 0,05) (s. Abb. 1).

TGFβ_3 wurde in der Kontrollgruppe in 34 % der Zellen nachgewiesen. In niedriger Dosierung (0,5 µg) konnte keine vermehrte Expression von TGFβ_3 beobachtet werden. Nach 1,0 oder 2,5 µg TGFβ_3 zeigte sich ein statistisch signifikanter Anstieg der Expression von zytoplasmatischen TGFβ_3 (s. Tab. 1).

In der Kontrollgruppe exprimierten 37 % der Zellen den TGFβ_3-Rezeptor. Nach Behandlung mit 1,0 oder 2,5 µg TGFβ_3 nahm die Zahl der TGFβ_3-Rezeptor exprimierenden Zellen signifikant ab (s. Tab. 1).

Das PCNA als Marker für die Zellproliferation wurde in der Kontrollgruppe in 33% der Zellkerne nachgewiesen. Die Applikation von $TGF\beta_3$ zeigte eine dosisabhängige Zunahme der Zellproliferation (s. Tab. 1).

Diskussion

Die Aufrechterhaltung der Integrität der Schleimhaut unter dem schädigenden Einfluß der Magensekretion hängt vom komplizierten Gleichgewicht zwischen Zelluntergang und Zellregeneration ab. Wir konnten durch lokale Applikation von $TGF\beta_3$ die Ulkusheilung beschleunigen.

In Übereinstimmung mit der Arbeit von Inauen [3] konnten durch die Kryosonde reproduzierbare Ulzera induziert werden. Die geringe Standardabweichung der Ulkusgröße weist auf eine sehr geringe Variabilität hin, so daß von einem gut reproduzierbaren Ulkusmodell ausgegangen werden kann.

Mustoe [5] zeigte am Kaninchenmagen nach intramuraler Injektion von $TGF\beta_1$ (2 µg/Wunde) in eine Gastrotomiewunde eine Zunahme der Reißfestigkeit der Narbe. Wir konnten eine dosisabhängige Beschleunigung der Ulkusheilung durch $TGF\beta_3$ zeigen, parallel hierzu nahm die Zahl proliferierender Zellen zu, was auf einen proliferationsfördernden Effekt von $TGF\beta_3$ hinweist. Der Schleimhautdefekt muß durch Zellneubildung gedeckt werden, so daß wahrscheinlich eine Zunahme der Proliferation mit einer Zunahme der Abheilungsgeschwindigkeit einhergeht.

Der immunhistologische Nachweis von $TGF\beta_3$ in proliferierenden Zellen zeigt in diesen Zellen eine $TGF\beta_3$ Produktion, so daß möglicherweise eine Autostimulation der $TGF\beta$ induzierten Wundheilung vorliegt.

Die Reduktion der Rezeptorzahl bei gleichzeitiger Zunahme der $TGF\beta_3$ Expression durch Injektion von $TGF\beta_3$ in hoher Dosierung läßt einen negativen feed-back Mechanismus (escape Phänomen) vermuten.

Die Ergebnisse zeigen einen positiven Einfluß von $TGF\beta_3$ auf die Heilung kryoinduzierter Ulzera bei der Ratte, so daß sich hieraus in Zukunft möglicherweise neue Therapieansätze ergeben.

Zusammenfassung

Die Ulkusinduktion mittels einer Kryosonde erzeugt reproduzierbare Magenulcera bei der Ratte. Die perifokale Infiltration von $TGF\beta_3$ in einer Dosierung von 1,0 oder 2,5 µg führt zu einer Beschleunigung der Ulkusheilung, was durch eine signifikante Reduktion der Ulkusgröße deutlich wird. Die zelluläre Produktion von $TGF\beta_3$ und die Zellproliferation nehmen zu, während die Rezeptorexpression von $TGF\beta_3$ herunterreguliert wird.

Summary

The induction of gastric ulcers by a cryoprobe was shown to be a valid method to investigate ulcer healing. Perifocal infiltration of $TGF\beta_3$ in doses of 1,0 or 2,5 µg significantly hastened ulcer healing as shown by ulcer size 7 days after ulcer induction. The cellular production of TGFβ_3 and cell proliferation is stimulated, were as the receptor expression is down regulated.

TGFβ_3 wurde freundlicherweise von Ciba Geigy , Basel zur Verfügung gestellt.

Literatur

1. Folkmann J, Szabo S, Vattay P (1990) Effect of Oral Administration of bFGF on healing of Chronic Duodenal Ulcers, Gastric Secretion and Acute Mucosal Lesions in Rats. Gastroenterology 98(5):45
2. Hunt TK, La Van FB (1989) Enhancement of Woundhealing by Growth Factors, N Engl J Med 321:11–12
3. Inauen W, Whyss PA, Baumgartner A, Schürere-Maly CC, Koelz HR et al. (1988) Influence of Prostaglandins, Omeprazole and Indomethacin on Healing of Experimental Gastric Ulcers in the Rat. Gastroenterology 95:636–641
4. Konturek SJ, Radecki T, Brzozowski T et al. (1988) Role of EGF in healing Chronic Gastroduodenal Ulcers in Rats. Konturek SJ, Dembinski A, Warzecha Z, Brzozowski T, Gregory H. Gastroenterology 94:1300–1307
5. Mustoe TA, Landes A, Cromack T (1990) Differential Acceleration of Healing of Surgical Incisions in the Rabbit Gastrointestinal Tract by PDGF and TGF-beta. Surgery 108:324–330
6. Mustoe TA, Pierce GE, Thomason A et al. (1987) Accelerated Healing of Incisional Wounds in Rats Induced by TGF-beta. Science 237:1333–1335
7. Wood GF, Warnke R (1981) Suppression of Avidin Binding Activity in Tiussues and its Relevance to Biotin-Avidin Detection Systems. J Histochem Cytochem 29:1196–1204

Dr. med. S. Coerper, Chirurgische Universitätsklinik, Abt. für Allgemeine Chirurgie, Hoppe-Seyler-Str. 3, D-72076 Tübingen

Resorbierbares Material als Zwerchfellersatz – eine tierexperimentelle Untersuchung

Absorbable material for diaphragmatic hernia repair – an experimental study

G. Steinau[1], J. Schleef[2], S. Hauptmann[3], B. Bosman[1], M. Seelig[1]
und V. Schumpelick[1]

[1] Chirurgische Klinik der RWTH Aachen
[2] Klinik für Kinderchirurgie, WWU Münster
[3] Pathologisches Institut der RWTH Aachen

Einleitung

Zwerchfellersatzmaterialien werden bei Zwerchfellaplasien, diaphragmalen Hernien und selten bei Zwerchfellresektionen oder traumatischen Rupturen benötigt. Bisher fanden ausschließlich lang- oder nichtresorbierbare Materialien Verwendung, die vermehrt zu ossären und muskulären Fehlstellungen oder sogar zu Rezidiven geführt haben [2]. Ziel der Untersuchung war die Prüfung ob ein schnell resorbierbares Material als Zwerchfellersatzmaterial geeignet ist.

Methodik

Für die Studie wurden 100 Ratten des Stammes Spraged-Dawley mit einem Durchschnittsgewicht von 308 +/– 24 gr verwendet. Die Tiere sind unter Standard-Laborbedingungen in Käfigen mit Wasser und Futter ad libitum gehalten worden. Es wurden 5 Gruppen mit je 20 Tieren gebildet. Alle Tiere wurden in Äther-Allgemeinnarkose unter sterilen Bedingungen median laparotomiert. Intraoperativ ist ein Teil des linken Zwerchfells reseziert worden. Der Verschluß dieses Defektes erfolgte in Gruppe I mit lyophilisierter Dura (Tutoplast R, Fa. Pfrimmer, Erlangen), in II mit dem Kunststoff Polytetrafluoräthylene (PTFE) (W.L. Gore, Flagstaff, Arizona, USA), in III mit einem M. abdominis transversus-Lappen und in Gruppe IV mit der kurzzeitresorbierbaren denaturierten Perikardserosa vom Rind (Fa. B. Braun, Melsungen). In der Kontrollgruppe wurde die Öffnung mit einer primären Naht verschlossen.

Die Hälfte einer jeden Gruppe ist nach 3 Monaten, die andere Hälfte nach 6 Monaten in Allgemeinnarkose relaparotomiert worden und es sind EMG-Unter-

Chirurgisches Forum 1995
f. experim. u. klinische Forschung
Hierholzer/Seifert/Hartel (Hrsg.)

suchungen durchgeführt worden. Nach Sektion der Tiere und Resektion des gesamten Zwerchfells sind Untersuchungen zur Dehnbarkeit- und Maximalbelastbarkeit vorgenommen worden. Die Messung der Dehnbarkeit erfolgte nach der Formel: $(X_n X_p)/(A_p/A_g) = d_r$, wobei X_n den Compliancemittelwert des Nativzwerchfells, X_p den Compliancemittelwert einer Serie, A_p den Mittelwert der Narbenfläche, A_g die Gesamtfläche und d_r die materialspezifische Meßzahl bezeichnete.

Die Untersuchungen zur Maximalbelastbarkeit erfolgten in Anlehnung an den „Zugversuch zur Prüfung von Kunststoffen" gemäß der DIN-Norm 53455. Anschließend sind die Präparate fixiert und histologisch aufgearbeitet worden. Die statistische Auswertung wurde mit dem T-Test (unabhängige Stichproben, ungleiche Varianz) vorgenommen. Eine Signifikanz ist bei einem Wert $p < 0,005$ angenommen worden.

Ergebnisse

In den EMG-Ableitungen ließen sich materialspezifische Unterschiede nachweisen. Eine Verlangsamung der Exspiration verbunden mit exspiratorischen Fibrillationen konnte in der Perikardserosagruppe beobachtet werden. Nach 6 Monaten ließ sich in dieser Gruppe ein regelhafter Ablauf der Erregung mit dem Nachweis geringerer Fibrillationen als in der Kontrollgruppe nachweisen. Die Dehnbarkeitsuntersuchungen ergaben den geringsten Wert in der primären Nahtgruppe ($x = 0,2033$ cm/kg), während die Perikardserosa ($x = 0,2224$ cm/kg) im Mittelfeld aller ermittelten Werte lag. Die Belastbarkeitsuntersuchungen ergaben für die Kontrollgruppe ($x = 1,9750$ kg) und für die Perikardserosa ($x = 1,700$ kg). Die histologischen Untersuchungen ergaben schon nach 3 Monaten keinen Nachweis mehr der ursprünglich implantierten Perikardserosa, sondern nur noch Granulationsgewebe ließ sich nachweisen. Nach 6 Monaten waren einsprossende kollagene Fasern erkennbar.

Diskussion

Zur Deckung von Zwerchfelldefekten stehen zwei unterschiedliche Verfahren zur Verfügung. Allogene und autologe Materialien sind vielfach verwandt und dokumentiert worden. Beiden Verfahren haften spezifische Vor- und Nachteile an. Die bisher gebräuchlichsten allogenen Materialien werden nicht oder wenn, so doch nur sehr verzögert vom Körper abgebaut. Grade bei Säuglingen mit einem noch großen Wachstumspotential werden daher vermehrt Thoraxfehlbildungen ossärer und muskulärer Genese beobachtet, die durch die Implantation des nicht resorbierbaren Kunststoffes bedingt sind [2, 3].

Die Verwendung körpereigener Muskelplastiken mit dem M. abdominis transversus ist von Dietz 1988 beschrieben worden [1]. Nachteilig sind die verlängerte Operationszeit und die fehlenden Langzeitbeobachtungen dieses Verfahrens. Die Verwendung eines kurzzeitresorbierbaren Materials als Zwerchfellersatz hebt die Nachteile der nicht resorbierbaren autologen und der allogenen Materialien auf. Da bei der Verwendung von lyophilisierter Dura, die aus Humangewebe hergestellt wird, immer die Gefahr einer virusinduzierten Übertragung besteht, ist die Suche nach dem idealen Zwerchfellersatzmaterial weiterhin aktuell. Möglicherweise bieten hierfür kurzzeitresorbierbare Materialien einen Lösungsansatz.

Zusammenfassung

Die Anwendbarkeit eines kurzzeitresorbierbaren Materials als Zwerchfellersatz sollte im Tiermodell überprüft werden. Bei 100 Ratten des Stammes Sprague-Dawley ist nach Teilresektion des linken Zwerchfells dieses mit resorbierbarer Rinderserosa, mit Gore-Tex, mit lyophilisierter Dura und mit dem körpereigenen M. Transversuslappen ersetzt worden (n = 20 Tiere in jeder Gruppe). In der Kontrollgruppe wurde der Defekt mit einer primären Naht verschlossen. Die EMG-, physikalischen und histologischen Untersuchungen ergaben im Vergleich zu den anderen Materialien gute Ergebnisse.

Summary

In an experimental study a shorttime adsorbable material was tested for diaphragmatic replacement. After partial resection of the left diaphragm in 100 Sprague-Dawley rats we had repaired the defect with adsorbable bovine serosa, Gore-Tex plastic, lyophilisated Dura and a transversus muscle flap. In controls we closed the defect with a primary suture. The EMG-, physical- and histological examinations showed good results for the bovine serosa compared to the other materials.

Literatur

1. Dietz HG (1991) Morphology of the diaphragmatic muscle in CDH. Eur J Pediatr Surg 1:85–87
2. Koot VCM, Bergemeijer JH, Molenaar JC (1993) Lyophilized Dura patch repair of congenital diaphragmatic hernia: occurence of relapses. J Pediatr Surg 28:667–668
3. Lally KP, Cheu HW, Vazquez WG (1993) Prosthetic diaphragm reconstruction in the growing animal. J Pediatr Surg 28:45–47

Dr. med. G. Steinau, Chirurgische Klinik der RWTH Aachen, Pauwelsstr. 30, D-52057 Aachen

Total implantierbare Port-Systeme vs. subcutan getunnelte Katheter bei Kindern – Eine vergleichende Untersuchung an 420 Systemen

Implantable Port-Systems vs. Subcutaneously Tunneled Catheters in Children – A Comparative Study in 420 Systems

C. Petersen[1], A. Kotzur[1], G. Strauß[2] und H. Mildenberger[1]

[1] Klinik für Kinderchirurgie (Leiter: Prof. Dr. H. Mildenberger)
[2] Klinik für pädiatrische Onkologie (Leiter: Prof. Dr. Dr. h.c. H. Riehm) der Medizinischen Hochschule Hannover

Einleitung

Die Indikation zur operativen Implantation dauerhafter, zentralvenöser Kathetersysteme wird in der Pädiatrie immer öfter gestellt und betrifft alle Altersgruppen. Waren es am Anfang vor allem onkologische Patienten und Kinder mit totaler parenteraler Ernährung, so erhalten heute auch solche Patienten ein entsprechendes System, die z.B. mit Erkrankungen des Gerinnungs- oder Immunsystems regelmäßig parenteral substituiert werden müssen.

In den 70er Jahren wurden von Broviak und Hickman subcutan getunnelte Kathetersysteme (STK) entwickelt und zunächst bei Erwachsenen erfolgreich implantiert [2]. Diese Systeme konnten aber wegen der unzureichenden Größenanpassung in der Pädiatrie nur bedingt eingesetzt werden. Etwas günstiger verlief es mit den 1982 erstmals vorgestellten vollständig implantierbaren Portsystemen, da diese sich wegen der einlumigen Systemkatheter mit geringerem Außendurchmesser auch bei Kindern gut implantieren ließen.

Beide Systeme wurden von verschiedenen Herstellern für die Verwendung bei Kindern modifiziert und haben sich seither in der Pädiatrie etabliert. Klinische Studien begleiten diese Entwicklung, die unter jeweils anderen Gesichtspunkten die beiden Systeme entweder einzeln oder vergleichend analysieren [1, 2, 3]. In einer retrospektiven Untersuchung über den Zeitraum von 8 Jahren haben wir 420 Kathetersysteme ausgewertet, die in unserer Klinik unter diversen Indikationen offen implantiert worden waren. Gegenstand der Studie ist ein Systemvergleich, in dem die Basisdaten der Kinder ebenso berücksichtigt werden, wie die perioperativen und systembedingten Komplikationen sowie die lokalen und systemischen Infektionen und deren Konsequenzen für das jeweils implantierte System und den Patienten.

Chirurgisches Forum 1995
f. experim. u. klinische Forschung
Hierholzer/Seifert/Hartel (Hrsg.)
© Springer-Verlag Berlin Heidelberg 1995

Material und Methode

In einer retrospektiven Studie wurden die Daten von 332 Patienten ausgewertet, denen zwischen Januar 1985 und Februar 1993 insgesamt 193 Portsysteme[1] bzw. 227 transcutane Kathetersysteme[2] operativ in Allgemeinnarkose implantiert worden waren. Beobachtet wurden im Systemvergleich u.a. das Alter und die Grunderkrankung der Kinder, perioperative Komplikationen (bis Tag 10 post-OP) und deren Konsequenzen. Außerdem wurden die Probleme erfaßt, die durch das System selbst bedingt waren (Materialfehler, sekundäre Lageveränderungen der Katheterspitze u.a.) sowie Okklusionen und Infektionen bezogen auf die Verweildauer des jeweiligen Kathetersystems. Berücksichtigt wurden nur die Patienten, bei denen alle operativen Eingriffe von uns durchgeführt wurden und deren Krankheitsverlauf in unserem Haus vollständig dokumentiert worden war.

Ergebnisse

Patienten und Indikationen und Liegedauer

Die von uns untersuchten Patienten waren zum Zeitpunkt der Operation 6,8 Jahre alt (1 Tag bis 18,5 Jahre). Im Systemvergleich zeigt sich, daß 52% der Kinder mit einem Port zwischen 1 und 7 Jahren alt waren und nur 6% jünger als 1 Jahr, während von den transcutanen Systemen 31% schon im Säuglingsalter implantiert wurden uns sich dann gleichmäßig auf die weiteren Altersgruppen verteilen.

Bezogen auf die Systemwahl bei den jeweiligen Erkrankungen wurde ein Port bei 59% der Kinder mit Leukämien und Non-Hodgkin-Lymphomen verwendet und für die Therapie der malignen Tumore in 78%. Die totale parenterale Ernährung erfolgte in allen Altersgruppen zu fast 100% über ein transkutanes Kathetersystem.

Die durchschnittliche Liegedauer der Portsysteme betrug 237 Tage (1 bis 1012 Tage) und bei den STK 98 Tage (1 bis 519 Tage).

Zugang und Komplikationen

Die Implantation erfolgte bei den Ports in 90% der Fälle über die rechte Halsseite (V. jugularis ext/int: 66%/24%) und bei den STK in 79% (V. jugularis ext/int: 51%/28%). Nur 5% (Ports) bzw. 15% (STK) wurden über die linke Halsseite implantiert. Bei den Komplikationen, die zu einer Explantation des jeweiligen Systems führte, war aber die linke Seite mit 23% wesentlich häufiger betroffen als die rechte mit 8%. Die Quote der infektionsbedingten Katheterentfernung zeigte aber keine Seitendifferenz.

Perioperative Komplikationen

Postoperative Blutungen traten bei 4% der Ports und bei 17% aller STK auf. Drei Viertel der Blutungskomplikationen wurden bei den Ports bereits am OP-Tag be-

---

[1] Port-a-cath® (Pharmacia Deltec); Polysite® (altacon).
[2] Hickmann/Broviak-Katheter (Davol); Quinton®-Katheter.

obachtet, während sich die Hälfte der postoperativen Blutungen bei den STK im Verlauf der ersten Woche ereignete. Diese Kathetersysteme waren auch bei der Analyse der Infektionskomplikationen fast doppelt so häufig betroffen.

Spätkomplikationen und Managementprobleme

Postoperative Systemkomplikationen und Probleme mit der Handhabung traten bei 28% der Ports und bei 16% der STK auf, die aber bei den externen Systemen gravierender waren, da sie in 26% der Fälle zur Explantation der STKs führten gegenüber 11% bei den Ports.

Okklusionen

Okklusionen traten bei beiden Systemen etwa gleich häufig auf (Ports 13%, STKs 10%). Bei den Ports konnte diese Komplikation aber in 88% der Fälle durch eine Lysebehandlung behoben werden, so daß nur 12% aus diesem Grund explantiert werden mußten. Bei den externen Systemen war eine Entfernung wegen nicht zu behebender Okklusion in 50% der betroffenen Katheter notwendig.

Infektionen

Lokale Infektionen traten bei 4% der Ports und bei 9% bei den transcutanen Systemen auf. Systemische Infektionen im Sinne einer Kathetersepsis wurden bei 48% aller Kinder mit Ports und bei 58% der Patienten mit STK beobachtet. Nur bei den Säuglingen war das Verhältnis anders; hier fanden sich 2,18 Infektionen pro Patient für die Ports gegenüber 0,75 Infektionen pro Patient für STK. Das Erregerspektrum war für beide Systeme etwa identisch bis auf Staphylococcus aureus, Koagulase neg. Staphylokokken sowie E. Coli, die bei den transcutanen Systemen wesentlich häufiger nachgewiesen wurden. Die meisten dieser Infektionen ereigneten sich während der ersten 20 Tage nach der Implantation. Von den infizierten Systemen mußten 39% der STK und 30% der Ports entfernt werden, da sie mit einer antibiotischen Behandlung nicht zu sanieren waren.

Überblick

Bezogen auf die gesamte Liegezeit ergaben sich auf 1000 Tage Liegedauer des Portsystems 1,8 Komplikationen und 2,2 Infektionen sowie 0,5 Okklusionen. Entsprechend für die transcutanen Katheter 4,4 Komplikationen, 6,8 Infektionen und 1,0 Okklusionen auf 1000 Kathetertage.

Diskussion und Schlußfolgerungen

Patienten, Indikationen und Liegedauer

Die Verwendung von Portsystemen hat während des Beobachtungszeitraumes gegenüber den STK anteilig zugenommen und schließt keine Indikation aus. Eine Option für ein mehrlumiges System haben aber weiterhin die Patienten, bei denen eine Knochenmarkstransplantation geplant ist. Bei den Säuglingen wird dasjenige

System implantiert, das sich mit dem kleinstmöglichen Eingriff einsetzen läßt und der jeweiligen Größe des Kindes am besten angepaßt ist.

Perioperative Komplikationen

Die seltenen Nachblutungen bei Ports zeigen einen deutlichen Systemvorteil auf, da diese Komplikation zu einer höheren Infektionsrate und deren Konsequenzen führt. Blutungen entstehen bei STKs durch die lange stumpfe Tunnelierung sowie die sekundäre Bewegung des Katheters und sind nur schwer zu beeinflussen, während durch exakte Blutstillung die Nachblutung bei Ports gering gehalten werden kann.

Spätkomplikationen und Managementprobleme

Hier treten bei den Ports vor allem Fehlpunktionen und sekundäre Dislokationen der Nadeln auf, die sich durch eine sorgfältige Handhabung der Systeme verbessern lassen. Bei den STKs liegen die Probleme in dem transkutanen und extrakorporalen Verlauf begründet, so daß hier auf eine optimale Fixierung des Katheters sowie auf eine sorgfältige Pflege der Kathetereintrittstelle geachtet werden muß.

Infektionen

Da nach unseren Beobachtungen die meisten Infektionen während der ersten 3 Wochen auftreten, erscheint es sinnvoll zu sein, eine perioperative Antibiotikum-Prophylaxe auf diesen Zeitraum auszudehnen. Durch vermehrte Implantation von Ports und gute intraoperative Blutstillung kann die Infektionsrate wahrscheinlich noch weiter gesenkt werden. Diese Maßnahmen werden sich synergistisch verhalten und könnten von seiten der Industrie dadurch ergänzt werden, daß ein frei kombinierbares System von Kathetern und Portkammern angeboten wird, das den meisten anatomischen Gegebenheiten bei Kindern aller Altersgruppen und Indikationen gerecht wird.

Zusammenfassung

In einer retrospektiven Untersuchung wurden die Verläufe von 193 implantierten Portsystemen und 227 subcutan getunnelten Kathetern (STK) über einen Zeitraum von 8 Jahren ausgewertet. Bei fast allen Parametern zeichneten sich im Systemvergleich die Ports durch weniger Komplikationen aus; nur bei Säuglingen traten mehr als doppelt so oft Infektionen auf als bei den STKs. Im Überblick fanden sich auf 1000 Tage Liegedauer bei den Systemen folgende Unterschiede (Port:STK): perioperative und systembedingte Komplikationen (1,8:4,4); Okklusionen (0,5:1,0); Infektionen (2,2:6,8).

Summary

Over a period of 8 years 193 totally implantable ports and 227 subcutaneously tunneled venous catheters (STC) were retrospectively compared for complication, occlusion and infection. Regarding these parameters the ports presented a lower incidence of all major complications – except a higher rate of infection in infancy. In conclusion the results are summarized as rate of complications related to 1000 catheter-days (port:STC): perioperative and system-related complications (1.8:4.4); occlusions (0.5:1.0); infections (2.2:6.8).

Literatur

1. Ingramm J, Weitzmann S, Greenberg M, Parkin P, Filler R (1991) Complications of Indwelling Venous Access Lines in the Pediatric Hematology Patient: A Prospective Comparison of External Venous Catheters and Subcutaneous Ports Am J Pediatr Hematol Oncol 13:130–136
2. Mirro J, Rao B, Stokes D, Austi B, Kumar M, Dahl G, Colten M, Balas L, Rafferty M, Hancock M, Fairclough (1989) A Prospective Study of Hickmann/Broviac Catheters and Implantable Ports in Pediatric Oncol. Patients J Clin Oncol 7:214–222
3. Wiener E, McGuire P, Stolar C, Rich H, Albo V, Ablin A, Betcher D, Sitarz A, Buckley J, Krailo M, Versteeg C (1992) The CCSG Prospective Study of Venous Access Devices: An Analysis of Insertions and Causes for Removal. J Pediatr Surg 27:155–163

Dr. C. Petersen; Kinderchirurgie MHH; Konstanty-Gutschow-Str. 8;
D-30625 Hannover

Neuronale Intestinale Dysplasie und funktionelle Äquivalente Vorstellung eines Behandlungskonzeptes

Neuronal Intestinal Dysplasia and functional equivalents Introduction of a therapeutic approach

S. Märzheuser-Brands[1], G. Pistor[1] und G. Stoltenburg[1]

[1] Abteilung für Kinderchirurgie, Universitätsklinikum Rudolf Virchow Berlin,
[2] Institut für Neuropathologie, Klinikum Benjamin Franklin, Freie Universität Berlin

Einleitung

Ausgeprägte Beeinträchtigungen der Darmmotilität mit oder ohne Störungen der Darminnervation sind im klinischen Alltag häufig. Eine der Erkrankungen aus dem Formenkreis der Innervationsstörungen des Dickdarms, die Neuronale Intestinale Dysplasie (NID), gewinnt zunehmend an Bedeutung. Hier sind Ganglienzellen zwar vorhanden, bei einzelnen Erkrankungsbildern sogar vermehrt, scheinen aber funktionell insuffizient oder „unreif" zu sein. Das klinische Erscheinungsbild reicht von der chronischen Obstipation bis zum Ileus. Das Behandlungsspektrum ist vielfältig und erstreckt sich von konservativen therapeutischen Ansätzen bis zur Resektion der betroffenen Areale [1].

Die zentralen Fragestellungen prospektiver Verlaufsbeobachtungen bei Kindern mit Motilitätsstörungen des Dickdarms sind einerseits die Erfassung der Prävalenz der Neuronalen Intestinalen Dysplasie und andererseits der Gewinn prognostischer Parameter und Erfahrungen, die die Indikationsstellung zur Kolonresektion und späteren Anus praeter-Rückverlagerung oder zu einem konservativen Behandlungskonzept anzeigen. Diese grundsätzlichen Überlegungen waren der Ausgangspunkt für die Entwicklung eines speziellen diagnostischen und therapeutischen Programms, das wir bei allen Kindern mit chronischer Obstipation anwenden.

Methodik

In einem Untersuchungszeitraum von 18 Monaten wurden 80 Kinder mit der klinischen Diagnose „chronische Obstipation" mit gleichbleibender Methodik untersucht. Als Einschlußkriterium galt eine Stuhlfrequenz von nicht mehr als einer Entleerung in 3–4 Tagen. Das mittlere Alter der Patienten betrug 7 Jahre mit den Grenzen 2 und 16 Jahre. Für die Dauer des Untersuchungszeitraum wurden die Kinder in stationäre Betreuung aufgenommen. Das standardisierte Untersuchungsprogramm beinhaltete:

Chirurgisches Forum 1995
f. experim. u. klinische Forschung
Hierholzer/Seifert/Hartel (Hrsg.)
© Springer-Verlag Berlin Heidelberg 1995

1. Ultraschalluntersuchung des Abdomens,
2. Perfusionsmanometrie des Rektums ohne spezielle Vorbereitung,
3. Funktionelle Colonsonographie (Irrigationsechometrie),
4. Endoskopie und Biopsie in Narkose.

Die immunhistochemisch aufgearbeiteten Gewebeproben wurden stets vom gleichen Pathologen befundet. Die Befunde wurden zusammengestellt und in Bewertungsgruppen eingeordnet. Bei der Manometrie wurden Internusrelaxation und Sphinkterdruck besonders beachtet. Mit der funktionellen Colonsonographie wurden unterschiedliche Formen der Motilität unterschieden:

1. regelrechte Motilität,
2. Hypomotilität,
3. Koordinationsstörung.

Bei der Ultraschalluntersuchung wurde die Weite des Rektums gemessen und klassifiziert:

1. normale Rektumweite,
2. Distension des Rektums.

Histologisch wurde eine Neuronale Intestinale Dysplasie von einer regelrechten Darminnervation abgegrenzt. Anhand der gewonnenen Befunde wurde eine Diät zusammengestellt. Bei Kindern mit deutlicher Distension des Rektums wurden hydrophobe, ballaststoffarme Nahrungsmittel bevorzugt. Lag keine Aufweitung des Darms vor, gaben wir schlackenreiche Kost bei reichlich Flüssigkeitszufuhr. Den Eltern wurden Hilfen zur psychischen Unterstützung des kleinen Patienten vorgeschlagen. Die Toilette sollte durch Bilder visuell attraktiv gestaltet werden. Bestimmte Bilderbücher oder Comichefte sollten allein für den Gang zur Toilette reserviert sein. Bei kleineren Kindern fungierten Märchenkassetten als Buchersatz. Mit einem Verhaltenstraining sollte ein regelmäßiger Rhythmus für die täglichen Entleerungen gefunden werden (jeden Tag zur gleichen Zeit nach einer Hauptmahlzeit, auch ohne Stuhldrang die Toilette aufsuchen). Die Patienteneltern wurden aufgefordert, einen detaillierten Stuhlkalender für ihr Kind zu führen, in dem Datum, Uhrzeit, Menge, Form und Konsistenz des Stuhls vermerkt wurden. Abschließend wurden die Patienten auf eine Cisaprid-Medikation in einer Dosierung von 0,2 ml/kg KG/die eingestellt. Regelmäßige ambulante Vorstellungen dienten der Therapiekontrolle. Stuhlfrequenz und -konsistenz, die Notwendigkeit bei der Entleerung heftig zu pressen und das Befinden des Kindes galten als Kriterien für die weitere Behandlung. Bei Erreichen einer Stuhlfrequenz von einer Entleerung alle 1–2 Tage, wurde Cisapride nach 6 Wochen schrittweise reduziert. Kam es unter der Gabe von Cisapride nicht zu einer Besserung, wurde zusätzlich Lactulose verabreicht. Bei zufriedenstellender Entleerung wurden beide Medikamente sukzessiv reduziert.

Ergebnisse

Von den 80 untersuchten Kindern hatten 28 eine histologisch eindeutig nachweisbare Neuronale Intestinale Dysplasie. Bei den 52 anderen Patienten fand sich ein normalgebauter Darm mit regelrechter Anlage der Nervenzellen des Plexus submucosus. In der Manometrie ergaben sich insgesamt 66 Normalbefunde, davon 20 in der NID Gruppe. Eine abgeschwächte Internusrelaxation fand sich bei 2 NID-Patienten, ebenso wie in zwei nicht-NID-Fällen. Bei 2 NID-Patienten fiel eine geringgradige Erhöhung des Sphinktertonus auf. Der Sphinktertonus war bei 4 NID-Patienten und bei 4 nicht-NID-Patienten erniedrigt. Bei der funktionellen Colonsonographie fanden sich 52 Normalbefunde, 26 Kinder hatten eine Hypomotilität und 2 Kinder wiesen eine Koordinationsstörung zwischen Colon descendens und Rectum bei ansonsten unauffälliger Morphologie auf. Die Beurteilung der funktionellen Colonsonographie und der Rectumweite ergab, daß von den 42 Patienten ohne NID und mit sonographisch regelrechter Peristaltik 9 eine deutliche Distension des Rektums aufwiesen. Zehn Patienten zeigten eine Hypomotilität, 3 davon gleichzeitig eine signifikante Distension des Rektums. Bei den NID-Patienten wurden 10 Colonsonographien als unauffällig bewertet, 16 Kinder hatten eine Hypomotilität und 2 Kinder eine Koordinationsstörung. 7 Patienten zeigten zusätzlich zur Hypomotilität eine Aufweitung des Rectums.

In der Verlaufsbeobachtung hatten alle 80 Kinder in den ersten vier Wochen nach dem stationären Aufenthalt unter der Cisapride-Medikation eine regelmäßige Stuhlfrequenz von einer Entleerung in 1–2 Tagen. Nach Reduktion der Dosis, kam es bei 12 Kindern erneut zu Entleerungsintervallen von 4–5 Tagen. In diesen Fällen wurde die Dosis wieder erhöht. Bei 8 dieser Kinder, von denen 6 eine NID hatten, mußte zusätzlich eine Lactulosebehandlung begonnen werden, um befriedigende Entleerungsintervalle zu erzielen. Die 6 Kinder mit NID hatten auch im weiteren Beobachtungszeitraum rezidivierende Episoden verminderter Entleerung. Lag die Stuhlfrequenz unter einer pro Woche und erwies sich der Darm sonographisch als stark stuhlgefüllt, erhielten die Kinder ein Klistier. Kein Kind entwickelte einen Obstipationsileus. Von den Kindern ohne histologischen Nachweis einer NID waren nach einem Behandlungszeitraum von 6 Monaten bis auf 2 Kinder alle als symptomfrei (Entleerungsfrequenz alle 1–3 Tage) anzusehen. Unter der Cisapride Therapie entwickelten 4 der Kinder mit einer NID eine erhöhte Entleerungsrate von 2–3 Stühlen per die, die durch eine Reduktion der Dosis beherrscht werden konnte.

Diskussion

Die Abdomensonographie und die Manometrie erwiesen sich als wirkungsvolle Methoden, um bereits zu Beginn des komplexen Untersuchungsprogramms die Kinder auszugrenzen, bei denen der Verdacht auf einen M. Hirschsprung nahelag (Impression des Blasenbodens durch dilatiertes Rektum, fehlende Internusrelaxation). Gleichzeitig hatten Kinder mit NID eine erhöhte Rate auffälliger Manometriebefunde, eine Beobachtung, die andere Untersucher bestätigen [2]. Mit der funktionellen Colonsonographie ließen sich wertvolle Anhaltspunkte zur Motilität und Morphologie des Dickdarms sammeln [3]. Der Nachweis von Pro- und Retropulsionen und die realtime Darstellung der Migration der Kontraktionswellen unter simultaner kontinuierlicher Beurteilung des rectalen Druckverlaufs erlaubte eine deutliche Abgrenzung von regelrechter Motilität gegen hypomotile und unkoordinierte Colonaktivität. Eine interessante Beobachtung war, daß eine Distension des Rektums nicht nur bei Kindern mit verminderter Peristaltik, sondern auch bei regelrechter Motilität beobachtet werden konnte.

Die Ernährungsumstellung, der Verzicht auf bestimmte Süßspeisen wie z. B. Schokolade, wurde von Eltern und Kindern erstaunlich gut toleriert. In einigen Fällen stellte die ganze Familie ihre Nahrungsgewohnheiten um. Das Verhaltenstraining war bei Kindern, die regelmäßig einen Kindergarten besuchten, oft nur unter Schwierigkeiten zu verwirklichen. Insgesamt wurde das Behandlungskonzept von Eltern und Kindern jedoch gut akzeptiert. Im gesamten Beobachtungszeitraum konnte die Krankheit aller Patienten konservativ beherrscht werden. In keinem Fall kam es zu einem Opstipationsileus, eine chirurgische Intervention war bei keinem Kind erforderlich. Warum die 6 Patienten mit NID rezidivierende Episoden einer erhöhten Stuhlfrequenz durchmachten und auch weiterhin erleben, bleibt ungeklärt. In der Literatur sind verschiedene Schweregrade der NID, die sich durch Serienbiopsie histologisch quantifizieren lassen, beschrieben worden [4]. Das zögerliche Ansprechen auf die Therapie wäre durch eine schwerwiegendere Form der Innervationsstörung in den therapieresistenteren Fällen erklärbar. Möglicherweise besteht bei diesen Patienten auch zusätzlich eine Störung der neuroendokrinen Zellfunktion, deren Einfluß auf die intestinale Motilität Gegenstand der Forschung ist [5]. Die Patienten ohne histopathologische Nervenzellveränderungen profitierten bis auf 2 Patienten von der Therapie. In einem Fall handelt es sich um ein 6jähriges Mädchen mit geistiger und statomotorischer Entwicklungsretardierung bei Zustand nach Hirnblutung. Das Verhaltenstraining wurde zwar von den Eltern konsequent durchgeführt, aber das Kind verweigerte trotzdem den Gang zur Toilette, kotet jedoch in Intervallen von 4–5 Tagen ein. Es bleibt unklar, welcher der Faktoren letztendlich den Ausschlag für den Therapieerfolg darstellt: die Medikation, das Verhaltenstraining, die Ernährung oder die psychische Unterstützung. Das Gute Ansprechen der Patienten auf die Therapie kann im Zusammenhang mit den funktionellen Befunden als Hinweis darauf gewertet werden, daß in den meisten Fällen von NID eine Stuhltransportstörung vorliegt, die sich konservativ beherrschen läßt. Eine Stuhlentleerungsstörung bei verzögerter Internusrelaxation fand sich nur in zwei Fällen. Hier kann, bei Versagen konservativer Maßnahmen, durch den kleinen chirurgischen Eingriff einer Sphinkterdehnung resp. partiellen Sphinktermyektomie Abhilfe geschaffen werden.

Zusammenfassung

Das Behandlungsspektrum bei Beeinträchtigungen der Darmmotilität ist vielfältig und erstreckt sich von konservativen therapeutischen Ansätzen bis zur Resektion der betroffenen Areale. Mit einem diagnostischen Programm aus Abdomensonographie, Manometrie, funktioneller Colonsonographie und Biopsie konnten wir funktionell unterschiedliche Formen der Motilität unterscheiden. Das Behandlungskonzept besteht aus einer individuellen Diät, Verhaltenstraining und psychischer Unterstützung des Kindes und aus einer motilitätsfördernden Medikation. In einem Beobachtungszeitraum von 18 Monaten benötigte keines der 80 behandelten Kinder, von denen 28 eine histologisch gesicherte Neuronale Intestinale Dysplasie hatten, eine chirurgische Intervention.

Summary

The current management in cases of pathological reduction of colonic motility differs widely. Many literature sources point to the need for surgical intervention, though there are voices suggesting a more conservative therapeutic approach. Our investigational protocol comprised conventional ultrasonography, anorectal manometry, functional colonsonography, rectal and large intestine biopsy. The therapeutic program consisted of an individual diet, behavioural training and psychological assistance, furthermore, patients were treated with a motility increasing medication. 80 children, 28 of which had histological signs of Neuronal Intestinal Dysplasia were included in the treatment group. None of these children needed surgical intervention over a period of 18 months.

Literatur

1. Holschneider AM (1974) Differentialdiagnose und chirurgische Therapie der chronischen Obstipation im Kindesalter. Klin Päd 186:208–221
2. Koletzko S, Ballauff A, Hadziselimovic F, Enck P (1993) Is Histological Diagnosis of Neuronal Intestinal Dysplasia related to clinical and manometric findings in constipated children? Results of a Pilot study. J Pediatr Gastroenterol Nutr 1:59–65
3. Pistor G (1989) Functional Colonic Ultrasonography: Normal Findings of Colonic Motility and Follow up in Neuronal Intestinal Dysplasia. In: Progress in Pediatric Surgery, Yokoyoma J und Angerpointer R (Hrsg), Springer Verlag, Vol. 24:150–164
4. Simpser E, Kahn E, Kenigsberg K, Duffy L, Markowitz J, Daum F (1991) Neuronal Intestinal Dysplasia: Quantitative diagnostic criteria and clinical management. J of Ped Gastroenterology and Nutrition 12:61–64
5. Debas HT, Mulvihill SJ (1991) Neuroendocrine design of the gut. Am J Surg 161:243–249

Nebennierentumoren im Kindesalter

Tumors of the Adrenal Gland in Childhood

A. Stenger, D. Kluth und W. Lambrecht

Abteilung für Kinderchirurgie, Chirurgische Universitätsklinik Hamburg

Einleitung

Nebennierentumoren im Kindesalter sind selten. Bei der großen Mehrzahl handelt es sich um Geschwülste des Nebennierenmarkes, meist um Neuroblastome. Wesentlich seltener sind Phäochromocytome. Diese sind im Kindesalter meist gutartig. Raritäten sind auch Tumoren der Nebennierenrinde. Meist handelt es sich um hormonaktive Tumoren, die zu einer Virilisierung oder zu einer Cushing-Symptomatik führen. In einer retrospektiven Studie sollten die Ergebnisse der Nebennierenchirurgie erfaßt und das therapeutische Vorgehen aufgezeigt werden.

Methodik

In unserer Abteilung wurden von 1977–1994 37 Kinder im Alter von zwei Wochen bis 18 Jahren wegen eines Nebennierentumors operiert (Tab. 1). Es handelte sich um

Tabelle 1. Übersicht über 37 Kinder mit Nebennierentumoren

	benigne	maligne
Neuroblastome		26
Phäochromocytome	3	
Nebennierenrindenkarzinome (virilisierend)		4
Nebennierenrindenadenome (virilisierend)	1	
Nebennierenrindenadenome (Cushing Symptomatik)	1	
Nebennierenrindenhyperplasie bei metastasierendem ACTH-produzierenden Karzinoid des Thymus	1	
Nebenniereneinblutung	1	
	7	30

Chirurgisches Forum 1995
f. experim. u. klinische Forschung
Hierholzer/Seifert/Hartel (Hrsg.)
© Springer-Verlag Berlin Heidelberg 1995

14 Mädchen und 23 Jungen. Das Durchschnittsalter betrug 4,3 Jahre. Es erfolgte eine Auswertung ihres Krankheitsverlaufs bezüglich Alter, Geschlecht, klinischer Symptomatik, diagnostischer Vorgehensweise, chirurgischer Therapie, postoperativer Komplikationen sowie postoperativem Langzeitverlauf.

Ergebnisse

Die meisten Kinder wurden wegen eines Neuroblastoms operiert, bedeutend seltener wegen eines Phäochromocytoms oder wegen Nebennierenrindentumoren. 33mal handelte es sich um einen unilateralen, 4mal um einen bilateralen Tumor.

Bei 26 Kindern, 10 Mädchen und 16 Jungen, wurde aufgrund von klinischen Symptomen wie Fieber, Müdigkeit, Knochenschmerzen oder im Rahmen des Screenings auf erhöhte Vanillinmandelsäurewerte im Urin bzw. aufgrund eines abdominellen Untersuchungs- oder Sonographiebefundes die Diagnose eines Neuroblastoms gestellt. Bei Erstdiagnose lag bereits in über 50% der Fälle eine Metastasierung, d.h. ein Stadium IV vor. Das Durchschnittsalter betrug 3 Jahre. Immer war nur eine Nebenniere befallen, bei 16 Kindern die linke und bei 10 Kindern die rechte Nebenniere. Es erfolgte bei allen eine unilaterale transabdominelle Adrenalektomie mit regionaler Lymphknotenausräumung. Die Mehrzahl der Kinder (n = 22) erhielt eine adjuvante Chemotherapie; bei einigen (n = 5) wurde zusätzlich eine autologe Knochenmarkstransplantation durchgeführt. Die Langzeitergebnisse waren schlecht. 1994 waren 41% aller operierten Patienten verstorben.

Drei Jungen im Alter zwischen 12 und 14 Jahren wurden wegen eines doppelseitigen gutartigen Phäochromocytoms operiert. Bei keinem lag eine multiple endokrine Neoplasie vor, bei einem Kind handelte es sich um ein familiäres Phäochromocytom. Klinisch auffällig wurden die drei Jungen durch die typischen klinischen Zeichen wie Hypertonie, Schweißausbrüche und Flush-Symptomatik. Laborchemisch ließ sich eine Katecholaminerhöhung im Urin nachweisen. Die Lokalisationsdiagnostik erfolgte durch die Sonographie und die Computertomographie. Bei allen Patienten wurde eine bilaterale transabdominelle subtotale Adrenalektomie durchgeführt. In einem Fall wurde der doppelseitige Befund erst intraoperativ erkannt. Bei keinem Patienten entwickelten sich Zeichen einer behandlungsbedürftigen Nebenniereninsuffizienz. Nach einer Beobachtungszeit von 6 bis 14 Jahren sind zwei Patienten klinisch und biochemisch tumorfrei. Bei einem Patienten wurde 6 Jahre postoperativ ein Rezidiv diagnostiziert.

Sechs weitere Kinder wurden transabdominell wegen einseitiger Nebennierenrindentumoren operiert. Klinisch zeigten diese Kinder in fünf Fällen eine Virilisierung und in einem Fall eine Cushing-Symptomatik. Histologisch lag zweimal ein Nebennierenadenom und viermal ein Nebennierenkarzinom vor. 1994 war eine Patientin mit einem virilisierenden Karzinom verstorben, die anderen fünf Patienten befinden sich in einem guten Allgemeinzustand und weisen keine Symptome eines Rezidivs auf.

Ein 15jähriger Junge mit Cushing-Symptomatik wurde im Rahmen eines diffus metastasierten mediastinalen ektopen ACTH-produzierenden Tumors transabdominell bilateral adrenalektomiert. Nur so konnte die Cushing-Symptomatik beherrscht werden. Histologisch fand sich eine Nebennierenhyperplasie beidseits.

Ein Säugling wurde wegen einer traumatisch entstandenen einseitigen Nebennniereneinblutung unmittelbar post partum transabdominell adrenalektomiert.

Zwei Kinder mußten drei Wochen bzw. ein Jahr postoperativ wegen eines mechanischen Ileus relaparotomiert werden. Die übrigen postoperativen Verläufe waren komplikationslos.

Diskussion

In der Literatur liegen nur wenige Dokumentationen über die Nebennierenchirurgie im Kindesalter vor. Über insgesamt 38 Kinder, die wegen Nebennierentumoren operiert wurden, berichten Bolkenius und Mitarbeiter [1]. Die Ergebnisse gleichen denen unserer Studie. Die meisten Eingriffe erfolgten aufgrund von Neuroblastomen (23 Kinder), seltener wegen Phäochromocytomen (5 Kinder), Nebennierenkarzinomen (4 Kinder), Adenomen (4 Kinder) und nodulären Hyperplasien (2 Kinder). Die Arbeitsgruppe um Federici berichtet in ihrer Studie über 12 Kinder mit Nebennierenrindentumoren im Zeitraum von 13 Jahren. Das Durchschnittsalter betrug 5 Jahre. Diese Studie zeigt wie unsere ein Überwiegen der virilisierenden Tumoren. Es ergeben sich die folgenden Schlußfolgerungen

1. Nebennniereneingriffe im Kindesalter sind selten und erfolgen meist wegen eines Neuroblastoms, selten wegen Phäochromocytomen und Nebennierenrindentumoren.
2. Die Adrenalektomie erfolgt in der Regel transabdominell, da es sich meist um maligne Tumoren handelt.
3. Bei benignen bilateralen Tumoren sollte eine subtotale Resektion angestrebt werden, um eine lebenslange Corticoidsubstitution zu vermeiden.
4. Die Langzeitprognose bei Neuroblastomen der Nebenniere ist trotz zusätzlicher Chemo- und Strahlentherapie schlecht, da zum Zeitpunkt der Diagnose in vielen Fällen schon ein Stadium IV vorliegt.
5. Auch die Langzeitprognose bei den virilisierenden Nebennierenkarzinomen ist schlecht. Chemo- und Strahlentherapie sind bei diesen Kindern wirkungslos.
6. Intra- und postoperative Komplikationen sind bei Kindern sehr selten.

Zusammenfassung

In den vergangenen 18 Jahren wurden in der Kinderchirurgischen Abteilung der Chirurgischen Universitätsklinik Hamburg 37 Kinder im Alter von 2 Wochen bis 18 Jahren transabdominell wegen Nebennierentumoren operiert. Es handelte sich um 26 Neuroblastome, 3 Phäochromocytome, 4 Nebennierenrindenkarzinome, 2 Adenome, eine diffuse bilaterale Nebennierenrindenhyperplasie und eine Einblutung. Bei allen drei Patienten mit Phäochromocytom wurde eine bilaterale subtotale Adrenalektomie vorgenommen. Postoperativ benötigte keiner eine Kortikoidsubstitution. Bei den sechs Patienten mit Nebennierenrindengeschwülsten überwiegten die virilisierenden Karzinome. Zwei Kinder mußten wegen eines mechanischen Ileus postoperativ relaparotomiert werden. Alle anderen Verläufe waren komplikationslos. Von den Kindern mit malignen Nebennierentumoren sind 16 (15 Kinder mit Neuroblastom, 1 Kind mit Nebennierenkarzinom) zum Nachuntersuchungszeitpunkt 1994 verstorben (44%).

Summary

Between 1977 and 1994 37 children aged 2 weeks to 18 years were operated on transabdominally for adrenal tumors. Pathological diagnosis included: 26 neuroblastomas, 3 bilateral pheochromocytomas, 4 adrenocortical carcinomas, 2 adrenocortical adenomas, 1 bilateral hyperplasia and 1 intraadrenal bleeding. Most adrenocortical tumors presented with virilization. All children with bilateral pheochromocytomas were treated by bilateral subtotal adrenalectomy. None of them required steroid substitution postoperatively. Only two patients developed postoperative complications and had to be operated for small bowel obstruction. 16 out of 30 patients with malignant tumors (15 with neuroblastomas and 1 with adrenocortical carcinoma) died subsequently.

Literatur

1. Bokenius M, Heinrich UH, Daum R, Roth H, Brandeis (1984) Tumoren der Nebenniere im Kindesalter. Chirurg 55:569–574
2. Federici S, Galli G, Ceccarelli PL, Ferrari M, Cicognani A, Cacciari E, Dòmini R (1994) Adrenocortical tumors in children: a report of 12 cases. Eur J Pediatr Surg 4:21–25

Anya-Maria Stenger, Abt. für Kinderchirurgie, Chirurgische Universitätsklinik, Martinistr. 52, D-20246 Hamburg

Langzeitergebnisse nach chirurgischer Therapie von Lungenmetastasen im Kindes- und Jugendalter

Long-term Results Following Surgical Treatment of Lung Metastases in Childhood and Adolescence

H. P. Hümmer, S. Simon und R. Carbon

Kinderchirurgische Abteilung der Chirurgischen Universitätsklinik Erlangen

Einleitung

Seit den 70er Jahren wird über erfolgreiche chirurgische Behandlung von Lungenmetastasen auch im Kindes- und Jugendalter berichtet. Als Primärtumoren werden vorwiegend osteogene Sarkome, Wilmstumor und Weichteilsarkome genannt, im Mittel Fünfjahresüberlebensraten um 30% erreicht. Durch die Fortschritte der Chemotherapie und neuerdings auch der minimalinvasiven Techniken ergeben sich neue Aspekte für die Indikationsstellung.

Patientengut und Methode

In unserer Abteilung wurden in 2 Jahrzehnten (1972–92) 29 Kinder und Jugendliche wegen Lungenmetastasen thorakotomiert (Tab. 1–3). Die Primärtumoren waren Osteosarkome (n = 11), Nephroblastome (5), Weichteilsarkome (7), extragonadale Keimzelltumoren (2), Schilddrüsencarcinome (2) je 1 lymphoepitheliales

Tabelle 1. Übersicht: Osteosarkom, Wilmstumor, Weichteilsarkom (1972–92)

Lungenmetastasen bei	Osteosarkom	Wilmstumor	Weichteilsarkom
Patienten operiert, n	11	5	7
medianes Alter bei Therapiebeginn (Bereich)	13 J. (7–18)	$4^1/_2$ J. ($2^1/_2$–$9^1/_2$)	12 J. (3–16)
freies Intervall	0–25 Mon.	0–8 Mo.	0–6 Mon.
synchroner Nachweis	3/11	3/5	5/7
solitäre Metastasen	2/11	2/5	4/7
Überleben rezidivfrei	1/11	4/5	2/7
Follow-up	10 J.	$3^1/_2$–$11^1/_2$ J.	2 J., 7 J.

Chirurgisches Forum 1995
f. experim. u. klinische Forschung
Hierholzer/Seifert/Hartel (Hrsg.)
© Springer-Verlag Berlin Heidelberg 1995

Tabelle 2. Lungenmetastasen bei sonstigen Primärtumoren

Patient, Geschlecht	Primär-Tu.; Therapiebeginn	Histologie	Zahl Met.	operative Behandlung	Ausgang
GS, m	14 J. retroperit.	Chorio-Ca., Dottersacktum. u. embryon. Sarkom	5	thorakoskop. Exzision	8 Mo. rezidiv-frei
OT, m	13 J., mediastinal	Chorio-Ca.	mult.	mehrfache Exzisionen	20 Mo., +
GC, w	15 J. Schilddrüse	papilläres Ca	mult.	Biopsie	8 J., lebt
BH, w	12 J. Schilddrüse	papilläres Ca.	mult.	Biopsie, neck diss.	18 J., lebt
AR, w	13 J. Hypopharynx	lymphoepithel. Karzinom	2 li. UL	lokale Exzision	6 J., lebt
SF, m	16 J., retroperitoneal	Neuroblastom, disseminiert	mult.	Lobektomie	10 Mo., +

Tabelle 3. Chirurgisches Vorgehen und Ausgang bei Lungenmetastasen

Eingriff	n	Follow-up (lebend)	Follow-up (tot)
lokale Exzision (1 Metastase)	5	4 (8 Mo., 7; 11; 12 J.)	1 (3 J.)
Lokale Exzision (2–5 Metastasen)	6	3 (2; 6; 10 J.)	3 (8; 12 Mo., 7 J.)
multiple Exzisionen	4	1 (3$^{1}/_{2}$ J.)	3 (15; 18; 20 Mo.)
Lobektomie	4		4 (5; 7; 10; 19 Mo.)
Pneumonektomie	1 Fibrosarkom 1 Osteo-Sa.		1 (3 J.) 1 (1 Mo.)
erweiterte Resektion (Brustwand, Zwerchfell)	1 Osteo-Sa. 1 Rhabdomyosarkom		1 (4 Mo.) 1 (11 Mo.)
nur Biopsie	2 Schilddrüsen-Ca. 2 Wilmstumor 2 Osteo-Sa.	2 (8; 18 J.) 1 (4 J.)	1 (8 Mo.) 2 (9; 12 Mo.)

Carcinom des Rachenraums und Neuroblastom. Chemo- und Strahlentherapie orientierten sich seit 1981 an den jeweils aktuellen Studienprotokollen der Gesellschaft für pädiatrische Onkologie bzw. SIOP.

Ergebnisse

Bei 7 von 11 *Osteosarkomen* bestanden multiple Lungenmetastasen. Ein Fall (Tab. 1) zeigt, daß auch nach mehrfachen Eingriffen langfristiges Überleben möglich ist. Die weiteren Ergebnisse waren enttäuschend; in 2 Fällen konnte nur das Leben verlängert werden. Bei 5 Kindern mit primärem *Wilmstumor* wurden Eingriffe durchgeführt, die in 4 Fällen zum rezidivfreien Überleben beitrugen. Bei *Weichteilsarkomen* überlebten zwei Kinder bisher 2 bzw. 7 Jahre. Die weiteren Tumorarten wurden in Tab. 2 zusammengefaßt. Bei zwei Kindern mit papillärem *Schilddrüsenkarzinom*, die beide trotz multipler Lungenmetastasen überlebten, diente die Biopsie nur der Sicherung der Diagnose.

Tabelle 3 faßt die Ergebnisse in Abhängigkeit vom *chirurgischen Vorgehen* zusammen. Kein Patient überlebte, bei dem ein größerer Eingriff (Pneumonektomie, Lobektomie, Resektion benachbarter Strukturen) erforderlich war. Soweit die lokale Exzision genügte, konnte das Leben meist erhalten oder wenigstens verlängert werden. Exzision multipler Metastasen war in einem Fall (Wilmstumor) zusammen mit der Chemotherapie erfolgreich. Drei ungewöhnliche Einzelfälle sollen kurz dargestellt werden:

Fall BR, Tritontumor: Ein fünfjähriger Junge kam nach auswärtiger Biopsie eines rechts in der Gesäßmuskulatur lokalisierten Tumors in Behandlung. Die histologische Untersuchung ergab ein undifferenziertes malignes Schwannom mit rhabdomyoblastischen Anteilen (Tritontumor). Ferner bestanden drei Lungenmetastasen, die sich bis auf eine im rechten Unterlappen unter Chemotherapie zurückbildeten. Wir exzidierten den Primärtumor, in einer zweiten Sitzung die Metastase. Die Nachbehandlung des prognostisch ungünstigen Tumors erfolgte mit lokaler Bestrahlung und Cytostase (Holoxan, Adriamycin, Vincristin). Der Junge ist 7 Jahre rezidivfrei.

Fall RD, Askinstumor: Ein zehnjähriges Mädchen wurde mit Thoraxschmerzen und „atypischer Pneumonie" in einer Kinderklinik aufgenommen und behandelt. Persistierende Verschattung im rechten Unterfeld führte zur Thorakotomie. Dabei fand sich ein von der hinteren Brustwand bis zum Mediastinum reichender Tumor mit Rippenarrosion, Verdrängung und Infiltration des Lungenunterlappens (Metastasierung?) bis in den Hilus. Die kurative Resektion war nicht möglich. Histologische und immunhistochemische Untersuchung ergaben einen Tumor aus kleinen runden Zellen mit deutlicher Vimentin-Expression. Chemotherapie und Bestrahlung folgten nach dem Weichteilsarkomprotokoll. Die Größenzunahme des Resttumors konnte nicht aufgehalten werden. Das Mädchen starb 18 Monate nach der Thorakotomie.

Fall GS, extragonadaler Keimzelltumor: Ein vierzehnjähriger Junge kam wegen Gewichtsabnahme und Obstipation in Behandlung. Die Untersuchung ergab eine $16 \times 12 \times 10$ cm Raumforderung im linken Mittelbauch. Der 420 g schwere Tumor sowie ein kleinerer Tumor links iliakal wurden im Gesunden entfernt. Histologisch ergab sich ein maligner Keimzelltumor mit Anteilen eines embryonalen und Choriocarcinoms und Dottersacktumors und Antikörpernachweis gegen AFP und beta-HCG. Beide Hoden waren bioptisch unauffällig. Weiter fanden sich multiple Lungenmetastasen. Die Chemotherapie wurde nach dem Protokoll MAKEI 94 (Cisplatin, Etoposid, Ifosfamid kombiniert mit peripherer Stammzellseparation) durchgeführt. Nach dem 4. Zyklus waren noch multiple Rundherde in den Lungen nachzuweisen. Sie wurden thorakoskopisch reseziert. Es fand sich kein vitales Tumorgewebe mehr.

Diskussion

Ziele der Metastasenchirurgie sind Sicherung der Diagnose, möglichst kurative und selten palliative Behandlung. 1970–91 wurden in unserer Klinik insgesamt 312 Patienten aller Altersgruppen an Lungenmetastasen operiert, die Ergebnisse an anderer Stelle publiziert. Im Kindesalter gibt es Besonderheiten, die wir hier nur kasuistisch betrachten und mit der Literatur vergleichen können. Die Erfolge der adjuvanten Therapie und minimal-invasive Wege der Chirurgie erlauben ein differenziertes Vorgehen.

Beim *Osteosarkom* des Kindes- und Jugendalters entstehen Lungenmetastasen in 75–83% der Fälle. Vor Einführung der Chemotherapie überlebten nur 5% der betroffenen Kinder 3 Jahre. Kurative multimodale Therapie erzielt Überlebensraten zwischen 20 und 50% [1]. Wir würden heute in der Regel die prä- und postoperative Chemotherapie empfehlen. Bei der Operation sollten beide Pleurahöhlen inspiziert werden. Der Eingriff läßt sich meist thorakoskopisch durchführen. Große Eingriffe, z.B. die Pneumonektomie, verlängern das Leben bei diffuser Metastasierung nicht.

Bei kindlichem *Nephroblastom* sollte die Resektion von Lungenmetastasen erst nach sechswöchiger Chemotherapie diskutiert werden. Verkleinerung der Metastasen erleichtert die parenchymsparende Resektion. Weitere Indikationen sind solitäre oder bilaterale Metastasen, die unter Chemotherapie entstehen oder rezidivieren. Unradikale Resektion erfordert zusätzlich Strahlentherapie. Verschiedene Studien ergaben bei disseminiertem Stadium nach 2 Jahren Überlebensraten zwischen 43–67% [1, 2].

Bei Lungenmetastasen von *Weichteilsarkomen* ermittelte Putnam [4] als wichtige prognostische Faktoren die Verdoppelungszeit, Anzahl der Metastasen und das krankheitsfreie Intervall. Nach Literatur überleben etwa 30% der kurativ an Fernmetastasen operierten Patienten 5 Jahre. Die Prognose der kindlichen Sarkome hängt besonders vom Tumortyp und der Empfindlichkeit auf Chemotherapie ab [5]. Besonders günstig sind die Aussichten bei Rhabdomyosarkom (Überlebensraten um 80% nach Kombinationstherapie), auch Fibro- und Liposarkome haben eine bessere Prognose als bei Erwachsenen. Bei anderen Weichteilsarkomen spielt das Lebensalter keine wesentliche Rolle. Der *Tritontumor* als seltener Subtyp des malignen Schwannoms gilt als prognostisch ungünstig. In die Gruppe der Weichteilsarkome gehört auch der vom extraskelettalen Ewing-, Rhabdomyo- und anderen Rundzellsarkomen schwer abgrenzbare *Askinstumor*. Er kann von Brustwand oder Lungenperipherie ausgehen und in die kontralaterale Lunge metastasieren.

Bei extragonadalen *Keimzelltumoren,* im Kindesalter ebenfalls selten, sollte die Chemotherapie der Entfernung von Lungenmetastasen vorausgehen [3]. Die Prognose mediastinaler und retroperitonealer Tumoren hängt vom Zeitpunkt der Diagnose und von der histologischen Differenzierung ab. Lungenmetastasen scheinen sie nicht wesentlich zu verschlechtern.

Zusammenfassung

Zwischen 1972 und 1992 operierten wir Lungenmetastasen bei 29 Kindern und Jugendlichen. Bei den Primärtumoren handelte es sich um 11 Osteosarkome, 7 Weichteilsarkome, 5 Nephroblastome, 2 extragonadale Keimzelltumoren, 2 Schilddrüsenkarzinome, einen lymphoepithelialen Tumor und ein Neuroblastom. 11 lokale Exzisionen wurden als kurativ beurteilt; 7 dieser Patienten überlebten (median 7 Jahre). Nach der Literatur beruht die Verbesserung der Überlebensraten auf der adjuvanten Therapie und präoperativen Tumorreduktion durch die Chemotherapie. Andererseits können die neuen thorakoskopischen Techniken das operative Staging vereinfachen und die minimal-invasive Resektion von Lungenmetastasen ermöglichen.

Summary

Between 1972 and 1992 29 children and adolescents underwent surgery for diagnosis or treatment of lung metastases. As primary tumors we found 11 osteogenic and 7 soft tissue sarcomas, 5 nephroblastomas, 2 extragonadal germ cell tumors, 2 thyroid cancers, 1 lymphoepithelial carcinoma and 1 neuroblastoma. 11 local excisions were curative; 7 of these patients survived (median: 7 years; range 8 months – 12 years). According to the literature, the total survival rates improved mainly due to the adjacent chemo- and radiotherapy and the preoperative tumor mass reduction. On the other hand, the new thoracoscopic techniques can simplify the operative tumor staging and enable the minimally invasive resection of superficial lung lesions.

Literatur

1. Dietrich W (1991) Die Thorakotomie bei malignen Tumoren im Kindesalter. Diss. Med. Fak. Univ. Erlangen
2. Gesellschaft für Pädiatrische Onkologie (1989) Studienprotokoll Nephroblastomstudie SIOP No. 9/GPO
3. Gesellschaft für Pädiatrische Onkologie (1990) Studienprotokoll MAKEI 89. Nichttestikuläre Keimzelltumoren bei Kindern und Jugendlichen.
4. Putnam JB, Roth JA, Wesley MN, Johnston MR, Rosenberg SA (1984) Analysis of prognostic factors in patients undergoing resection of pulmonary metastases from soft tissue sarcomas. J Thorac Cardiovasc Surg 87:260–268
5. Tonak J (1988) Maligne Weichteiltumoren. In: Gall FP, Hermanek P und Tonak J (Hrsg) Chirurgische Onkologie. Springer, Berlin, S. 643–671

H. P. Hümmer, Kinderchirurgische Abteilung der Chirurgischen Universitätsklinik, Maximiliansplatz, D-91064 Erlangen

Chirurgische Behandlung von Metastasen solider Tumoren im Kindesalter

Surgical Management of Metastases in Pediatric Solid Malignancies

R. B. Tröbs[1], W. Tischer[1], J. Bennek[1] und T. Meier[2]

[1] Klinik und Poliklinik für Kinderchirurgie
[2] Institut für Pathologische Anatomie der Universität Leipzig

Einleitung

Multizentrische kontrollierte Studien mit nationaler (Gesellschaft für Pädiatrische Onkologie und Hämatologie) oder internationaler Reichweite definieren den Wert chirurgischer Maßnahmen im multimodalen Vorgehen. Da die malignen Tumoren des Kindesalters überwiegend strahlen- und chemotherapiesensibel sind, findet die chirurgische Behandlung im Kontext der konservativen antineoplastischen Behandlung statt. Eine präoperative neoadjuvante Chemotherapie (präChem) kann okkulte Mikrometastasen vernichten, den Tumor verkleinern und besser resektabel machen. Es wird ein kuratives Ziel angestrebt. Die zytostatische Sensibilität ist ausschlaggebend für die Prognose aggressiver Tumoren (günstige – ungünstige Histologie). Generell ist die Entfernung von Tumormetastasen bei Strahlen- oder Chemotherapiesensibilität, nach Entfernung des Primärtumors bzw. des Lokalrezidivs oder beim isolierten Auftreten metachroner Metastasen sinnvoll.

Nephroblastom (Wilms-Tumor)

Die Erfahrungen der NWTS und der SIOP/GPOH erlauben, prognostisch ungünstige Tumoren hoher Malignität von den Tumoren mit Standardmalignität abzugrenzen (Beckwith & Palmer, 1978). Anläßlich der Tumornephrektomie sind Lymphknotenmetastasen zu entfernen. Vor einer radikalen Lymphknotendissektion wird gewarnt (Chylaskos, Verzögerung der adjuvanten Chemotherapie). Die Überlebensrate multimodal behandelter und operierter Patienten mit Lungenmetastasen unterscheidet sich nicht signifikant von der konservativ behandelter Patienten – 41 von 53 Pat. (77%) vrs 13 von 19 Pat. (68%) (Metaanalyse von La Quaglia, 1993, Roth et al., 1994). Primäre Lungenmetastasen oder Lebermetastasen werden entfernt, wenn sie nach präChem noch nachweisbar sind (Nephrobl. Studie SIOP/GPOH; Roth et al., 1994). Lebermetastasen können atypisch reseziert werden – Heilungschance bei 40%. Isolierte metachrone Metastasen von Lunge oder Leber werden ohne vorherige Chemotherapie operiert, wenn eine vollständige Entfernung wahrscheinlich ist. Bestrahlung bei Verdacht auf Resttumor.

Chirurgisches Forum 1995
f. experim. u. klinische Forschung
Hierholzer/Seifert/Hartel (Hrsg.)
© Springer-Verlag Berlin Heidelberg 1995

Neuroblastom

Disseminierte Neuroblastome dominieren vor unilokulären. Im Stadium IV-S bei Säuglingen bestehen Metastasen der Leber, der Haut und/oder des Knochenmarkes. Spontanremissionen des Stadiums IV-S wurden beschrieben. Anläßlich der Tumorentfernung werden makroskopisch erkennbare Lymphknotenmetastasen entfernt. Die Intensität der Chemotherapie und die makroskopisch vollständige Resektion des Primärtumors (kontrovers diskutiert) sind prognostisch entscheidend (La Quaglia et al., 1994; Kiely, 1994). Die Entfernung einzelner größerer Metastasen kann indiziert sein. Im Stadium IV-S werden Tumorreste nach zytostatischer Verkleinerung reseziert.

Weichteilsarkome

Resektabilität (high und low risk Regionen) und Biologie des Primärtumors sind prognostisch wichtig (Schweizer, 1994). Embryonale Rhabdomyosarkome sind gut chemo- und strahlentherapiesensibel. Lungenmetastasen können durch Chemotherapie und Lungenbestrahlung beherrscht werden. Operative Maßnahmen dienen der Entfernung von persistierenden Metastasen. Bei nicht chemotherapiesensiblen Weichteilsarkomen ist die pulmonale Metastasektomie sinnvoll, wenn der Primärtumor beherrschbar und eine vollständige Metastasenentfernung technisch möglich ist.

Hepatoblastom

Disseminierte Tumoren werden zunächst chemotherapeutisch behandelt und später einer Tumor- bzw. Metastasenresektion unterzogen (HB-94-Studie, v. Schweinitz et al., 1994). Auch Metastasenentfernungen aus beiden Lungen können erfolgreich sein. Ein radikales Vorgehen ist wichtig.

Ewing-Sarkom, maligner peripherer neuroektodermaler Tumor

Strahlen- bzw. Chemotherapie werden durch chirurgische Maßnahmen ergänzt. Skelettmetastasen gelten als prognostisch ungünstiger als isolierte pulmonale Metastasen. Behandlung pulmonaler Metastasen durch Polychemotherapie. Persistierende Metastasen werden entfernt. Ganzlungenbestrahlung. 30% der Patienten mit ausschließlich primär pulmonaler Metastasierung überleben nach 10 Jahren (Kaplan-Meier-Statistik; CESS 81/86, Paulussen et al., 1993). Metachrone Lungen- oder Lebermetastasen sind operativ zu entfernen (CESS/CWS-Rez 91-Studie).

Osteogenes Sarkom

80–90% aller Osteosarkompatienten entwickeln nach alleiniger radikaler chirurgischer Therapie Fernmetastasen (Winkler et al., 1989). Die antineoplastische Chemotherapie mit ADM, Cisplatin und HD-Methotrexat eröffnete neue Horizonte. Die chirurgische Beseitigung aller erfaßbaren Tumorherde ist von ausschlaggebender Bedeutung für das Überleben (Meyers et al., 1993). Die inadäquate Resektion des Primärtumors prädisponiert für pulmonale Metastasen mit düsterer Prognose. Nach Erfahrungen der Kooperativen Osteosarkomstudie (COSS) sind Lokalrezidive (kombiniert mit Fernmetastasen) nach extremitätenerhaltenden Resektionsverfahren möglicherweise fünfmal häufiger als nach Amputation bzw. Umkehrplastik. Auch multiple pulmonale Metastasen sind einer aggressiven chirurgischen Therapie zu unterziehen. Nach alleiniger konservativer Therapie der Lungenmetastasen oder nach inkompletter Metastasenentfernung bestehen kaum Chancen des krankheitsfreien Überlebens. Trotz röntgenologischer Rückbildung der Metastasen (unauff. CT) muß die Lunge exploriert werden – optisch und palpatorisch auffällige Areale werden entfernt (Winkler, 1989; Rosen et al., 1994). Histologisch findet man nach präChem neben Narben mikroskopischen Resttumor oder Tumorosteoid. Synchrone Lungenmetastasen werden nach einer präoperativen Chemotherapie und nach Operation des Primärtumors entfernt. Die Exploration beider Lungen wird auch bei röntgenologisch einseitigem Befall empfohlen. Bei konsequent operativ-chemotherapeutischem Vorgehen besteht bei 30% aller Patienten mit primär disseminiertem Osteosarkom eine Heilungschance (COSS 80/82, Winkler et al., 1989; Metaanalyse von La Quaglia, 1993).

Chirurgische Technik

Das Ziel des Eingriffes ist die komplette Metastasenentfernung bei freien Schnitträndern. Es sind Nativmaterial und Tupfpräparate, z.B. für histo/immunhistochemische, molekularbiologische, zytophotometrische Untersuchungen und für die in-vitro-Zytostatika-Resistenztestung zu gewinnen. Einseitige pulmonale Metastasektomien werden via dorsolateraler oder lateraler Thorakotomie vorgenommen. Eine gleichzeitige Exposition beider Lungenflügel geschieht über die mediane Sternotomie. Man bedient sich sog. wedge resections u. U. mit dem Stapler. Extensive pulmonale Metastasenoperationen mit dem Nd: YAG-Laser werden beschrieben. Anatomische Resektionen (Segmentresektion, Lobektomie) können notwendig sein. Die minimal-invasive Chirurgie eröffnet neue Perspektiven. Thorakoskopische Biopsien mit dem Laser sind etabliert. Thorakoskopische Metastasektomien sind praktikabel und müssen bzgl. ihrer Effektivität evaluiert werden.

Folgezustände nach pulmonaler Metastasenresektion

Nach Resektion pulmonaler Metastasen ist eine Restitutio der pulmonalen Funktion zu erwarten (Paul et al., 1990). Auch Patienten mit mittelgradig oder stark verminderter Lungenfunktion tolerieren eine aggressive Metastasenchirurgie (auch mehrfache Thorakotomien). Bei diesen Patienten ist mit einer verlängerten Sauerstoffbedürftigkeit, Beatmungsnotwendigkeit oder dem Auftreten eines air-leak-Syndroms gehäuft zu rechnen (Tobias et al., 1993).

Zusammenfassung

Generell ist die Entfernung von Tumormetastasen bei Strahlen- oder Chemotherapiesensibilität, nach Entfernung des Primärtumors bzw. des Lokalrezidivs oder beim isolierten Auftreten metachroner Metastasen sinnvoll. Im Idealfall führt eine präoperative Chemotherapie zur Rückbildung von Metastasen. Wilms-Tumor: Nach präChem persistierende Metastasen (Lunge, Leber, andere Lokalisationen) werden entfernt. Neuroblastom: Systemische Chemotherapie, Strahlentherapie und die

Entfernung des Primärtumors sind entscheidend – chirurgische Entfernung der Fernmetastasen in besonderen Fällen. Hepatoblastom: Entfernung nach präChem verbliebener, auch bilateraler pulmonaler Metastasen. Die Radikalität ist entscheidend. Weichteil- und Ewingsarkome: Die Zytostatikasensibilität unterscheidet sich bei einzelnen Tumorentitäten. Osteosarkom: Entfernung von residuellen Lungenmetastasen nach Exploration beider Lungen wird auch bei röntgenol. einseitigem Befall empfohlen. Thorakotomie trotz röntgenologischer Rückbildung pulmonaler Metastasen erforderlich.

Summary

Multicentric and controlled studies define the importance of surgery in the management of metastatic disease. In general, operative removal of metastatic disease should be undertaken in the context of a significant tumor response to systemic chemotherapy. The aim of the operation must be complete excision of metastases. Mutilating operations might be avoided. Ideally, metastases are solved after preoperative chemotherapy. *Wilms' Tumor.* Persistent metastases (lung, liver) after preoperative chemotherapy should be removed. *Neuroblastoma.* Gross total resection of the primary tumor, along with intensive chemotherapy and radiation treatment are associated with improved survival. Only in special cases metastasectomy is indicated. *Hepatoblastoma.* Data support resection of pulmonary metastases after preoperative chemotherapy. *Soft tissue sarcoma, Ewing's sarcoma.* Metastasectomy may be useful to remove a localized or noresolving focus of gross disease. In chemotherapy and radiation resistent entities pulmonary metastasectomy is indicated when complete excision is feasible and the primary tumor has been controlled. *Osteosarcoma.* Aggressive pulmonary metastasectomy is indicated. Exploration of both lungs is recommended also in cases with unilateral pathologic x-ray picture. Even thought there appears to be a complete response following chemotherapy, it is important to perform thoracotomy to remove residual tissue in the location of the original pulmonary nodule.

Literatur

1. Heij HA, Vos A, de Kraker J, Voûte PA (1994) Prognostic factors in surgery for pulmonary metastases in children. Surgery 115:687–693
2. La Quaglia MP (1993) The surgical management of metastases in pediatric cancer. Seminars in Pediatric Surgery 2:75–82
3. Rosen G, Holmes EC, Forscher CA, Lowenbraun S, Eckardt JJ, Eilber FR (1994) The role of thoracic surgery in the management of metastatic osteogenic sarcoma. Chest Surg Clin N Am 4:75–78

Dr. Ralf-Bodo Tröbs, Klinik und Poliklinik für Kinderchirurgie der Universität Leipzig, Theresienstr. 43, D-04129 Leipzig

Lösliche TNF-Rezeptoren in der Akut-Phase-Reaktion großer abdominalchirurgischer Operationen

Soluble TNF receptors in the acute phase response of major abdominal surgery

J. Schröder[1], H. Gallati[2] und B. Kremer[1]

[1] Klinik für Allgemeine Chirurgie und Thoraxchirurgie, Klinikum der Christian-Albrechts-Universität zu Kiel (Direktor. Prof. Dr. med. B. Kremer)
[2] Hoffmann-La Roche, Basel, Schweiz

Einleitung

Operationen lösen eine Freisetzung von Akut-Phase-Proteinen aus, die bei einem unkompliziertem postoperativem Verlauf nach wenigen Tagen wieder Normalwerte erreichen. Bei infektiösen postoperativen Komplikationen sind erhöhte Konzentrationen im Serum nachweisbar, deren Bestimmung von diagnostischer und prognostischer Bedeutung ist . Das C-reaktive Protein gilt zur Zeit als der beste Marker und hat sich in der klinischen Routine durchgesetzt. Zytokine wie der Tumor-Nekrose-Faktor (TNF), Interleukin (IL) 1 oder IL 6 werden sehr viel rascher freigesetzt und könnten einen sehr frühen Entzündungsnachweis erlauben. Postoperativ läßt sich dieses vor allem für IL 6 zeigen, während TNF nicht in der Zirkulation nachweisbar ist [1]. Die TNF-Aktivität wird durch eine Vielzahl von Substanzen reguliert, u. a. durch lösliche TNF-Rezeptoren, die nach Induktion durch TNF von den Rezeptoren mit 55 kDa (TNFR I) und mit 75 kDa (TNFR II) als extrazelluläre Fragmente abgelöst werden und natürlich vorkommende TNF-Antagonisten sind [2]. Die beiden löslichen Rezeptoren sind auch beim Gesunden nachweisbar und es stellt sich die Frage, welche Kinetik diese TNF-Antagonisten bei großen Operationen aufweisen und welche Bedeutung sie im Vergleich zum Agonisten TNF und zu IL 6 in der Akut-Phase-Reaktion besitzen.

Patienten und Methodik

Patienten: Serumspiegel wurden bei Patienten mit Gastrektomie (10 Pat.) und bei Patienten mit Leberteilresektion (12 Pat.) präoperativ, mehrfach intraoperativ, 8 Stunden nach Hautinzision und an den Tagen 1, 2, 3 und 5 postoperativ bestimmt.

Chirurgisches Forum 1995
f. experim. u. klinische Forschung
Hierholzer/Seifert/Hartel (Hrsg.)

TNF alpha: Die Konzentration von TNF alpha wurde mit einem Radioimmuno-assay (Medgenix, Deutschland) untersucht. Die untere Nachweisgrenze ist 15 pg/ml.

Interleukin 6: Interleukin 6-Serumspiegel wurden mit einem IL 6-ELISA (Hoffmann La Roche, Schweiz) gemessen, dessen untere Nachweisgrenze bei 5 pg/ml liegt.

Lösliche TNF-Rezeptoren: Die Konzentration des freien löslichen TNF-Rezeptors I, vom TNF-Rezeptor mit 55 kDa, und des löslichen TNF-Rezeptors II, vom TNF-Rezeptor mit 75 kDa, wurden mit einem Enzym gekoppelten, immunologischen Bindungsassay (untere Nachweisgrenze 100 pg/ml) bestimmt [3].

Statistik: Statistische Unterschiede wurde bei den löslichen TNF-Rezeptoren mit dem Student-t Test untersucht, während die Analyse der Unterschiede der IL 6-Konzentration mit dem Wilcoxon-Mann-Whitney Test erfolgte. Korrelationen der Zytokin-Konzentrationen wurde mittels linearer Regressionanalyse errechnet.

Ergebnisse

Die mittlere Operationszeit betrug bei der Gastrektomie (GA) 4,5 Stunden (mit Lymphadenektomie) und bei Leberteilresektion (LE) 3 Stunden und 10 Minuten. Metastasen bei 9, ein primäres Leberzellkarzinom bei 1 und benigne Lebertumoren bei 2 Patienten waren Indikationen zur Leberteilresektion. 8 Stunden nach Operationsbeginn konnten maximale Werte von IL 6 und der beiden löslichen TNF-Rezeptoren I und II bei der Gastrektomie gemessen werden. Bei Leberteilresektionen erfolgte der Anstieg der Zytokine verzögert und ein Maximum war am 2. bzw. 3. postoperativen Tag erkennbar (siehe Tabelle 1). Eine TNF-Immunoreaktivität war zu keinem Zeitpunkt im Serum nachweisbar. Die maximalen Serumspiegel von löslichem TNFR I, II und IL 6 unterschieden sich signifikant von den präoperativen Werten ($p < 0,01$, Student-t Test bzw. Wilcoxon-Test). Eine positive Korrelation bestand zwischen den beiden löslichen TNF-Rezeptoren ($r^2 = 0,57$ (GA) und $r^2 = 0,6$ (LE); $p < 0,001$; $n = 73$ bzw. $n = 139$) und zwischen IL 6 und löslichem TNFR I

Tabelle 1. Kinetik von löslichen TNF-Rezeptoren (Mittelwert) und Interleukin 6 (Median)

Gastrektomie	präop	8 h	Tag 1	Tag 2	Tag 3	Tag 5
Löslicher TNFR I (ng/ml)	2,3	5,1	4,6	3,5	4,0	3,9
Löslicher TNFR II (ng/ml)	4,7	7,7	7,2	6,9	7,1	5,5
Interleukin 6 (pg/ml)	0	108	60	20	20	13
Leberresektion						
Löslicher TNFR I (ng/ml)	2,2	2,8	3,1	4	4,6	2,8
Löslicher TNFR II (ng/ml)	3,7	5,5	5,8	7	6,7	6,9
Interleukin 6 (pg/ml)	0	180	180	183	163	45

($r^2 = 0,4$ (GA) + LE); $p < 0,001$) sowie IL 6 und löslichem TNFR II ($r^2 = 0,4$ (GA); $r^2 = 0,53$ (LE); $p < 0,001$).

Bei 2 Patienten trat postoperativ eine Sepsis auf, die bei einer Patientin tödlich endete. IL 6 Spiegel fielen nach maximalen Werten (890 bzw. 30000 pg/ml) bei Diagnose der Sepsis wieder ab. TNF alpha war inkonstant in der Sepsis meßbar (maximal 120 pg/ml), während die Konzentrationen der beiden löslichen TNFR I und II entsprechend dem klinischen Verlauf abfielen bzw. bei letalem Ausgang ihr Maximum erreichten (9,3 bzw. 30,0 ng/ml).

Diskussion

Zytokine wie TNF, IL 1 oder 6 induzieren in einer komplexen Wechselwirkung die Freisetzung von Akut-Phase-Proteinen. Das C-reaktive Protein (CRP) erlaubt mit einer Halbwertszeit (HWZ) von einigen Stunden einen wesentlich späteren Nachweis einer Entzündung als Zytokine die eine HWZ von 10 bis 15 Minuten besitzen. Ein Nachweis von TNF intra- und postoperativ gelingt weder in dieser noch in anderen klinischen Studien [1]. Grund hierfür ist die vorwiegend lokale Wirkung von TNF im Gewebe [4]. Nur bei überschießender Reaktion wie in der Sepsis ist eine TNF-Aktivität meßbar [5]. IL 6 erreicht postoperativ als direkter Vorläufer von CRP in dieser Untersuchung maximale Werte nach 8 Stunden bei gastrektomierten und nach 48 Stunden bei leberresezierten Patienten. Ohzato et al. [6] berichten bei großen abdominalchirurgischen Operationen über Maximalwerte von IL 6 nach 24 Stunden, während CRP nach 48 bis 72 Stunden seine höchsten Werte erreichte. Der Grund der Verzögerung des maximalen Anstiegs nach Leberresektionen mag in der längeren Operationszeit der Gastrektomie und Lymph-adenektomie begründet sein, die zu einer stärkeren Induktion der IL 6 Freisetzung führen kann [6, 7]. Die löslichen TNF-Rezeptoren zeigen eine entsprechende Kinetik, wobei es keine Vergleichsuntersuchungen bei abdominellen Operationen gibt. Die Korrelation löslicher TNF-Rezeptoren mit IL 6 belegt die Bedeutung dieser natürlich vorkommenden TNF-Antagonisten in der Akut-Phase-Reaktion großer abdominalchirurgischer Operationen. Lösliche Rezeptoren scheinen bei infektiösen Komplikationen den Verlauf besser widerzuspiegeln als IL 6 und TNF, was jedoch nur exemplarisch an zwei Beispielen verdeutlicht werden kann. Ein Einsatz von löslichen Rezeptoren und IL 6 in der täglichen Routine erfordert, daß diese Mediatoren genauso schnell meßbar sind wie CRP, was zur Zeit noch nicht möglich ist.

Zusammenfassung

Große abdomialchirurgische Operationen induzieren in der Akut-Phase-Reaktion eine Freisetzung von Interleukin 6 und löslichen TNF-Rezeptoren I und II als natürlich vorkommende TNF-Antagonisten. Der Agonist TNF kann hingegen nicht nachgewiesen werden. Maximale Konzentrationen der Mediatoren werden bei der Gastrektomie 8 Stunden nach Hautinzision und bei Leberresektionen verzögert am 2. bzw. 3. postoperativen Tag gemessen. Lösliche TNF-Rezeptoren korrelieren mit

IL 6 als anerkannt frühem Marker der Akut-Phase-Raktion und scheinen den klinischen Verlauf bei einer Sepsis besser widerzuspiegeln als TNF oder IL 6.

Summary

Major abdominal surgery induces an acute phase response with increased release of interleukin 6 and soluble TNF receptors I and II as naturally occuring TNF antagonists. No TNF activity could be detected throughout the evaluation. Peak levels of IL 6 and soluble receptors were determined 8 hours after skin incision in gastrectomy and on day 2 or 3 postoperative in liver resections. A positive correlation was found between IL 6 as an early marker of the acute phase response and soluble TNF receptors. These TNF antagonists seem to reflect postoperative sepsis better than TNF or IL 6.

Literatur

1. Baigrie RJ, Lamont PM, Kwiatkowski D, Dallmann MJ, Morris PJ (1992) Systemic cytokine response after major surgery. Br J Surg 79:757–760
2. Van Zee KJ, Kohno T, Fischer E, Rock CS, Moldawer LL, Lowry SF (1992) TNF soluble receptors protect against excessive TNF alpha during infection and injury. Proc Natl Acad Sci (USA) 89:4845–4849
3. Giradin E, Roux-Lombard P, Grau GE, Suter P, Gallati H, Dayer JM (1992) Imbalance between tumor necrosis factor and soluble TNF receptor levels in severe meningococcemia. Immunology 76:20–23
4. Fong Y, Moldawer LL, Shires T, Lowry SF (1990) The biologic characteristics of cytokines and their implication in surgical injury. Surg Gynecol Obst 170:363–378
5. Lowry SF (1993) Cytokine mediators of immunity and inflammation. Arch Surg 128:1235–1241
6. Ohzato H, Yoshizaki K, Nishimoto N, Ogata A, Tagoh H, Monden M, Gotoh M, Kishimoto T, Mori T (1992) Interleukin 6 as a new indicator of inflammatory status: detection of serum levels of interleukin 6 and C-reactive protein after surgery. Surgery 111:201–209
7. Wortel CH, van Deventer SJH, Aarden LA, Lygidakis NJ, Büller HR, Hoek FJ, Horikx J, ten Cate JW)1993) Interleukin 6 mediates host defense responses induced by abdominal surgery. Surgery 114:564–570

Dr. med. Jörg Schröder, Klinik für Allgemeine Chirurgie und Thoraxchirurgie, Klinikum der Christian-Albrechts-Universität zu Kiel, Arnold-Heller-Str. 7, D-24105 Kiel

Kardio-respiratorische Einflüsse von Antibiotikaprophylaxen bei kontaminierten Operationen: Interaktionen auf der Ebene von Rezeptoren und Signaltransduktion

Cardio-respiratory modulations by antibiotic prophylaxis in contaminated surgery: interactions at the level of receptors and signal transduction events

M. Künneke[1], B. Stinner[2], C. Feld[3], C. Hasse[2], D. Künkel[1] und W. Lorenz[1]

[1] Institut für Theoretische Chirurgie, Philipps Universität Marburg
[2] Klinik für Allgemeinchirurgie; Philipps Universität Marburg
[3] Klinik für Unfallchirurgie, Philipps Universität Marburg

Einleitung

Nach Trauma oder starkem Blutverlust alleine kommt es bei Patienten zu einer Translokation von Bakterien aus dem Darmlumen in die systemische Zirkulation. Aus der Abwehrtätigkeit der in der Darmwand liegenden lymphatischen Gewebe mit Zerstörung der gram-negativen Bakterien resultiert eine Endotoxinämie [1]. Der Lipid A Teil des Endotoxins (Polyliposaccharid, LPS) induziert die Freisetzung von Interleukinen wie TNF-α und Il-1 [2] aus intestinalen Monozyten. Insbesondere TNF-α wirkt auf viele Zellen des Körpers und induziert die Transkription eines bestimmten Sets von Genen, den sog. early genes [3]. Dies ist ein wichtiger Schritt bei der Entstehung einer systemischen Entzündungsreaktion (SIRS). Um diese Reaktion zu verhindern wird bei Patienten mit dem Risiko einer Kontamination und Infektion prophylaktisch ein Antibiotikum gegeben. Bei Patienten mit colorektalen Eingriffen, die eine Antibiotikaprohphylaxe erhielten, wurde in einer randomisierten Studie [4] eine veränderte hämodynamische Reaktion auf Histaminfreisetzungen beobachtet. Zur Klärung dieses Befundes untersuchten wir deshalb an isolierten Organen, ob die Histaminwirkung an Aorta und Trachea durch Kurzzeitinkubation mit LPS *zusammen* mit klinisch gebräuchlichen Antibiotika verändert wird. Dies soll ein Modell für die Interaktion von Infektion, Antibiotikum und Operation sein, wie sie täglich bei Operationen am Kolon zustande kommt.

Methode

Aorta, Trachea und terminales Ileum von Meerschweinchen (200–300 g) wurden 3mal für 1 h in je 2 l Krebs-Puffer (Raumtemperatur, begast mit 95 % CO_2 /5 % O_2) mit 1 mg/ml LPS bindenden Polymyxin B (Pfizer) gewaschen [5]. Nach einer Lagerung für 16 h in begastem Puffer bei 4 °C folgte eine Inkubation in verschiedenen Gruppen für 1 h (Raumtemperatur), wobei die Organstücke zusammen in einem Erlenmeyer belassen wurden. Folgende Gruppen wurden gebildet:

Chirurgisches Forum 1995
f. experim. u. klinische Forschung
Hierholzer/Seifert/Hartel (Hrsg.)
© Springer-Verlag Berlin Heidelberg 1995

382

A) 10 µg/ml LPS E. coli 0:55 B5 (DIFCO Lab. Detroit, U.S.A., Batch 3120–25)
B) LPS und Antibiotikum
C) Puffer (Kontrolle).

Als Antibiotika wurden benutzt: 0,3 g/l Zinacef® (Cefuroxim) und 0,1 g/l Clont® (Metronidazol); oder 0,4 g/l Augmentan® (Amoxicillin und Clavulansäure). Die Organringe wurden in 20 ml Organbäder gehängt (38 °C, begast mit 95 % CO_2/5 % O_2) und für 3 h in 15 min. Intervallen mit Puffer *ohne LPS Zusatz* gewaschen. Anschließend wurden isometrische Konzentrations-Wirkungskurven der Organe für Histamin (in halb-logarithmischen Schritten) gemessen. Die Kontraktionskräfte wurden auf das Trockengewicht der Organe bezogen. Die 50 % Effekt-Konzentration (A50) und die 95 % Vertrauensintervalle wurden mit Hilfe der Methode der kleinsten Quadrate geschätzt (statistische Software SAS, procedure NLIN). N = 6 für alle Experimente, die einfaktorielle Varianzanalyse (ANOVA) wurde zur statistischen Signifikanzschätzung verwendet.

Ergebnisse

Aorta (Tab. 1): LPS Inkubation verringerte die maximale Kontraktionskraft (Emax) auf Histamin erheblich, im Median auf 0,08 g/mg bei einem Ausgangswert von 0,8 g/mg (p < 0,05). Die 50 % Effektkonzentration (EC50) von Histamin blieb unverändert. Bei Anwesenheit eines Antibiotikums während der LPS Inkubation

Tabelle 1. Einfluß von LPS und Antibiotika auf Dosis Wirkungskurven von Histamin an der Aorta. E_{max}: maximal erreichte Kontraktionskraft in Gramm, bezogen auf das Trockengewicht der Organe. A50: Dosis von Histamin, bei der die halbe maximale Kontraktionskraft erreicht wurde

Inkubation für 1 h mit: (Ergebnisse nach 3 h waschen)	E_{max} (Median, Range) in [g Zugkraft/mg Trockengewicht]	Geschätzter A50 Wert mit 95 % Vertrauensintervallen in [10^{-6}M]
Modell für „Operation und Infektion"		
Nur Puffer	0,88 (0,49–1,20)	7,6 (7,2–8,1)
–10 µM LPS, keine Antibiotika	0,08 (0,05–0,25)*	4,6 (3,2–6,0)
Modell für „Operation, Infektion und Antibiotika"		
10 µM LPS, 0,4 mg/ml Augmentan®	0,70 (0,54–1,84)	8,9 (8,2–9,7)
10 µM LPS, 0,1 mg/ml Clont® 0,3 mg/ml Zinacef®	1,55 (0,93–1,74)*	6,4 (5,9–6,8)
10 µM LPS, 1 µM Clont®	1,12 (0,67–1,64)	5,3 (4,6–6,0)
10 µM LPS, 1 µ Zinacef®	0,95 (0,71–1,42)	4,6 (4,3–4,9)

*: p < 0,05, ANOVA

Tabelle 2. Einfluß von LPS und Antibiotika auf Dosis Wirkungskurven von Histamin an der Trachea. E_{max}: maximal erreichte Kontraktionskraft in Gramm, bezogen auf das Trockengewicht der Organe. A50: Dosis von Histamin, bei der die halbe maximale Kontraktionskraft erreicht wurde

Inkubation für 1 h mit: (Ergebnisse nach 3 h waschen)	E_{max} (Median, Range) in [g Zugkraft/mg Trockengewicht]	Geschätzter A50 Wert mit 95 % Vertrauensintervallen in $[10^{-6}\,M]$
Modell für „Operation und Infektion"		
Nur Puffer	0,35 (0,25–0,49)	6,6 (6,2–6,9)
10 µM LPS, keine Antibiotika	0,54 (0,45–0,63)*	5,0 (4,2–5,9)
Modell für "Operation, Infektion und Antibiotika"		
10 µM LPS, 0,4 mg/ml Augmentan®	0,39 (0,30–0,44)	6,2 (5,8–6,6)
10 µM LPS, 0,1 mg/ml Clont® 0,3 mg/ml Zinacef®	0,43 (0,31–0,53)	7,4 (6,5–8,3)
10 µM LPS, 1 µM Metronidazole	0,29 (0,23–0,35)	10,0 (8,8–11,6)
10 µM LPS, 1 µM Cefuroxime	0,45 (0,40–0,56)	12,0 (11,0–13,0)

*: $p < 0,05$, ANOVA.

verschwanden die Unterschiede, die Kombination Cefuroxim/Metronidazol (Zinacef/Clont) zusammen mit LPS bewirkte im Gegenteil eine Steigerung des medianen Emax auf 1,55 g/mg ($p < 0,05$). Wurden die Antibiotika einzeln untersucht, so wurden zwar die LPS Effekte verhindert, aber eine Steigerung der Kontraktionskraft konnte nicht gefunden werden. Einen ähnlichen Effekt zeigte Augmentan mit LPS, die mediane Kontraktionskraft von 0,7 g/mg war nicht verschieden von den Kontrollringen ohne LPS. Die maximale Kontraktionskraft, die durch Zugabe von 60 mM KCl (Membrandepolarization) zu den Organbädern erzielt wurde, wies keinen signifikanten Unterschied zwischen den Gruppen auf. Die A50 Werte waren ebenfalls nur marginal unterschiedlich zwischen den Gruppen. Der LPS Effekt auf die Aorta konnte wirksam verhindert werden, wenn die Organe in Ca^{++}-freiem Puffer mit LPS inkubiert wurden. Dies weist auf die Beteiligung von Ca^{++}-abhängigen Enzymen wie z.B. Tyrosinkinasen hin, die durch Cytokine aktiviert werden

Trachea (Tab. 2): LPS Inkubation steigerte den medianen Emax von 0,35 g/mg auf 0,54 g/mg ($p < 0,05$), bei unveränderten A50 Werten. Die Anwesenheit von Antibiotika verhinderte diesen signifikanten Anstieg der Kontraktionskraft. Die Inkubation der Organe mit 1 µM Indomethazin vor der Durchführung der Konzentrations-Wirkungskurven zeigte keinen Einfluß auf diese Beobachtung, eine veränderte Produktion von Prostaglandinen ist also nicht wahrscheinlich.

Zusammenfassung

Ein kurzer, einstündiger Kontakt von isolierten Meerschweinchen Tracheen und Aorten (N = 6) mit Lipopolysaccharid (LPS) hat auch nach einem LPS-freien Intervall von 3 Stunden nachhaltige Wirkungen auf die durch Histamin getriggerte Kontraktionskraft der Organe. Dies ist im Zusammenhang mit der Freisetzung von Cytokinen aus Makrophagen und Stimulierung der sog. „early genes" zu sehen. Waren während der LPS Inkubation Augmentan, Zinacef oder Clont anwesend, so wurde an der Trachea die Steigerung der Kontraktionskraft von 0,35 auf 0,54 g/mg (bezogen auf Trockengewicht) verhindert. Dem Verlust der Kontraktionskraft durch LPS an der Aorta (von 0,8 auf 0,08 g/mg) wurde durch Augmentan entgegengewirkt, die Kombination Zinacef/Clont bewirkte hingegen eine Steigerung auf 1,55 g/mg. Die durch KCl verursachten Kontraktionen zeigen bei allen Experimenten keine Unterschiede zwischen den Gruppen. Die vorliegenden Befunde sprechen für eine Interaktion der Antibiotikaprophylaxe mit den durch LPS und Cytokinen wie TNF verursachten Wirkungen, die sich durch eine Modulation der Histaminwirkung und damit auch der kardio-respiratorischen Reaktionsfähigkeit klinisch manifestieren können.

Summary

Short-time incubation of the isolated guinea pig aorta and trachea (N = 6) with lipopolysaccharide (LPS), followed by a 3 hours LPS-free interval, altered the maximum histamine induced effects in these organs. This was caused by the release of cytokines from macrophages and the subsequent induction of early genes. The presence of Augmentan, Zinacef or Clont during the incubation with LPS prevented the increase of the contractile force of the trachea treated with LPS allone from 0.35 to 0.54 g/mg (tension per mg dry weight). The LPS induced loss of maximal tension of the aorta (from 0.8 to 0.08 g/mg) was prevented by Augmentan. The combination Zinacef/Clont induced an increase of the force to 1.55 g/mg. The KCl induced contractions of the organs showed no differences between the groups. Hence, the effects of LPS and cytokines (as TNF) were modulated by antibiotic prophylaxis, causing modulations of the effects of histamine. This may chance cardiorespiratory reactivity of patients in clinical settings

Literatur

1. Bottoms GD, Gimarc S, Pfeifer C (1991) Plasma concentrations of endotoxin following jugular or portal injections of endotoxin and following gastrointestinal ischemia due to haemorrhage. Circ Shock 33:1–6
2. Dinarello CA (1991) Interleukin-1 and Interleukin-1 antagonism. Blood 77:1627–1652
3. Heller RA, Krönke M (1994) Tumor Necrosis Factor Receptor-mediated Signaling Pathways. J Cell Biol 126:5–9
4. Lorenz W, Duda D, Dick W, Sitter H, Doenicke A, Black A, Weber D, Menke H, Stinner B, Junginger T, Rothmund M, Ohmann C, Healey MJR (1994) Incidence and clinical importance of

perioperative histamine release: randomised study of volume loading and antihistamines after induction of anaesthesia, Lancet 343:933–940
5. Morrison DC, Jacobs KM (1976) Binding of Polymyxin B to the lipid A portion of bacterial lipopolysaccharides. Immunochemistry 13:813–818

Dr. Martin Künneke, Institut für Theoretische Chirurgie, Zentrum Operative Medizin, Baldinger Str., D-35033 Marburg

Der Einfluß großer abdominalchirurgischer Eingriffe auf die Oberflächenrezeptoren von Granulozyten

The influence of major abdominal surgery on the expression of adhesion-molecules on polymorphonuclear leucocytes

A. Hofmeister, A. Furtwängler, R. Häring und U. Schöffel

Chir. Univ.-Klinik Freiburg, Abt. für Allgemeine Chirurgie mit Poliklinik

Einleitung

Neutrophile Granulozyten (PMNs) sind ein wesentlicher Bestandteil der zellulären Immunreaktion. Hinweise auf eine postoperative Leukozytendysfunktion häufen sich in den letzten Jahren [1, 9]. Systemische Granulozyten-Endothel-Interaktionen scheinen eine zentrale Rolle bei der Entstehung eines Multiorganversagens (MOF) zu spielen. Verantwortlich für diese Zell-Zell-Interaktionen sind Adhäsionsrezeptoren auf der Granulozyten- und Endotheloberfläche. Die aktivierungsabhängige Expression dieser Rezeptoren unterliegt einer subtilen Steuerung durch Entzündungsmediatoren wie TNF-alpha und Interleukinen, Faktoren des Komplementsystems [4], hormonellen Einflüssen [2] und der Stimulation durch aktivierte Endothelzellen oder Thrombozyten (Plättchen aktivierender Faktor) [5], deren Zusammenspiel bisher nur lückenhaft aufgedeckt ist. Fragestellung dieser Untersuchung war, inwieweit der operative Eingriff im Sinne einer Gewebstraumatisierung mit nachfolgender Mediatorausschüttung und Zellaktivierung zu einer veränderten Rezeptorexpression führt und ob eine Korrelation mit dem Auftreten von postoperativen Komplikationen besteht. Untersucht wurde die Expression von Adhäsionsrezeptoren auf PMNs vor und nach großen abdominalchirurgischen Eingriffen. Diese wurde mit dem postoperativen Verlauf verglichen.

Material und Methode

Wir untersuchten 8 Männer und 7 Frauen, das Durchschnittsalter betrug 59,3 Jahre (Range 29–83). Als Eingriffe wurden 8 Resektionen bei kolorektalem Karzinom und 7 Resektionen bei Magen- und Pankreaskarzinomen durchgeführt. Bestimmt wurden 7 Adhäsionsmoleküle: LECAM1 (Selectin), CD11b, CD11a und CD18 (Integrine), CD32 und CD16 (Fc-Rezeptoren) und CD35. Die Messungen erfolgten präoperativ und postoperativ am Tag 1, 3, 5 und 7 innerhalb von 2 h nach Entnahme im Vollblut. Gemessen wurde die mittlere Rezeptordichte/Zelle (Mean Channel

Chirurgisches Forum 1995
f. experim. u. klinische Forschung
Hierholzer/Seifert/Hartel (Hrsg.)

Number: MCN) an einem Flow Cytometer (FACS). Durch Korrelation mit klinischen und laborchemischen Parametern sowie mit intraop. Ereignissen wie Hypotension oder Bluttransfusion sollte der Zusammenhang zwischen postoperativem Verlauf und Veränderung der Rezeptorexpression geprüft werden. Als Vergleichsgruppe dienten 5 gesunde Probanden.

Ergebnisse

Die mittlere präoperative MCN der einzelnen Rezeptoren der 15 Patienten entsprach den Werten der Vergleichsgruppe. Alle 7 Rezeptoren zeigten eine verminderte

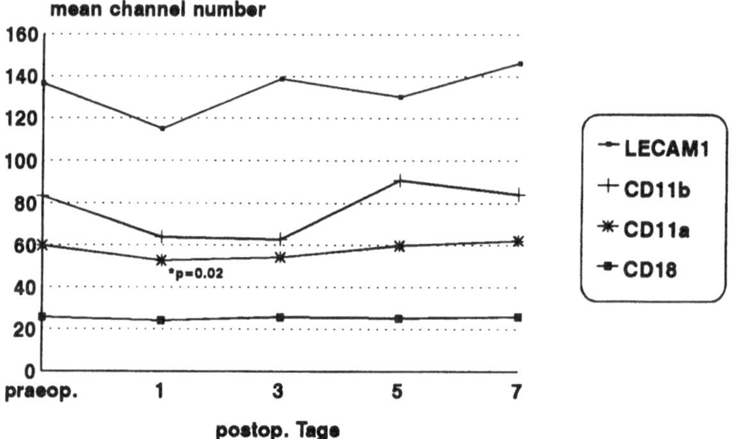

Abb. 1. Verlauf der Rezeptorexpression von LECAM1, CD11b, CD11a und CD18 über den Beobachtungszeitraum bis zum 7. postoperativen Tag. Die Mean Channel Number entspricht der mittleren Rezeptordichte pro Zelle

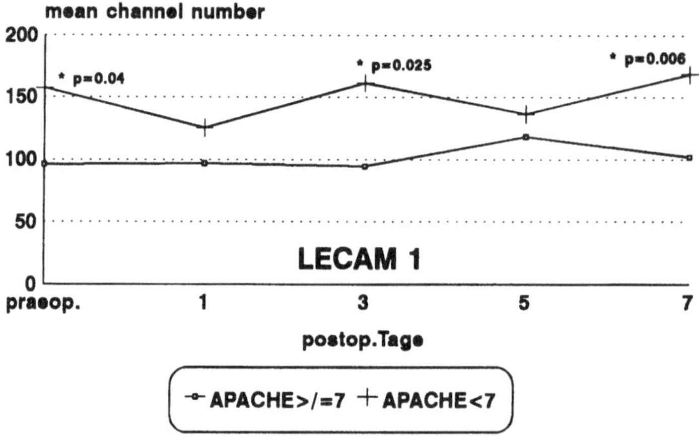

Abb. 2. Vergleich der Rezeptordichte von LECAM1 bei Patienten mit einem präoperativen Apache II-Score ≥ 7 gegenüber Patienten mit einem Score < 7 über den Untersuchungszeitraum bis zum 7. postoperativen Tag. Die Mean Channel Number entspricht der mittleren Rezeptordichte pro Zelle

Expression auf der Zelloberfläche unmittelbar nach dem operativen Eingriff, signifikant war dies jedoch nur für CD11a (MCN 59,74 versus 52,78 p = 0,01) (Abb. 1) und CD16 (MCN 1226,5 versus 613,8 p = 0,0005). Am 7. postop. Tag entsprach die jeweilige Rezeptordichte präoperativen Messungen. Ein präoperativer Apache II-Score von ≥ 7 korrelierte mit einer signifikant verringerten Dichte von LECAM1 über 7 Tage (Abb. 2), auch CD11a und CD11b waren vermindert nachweisbar. Bluttransfusionen reduzierten die Expression von CD16 und LECAM1 signifikant an postop. Tag 1 und 3.

Bei 14 Patienten war der Verlauf komplikationslos, eine Patientin entwickelte eine Pneumonie, an der sie am 9. postop. Tag verstarb. Bei dieser Patientin war bis zum 7. postop. Tag keine signifikant veränderte Rezeptorexpression gegenüber den anderen Patienten zu erkennen.

Diskussion

Diese Untersuchung stützt bisherige Beobachtungen einer postoperativ eingeschränkten Leukozytenfunktion. Die pathophysiologischen Mechanismen sind bisher nicht geklärt. Erhöhte Konzentrationen zirkulierender Katecholamine scheinen die Aktivierung von Leukozyten zu inhibieren [7]. Eine Besetzung der Rezeptoren mit ihren natürlichen Liganden ist denkbar, so daß diese den monoklonalen Antikörpern für die Bindung nicht zur Verfügung stehen. Diskutiert wird weiterhin das Einschwemmen unreifer, vermindert immunkompetenter Granulozyten in die periphere Blutbahn [3]. Eine Korrelation des Apache II-Scores mit der Expression von Adhäsionsrezeptoren wurde bei Patienten mit schweren Polytraumen beobachtet [10]. Die Rezeptorsuppression nach Bluttransfusion kann Ursache einer Resistenzminderung gegenüber bakteriellen Infektionen nach Blutgabe sein [2].

Der Einfluß der Operation auf die Rezeptorexpression der PMNs im peripheren Blut ist gering. Signifikante Änderungen der Expression wurden nur an Zellen beschrieben, die direkt einer Entzündungs- oder Ischämieregion entnommen wurden [6, 8]. Die Bedeutung der Adhäsionsrezeptoren für die Entwicklung postoperativer Komplikationen bis hin zum MOF ist Gegenstand weiterer Untersuchungen.

Zusammenfassung

Der Einfluß großer abdominalchirurgischer Eingriffe auf die Oberflächenrezeptoren von Granulozyten wurde bei 15 Patienten im Vergleich zu einer gesunden Kontrollgruppe untersucht. Bestimmt wurden LECAM1, CD11b, CD11a, CD18, CD32, CD16 und CD35. Alle Rezeptoren zeigten direkt postoperativ eine verminderte Expression gegenüber den Ausgangswerten, signifikant war dies nur für CD11a und CD16. Am 7. postoperativen Tag waren die Ausgangswerte wieder erreicht.

Summary

We investigated the influence of major abdominal surgery on the expression of adhesionreceptors on polymorphonuclear leucocytes in 15 patients. Five healthy volunteers served as a control. We measured the expression of LECAM1, CD11b, CD11a, CD18, CD16, CD 32 and CD35. All receptores showed a reduced MCN immediately after the operation compared to the preoperative values, this was significant for CD11a and CD16. They returned to normal values within 7 days.

Literatur

1. Duignan JP, Collins PB, Johnson AH, Bouchier-Hayes J (1989) The association of impaired neutrophil chemotaxis with post-operative surgical sepsis. Br J Surg 73:238–240
2. Galandiuk S, George CD, Pietsch JD, Byck DC, DeWeese RC, Polk HC (1990) An experimental assessment of the effect of blood transfusion on susceptibility to bacterial infection. Surgery 108:567–571
3. Glasser L, Fiederlein RL (1987) Functional differentiation of normal human neutrophils. Blood 69:937–944
4. Goya T, Morisaki T, Torisu M (1994) Immunologic assessment of host defense impairment in patients with septic multiorgan failure: Relationship between complement activation and changes in neutrophil function. Surgery 115:145–155
5. Mozes T, Braquet P, Filep J (1989) Platelet activating factor: an endogenous mediator of mesenteric ischemia-reperfusion-induced shock. Am J Physiol 257:872–877
6. Naziri W, Cheadle WG, Pietsch JD, Appel S, Polk HC (1994) Annals of pneumonia in the surgical intensive care unit. Surgery 219:632–642
7. Reichlin S (1993) Neuroendocrineimmune interactions. N Engl J Med 329:1246–1253
8. Summers T, Wyatt LE, Freischlag JA (1994) Persistent neutrophil (PMN) activation 24 hr after ischemia and reperfusion. J Surg Res 56:1304–1333
9. Wakefield CH, Carey PD, Foulds C, Monson JRT, Guillou PJ (1993) Polymorphonuclear leucocyte activation, an early marker of the post-surgical sepsis response. Ach Surg 128:390–395
10. White-Owen C, Alexander W, Babcock G (1992) Reduced expression of neutrophil CD11b and CD16 after severe traumatic injury. J Surg Res 52:22–26

Dr. A. Hofmeister, Chir. Univ.-Klinik Freiburg, Abt. für Allgemeine Chirurgie mit Poliklinik, Hugstetter Straße 55, D-79106 Freiburg

Einfluß von Glutamin/Glukagon-Insulin auf die Leber und den Darm nach 70 % Hepatektomie mit temporärem Ileus bei parenteraler Ernährung

Effect of Glutamine/Glucagon-Insulin admixture to parenteral nutrition on liver and gut after 70 % hepatectomy with transient colon-stenosis

T. Yamaguchi*, T. Minor und W. Isselhard

Institut für Experimentelle Medizin der Universität zu Köln

Einleitung

Eine Translokation teilungsfähiger enteraler Bakterien aus dem Darmlumen gilt als ein Hauptgrund für die Entwicklung von Infektionen nach abdominellen Eingriffen. Die mit einer extensiven Hepatektomie verbundenen Manipulationen am Darm können die Darmmotilität herabsetzen, was die Entwicklung eines Ileus und ein übermäßiges bakterielles Wachstum begünstigt. Eine eingeschränkte perorale Nahrungszufuhr gilt als eine Ursache für eine Schwächung der Barrierefunktion der Darm-Mucosa. Die Erhaltung der Barrierefunktion der Darm-Mucosa bei schweren abdominellen Eingriffen wie z.B. bei der extensiven Hepatektomie muß daher ein Ziel operationsbegleitender Maßnahmen sein.

Glutamin als Zusatz zu üblicherweise Glutamin-freien Lösungen für eine totale parenterale Ernährung (TPE) soll die Barrierefunktion insbesondere einer belasteten Darm-Mucosa verbessern oder erhalten [1]. Die Glutamin-Aufnahme in Leber und Darm-Mucosa wird durch Glukagon gefördert [2]. Glukagon belastet den Energiestoffwechsel-Status der Leber [3]. Dieser Effekt ist möglicherweise durch eine Insulinapplikation kompensierbar.

Das Ziel der vorliegenden Studie war es, ein experimentelles Modell mit 70% Hepatektomie in Kombination mit einer ileusähnlichen Dünndarm-Schädigung (temporäre proximale Dickdarm-Ligatur) einzuführen, das geeignet ist, die Auswirkungen einer Anreicherung der TPE mit Glutamin sowie mit Glukagon-Insulin nach 70% Hepatektomie und Dünndarm-Vorschädigung auf die vorgeschädigte Darm-Mucosa und auf die regenerierende Leber zu untersuchen.

Methodik

Nach dreitägiger Eingewöhnung in Stoffwechselkäfigen bei freier Nahrungs- und Wasseraufnahme, wurden männliche Wistar Ratten (250–300 g) mit Pentobarbital

---

* Stipendiat der Alexander von Humboldt-Stiftung

Chirurgisches Forum 1995
f. experim. u. klinische Forschung
Hierholzer/Seifert/Hartel (Hrsg.)
© Springer-Verlag Berlin Heidelberg 1995

narkosiert und wie folgt operiert: (1) Implantation eines Jugularis-Verweilkatheters, (2) 70% Hepatektomie, (3) Temporäre komplette Stenosierung des Colon mit einer Faden-Ligatur, 5 cm distal der Ileum-Einmündung. Nach der Operation erhielten die Ratten bei freier Wasseraufnahme p.o. eine Infusion i.v. von 5% Glukose-Lösung, 2 ml/h für die ersten 2 h, anschließend von TPE-Lösungen, 2 ml/h. Die TPE-Lösungen hatten als Basis 25% Glukose, Elektrolyte und Vitamine sowie eine glutamin-freie Standard-Aminosäure-Lösung (SAS); Gruppe 1 (G1): 4,25% SAS; Gruppe 2 (G2): 2,25% SAS und 2% L-Glutamin (Gln); Gruppe 3 (G3): 4,25% SAS, 15 µg Glukagon (Glk)/100 g/d und 0,15 U Insulin (Ins)/100 g/d; Gruppe 4 (G4): 2,25% SAS, 2% Gln, 15 µg Glk/100 g/d und 0,15 U Ins/100 g/d. 24 h nach der Operation wurde die Dickdarm-Stenose durch eine kleine Laparotomie in Pentobarbital-Narkose aufgehoben. 72 h nach der Operation wurden Gewebeproben der Leber mittels Frierstoppmethode und Gewebeproben der Ileum-Mucosa mittels Standard-Elongations-Methode mit einer 7,4 g-Spannung gewonnen.

In der Leber sowie Darm-Mucosa wurden die Gewebegehalte an DNS mittels Diphenylamin-Reaktion bestimmt. Der Adeninnucleotid-Gehalt im Lebergewebe wurde mittels enzymatischer Tests analysiert, und das „energy charge potential" (ECP) wurde errechnet. Außerdem wurden im Gewebe von Lebern die Gewebekonzentrationen an Glutathion mittels enzymatischer Tests sowie an thiobarbitursäure-reaktiven Substanzen (TBRS) mittels der Thiobarbitursäure-Methode bestimmt.

Alle Angaben erfolgen als x ± SEM. Die statistische Auswertung wurde mit ANOVA durchgeführt.

Ergebnisse und Diskussion

Die Feuchtgewichte der Ileum-Mucosa (mg/cm/100 g KG) lagen bei den Behandlungsgruppen (G2: 8,39±0,45; G3: 7,91±0,53; G4: 8,44±0,29) über den Werten von G1 (6,93±0,50), statistisch signifikant in G2 (p < 0,05) bzw. G4 (p < 0,05). Vergleichbare Ergebnisse fanden sich für die Gewebe-Gehalte der Ileum-Mucosa an DNS (µg/cm/100 g/KG): G1: 39,51±5,07; G2: 52,45±3,59; G3: 50,06±3,90; G4: 55,88±4,80, statistisch signifikant in G4 (p < 0,05). In der Darm-Mucosa gelten das Feuchtgewicht und der DNS-Gehalt als gute Parameter für den Ernährungsstatus. Eine fehlernährte Darmmucosa hat nur eine eingeschränkte Barrierefunktion gegenüber einer Translokation von Darmbakterien [4]. Der Ernährungsstatus einer vorgeschädigten Darm-Mucosa wurde durch den Zusatz von Gln und Glk-Ins verbessert, woraus auf eine verbesserte Barrierefunktion geschlossen werden darf.

Lebern der Behandlungsgruppen zeigten höhere DNS-Gewebegehalte (mg/g TG) (G2: 5,28±0,31; G3: 5,12±0,55; G4: 5,87±0,43) im Vergleich zu G1 (4,63±0,15), statistisch signifikant in G4 (p < 0,05). In der Leber gilt ein erhöhter DNS-Gehalt als Hinweis auf eine verbesserte Regenerationsfähigkeit. Der Zusatz von Gln und Glk-Ins scheint daher die Regeneration der Leber zu fördern.

In der Leber zeigten sich signifikant höhere Gewebekonzentrationen an Glutathion (µM/g Protein) in G4 (44,22±3,62) im Vergleich zu G1 (34,31±1,49) (p < 0,05). Gleichzeitig waren die Gehalte an TBRS (nM/g Protein) in G4 (1050,3±63,8) signifikant geringer als in G1 (1274,7±43,3) (p < 0,01). Der Wert für die TBRS gilt als ein Indikator für radikalische Gewebeschädigung. Der Zusatz von Gln und Glk-Ins scheint durch die Vermehrung des Glutathion-Gewebegehaltes der Leber den radikalbedingten Gewebeschaden zu reduzieren.

Im Gegensatz hierzu waren die ATP-Gewebegehalte (μM/g TG) in der Rest-Leber bei den Behandlungsgruppen (G2: 9,31±0,35; G3: 9,58±0,43; G4: 9,26±0,37) niedriger als der Wert bei G1 (10,55±0,36), statistisch signifikant in G2 (p < 0,05) bzw. G4 (p < 0,05). Vergleichbare Ergebnisse fanden sich bei den Werten für das ECP, die bei den Behandlungsgruppen (G2: 0,791±0,014; G3: 0,772±0,011; G4: 0,759±0,011) im Vergleich zu G1 (0,814±0,011) verringert waren, statistisch signifikant in G3 (p < 0,05) bzw. G4 (p < 0,01). Als Ursache für die Senkung im ATP-Gehalt bzw. für die Verminderung des ECP der Leber bei den Behandlungsgruppen kann eine vermehrte Stoffwechselbelastung diskutiert werden. Die vermehrte Stoffwechselbelastung könnte mit einer verstärkten Stoffwechselleistung, z.B. bei einer erhöhten Regenerationsaktivität sowie einer Synthese von Glutathion erklärt werden.

Zusammenfassung

Nach 70% Hepatektomie und ileus-ähnlicher Dünndarmbelastung (temporäre komplette Colon-Stenose) wurde bei einer dreitägigen totalen parenteralen Ernährung von Ratten der Einfluß des Zusatzes von Glutamin sowie von Glukagon und Insulin auf die Dünndarm-Mucosa sowie die Leber untersucht. Der Zusatz bewirkte in der Dünndarm-Mucosa eine signifikante Erhöhung des Gewichtes (+22%) sowie des DNS-Gehaltes (+41%) und in der Rest-Leber eine statistisch gesicherte Erhöhung des DNS-Gehaltes (+27%) und des Glutathion-Gehaltes (+29%) sowie eine signifikante Verminderung der Gewebegehalte an thiobarbitursäurereaktiven Substanzen (−18%) und an ATP (−12%) sowie des „energy charge potential" (−7%). Insgesamt darf gefolgert werden, daß Glutamin zusammen mit Glukagon und Insulin als Zusatz zu üblicherweise Glutamin-freien TPE-Lösungen einen positiven Effekt auf die Darm-Mucosa hat, indem ihr Ernährungszustand und damit wohl auch ihre Barrierefunktion verbessert werden, und in der Rest-Leber die radikalbedingte Schädigung eingeschränkt sowie die Stoffwechselleistung als Ausdruck einer möglicherweise erhöhten Regenerationsfähigkeit verbessert sind.

Summary

The effect of an admixture of glutamine and glucagon-insulin to total parenteral nutrition for 3 days on small intestinal mucosa and liver was investigated in rats after 70% hepatectomy with transient colon stenosis. The admixture resulted in the small intestinal mucosa in an increase of the weight (+22%) and the DNA concentrations (+41%), and in the remnant liver in the increase of the DNA concentrations (+27%) and the glutathione concentrations (+29%), concomitant with a decrease in the concentrations of thiobarbiturate-reactive substances (−18%), the ATP concentrations (−12%) and the ECP (−7%). It is concluded that the admixture of glutamine and glucagon-insulin to solutions for total parenteral nutrition, which generally are void of glutamine, has a positive effect on enterocytes, by improving their nutritional state and thus their intestinal barrier function, and on the remnant liver, by reducing free radical mediated tissue alterations and by enhancing the metabolic activity, which possibly reflects an increased regenerative capacity.

Literatur

1. O'Dwyer ST, Smith RJ, Hwang TL, Wilmore DW (1989) Maintenance of small bowel mucosa with glutamine-enriched parenteral nutrition. J Parenter Enteral Nutur 13:579–585
2. Geer RJ, Williams PE, Lairmore T, Abumrad NN (1987) Glucagon an important stimulator of gut and hepatic glutamine metabolism. Surg Forum 38:27–29
3. Takada Y, Yamaguchi T, Kuichi T, Mori K, Shimahara Y, Kobayashi N, Yamaoka Y, Ozawa K (1991) Effect of glucagon on hepatic energy charge and arterial ketone body ratio in normal rabbits. Gastroenterology 100:1041–1045
4. Alexander JW (1991) Nutrition and translocation. J Parenter Enteral Nutr 14:170S–174S

Prof. Dr. med. W. Isselhard, Institut für Experimentelle Medizin, Universität zu Köln, Robert-Koch-Straße 10, D-50931 Köln

Cyclooxygenase abhängige Phagozytose der Kupfferschen Sternzellen während Hämorrhagie

Cyclooxygenase controlled phagocytosis of Kupffer cells during hemorrhage

T. Weber, P. Heinz, E. Hanisch und H. J. C. Wenisch

Abteilung für Allgemein- und Abdominalchirurgie, Universitätsklinik Frankfurt a. M.

Einleitung

Nach größeren operativen Eingriffen wird häufig eine Suppression des Immunsystems beobachtet, erkennbar an einem gehäuften Auftreten von lokalen Wundheilungsstörungen oder pulmonalen Infekten. Wie frühere Studien gezeigt haben, ist diese Infektanfälligkeit zum Teil auf eine verminderte Funktion von Makrophagen zurückzuführen. So wurde nach hämorrhagischem Schock eine reduzierte Expression von MHC-Klasse II Antigenen sowie eine verminderte Interleukin 1 Bildung von Makrophagen beschrieben [1, 2]. Hieraus resultiert eine ebenfalls verminderte „Antigen-Präsentation" von Makrophagen [1], welche für die Induktion der Immunabwehrmechanismen wichtig ist.

Unter den verschiedenen Makrophagen kommt den Kupfferschen Sternzellen (KC) der Leber eine besondere Bedeutung zu, da sie allein 80% des gesamten Monozyten-Phagozyten Systems (MPS) bilden. Sie sind vielfältig in spezifische und unspezifische Immunabwehrmechanismen eingeschaltet [3], z.B. Phagozytose von zellulären, toxischen und infektiösen Substanzen aus dem Portalblut und die Aktivierung von T-Lymphozyten durch Antigenweitergabe. Nach Antigenaufnahme bilden KC zahlreiche Immunmediatoren und vasoaktive Substanzen, unter anderem Interferone, Interleukine, Sauerstoffradikale und Prostaglandine [4].

Frühere Untersuchungen haben gezeigt, daß die reduzierte Funktion von Makrophagen nach hämorrhagischem Schock mit erhöhten Prostaglandinspiegeln, insbesondere von PGE_2, korreliert [5]. Diese Suppression der Makrophagenfunktionen konnte durch Blockade des Prostaglandinsystems in klinischen und experimentellen Studien aufgehoben werden [5, 6].

Im Gegensatz zu den vorgenannten Studien, welche fast ausschließlich mit hämorrhagischen Schockmodellen arbeiteten, haben wir in der vorliegenden Studie die Frage untersucht, ob bereits nach leichteren operativen Eingriffen mit nur geringem Blutverlust von 10−15% des Gesamtblutvolumens eine Veränderung der Makrophagenfunktion festzustellen ist. Die Aktivität des MPS wurde anhand der Phagozytose von Tuschepartikeln durch KC in der Leber gemessen. Welche Rolle

Chirurgisches Forum 1995
f. experim. u. klinische Forschung
Hierholzer/Seifert/Hartel (Hrsg.)
© Springer-Verlag Berlin Heidelberg 1995

396

hierbei die Prostaglandine spielen, wurde durch Hemmung der Cyclooxygenase mit Indomethazin analysiert.

Methodik

Bei den Versuchen wurden 6 bis 8 Wochen alte weibliche BALB/c Mäuse mit einem Gewicht von 20–25 g verwendet. Die Tiere hatten freie Nahrungs- und Flüssigkeitsaufnahme.

Alle Versuche wurden in Äther Narkose durchgeführt. Hämorrhagie wurde durch Entnahme von 200 µl Blut aus der V. cava inferior während der primären Laparotomie induziert. Dies entspricht ca. 10–15% des Gesamtblutvolumens.

Zur Blockade des Prostaglandinsystems wurde Indomethazin in einer Dosis von 5 mg/kg/KG pro Tag s.c. gegeben beginnend ein Tag vor dem Primäreingriff. Abhängig vom Beobachtungszeitraum wurde den Tieren Indomethazin bis zum 3. postoperativen Tag gegeben.

Bei 3 Versuchsgruppen wurden während eines Primäreingriffs (Zeitpunkt 0) folgende Behandlungen durchgeführt:

Gruppe A Kontrollgruppe: Laparotomie
Gruppe B Hämorrhagie: Laparotomie + 200 µl Blutentnahme
Gruppe C Hämorrhagie: Laparotomie + 200 µl Blutentnahme + Indomethazin

Entweder während des Primäreingriffs (Zeitpunkt 0) oder einer Relaparotomie nach 6, 12, 24, 48 oder 72 Stunden wurden 50 µl einer Tuschelösung intraportal injiziert. Für jeden Zeitpunkt wurden in jeder Gruppe 6 Tiere untersucht (= 36 Tiere/Gruppe). 5 Minuten nach Tuscheinjektion wurden die Tiere getötet und die Leber entnommen. Die Präparate wurden in Paraffin gebettet, 5 µm Schnitte angefertigt und mit Kernechtrot gefärbt. Anschließend wurde die Anzahl tuschemarkierter KC unter dem Mikroskop ausgezählt, wozu ein Raster der Größe 180×180 µm benutzt wurde. Pro Leber wurden 10 Raster aus verschiedenen Leberlappen ausgezählt.

Die statistische Auswertung wurde mit dem Student's t-test durchgeführt. Die Ergebnisse sind dargestellt als Mittelwert mit Standardabweichung.

Ergebnisse

Die Anzahl der durch Phagozytose von Tusche markierten Kupfferschen Sternzellen lag in der Kontrollgruppe (Gruppe A) zwischen $25,4\pm5,7$ und $31,4\pm6,2$ (Tabelle 1). Bereits ein geringer intraoperativer Blutverlust von 200 µl entsprechend 10–15% des Gesamtvolumens während der Primäroperation (Gruppe B) führte zu einer deutlich erniedrigten Phagozytoseleistung der KC im Vergleich zur Kontrollgruppe. Diese Suppression der Phagozytose ist bis zum 2. postoperativen Tag nachweisbar und statistisch signifikant ($p < 0,05$) (Tabelle 1). Erst am 3. postoperativen Tag wird dieser durch die Hämorrhagie hervorgerufene Effekt aufgehoben bei dann identischen Werten in der Hämorrhagie- und Kontrollgruppe. Hämodynamische Veränderungen kommen aufgrund des geringen Blutverlustes für die supprimierte Phagozytoseleistung der KC nicht in Frage [7], ebenso konnte anhand eigener

Tabelle 1. Anzahl der durch Phagozytose von Tusche markierten Kupfferschen Sternzellen in den 3 Versuchsgruppen (A: Kontrolle, B: Hämorrhagie, C: Hämorrhagie und Indomethazin), Werte als Mittelwert mit Standardabweichung

Zeitpunkt	0	6	12	24	48	72 h
Gruppe A	25,4±5,7	28,0±7,1	27,8±8,0	31,4±6,2	30,8±6,7	26,0±5,9
Gruppe B	20,4±7,3	22,4±7,1	21,0±5,7	21,2±6,6	25,5±6,2	26,1±6,3
Gruppe C	33,2±8,5	36,1±9,1	34,7±6,3	34,7±6,7	35,9±5,5	35,6±5,3

Untersuchungen mit alpha- und beta-Rezeptorenblockern ein möglicher Einfluß des symphatischen Nervensystems ausgeschlossen werden (Daten nicht gezeigt).

Die Blockade des Prostaglandinsystems mit Indomethazin führte trotz Hämorrhagie während der Primäroperation (Gruppe C) zu einer deutlichen, statistisch signifikanten Erhöhung der Anzahl tuschehaltiger KC in der Leber im Vergleich zur Hämorrhagie-Gruppe (Gruppe B, Tabelle 1) (p < 0,05). Überraschenderweise lag die Phagozytoseleistung der KC nach Indomethazinbehandlung selbst über denen der Kontrollgruppe A während des gesamten Beobachtungszeitraumes.

Diese Ergebnisse implizieren, daß selbst ein geringer und tolerabler Blutverlust respektive Operationstrauma eine deutliche Hemmung der Phagozytoseleistung der KC bewirkt. Diese Suppression wird scheinbar durch Prostaglandine vermittelt, da nach Blockade der Cyclooxygenase mit Indomethazin deutlich erhöhte Phagozytosewerte erreicht werden.

Zusammenfassung

In der vorliegenden Studie haben wir den Einfluß eines geringen intraoperativen Blutverlustes sowie des Prostaglandinsystems auf die Phagozytoseleistung der Kupfferschen Sternzellen untersucht. Bereits ein 10–15 % Blutverlust gemessen am Gesamtblutvolumen führte bei BALB/c Mäusen zu einer statistisch signifikanten Erniedrigung der Phagozytose von intraportal injizierten Tuschepartikeln. Dieser Effekt war bis zum 2. Tag nach Blutverlust nachweisbar. Im Gegensatz hierzu bewirkte eine Hemmung des Prostaglandinsystems mit dem Cyclooxygenaseinhibitor Indomethazin eine signifikante Steigerung der Phagozytose, die sogar über den Werten der Kontrollgruppe lag. Diese Ergebnisse implizieren einen direkten Einfluß des Prostaglandinsystems auf die Phagozytose der Kupfferschen Sternzellen während Hämorrhagie.

Summary

In this study wie have analysed the influence of minor intraoperative blood loss and the protaglandin system on the phagocytic activity of Kupffer cells. In BALB/c mice already a blood loss of only 10–15 % total blood volume induced a significantly suppressed phagocytosis of intraportally injected ink particles by Kupffer cells. This effect prevailed to the second postoperative day. In contrast, blockade of the prostaglandin system by Indomethacin, an inhibitor of cyclooxygenase, led to a significantly increased phagocytosis of ink particles despite hemorrhage. Latter was even higher than in the control group. These results indicate a direct influence of the prostaglandin system on the phagocytic activity of Kupffer cells during hemorrhage.

Literatur

1. Ayala A, Perrin MM, Chaudry IH (1990) Defective macrophage antigen presentation following hemorrhage is associated with the loss of MHC class II (Ia) antigens. Immunology 70:33–39
2. Ertel W, Morrison MH, Ayala A et al (1990) Interferon gamma (IFN-gamma) administration in vivo following hemorrhagic shock restores macrophage antigen presentation and the processes with it. Circ Shock 31:30
3. Rogoff TM, Lipsky PE (1981) Role of the Kupffer cell in local and systemic immune responses. Gastroenterology 80:854–860
4. Decker K (1990) Biologically active products of stimulated liver macrophages (Kupffer cells). Eur J Biochem 192:245–261
5. Ertel W, Morrison MH, Ayala A et al. (1991) Blockade of prostaglandin production increases cachectin synthesis and prevents depression of macrophage functions after hemorrhagic shock. Ann Surg 213(3):265–271
6. Faist E, Ertel W, Cohnert T et al. (1990) Immunoprotective effects of cyclooxygenase inhibition in patients with major surgical trauma. J Trauma 30(1):8–18
7. Cuddy BG, Loegering DJ, Blumenstock FA, Shah DM (1986) Hepatic macrophage complement receptor clearance function following injury. J Surg Res 40:216–224

Monoklonale Antikörper gegen L- und P-Selektin vermindern den postischämischen Reperfusionsschaden im quergestreiften Muskel

Monoclonal Antibodies to L- and P-Selectin Reduce Postischemic Reperfusion Injury in Striated Muscle

D. Nolte[1], D. Vestweber[2], R. Hecht[1] und K. Meßmer[1]

[1] Institut für Chirurgische Forschung, Klinikum Großhadern, Universität München
[2] Max-Planck-Institut für Immunbiologie, Freiburg

Einleitung

Intravenöse Injektion von monoklonalen Antikörpern (mAk) gegen den CD11/CD18-Rezeptorkomplex oder gegen seinen endothelialen Bindungspartner ICAM-1 führt zu einer effektiven Blockade der postischämischen Leukozytenadhärenz im quergestreiften Muskel bei der Maus. Dies ist verbunden mit einer signifikanten Verminderung der histomorphologisch nachweisbaren Gewebeschädigung [2]. Unabdingbare Voraussetzung für die Adhärenz, d.h. das feste Anhaften der Leukozyten an das mikrovaskuläre Endothel, ist die initiale Margination der Zellen an das mikrovaskuläre Endothel, was als Leukozyten-„Rollen" bezeichnet wird. Dieser erste Schritt der Leukozyten/Endothel-Interaktion wird über Adhäsionsmoleküle aus der Familie der Selektine mediiert [1].

Die Blockade der postischämischen Leukozyten/Endothel-Interaktion im Initialstadium auf der frühestmöglichen Stufe der Interaktion erscheint daher als erfolgreicher therapeutischer Ansatz, um die nachfolgende Adhärenz und Emigration von Leukozyten zu verhindern. Es war das Ziel dieser Studie, die Effekte monoklonaler Antikörper sowohl gegen L-Selektin, das konstitutiv auf Leukozyten exprimiert ist, als auch P-Selektin, das auf Thrombozyten sowie dem (aktivierten) mikrovaskulären Endothel exprimiert ist, bei der Balb/C-Maus auf den postischämischen Reperfusionsschaden im quergestreiften Rückenhautmuskel zu untersuchen.

Methodik

Tiermodell: Die Versuche wurden an 20–23 g schweren Balb/C-Mäusen durchgeführt, denen in Allgemeinanästhesie (125 mg kg^{-1} Ketavest®; 15 mg kg^{-1} Rompun® s.c.) Titankammern in die Rückenhaut sowie venöse Verweilkatheter in die Vena jugularis implantiert wurden. Dieses Modell erlaubt die intravitalmikroskopische Analyse der Mikrozirkulation im quergestreiften Hautmuskel.

Chirurgisches Forum 1995
f. experim. u. klinische Forschung
Hierholzer/Seifert/Hartel (Hrsg.)
© Springer-Verlag Berlin Heidelberg 1995

400

Intravitalmikroskopie: In jeder Präparation wurden 4–6 postkapilläre Venolen (20–60 µm Durchmesser) vor Induktion einer 3 h Ischämie definiert. Die identischen Gefäßsegmente wurden im weiteren Ablauf des Versuchs mehrfach analysiert. Intravital wurden Leukozyten und Blutplasma mit Hilfe einer Doppelfluoreszenztechnik sequentell visualisiert [2], die mikroskopischen Bilder auf Videoband aufgezeichnet und off-line mit Hilfe eines computergestützten Auswertesystems [5] bezüglich Änderungen der Mikrohämodynamik der Leukozyten/Endothel-Interaktion und der Extravasation des Plasmamarkers FITC-Dextran 150000 analysiert. Rollende Leukozyten sind angegeben als Zellen, die innerhalb einer Minute das beobachtete Gefäßsegment passieren, adhärente Leukozyten als Anzahl der Zellen pro mm² Gefäßoberfläche, die sich innerhalb einer Beobachtungszeit von 0,5 min nicht vom Endothel lösen.

Versuchsprotokoll: Die Versuchstiere wurden randomisiert der Kontrollgruppe (n = 6) bzw. der Testgruppe (n = 6) zugeteilt. 48–72 h nach Implantation der Rückenhautkammern und venösen Verweilkatheter wurden die Ausgangswerte der Leukozyten/Endothel-Interaktion und Extravasation bestimmt. Anschließend wurde das Gewebe in der Kammer einer dreistündigen Ischämie ausgesetzt; die Messungen wurden 0,5 h und 2 h nach Reperfusion an den identischen Gefäßabschnitten wiederholt. 10 Minuten vor Reperfusion erhielten die Tiere einen Bolus von anti-L-Selektin mAk oder anti-P-Selektin mAk (1 mg kg^{-1} KG i. v., Prof. Vestweber, Max-Planck-Institut) gefolgt von einer kontinuierlichen Infusion (22 µg kg^{-1}min^{-1} i. v.) während der ersten 0,5 h Reperfusion. Kontrolltiere erhielten äquivalente Dosen eines nichtbindenden Isoantikörpers (IgG$_{2a}$).

Ergebnisse

Bei den mit Kontrollantikörper behandelten Versuchstieren erfolgte nach 3 h Ischämie und nachfolgender Reperfusion ein dramatischer Anstieg sowohl des

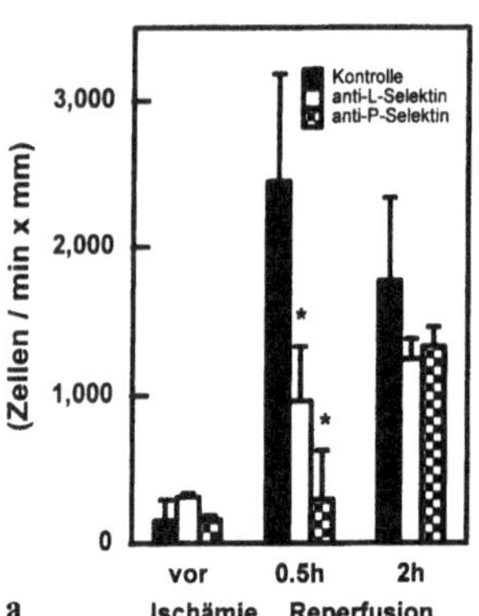

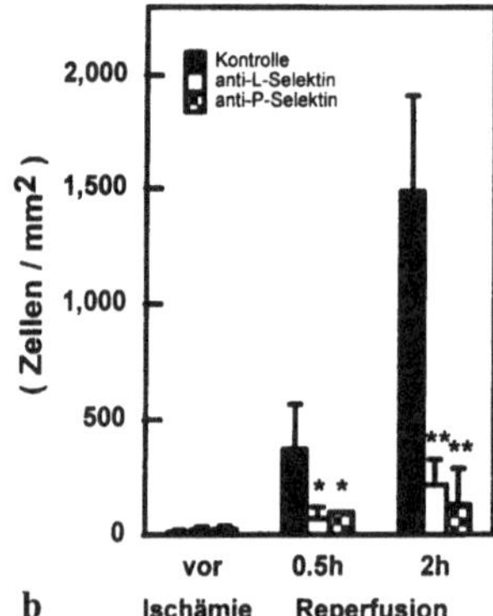

Abb. 1. Leukozyten/Endothel-Interaktion in postkapillären Venolen vor Induktion einer dreistündigen Ischämie auf den Rückenhautmuskel der Balb/C Maus und 0,5 h und 2 h nach Reperfusion. Die Tiere wurden behandelt mit nicht-bindenden Kontrollantikörpern (Kontrolle), anti-L-Selektin mAk oder anti-P-Selektin mAk. **a** Rollende Leukozyten. **b** Adhärente Leukozyten. Mittelwerte ± SD, n = 6, *p < 0,05, **p < 0,01 vs. Kontrolle, Wilcoxon Test

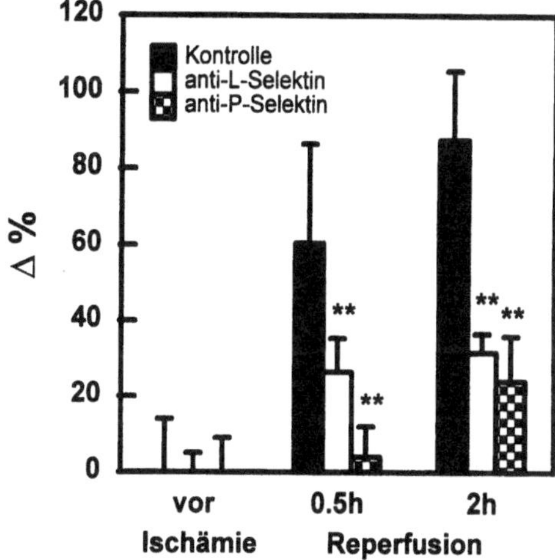

Abb. 2. Extravasation von FITC-Dextran 150000 aus postkapillären Venolen vor Induktion einer dreistündigen Ischämie auf den Rückenhautmuskel der Balb/C Maus und 0,5 h und 2 h nach Reperfusion. Werte sind angegeben als prozentuale Veränderung vom Ausgangswert. Mittelwerte ± SD, n = 6, **p < 0,01 vs. Kontrolle, Wilcoxon Test

postischämischen Leukozytenrollens als auch der -adhärenz (Abb. 1a und b); dies war begleitet von einem signifikanten Anstieg der Extravasation von FITC-Dextran in das perivaskuläre Gewebe (Abb. 2). Nach Behandlung mit den monoklonalen Antikörpern, gerichtet gegen L- sowie P-Selektin, konnte initial das postischämische Leukozytenrollen signifikant vermindert werden (Abb. 1a). Dies war verbunden mit einer effektiven Blockade der postischämischen Leukozytenadhärenz (Abb. 1b) sowie der Extravasation für den Plasmamarker FITC-Dextran (Abb. 2).

Diskussion

In der vorliegenden Studie wurden die biologischen Effekte der beiden Selektine, L- und P-Selektin, bei Ischämie und Reperfusion am wachen Versuchstier mit Hilfe der intravitalen Fluoreszenzmikroskopie quantitativ erfaßt. Es konnte der Nachweis erbracht werden, daß selektive Blockade der Leukozyten/Endothel-Interaktion auf der initialen Stufe des Leukozytenrollens effizient den nachfolgenden Schritt der Leukozytenadhärenz sowie die damit verbundene gesteigerte Extravasation verhindern kann.

Bisher waren protektive Effekte von gegen P-Selektin gerichteten Antikörpern auf das Ausmaß des postischämischen Reperfusionsschadens im Myokard bekannt [4], wobei dies histomorphologisch als Verminderung der Nekrosefläche quantitativ erfaßt wurde. Mit Hilfe der vorliegenden Untersuchungen konnte nunmehr erstmals nachgewiesen werden, daß diesem Effekt die selektive Blockade der Leukozyten/Endothel-Interaktion auf der Stufe des Leukozytenrollens zugrundeliegt. In früheren Studien aus unserem Labor ist die mögliche Kreuzreaktivität der verwendeten Antikörper sowohl in vitro als auch in vivo und damit eine Bindung von L-Selektin an endotheliales P-Selektin in vivo ausgeschlossen worden [3].

Nach dem „Mehrstufen"-Modell der Leukozyten/Endothel-Interaktion von Butcher [1] sollte die Unterbrechung der Adhäsionskaskade auf einer frühen Stufe zur Verhinderung der nachfolgenden Adhäsionsschritte führen. Dies konnte mit den Ergebnissen dieser Studie erstmals für Ischämie/Reperfusion nachgewiesen werden. Darüber hinaus sprechen unsere Ergebnisse dafür, daß im entzündlich veränderten Gewebe sowohl L-Selektin als auch P-Selektin pro-inflammatorische Funktionen wahrnehmen.

Zusammenfassung

Die funktionelle Bedeutung der Adhäsionsmoleküle L-Selektin und P-Selektin für den postischämischen Reperfusionsschaden wurde im Modell der Rückenhautkammer bei der Balb/C-Maus erstmals *in vivo* untersucht. Dreistündige Ischämie und nachfolgende Reperfusion führten bei Kontrolltieren zu einem deutlichen Anstieg des Rollens und der Adhärenz von Leukozyten. Beide Phänomene konnten durch Gabe monoklonaler Antikörper (mAk) sowohl gegen L- als auch P-Selektin effektiv reduziert werden (p < 0,05). Dies war verbunden mit einer signifikanten Verminderung der Extravasation des Plasmamarkers FITC-Dextran (Mr 150000) in den mit mAk behandelten Versuchstieren. Unsere Ergebnisse sprechen für eine zentrale Rolle von L- und P-Selektin für das postischämische Leukozytenrollen. Diese erste Stufe der Leukozyten/Endothel-Interaktion ist als eine unabdingbare Voraussetzung für die nachfolgenden Phänomene der Adhäsion, Emigration und den resultierenden Gewebeschaden zu verstehen.

Summary

The functional role of the leukocyte adhesion molecules L-selectin and P-selectin on postischemic reperfusion injury has been investigated *in vivo* using the dorsal skinfold chamber model in the Balb/C mouse. In control animals, three hours of ischemia followed by reperfusion resulted in a marked enhancement of both postischemic leukocyte rolling and sticking. Both phenomena were effectively attenuated by administration of monoclonal antibodies (mAb) directed against L- or P-selectin (p < 0,05). These changes were accompanied by significant reduction of postischemic extravasation of FITC-dextran (150kD) in mAb treated animals. Our data suggest a central role of L- and P-selectin for postischemic leukocyte rolling. Moreover, this first step of leukocyte/endothelium interaction appears as indispensable prerequisite for the ensuing phenomena of leukocyte adhesion, emigration, and tissue injury.

Literatur

1. Butcher EC (1991) Leukocyte-endothelial cell recognition – three (or more) steps to specificity and diversity. Cell 67:1033–1036
2. Nolte D, Hecht R, Botzlar A, Menger MD, Neumüller C, Sinowatz F, Vestweber D, Messmer K (1994) Role of Mac-1 and ICAM-1 in ischemia-reperfusion injury in a microcirculation model of Balb/C-mice. Am J Physiol 36:H1320–H1328
3. Nolte D, Schmid P, Jäger U, Botzlar A, Roesken F, Hecht R, Messmer K, Vestweber D (1994) Leukocyte rolling in non-inflamed venules of murine striated muscle and skin is mediated by P-selectin, not by L-selectin. Am J Physiol 36:H1637–H1643
4. Weyrich AS, Ma XL, Lefer DJ, Albertine KH, Lefer AM (1993) In vivo neutralization of P-selectin protects feline heart and endothelium in myocardial ischemia and reperfusion injury. J Clin Invest 91:2620–2629
5. Zeintl H, Sack FU, Intaglietta M, Messmer K (1989) Computer assisted leukocyte velocity measurement in intravital microscopy. Int J Microcirc Clin Exp 8:293–302

ASA-Klassifikation und perioperative Risikoanalyse – ein Fortschritt in Richtung individuelle Risikoabschätzung? Eine prospektive Beobachtungsstudie

ASA-Classification and perioperative risk analysis – progress for the individual patient? A prospective study

U. Wolters[1], T. Wolf[2], H. Stützer[3], T. Schröder[1] und H. Pichlmaier[1]

[1] Klinik und Poliklinik für Chirurgie
[2] Klinik für Anästhesiologie und Operative Intensivmedizin
[3] Institut für Medizinische Dokumentation und Statistik der Universität zu Köln

Einleitung

Die Risikoabschätzung gerät sowohl in der Anästhesiologie als auch in der Chirurgie zunehmend in den Mittelpunkt des Interesses. Hierzu wurde schon eine Vielzahl verschiedener Risikoerfassungssysteme diskutiert. Allein die ASA-Klassifikation (American Society of Anesthesiologists classification of physical status) ist weit verbreitet. Dies ist insofern erstaunlich, als diese Einteilung 1941 nur zu dem Zweck entwickelt wurde, um statistische Daten der Anästhesie zu erfassen.

Verschiedene Studien haben seither gezeigt, daß die ASA-Klassifikation eine gute Korrelation zur perioperativen Letalität aufweist [1, 5]. Nur wenige Studien korrelierten die ASA-Klassifikation mit der perioperativen Morbidität [3]. Daher analysierten wir die Bedeutung der ASA-Klassifikation wie auch einzelner Risikofaktoren für die Vorhersage perioperativer Komplikationen.

Methodik

Alle Patienten der Chirurgischen Universitätsklinik zu Köln (Thorax-, Allgemein- und Gefäßchirurgie) wurden zwischen Mai 1989 und Mai 1993 (n = 7068) prospektiv und konsekutiv in die Studie aufgenommen. Dabei wurden folgende Variablen präoperativ erfaßt: ASA-Klassen 1–5, Anämie, arterieller Hypertonus, chronisches Nierenversagen, Diabetes mellitus, Z.n. Herzinfarkt, Schlaganfall, vorbestehende gastrointestinale oder pulmonale Vorerkrankung, Raucher, Dringlichkeit zur Operation (Notfall ja/nein). Um die Bedeutung der Schwere des Eingriffs als Risikofaktor zu untersuchen, teilten wir die Operationen in drei Klassen ein: kleine, mittlere und große Eingriffe. An perioperativen prädiktiven Variablen berücksichtigten wir die Dauer der Operation und den perioperativen Blutverlust. Wir erfaßten häufige chirurgische und organspezifische Komplikationen. Für diese univariaten Analysen wurde der T-Test und der CHI^2-Test verwandt. Zur Identifikation von Risikofaktoren wurde die logistische Regression (forward stepwise regression by Wald) benutzt; das optimierte Modell dient zur Einschätzung der risk ratio.

Chirurgisches Forum 1995
f. experim. u. klinische Forschung
Hierholzer/Seifert/Hartel (Hrsg.)
© Springer-Verlag Berlin Heidelberg 1995

Tabelle 1. Änderungen der Variablen in Abhängigkeit von der ASA-Klasse

	ASA I	ASA II	ASA III	ASA IV	p-Wert
Operationsd. [min]	74,96	107,93	123,56	116,1	p < 0,0001*
pop. Beatmung [h]	1,1	4,2	7,7	46,5	p < 0,0001*
Blutverlust [ml]	77,75	104,5	292,5	1548	p < 0,0001*
Intensivaufenthalt [d]	0,2	0,8	1,9	5,4	p < 0,0001*
Tage postop.	9,3	16,4	20,8	17,6	p < 0,0001*
Letalität [%]	0,1	0,7	3,5	18,3	p < 0,0001+
Wundinfektion [%]	1,8	3,8	6,3	10,6	p < 0,0001+
Harnwegsinfekt [%]	2,1	4,6	6,1	5	p < 0,0001+
Anastomosenins. [%]	0,6	1,3	1,5	1,6	0,14456+
Pneumonie [%]	0,5	2,2	5,2	12,1	p < 0,0001+
pulmonale K. [%]	0,6	2,1	4,3	9,9	p < 0,0001+
Kardiale K. [%]	0,1	1,5	5,5	18	p < 0,0001+

+ = chi²-Test.
* = t-Test.

Ergebnisse

Meist wurden die Patienten in die ASA-Klasse II (42%) und III (35%) eingeschätzt. Nur 0,2% der Patienten wurden in die ASA-Klasse V klassifiziert und aufgrund dieser geringen Zahl von der weiteren mathematischen Berechnung ausgeschlossen. Kolorektale Resektionen, Herniotomien und gefäßchirurgische Operationen waren die häufigsten Eingriffe. Mit Ausnahme der postoperativen Anastomoseninsuffizienz konnten alle Variablen zur ASA-Klassifikation korreliert werden (Tabelle 1).

Die Kliniksletalität stieg mit den einzelnen Klassen um das fünf- bis siebenfache. Durch schrittweise vorwärts gerichtete Selektion aller perioperativ erfaßten Variablen identifizierten wir diejenigen Faktoren, die eine bestmögliche Vorhersage postoperativer Komplikationen (77,81%) erlaubten. Diese vier Faktoren waren: Dauer der Operation, ASA-Einschätzung, Schwere des operativen Eingriffs sowie Dringlichkeit zur Operation. Eine zweite Analyse untersuchte, inwieweit jede einzelne Variable das Komplikationsrisiko erhöhte. Das Komplikationsrisiko wurde vor allem durch die ASA-Klasse bestimmt, insbesondere durch den Wechsel von der ASA-Klasse III zur ASA-Klasse IV (risk ratio = 4,2).

Diskussion

Wir konnten die Studienergebnisse anderer Autoren [4, 6] bestätigen, die eine enge Korrelation zwischen ASA-Klasse und Kliniksletalität fanden. Darüber hinaus zeigten wir, daß eine Anzahl peri- und postoperativer Variablen mit der ASA-Klassifikation korrelierte.

Die multivariate Analyse einzelner Risikofaktoren ergab, daß die Prognose insbesondere durch die Länge der Operation und die ASA-Einschätzung bestimmt wurde. Es konnte gezeigt werden, daß die Schwere des chirurgischen Eingriffs ein mitbestimmender Faktor war. Darüber hinaus identifizierten wir die Dringlichkeit zur Operation als wichtiges Kriterium, wie auch schon von Hosking et al. [2] festgestellt wurde.

Die Modellierung des multivariaten Effektes ergab, daß vor allem die ASA-Klassifikation eine Erhöhung des Komplikationsrisikos anzeigte. Unsere Ergebnisse stimmen mit denen von Pedersen [5] überein, der, ähnlich wie wir, eine risk ratio von 4,1 für eine ASA-Einschätzung größer III fand. Darüber hinaus fanden wir, daß die Schwere des Eingriffs an sich einen unabhängigen Risikofaktor darstellt. Notfalloperationen beinhalten eine mehr als zweifache Erhöhung des Risikos für postoperative Komplikationen. Aufgrund des maximal erreichten Vorhersagewertes von nur 78 % ist eine individuelle Risikoabschätzung durch die verwandten mathematischen Methoden zur Zeit nicht möglich.

Die dargestellten Zusammenhänge legen nahe, daß sich die ASA-Klassifikation für die Vorhersage der postoperativen Morbidität eignet.

Für eine optimale Einschätzung des einzelnen Patienten sollten daher sowohl präoperative Risikofaktoren als auch die ASA-Klassifikation Berücksichtigung finden.

Zusammenfassung

In einer prospektiven Studie von 7068 chirurgischen Patienten der Universitätsklinik zu Köln untersuchten wir den Zusammenhang zwischen individuellen Risikofaktoren, der Einschätzung des präoperativen Gesundheitszustandes durch die ASA-Klassifikation und dem postoperativen outcome. Wir verwendeten dazu sowohl die univariate Analyse als auch eine Modellierung des postoperativen Komplikationsrisikos mit Hilfe der logistischen Regression. Die univariate Analyse zeigte eine gute Korrelation ($p < 0,05$) zwischen perioperativen Variablen (Dauer der Operation, Blutverlust, Dauer des stationären Aufenthaltes insgesamt und auf der Intensivstation), postoperative Komplikationen, Mortalitätsrate und ASA-Klassifikation. Für die Vorhersage postoperativer Komplikationen konnten nur vier Variablen (Dauer der Operation, ASA-Klassifikation, Einteilung der Schwere des operativen Eingriffs sowie Dringlichkcit zur Operation) als wichtig identifiziert werden. Zur Untersuchung der risk ratio einzelner Variablen wurde eine Modellierung des multivariaten Effektes durchgeführt. Diese zeigte, daß das Risiko für eine Komplikation vor allem durch den Wechsel von ASA-Klasse III nach IV beeinflußt war.

Es wird geschlossen, daß die ASA-Einschätzung einen effektiven Faktor zur Vorhersage des postoperativen Risikos darstellt und daher in zukünftigen Studien Berücksichtigung finden sollte.

Summary

In a prospective study of 7068 surgical patients of an University hospital the strength of association between individual risk factors, ASA physical status classification and postoperative outcome was examined by univariate analysis and by modelling

408

the odds of postoperative complications using logistic regression. The univariate analysis showed a good correlation (p < 0.05) between perioperative variables (duration of operation, blood loss, days of intensive care, days of postoperative hospital stay), postoperative complications, mortality rate and ASA class. For the prediction of postoperative complications only four variables (duration of operation, ASA class, classification of operation, emergency) were important. Evaluating the increased risk ratio concerning the single variable the modellation of the multivariate effect showed that the risk of complication was mainly influenced by the change of ASA III to IV (risk ratio = 4.2). It is concluded that ASA physical status classification is an effective predictor of postoperative risk and should be assessed in future outcome studies.

Literatur

1. Farrow S, Fowkes F, Lunn J, Robertson I, Samuel P (1982) Epidemiology in anaesthesia II: Factors affecting mortality in hospital. Br J Anaesth 54:811–817
2. Hosking M, Warner M, Lobdell C, Offord K, Melton L (1989) Outcomes of surgery in patients 90 years of age and older. JAMA 261:1909–1915
3. Jivegard L, Frid I, Haljamäe H, Hallenberg B, Holm J, Johansson S (1993) Cardiac risk and peripheral vascular surgery: new approach based on a multifactorial risk index. Br J Surg 80:354–358
4. Keats A (1978) The ASA classification of physical status – a recapitulation. Anaesthesiology 49:233–236
5. Pedersen T, Eliasen K, Ravnborg M, Viby-Mogensen J, Qvist J, Johansen S, Henriksen E (1986) Risk factors, complications and outcome in anaesthesia. A pilot study. Eur J Anaesth 3:225–239
6. Vacanti C, Van Houten R, Hill R (1970) A statistical analysis of the relationship of physical status to postoperative mortality in 68.388 cases. Anesth Analg 49:564

Dr. U. Wolters, Klinik und Poliklinik für Chirurgie der Universität zu Köln, Joseph-Stelzmann-Str. 9, D-50924 Köln

Ein neues antiadhesives Glykoprotein (NIF, neutrophil inhibitory factor) reduziert die frühe hepatische Entzündungsreaktion nach hämorrhagischem Schock in vivo

(A new antiadhesive glycoprotein (NIF, neutrophil inhibitory factor) reduces the early hepatic inflammatory reaction following hemorrhagic shock in vivo)

C. Bauer, I. Marzi, S. Siaplaouras, H. Soule und W. Mutschler

Abt. Unfallchirurgie der Chirurgischen Klinik (Direktor: Prof. Dr. med. W. Mutschler) und Klinik für Anaesthesiologie und Intensivmedizin (Direktor: Prof. Dr. med. R. Larsen), Universitätskliniken des Saarlandes, D-66421 Homburg-Saar und Corvas, San Diego, USA

Einleitung

Nach Behandlung eines hämorrhagischen Schocks setzt sehr früh innerhalb von Stunden eine inflammatorische Reaktion ein. Der Übergang in eine schwere generalisierte Entzündungsreaktion *(systemic inflammatory response syndrome, SIRS)* ist dabei fließend und kann durch induzierte Organschäden zum Tod führen. Ein Kennzeichen dieser entzündlichen Reaktion ist eine erhöhte Adhäsion von aktivierten Leukozyten am Endothel, die durch die Interaktion einer Vielzahl von Adhäsionsrezeptoren sowohl auf der endothelialen wie auch auf der leukozytären Zellmembran zustande kommt [1]. Es konnte gezeigt werden, daß diese Adhäsionsmoleküle durch Mediatoren (z.B. TNF, IL-1) induzierbar sind und daß insbesondere die Interaktion des leukozytären Rezeptors CD11b/CD18 mit dem endothelialen *Intercellular Adhesion Molecule-1* (ICAM-1) für die feste Adhärenz von Leukozyten am Endothel als Voraussetzung für deren Emigration verantwortlich ist [1]. Die Hemmung des CD11b/CD18-Komplexes sollte dementsprechend eine deutliche Abschwächung der Entzündungsreaktion bewirken, wie dies bei intestinaler Ischämie/Reperfusion durch Gabe von monoklonalen Antikörpern gegen CD11b/CD18 gezeigt werden konnte [2].

In der vorliegenden experimentellen Studie wurde kein monoklonaler Antikörper, sondern ein spezifisch blockierender Ligand des CD11b/CD18 Komplexes verwendet. Dieser *Neutrophil Inhibitory Factor (NIF)* konnte kürzlich aus dem Hundehakenwurm *(ancylostoma caninum)* isoliert und das aus 257 Aminosäuren bestehende Glykoprotein rekombinant hergestellt werden [3]. Der pathophysiologische Hintergrund für die Wirksamkeit von NIF ist, daß das Überleben des Endoparasiten eng mit der Überlistung der Immunantwort des Wirtes gekoppelt ist. Die Immunreaktion wird von *ancylostoma caninum* dadurch verhindert, daß er die Adhäsion von Leukozyten am Endothel durch Sekretion des CD11b/CD18-Liganden NIF inhibiert.

Ziel dieser Studie war es, die Wirksamkeit von NIF auf die Leukozytenadhärenz in der Leber als Ausdruck der frühen Entzündungsreaktion nach hämorrhagischem Schock mit Hilfe der intravitalen Fluoreszenzmikroskopie zu untersuchen.

Chirurgisches Forum 1995
f. experim. u. klinische Forschung
Hierholzer/Seifert/Hartel (Hrsg.)
© Springer-Verlag Berlin Heidelberg 1995

410

Methodik

Weibliche Sprague-Dawley-Ratten (220 g) wurden mit Pentobarbital (50 mg/kg i.p.) narkotisiert und tracheotomiert. Die Tiere wurden für ein invasives hämodynamisches Monitoring (MAP, HZV) unter sterilen Bedingungen präpariert. Der hämorrhagische Schock wurde durch arterielle Blutentnahme innerhalb von fünf Minuten eingeleitet und der MAP während einer Stunde auf 40 mm Hg gehalten. Nach einer Stunde Schock wurde die Volumentherapie, bestehend aus 60% des entnommenen Blutes und Ringer-Lösung (doppeltes Blutvolumen in der 1. Stunde, einfaches Volumen in der 2. und 3. Stunde, 10 ml/kg/h danach) eingeleitet. Fünf Stunden nach Schockende wurde die Intravitalmikroskopie der Leber zur Beurteilung der frühen Entzündungsreaktion und der Mikrozirkulation durchgeführt. Dazu wurde eine Mittellinienlaparotomie angelegt, die Leber mobilisiert und der linke Leberlappen ausgelagert, so daß die plane *facies abdominalis* nach oben zu liegen kam. Dies erlaubte es, die Leukozyten-Endothelzell-Interaktionen nach Markierung der Leukozyten mit Acridin-Orange im Fluoreszenzlicht *in vivo* sichtbar und einer quantitativen Auswertung zugänglich zu machen [4].

Die Tiere erhielten randomisiert und verblindet entweder Placebo (Kontrollprotein) oder NIF (je 10 mg/kg) als Bolus intravenös zu Beginn der Volumentherapie. Eine weitere Kontrollgruppe (n = 4) wurde zwar präpariert, jedoch keinem Schock oder NIF-Gabe unterzogen.

Ergebnisse

MAP und HZV waren in beiden Schockgruppen vergleichbar, obwohl die hyperdyname Kreislaufreaktion während der Reperfusionsphase durch NIF leicht abgeschwächt wurde (Abb. 1). Demgegenüber zeigte sich bei der Auswertung der hepatischen Mikrozirkulation kein Unterschied in der sinusoidalen Perfusion zwischen der NIF- und der Placebo-Gruppe (Tab. 1). Die Adhäsionsraten der permanent

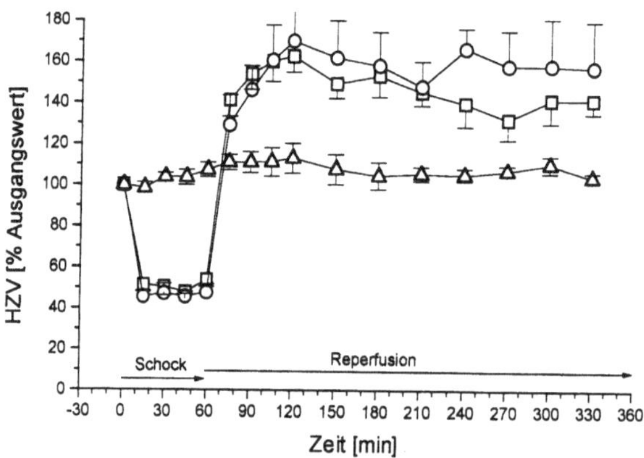

Abb. 1. Herzzeitvolumenmessung. Δ Kontrolle, ○ Placebo, □ NIF. Dargestellt sind Mittelwerte ± SEM

Tabelle 1. Hepatische Mikrozirkulation

	Kontrolle	Placebo	NIF	p (Plac. vs. NIF)
Sinusoidale Perfusion (μm^3/sec)	46500±6800	37100±4900	34000±3400	n.s.
Dauerhaft adhärente Leukozyten				
Zone I (1/mm² Leberoberfläche)	132±24	1306±104*	675±98	<0,002
Zone II (1/mm² Leberoberfläche)	98±17	940±59*	592±99	<0,012
Zone III (1/mm² Leberoberfläche)	62±15	902±89*	416±112	<0,007
WBC (1/µl)	3900±160	3200±116*	4700±519	<0,05

* $p<0.05$ vs. Kontrolle

(Adhäsionszeit >20 sec) am Endothel haftenden Leukozyten war in der Placebo-Gruppe signifikant erhöht, es zeigte sich jedoch eine signifikante Verringerung der Leukozytenadhäsion durch Behandlung mit NIF (Tab. 1). Die Zahl der im peripheren Blut zirkulierenden Leukozyten (WBC) war in der mit NIF behandelten Gruppe signifikant höher im Vergleich zur Placebo-Gruppe (Tab. 1).

Diskussion

Die pathologische Leukozytenadhäsion nach hämorrhagischem Schock ist Ausdruck einer generalisierten Entzündungsreaktion, die zur Entwicklung eines Multiorganversagens beiträgt. Der CD11b/CD18-Rezeptor spielt bei der festen Leukozyten-Endothelzell-Interaktion eine überaus wichtige Rolle, da über ihn die zur Emigration erforderliche Adhäsion und Aktivierung vermittelt wird. Das neue Glykoprotein NIF ist daher mit seiner spezifischen Affinität zum CD11b/CD18-Rezeptor ein Vertreter einer neuen Klasse von antiinflammatorischen Stoffen.

Die hämodynamischen Parameter MAP und HZV sowie die Laborparameter zeigen, daß in dieser Studie ein reproduzierbares druckgesteuertes Schockmodell verwendet wurde und daß die Gabe von NIF zum Zeitpunkt des Volumenersatzes die hyperdyname Reaktion des Herzkreislaufsystems leicht abschwächte. Die sinusoidale Perfusion der Leber zeigte zum Zeitpunkt der Untersuchung keinerlei signifikante Beeinflussung durch NIF. Im Gegensatz dazu war die Zahl der fest am sinusoidalen Endothel haftenden Leukozyten durch Behandlung mit NIF in allen drei sublobularen Feldern gegenüber Placebo signifikant abgeschwächt, wobei die höchste Adhäsionsrate im portalen Feld wahrscheinlich auf die hohe Zahl an Makrophagen zurückgeführt werden kann [5]. Die Expression von ICAM-1 in der Leber als Voraussetzung zur Interaktion mit CD11b/CD18 konnte kürzlich gezeigt werden [6]. Die Abschwächung der Leukozytenadhärenz durch NIF in dieser Studie beruht jedoch auf der Hemmung des komplementären CD11b/CD18-Komplexes auf der leukozytären Zellmembran. Die verringerte Adhäsionsrate ist von einer signifikanten Erhöhung der im peripheren Blut zirkulierenden Leukozyten begleitet, was in vergleichbaren Studien ebenfalls zu beobachten war [7].

Die Ergebnisse dieser experimentellen Studie zeigen, daß das gentechnisch herstellbare Glykoprotein NIF durch die Hemmung der pathologischen Granulozytenadhäsion nach hämorrhagischem Schock einen deutlichen antiinflammatorischen Effekt hat.

Zusammenfassung

Einleitung: Die frühe Entzündungsreaktion nach therapiertem hämorrhagischem Schock wird durch endotheliale (z. B. ICAM-1) und leukozytäre (z. B. CD11b/CD18) Adhäsionsrezeptoren vermittelt. Ein kürzlich aus dem Hundehakenwurm extrahiertes und rekombinant hergestelltes Glykoprotein (NIF) blockiert hochspezifisch CD11b/CD18 auf Granulozyten. Ziel dieser Studie war es, am hämorrhagischen Schockmodell der Ratte die Effekte von NIF auf die frühe Entzündungsreaktion in der Leber mit Hilfe der etablierten Methodik der intravitalen Fluoreszenzmikroskopie zu evaluieren.

Methodik: Weibliche SPRD-Ratten wurden in Narkose tracheotomiert und mittels steriler chirurgischer Technik für ein invasives hämodynamisches Monitoring (Blutdruck [MAP], Herzzeitvolumen [HZV]) präpariert. Der hämorrhagische Schock (MAP = 40 mm Hg) wurde durch fraktionierte Entnahme von arteriellem Blut innerhalb von 5 min eingeleitet. Nach 60 min Schock wurde randomisiert und verblindet entweder Kontrollprotein (Placebo) oder NIF (je 10 mg/kg) i. v. gegeben und eine adäquate Volumentherapie mit Blut und Ringerlösung eingeleitet (MAP > 100 mm Hg). Die Intravitalmikroskopie der Leber zur Beurteilung der Mikrozirkulation wurde nach 5 h Reperfusion durchgeführt.

Ergebnisse: Die hämodynamischen Verhältnisse waren während der gesamten Versuchsdauer in den Schockgruppen vergleichbar, wenngleich die hyperdyname Kreislaufreaktion in der NIF-Gruppe weniger deutlich ausgeprägt war. Auch die sinusoidale Perfusion der NIF-behandelten Gruppe unterschied sich nicht von der Placebo-Gruppe (Placebo: $37100 \pm 4900 \ \mu m^3$/sec, NIF: $34000 \pm 3400 \ \mu m^3$/sec; Mittel $\pm$ SEM). Demgegenüber war die Anzahl dauerhaft adhärenter Leukozyten am sinusoidalen Endothel in der NIF-behandelten Gruppe signifikant geringer (Placebo: 1306 ± 104/mm², NIF: 675 ± 98/mm² im periportalen Feld, $p < 0{,}002$).

Schlußfolgerung: Das neue antiadhesive Glykoprotein NIF, das in vitro spezifisch den CD11b/CD18 Rezeptor neutrophiler Granulozyten blockiert, zeigte somit auch *in vivo* in der Leber nach hämorrhagischem Schock eine signifikante Reduktion der Granulozytenadhäsion. Der gentechnisch herstellbare *neutrophil inhibitory factor* stellt somit eine Alternative zu monoklonalen Antikörpern im Hinblick auf eine Reduzierung pathologisch gesteigerter Granulozytenadhäsionen dar.

Summary

Indroduction: The early inflammatory reaction following hemorrhagic shock is mediated by endothelial (e.g. ICAM-1) and leukocyte (e.g. CD11b/CD18) adhesion receptors. A recently extracted and recombinantly synthetized glycoprotein (NIF) of the canine hookworm is a highly specific ligand of the granulocytes CD11b/CD18 receptor. The purpose of the present study was to evaluate the effects of NIF on the early inflammatory reaction in the liver following hemorrhagic shock. Therefore we used the well-established model of intravital flourescence microscopy of the liver.

Methods: Female SPRD-rats were tracheotomized and prepared for invasive hemodynamic monitoring (MAP, CO) by sterile surgical technique. Hemorrhagic shock (MAP = 40 mm Hg) was induced by withdrawal of arterial blood within 5 min. After 60 min of shock the animals were given either control protein (placebo) or NIF (each 10 mg/kg i.v.). Then sufficient resuscitation was applied (shed blood and Ringer's, MAP > 100 mm Hg) and after 5 h of resuscitation intravital microscopy of the liver was performed for investigation of the microcirculation.

Results: The hemodynamic parameters were comparable between the groups throughout the experiments but the hyperdynamic hemodynamic situation in the NIF-group was slightly attenuated compared to the placebo group. The sinusoidal perfusion of the NIF-treated group did not differ from the placebo-group (placebo: $37100 \pm 4900 \, \mu m^3/sec$, NIF: $34000 \pm 3400 \, \mu m^3/sec$; mean $\pm$ SEM). In contrast, the number of permanently adherent leukocytes to sinusoidal endothelium was significantly reduced by NIF compared to placebo (placebo: $1306 \pm 104/mm^2$, NIF: $675 \pm 98/mm^2$ in periportal field, $p < 0.002$).

Conclusion: The new antiadhesive glycoprotein NIF already showing inhibition of CD11b/CD18 on neutrophilic leukocytes *in vitro* also reduced *in vivo* the adhesion of granulocytes in the liver following hemorrhagic shock. The recombinantly synthetized *neutrophil inhibitory factor* is an alternative to monoclonal antibodies in respect to attenuation of pathologically increased adhesion of granulocytes.

Literatur

1. Carlos TM, Harlan JM (1994) Leukocyte-endothelial adhesion molecules. Blood 84: 2068–2101
2. Kurtel H, Tso P, Granger DN (1992) Granulocyte accumulation in postischemic intestine: Role of leukocyte adhesion glycoprotein CD11/CD18. Am J Physiol 262:G878–G882
3. Moyle M, Foster DL, McGrath DE et al (1994) A hookworm glycoprotein that inhibits neutrophil function is a ligand of the integrin CD11b/CD18. J Biol Chem 268:10008–10016
4. Marzi I, Bauer C, Hower R, Bühren V (1993) Leukocyte-endothelial cell interactions in the liver after hemorrhagic shock in the rat. Circ Shock 40:105–114
5. Marzi I (1994) Bedeutung der Leber für den Verlauf des SIRS nach Schock, Trauma und bei Sepsis. Anästhesiol Intensivmed Notfallmed Schmerzther 29:41–46

6. Vollmar B, Glasz J, Menger MD, Messmer K (1994) Reduktion des postischämischen Reperfusionsschadens der Leber durch anti-ICAM-1. Langenbecks Arch Chir (Suppl Chir Forum): 17–20
7. Bauer C, Marzi I, Bauer M, Fellger H, Larsen R (1995) Interleukin-1 receptor antagonist attenuates leukocyte-endothelial interactions in the liver following hemorrhagic shock in the rat. Crit Care Med (im Druck)

Dr. med. C. Bauer, Klinik für Anaesthesiologie und Intensivmedizin, Universitätskliniken des Saarlandes, D-66421 Homburg-Saar

Ischämie-Reperfusion der Leber führt über eine Aktivierung von Kupfferzellen zu einer lokalen und systemischen Inflammation mit Gewebedestruktionen in verschiedenen Organen

Liver ischemia-reperfusion induces a local and systemic inflammation with tissue damage in various organs through Kupffer cell activation

G. A. Wanner, P. Müller, R. Leiderer, M. D. Menger und W. Ertel[1]

Institut für Chirurgische Forschung, Ludwig-Maximilians-Universität München und
[1] Klinik für Unfallchirurgie, Universitätsspital Zürich

Einleitung

Die Ischämie und Reperfusion der Leber, wie sie durch Abklemmen des Ligamentum hepatoduodenale während ausgedehnter Leberresektion, Lebertransplantation oder nach schwerem Lebertrauma auftritt [1], führt zu Leberfunktionsstörungen und Schäden in nachgeschalteten Organen [2]. Obwohl Makrophagen *in vitro* unter hypoxischen Bedingen [3, 4] vermehrt proinflammatorische Zytokine freisetzen, ist die Rolle der Leberischämie für die Induktion einer lokalen und systemischen Inflammation durch Aktivierung von Kupfferzellen (KC) *in vivo* nicht bekannt. Es war das Ziel dieser Studie, die Freisetzung proinflammatorischer Zytokine aus KC nach Leberischämie/-reperfusion und Gewebeschädigung von Leber, Lunge, Niere und Dünndarm zu ermitteln.

Material und Methoden

Leber-Ischämiemodell: Männliche Sprague-Dawley Ratten (300–350 g) wurden in Äthernarkose laparotomiert. Mittels eines mikrochirurgischen Gefäßclips wurde durch Abklemmen des Ligamentum hepatoduodenale eine komplette Ischämie der Leber über 20 min induziert. Scheinoperierte Tiere wurden nur laparotomiert.

Zytokinmessungen im Blut: Nach Implantation eines Verweilkatheters in die Art. carotis com. wurde bei Tieren mit Ischämie der Leber (n = 6) und scheinoperierten Tieren (n = 6) Blutproben vor Ischämie, nach 10, 30, 60, 120 und 240 min Reperfusion gewonnen. Im Serum wurden die proinflammatorischen Zytokine Tumornekrosefaktor-α (TNFα), Interleukin 1α (IL-1α) und Interleukin 6 (IL-6) mittels Bioassay (WEHI 164 für TNF-α, 7TD1 für IL-6) [5] und RIA (IL-1α; Cytokine Science) gemessen.

Separation von Kupfferzellen: KC-Kulturen wurden von 6 Tieren nach 20 Minuten Ischämie und 60 Minuten Reperfusion sowie von scheinoperierten Tieren (n = 6)

Chirurgisches Forum 1995
f. experim. u. klinische Forschung
Hierholzer/Seifert/Hartel (Hrsg.)
© Springer-Verlag Berlin Heidelberg 1995

präpariert. Dazu wurde die V. portae kanüliert, die Leber *in situ* mit 37 °C warmer Hank'scher Lösung perfundiert und explantiert. Die Digestion des Bindegewebes wurde durch *ex-situ* Perfusion mit 37 °C warmer Kollagenaselösung (Sigma) (0,05 %, Typ IV, biologische Aktivität 380 U/ml) erzielt. Die gewonnene Zellsuspension wurde in 4 °C kaltem Click's Medium (Irvine Sci.) durch ein Filternetz (150 µm Maschenweite) pipettiert und die Hepatozyten durch Zentrifugation abgetrennt. Die verbleibenden Nichtparenchymzellen (NPC) wurden zur Abtrennung von toten Zellen und Debris über einen Dichtegradienten (25 % Metrizamide; Nycomed AS) zentrifugiert. Anschließend wurden die Zellen in Plastik-Kulturplatten (24-well; Costar) auf eine Dichte von 2×10^6/ml/well eingestellt. Nach einer Inkubationszeit von 4 h bei 37 °C im Brutschrank (5 % CO_2) wurden nicht-adhärente Zellen durch Waschen der Platten entfernt. Nach 24 h Inkubationszeit wurden die KC-Überstände gesammelt, filtriert und bis zur Messung der Zytokine bei -70 °C eingefroren.

Histologie: Für histologische Untersuchungen wurden Biopsien der Leber, der Lunge, der Niere und des Dünndarms nach 20 min Ischämie und 24 h Reperfusion bzw. 24 h nach Scheinoperation gewonnen. Die Gewebeschnitte wurden mit Hämatoxylin und Eosin (HE) gefärbt.

Ergebnisse

Die Ischämie und Reperfusion der Leber bewirkte eine signifikant ($p < 0,01$) erhöhte spontane Freisetzung von TNF-α ($+482$ %), IL-1 α ($+33$ %) und IL-6 ($+175$ %) aus KC im Vergleich mit scheinoperierten Tieren (Tabelle 1). Gleichzeitig fanden sich erhöhte ($p < 0,01$) Serumkonzentrationen der untersuchten proinflammatorischen Zytokine (Abb. 1). Maximale TNF-α Konzentrationen wurden nach 60 min Reperfusion gefunden, während die IL-1α-Konzentrationen bis 4 h kontinuierlich anstiegen. Der Anstieg von zirkulierendem IL-6 trat mit einer Verzögerung von 2 h nach Ischämie ein und setzte sich bis zum Versuchsende nach 4 h fort. Die histologischen Untersuchungen (ohne Abbildung) zeigten eine kleinvakuoläre Verfettung der Hepatozyten und Entzündungszell-Infiltrate in den Portalfeldern der Leber, verbreiterte Alveolarsepten und fokale Ödeme in der Lunge und aufgetriebene Tubulus-Epithelzellen sowie Extravasation von Erythrozyten in der Niere. Am Dünndarm wurden keine Veränderungen beobachtet.

Tabelle 1. TNF-α [U/ml], IL-1α-[pg/ml] und IL-6-[U/ml] Konzentrationen in Kupfferzell-Überständen von Tieren mit Ischämie/Reperfusion der Leber ($n = 6$) und von Kontrolltieren ($n = 6$). Die Daten sind als Mittelwert $\pm$ SEM dargestellt. *$p < 0,01$ Ischämie versus Kontrolle, Mann-Whitney-U-Test

	TNF-α [U/ml]	IL-1α [pg/ml]	IL-6 [U/ml]
Kontrolle	9±2	241±12	2171±360
Ischämie	54±14*	321±28*	5960±1177*

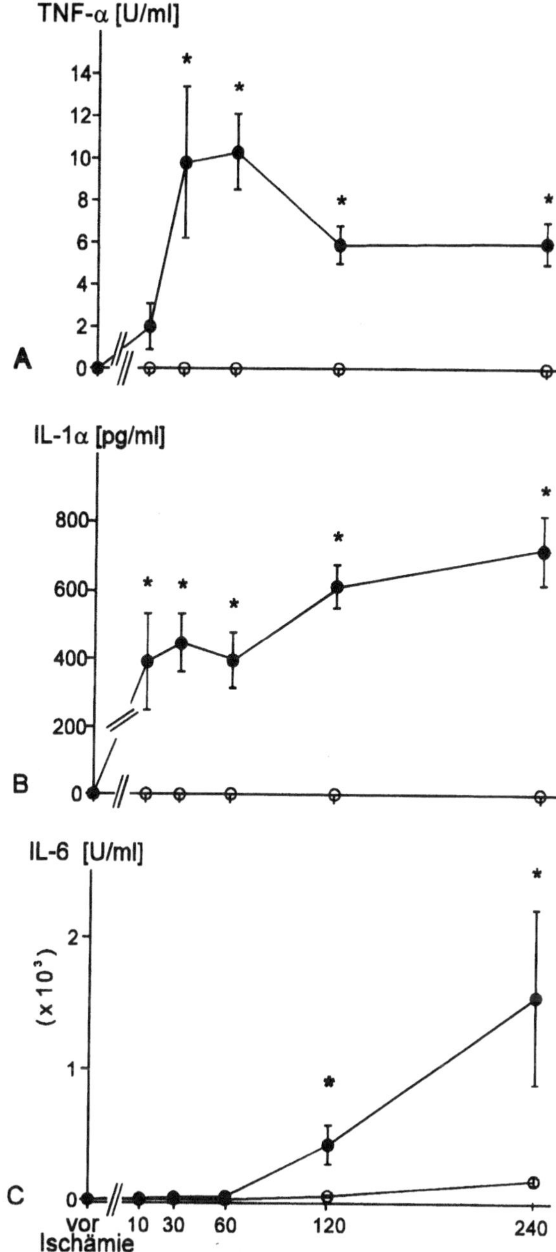

Abb. 1. A–C. TNF-α [U/ml] (A), IL-1α-[pg/ml] (B) und IL-6-[U/ml] (C). Konzentrationen im Blut von Tieren mit Ischämie-Reperfusion der Leber (n = 6; ●—●) im Vergleich mit scheinoperierten Tieren (n = 6; ○—○). Die Blutproben wurden vor Ischämie und zu den angegebenen Reperfusionszeitpunkten sowie von Kontrolltieren zu vergleichbaren Zeitpunkten gewonnen. Mittelwert ± SEM, *p < 0,01 Ischämie versus Kontrolle, Kruskal-Wallis-Analyse und Mann-Whitney-U-Test

Diskussion

Ischämie und Reperfusion der Leber führen über eine Aktivierung von KC zur Zytokinämie und zu lokalen Gewebeschäden in der Leber sowie zu entzündlichen Gewebeveränderungen in nachgeschalteten Organen. Eine selektive Blockade der genannten Zytokine oder eine Hemmung der sekretorischen Funktion von KC könnte somit den postischämischen Gewebeschaden sowohl lokal als auch systemisch vermindern.

Zusammenfassung

Ischämie und Reperfusion der Rattenleber führen zu einer beschleunigten Freisetzung von proinflammatorischen Zytokinen aus KC und einer gleichzeitigen Erhöhung der Blutspiegel dieser Mediatoren. Die Zytokinämie war mit einer lokalen Schädigung der Leber und Gewebeschäden in nachgeschalteten Organen verbunden.

Summary

In a rat model of hepatic ischemia/reperfusion the enhanced release of proinflammatory cytokines from Kupffer cells (KC) resulted in consecutive cytokinemia which was concomitant with tissue injury locally and on remote sites.

Literatur

1. Hasselgren PO (1987) Prevention and treatment of ischemia of the liver. Surg Gynecol Obstet 164:187–196
2. Colletti LM, Remick DG, Burtch CD, Kunkel SL, Strieter RM, Campbell DAJ (1990) Role of tumor necrosis factor-alpha in the pathophysiologic alterations after hepatic ischemia/reperfusion injury in the rat. J Clin Invest 85:1936–1943
3. Scannell G, Waxman K, Kaml GJ, et al (1993) Hypoxia induces a human macrophage cell line release tumor necrosis factor-alpha and its soluble receptors in vitro. J Surg Res 54:281–285
4. Koga S, Ogawa S, Kuwabara K, et al (1992) Synthesis and release of interleukin-1 by reoxygenated human mononuclear phagocytes. J Clin Invest 90:1007–1015
5. Ertel W, Morrison MH, Ayala A, Chaudry IH (1991) Chloroquine attenuates hemorrhagic shock-induced suppression of Kupffer cell antigen presentation and major histocompatibility complex class II antigen expression through blockade of tumor necrosis factor and prostaglandin release. Blood 78:1781–1788

PD Dr. W. Ertel, Klinik für Unfallchirurgie, Universitätsspital Zürich, Rämistr. 100, CH-8091 Zürich, Schweiz

Xanthin Oxidase und Superoxid Radikale vermitteln den mikrovaskulären Reperfusionsschaden der Leber nach temporärer Okklusion des Ligamentum hepatoduodenale

Xanthine Oxidase and Superoxide Anion Mediate Hepatic Microvascular Reperfusion Injury Following Temporary Occlusion of Hepatoduodenal Ligament

M. J. Müller[1], H.-P. Friedl[2], B. Vollmar[1] und M. D. Menger[1]

[1] Institut für Klinisch-Experimentelle Chirurgie, Universität des Saarlandes, Homburg/Saar
[2] Department Unfallchirurgie, Universitätsspital Zürich, Schweiz

Einleitung

Die temporäre Okklusion des Ligamentum hepatoduodenale bei chirurgischen Eingriffen an der Leber (Pringle Maneuver) verursacht die Störung der Organfunktion bis hin zu komplettem Leberfunktionsversagen. Der durch die Ischämie und die nachfolgende Reperfusion/Reoxygenation verursachte Gewebeschaden ist vornehmlich durch die Beeinträchtigung der Mikrozirkulation mit Perfusionsstörungen in Sinusoiden (Leberkapillaren) sowie durch die Aktivierung von Leukozyten und deren Interaktion mit dem mikrovaskulären Endothel charakterisiert [1, 2]. Verschiedene Trigger-Mechanismen, einschließlich die Bildung und Freisetzung von reaktiven Sauerstoffmetaboliten (Sauerstoffradikale) über das Xanthin Dehydrogenase/Xanthin Oxidase System [3], werden als ursächliche Faktoren für die postischämische Störung der Mikrozirkulation diskutiert. Ziel der Studie war, mit Hilfe der intravitalen Fluoreszenzmikroskopie die Bedeutung des Superoxid Anion Radikals sowie dessen Quelle Xanthin Oxidase für die Manifestation des mikrovaskulären Reperfusionsschadens der Leber nach temporärer Okklusion des Ligamentum hepatoduodenale quantitativ zu analysieren.

Material und Methoden

An 8 bis 12 Wochen alten Sprague Dawley Ratten (180–220 g) erfolgte unter Chloralhydratnarkose (360 mg/kg KG ip) die Laparotomie und Präparation des Ligamentum hepatoduodenale. Nach 20 min Okklusion des Ligaments (Pringle Maneuver) und 30 min bis 45 min Reperfusion wurde die Leber zur Beurteilung der Mikrozirkulation mittels intravitaler Fluoreszenzmikroskopie ausgelagert und, nach intravenöser Verabreichung der Fluoreszenzmarker Na-Fluoreszein (2 µmol·kg^{-1}, Merck, Darmstadt) und Rhodamin-6G (0,1 µmol·kg^{-1}; Merck), die sinusoidale Perfusion (Anzahl perfundierter Sinusoide in Prozent aller sichtbaren Sinusoide) sowie die mikrovaskuläre Leukozytenstase in Sinusoiden (Anzahl pro Lobulus) und Leukozytenadhärenz in postsinusoidalen Venolen (Anzahl pro mm² Endotheloberfläche) quantitativ analysiert [1, 2].

Chirurgisches Forum 1995
f. experim. u. klinische Forschung
Hierholzer/Seifert/Hartel (Hrsg.)
© Springer-Verlag Berlin Heidelberg 1995

6 Versuchstiere erhielten den Superoxid-Radikalfänger Superoxiddismutase (60000 IU/kg KG · h iv Infusion) während der postischämischen Reperfusion, 6 weitere Versuchstiere wurden ohne Behandlung der Ischämie und Reperfusion unterzogen und dienten zur Kontrolle. Zur Beurteilung der Xanthin Oxidase Aktivität und Bildung von Superoxid Radikalen während postischämischer Reperfusion wurden 8 weiteren Versuchstieren nach 20 min Ischämie und 40 min Reperfusion Blut aus der V. hepatica und A. carotis entnommen und die Xanthin Oxidase Aktivität/Superoxid Anion Produktion spektrophotometrisch (293 nm) ermittelt (4). Desweiteren wurde die durch Superoxid Anion induzierte intravaskuläre Hämolyse ebenfalls spektrophotometrisch (412 nm) aus dem Blut der V. hepatica und der A. carotis nach 40 min postischämischer Reperfusion bestimmt [5]. Sham-operierte Tiere (n = 8) dienten zur Kontrolle.

Die Ergebnisse sind als Mittelwert und SEM angegeben. Zur Beurteilung statistisch signifikanter Unterschiede zwischen den Gruppen wurde der Student's t-Test verwendet (CSS, StatSoft, Tulsa, OK, USA). Unterschiede wurden bei $p < 0{,}05$ als signifikant bewertet.

Ergebnisse

Nach 20 min Okklusion des Ligamentum hepatoduodenale und 40 min Reperfusion fanden sich signifikant ($p < 0{,}01$) höhere Xanthin Oxidase Aktivitäten im Leber-venösen ($26{,}9\pm4{,}7$ nmol/ml·min) und systemisch arteriellen ($16{,}3\pm2{,}5$ nml/ml·min) Blut im Vergleich zu sham-operierten Kontrollen ($6{,}8\pm0{,}9$ und $6{,}0\pm0{,}8$ nmol/ml·min). Vergleichbar war nach Ischämie und Reperfusion auch die Superoxid Anion induzierte intravaskuläre Hämolyse im Leber-venösen und systemisch arteriellen Blut signifikant ($p < 0{,}01$) erhöht. Die intravitale Mikroskopie zeigte nach der temporären Okklusion des Ligamentum hepatoduodenale ausgeprägte mikrovaskuläre Perfusionsstörungen mit $25{,}6\pm4{,}0\%$ nicht-perfundierter Sinusoide sowie Leukozytenstase in Sinusoiden und Leukozytenadhärenz in postsinusoidalen Venolen ($534{,}7\pm125{,}3$ mm^{-2} Endotheloberfläche). Die Applikation von Superoxiddismutase bewirkte eine signifikante ($p < 0{,}01$) Verminderung sowohl der sinusoidalen Perfusionsstörung ($9{,}0\pm3{,}1\%$) als auch der venulären Leukozytenadhärenz ($205{,}0\pm38{,}0$ mm^{-2}).

Diskussion

Die Ergebnisse der vorliegenden Studie zeigen, daß der mikrovaskuläre Reperfusionsschaden der Leber nach temporärer Okklusion des Ligamentum hepatoduodenale, charakterisiert durch das kapillare (sinusoidale) Perfusionsversagen und die Leukozytenakkumulation mit Adhärenz (Interaktion) am mikrovaskulären Endothel, über Xanthin Oxidase gebildete Superoxid Radikale vermittelt wird. Die Charakteristika des postischämischen Reperfusionsschadens der Leber nach Pringle Maneuver sowie die Bedeutung freier Sauerstoffradikale, insbesondere Superoxid Anion, für die Induktion dieses Schadens sind somit vergleichbar mit jenen nach

Ischämie/Reperfusion der Skelettmuskulatur (Ergebnisse intravitalmikroskopischer Untersuchungen; [6,7]). Als Quelle der Sauerstoffradikal-Bildung muß nach unseren Ergebnissen das Xanthin Oxidase System angesehen werden. Dieses mag sowohl in der Leber als auch in dem durch das Pringle Maneuver kongestierten Dünndarm wirksam sein. Prophylaktische bzw. therapeutische Interventionen bei chirurgischen Eingriffen an der Leber mit temporärem ischämischem Insult sollten daher anti-oxidative Therapieansätze beinhalten.

Zusammenfassung

Mittels intravitaler Fluoreszenzmikroskopie und spektrophotometrischen Techniken konnten wir zeigen, daß nach temporärer Ischämie (20 min) der Rattenleber (i) der mikrovaskuläre Reperfusionsschaden durch kapillares (sinusoidales) Perfusionsver-sagen und Leukozytenakkumulation/-adhärenz charakterisiert ist, (ii) über Xanthin Oxidase Sauerstoffradikale (Superoxid Anion) gebildet werden, (iii) eine Radikal-induzierte intravaskuläre Hämolyse zu finden ist, und (iv) durch Applikation eines Sauerstoffradikalfängers (Superoxiddismutase) der mikrovaskuläre Reperfusions-schaden signifikant vermindert wird. Neue Strategien bei chirurgischen Eingriffen an der Leber mit temporärem ischämischem Insult sollten daher einen antioxidativen Therapieansatz beinhalten.

Summary

With the use of *in vivo* fluorescence microscopy and *in vitro* spectrophotometrical techniques we have demonstrated that reperfusion injury following 20 min of global ischemia to the rat liver is charactrized by (i) capillary (sinusoidal) perfusion failure and microvascular leukocyte accumulation and adherence, (ii) generation of reactive oxygen metabolites (superoxide anion) via xanthine oxidase, and (iii) radical-indu-ced intravascular hemolysis. The substantial role of superoxide anion in the genera-tion of postischemic microvascular injury of the liver is confirmed by the fact that the application of the superoxide anion scavenger superoxide dismutase effectively reduced both sinusoidal perfusion failure and microvascular leukozcyte adherence. We like to propose that novel strategies in the treatment of postischemic hepatic injury should include anti-oxidative regimens.

Literatur

1. Vollmar B, Glasz J, Post S, Leiderer R, Menger MD (1994) Hepatic microcirculatory perfusion failure is a determinant for liver dysfunction in warm ischemia-reperfusion. Am J Pathol 145:1421–1431
2. Vollmar B, Menger MD, Glasz J, Leiderer R, Messmer K (1994) Impact of leukocyte-endo-thelial cell interaction in hepatic ischemia/reperfusion injury. Am J Physiol 267:G786–G793
3. Granger DN (1988) Role of xanthine oxidase and granulocytes in ischemia-reperfusion injury. Am J Physiol 255:H1269–H1275

4. Friedl HP, Smith DJ, Till GO, Thomson PD, Louis DS, Ward PA (1990) Ischemia-reperfusion in humans. Appearance of xanthine oxidase activity. Am J Pathol 136:491–495
5. Weiss SJ (1980) The role of superoxide in the destruction of erythrocyte targets by human neutrophils. J Biol Chem 255:9912–9917
6. Menger MD, Steiner D, Messmer K (1992) Microvascular ischemia-reperfusion injury in striated muscle: significance of „no-reflow". Am J Physiol 263:H1892–H1900
7. Menger MD, Pelikan S, Steiner D, Messmer K (1992) Microvascular ischemia-reperfusion injury in striated muscle: significance of „reflow-paradox". Am J Physiol 263:H1901–H1906

M. J. Müller, Institut für Klinisch-Experimentelle Chirurgie, Universität des Saarlandes, D-66421 Homburg/Saar

Der Einfluß des Bradykinin-Antagonisten CP-0597 auf die Mikrozirkulationsstörung des Pankreas der Ratte nach Ischämie/Reperfusion

The Effect of the Bradykinin-Antagonist CP-0597 on the Microcirculatory Injury after Ischemia/Reperfusion of the Pancreas in Rats

T. F. Hoffmann[1], H. Waldner[2] und K. Meßmer[1]

[1] Institut für Chirurgische Forschung, Klinikum Großhadern,
[2] Chirurgische Klinik, Klinikum Innenstadt, Ludwig-Maximilians-Universität, München

Einleitung

Über die Aktivierung von Bradykinin bewirkt das Kallikrein-Kinin System arterielle Hypotension, Vasodilation, Steigerung der Kapillarpermeabilität, sowie Stimulation von Endothelzellen und Leukozyten mit deren konsekutiver Akkumulation und Emigration [1, 2]. Da diese Phänomene auch bei akuter Pankreatitis beobachtet werden, wird Bradykinin eine wichtige Rolle in der Pathogenese dieser inflammatorischen Erkrankung zugeschrieben. Klinisch und experimentell konnte bei akuter Pankreatitis ein durch Ischämie/Reperfusion (I/R) bedingter Schaden mit konsekutiver Störung der mikrovaskulären Perfusion, Steigerung der Kapillarpermeabilität und Interaktion von aktivierten Leukozyten mit dem Endothel postkapillärer Venolen nachgewiesen werden [3, 4]. Ziel der Studie war es, den Einfluß des Bradykinin-Antagonisten CP-0597 auf die Veränderungen der Mikrozirkulation nach Ischämie/Reperfusion des Pankreas mittels intravitaler Fluoreszenzmikroskopie quantitativ zu erfassen.

Material und Methode

Sprague-Dawley Ratten (n=14) mit einem mittleren Körpergewicht von 210 ± 15 g wurden mit Chloralose (5 mg/100 g KG i. v.) narkotisiert und kontrolliert beatmet (PaO_2 100–110 mm Hg, $PaCO_2$ 34–40 mm Hg). Nach querer Laparotomie wurden die A. gastroduodenalis, die A. lienalis, die A. gastrica sinistra und die A. pancreaticoduodenalis caudalis mikrochirurgisch (6- bis 40fache Vergrößerung) dargestellt. Zur Induktion der Ischämie wurden diese 4 Gefäße mit mikrochirurgischen Gefäßclips (Flächenpressung 27–36 g/mm) für 120 min okkludiert.

Chirurgisches Forum 1995
f. experim. u. klinische Forschung
Hierholzer/Seifert/Hartel (Hrsg.)

Der Bradykinin-Antagonist CP-0597 (Cortech, Denver, Colorado, USA) wurde kontinuierlich in einer Dosierung von 300 ng/kg/min, gelöst in Phosphatpuffer, beginnend 15 Minuten vor Einleitung der Reperfusion des Organs bis zum Ende des Versuchs intravenös infundiert. Eine Placebo Gruppe erhielt gleiche Volumina des Lösungsmittels. Nach Reperfusion wurde das Pankreas auf einem beweglichen Beobachtungstisch exponiert und mit Teflon Folie abgedeckt; mittels intravitaler Fluoreszenzmikroskopie wurde die Mikrozirkulation während der Reperfusion zu den Zeitpunkten 30, 60 und 120 min untersucht. Die Qualität der mikrovaskulären Perfusion wurde nach intravenöser Injektion der Fluoreszenzfarbstoffe FITC-HAES (fluorescein-isothiocyanate-hydroxyethylstarch) und Rhodamin 6G anhand der Parameter funktionelle Kapillardichte, Heterogenität der Kapillarperfusion und Leukozyten-Endothel-Interaktion bestimmt. Angegebene Daten sind Mittelwerte ± SEM. Normal verteilte Daten wurden mit Anova und Dunnett's Methode, nicht normal verteilte Daten mit Friedman Analyse und Dunnett's Methode auf Signifikanz überprüft (p < 0,05).

Ergebnisse

Während der postischämischen Reperfusion fand sich in der Versuchsgruppe ein geringerer Abfall des mittleren arteriellen Druckes von 80 ± 4 mm Hg auf 73 ± 6 mm Hg gegenüber der Ischämie Placebo Gruppe (80 ± 3 mm Hg auf

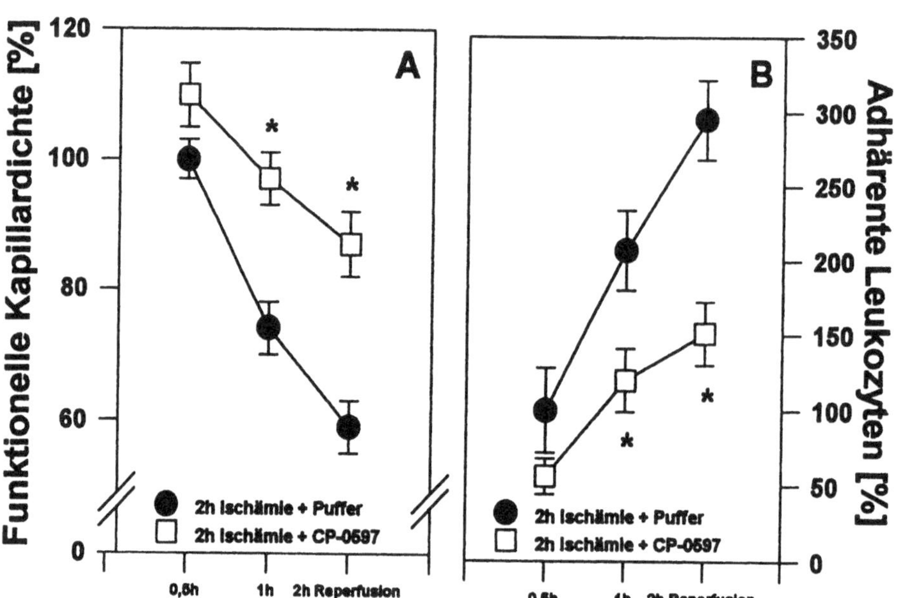

Abb.1. Prozentuale Veränderung der funktionellen Kapillardichte (**A**) und der Zahl adhärenter Leukozyten (**B**) in der CP-0597 Gruppe (n = 7) im Vergleich zur Placebo Gruppe (n = 7) [100% = Wert der Placebo Gruppe nach 0,5 h Reperfusion] nach 2 h Ischämie während Reperfusion im Pankreas der Ratte; MW ± SEM, *p < 0,05 vs. Placebo Gruppe

66 ± 3 mm Hg). Die Reperfusionsphase war gekennzeichnet durch eine signifikant (p < 0,05) geringere Abnahme der funktionellen Kapillardichte in der CP Gruppe ausgehend von einem Wert von 311 ± 15 cm^{-1} nach 30 min Reperfusion auf 247 ± 13 cm^{-1} nach 120 min Reperfusion gegenüber 283 ± 9 cm^{-1} und 166 ± 11 cm^{-1} in der Placebo Gruppe. Der Heterogenitätsindex als Indikator der Heterogenität der kapillären Perfusion stieg in der CP Gruppe von 0,17 ± 0,03 nach 30 min auf 0,32 ± 0,06 nach 120 min Reperfusion, jedoch in der Ischämie Placebo Gruppe von 0,26 ± 0,04 auf 0,60 ± 0,07 nach 2 h Reperfusion. In postkapillären Venolen war die Zahl adhärenter Leukozyten nach 30 min, 60 min und 120 min Reperfusion mit 353 ± 73 mm^{-2}, 748 ± 128 mm^{-2} und 946 ± 128 mm^{-2} Endotheloberfläche signifikant (p < 0,05) geringer als in der Placebo Gruppe mit Werten von 625 ± 176 mm^{-2}, 129 ± 168 mm^{-2} und 1847 ± 321 mm^{-2} nach gleichen Reperfusionszeiten. Der Bradykinin-Antagonist hatte keinen Effekt auf den I/R-bedingten Anstieg der Serum Pankreas Amylase.

Diskussion

Ischämie/Hypoxie mit anschließender Reperfusion des Pankreas, wie sie nach Trauma, im Rahmen chirurgischer Eingriffe und nach Organtransplantation auftreten kann, führt zu Störungen der Mikrozirkulation, welche an der Entwicklung einer akuten Pankreatitis beteiligt sind [5]. Die Qualität der mikrovaskulären Perfusion korreliert mit dem Stadium der akuten Pankreatitis [3]. Bradykinin ist ein vasoaktives Polypeptid, welches in der Pathogenese der akuten Pankreatitis durch Vasodilatation, Steigerung der Kapillarpermeabilität, Induktion einer arteriellen Hypotension und Aktivierung von Leukozyten eine entscheidende Rolle spielt; hierfür spricht auch, daß bei akuter Pankreatitis erhöhte Kininkonzentrationen im Serum und in der Peritonealflüssigkeit festgestellt werden [6]. Durch Bradykinin-Antagonisten konnte eine durch Bradykinin induzierte arterielle Hypotension verhindert werden. Außerdem wurden durch Gabe dieser Antagonisten bei Caerulein induzierter Pankreatitis die Gefäßpermeabilität reduziert und damit das Ödem verringert [7]. Der Einfluß der Bradykinin-Antagonisten auf die Mikrozirkulation bei akuter Pankreatitis war bisher nicht Gegenstand experimeneller Studien. Anhand eines Ischämie/Reperfusionsmodells am Pankreas der Ratte, welches nach kompletter Ischämie und anschließender Reperfusion eine Beurteilung der Qualität der Mikrozirkulation mittels in vivo Fluoreszenzmikroskopie erlaubt, konnten wir zeigen, daß durch systemische Applikation des Bradykinin-Antagonisten CP-0597 eine signifikante Verbesserung der kapillären Perfusion bei reduzierter Leukozyten-Endothel Interaktion zu erreichen ist. Durch Blockade der Bradykininrezeptoren scheint die Bradykinin-bedingte Aktivierung der Prostaglandin- und Leukotriensynthese und deren Endprodukte [8, 9] inhibiert zu werden, welche mit verantwortlich ist für die Störung der Endothelintegrität und die Aktivierung der Leukozyten, und eine Verbesserung der mikrovaskulären Perfusion erreicht zu werden.

Zusammenfassung

Der Bradykinin-Antagonist CP-0597 vermindert die Störung der mikrovaskulären Perfusion, welche nach kompletter Ischämie und anschließender Reperfusion des Pankreas der Ratte auftritt; die postischämische Enzymfreisetzung wird jedoch nicht beeinflußt. Bradykinin-Antagonisierung erscheint als interessantes Konzept zur Limitierung der Mikrozirkulationsstörung und dadurch Beeinflussung der Progredienz der ödematösen Pankreatitis.

Summary

The bradykinin-antagonist CP-0597 reduces ischemia/reperfusion induced microvascular perfusion failure, heterogeneity of capillary perfusion and enhanced leukocyte adherence in postcapillary venules of the pancreas. These results suggest that bradykinin is involved in postischemic reperfusion injury of the pancreas and that treatment with bradykinin-antagonists can limit the microcirculatory dysfunction and the progression of acute edematous pancreatitis.

Literatur

1. Bhoola KD, Figueroa CD, Worthy K (1992) Bioregulation of kinins; kallikrein, kininogens, and kininases. Pharmacol Rev 44:1–80
2. Wachtfogel YT, Dela Cadena RA, Kunapuli SP, Rick L, Miller M, Schultze RL, Altieri DC, Edgington TS, Colman RW (1994) High molecular weight kininogen binds to mac-1 on neutrophils by its heavy chain (domain 3) and its light chain (domain 5). J Biol Chem 269:19307–19312
3. Bassi D, Kollias N, Fernandez-del Castillo C, Foitzik T, Warshaw AL, Rattner DW (1994) Impairment of pancreatic microcirculation correlates with the severity of acute experimental pancreatitis. J Am Coll Surg 179:257–263
4. Klar E, Endrich B, Messmer K (1990) Microcirculation of the pancreas. A quantitative study of physiology and changes in pancreatitis. Int J Microcirc: Clin Exp 9:85–101
5. Tsiotos GG, Mullany CJ, Zietlow S, van Heerden JA (1994) Abdominal complications following cardiac surgery. Am J Surg 167:553–557
6. Waldner H, Vollmar B, Conzen P, Goetz A, Lehnert P, Fink E, Brendel W, Schweiberer L (1993) Enzymfreisetzung und Aktivierung der Kallikrein-Kinin-Systeme bei experimenteller Pankreatitis. Untersuchungen in Pfortaderblut, Pankreaslymphe und Peritonealexsudat. Langenbecks Arch Chir 378:154–159
7. Griesbacher T, Lembeck F (1992) Effects of the bradykinin antagonist, HOE 140, in experimental acute pancreatitis. Br J Pharmacol 107:356–360
8. Cahill M, Fishman JB, Polgar P (1988) Effect of des arginine⁹-bradykinin and other bradykinin fragments on the synthesis of prostacyclin and the binding of bradykinin by vascular cells in culture. Agents Actions 24:224–231
9. Granger DN, Kubes P (1994) The microcirculation and inflammation: modulation of leukocyte-endothelial cell adhesion. J Leukocyte Biol 55:662–675

Dr. med. T. F. Hoffmann, Institut für Chirurgische Forschung,
Ludwig-Maximilians-Universität, Marchioninistr. 15, D-81366 München

Dextran induziert eine spezifische Verbesserung der reduzierten Pankreasmikrozirkulation bei nekrotisierender Pankreatitis

Dextrans enhance impaired pancreatic microcirculation in experimental pancreatitis

J. Schmidt, H. Hotz, T. Foitzik, C. Langer, C. Herfarth und E. Klar

Chirurgische Universitätsklinik, Im Neuenheimer Feld 110, D-69120 Heidelberg

Abstract

Previous studies have demonstrated that various dextrans reduce acinar necrosis and mortality in necrotizing pancreatitis. The present study analyses the effects of these dextrans with regard to pancreatic microcirculation in necrotizing pancreatitis of the rat.

Methods: Necrotizing pancreatitis was induced in 28 dextran-tolerant Wistar rats ($n = 7$/group) by intraductal glycodeoxycholic acid (10 mM/L) and intravenous caerulein (5 µg/kg/h) for 6 hrs. At that point the pancreas was exteriorized in an temperature-controlled water bath. Using intravital microscopy and FITC-labelled erythrocytes as flow markers a mean of 35 capillaries with low flow (< 1.6 nl/min/cap.) were identified, mapped and baseline measurements were taken. Thereafter, either physiologic saline (32 ml/kg) or various dextrans (8 ml/kg) dextran 70000 d at 6% or 10% or dextran 500000 d at 10%) were infused over 1 h and blood flow measurements repeated after 2 hrs.

Results: There was no difference between saline treated animals and those subjected to various dextran infusions with respect to MAP, hematocrit and arterial blood gases prior to the start of therapy. Capillary flow differences are shown below.

Conclusion: This study demonstrates that intravenous infusion of dextran specifically counteracts the impairment of pancreatic microcirculation in experimental necrotizing pancreatitis. These results are largely independent of molecular weight

	Capillary flow increase (nl/min/capillary)	p-value vs. NaCl	Stasis (%)	p-value vs. NaCl
NaCl 0.9%	0.01 ± 0.14		6.03 ± 1.06	
DEX-70 6%	0.70 ± 0.12	0.002	1.55 ± 0.97	0.009
DEX-70 10%	1.03 ± 0.27	0.005	1.11 ± 0.57	0.002
DEX-500 10%	0.65 ± 0.19	0.02	1.37 ± 1.37	0.02

Chirurgisches Forum 1995
f. experim. u. klinische Forschung
Hierholzer/Seifert/Hartel (Hrsg.)
© Springer-Verlag Berlin Heidelberg 1995

428

and concentration and add further rationale to the use of dextran as treatment of severe human pancreatitis.

Zusammenfassung

Frühere Studien haben gezeigt, daß verschiedene Dextrane die azinäre Nekroserate und Mortalität bei nekrotisierender Pankreatitis signifikant reduzieren. Die vorliegende Studie analysiert die Wirkung von Dextranen auf die Pankreasmikrozirkulation bei nekrotisierender Pankreatitis der Ratte.

Methodik: Bei 28 Dextran-toleranten Wistar Ratten (dxdxPh-, n = 7/Gruppe) wurde eine nekrotisierende Pankreatitis durch kontrollierte intraduktale Infusion von niedrig konzentrierter Glycodeoxycholsäure (10 mmol/l) und anschließende intravenöse Infusion von Caerulein (5 µg/kg/h) über 6 Stunden induziert. Anschließend wurde das Pankreas in einem Temperatur-kontrollierten Inkubationsbad ausgelagert. Mit Hilfe der Intravitalmikroskopie und unter Verwendung von fluoreszenzmarkierten autologen Rattenerythrozyten als Flowmarker wurden im Mittel 35 Pankreaskapillaren pro Tier mit niedrigem kapillären Flow (< 1,6 nl/min/Kapillare) identifiziert und die Basalmessungen erhoben. Danach wurde entweder physiologische NaCl-Lösung (32 ml/kg), 6% oder 10% Dextran 70000 d oder 10% Dextran 500000 d (jeweils 8 ml/kg) innerhalb 60 min intravenös infundiert. Nach weiteren 60 min wurden die kapillären Flußmessungen wiederholt.

Ergebnisse: Hinsichtlich des MAD, des Hämatokrit und der arteriellen Blutgase gab es zu Therapiebeginn keinen signifikanten Unterschied zwischen NaCl- und Dextran-behandelten Tieren. Die kapillären Flußwerte zeigt die Übersicht im Abstract.

Schlußfolgerung: Die o.g. Dextranpräparationen bewirken eine spezifische Verbesserung der eingeschränkten Pankreasmikrozirkulation bei experimenteller nekrotisierender Pankreatitis. Diese Wirkung ist weitgehend unabhängig von Konzentration und Molekulargewicht und bildet die Grundlage der klinischen Anwendung von Dextranen bei Pankreatitiskranken.

Einleitung

Die therapeutische Wirkung von Dextranen bei experimenteller Pankreatitis ist im Rahmen der isovolämischen Hämodilution und als alleinige Infusion in früheren

	Kapillärer Flußanstieg (nl/min/Kapillare)	p-Wert vs. NaCl	Stase (%)	p-Wert vs. NaCl
NaCl 0.9%	0,01 ± 0,14		6,03 ± 1,06	
DEX-70 6%	0,70 ± 0,12	0,002	1,55 ± 0,97	0,009
DEX-70 10%	1,03 ± 0,27	0,005	1,11 ± 0,57	0,002
DEX-500 10%	0,65 ± 0,19	0,02	1,37 ± 1,37	0,02

Studien mehrfach nachgewiesen worden [1–3]. Darüber hinaus konnte gezeigt werden, daß Dextrane verschiedenen Molekulargewichts (70000, 500000 dalton) zu einer Reduktion der extraintestinalen Trypsinogen Aktivierung, der azinären Nekroserate und der Mortalität führen [4]. Ziel der vorliegenden Untersuchung war die genannten Dextrane hinsichtlich ihrer Wirkung auf die Pankreasmikrozirkulation im Vergleich mit hochvolumiger, konventioneller Kristalloidtherapie bei nekrotisierender Pankreatitis der Ratte zu charakterisieren.

Methodik: *Versuchstiere und Pankreatitisinduktion:* Bei 28 Dextran-toleranten Wistar Ratten (dxdxPh [5], n = 7/Gruppe) wurde eine nekrotisierende Pankreatitis entsprechend eines etablierten Modells [6] durch kontrollierte intraduktale Infusion von niedrig konzentrierter Glycodeoxycholsäure (10 mmol/l) und anschließende intravenöse Infusion von Caerulein (5 µg/kg/h) über 6 Stunden induziert.

Intravitalmikroskopie: Anschließend wurde das Pankreas in einem Temperatur-kontrollierten Inkubationsbad ausgelagert. Mit Hilfe der Intravitalmikroskopie und unter Verwendung von fluoreszenzmarkierten autologen Rattenerythrozyten als Flowmarker [7] wurden im Mittel 35 Pankreaskapillaren pro Tier mit niedrigem kapillären Flow (< 1,6 nl/min/Kapillare) identifiziert und die Basalmessungen mittels Videoaufzeichnung und off-line Analyse erhoben.

Therapie: Danach wurde entweder physiologische NaCl-Lösung (32 ml/kg), 6% oder 10% Dextran 70000 d oder 10% Dextran 500000 d (jeweils 8 ml/kg) innerhalb 60 min intravenös infundiert. Nach weiteren 60 min wurden die Flußmessungen wiederholt.

Ergebnisse: *Labor- und Hämodynamik:* Hinsichtlich des mittleren arteriellen Druckes, des Hämatokrit und der arteriellen Blutgase gab es zu Therapiebeginn keinen signifikanten Unterschied zwischen NaCl- und Dextran-behandelten Tieren (Tab. 1).

Pankreasmikrozirkulation: Die Pankreasmikrozirkulation stieg nach Dextrangabe in allen Gruppen signifikant an, während bei den Kontrolltieren trotz Gabe des 4fachen Volumens keine Verbesserung beobachtet werden konnte (Abb. 1). Darüber

Tabelle 1. Mittlerer arterieller Druck (MAD) und Hämatokrit (HK)

		Vor Therapie (6 Std.)	Nach Therapie (8 Std.)
MAD	NaCl 0,9%	51,0±0,7	43,0±0,9
	DEX-70 6%	49,1±1,8	40,1±1,6
	DEX-70 10%	49,1±2,0	35,9±0,9
	DEX-500 10%	47,5±1,5	35,9±1,1
HK	NaCl 0,9%	136±5	117±4
	DEX-70 6%	138±3	143±7
	DEX-70 10%	130±5	134±6
	DEX-500 10%	143±5	148±4

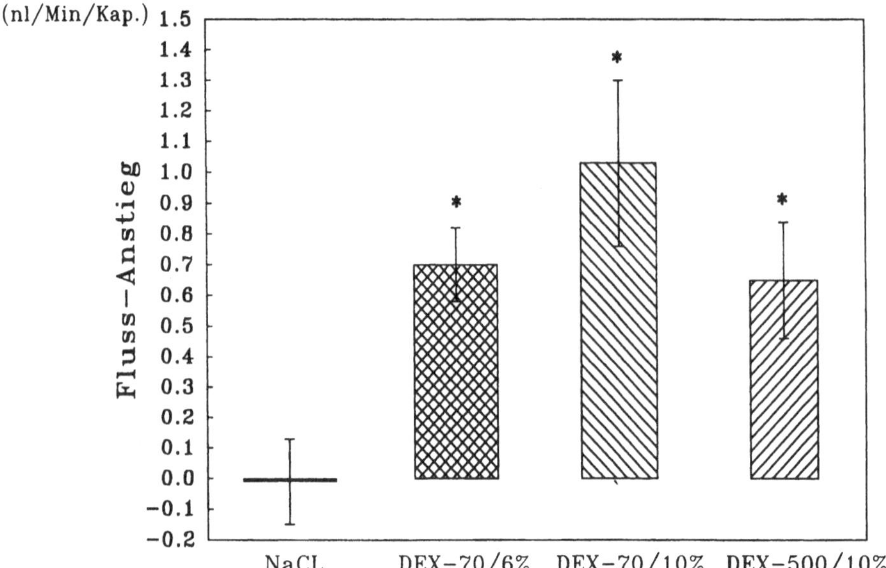

Abb. 1. Kapillärer Flußanstieg zwischen den zwei Meßzeitpunkten (vor Therapie 6 Std. Pankreatitisinduktion und 2 Stunden nach Infusion der Testlösungen). * bedeutet signifikanter Unterschied verglichen mit NaCl 0,9%

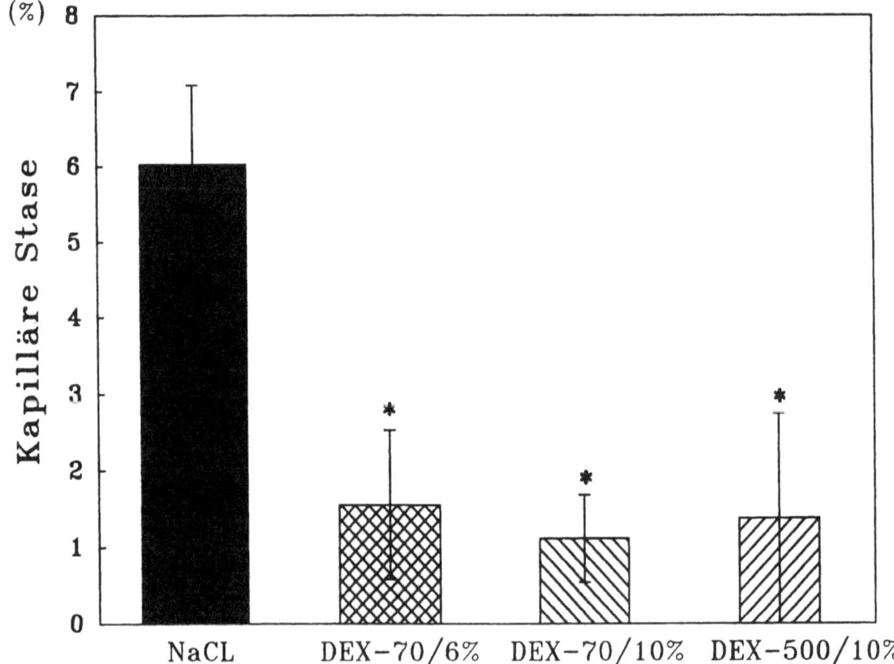

Abb. 2. Kapilläre Stase 6 Stunden nach Pankreatitisinduktion sowie 2 Stunden nach Infusion der Testlösungen. * bedeutet signifikanter Unterschied verglichen mit NaCl 0,9%

hinaus entwickelten die NaCl-behandelten Tiere signifikant mehr kapilläre Stase (Abb. 2).

Diskussion

Die Therapie der akuten nekrotisierenden Pankreatitis stellt klinisch nach wie vor ein weitgehend ungelöstes Problem dar. Trotz vielfacher Bemühungen konnte bislang keine experimentelle oder klinische Therapieform, welche mit substantieller zeitlicher Verzögerung begonnen wurde, einen klaren therapeutischen Effekt bewirken [8–10]. Eine Ausnahme von dieser Feststellung stellen Dextrane dar. In mehreren vorangegangenen Studien konnte gezeigt werden, daß Dextrane verschiedener Molekulargewichte und Konzentrationen sowohl 30 Minuten [4] als auch 3 Stunden [2] nach Pankreatitisinduktion zu einer signifikanten Reduktion der extraintestinalen Trypsinogenaktivierung, der azinären Nekroserate und der Mortalitätsrate führen [2, 4]. Als ein wesentlicher Wirkungsmechanismus wurde eine Verbesserung der Pankreasmikrozirkulation angenommen und im Rahmen der isovolämischen Hämodilution im Kaninchenmodell nachgewiesen [1, 3]. In der vorliegenden Studie konnten mehrere wichtige Punkte nachgewiesen werden. Erstens, Dextrane bewirken auch noch mit einem therapiefreien Intervall von 6 Stunden eine signifikante Verbesserung der reduzierten Pankreasmikrozirkulation. Zweitens, diese Effekte ließen sich auch bei alleiniger intravenöser Infusion nachweisen und drittens, die therapeutische Wirkung erwies sich als weitgehend unabhängig vom Molekulargewicht (70 000 vs 500 000 d) und der Konzentration (6% vs 10%) der verwendeten Dextrane.

Literatur

1. Klar E, Mall G, Messmer K, Herfarth C, Rattner DW, Warshaw AL (1993) Improvement of impaired pancreatic micorcirculation by isovolemic hemodilution protects pancreatic morphology in acute biliary pancreatitis. Surg Gyn Obst 176:144–150
2. Schmidt J, Huchi K, Sinn HP, Mithoefer K, Klar E, Warshaw AL, Buhr HJ (1993) Effect of hyperoncotic dextrans after delayed onset of therapy in acute experimental pancreatitis. Gastroenterol 104:A334. (Abstract)
3. Klar E, Herfarth C, Messmer K (1990) Therapeutic effect of isovolemic hemodilution with dextran 60 on the impairment of pancreatic microcirculation in acute biliary pancreatitis. Ann Surg 211:346–353
4. Schmidt J, Fernandez-del Castillo C, Rattner DW, Lewandrowski K, Messmer K, Warshaw AL (1993) Hyperoncotic ultrahigh molecular weight dextran solutions reduce trypsinogen activation, prevent acinar necrosis, and lower mortality in rodent pancreatitis. Am J Surg 165:40–45
5. Harris JM, West GB (1963) Rats resistant to the dextran anaphylactoid reaction. Br J Pharmacol 20:550–562
6. Schmidt J, Rattner DW, Lewandrowski K, Compton CC, Mandavilli U, Knoefel WT, Warshaw AL (1992) A better model of acute pancreatitis for evaluating therapy. Ann Surg 215:44–56
7. Mithoefer K, Schmidt J, Gebhard MM, Buhr HJ, Herfart C, Klar E (1994) Measurement of blood flow in pancreatic exchange capillaries with FITC-labelled autologous erythrocytes. Microvasc Res (In Press)

8. Niederau C, Crass RA, Silver G, Ferrell LD, Grendell JH (1988) Therapeutic Regimens in Acute Experimental Hemorrhagic pancreatitis. Effects of Hydration, Oxygenation, Peritoneal Lavage, and a Potent Protease Inhibitor. Gastroenterol 95:1648–1657
9. Imrie CW, Benjamin IS, Ferguson JC, McKay AJ, Mackenzie I, O'Neill J, Blumgart LH (1978) A single-centre double-blind trail of trasylol therapy in primary acute pancreatitis. Br J Surg 65:337–341
10. Kimura T, Zuidema GD, Cameron JL (1980) Acute pancreatitis: Experimental evaluation of steroid, albumin and trasylol therapy. Am J Surg 140:403–408

Dr. med. J. Schmidt, Chirurgische Universitätsklinik Heidelberg, INF 110, D-69120 Heidelberg

Bakterielle Translokation durch Hemmung der bilio-pankreatischen Sekretion

Promotion of Bacterial Translocation by Inhibition of Bilio-Pancreatic Secretion

N. Runkel*, U. Meistermann, N. Senninger, H. Buhr* und C. Herfarth

Chirurgische Universitätsklinik Heidelberg (Direktor: Prof. Dr. med. C. Herfarth)
*neue Adresse: Abteilung für Allgemein-, Gefäß- und Thoraxchirurgie, Universitätsklinikum Benjamin Franklin, Freie Universität Berlin (Leiter: Prof. Dr. med. H.J. Buhr)

Einleitung

Die extraintestinale Translokation darmständiger Bakterien gilt als früher Schritt in der Sepsisgenese [1]. Wir konnten in einer vorausgegangen Studie bei Ratten zeigen, daß die Darmmotilität die intestinale Mikroflora und bakterielle Translokation reguliert [2]. Wir konnten ebenfalls zeigen, daß die biliäre Pankreatitis in der Ratte die Darmmotilität reduziert und die Translokation induziert [3]. Die vorliegende Arbeit untersucht, ob dieser Effekt durch die Inhibition der Sekretion von Galle und Pankreassaft verursacht wird, d.h. ob die Sekretion eine physiologische Bedeutung für die intestinale Bakteriostase hat. Das Ziel der Arbeit war es, bei der Ratte Darmmotilität, intestinale Mikroflora und bakterielle Translokation nach Obstruktion oder externer Ableitung von Galle und Pankreassaft zu messen.

Methodik

Die verschiedenen Formen der *Obstruktion und externen Ableitung* wurden operativ durch geeignete Gangligaturen bzw. Katheterimplantationen bei erwachsenen Laborratten erreicht. Schein-operierte Tiere dienten als Kontrollen. Die *Motilität* wurde mit der Propulsionsmethode gemessen, bei der eine Markersubstanz in das Duodenum eingebracht und deren Weitertransport nach aboral während eines vorgegebenen Zeitraums bestimmt wird. Dabei ist die Strecke, die der Marker transportiert wird, ein direktes Maß für die Propulsion. Über einen vorher implantierten Duodenalkatheter wurden 0,2 ml einer 5 mMol fluoreszenz-markierten Dextran Lösung (FITC-Dextrane 10 000) in das Duodenum appliziert. Nach einem vorgegebenen Zeitintervall von 25 Minuten wurde der Dünndarm rasch reseziert und in 5 cm lange Segmente unterteilt. Die Dextranmenge pro Segment wurde fluoreszenz-spektrophotometrisch (490 mm Exzitation, 520 nm Emission) gemessen. Für eine einfache statistische Auswertung wurde das relative geometrische Zentrum (RGZ) der Dextranverteilung im Dünndarm berechnet [3, 4]. Für die *bakteriologischen*

Chirurgisches Forum 1995
f. experim. u. klinische Forschung
Hierholzer/Seifert/Hartel (Hrsg.)
© Springer-Verlag Berlin Heidelberg 1995

Untersuchungen wurden die Tiere in Narkose unter sterilen Kautelen laparotomiert. Nach Herzblutpunktion wurden Gewebeproben von der Leber, der Milz, dem Pankreas, dem mesenterialen Lymphknotenkomplex (MLK) sowie 2 cm lange Darmsegmente vom Duodenum, Jejunum, Ileum und Coecum entnommen. Für die bakteriologischen Untersuchungen kamen ausschließlich Routinemethoden zur Isolierung und Identifizierung aerober Mikroorganismen zur Anwendung. Die Populationsdichte wurde nach logarithmischer Transformation der Bakterienzahl als lg CFU/g Feuchtgewebe angegeben. Die relative gram-negative Bakterienzahl ist der prozentuale Anteil der gram-negativen Bakterien an der Gesamtzahl der aeroben Bakterien. Die Berechnung der Kontingenztafeln erfolgte mit dem Fisher's Exakt Test. Der Mittelwertvergleich mehrerer Gruppen erfolgte mit ANOVA und dem post-hoc Newman-Keuls-Test. Die Werte sind als Mittelwert ± Standardabweichung angegeben.

Ergebnisse

Motilität: Die Dünndarmpropulsion wurde durch 24stündige Inhibition der biliären und pankreatischen Sekretion drastisch verringert (Tab. 1). *Mikroflora:* Die Zahl der aeroben und fakultativ anaeroben Bakterien blieb nach 48stündiger Obstruktion (biliär und/oder pankreatisch) unverändert (Tab. 2). Allerdings fand sich eine

Tabelle 1. Intestinale Propulsion 24 Stunden nach Obstruktion oder externer Ableitung (n = 6/Gruppe); aufgeführt ist das relative geometrische Zentrum (RGZ in %)

Gangsystem	Kontrolle	Obstruktion	Ableitung
biliär	54,3 ± 9,3	31,9 ± 8,7**	42,7 ± 7,8*
pankreatisch	58,9 ± 4,1	31,0 ± 13,0**	44,6 ± 10,9*
biliär + pankreatisch	54,4 ± 10,2	24,3 ± 15,1**	22,8 ± 14,2**

* $p < 0,05$, ** $p < 0,01$ vs. Kontrolle.

Tabelle 2. Gesamtzahl der aeroben und fakultativ anaeroben Bakterienpopulation (lg CFU/g) im Darm

Gruppe (n)	Duodenum	Jejunum	Ileum	Caecum
Kontrolle (6)	6,72 ± 0,84	8,26 ± 1,29	9,17 ± 1,28	10,05 ± 0,81
biliäre Obstruktion (7)	6,99 ± 0,44	8,10 ± 0,99	9,39 ± 0,51	10,96 ± 1,21
pankreatische Obstruktion (6)	7,80 ± 0,91	6,14 ± 1,68	8,65 ± 0,68	10,01 ± 1,50
biliäre + pankreatische Obstruktion (6)	7,52 ± 0,94	7,40 ± 7,90	8,70 ± 0,71	10,30 ± 0,73

Tabelle 3. Anteil (% lg) der gram-negativen Bakterienzahl an der Gesamtzahl der aeroben und fakultativ anaeroben Bakterienpopulation

Gruppe (n)	Duodenum	Jejunum	Ileum	Caecum
Kontrolle (6)	$74,9 \pm 9,1$	$64,4 \pm 8,4$	$76,2 \pm 11,3$	$79,8 \pm 10,2$
biliäre Obstruktion (7)	$71,9 \pm 10,6$	$70,7 \pm 18,4$	$70,6 \pm 12,2$	$85,7 \pm 19,7$
pankreatische Obstruktion (6)	$78,1 \pm 10,9$	$87,1 \pm 14,7*$	$89,4 \pm 7,8*$	$94,7 \pm 2,8**$
biliäre + pankreatische Obstruktion (6)	$71,9 \pm 17,6$	$74,7 \pm 16,1$	$76,5 \pm 10,8$	$95,0 \pm 4,7**$

* $p < 0,05$, ** $p < 0,01$ vs. Kontrolle.

Tabelle 4. Häufigkeit der bakteriellen Translokation in den mesenterialen Lymphknotenkomplex (MLK) und systemisch in Blut, Leber, Milz und Pankreas

Gruppe (n)	MLK	systemisch
Kontrolle (6)	1	0
biliäre Obstruktion (7)	7*	1
pankreatische Obstruktion (6)	6*	2
biliäre + pankreatische Obstruktion (6)	6*	3

* $p < 0,05$ vs. Kontrolle.

relative Überbesiedlung mit gram-negativen Mikroorganismen (Tab. 3). *Bakterielle Translokaktion:* Die Häufigkeit der bakteriellen Translokation in den mesenterialen Lymphknotenkomplexen war nach Obstruktion gegenüber der Kontrollgruppe signifikant erhöht (Tab. 4), ohne daß ein qualitativer oder quantitativer Unterschied zwischen den einzelnen Formen der Obstruktion erkennbar wurde. Eine systemische Translokation im Blut, Leber, Milz oder Pankreas wurde bei keinem Kontrolltier, aber bei 31,6% der Tiere nach unterschiedlicher Obstruktion beobachtet ($p < 0,05$).

Zusammenfassung

Die Arbeit untersucht den Einfluß der Inhibition der Sekretion von Galle und Pankreassaft auf den Darm hinsichtlich Motilität (Dünndarmpropulsion), bakterieller Mikroflora und extraintestinaler Translokation von darmständigen Bakterien. Die Inhibition der bilio-pankreatischen Sekretion wurde bei der Ratte operativ durch *Obstruktion* oder *externe Ableitung* der Sekretion erzielt. Die Inhibition der Sekretion führte zu einer drastischen Reduktion der Darmmotilität und signifikanten

Veränderung der intestinalen Bakteriostase mit bakterieller Fehlbesiedlung und extraintestinaler Translokation darmständiger Bakterien. Da die Motilität die intestinale Bakteriostase bekanntermaßen reguliert [2], zeigen die Ergebnisse – zum ersten Mal –, daß die bilio-pankreatische Sekretion ein wichtiger Regulationsmechanismus für Motilität und Mikroflora ist. Da die bakterielle Translokation ein früher Schritt in der Entwicklung der Sepsis ist, muß die Inhibition der bilio-pankreatischen Sekretion als ein pathogenetischer Faktor der Sepsisentstehung betrachtet werden.

Summary

This paper examined the influence of inhibition of secretion of bile and pancreatic juice on gut function regarding motility (small bowel propulsion), bacterial microflora and extraintestinal translocation of enteric bacteria. Biliary-pancreatic secretion was inhibited in rats by surgical obstruction or external deviation of secretion. Inhibition of secretion drastically reduced bowel motility, significantly altered intestinal microflora, and promoted bacterial translocation. It has been shown before that motility regulates intestinal bacteriostasis [2], therefore, these results show – for the first time – that biliary-pancreatic secretion is an important regulator for intestinal motility and microflora. Because bacterial translocation is regarded as an early step in the development of sepsis, inhibition of biliary-pancreatic secretion may be a promotor of sepsis.

Literatur

1. Meakins JL, Marshal JC (1986) The gastrointestinal tract: the "motor" of MOF. Arch Surg 121:197–201
2. Runkel NS, Moody FG, Smith GS, Rodriguez LF, Chen Y, LaRocco MT, Miller TA: (1993) Alterations of rat intestinal transit by morphine promote bacterial translocation. Dig Dis Sci 1993; 38:1530–6
3. Runkel NS, Moody FG, Smith GS, Rodriguez LF, LaRocco MT, Miller TA (1991) The role of the gut in the development of sepsis in acute pancreatitis. J Surg Res 51:18–23
4. Miller MS, Galligan JJ, Burks TF (1981) Accurate measurement of intestinal transit in the rat. J Pharmacol Methods 6:211–217

PD Dr. med. N. Runkel, Abteilung für Allgemein-,
Gefäß- und Thoraxchirurgie, Universitätsklinikum Benjamin Franklin,
Freie Universität Berlin, Hindenburgdamm 30, D-12200 Berlin

Inhibition der Phospholipase A_2 bei akuter Pankreatitis: ein neuer therapeutischer Ansatz!

Inhibition of Phospholipase A_2 in Acute Pancreatitis: A New Therapeutical Start!

W. Uhl[1], H. J. Schrag[1], U. Tibes[2], W. Scheuer[2], T. J. Nevalainen[3] und M. W. Büchler[1]

[1] Klinik für Viszerale und Transplantationschirurgie, Universitätsklinik Bern, Schweiz
[2] Institut für Präklinische, Biochemische und Chemische Forschung, Boehringer Mannheim, Deutschland
[3] Institut für Pathologie, Universität Turku, Finnland

Einführung

Verschiedene therapeutische Ansätze zu einer spezifischen medikamentösen Beeinflussung der akuten Pankreatitis blieben bisher ohne durchgreifenden Erfolg [1, 2]. Dies mag nicht zuletzt auf den zahlreichen, noch offenen Fragen hinsichtlich des pathogenetischen Zusammenspieles verschiedenster Faktoren beruhen. Im Blickpunkt des Interesses stehen hier vor allem die sekretorischen Phospholipasen A_2, wobei in Bezug auf entzündliche Erkrankungen wie der akuten Pankreatitis sowie systemischen Komplikationen neben der pankreasspezifischen Phospholipase (PLA_2-I) hauptsächlich die extrapankreatische Phospholipase (PLA_2-II) als maßgebender Entzündungsparameter diskutiert wird [3, 4]. In der vorliegenden Studie wurde an zwei experimentellen Modellen der akuten Pankreatitis die Wirkung eines neuen niedermolekularen PLA_2-Inhibitors (BM.16.2056) untersucht, der in vitro eine hochpotente hemmende Wirkung vor allem gegen PLA_2-II zeigte.

Material und Methoden

Für die Induktion der akuten Pankreatitis (AP) fanden zwei etablierte tierexperimentelle Modelle Verwendung: die intravenöse Cerulein-Hyperstimulation ($5 \mu g/kg/h$ über 2 h) via Katheterimplantat in die V. jug. externa zur Simulation der ödematös-interstitiellen AP (Modell-C) sowie die transmurale retrograde Na-Taurocholat-Injektion ($0,1 ml/100 g$ KG bei kontinuierlichem Druck von $30 cmH_2O$) in den D. choledocho-pancreaticus zur Induktion der hämorrhagisch-nekrotisierenden AP (Modell-T). 70 weibliche Wistar-Ratten ($260-300$ g) wurden in 3 Gruppen (G) unterteilt: *G1:* Modell-C, Kontroll (K: 0,9% NaCl)- und Testkollektiv (*I: Inhibitor*) je n = 10 über einen Beobachtungszeitraum (t) von 12 h; *G2:* Modell-T, mit je n = 10 für K und I, $t = 24$ h; *G3:* Modell-T, je n = 15 für K und I, gesplittet in je n = 5 pro Zeiteinheit (t): 15 min, 3 und 12 h post injectionem. Die Inhibitorinjektionen in den Gruppen 1 und 2 erfolgten unter therapeutischem Aspekt, intravenös, 10 Minuten

Chirurgisches Forum 1995
f. experim. u. klinische Forschung
Hierholzer/Seifert/Hartel (Hrsg.)

nach der jeweiligen AP-Induktion in einem Bolus von 16 mg/kg KG; in Modell-C nach weiteren 6 h und in Modell-T nach 6 und 12 h in einer um die Hälfte reduzierten Dosis. In Gruppe 3 erfolgte die Inhibitorapplikation prophylaktisch, 10 min vor der Taurocholat-Injektion (32 mg/kg KG); nach der Hälfte der Zeit bei $t = 3$ h weitere 8 mg/kg KG, bei t = 12 h 16 mg/kg KG. In den entnommenen Serumproben (*G1:* vor und 3, 6, 12 h nach Cerulein-Infusion, *G2:* vor und 3, 6, 12, 18, 24 h nach Taurocholat-Infusion) wurden folgende Parameter analysiert: die immunoreaktive pankreasspezifische PLA_2 Proteinkonzentration ($IR-PLA_2-I$) mit Hilfe eines Fluoroimmunoassays [5] und unter Verwendung eines radiometrischen E. coli-assays [6] die katalytische PLA_2-Gesamtaktivität ($CA-PLA_2$) sowie deren Differenzierung in pankreasspezifische ($CA-PLA_2-I$) und extrapankreatische ($CA-PLA_2-II$) PLA_2-Aktivitäten durch Hitzeinaktivierung der PLA_2-II bei 60 °C [7]. Den Tieren aus Gruppe 3 wurden zum Ende der einzelnen Zeiteinheiten die Pankreata explantiert und nach histomorphologischer Analyse der biliären, duodenalen und gastrolienalen Segmente mit einem modifizierten Scoringsystem klassifiziert [8]; in die Gesamtbeurteilung gingen ein: interstit. Ödem, Parenchym- und Fettgewebsnekrosen sowie zelluläre Infiltrationen. Sämtliche operativen Eingriffe erfolgten unter einer semigeschlossenen Halothan-Spülmaskenanästhesie. Buprenorphin (0,1 mg/kg KG/6 h, s.c.) diente zur Analgesie und Reduktion postoperativer Schmerzen. Zur Beurteilung signifikanter Gruppenunterschiede diente der Wilcoxon-Test für unverbundene Stichproben; als Signifikanzschranke wurde $p < 0,05$ gewählt.

Ergebnisse

Abbildung 1 verdeutlicht den PLA_2-Enzymverlauf in Modell T. Im Vergleich zur Kontrollgruppe erfuhr die Phospholipase A_2 nach therapeutischer Inhibitorapplikation zu den Zeitpunkten 3, 6, 12, 18 h eine signifikante Aktivitätsminderung (3 h: $p < 0,002$; 6 h: $p < 0,002$; 12 h: $p < 0,02$; 18 h: $p < 0,02$), die hauptsächlich auf die Hemmung der extrapankreatischen PLA_2 ($CA-PLA_2-II$) zurückzuführen ist. Ähnliche Verhältnisse spiegeln sich in Modell-C wieder (Abb. 2): eine signifikante In-

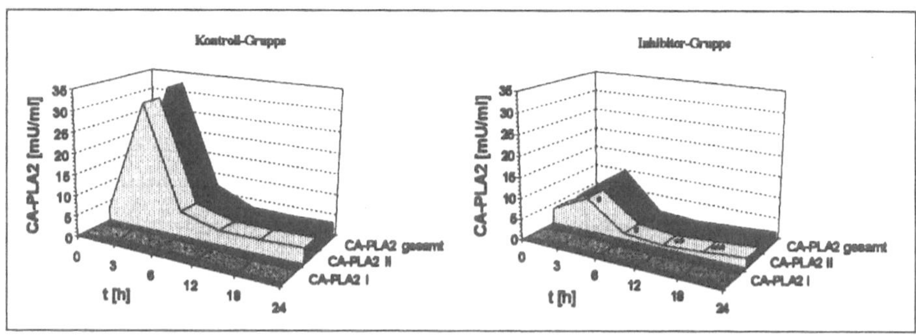

Abb. 1. Taurocholat-AP, PLA^2-Serumverläufe

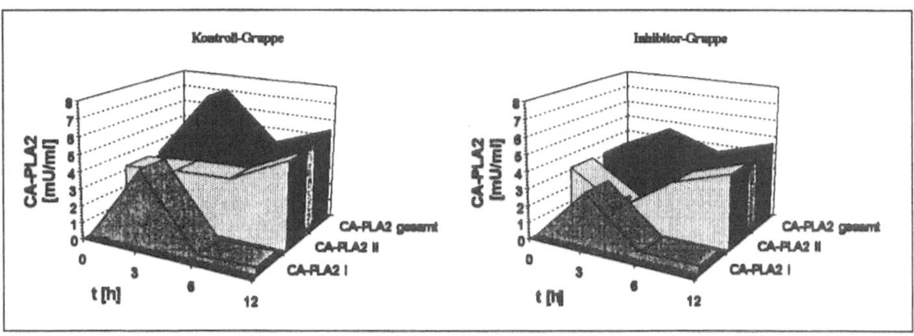

Abb. 2. Cerulein-AP, PLA2-Serumverläufe

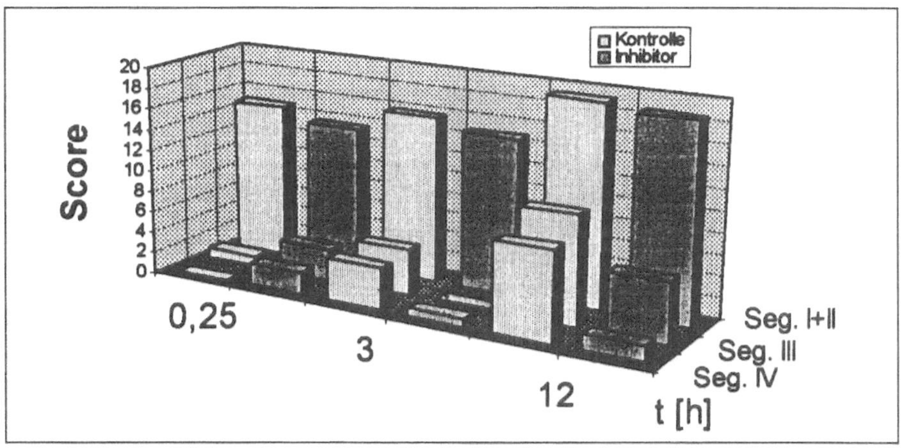

Abb. 3. Inhibitoreinfluß auf die Gewebeschädigung des Pankreas bei Taurocholat-AP

hibition der CA-PLA$_2$-II ließ sich zum Zeitpunkt 3 h erfassen (p < 0,01). Wenngleich 3 h nach Beginn der Cerulein-Infusion unter Inhibitoreinfluß auch erniedrigte Serumaktivitäten der pankreasspezifischen-PLA$_2$ (CA-PLA$_2$-I) nachgewiesen werden konnten, so verhielten sich diese nicht signifikant gegenüber den Kontrollwerten. Die Serum-PLA$_2$-Proteinkonzentrationen beider Modelle wiesen unter Inhibitorapplikation keine signifikanten Veränderungen auf (Modell-C, K: I ng/ml: 0 h−20, 4:18,3; 3 h−3355:3355,5; 6 h−305,4:493,7; 12 h−53,2:66,8; Modell-T, K: I ng/ml: 0 h−22,4:17,7; 3 h−683,7:622,5; 6 h−187,3:166,7; 12 h−136,5:148,4; 18 h−57,9:70,2; 24 h−35,1:26,5). Abbildung 3 demonstriert die Inhibitorprotektion auf das Pankreasgewebe 0,25, 3 und 12 h nach Induktion der nekrotisierenden Taurocholat-Pankreatitis. Unter Inhibitoreinfluß reduzierten sich die Gewebsdestruktionen vor allem 3 und 12 h nach AP-Induktion z.T. signifikant (3 h: p < 0,05).

Diskussion

Während sich im interstitiell-ödematösen Modell der akuten Pankreatitis (AP) die Aktivität der extrapankreatischen PLA_2 (CA-PLA_2-II) durch Cerulein nicht stimulieren ließ, die pankreatische PLA_2-Aktivität (CA-PLA_2-I) entsprechend ihrer Konzentration jedoch rasch in einem 3 h-Peak gipfelte, verhielten sich die Serumverläufe dieser Isoenzyme im Taurocholat-Modell entgegengesetzt. Besondere Bedeutung ist in diesem Modell dem Verlauf der CA-PLA_2-II beizumessen; vergleichbar mit den stark erhöhten PLA_2-Aktivitäten bei der humanen AP [3, 9] und mitverantwortlich u.a. für pulmonale Komplikationen ist [4]. Zeigte die Serum-IR-PLA_2-I in der Taurocholat induzierten AP auch eine deutliche, wenngleich geringere Konzentrationszunahme als im milderen Cerulein-Modell, so ist diese, aufgrund der stark erniedrigten PLA_2-I Aktivitäten, hauptsächlich aus Vorstufen und inaktivierten Enzymbestandteilen zusammengesetzt und als Zeichen einer frühen azinären Destruktion zu werten. Im Gegensatz hierzu stimmen die erhöhten IR-PLA_2-I Serum-Konzentrationen im Cerulein-Modell mit der Hypothese einer vermehrten basolateralen Exocytose der azinären Zymogengranula überein [10]. Die Eigenschaften des eingesetzten niedermolekularen PLA_2-Inhibitors spiegeln sich in der signifikanten Reduktion der CA-PLA_2-II-Aktivität ebenso wie in einer deutlichen Gewebeprotektion während des entzündlichen Verlaufes der AP wieder. Die durch den getesteten Inhibitor signifikant reduzierte extrapankreatische Phospholipase A_2 mit der Tatsache einer deutlich verringerten Gewebedestruktion, verdeutlicht zum einen die große pathogenetische Rolle der extrapankreatischen PLA_2 in Bezug auf den Schweregrad der akuten Pankreatitis und zum anderen die potente Wirkung dieses Inhibitors. Die Beantwortung der Frage inwiefern sich mit diesem Inhibitor bei der akuten Pankreatitis des Menschen eine günstige Beeinflussung der Erkrankung erzielen läßt, bleibt zukünftigen Untersuchungen vorbehalten.

Zusammenfassung

Bei akuter Pankreatitis (AP) können zwei verschiedene sekretorische Phospholipase A_2-Typen gefunden werden. Die Phospholipase A_2 Typ I ist pankreatischen Ursprungs (PLA_2-I) und Typ II (PLA_2-II) wird extrapankreatisch gebildet und ist für den komplizierten Verlauf dieser Erkrankung verantwortlich. Untersucht wurde der Einfluß eines neuen niedermolekularen PLA_2-Inhibitors (v.a. gegen PLA_2-II) in tierexperimentellen Modellen der AP. Die Ergebnisse zeigten neben einer signifikanten Reduktion der Serum PLA_2-II-Aktivität auch eine Gewebeprotektion durch den PLA_2-Inhibitor. Die Inhibitorwirkung ist vielversprechend für eine spezifische Therapie der AP.

Summary

In acute pancreatitis (AP) two different types of secretory phospholipase A_2 have been found, namely the pancreatic type I (PLA_2-I) and an extrapancreatic type II (PLA_2-II) which is responsible for a complicated course of this disease. Therefore, we investigated a new potent low molecular weight PLA_2-inhibitor (mainly against PLA_2-II) in experimental AP. The new inhibitor reduced the activity of PLA_2-II significantly and protects against pancreatic tissue-damage. The effects for the inhibitor are promising as a specific drug in the treatment of AP.

Dr. med. W. Uhl, Universitätsspital Bern, Klinik für Viszerale und Transplantationschirurgie, CH-3010 Bern, Schweiz

Studie zur Regulation der exokrinen Pankreassekretion: Die Bedeutung eines neuen Peptides

A study on the regulation of exocrine pancreas secretion: The importance of a new peptide

R. Nustede, B. Heidrich, W. E. Schmidt, K. Seyfarth und H. Becker

Klinik und Poliklinik für Allgemeinchirurgie der Universität Göttingen und
Medizinische Klinik der Universität Kiel

Der Gastrointestinaltrakt verfügt über ein reichhaltiges System gastrointestinaler Hormone und regulatorischer Peptide.

Diese Substanzen sind an der komplexen endokrinen, neuroendokrinen und parakrinen Regulation der Motilität, der Sekretion und des Gewebswachstums beteiligt.

Die diesbezüglich physiologische Bedeutung des neu entdeckten [1] aus 25 Aminosäuren bestehenden Peptides Xenin ist noch unbekannt. Erhebliche Mengen des Peptides konnten bisher im humanen Antrum, im Duodenum und im Jejunum ermittelt werden. Es besteht eine strukturelle Verwandtschaft mit Peptiden der sog. Xenopsin-Neurotensin-Familie [2].

Für das Tridecapeptid Neurotensin konnte bisher eine physiologische Bedeutung für die endokrine Regulation der exokrinen Pankreassekretion erarbeitet werden [3].

In Anbetracht dieser Zusammenhänge sollte daher die Bedeutung des Peptides Xenin für die Stimulation der exokrinen Pankreassekretion in vivo geprüft werden. Darüber hinaus sollte unter Einsatz des hochspezifischen Neurotensinrezeptorantagonisten SR 48632 [4] geprüft werden, ob eine peptidinduzierte Wirkung auf das exokrine Pankreas von Neurotensinrezeptoren vermittelt werden könnte.

Methodik

6 gemischtrassige Hunde erhielten modifizierte Herrera-Fisteln zur Ableitung und Analytik des exokrinen Pankreassekretes in typischer Weise [5]: In Intubationsnarkose wird ein kurzes Segment des Duodenums, in das der Hauptpankreasgang einmündet, separiert und das seitliche Endstück einer T-förmigen Kanüle eingenäht. Das andere Ende der Kanüle wird in das zuvor reanostomosierte Duodenum eingesetzt. Das sezernierte Pankreassekret kann derart nach außen abgeleitet und gesammelt werden.

Nach einer Erholungszeit von 4 Wochen konnten folgende Studien durchgeführt werden:

Chirurgisches Forum 1995
f. experim. u. klinische Forschung
Hierholzer/Seifert/Hartel (Hrsg.)
© Springer-Verlag Berlin Heidelberg 1995

444

1. Intravenöse (periphere Venenverweilkanüle) Applikation von 5 nmol · kg · h (in Vorversuchen ermittelte Menge) Xenin für insgesamt 120 Minuten. In Abständen von jeweils 15 Minuten erfolgte die Blutentnahme (2. Venenverweilkanüle) zur radioimmunologischen Ermittlung der anderen sekretionsbezogenen Peptide Neurotensin und Cholezystokinin. Zu denselben Zeitpunkten wurde das jeweils aufgefangene Pankreassekret zur Analytik (Protein-, Lipase- und Trypsingehalt) gesammelt.
2. In jeweils 14tägigen Abständen erfolgte die analoge Applikation der Xeninfragmente Xenin 13–25 und Xenin 1–23 (Versuchsablauf wie beschrieben).
3. In einem abschließenden Versuchsgang wurde über eine Venenverweilkanüle der selektive Neurotensin-Rezeptorantagonist SR 48692 (100 µg · kg · h) simultan zur Xenininfusion in der Zeit von 30–90 Minuten verabreicht. Die Probenentnahme und Messungen wurden wiederum wie beschrieben vorgenommen.

Zu Kontrollzwecken erhielten alle Tiere eine NaCl(0,9%)-Infusion im analogen Zeitraum (Analytik wie beschrieben).

Ergebnisse

Die Plasmakonzentrationen der radioimmunologisch untersuchten Peptide wurden nicht verändert. Sie blieben stets im basalen Bereich.

Protein mg abs.

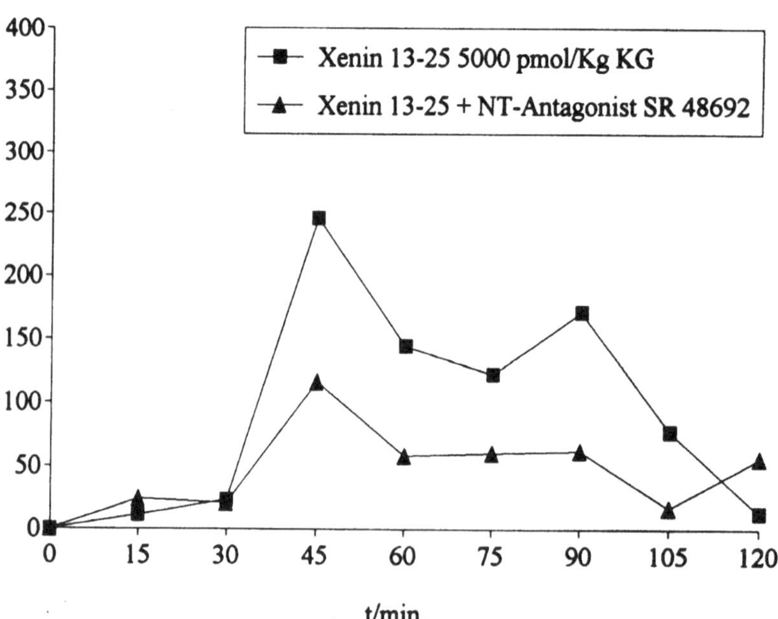

Abb. 1

Die exemplarisch ausgewertete integrierte Proteinfreisetzung betrug für den jeweils untersuchten Zeitraum (g · 120 min^{-1}) nach intravenöser Gabe des gesamten Peptides (Xenin 1–25) 9,2 ± 0,6 g. Die Verabreichung des C-terminalen Peptidfragmentes Xenin 13–25 hatte gar eine Proteinfreisetzung von 12,3 ± 1,1 g zur Folge.

Unter Infusion des N-terminalen Fragmentes Xenin 1–23 konnte dagegen keine gegenüber den Kontrollversuchen (2,9 ± 0,3 g) signifikante Stimulation der integrierten Proteinsekretion des Pankreas (3,3 ± 0,4 g) verifiziert werden.

Die Zufuhr des Neurotensin-Rezeptorantagonisten SR 48632 verringerte die Xenin-stimulierte Proteinsekretion von 12,3 ± 1,1 g auf 5,7 ± 0,4 g. Unter dieser letztgenannten Bedingung ist der Verlauf der Pankreassekretion exemplarisch in Abb. 1 dargestellt.

Diskussion

Das aus 25 Aminosäuren bestehende Peptid Xenin stimuliert ebenso wie das strukturverwandte Peptid Neurotensin die exokrine Pankreassekretion des Hundes in vivo.

Die biologisch relevanten Effekte werden offenbar von der C-terminalen Aminosäurensequenz vermittelt. Dieser Sachverhalt gilt analog für andere Peptide der sog. Xenopsin-Neurotensin-Familie [2].

Bereits das Fehlen der Aminosäuren Isoleucin und Leucin hat einen Verlust der untersuchten biologischen Aktivität zur Folge: Eine Stimulation der Pankreassekretion unterbleibt. Gegenüber den von Feurle et al. [1] am anästhesierten Tier erarbeiteten Mengen (16 pmol · kg^{-1} · min^{-1} Xenin) muß am wachen Tier lediglich eine geringfügig erhöhte Menge verabreicht werden, um die Pankreassekretion zu stimulieren. Unterschiedliche Substanzpräparationen könnten diesen Sachverhalt erklären.

Ungeklärt bleibt dagegen der Modus der peptidinduzierten Signalvermittlung. Obwohl Neurotensinrezeptoren am Pankreas bisher nicht sicher nachzuweisen waren, verhindert die Applikation des Neurotensin-Rezeptorantagonisten die peptidvermittelte Sekretionssteigerung. Gleichwohl bleibt die Existenz von Rezeptoren der Xenopsin-Neurotensin-Familie im allgemeinen und von Xenin und seinen C-terminalen Fragmenten im besonderen noch unbewiesen. In Anbetracht der intravenös verabreichten Peptidmengen erscheint darüber hinaus eine endokrine Relevanz des Peptides fraglich.

Neurokrine und parakrine Modalitäten könnten in diesem Zusammenhang diskutiert werden. Die Beziehung zu anderen Mediatoren der peptidergen Regulation der exokrinen Pankreassekretion bleibt zu klären.

Daher deutet sich die physiologische Bedeutung von Xenin für die Regulation der exokrinen Pankreassekretion zunächst lediglich an.

Zusammenfassung

Das aus 25 Aminosäuren bestehende Peptid Xenin stimuliert ebenso wie das strukturverwandte Neurotensin die exokrine Pankreassekretion in vivo. Die C-terminale Aminosäuresequenz hat diesbezüglich eine essentielle Bedeutung. Die Applikation eines Neurotensin-Rezptorenblockers vermindert die peptidinduzierte Pankreassekretion. Rezeptoren am Pankreas konnten jedoch für diese Peptide noch nicht nachgewiesen werden. Die Modalitäten der demonstrierten pankreasspezifischen Effekte bleiben daher zu klären.

Summary

The 25 amino acid peptide xenin is structurally related to neurotensin and also stimulates exocrine pancreas secretion in the dog in vivo.
The c-terminal amino acid sequences appears to be essential for this function. Administration of the neurotensin-receptor inhibitor suppresses the peptide-induced pancreas secretion. However as yet receptors could not be identified on the pancreas. The mechanism of this pancreas specific effect therefore remains to be clarified.

Literatur

1. Feurle GE, Hamscher G, Kusiek A, Meyer HE, Metzger JW (1992) Identification of Xenin, a Xenopsin-related peptide in the human gastric mucosa and its effect on exocrine pancreatic secretion. J Biol Chem 167, 22305–22309
2. Carraway RE, Mitra SP, Muraki K (1990) Isolation and structures of Xenopsin-related peptides from rat stomach, liver and brain. Regul Pept 29, 229–239
3. Nustede R, Schmidt WE, Köhler H, Fölsch VR, Schafmayer A (1993) Role of neurotensin in the regulation of exocrine pancreatic secretion in dogs. Regul Pept 44, 25–32
4. Gully D, Canton M, Boigegrain R, Jearyean F, Molimard JC, Poncelet M, Gueudet C, Heaulme M, Leyris R, Brouard A, Pelaprat D, Labbé-Jullié E, Mazella J, Soubrié P, Maffrand JP, Rostène W, Kitabgi P, LeFur G (1993) Biochemical and pharmocological profile of a potent and selective nonpeptid antagonist of the neurotensin receptor. Proc Natl Acad Sci USA 90, 65–69

Privat-Dozent Dr. med. R. Nustede,
Klinik und Poliklinik für Allgemeinchirurgie der Universität Göttingen,
Robert-Koch-Straße 40, D-37070 Göttingen

Überexpression von Rezeptoren der extrazellulären Matrix im Pankreaskarzinom im Vergleich zu normalem und chronisch entzündlich verändertem Pankreasgewebe

Overexpression of receptors for extracellular matrix in pancreas carcinoma in comparison with normal pancreas and chronic pancreatitis

S. Shimoyama[1,2], S. Gansauge[1], F. Gansauge[1], T. Oohara[2] und H.G. Beger[1]

[1] Chirurgische Klinik I, Universität Ulm
[2] 3. Department of General Surgery, University of Tokio, Japan

Adhäsionsmoleküle der extrazellulären Matrix (ECM) spielen eine wichtige Rolle bei der Infiltration und Metastasierung maligner Tumore. Integrine, spezifische Rezeptoren dieser ECM Moleküle, sind heterodimere transmembranöse Glykoproteine und bestehen aus einer α- und einer β-Untereinheit. Es existieren mindestens 6 unterschiedliche β-Untereinheiten [1]. Die β 1-Untereinheit kann mit 6 verschiedenen α-Untereinheiten ($\alpha 1 - \alpha 6$) gebunden sein. Diese Komplexe bilden die VLA-Unterfamilie (very late antigen). Die Integrine der VLA-Unterfamilie binden an Laminin (LM), Kollagen (CN) und Fibronectin (FN). VLA-5 ($\alpha 5\beta 1$) und VLA-6 ($\alpha 6\beta 1$) sind die spezifischen Rezeptoren für FN und LM. Die β 2-Untereinheit kann mit 3 verschiedenen α-Untereinheiten verbunden sein (CD11a, CD11b, CD11c). Sie bilden die Familie der Leu-CAM's, der leukozytären Adhäsionsmoleküle [1]. Leu-CAM Integrine binden an Fibrinogen und endotheliale Zellen. Die β 3-, β 4- und β 5-Unterfamilie sind Rezeptoren für FN und Vitronectin (VN) [1]. Zur Zeit gibt es nur wenig Erkenntnisse über die Integrin-Expression im gesunden Pankreas, chronischer Pankreatitis und Pankreaskarzinom [2, 3]. Ziel unserer Untersuchung war es die Expression dieser Rezeptoren der extrazellulären Matrix in größeren Serien bei Erkrankungen des Pankreas zu untersuchen.

Methodik

Kryoschnitte (7 µm) wurden aus frisch gewonnenen Operationspräparaten angefertigt. Folgende Gewebe wurden verwendet: chronische Pankreatitis (n = 20), Pankreasadenokarzinom (n = 18), Papillenkarzinom (n = 2) und gesundes Pankreas (Organspender, n = 4). Diese Kryoschnitte wurden immunhistochemisch gefärbt. Verwendet wurden monoklonale Antikörper gegen β 1, β 3, α 2, α 3, α 4, α 5, α 6 (LN-; CN-, VN- und FN-Rezeptoren), α L, α M, α X und Vitronectin Rezeptor (CD51) sowie zwei polyklonale Antikörperseren gegen β 4 und β 5. Die Intensität der Färbung wurde unterteilt in 4 Grade ($-$, $\pm$, $+$, $++$). Die Anzahl der gefärbten Zellen wurde eingeteilt in 3 Grade (1: < 25 % der Zellen, 2: 25 – 75 % der Zellen und 3: > 75 % der Zellen gefärbt). In jedem nicht-malignen Gewebe wurden die Azinus-

Chirurgisches Forum 1995
f. experim. u. klinische Forschung
Hierholzer/Seifert/Hartel (Hrsg.)
© Springer-Verlag Berlin Heidelberg 1995

Tabelle 1. Expression der Integrine in normalem Pankreas, chronischer Pankreatitis, Pankreaskarzinom und Papillenkarzinom. Einteilung der Intensität und prozentualen Anfärbung siehe Methodik. BM: Basalmembran, C: Zell-Zell-Kontakt, D: diffus intrazellulär

		CD11a, b, c VLA4, b3	VLAa2	VLAa3	VLAa5	VLAa6	CD51	b1	b4	b5
Normales Pancreas (n = 4)	*Acinuszellen*	–	–	–	–	+/3 BM	–	+/1 BM	+/3 D	+/3 D
	Gangepithelien	–	+/1 D	+/3 BM,C	+/3 D	+/1 BM	+/3 BM,C	++/3 BM,C	+/3 D	+/3 D
	Inseln	–	–	–	–	–	–	–	–	–
Chronische Pankreatitis (n = 20)	*Azinuszellen*	–	–	–	–	+/2 BM	+/2 D	+/1 BM	+/3 D	+/3 D
	Gangepithelien	–	+/2 BM	++/3 BM,C	+/3 D	+/3 BM	+/3 BM	+/3 BM,C	+/3 D	+/3 D
	Inseln	–	–	–	–	–	–	–	–	–
Pankreaskarzinome (n = 18)		–	++/3 D (BM)	++/3 D (BM)	–	++/3 D (BM)	++/2 BM, D	+/2 BM, D	+/3 D	+/3 D
Papillenkarzinome (n = 2)		–	++/3 BM	++/3 BM	–	+/3 BM	–	+/2 BM	+/3 D	+/3 D

zellen, die epithelialen Zellen der Ausführgänge und die Langerhans'schen Inselzellen gesondert untersucht. Die Verteilung der Integrine wurde unterschieden in Basalmembran (BM), Zell-Zell-Kontakt (C) und diffus intrazellulär (D).

Ergebnisse

Die Ergebnisse der Integrinexpression sind in Tabelle 1 zusammenfassend dargestellt. In gesundem Pankreasgewebe fand sich sowohl in Azinuszellen als auch in Gangepithelien eine Expression von $\beta 1$, $\beta 4$, $\beta 5$ und VLA-$\alpha 6$. Die Expression von VLA-$\alpha 2$, -$\alpha 3$, -$\alpha 5$ und CD51 beschränkte sich auf die Gangepithelien. Keine Anfärbung ergab sich bei den α-Untereinheiten der $\beta 2$-Unterfamilie, VLA-$\alpha 4$ oder $\beta 3$. In Geweben von chronischer Pankreatitis zeigten alle Antikörper ein ähnliches Färbeverhalten mit der Ausnahme, daß einige Azinuszellen CD51 (Vitronectin-Rezeptor) exprimierten. Pankreasadenokarzinome und Papillenkarzinome wurden durch Antikörper gegen VLA-$\alpha 2$, -$\alpha 3$ und -$\alpha 6$ stärker angefärbt, wohingegen VLA-$\alpha 5$ im Vergleich zu gesundem Pankreasgewebe nicht angefärbt wurde. Im Gegensatz zum Adenokarzinom exprimierte das Papillenkarzinom kein CD51. Im nicht-malignen Gewebe war die Expression der Integrine mit Ausnahme von $\beta 4$ und $\beta 5$ auf die Basalmembran- und die Zell-Zell-Kontakt Region beschränkt, wogegen sich die Integrine im malignen Gewebe auch diffus intrazellulär anfärbten.

Diskussion

Bei malignen Tumoren und Zellinien sind eine große Anzahl unterschiedlicher Integrin-Expressionsmuster beschrieben worden. Die VLA-$\alpha 2$ Expression ist vermindert im Kolonkarzinom [4, 5] wohingegen VLA-$\alpha 2$ gentransfizierte Rhabdomyosarkom-Zellinien verstärktes metastatisches Potential aufwiesen [6]. Rosendahl berichtete, daß im Pankreaskarzinom die VLA-$\alpha 2$ Expression ähnlich wie im gesunden Pankreas sei, jedoch die VLA-$\alpha 3$ und VLA-$\alpha 6$ Expression erhöht [2]. Unsere Ergebnisse zeigten eine Überexpression von VLA-$\alpha 2$, -$\alpha 3$ und -$\alpha 6$ im Pankreaskarzinom, wobei die Verteilung dieser Integrine diffus war. Dies könnte auf einen Zusammenhang zwischen Tumorzellen und ECM Proteinen hinweisen. Desweiteren könnte die Überexpression oben genannter Integrine, die den Laminin-Rezeptor bilden, auf ein erhöhtes Infiltrationspotential hindeuten [7].

Der Verlust der Expression von VLA-$\alpha 5$ im Pankreaskarzinom könnte mit dem malignen Phenotyp assoziiert sein und die Tatsache, daß dieses Integrin in der chronischen Pankreatitis exprimiert wird, könnte eine Rolle bei der Untersuchung zwischen diesen Pankreaserkrankungen spielen. In der chronischen Pankreatitis wurde der Vitronectin Rezeptor (CD51) im Vergleich zu Normalgewebe in Azinuszellen exprimiert. Einige ECM Proteine sind in der chronischen Pankreatitis überexprimiert [8]. Vitronectin und sein Rezeptor könnten bei den reparativen Prozessen während der Entzündung im Bereich glandulärer Strukturen beteiligt sein. Unsere Ergebnisse zeigen, daß es beim Pankreaskarzinom im Vergleich zu normalem Pankreasgewebe zu einer deutlich unterschiedlichen Expression von Rezeptoren der extrazellulären Matrix kommt. Welche Bedeutung diese unterschiedliche Expression bezüglich Infiltrationsverhalten und Metastasierung hat, muß in weiteren Studien gezeigt werden.

Summary

We investigated the expression of integrins in various pancreatic diseases as well as normal pancreas using immunohistochemical methods. The integrins investigated were $\beta 1 - \beta 5$ and their corresponding α-chains and CD51 (Vitronectin receptor). In normal pancreas both acinar cells and ducts showed expression of $\beta 1$, $\beta 4$, $\beta 5$ and VLA-$\alpha 6$. The VLA-$\alpha 2$, -$\alpha 3$, -$\alpha 5$ and CD51 expressions were restricted to ducts. In chronic pancreatitis all antibodies showed nearly the same staining pattern except that some acinar cells showed expression of CD51. Pancreatic adenocarcinoma and ampullary carcinoma showed stronger staining with anti-VLA-$\alpha 2$, -$\alpha 3$ and -$\alpha 6$ antibodies whereas they showed no staining with VLA-$\alpha 5$ as compared with normal pancreas. In nonneoplastic tissues, the most integrins tended to distribute in basement membrane or cell-cell-contact area, whereas they tended to distribute diffusely in the intracellular area in pancreatic carcinoma. These data suggest that (i) VLA-$\alpha 2$, -$\alpha 3$, -$\alpha 5$, -$\alpha 6$ might have some relationship between pancreatic adenocarcinoma and extracellular matrix molecules and (ii) CD51 (vitronectin receptor) might be involved in chronic inflammation.

Zusammenfassung

Mittels immunhistochemischer Methoden untersuchten wir die Expression der Integrine in normalem Pankreasgewebe, bei chronischer Pankreatitis und Pankreaskarzinom. Die untersuchten Integrine warn die $\beta 1 - \beta 5$ Ketten und ihre korrespondierenden α-Ketten sowie CD51 (Vitronectin-Rezeptor). Im normalen Pankreasgewebe zeigten sowohl Azinuszellen als auch Gangepithelien eine Expression von $\beta 1$, $\beta 4$, $\beta 5$ und VLA-$\alpha 6$. Die Expression von VLA-$\alpha 2$, -$\alpha 3$, -$\alpha 5$ und CD51 beschränkte sich auf die Gangepithelien. Die chronische Pankreatitis färbte sich vergleichbar dem Normalgewebe, mit dem Unterschied, daß CD51 auch von Azinuszellen exprimiert wurde. Pankreaskarzinome wurden durch anti-VLA-$\alpha 2$, -$\alpha 3$ und -$\alpha 6$ Antikörper stärker gefärbt, wohingegen sie nicht durch anti-VLA-$\alpha 5$ gefärbt wurden. In nicht-malignen Geweben stellten sich die Integrine vornehmlich im Bereich der Basalmembran und der Zell-Zell-Kontakte dar, wohingegen sie sich bei Pankreaskarzinomen vor allem diffus intrazellulär darstellten. Diese Daten legen nahe, daß (i) die unterschiedliche Expression von VLA-$\alpha 2$, -$\alpha 3$, -$\alpha 5$, -$\alpha 6$ eine Rolle beim biologischen Verhalten von Pankreaskarzinomen spielen könnte und (ii) CD51 (Vitronectin Rezeptor) bei der chronischen Entzündung involviert sein könnte.

Literatur

1. Arnaout MA (1990) Structure and function of the leukocyte adhesion molecules CD11/CD18. Blood 75:1037–1050
2. Rosendahl A, Neumann K, Chaloupka B, Rothmund M, Weinel RJ (1993) Expression and distribution of VLA receptors in the pancreas: An immunhistochemical study. Pancreas 8:711–718
3. Hall PA, Coates P, Lemoine NR, Horton MA (1991) Characterization of integrin chain in normal and neoplastic human pancreas. J Pathol 165:33–41
4. Lindmark G, Gerdin B, Pahlman L, Glimerius B, Gehlsen K, Rubin K (1993) Interconnection of integrins $\alpha 2$ and $\alpha 3$ and structure of the basal membrane in colorectal cancer: relation to survial. Eur J Surg Oncol 19:50–60
5. Pignatelli M, Smith MEF, Bodmer WF (1990) Low expression of collagen receptors in moderate and poorly differentiated colorectal adenocarcinomas. Br J Cancer 61:636–638
6. Chan BMC, Matsuura N, Takada Y, Zetter BR, Hemler ME (1991) In vitro and in vivo consequences of VLA-2 expression on Rhabdomyosarcoma cells. Science 251:1600–1602
7. d'Àrdenne AJ, Richman PI, Horton MA, McAulay AE, Jordan S (1991) Coordinate expression of the α-6 integrin laminin receptor subunit and laminin in breast cancer. J Pathol 165:213–220
8. Kennedy RH, Bockmann DE, Uscanga L, Choux R, Grimaud JA, Sarles H (1987) Pancreatic extracellular matrix alterations in chronic pancreatitis. Pancreas 2:61–72

Dr. S. Shimoyama, Chirurgische Klinik I, Universität Ulm,
Steinhövelstr. 9, D-89075 Ulm

Einfluß von Somatostatin auf Laborparameter von Patienten mit primärem Hyperparathyreoidismus

Influence of Somatostatin to biochemical parameters in patients with primary hyperparathyroidism

C. Hasse[1], B. Stinner[1], M. Künneke[2], J. Geks[1], W. Lorenz[2] und M. Rothmund[1]

[1] Allgemeinchirurgische Universitätsklinik, Philipps-Universität Marburg
(Leiter: Prof. Dr. M. Rothmund)
[2] Institut für Theoretische Chirurgie, Philipps-Universität Marburg
(Leiter: Prof. Dr. W. Lorenz)

Einleitung

Die Möglichkeiten symptomatischer Therapie des Hyperparathyreoidismus (HPT) und insbesondere der akuten hypercalcämischen Krise sind begrenzt. Erfolge konservativer Behandlung endokrin aktiver gastroentero-pankreatischer Tumoren mit Sandostatin® sind u.a. auf die hohe Dichte von Somatostatinrezeptoren in diesen Geweben zurückzuführen. Dies gab Anlaß der Frage nachzugehen, ob das Medikament nicht auch zur Therapie des HPT beitragen kann. Die wenigen bisher dazu publizierten Ergebnisse sind widersprüchlich [1, 2]. Ziel war es deshalb mit einer randomisierten, kontrollierten, klinischen Studie an Patienten mit primärem HPT (pHPT) zu untersuchen, ob Sandostatin® pathologisch veränderte und darüber hinaus für das Krankheitsbild relevante Laborparameter wirksam verbessern bzw. beeinflussen kann. Außerdem sollte erfaßt werden, mit welchen Nebenwirkungen der Einsatz des Medikamentes bei Patienten mit pHPT verbunden ist.

Material und Methoden

An der Allgemeinchirurgischen Universitätsklinik Marburg wurden im Zeitraum vom 22.8.1989 bis 6.4.1993 die Wirkungen und Nebenwirkungen von Sandostatin® auf Patienten mit pHPT präoperativ untersucht. Eingang in die Studie fanden 40 Patienten mit symptomatischem pHPT und asymptomatische Patienten, bei denen die Diagnose pHPT aufgrund deutlich erhöhter Calcium- (> 2,8 mmol/l bei Normwert bis 2,6 mmol/l) und Parathormonkonzentration im Serum (> 80 pg/ml bei Normwert bis 60 pg/ml) gestellt wurde. Bei allen Studienteilnehmern haben wir

Chirurgisches Forum 1995
f. experim. u. klinische Forschung
Hierholzer/Seifert/Hartel (Hrsg.)
© Springer-Verlag Berlin Heidelberg 1995

präoperativ durch eingehende Anamnese und Untersuchung die Ätiologie der Hypercalcämie abgeklärt, u. a. ein paraneoplastisches Syndrom, die ideopatische absorptive Hypercalcämie sowie das MEN-Syndrom ausgeschlossen. Ausschlußkriterien waren außerdem, voroperierte Personen, deren Operation weniger als 6 Monate zurücklag, in Zusammenhang mit einem endokrinen Organ stand und/oder relevanten Einfluß auf den Elektrolytstoffwechsel hat sowie Patienten mit stattgehabter Darmresektion, Morbus Paget, medullärem Schilddrüsenkarzinom und osteoplastischen Knochentumoren und -metastasen. Das Durchschnittsalter der untersuchten Patienten betrug 45 ± 9 Jahre (median $\pm$ range), das der männlichen 44 ± 7 Jahre (Range: 22–58), das der weiblichen 45 ± 11 Jahre (Range: 18–72). 20 von 40 Kurzinfusionen (50 ml Aqua destillata) sind mit jeweils 200 µg Sandostatin® (Somatostatin-Analogon SMS 201–992) versetzt worden. Ein externer Mitarbeiter hat nach Loszuteilung die Randomliste erstellt. Dieser entsprechend wurden die Lösungen zugeordnet, verblendet und danach numeriert. Bis nach der Auswertung aller Studienergebnisse blieben die Randomlisten beider Studien verschlossen (dreifachblind). Alle Patienten waren mindestens 6 Stunden (h) vor Beginn der Untersuchung nüchtern. Welcher Funktionsparameter zu welchem Zeitpunkt vor und nach der

Parameter

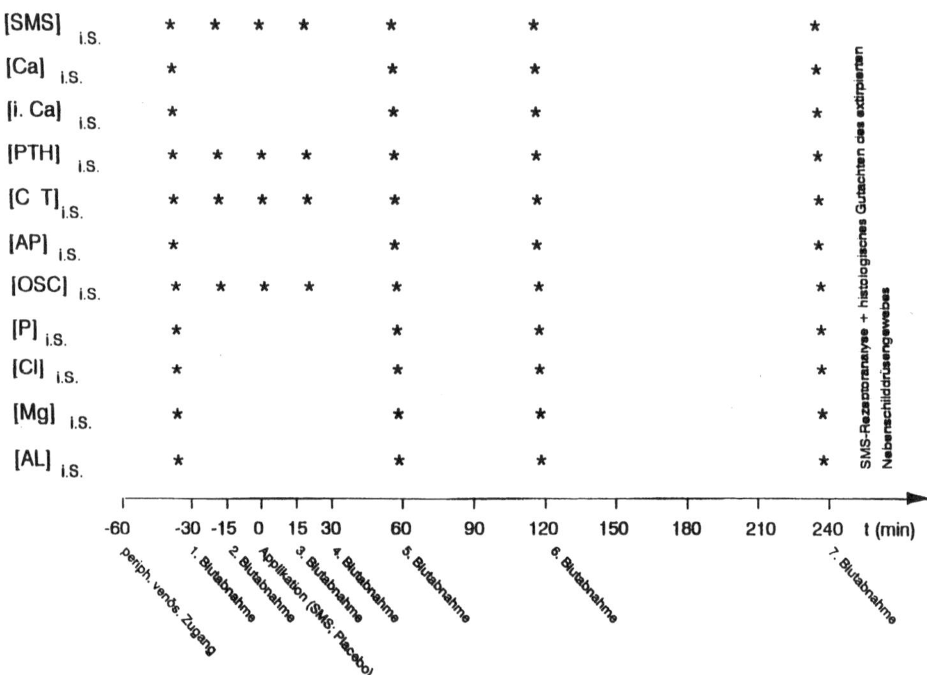

Abb. 1. Synopsis des Versuchsablaufs beider Studien (* kennzeichnet die Blutabnahmezeitpunkte zur Bestimmung der Serumkonzentrationen von Somatostatin = [SMS] i.S.; Albumin = [Albumin] i.S.; Calcium = [Ca] i.S.; ionisiertem Calcium = [iCa] i.S.; Parathormon = [PTH] i.S.; Calcitonin = [CT] i.S.; Phosphat = [P] i.S.; Chlorid = [CI] i.S.; Magnesium = [Mg] i.S.; Alkalischer Phosphatase = [AP] i.S. und Osteocalcin = [OSC] i.S.)

Probenapplikation gemessen wurde, ist der Synopsis des Versuchsablaufes zu entnehmen (Abb. 1). Der Numerierung der Proben folgend haben wir pro Patient eine Kurzinfusion (50 ml Aqua destillata oder 50 ml Aqua destillata mit 200 μg SMS 201–995) im Zeitraum von 3 Minuten (Min.) intravenös verabreicht. Über einen Zeitraum von 48 h nach Applikation von Sandostatin® bzw. Placebo registrierten wir von den Patienten angegebene oder im Rahmen zweimal täglich durchgeführter klinischer Untersuchung aufgefallene Nebenwirkungen. Zur zusätzlichen Sicherung der Diagnose „pHPT" ist immer eine definitive histologische Begutachtung des intraoperativ extirpierten Gewebes (Paraffinschnitt mit Sudan-Färbung vom Kryoblock) erfolgt. Von jedem Operationspräparat wurde ein Teil zur Bestimmung des SRIF-Rezeptorstatus durch die Firma Sandoz (Basel) verwandt. Mittels eines spezifischen Radioimmunoassay (RIA) erfolgte die Bestimmung der Sandostatin®-Plasmakonzentrationen [3]. Die Rezeptorautoradiographie wurde entsprechend einer publizierten Methodik durchgeführt [4]. Die Serumkonzentrationen von Gesamtcalcium, anorganischem Phosphat und Chlorid, sowie die Aktivität der alkalischen Phosphatase, wurden mit Hilfe des selektiven Mehrkanalanalysators BM-Hitachi 747 (Fa. Boehringer Mannheim) bestimmt. Das ionisierte Calcium haben wir durch indirekte Potentiometrie 8 Nova 7; Fa. Novabiomedical Darmstadt), das Calcitomin immunoradiometrisch (CT-IRMA; Fa. Medgenix) gemessen. Die Albuminbestimmung erfolgte immunologisch durch kinetische Nephelometrie (Behring Nephelometric Analizer, Fa. Behring Marburg). Magnesium wurde mittels Atomabsorptions-Spektrophotometrie (AAS-Gerät 3030; Fa. Perkin Elmer Überlingen) bestimmt, das intakte Parathormon mit einem Chemilumineszenz-Immunoassay gemessen (Magic Lite intact PTH, Fa. Ciba Corning). Die Analyse der Osteocalcinkonzentration im Serum erfolgte mit RIA OSCAtest® (Fa. Henning Berlin). Die von der Bundesärztekammer vorgegebenen Qualitätsansprüche der Qualitätskontrolle wurden von allen Methoden erfüllt. Die Auswertung der Meßergebnisse wurde mit dem Statistikprogramm SAS® Release 6,03 (SAS Institute, Cary, NC, U.S.A.) durchgeführt. Die Annahme einer Normalverteilung bei den einzelnen Parametern wurde mit der Shapiro-Wilk Statistik (W) überprüft; hierbei war typischerweise $0,8 < W < 1$, d.h. eine Normalverteilung der Daten konnte angenommen werden. Daher haben wir eine Varianzanalyse für wiederholte Messungen durchgeführt, wobei jeweils die Kontrollgruppen mit den jeweiligen Testgruppen zu verschiedenen Zeitpunkten verglichen wurde. Die Zeit- und Gruppeneffekte, sowie ihre Interaktion wurden auf einem Niveau von $P\alpha < 0,05$ getestet. Im Falle eines signifikanten Unterschiedes ist eine Subanalyse der Werte zu den einzelnen Meßzeitpunkten mit dem t-Test angeschlossen worden. Da die Regulierung des Ca-Stoffwechsels über die Interaktion von verschiedenen Mediatoren geregelt wird, wurde mit einer schrittweisen Diskriminanzanalyse überprüft, ob sich zu einem bestimmten Zeitpunkt eine Teilmenge von Variablen finden läßt, die die Gruppen besser unterscheidet als eine einzelne Variable.

Tabelle 1. Inzidenz der Nebenwirkungen nach einmaliger Applikation von 50 ml Aqua destillata + 200 µg Sandostatin® bzw. 50 ml Aqua destillata (Placebo) bei Patienten mit primärem Hyperparathyreoidismus

Nebenwirkungen	Placebo	Sandostatin®
Übelkeit	0/20	9/20
Diarrhoe	0/20	6/20
Kopfschmerz	1/20	3/20
Schwindel	0/20	3/20

Ergebnisse

Nach der Randomisierung konnten alle 40 Patienten in die Auswertung der Studie übernommen werden (keine drop outs). Der Vergleich der Alters- und Geschlechtsverteilungen der Patienten aller 4 Studiengruppen ergab keine signifikanten Unterschiede (Kruskal-Wallis Test, $p < 0,05$), die Versuchskollektive waren dahingehend homogen. Die intraoperativen Schnellschnittuntersuchungen und die definitiven histologischen Gutachten des extirpierten Gewebes bestätigten in allen Fällen die präoperativ gestellte Diagnose eines Hyperparathyreoidismus. Nebenwirkungen nach Applikation von 200 µg Sandostatin® gaben 7 der 20 Patienten der Testgruppe an (35%). Art, Anzahl und prozentualen Anteil der Beschwerden zeigt Tabelle 1. Nach der Kurzinfusion (200 µg Sandostatin®) sowie über den gesamten Untersuchungszeitraum hinweg lagen die Somatostatinkonzentration im Serum der Testgruppe im Vergleich zur Kontrollgruppe signifikant höher ($p > 0,05$). Vor der Kurzinfusion (Aqua destillata/Aqua destillata + Sandostatin®) wiesen alle Patienten die für das Krankheitsbild des pHPT typischen Pathologica der registrierten Laborparameter auf. Zu keinem Zeitpunkt vor und nach Sandostatin® bzw. Placebo-Applikation ließ sich unter den zwei Versuchsgruppen ein signifikanter Unterschied zwischen den Mittelwerten der Konzentrationen aller anderer Laborparameter im Serum nachweisen ($p > 0,05$). Auch die Veränderungen der Meßwerte unterschiedlicher Abnahmezeitpunkte innerhalb der einzelnen Gruppen waren über den gesamten Untersuchungszeitraum nie signifikant ($p > 0,05$). Mit einer schrittweisen Diskriminanzanalyse (multivariate Analyse) wurde überprüft, ob sich zu einem Zeitpunkt vor Sandostatin bzw. Aqua destillata-Applikation auf Grund der Konstellation verschiedener Laborparameter eine Teilmenge Patienten finden läßt, bei der das Medikament auf einen oder mehrere der Meßparameter einen Einfluß hat (Signifikanzniveau $> 0,05\%$). Ein solches Patientenklientel (responder) konnte nicht definiert werden. In keinem der 40 entnommenen Gewebeproben war im Autoradiogramm ein Somatostatin-Rezeptor nachweisbar.

Zusammenfassung

Der Einsatz von Sandostatin® im Rahmen der Lokalisationsdiagnostik und symptomatischen Therapie verschiedener endokrin aktiver Tumore, bei der konservativen

Behandlung enterokutaner Fisteln und in der Pankreaschirurgie ist klinisch etabliert. In zwei prospektiven, kontrollierten, randomisierten Dreifachblindstudien wurden die Wirkungen und Nebenwirkungen von Sandostatin® (SMS 201–995) auf Patienten mit primärem Hyperparathyreoidismus untersucht. Bei 40 Patienten haben wir für das Krankheitsbild relevante Laborparameter jeweils vor der einmaligen intravenösen Applikation von 200 µg Sandostatin® bzw. Placebo (Aqua destillata) und über 4 Stunden danach regelmäßig kontrolliert und Nebenwirkungen des Medikamentes über einen Zeitraum von 48 Stunden erfaßt. Die Ausgangsmeßwerte der registrierten Laborparameter im Serum zeigten im wesentlichen die für das Krankheitsbild typischen Pathologica. Nach Sandostatin®- bzw. Placebo-Gabe waren keine signifikanten Änderungen der Konzentrationen der Meßwerte nachweisbar. Darüber hinaus wurde versucht, eine Patientengruppe an Hand der Konstellationen ihrer Laborparameter zu isolieren, bei der Sandostatin® bzw. das Placebo eine Veränderung eines oder mehrerer Laborparameter ausgelöst hat (Signifikanzniveau > 0,05 %). Ein solches Patientenklientel (responder) fand sich nicht. 45 % der insgesamt 20 Patienten, denen Sandostatin® injiziert wurde, gaben Nebenwirkungen an. Die Einzeldosis Somatostatin (200 µg Sandostatin®) leistet keinen wirksamen Beitrag zur Therapie des primären Hyperparathyreoidismus und ist häufig mit Nebenwirkungen verbunden.

Summary

Somatostatin (SRIF) is known to be helpful in the nonoperative management of many endocrine gastro-entero-pancreatic tumors. A potential role of SRIF in the preoperative treatment of patients with primary hyperparathyreoidism (pHPT) has been suggested. In a controlled, prospective, triple-blinded, randomized, clinical trial the effectiveness of somatostatin in patients with pHPT was, therefore, evaluated. Including 40 patients laboratory parameters relevant in pHPT were assessed before and continuously for 4 hours after a single iv. application of 200 µg Sandostatin® or placebo and side effects of either drug or placebo were documented. Baseline values obtained in both groups revealed typical changes in laboratory parameters associated with pHPT. Following single iv. application of 200 µg Sandostatin® or placebo no significant changes with any of the parameters investigated were noted in the study. Multivariate analysis was performed in an attempt to identify a patient subpopulation in which any given combination of laboratory parameters might have changed in response to either drug or placebo (level of significance > 0.05 %). However, no responders could be identified. Furthermore, 45% of those patients who received Sandostatin®, reported side effects commonly found with the drug. We conclude that a single dose iv. application of somatostatin does not lead to changes of laboratory parameters tpyical for pHPT and that, furthermore, a singel dose iv. application of somatostatin carries a high rate of side effects in these patients. Thus, a single dose of somatostatin is of no clinical benefit in the therapy of primary hyperparathyroidism.

458

Literatur

1. Deftos L, Lorenzi M, Bohanon N, Tsalakian E, Schneider V, Gerich JE (1976) Somatostatin does not suppress plasma parathyrois hormone. J Clin Endocrinol Metab 43:205
2. Miller D, Edmonds MW (1991) Hypercalcemia due to hyperparathyroidism treated with a somatostatin analogue. Can Med Assoc 145:227–228
3. Marbach P, Neufeld M, Pless J (1985) Clinical applications of Somatostatin analogs. Adv Exp Biol 188:339–353
4. Bruns C, Dietl M, Palacios JM, Pless J (1990) Analysis of SMS-receptors. Biochem J 265:39–44

Dr. med. C. Hasse, Allgemeinchirurgische Universitätsklinik,
Philipps-Universität Marburg, Baldingerstraße, D-35033 Marburg/Lahn

Veränderungen der Nebenschilddrüsenfunktion nach beidseitig subtotaler Schilddrüsenresektion

Changes in parathyroid function after bilateral subtotal thyroid resection

C. Nies[1], H. Sitter[2], T. Bandorski[1], J. Menze[1] und M. Rothmund[1]

[1] Klinik für Allgemeinchirurgie der Philipps-Universität Marburg
[2] Institut für Theoretische Chirurgie der Philipps-Universität Marburg

Einleitung

Nach Eingriffen an der Schilddrüse werden immer wieder Hypocalcämien beobachtet. Sie können asymptomatisch verlaufen oder sich durch Parästhesien oder Carpopedalspasmen klinisch manifestieren. Während Einigkeit darüber besteht, daß die eher seltene langfristige oder permanente Hypocalcämie auf eine Insuffizienz der Nebenschilddrüsen zurückzuführen ist, werden für die Entstehung der häufiger zu beobachtenden passageren Hypocalcämien verschiedene Mechanismen diskutiert:

- perioperative Flüssigkeitsverschiebungen und damit verbundene Verdünnungseffekte [1]
- vermehrte Aufnahmebereitschaft des Skelettsystems für Calcium nach Beseitigung einer Hyperthyreose [1, 2]
- intraoperative Freisetzung von Calzitonin [3]
- passagere Einschränkung der Nebenschilddrüsenfunktion [4–6]

Mit der vorliegenden Studie sollte geklärt werden, ob es nach Eingriffen an der Schilddrüse zu bedeutsamen Einschränkungen der Nebenschilddrüsenfunktion kommt – abgesehen von den seltenen Fällen eines permanenten Hypoparathyreoidismus – und wie sich diese im zeitlichen Verlauf verändern.

Material und Methoden

Es wurden 100 Patienten untersucht, die sich zwischen März 1991 und Dezember 1992 einer beidseitig subtotalen Schilddrüsenresektion unterziehen mußten. Um ein möglichst homogenes Patientenkolletiv zu haben, wurden nur Patienten eingeschlossen, bei denen der Eingriff wegen einer euthyreoten Knotenstruma vorgenommen wurde. Alle Patienten mit anderen Schilddrüsenaffektionen oder anderen den Calcium- oder Knochenstoffwechsel beeinflussenden Erkrankungen sowie

Chirurgisches Forum 1995
f. experim. u. klinische Forschung
Hierholzer/Seifert/Hartel (Hrsg.)
© Springer-Verlag Berlin Heidelberg 1995

Jugendliche unter 18 Jahren wurden ausgeschlossen. Ebenso wurden Patienten nicht in die Studie aufgenommen, wenn sie Medikamente mit bekanntem Einfluß auf den Calciumstoffwechsel (z. B. Thiaziddiuretika) einnahmen.

Bei den Studienpatienten wurden präoperativ sowie 6, 24 und 72 Stunden postoperativ die Konzentrationen von Calcium, ionisiertem Calcium und Parathormon (Magic Lite intact PTH, Ciba Corning, Fernwald, Deutschland; Nachweisbarkeitsgrenze 1,4 pg/ml; Variationskoeffizient 5%, Normbereich 11–80 pg/ml) bestimmt. Bei 91 Patienten wurden zwischen 5 und 10 Monaten postoperativ (Median: 7 Monate) diese Laborparameter noch einmal bestimmt. Aufgrund technischer Defekte an der Meßelektrode konnte in einzelnen Fällen das ionisierte Calcium nicht zu allen Meßzeitpunkten bestimmt werden. Die zu den einzelnen Zeitpunkten ermittelten Werte wurden mit Hilfe des t-Testes für abhängige Stichproben statistisch miteinander verglichen. Das Signifikanzniveau wurde auf $p < 0,05$ festgelegt.

Die für die einzelnen Patienten gemessenen Calciumkonzentrationen wurden in Abhängigkeit von den jeweils zum gleichen Zeitpunkt bestimmten Parathormonspiegeln graphisch aufgetragen. Für die Beziehung dieser beiden Parameter zu den jeweiligen Abnahmezeitpunkten wurden Regressionsgeraden berechnet.

Ergebnisse

Mittelwerte und Standardabweichungen der zu den einzelnen Meßzeitpunkten bestimmten Serumkonzentrationen von Calcium, ionisiertem Calcium und Parathormon sind in Tab. 1 angegeben. Man erkennt für alle drei Parameter im unmittelbar postoperativen Verlauf einen raschen signifikanten Abfall. Zum Zeitpunkt der Nachuntersuchung bestanden im Vergleich zu den präoperativen Werten keine signifikanten Unterschiede mehr.

In Abb. 1 sind die präoperativ gemessenen Konzentrationen des Gesamtcalciums für jeden einzelnen Patienten in Abhängigkeit von dem gleichzeitig gemessenen Serumparathormonspiegel dargestellt. Die Regressionsgerade für die Beziehung

Tabelle 1. Serumkonzentrationen (Mittelwert ± Standardabweichung) von Calcium (Ca), ionisiertem Calcium (Ca_{ion}) und Parathormon (PTH) zu den verschiedenen Abnahmezeitpunkten vor und nach beidseitig subtotalen Schilddrüsenresektionen. (*$p < 0,001$, +$p < 0,01$, t-Test für abhängige Stichproben)

	präoperativ	postoperativ			
		6 h	24 h	72 h	7 Monate
Ca [mmol/l]	2,34 ± 0,09	2,09 ± 0,13*	2,11 ± 0,13*	2,17 ± 0,17*	2,35 ± 0,22
Ca_{ion} [mmol/l]	1,24 ± 0,06	1,16 ± 0,07*	1,13 ± 0,09*	1,17 ± 0,10+	1,21 ± 0,04
PTH [pg/ml]	43,7 ± 17,2	27,8 ± 15,9*	30,8 ± 14,6*	33,1 ± 14,5*	38,7 ± 19,1

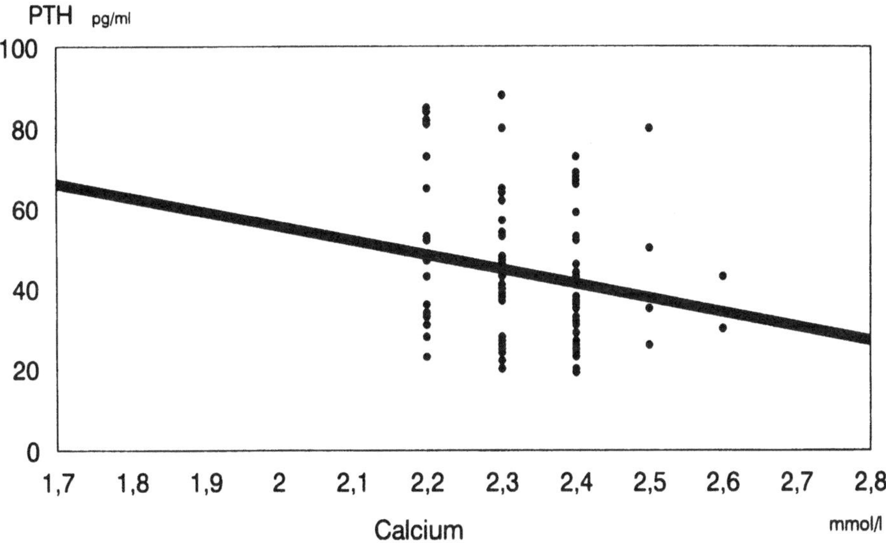

Abb. 1. Streudiagramm und Regressionsgerade für die Beziehung von Calcium- und Parathormonwerten vor beidseitig subtotaler Schilddrüsenresektion (Korrelationskoeffizient: -0,18)

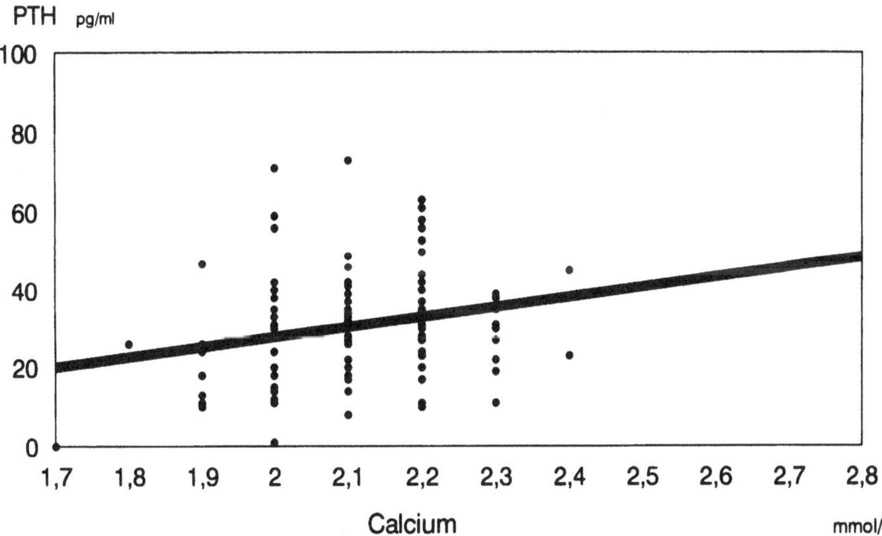

Abb. 2. Streudiagramm und Regressionsgerade für die Beziehung von Calcium- und Parathormonwerten 24 Stunden nach beidseitig subtotaler Schilddrüsenresektion (Korrelationskoeffizient: 0,23)

dieser beiden Parameter ist eingezeichnet. Entsprechend der physiologischen Beziehung zwischen Calcium und Parathormon (Erniedrigung des Calciumspiegels stimuliert die Parathormonfreisetzung) hat die Regressionsgerade eine negative Steigung. Abb. 2 zeigt eine analoge Darstellung dieser beiden Parameter mit der entsprechenden Regressionsgerade für die Situation 24 Stunden postoperativ. Die Regressionsgerade weist jetzt eine positive Steigung auf. 7 Monate postoperativ (nicht abgebildet) hat sich die Beziehung der beiden Variablen zueinander wieder normalisiert. Bei der Analyse der abhängigen Veränderungen von ionisiertem Calcium und Parathormon im zeitlichen Verlauf ergibt sich ein analoges Bild.

Diskussion

Die Ergebnisse dieser Studie zeigen, daß es in der postoperativen Phase nach beidseitig subtotalen Schilddrüsenresektionen nicht nur in Einzelfällen, sondern zu einer auch bei der Untersuchung eines großen Patientenkollektives nachweisbaren Beeinträchtigung der Nebenschilddrüsenfunktion kommt. An der positiven Steigung der Regressionsgeraden in Abb. 2 ist erkennbar, daß eine adäquate Reaktion der Nebenschilddrüsen auf einen abfallenden Calciumspiegel vorübergehend nicht möglich ist. Somit muß eine passagere Nebenschilddrüseninsuffizienz als eine wesentliche Ursache der postoperativen Hypocalcämie nach Schilddrüseneingriffen angesehen werden.

Bezüglich des Mechanismus ist im wesentlichen eine Störung der Blutzirkulation in den Nebenschilddrüsen zu diskutieren. Durch die Ligatur der Schilddrüsenarterien kommt es zu einer verminderten Blutversorgung der Nebenschilddrüsen [7]. Auch die chirurgische Präparation der Nähe der Nebenschilddrüsen kann deren arteriellen Zufluß über die zarten Nebenschilddrüsenarterien direkt beeinträchtigen [8, 9] oder durch Gewebsödem zu einer Verminderung des venösen Abflusses führen [5]. Diese Effekte sind jedoch reversibel oder durch Hyperplasie des erhaltenen Nebenschilddrüsengewebes kompensierbar. Lediglich in Einzelfällen wird ein permanenter Hypoparathyreoidismus beobachtet. In diesen Fällen muß entweder eine vollständige Devaskularisierung oder akzidentelle Mitresektion der Nebenschilddrüsen unterstellt werden.

Zusammenfassung

Bei 100 Patienten, die sich einer beidseitig subtotaler Schilddrüsenresektion unterziehen mußten, wurden präoperativ sowie 6, 24 und 72 Stunden postoperativ die Serumkonzentrationen von Calcium, ionisiertem Calcium und Parathormon bestimmt. Die gleichen Parameter wurden 7 Monate postoperativ bei 91 dieser Patienten erneut bestimmt. Unmittelbar nach der Operation kommt es zu einem signifikanten Abfall sowohl der Calciumwerte als auch des Parathormons. Die physiologische Stimulation der Parathormonfreisetzung durch einen Abfall des Calciumspiegels ist gestört. Hiermit läßt sich die häufig zu beobachtende passagere Hypocalcämie nach Schilddrüseneingriffen erklären. Dieser Effekt ist im wesentlichen reversibel. Ursache des passageren Hypoparathyreoidismus ist wahrscheinlich eine vorübergehende Beeinträchtigung der Nebenschilddrüsendurchblutung.

Summary

Serum concentrations of calcium, ionized calcium and parathormone were measured preoperatively as well as 6, 24 and 72 hours postoperatively in 100 patients undergoing bilateral subtotal thyroid resections. The same parameters were determined again in 91 of these patients 7 months postoperatively. Shortly after the operation a significant decrease of calcium, ionized calcium and parathormone can be observed. The physiological stimulation of parathormone release by a decrease of serum calcium concentration is altered. This can explain the frequently observed hypocalcemia after thyroid resections. The effect is essentially reversible. A temporary alteration of parathyroid circulation is most likely the cause for the transient hypoparathyroidism.

Literatur

1. Demeester-Mirkine N, Hooghe L, van Geertruyden J, De Maertelaer V (1992) Hypocalcemia after thyroidectomy. Arch Surg 127:854–858
2. Michie W, Stowers JM, Duncan T, Pegg CAS, Hamer-Hodges DW, Hems G, Bewsher PD, Hedley AJ (1971) Mechanism of hypocalcemia after thyroidectomy for thyrotoxicosis. Lancet I:508–514
3. Watson CG, Steed DL, Robinson AG, Deftos LJ (1981) The role of calcitonin and parathyroid hormone in the pathogenesis of postthyroidectomy hypocalcemia. Metabolism 30:588–589
4. Eforakopoulou-Gialakidou E, Koutras A, Piperingos GTD, Mavrikakis M, Kitsopanides J, Psarras P, Gyftaki E, Moulopoulos SD (1988) Thyroid and parathyroid response to subtotal thyroidectomy. Endocrinol Experim 22:165–169
5. Michie W, Stowers JM, Frazer SC, Gunn A (1965) Thyroidectomy and the parathyroids. Br J Surg 52:503–514
6. Wade JHS, Goodall P, Deane L, Dauncey M (1965) The course of partial parathyroid insufficiency after thyroidectomy. Br J Surg 52:497–503
7. Johansson K, Ander S, Lennquist S, Smeds S (1994) Human parathyroid blood supply determined by laser-doppler flowmetry. World J Surg 18:417–421
8. Attie JN, Khafif RA (1975) Preservation of parathyroid glands during total thyroidectomy – improved technique utilizing microsurgery. Am J Surg 130:399–404
9. Falk SA, Birken EA, Baran DT (1988) Temporary postthyroidectomy hypocalcemia. Arch Otolaryngol Head Neck Surg 1114:168–174

Dr. C. Nies, Klinik für Allgemeinchirurgie, Philipps-Universität Marburg, Baldingerstraße, D-35033 Marburg

Plasmakonzentration von Cholecystokinin und Neurotensin bei Patienten mit chronischer Pankreatitis nach Pankreaskopfresektion

Plasmaconzentration of Cholecystokinin and Neurotensin in Patients with chronic Pancreatitis after Pankreasheadresection

T. Bömmer[1], M. Spatny[1], I. Baca[2], R. Nustede[3], H. Becker[3] und I. Klempa[1]

[1] Klinik für Allgemein- und Gefäßchirurgie, Zentralkrankenhaus St.-Jürgen-Straße, Bremen (Direktor: Prof. Dr. med. I. Klempa)
[2] Klinik für Allgemein- und Unfallchirurgie, Zentralkrankenhaus Bremen-Ost (Direktor: Prof. Dr. med. I. Baca)
[3] Klinik und Poliklinik für Allgemeinchirurgie der Georg-August-Universität, Göttingen (Direktor: Prof. Dr. med. H. Becker)

Einleitung

Cholecystokinin (CCK) und Neurotensin (NT) gelten als regulatorische Peptide der exokrinen Pankreassekretion [3, 5]. Beide gastrointestinalen Hormone bewirken die Steigerung der exokrinen Pankreassekretmenge und die Steigerung der Pankreasenzymsekretion.

Zumindest für das CCK ist ein Feedback-Mechanismus beschrieben [4]. Patienten mit chronischer Pankreatitis leiden unter einer erheblichen Einschränkung der exokrinen Pankreasfunktion mit den klinischen Symptomen wie Maldigestion, Steatorrhoe und Malnutrition.

Divergent zur erniedrigten intraduodenalen Pankreasenzymkonzentration bei chronischer Pankreatitis verhält sich die Plasmakonzentration von CCK und NT. Hier finden sich postprandial erhöhte Plasmaspiegel beider Peptidhormone, die wiederum durch orale Enzymsubstitution am physiologischen Niveau angeglichen werden [2]. Über das Verhalten der Plasmakonzentration von CCK und NT postprandial bei Patienten mit chronischer Pankreatitis nach Pankreaskopfresektion ist bisher wenig bekannt. Bei Patienten mit schwerer chronischer Pankreatitis und klarer Op-Indikation erfolgte entweder die Duodenopankreatektomie und die Rekonstruktion der Oberbaucheinheit nach Whipple oder die duodenumerhaltende Pankreaskopfresektion (DEPKR), 1976 von H. G. Beger inauguriert [1].

Postoperativ untersuchten wir unter anderem den Einfluß beider Operationsverfahren auf die postprandiale Plasmakonzentration von CCK und NT.

Methodik

Seit 1987 nahmen 43 Patienten an der prospektiven Langzeitstudie teil: Die Zuordnung zu einem der beiden Operationsverfahren erfolgte randomisiert. Alle Patienten litten an einer chronisch obstruktiven Pankreatitis seit mehr als 3 Jahren, daraus resultierten chronische Schmerzzustände mit beträchtlichem Analgetikabedarf.

Chirurgisches Forum 1995
f. experim. u. klinische Forschung
Hierholzer/Seifert/Hartel (Hrsg.)
© Springer-Verlag Berlin Heidelberg 1995

Zur Beurteilung der „Lebensqualität" wurden prä- und postoperativ Schmerz-symptomatik, Gewichtsentwicklung, Qualität der Nahrungsaufnahme, Steatorrhoe bzw. Fermentsubstitution, Arbeitsfähigkeit bzw. körperliche Belastungsfähigkeit eruiert.

Um den Einfluß des Operationsverfahrens auf die Hormonsreserven des Restpankreasgewebes zu untersuchen, bestimmten wir die basale und die durch standardisiertes Frühstück stimulierte durchschnittliche CCK- und NT-Ausschüt-tung sowie die integrierte Gesamtausschüttung dieser Hormone in beiden Patien-tenkollektiven. Die Blutentnahmen erfolgten bei nüchternen Patienten vor der Probemahlzeit und 15, 30 und 60 Minuten nach Nahrungsaufnahme. Die Unter-suchungen fand 12–24 und 36–60 Monate nach der Operation statt. Zur Signifi-kanztestung wurde der gepaarte t-Test bei einem Signifikanzniveau von $p > 0{,}05$ verwandt.

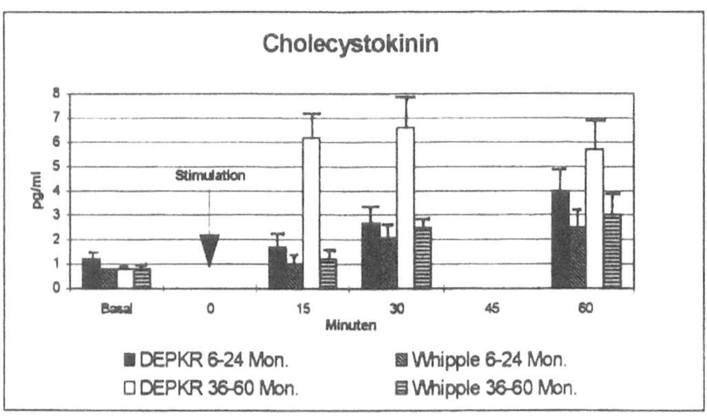

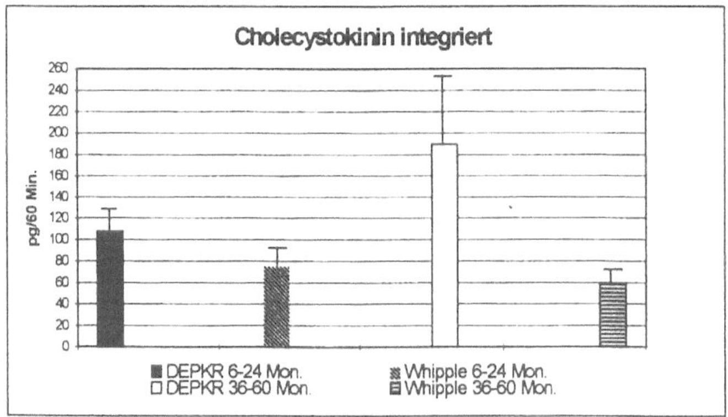

Abb. 1. Durchschnittliche CCK-Ausschüttung als Basalwert und nach Stimulation durch Probe-mahlzeit (oben) und integrierte CCK-Gesamtausschüttung (unten) beider Patientenkollektive im jeweiligen Untersuchungszeitraum

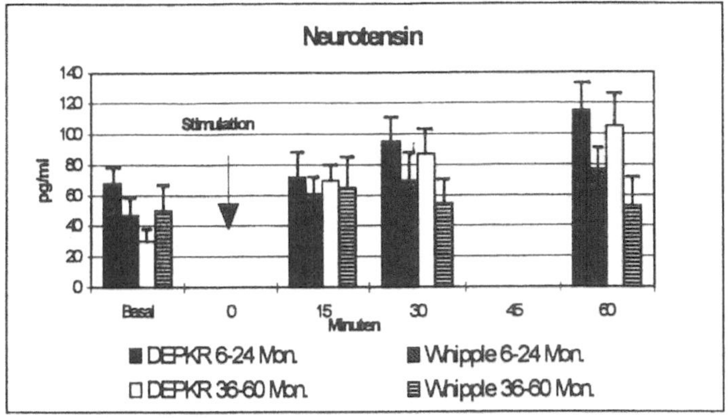

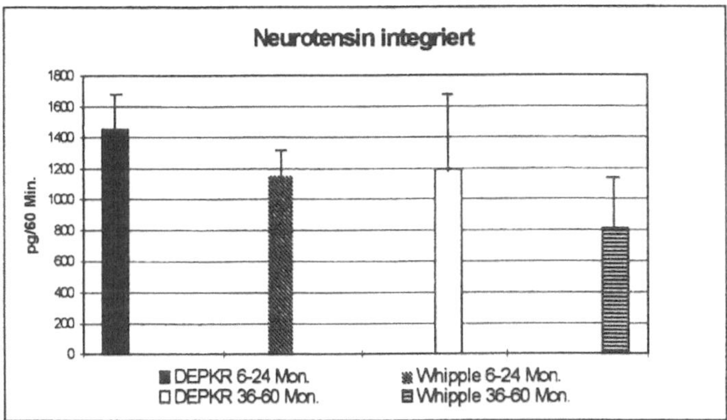

Abb. 2. Durschnittliche NT-Ausschüttung als Basalwert und nach Stimulation durch Probemahlzeit (oben) und integrierte NT-Gesamtausschüttung (unten) beider Patientenkollektive im jeweiligen Untersuchungszeitraum

Ergebnisse

Von 43 in die Studie aufgenommenen operierten Patienten verstarben im Untersuchungszeitraum 3 Patienten; für die Nachuntersuchung standen 20 Patienten aus der nach Beger operierten Gruppe und 20 Patienten aus der Whipplegruppe zur Verfügung.

Die durchschnittliche CCK-Ausschüttung in beiden Untersuchungszeiträumen und in beiden Untersuchungsgruppen zeigte etwa gleich hohe Basalwerte. 6–24 Monate nach Operation lag die CCK-Sekretion 60 Minuten nach Probemahlzeit bei $4{,}0 \pm 0{,}8$ pg/ml in der DEPKR-Gruppe, in der Whipplegruppe bei $2{,}5 \pm 0{,}6$ pg/ml. 36–60 Monate postoperativ wurden in der DEPKR-Gruppe postprandial weitgehend konstant hohe CCK-Werte zwischen $6{,}3 \pm 2{,}0$ (15 Minuten nach Stimulation) und $5{,}7 \pm 1{,}2$ pg/ml (60 Minuten nach Stimulation) gemessen. Die nach Whipple operierten Patienten hingegen wiesen zu diesem Zeitpunkt einen statistisch signifikant niedrigen Anstieg auf, wobei Werte zwischen $1{,}2 \pm 0{,}17$ und $3{,}0 \pm 0{,}65$ pg/ml postprandial registriert wurden (Abb. 1).

Die integrierte Gesamtausschüttung von CCK (Abb. 1) betrug in der DEPKR-Gruppe in der Untersuchungsperiode 6–24 Monate postoperativ 108 ± 22,0 pg/60 min, in der Whipplegruppe 75,0 ± 18 pg/60 min. In der Untersuchungsperiode 36–60 Monate nach der Operation wurden in der DEPKR-Gruppe 190 ± 63,9 pg/60 min und in der Whipplegruppe 60 ± 17,9 pg/60 min für die integrierte Gesamtausschüttung von CCK gemessen. Hier fanden sich jeweils signifikante Unterschiede zugunsten der DEPKR-Gruppe (p > 0,05).

Die durchschnittliche NT-Ausschüttung der DEPKR-Gruppe 6–24 Monate postoperativ lag zwischen 68 ± 11 (Basalwert) und 115 ± 21 pg/ml (60 Minuten nach Stimulation), 36–60 Monate postoperativ zwischen 30 ± 8 und 105 ± 19 pg/ml. Die korrelierenden Werte des Whipplekollektivs betrugen 47 ± 12 bis 77 ± 12 pg/ml nach 6–24 Monaten und nach 36–60 Monaten 50,5 ± 17 bis 53 ± 20 pg/ml (Abb. 2).

Die integrierte Gesamtausschüttung von NT verringerte sich bei der duodenumerhaltenden Operation von 1456 ± 254 pg/60 min 6–24 Monate auf 1194 ± 499 pg/60 min, bei der Kontrolluntersuchung 36–60 Monate nach Operation. In der Whipplegruppe ermittelten wir für die integrierte Gesamtausschüttung von 1151 ± 200 pg/60 min nach 6–24 Monaten und 812 ± 358 pg/60 min 36–60 Monate nach Operation (Abb. 2). Sowohl die Differenz zwischen den beiden unterschiedlichen Patientenkollektiven als auch zwischen den einzelnen Untersuchungszeiträumen ergab keine statistisch signifikante Differenz.

Diskussion

Die Pankreaskopfresektion mit und ohne Duodenumerhaltung löst die mechanischen Probleme, die im Zuge der chronischen Pankreatitis im Kopfteil der Drüse auftreten. Alle Patienten aus der DEPKR-Gruppe und 17 Patienten aus der Whipplegruppe waren im Untersuchungszeitraum schmerz- und analgetikafrei. Wie durch die Untersuchungen von Nustede et al beschrieben, steigt die CCK und NT-Konzentration nach standardisierter Mahlzeit bei Pat. mit chronischer Pankreatitis an, die Gabe von Enzymen führt zur Reduktion der Peptidhormonkonzentration [2].

In unserer Untersuchung fand sich 36–60 Monate postoperativ bei 2 Patienten aus der DEPKR-Gruppe und bei 18 Patienten aus der Whipplegruppe eine Steatorrhoe, so daß bei diesen Patienten die Enzymsubstitution notwendig wurde.

Wir konnten zeigen, daß sowohl die durchschnittliche CCK- und NT-Ausschüttung als auch die integrierte Gesamtausschüttung für CCK und NT in der DEPKR-Gruppe höher ist als in der Whipplegruppe. Kongruent zu diesen Ergebnissen sezerniert die Restdrüse erheblich mehr Volumen, damit auch pankreatische Enzyme, stimuliert durch die Probemahlzeit. So ist die postoperative Lebensqualität in der DEPKR-Gruppe aufgrund des geringeren Analgetikabedarfes und aufgrund der erniedrigten Steatorrhoefrequenz und der sich daraus ergebenden geringeren Notwendigkeit der Enzymsubstitution in der DEPKR-Gruppe signifikant höher als in der Vergleichsgruppe.

Zusammenfassung

Die Peptidhormone CCK und NT spielen eine definierte Rolle in dem Regulations-maßlauf der exokrinen Pankreassekretion; beide Hormone bewirken die Steigerung der exokrinen Pankreasfunktion. Patienten mit chronischer Pankreatitis zeigen erniedrigte Plasmaenzymkonzentrationen mit Maldigestion und Steatorrhoe.

In dieser Studie untersuchten wir sowohl die durchschnittliche CCK- und NT-Ausschüttung als auch die integrierten CCK- und NT-Werte in bezug auf zwei resezierende Operationsverfahren bei chronischer Pankreatitis. Nach standardisierter Mahlzeit erfolgt die Messung o. g. Parameter in 2 verschiedenen Untersuchungszeiträumen. Die Peptidhormonwerte in der DEPKR-Gruppe waren im Vergleich zur Whipplegruppe höher. Dieses Ergebnis ist kongruent zur Notwendigkeit der Enzymsubstitution nach Pankreaskopfresektion bei chronischer Pankreatitis in der Whipple-Gruppe.

Summary

The peptide hormons NT and CCK are commonly attributed with a physiological role in the stimualtion of exocrine pancreatic secretion; both hormons increase the exocrine pancreassecretion. Patient with cronical pancreatitis show decrease palsmaconzentration with maldigestion and steatorrhoe.

In this prospektive long lasting study the ordinary CCK- and NT-pour out and the integrated CCK- and NT-valuation was composed with regard to two resecting procedures in chronic pancreatitis. After a standardised meal the masure took place in two different periods. The valuationes in the DEPKR-Group were in comparison to the Whipplegroup higher. This result is congruent to the necessity of substitution of enzyme after pancreasheadresection by chronic pancreatitis in the Whipplegroup.

Literatur

1. Beger HG, Bittner R (1987) Die duodenumerhaltende Pankreaskopfresektion. Chirurg 58, 7–131
2. Nustede R, Köhler H, Fölsch UR, Schafmayer A (1991) Plasma Concentrations of Neurotensin und CCK in Patients with Chronic Pancreatitis with and without Enzyme Substitution. Pancreas 1991; 3:260–265
3. Nustede R, Köhler H, Pfannkuche A, Fölsch UR, Schafmayer A (1989) The Biological Relevance of N-Terminal Neurotensin Fragments in the Regulation of Exocrine Pancreas Secretion. Pancreas 1989: 1:114–119
4. Owyang C, Louie DS, Tatum D (1986) Feedback regulation of pancreatic enzyme secretion. Suppression of cholecystikinin release by trypsin. J Clin Invest 1986; 77:2042–2047
5. Solomon TE (1987) Control of exocrine pancreatic secretion. In: Physiology of the gastrointestinal Tract, Johnson LR (ed). Raven New York; 1173–1208

Dr. T. Bömmer, Klinik für Allgemein- und Gefäßchirurgie, Zentralkrankenhaus St.-Jürgen-Straße, D-28205 Bremen

Energiebereitstellung in Azinuszellen und Azini bei experimenteller akuter Pankreatitis

Energy turnover of acinar cells and acini in experimental acute pancreatitis

F. Meyer, H.-U. Schulz, W. Halangk und H. Lippert

Otto-von-Guericke-Universität Magdeburg, Medizinische Fakultät – Zentrum für Chirurgie – (Direktor: Prof. Dr. med. H. Lippert) – Abt. für Experimentelle Chirurgie – (Leiter: PD Dr. rer. nat. W. Halangk)

Einleitung

Die pathogenetischen Mechanismen, die zur akuten Pankreatitis (aP) führen, sind nach wie vor nicht vollständig aufgeklärt. Dies betrifft vor allem die frühen Veränderungen im Stoffwechsel der Azinuszelle, die letztlich zur Pankreaszellnekrose führen. Zur Untersuchung dieser Zusammenhänge werden verschiedene experimentelle Modelle benutzt, wobei in zunehmendem Maße isolierte Azini bzw. Azinuszellen zum Einsatz kommen. Ein funktionsfähiger Energiestoffwechsel stellt eine essentielle Voraussetzung für die Aufrechterhaltung von Funktion und Intaktheit der Azinuszellen dar. Imbalancen im Energiestatus der Zellen führen zu Beeinträchtigungen der funktionellen Zelleistungen (z. B. Enzymsekretion) und zeigen Auswirkungen auf Schutz- und Reparaturmechanismen. Zelluläre Störungen bis hin zur Azinuszellnekrose können daraus resultieren, was möglicherweise zur Herausbildung einer akuten Pankreatitis beiträgt.

In-vitro-Untersuchungen belegen die Rolle eines intakten Energiestoffwechsels für die Aufrechterhaltung der Zellfunktion: Bei optimaler Stimulation von isolierten Pankreasazini (10^{-10} M Caerulein) ergab sich ein erhöhter Energieumsatz, charakterisiert durch Atmungssteigerung und ATP-Abfall; bei supramaximaler Dosis (10^{-8} M) jedoch eine insuffiziente Energiebereitstellung, charakterisiert durch Abfall des ATP-Spiegels, der Atmungsrate und der Atmungskapazität [1].

Die Untersuchungen sollen die Frage beantworten, ob der Energiestoffwechsel der Azinuszellen auch bei experimenteller aP beeinträchtigt ist.

Methodik

Die aP wurde an Ratten durch Hyperstimulation (Caerulein und Sekretin) bzw. in Kombination mit einer Ischämie (30 min) erzeugt. Azinuszellen bzw. Azini wurden durch Collagenasedigestion isoliert [2–4]. Die zelluläre Atmung wurde oxygraphisch bestimmt und der Quotient der Entkoppler (DNP)-stimulierten zur basalen

Chirurgisches Forum 1995
f. experim. u. klinische Forschung
Hierholzer/Seifert/Hartel (Hrsg.)
© Springer-Verlag Berlin Heidelberg 1995

Atmung als Maß für die Atmungskapazität kalkuliert. Die ATP-Bestimmung erfolgte luminometrisch. Die Amylasesekretion der isolierten Azini wurde nach Stimulation (30 min) mit Caerulein (optimale Konzentration $1,4 \cdot 10^{-10}$ M; supramaximale Dosis $1,4 \cdot 10^{-8}$ M) gemessen. Als Maß für die Intaktheit der Zellen wurde der Trypanausschluß und für Azini der LDH-Austritt bestimmt.

Ergebnisse

Die Atmung von Azinuszellen der unbehandelten Kontrolltiere ließ sich durch Entkopplung auf $274 \pm 16\%$ steigern (Tab. 1). Die „Belastungskapazität" wurde durch Ischämie nur gering beeinträchtigt ($237 \pm 12\%$; n.s.). In Zellen einer ödematösen aP war diese Kapazität jedoch signifikant vermindert ($182 \pm 15\%$). Nach Ausprägung einer aP durch Ischämie plus Ödem war die stimulierbare Atmung am deutlichsten eingeschränkt ($131 \pm 13\%$). Die verringerte Atmungskapazität war nicht durch eine

Tabelle 1. Atmungskapazität und Intaktheit von Azinuszellen aus Ratten mit Pankreasischämie und Ödem

	Kontrollen (n = 10)	Ischämie (n = 10)	Ödem (n = 10)	Ödem+Ischämie (n = 10)
Intaktheit [% Trypanblau neg.]	$94,5 \pm 2,0$	$94,8 \pm 2,2$	$94,7 \pm 2,7$	$93,7 \pm 3,1$
Atmungskapazität [% der Basalatmung]	234 ± 16	237 ± 12	182 ± 15	131 ± 13

Tabelle 2. Atmungsraten, ATP-Spiegel, Amylase- und LDH-Freisetzung von Azini aus Ratten mit ödematöser Caerulein-induzierter aP

	Kontrollen (n = 5–8)	akute Pankreatitis (n = 5–6)
Amylasefreisetzung [% der Gesamtaktivität/30 min]		
* basal	$5,6 \pm 0,4$	$8,1 \pm 1,3$
* $1,4 \cdot 10^{-10}$ M Caerulein	$16,4 \pm 1,2$	$12,6 \pm 1,3$
* $1,4 \cdot 10^{-8}$ M Caerulein	$9,5 \pm 0,6$	$11,3 \pm 0,6$
ATP-Gehalt [nmol/mg TG]	$5,3 \pm 0,3$	$3,3 \pm 0,5$
Atmungskapazität [% der Basalatmung]	270 ± 20	220 ± 20
LDH-Austritt [% der Gesamtaktivität/30 min]	$5,3 \pm 0,4$	$8,4 \pm 1,0$

erhöhte Schädigung bedingt. Die Werte in Tab. 2 zeigen, daß eine vergleichbare Verringerung der Atmungskapazität bei ödematöser aP auch an isolierten Azini meßbar war (Kontrolle: 270 ± 20%; aP: 220 ± 20%). Der ATP-Gehalt der Azini bei aP war mit 3,3 ± 0,5 nmol/mg TG gegenüber den Kontrollen (5,3 ± 0,3 nmol/mg TG) deutlich vermindert. Azini der aP-Tiere wiesen eine veränderte Amylasesekretion auf. Die basale Sekretion war gegenüber der Kontrolle erhöht (8,1 ± 1,3% vs. 5,6 ± 0,4%). Die Sekretion bei optimaler Caerulein-Konzentration war herabgesetzt (12,6 ± 1,3% vs. 16,4 ± 1,2%). Bei Stimulation mit supramaximaler Caerulein-Dosis fanden sich für die Amylasefreisetzung keine signifikanten Unterschiede zur Kontrolle (11,2 ± 0,6% vs. 9,5 ± 0,6%).

Zusammenfassung

Bei experimenteller aP ist die Amylasesekretion von isolierten Azini deutlich reduziert. Ein verringerter ATP-Spiegel bei signifikant verminderter Atmungskapazität weist auf eine beträchtliche Einschränkung der zellulären Energiebereitstellung hin.

Isolierte Azinuszellen wiesen vergleichbare Beeinträchtigungen im Energiestoffwechsel auf. Während nach Ischämie allein keine signifikante Beeinflussung der Atmungskapazität vorlag, wurde diese durch vorherige Erzeugung eines Pankreasödems -/+ Ischämie signifikant herabgesetzt. Ischämie und Pankreasödem müssen als relevante Faktoren angesehen werden, die zu Einschränkungen des Energiestoffwechsels von Azinuszellen führen, wie sie bei experimenteller aP gefunden werden. Weiterführende Untersuchungen sollen klären, ob die beobachteten Veränderungen im Energiestoffwechsel ursächlich zur Zellnekrose beitragen.

Summary

In experimental acute pancreatitis (ap), the amylase secretion of isolated acini is significantly reduced. A diminished intracellular level of ATP and a decreased respiratory capacity indicate a significant decrease of cellular energy supply.

Acinar cells isolated from rats with ap of different severity confirm these results: While after ischemia there was no significant alteration of the respiratory capacity, a considerable decrease was observed after induction of pancreatic edema -/+ ischemia. Ischemia and pancreatic edema must be considered to be relevant factors for the disturbances of energy metabolism in experimental ap. Further investigations should help to clarify whether the observed alterations of energy metabolism contribute to cell necrosis.

Literatur

1. Meyer F, Matthias R, Schulz HU, Halangk W (1994) In vitro and in vivo effects of caerulein on energy turnover in isolated pancreatic acini of rat. Pancreas 9(6): A797
2. Amsterdam A, Jamieson JD (1972) Structural and functional characterization of isolated pancreatic exocrine cells. Proc Natl Acad Sci U.S.A. 69:3028–3032
3. Schulz HU, Letko G, Spormann H, Sokolowski A, Kemnitz P (1988) An optimized procedure for isolation of rat pancreatic acinar cells. Anat Anz 167:141–150
4. Williams JA, Korc M, Dormer RL (1978) Action of secretagogues on a new preparation of functionally intact, isolated pancreatic acini. Am J Physiol 235:E517–E524

Dr. med. F. Meyer, Abt. für Experimentelle Chirurgie,
Zentrum für Chirurgie, Medizinische Fakultät, Otto-von-Guericke-Universität,
Leipziger Straße 44, D-39120 Magdeburg

Interleukin-10 (IL-10) hemmt in vivo die Endotoxin induzierte Freisetzung von Tumornekrosefaktor-α (TNF-α) und Interleukin-1α (IL-1α) in einem murinen Sepsismodell

Interleukin-10 (IL-10) Reduces in vivo the Endotoxin Induced Release of Tumor Necrosis Factor-α (TNF-α) and Interleukin-1α (IL-1α) in a Murine Sepsis Model

F. A. Scholl, U. Steckholzer, O. Trentz und W. Ertel

Klinik für Unfallchirurgie, Departement Chirurgie, Universitätsspital Zürich, Schweiz

Einleitung

Die Endotoxin induzierte Freisetzung von proinflammatorischen Zytokinen (TNF-α, IL-1) mit konsekutiver Zytokinämie führt bei septischen Patienten zu Gewebeschäden und zum Multiorgan-Dysfunktionssyndrom (MODS) [1, 2]. Die selektive Neutralisation des „Trigger-Zytokins" TNF-α mittels spezifischer monoklonaler Antikörper zeigte in tierexperimentellen Sepsismodellen eine deutliche Senkung der Letalität, die sich in klinischen Studien nicht bestätigte. Diese Untersuchungen zusammen mit eigenen Studien belegen [3], daß die selektive Neutralisation von TNF-α nicht ausreicht, um die Synthese und Freisetzung von anderen proinflammatorischen Zytokinen mit organschädigenden Eigenschaften (IL-1) zu verhindern. Im Gegensatz zu spezifischen monoklonalen Antikörpern hemmt IL-10, das aus T-Lymphozyten und Monozyten/Makrophagen freigesetzt wird, *in vitro* signifikant die Synthese von TNF-α und IL-1. Obwohl in tierexperimentellen Untersuchungen IL-10 *in vivo* die Letalität des Endotoxin- oder Staphylococcus Enterotoxin B – induzierten Schocks signifikant vermindert [4, 5], ist die exakte Wirkungsweise von IL-10 *in vivo* unbekannt.

Methodik

Um diese Fragestellung zu untersuchen, wurden Endotoxin-sensitive Mäuse (C3H/HeN; n = 5/Gruppe; 6–8 Wochen alt) verwendet. Den Tieren wurde nach i. v. Applikation von 0,1 ml NaCl oder 0,1 ml murinem IL-10 (200 U/Maus; biologische Aktivität 1 U = 2 ng, IC Chemikalien) 0,1 ml Endotoxin (LPS von E. coli 0111:B4,

Chirurgisches Forum 1995
f. experim. u. klinische Forschung
Hierholzer/Seifert/Hartel (Hrsg.)

Tabelle 1. Einfluß von Interleukin-10 (IL-10) auf die Serumspiegel von TNF-α und IL-1α nach einer subletalen Dosis von Endotoxin

	NaCl + NaCl (n = 5)	IL-10 + NaCl (n = 5)	NaCl + LPS (n = 5)	IL-10 + LPS (n = 5)
TNF-α ($\cdot$ 10^3 U/ml)	n.n.	n.n.	11,9 ± 1,1 ♦	2,5 ± 1,0*
IL-1α (pg/ml)	n.n.	n.n.	47,3 ± 11,4 ♦	17,4 ± 5,9*

Die Ergebnisse sind als Mittelwerte ± SEM dargestellt; n.n. = nicht nachweisbar; ♦ p≤0,05 NaCl+LPS vs. NaCl+NaCl, * p≤0,05 IL-10+LPS vs. NaCl+LPS; Mann-Whitney U-test.

Sigma) in einer Dosis von 1 mg/Maus (44% Letalität nach 7 Tagen) verabreicht. Die Mäuse wurden 90 Minuten nach Injektion von LPS eingeschläfert und Serum durch sterile Herzpunktion und anschließender Zentrifugation (2500 · g, 20 min, 4°C) gewonnen. Die Messung der TNF-α Serumspiegel erfolgte mit dem WEHI 164 Zytotoxizitätsassay (Sensitivität: 0,1 U/ml). Zur Berechnung der Proben wurde humanes TNF-α (Genzyme) als Standard verwendet. Die IL-1α Serumspiegel wurden mit einem spezifischen ELISA (Genzyme; Sensitivität: 10 pg/ml) gemessen.

Ergebnisse

Während bei den Kontrolltieren mit oder ohne IL-10 Applikation TNF-α und IL-1α im Serum nicht nachweisbar waren, verursachte die Bolus-Injektion von Endotoxin einen schnellen und signifikanten Anstieg der TNF-α und IL-1α Serumspiegel (Tabelle 1). Die Vorbehandlung von Mäusen mit IL-10 führte 90 Minuten nach Endotoxin-Infusion zu einer signifikanten (p < 0,05) Reduktion der TNF-α (−79%) und IL-1α (−63%) Serumspiegeln (Tabelle 1).

Diskussion

Interleukin-10 besitzt einen hohen anti-inflammatorischen Effekt und reduziert signifikant die erhöhte Freisetzung von proinflammatorischen Mediatoren nach Infusion einer subletalen Endotoxindosis. Diese Ergebnisse lassen die Schlußfolgerung zu, daß IL-10 die durch die Zytokinämie verursachten Gewebeschäden vermindern oder sogar verhindern kann.

Zusammenfassung

In einem murinen Sepsismodell konnte die Endotoxin induzierte exzessive Freisetzung von proinflammatorischen Zytokinen (TNF-α, IL-1α) durch die Injektion von IL-10 gesenkt werden. IL-10 könnte somit in der Behandlung der systemischen Inflammation (SIRS) bei septischen Patienten von Bedeutung sein.

Summary

Interleukin-10 represents a potent anti-inflammatory cytonkine *in vivo*, which significantly reduces the LPS-induced increase of TNF-α and IL-α serum levels during endotoxemia. Thus, IL-10 may be of therapeutic benefit in the treatment of systemic inflammation (SIRS) during clinical sepsis.

Literatur

1. Lowry SF (1993) Cytokine mediators of immunity and inflammation. Arch Surg 128:1235–1241
2. Ertel W, Trentz O (1994) Polytrauma und Multiorgan-Dysfunktionssyndrom (MODS). Definitionen – Pathophysiologie – Therapie. Zentralbl Chir 119:159–167
3. Karres I, Ertel W, Kremer JP, Kenney J, Schildberg FW (1994) Die Endotoxin-induzierte Synthese und Sekretion von Interleukin-1β und Interleukin-6 in humanem Vollblut erfolgt unabhängig von Tumor-Nekrosefaktor-α. In: Chirurgisches Forum 1994 f. experim. u. klinische Forschung, Trede/Seifert/Hartel (Hrsg.), Springer Verlag Berlin Heidelberg, 243–246
4. Gérard C, Bruyns C, Marchant A, Abramowicz D, Vandenabeele P, Delvaux A, Fiers W, Goldman M, Velu T (1993) Interleukin 10 reduces the release of tumor necrosis factor and prevents lethality in experimental endotoxemia. J Exp Med 177:547–550
5. Bean AG, Feiberg RA, Andrade S, Menon S, Zlotnik A (1993) Interleukin 10 protects mice against staphylococcal enterotoxin B-induced lethal shock. Infect Immun 61:4937–4939

Priv.-Doz. Dr. med. W. Ertel, Klinik für Unfallchirurgie, Departement Chirurgie, Universitätsspital Zürich, Rämistr. 100, CH-8091 Zürich

Das pathogene Potential von Interleukin-6 und/oder dessen Rezeptor bei der Entwicklung septischer Komplikationen nach Verbrennungstrauma

The pathogenetic potential of interleukin-6 and/or of its receptor in the development of postburn sepsis

N. Pallua, C. de Buhr und A. Berger

Klinik für Plastische, Hand- und Wiederherstellungschirurgie
der Medizinischen Hochschule Hannover, Direktor: Prof. Dr. A. Berger

Einleitung

Die Fortschritte bei der Behandlung des Verbrennungsschocks haben dazu geführt, daß die Sepsis zur häufigsten Todesursache nach Verbrennungstrauma wurde. Bei 50% aller Schwerverbrannten kommt es zu septischen Verläufen [2] mit einer Letalität von 35,0–76,9% [1, 2, 4]. Dabei geht die Pseudomonas-aeruginosa (Ps. aerug.)-Sepsis mit der höchsten Letalitätsrate einher [4].

Anstoß für die vorliegende tierexperimentelle Arbeit waren die Ergebnisse einer eigenen, kontrolliert prospektiven klinischen Studie an 27 Verbrennungspatienten. Hierin wies der Interleukin (IL)-6 Plasmaspiegel von allen untersuchten immunologischen Parametern die beste quantitative und zeitliche Korrelation zum Auftreten der posttraumatischen Sepsis auf.

In einem murinen Modell sollte die Frage untersucht werden, ob erhöhte IL-6-Konzentrationen lediglich Marker eines Entzündungsgeschehens sind, ober ob IL-6 bzw. dessen Rezeptor (IL-6 R) auch selbst über ein entzündungsauslösendes und letales Potential verfügen.

Methodik

Dem Versuchsaufbau lag die Hypothese eines in zwei Phasen ablaufenden Pathomechanismus der posttraumatischen Sepsis zugrunde.

Bei 9 bis 11 Wochen alten, männlichen C 57 BL/6J Mäusen wurde der Phase-I-Stimulus durch ein standardisiertes Verbrennungstrauma von 20% Körperoberfläche (KOF) in Ketamin-Rompun-Narkose ausgelöst. Als Phase-II-Stimulus wurde den „geprimten" Mäusen nach 48 Stunden (Std.) Lipopolysaccharid (LPS) von Ps. aerug. (Fa. SIGMA) in einer Dosierung von 80 µg/Tier i.p. verabreicht. In 6 Versuchsserien wurden IL-6 und IL-6 R durch i.v.-Gabe von murinen Anti-IL-6 monoklonalen Antikörpern (mAk) und/oder Anti-IL-6 R mAk auf ihr pathogenes Potential untersucht. Diese mAk wurden einzeln bzw. kombiniert jeweils *vor* und *nach*

Chirurgisches Forum 1995
f. experim. u. klinische Forschung
Hierholzer/Seifert/Hartel (Hrsg.)
© Springer-Verlag Berlin Heidelberg 1995

480

Tabelle 1. Versuchsanordnung im Überblick

Serie	Prüfsubstanz	Versuchsaufbau
I	Anti-IL-6 mAk	Verbrennung (V.) + Anti-IL-6 mAk + LPS
II		V. + LPS + Anti-IL-6 mAk
III	Anti-IL-6 R mAk	V. + Anti-IL-6 R mAk + LPS
IV		V. + LPS + Anti-IL-6 R mAk
V	Anti-IL-6 mAk +	V. + Anti-IL-6- + Anti-IL-6 R mAk + LPS
VI	Anti-IL-6 R mAk	V. + LPS + Anti-IL-6- + Anti-IL-6 R mAk

Endotoxin-Gabe verabreicht (Tab. 1). Dabei wurden die Ak in folgenden Dosierungen i.v. verabreicht: Der Anti-IL-6 mAk (Fa. ENDOGEN) in Serie I und II: 10 µg/Tier, der Anti-IL-6 R mAk (GENZYME) in Serie III und IV: 5 µg/Tier. In Serie V und VI erfolgte die kombiniert zeitversetzte (18 Std.) i.v. Gabe der beiden mAk jeweils in halber Dosierung (Anti-IL-6 mAk: 5 µg/Tier, Anti-IL-6 R mAk: 2,5 µg/Tier). Um die entzündlichen Veränderungen zu objektivieren, wurden während des 14tägigen Nachbeobachtungszeitraumes neben den Leukozyten als klassischen Teilnehmern einer zellulären Entzündungsreaktion auch die Thrombozyten untersucht. Zu genau festgelegten Zeitpunkten wurden außerdem die Zytokine IL-6, Tumor Nekrose Faktor-α (TNF-α) und Interferon-γ (IFN-γ) kontrolliert. Zur Erfassung von Frühveränderungen wurden innerhalb der ersten 8 Stunden nach Endotoxingabe, welche 48 Std. nach standardisiertem Verbrennungstrauma erfolgte, engmaschige Blutanalysen angesetzt (Stunde: 48,5, 49; 50; 52 und 56). Verlaufskontrollen wurden zur Stunde 72 und 336 durchgeführt. Pro Kontrollzeitpunkt wurden in den einzelnen Serien je 15 Tieren durch retrobulbäre Punktion Blut entnommen. Die Serumspiegel der Zytokine wurden mit ELISA-Tests (Fa. DIANOVA) bestimmt.

Die Ergebnisse der mit mAk-behandelten Mäuse wurden mit denen der unbehandelten Verbrennungs-Endotoxin-Serie als Kontrollgruppe verglichen.

Ergebnisse

In der vorliegenden Studie konnte dem IL-6 nur ein mäßiggradiges entzündungsauslösendes Potential bei der Entwicklung der posttraumatischen Sepsis beigemessen werden:

Der *vor* Endotoxingabe i.v. verabreichte Anti-IL-6 mAk (Serie I) führte zu einem leicht verzögerten Auftreten sowie zu einer geringgradigen Abschwächung der systemischen Entzündungsreaktion des brandverletzten Organismus nach Triggerreiz mit LPS von Ps. aeruginosa. Eine Erklärung für diese eingeschränkte protektive Wirkung des Anti-IL-6 mAk kann mit der von Van Bladel [10] publizierten *in vitro* Studie gegeben werden. Dabei stellte er fest, daß IL-6 die

Bindung von TNF-α auf Zielzellen durch Vermehrung der TNF-Rezeptorzahl erhöht. Den IL-6-Effekt auf die pathogenen TNF-α-Wirkungen begründete er durch eine vermehrte TNF R-Aktivität auf Zielzellen. Da der Anti-IL-6 mAk keine Änderung der TNF-Rezeptorbindung bewirkt, wird daraus der limitierte Schutz dieser Ak verständlich.

Die i.v. Applikation des Anti-IL-6 mAk *nach* Endotoxingabe (Serie II) führte ebenfalls nur zu einem geringgradigen Schutz vor der posttraumatischen systemischen Entzündungsreaktion. Während der ersten acht Stunden kam es in Serie II zu einem signifikant geringeren Anstieg des IL-6-Serumspiegels gegenüber der unbehandelten Kontrollserie, wobei der IL-6-Spitzenwert 25fach unter dem der unbehandelten lag. Weder der *vor* (I) noch der *nach* (II) LPS-Gabe verabreichte Anti-IL-6 mAk führte zu einer signifikanten Veränderung des TNF-α- und IFN-γ-Serumspiegels im Vergleich zur unbehandelten Serie.

Die Verabreichung von Anti-IL-6 R mAk führte ebenfalls weder *vor* (Serie III) noch *nach* Endotoxingabe (Serie IV) zu einer signifikanten Abschwächung der systemischen Entzündungsreaktion nach Verbrennungstrauma. Somit weist der IL-6 R bei der posttraumatischen Sepsis kein direktes inflammatorisches Potential auf. Durch Verabreichung des Anti-IL-6 R mAk wurden die löslichen IL-6 R im Serum gebunden. Da die löslichen IL-6 R durch den Ak blockiert waren und so keine Bindung mit dem IL-6 eingehen konnten, welches im Rahmen der posttraumatischen Sepsis überschießend produziert wurde, resultierten in beiden mit Anti-IL-6 R mAk behandelten Serien (III und IV) temporär stark erhöhte IL-6-Spiegel. Die in Serie III während der ersten 24 Std. nach LPS-Gabe im Vergleich zur Kontrollserie signifikant erhöhten TNF-α-Spiegel können auf die Hemmung von IL-6-Funktionen durch den Anti-IL-6 R mAk zurückgeführt werden [7].

Die kombiniert zeitversetzte Verabreichung des Anti-IL-6- und Anti-IL-6 R mAk führte sowohl *vor* (Serie V) als auch besonders *nach* Endotoxingabe (Serie VI) zu einer deutlichen Abschwächung der systemischen Entzündungsreaktion nach Verbrennungstrauma. Das entzündungsauslösende Potential von IL-6 erwies sich somit als Funktion dieses Zytokins *und* dessen Rezeptors. Bei der Planung des Versuchs wurde die zeitversetzte Applikation des Anti-IL-6- und Anti-IL-6 R mAk gewählt, um Verfälschungen der Ergebnisse durch Kreuzreaktionen der Ak zu vermeiden. Zwischen IL-6 und dessen löslichem Rezeptor (sIL-6 R) besteht ein Synergismus [5, 8, 9]. sIL-6 R vermitteln durch Bindung von IL-6 in Wechselwirkung mit membrangebundenen gp 130 die IL-6-Signale [9]. Die Wirkung von IL-6 wird durch die Komplexbildung von IL-6/sIL-6 R somit verstärkt.

Die *Gesamtletalität* der Versuchstiere wurde in allen Serien in der Langzeitgruppe (336 Std.) untersucht und mit der Kontrollserie verglichen, in welcher sie 65,0% betrug. Bei den *vor* LPS-Gabe mit den entsprechenden Ak behandelten Tieren betrug die Gesamtletalität in Serie I 30,0%, in Serie III 60,0% und in Serie V 50,0%. Zwischen der 48. Stunde, in der das Endotoxin gegeben wurde, und dem Versuchsende zur 336. Stunde verstarben in Serie I und V je 6 (30,0%) und in Serie III 7 (35%) der Tiere. Eine signifikante Senkung der Letalitätsrate wurde in den Serien mit Verabreichung der mAk *nach* Endotoxingabe erreicht: Bei Anti-IL-6 mAk (II) auf 15,0% (p < 0,05), bei Anti-IL-6 R mAk (IV) auf 5,0% (p < 0,001) und bei kombinierter Verabreichung der beiden Ak (VI) auf 15,0% (p < 0,01, Mann-Whitney U-Test).

In einem murinen Endotoxin-Schockmodell konnte Libert [3] 1991 nach Gabe von rIL-6 keine erhöhte Letalitätsrate nachweisen. Shalaby [6] fand nach Stimulation mit LPS bzw. TNF-α und IL-1 zwar einen direkten Zusammenhang zwischen den hohen IL-6-Serumspiegeln und der Letalitätsrate bei septischem Schock, jedoch empfahl er das letale Potential von IL-6 durch Gabe eines Anti-IL-6-mAk abzuklären.

Aus den Ergebnissen der hier vorgestellten Studie ergibt sich die Schlußfolgerung, daß das entzündungsauslösende und das letale Potential von IL-6 nicht identisch sind. Der IL-6/IL-6 R-Komplex weist ein stärkeres inflammatorisches Potential auf als das Zytokin oder dessen Rezeptor allein. IL-6 und IL-6 R haben jedoch ein starkes letales Potential.

Zusammenfassung

An männlichen C57 BL/6 J Mäusen wurde durch Gabe von Anti-IL-6- und Anti-IL-6 R mAk die Frage untersucht, ob erhöhte IL-6-Serumspiegel bei septischen Komplikationen nach Verbrennungstrauma lediglich Marker einer systemischen Entzündungsreaktion sind, oder ob IL-6 und/oder IL-6 R auch selbst über ein entzündungsauslösendes oder letales Potential verfügen.

Es konnte gezeigt werden, daß das inflammatorische und das letale Potential von IL-6 und/oder IL-6 R nicht identisch ist. Insgesamt wies der IL-6/IL-6 R-Komplex ein stärkeres Entzündungspotential auf als das nur mäßiggradig inflammatorisch aktive IL-6 und der nur geringgradig entzündungsauslösende IL-6 R. Die Letalitätsrate sank in allen mit mAk behandelten Serien im Vergleich zur unbehandelten Nullgruppe, wo sie 65,0% betrug. Eine signifikante Verminderung der Letalität wurde in den Serien mit Verabreichung der mAk *nach* Endotoxingabe festgestellt: Bei Anti-IL-6 mAk auf 15,0% (p < 0,05), bei Anti-IL-6 R mAk auf 5,0% (p < 0,001) und bei der kombinierten Applikation dieser beiden mAk auf 15,0% (p < 0,01).

Summary

After administration of anti-IL-6- and anti-IL-6 R monoclonal antibodies (mAb) it was investigated in male C57 BL/6 J mice if raised interleukin (IL)-6-levels in postburn sepsis are only a marker of systemic inflammatory response or if IL-6 and/or IL-6 R triggers by itself an inflammation or if it has a lethal potential.

It could be proven that the inflammatory and lethal potential of IL-6 and/or IL-6 R is not identical. Altogether it was shown that the IL-6/IL-6 R-complex possess a stronger inflammatory potential than the only moderate inflammatory active IL-6 and the only poor active IL-6 R. The lethality rate fall in every group treated with mAb in comparison to the untreated control group in which lethality was 65%. A significant reduction of lethality was seen in the groups, in which the mAb were administrated *after* the application of endotoxin: by anti-IL-6 mAb administration to 15% (p < 0,05), by anti-IL-6 R mAb administration to 5,0% (p < 0,001) and by combined application of both of these mAb to 15,0% (p < 0,01).

Literatur

1. Araneo BA, Shelby J, Li G-Z, Ku W, Daynes RA (1993) Administration of dehydroepiand-rosterone to burned mice preserves normal immunologic competence. Arch Surg 128:318–325
2. Baker CC, Trunkey DD, Baker WJ (1980) A simple method of predicting severe sepsis in burn patients. Am J Surg 139:513
3. Libert C, Van Bladel S, Brouckaert P, Fiers W (1991) The influence of modulating substances on tumor necrosis factor and interleukin-6 levels after injection of murine tumor necrosis factor or lipopolysaccharide in mice. J Immunother 10:227–235
4. McManus AT, Mason ADJ, McManus WF, Pruitt BAJ (1985) Twenty-five year review of Pseudomonas aeruginosa bacteremia in a burn center. Eur J Clin Microbiol 4(2):219–223
5. Müllberg J, Schooltink H, Stoyan T, Günther M, Graeve L, Buse G, Mackiewicz A, Heinrich PC, Rose-John S (1993) The soluble interleukin-6 receptor is generated by shedding. Eur J Immunol 23:473–498
6. Shalaby MR, Waage A, Aarden L, Espevik T (1989) Endotoxin, tumor necrosis factor-alpha and interleukin 1 induce interleukin 6 production in vivo. Clin Immunol Immunopathol 53:488–498
7. Suzuki H, Yasukawa K, Saito T, Anzai M, Goitsuka R, Hasegawa A, Ohsugi Y, Taga T, Kishimoto T (1991) Anti-murine IL-6 receptor antibody inhibits IL-6 effects in vivo. Immunol Lett 30:17–21
8. Suzuki H, Yasukawa K, Saito T, Narazaki M, Hasegawa A, Taga T, Kishimoto T (1993) Serum soluble interleukin-6 receptor in MRL/Ipr mice is elevated with age and mediates the interleukin-6 signal. Eur J Immunol 23:1078–1082
9. Taga T, Hibi M, Hirata Y, Yamasaki K, Yasukawa K, Matsuda T, Hirano T, Kishimoto T (1989) Interleukin-6 triggers the association of its receptor with a possible signal transducer, gp130. Cell 58:573–581
10. Van Bladel S, Libert C, Fiers W (1991) Interleukin-6 enhances the expression of tumor necrosis factor receptors on hepatoma cells and hepatocytes. Cytokine 3:149–154

PD Dr. Dr. med. N. Pallua, Klinik für Plastische, Hand- und Wiederherstellungschirurgie, Medizinische Hochschule Hannover, Podbielskistraße 380, D-30659 Hannover

Quantitative Untersuchungen zur transmuralen Passage von Endotoxin aus dem Intestinaltrakt in das Blut unter physiologischen und pathologischen Bedingungen

Quantitative experiments on transmural passage of intestinal endotoxins into blood under physiologic and pathologic conditions

D. Nitsche, C. Schulze und S. Oesser

Chirurgische Forschung, Universitätsklinik, Michaelis-Str. 5, D-24105 Kiel

Einleitung

Das Risikopotential der im Intestinaltrakt vorkommenden großen Mengen an gram-negativen Bakterien und deren Endotoxine hat inzwischen zunehmende Beachtung gefunden. Im Mittelpunkt der Untersuchungen standen bisher besonders die Translokation der Bakterien aus dem Intestinaltrakt, wogegen die transmurale Passage freier intestinaler Endotoxine bislang weitaus weniger gut untersucht wurde. Die vorliegende Studie soll zur Klärung der Frage beitragen, in welchem Ausmaß klinisch relevante pathogenetische Faktoren zu einer Endotoxinämie intestinalen Ursprungs führen können. Hierzu wurde im Tiermodell einerseits der intestinale Endotoxinpool erhöht, andererseits wurden Mikrozirkulationsstörungen der Darm-Mukosa induziert und außerdem die Clearance-Funktion des RES herabgesetzt.

Material und Methoden

Bei Wistar Ratten (300–340 g) wurde unter Ketamin-Narkose eine Sonde bis in das Duodenum vorgeschoben. Zur kontinuierlichen Erfassung des arteriellen Mittel drucks (m.a.p.) während des gesamten Versuchszeitraumes von 5 Std. wurde die a. carotis punktiert und ein Katheter eingelegt. In 60 min Intervallen wurden zur Bestimmung der Endotoxinaktivität im Plasma mit dem LAL-Test [1] jeweils 0,6 ml Blut aus der v. jugularis entnommen. Die Verteilung der Tiere auf die verschiedenen Gruppen erfolgte durch Randomisierung. In den Gruppen (C, D) und (E) wurde den Ratten E. coli ($2,5 \cdot 10^{11}$ cfu/kg) und im Anschluß daran ein nicht resorbierbares Antibiotikum über die Sonde verabreicht, wobei ein Gemisch (*NEBACETIN*®) aus Neomycinsulfat (32 500 I.E./kg) und Bacitracin (2500 I.E./kg) verwendet wurde. Die Tiere der Kontrollgruppen (A, B) erhielten stattdessen ausschließlich 0,9% NaCl-Lsg. über die Duodenalsonde. In den Gruppen (B) und (D) wurde 30 min nach Versuchsbeginn durch fraktionierte Entnahme von insgesamt ca. 30% des Blutvolumens innerhalb von 15 min der Blutdruck der Tiere auf ein Niveau von

Chirurgisches Forum 1995
f. experim. u. klinische Forschung
Hierholzer/Seifert/Hartel (Hrsg.)
© Springer-Verlag Berlin Heidelberg 1995

50–55 mm Hg gesenkt und über die gesamte Versuchsdauer (5 Std.) auf diesem Niveau gehalten. Die Tiere der Gruppe (E) wurden zur Reduzierung der RES-Funktion 2 Std. vor Versuchsbeginn mit Carrageenan (80 mg/kg i.p.) vorbehandelt.

Ergebnisse

Nach Applikation von E. coli und Neomycin/Bacitracin (Gruppe C) stieg die Endotoxinaktivität im Plasma bereits nach 1 Std. deutlich an und unterschied sich am Versuchsende ($32,8 \pm 12,5$ EU/dl) signifikant ($p < 0,01$) von der Kontrollgruppe (A) ($15,2 \pm 5,4$ EU/dl). Bei den Tieren der Schockgruppe (B) konnte bereits ca. 30 min nach Induktion des hämorrhagischen Schock eine erhöhte Endotoxininaktivität im Plasma gefunden werden, die sich bei Versuchsende (5 Std.) von der Kontrollgruppe (A) signifikant ($p < 0,05$) unterschied (vgl. Tab. 1). Die Tiere, bei denen vor Induktion eines hämorrhagischen Schocks zusätzlich der intestinale Endotoxin-Pool durch Applikation von Bakterien und Antibiotikum erhöhte wurde (Gruppe D) zeigten den stärksten Anstieg der Endotoxinaktivität im Plasma. Die Unterschiede zu den Kontrollgruppen waren, bereits 30 min nach Induktion des Schock beginnend,

Tabelle 1. Verlauf der Endotoxinaktivität (Mittelwert und S.D.) im Plasma bei Störung der intestinalen Barriere

Zeit [h]	0	1	2	3	4	5
Gruppe	Endotoxinaktivität im Plasma [EU/dl]					
A (n = 10)	$4,2 \pm 3,2$	$10,7 \pm 4,2$	$13,6 \pm 3,6$	$14,6 \pm 4,7$	$14,8 \pm 6,0$	$15,3 \pm 5,4$
B (n = 9)	$3,5 \pm 2,6$	$22,1 \pm 10,8$	$18,5 \pm 8,1$	$25,8 \pm 12,9$	$31,1 \pm 9,1$	$28,2 \pm 9,9$
C (n = 13)	$2,9 \pm 2,0$	$15,8 \pm 9,7$	$21,6 \pm 12,2$	$27,2 \pm 15,7$	$28,1 \pm 10,1$	$32,8 \pm 12,5$
D (n = 10)	$2,8 \pm 2,7$	$34,7 \pm 18,2$	$53,7 \pm 19,6$	$64,2 \pm 24,4$	$79,4 \pm 24,5$	$90,0 \pm 26,1$
E (n = 6)	$2,6 \pm 2,4$	$31,3 \pm 10,0$	$43,5 \pm 15,5$	$50,2 \pm 16,9$	$41,9 \pm 17,2$	$36,2 \pm 16,1$

Gruppe (**A**) 0,9% NaCl-Lsg. p.o. (Kontrollgruppe); Gruppe (**B**) Schock, 0,95 NaCl-Lsg. p.o. (Schock-Kontrollgruppe); Gruppe (**C**) E. coli ($2,5 \cdot 10^{11}$/kg) p.o., Neomycin 32 500 IE/kg/ Bacitracin 2 500 I.E./kg p.o.; Gruppe (**D**) Schock, ($2,5 \cdot 10^{11}$/kg) p.o., Neomycin 32 500 IE/kg/ Bacitracin 2 500 I.E./kg p.o., Gruppe (**E**) Applikation von Carrageenan (80 mg/kg) i.p. 2 Std. vor Versuchsbeginn, E. coli ($2,5 \cdot 10^{11}$/kg) p.o., Neomycin 32 500 I.E./kg/Bacitracin 2 500 I.E./kg p.o.

bis zum Versuchsende hochsignifikant (p < 0,001). Bei den Tieren, die vor p.o.-Gabe von Bakterien und Antibiotikum zusätzlich noch Carrageenan erhalten hatten (E), erreichte die Endotoxinaktivität bei normalen Kreislaufverhältnissen bereits 3 Std. nach Versuchsbeginn den höchsten Wert (50,2 ± 16,9 EU/dl) und war zu diesem Zeitpunkt signifikant (p < 0,05) höher als bei den Tieren (Gruppe D) die zwar E. coli und Neomycin/Bacitracin jedoch kein Carrageenan erhalten hatten.

Diskussion

Sowohl die drastische Erhöhung des intestinalen Endotoxinpools als auch eine Schädigung der Darmmukosa durch Mikrozirkulationsstörungen, aber auch eine Einschränkung der RES-Clearance können zu einer signifikanten Erhöhung von Endotoxinen im peripheren Blut führen, die aus dem Intestinaltrakt stammen. Die experimentellen Ergebnisse bestätigen die Bedeutung des Intestinaltraktes als Endotoxinreservoir [2, 3] und zeigen auch die Komplexität der Schutzmechanismen, die einen Übertritt der intestinalen Endotoxine in das Blut verhindern soll. Die *„Darmbarriere"* kann durch eine Veränderung luminaler, mukosaler und der Mukosa nachgeschalteter Schutzfaktoren beeinträchtigt werden. Das Zusammenwirken dieser Faktoren kann hierbei zu einer wesentlich stärkeren Zunahme der Endotoxinaktivität im Plasma führen, als sie bei dem alleinigen Auftreten eines dieser Faktoren zu erwarten ist. Die Beobachtung, daß es auch bei intakter Darm-Mukosa durch eine Erhöhung des intestinalen Endotoxin-Pool zu einer transmuralen Passage von Endotoxin kommen kann zeigt, daß eine morphologisch orientierte Definition der *„intestinalen Barriere"* gegen Endotoxine nicht möglich ist. Unter diesem Begriff ist vielmehr eine komplexe funktionelle Einheit zu verstehen, zu deren Erhaltung verschiedene Faktoren beitragen, wozu die intestinale Mikroflora und damit auch der intestinale Endotoxin-Pool, die Schleimhautintegrität und die nachgeschalteten Clearance-Mechanismen gehören. Die geringe Latenz, die zwischen der Exposition gegenüber den verschiedenen Noxen und einem Ansteigen der im Blut meßbaren Endotoxinaktivität gefunden wird, deutet auf die Verletzlichkeit der unter physiologischen Bedingungen aufrechterhaltenen Barriere-Funktion hin. Das Risiko einer Schädigung des Organismus durch eine transmurale Passage von Endotoxin steigt dabei offensichtlich in überproportionaler Weise mit der Anzahl der schädigenden Faktoren. Daher besteht besonders bei Schock- und Traumapatienten durch das Auftreten von Mikrozirkulationsstörungen zusammen mit der durch die systemische antimikrobielle Therapie bedingten Veränderungen der intestinalen Mikroflora und der intestinalen Endotoxinmenge ein erhöhtes Risiko, daß sich ein Multiorganversagen durch einen verstärkten Übertritt von Endotoxin aus dem Intestinaltrakt entwickeln kann [4, 5]. Der permeabilitätssteigernde Effekt von systemisch wirksamem Endotoxin [4] läßt außerdem auch erwarten, daß die transmurale Passage von Endotoxin aus dem Darm zu einem sich selbst amplifizierenden Prozeß werden kann, wodurch der Intestinaltrakt auch bei Sepsispatienten zu einer sekundären Endotoxinquelle werden kann. Vor diesem Hintergrund erscheint besonders bei Risikopatienten aus den genannten Gruppen eine adjuvante Endotoxinreduktion im Intestinaltrakt wünschenswert.

Zusammenfassung

Im Tierexperiment konnte gezeigt werden, daß die intestinale Barriere gegen Endotoxin eine komplexe funktionelle Einheit aus intraluminalen- und Schleimhautfaktoren sowie nachgeschalteten Schutzmechanismen ist, deren Funktion durch verschiedene pathogenetische Faktoren sehr leicht gestört werden kann. Intestinale Endotoxine können auch dann im peripheren Blut eine klinisch relevante Aktivität erreichen, obwohl keine direkte Schädigung der Mukosa durch Mikrozirkulationsstörungen vorliegt. Die Schädigung von mehr als einem der verschiedenen Schutzfaktoren führt zu einer sehr starken Erhöhung der intestinalen Endotoxine im peripheren Blut. Die experimentellen Ergebnisse bestätigen die Bedeutung des Intestinaltraktes für die Entwicklung einer Endotoxinämie bei Risikopatienten und verdeutlichen, daß bei diesen Patienten auch eine Reduzierung des intestinalen Endotoxin-Pool durchgeführt werden sollte.

Summary

It was demonstrated in animal experiments that the intestinal endotoxin barrier is an intricate functional complex comprising intraluminal and mucosal factors as well as reactive protection mechanisms, the function of which is easily disrupted by various pathogenetic factors. Intestinal endotoxins in peripheral blood may be clinically relevant even when there is no direct mucosal damage from microcirculatory dysfunction. Disruption of more than one of the various protective factors results in a sharp increase in intestinal endotoxins in peripheral blood. The experimental results confirm the significance of the intestinal tract in development of endotoxemia in critically ill patients and demonstrate the necessity of reducing the intestinal endotoxin pool in such patients.

Literatur

1. Nitsche D, Kriewitz M, Rossberg A, Hamelmann H (1987) The quantitative determination of endotoxin in plasma samples of septic patients with the peritonitis using the chromogenic substrate and its correlation with the clinical course of peritonitis. In: Watson SW, Levin J, Novitsky J (eds) Detection of bacterial endotoxin with Limulus amoebocyte lysate test. Alan R. Liss, New York pp 417–429
2. Sori AJ, Rush BF, Lysz TW, Smith S, Machiedo GW (1988) The gut as source of sepsis after hemorrhagic shock. Am J Surg 155:187–192
3. Saadia R, Schein M, MacFarlane C, Boffard KG (1990) Gut barrier function and the surgeon. Br J Surg 77:487–492
4. Meakins JL, Marshall JC (1986) The gastrointestinal tract: the "motor" of MOF. Arch Surg 121:197–201
5. Deitch WJ, Ma L (1989) Endotoxin-induced bacterial translocation: a study of mechanisms. Surgery 106:292–300

H₁-Antagonismus in der hypodynamen Sepsis – eine randomisierte, kontrollierte Studie am Schwein

H₁-Antagonism in porcine hypodynamic sepsis – a randomized controlled trial

S. Dimmeler[1], C.K. Kum[2], C. Troost[1], M. Auweiler[1], A. Lechleuthner[2] und E. Neugebauer[1]

[1] Biochemische und Experimentelle Abteilung und
[2] Chirurgische Klinik II. Lehrstuhl für Chirurgie, Universität zu Köln, Ostmerheimerstr. 200, 51109 Köln

Einleitung

Der septische/endotoxische Schock ist ein dynamischer Vorgang, der durch zwei Phasen beschrieben werden kann: die hyperdyname Phase und die hypodyname Phase. Die frühe hyperdyname Phase ist charakterisiert durch einen leichten Abfall des arteriellen Blutdrucks, kombiniert mit einem leichten Anstieg des Cardiac Output (CO), einer Tachykardie und einem erniedrigten systemischen vaskulären Widerstand (SVR). Diese Phase geht im weiteren Schockverlauf in eine hypodyname Phase mit erniedrigtem CO und einem weiterem Abfall des Blutdruckes über [1]. Das biogene Amin Histamin ist an der Pathophysiologie der hyperdynamen Phase über eine Stimulierung von H₁-Rezeptoren beteiligt [2]. Der H₁-Rezeptor-Antagonist Dimethinden verbesserte die cardiovaskuläre und pulmonale Funktion in der hyperdynamen Phase im Schweinemodell und verhinderte außerdem einen Anstieg des Laktats und des Base Excess, als Maß für die metabolische Azidose [3, 4]. Ziel dieser Studie war nun, zu untersuchen, welchen Einfluß Histamin über die H₁-Rezeptorstimulation in der hypodynamen Phase hat. Dabei interessierte vor allem der Effekt des H₁-Rezeptor-Antagonisten auf die Gewebeoxygenierung und Mikrozirkulation.

Methodik

Schweine (Deutsches Hausschwein, männlich, 18–26 kg) wurden nach einer Prämedikation mit Dehydrobenzperidon (5 mg), Atropin (0,25 mg) und Ketanest (250 mg) analgosediert (0,5 mg/h Fentanyl, 10 mg/h Brevimytal, 10 mg/kg Dormicum) und nach einer Tracheotomie und Intubation mit 10 mg/h Pancuronium relaxiert und in 3 Gruppen (n = 6/Gruppe) randomisiert. Um die postoperative Endotoxinaemie zu simulieren wurde zunächst eine Laparatomie durchgeführt; danach folgte eine 30 minütige „Steady State Phase". Mit einer kontinuierlichen i. v. Infusion von Endotoxin (Lipopolysaccharid (LPS); 5 µg/kg KG/h) wurde dann der

Chirurgisches Forum 1995
f. experim. u. klinische Forschung
Hierholzer/Seifert/Hartel (Hrsg.)

endotoxische Schock induziert. Gruppe I (Prophylaxe) wurde 15 min vor LPS-Infusion mit dem H1-Antagonisten Dimethinden (2 mg/kg KG i. v.) behandelt, Gruppe II erhielt dieselbe Menge an Dimethinden 45 min nach Start der Endotoxin-Infusion, während Gruppe III als Kontrollgruppe nur Endotoxin und NaCl anstelle des H_1-Antagonisten erhielten. Die Tiere wurden mit einem kompletten Intensivmonitoring inklusive Rechtsherzkatheter überwacht. Der pH-Wert der gastrointestinalen Mucosa (pHi) wurde mit Hilfe eines tonometrischen Katheters (Fa. Tonometrics®, Worcester, USA) bestimmt. Der pHi-Wert wurde durch folgende Formel berechnet: $pHi = 6,1 + \log ([HCO_3]_{art} / pCO_{2\,Tonometer} \times 0,03)$ [5]. Die statistische Auswertung des Verlaufs erfolgte mit der ANOVA-Statistik unter Berücksichtigung der Mehrfachtestung (LSD-Test). Die Unterschiede zwischen den Gruppen wurden mit dem Mann-Whitney-U-Test berechnet. Alle Werte wurden als Mittelwerte $\pm$ SEM angegeben. Als signifikant wurden p-Werte unter 0,05 bezeichnet.

Ergebnisse

Hämodynamik und Lungenfunktion

Nach einem operativen Trauma (Laparatomie) und folgender Endotoxininfusion waren die Tiere nach einer kurzen hyperdynamen Phase bereits 120 min nach Start der Endotoxininfusion in der hypodynamen Phase. Dies zeigte sich in einer signifikanten Erniedrigung des CO nach 180 min auf $60 \pm 11\%$ des Ausgangswertes und des linksventrikulären Schlagarbeitsindex (LVSWI) von $31 \pm 4,5\,g \times m/m^2$ in der Steady State Phase auf $9,7 \pm 2,3\,g \times m/m^2$ nach 210 min. In der mit dem H_1-Antagonisten Dimethinden vorbehandelten Gruppe waren keine signifikanten Veränderungen des CO und des LVSWI zur Steady-State Phase zu beobachten. Außerdem wurde der Abfall des MAP von einem Ausgangswert von $101 \pm 4,5\,mm\,Hg$ auf $65,8 \pm 10\,mm\,Hg$ 240 min nach Endotoxin in der Kontrollgruppe durch den H_1-Antagonisten verhindert. So war in der mit Dimethinden vorbehandelten Gruppe der

Tabelle 1. Schematische Zusammenfassung der wesentlichen cardiovasculären und metabolischen Veränderungen im hypodynamen endotoxischen Schock und der Beeinflussung durch den H_1-Antagonisten Dimethinden

Gruppen (n = 6 Tiere/Gruppe)	MAP	HF	CO	LVSW	pHi	Laktat	BE
I. LPS + H_1-Antagonist (Prophylaxe, −15 min)	0	↑	0	0	0	↑	↓
II. LPS + H_1-Antagonist (Therapie, 45 min)	↓↓	↑	↓↓	↓	↓	↑↑	↓↓
III. LPS + NaCl	↓↓	↑	↓↓	↓	↓	↑↑	↓↓

HF: Herzfrequenz, BE: Base Excess; weitere Abkürzungen siehe Text.
0: keine Änderung; ↑ bzw. ↓: leichter Anstieg bzw. Abfall; ↑↑ bzw. ↓↓: starker Anstieg bzw. Abfall im Vergleich zu den Basalwerten vor Endotoxininfusion.

MAP nach 240 min mit $99\pm4,7$ mm Hg nicht signifikant unterschiedlich zum Ausgangswert. Die positiven Effekte des H_1-Antagonisten konnten jedoch nur gezeigt werden, wenn die Gabe prophylaktisch erfolgte. Die Infusion des H_1-Antagonisten zum Beginn der hypodynamen Phase (45 min nach Start der Endotoxinapplikation, Gruppe II) verbesserte weder die Herzfunktion noch den Blutdruckabfall (siehe Tabelle 1). Ein leichter Anstieg des systemischen vaskulären Widerstand (SVR) war in allen Gruppen zu beobachten. Der H_1-Antagonist hatte keinen Einfluß auf diesen Anstieg. Eine verschlechterte pulmonale Funktion äußerte sich in einem Anstieg des mittleren pulmonalarteriellen Druckes (MPAP) und des pulmonalen Widerstands (PVR). Im Gegensatz zu den Effekten im hyperdynamen Schock, wo der H_1-Antagonist den Anstieg des MPAP und des PVR verhinderte [2], wurde unter der hypodynamen Kreislaufsituation keine signifikante Verbesserung durch die Gabe des H_1-Antagonisten erreicht.

Mikrozirkulation

In der Kontrollgruppe wurde eine Erniedrigung des gastrointestinalen pH-Wertes von $7,45\pm0,32$ in der Steady-State-Phase auf $6,92\pm0,24$ nach 120 min gemessen. Dies zeigt eine Verschlechterung der Sauerstoffversorgung in der Mucosa und damit eine Mikrozirkulationsstörung an. Die Vorbehandlung mit dem H_1-Antagonisten konnte den Abfall des pHi vollständig aufheben (Gruppe I versus Gruppe III, $p = 0,02$). Diese Hemmung kann nicht durch einen potentiellen Histamin-vermittelten Abfall des pH-Wertes des Magens erklärt werden, da dieser über H_2-Rezeptoren vermittelt wird, und außerdem die Infusion des H_1-Antagonisten 45 min nach Start der LPS-Gabe keinerlei Einfluß auf den pHi-Wert hatte. Desweiteren wurde auch die metabolische Azidose durch Dimethinden vermindert. Dies äußerte sich in einem geringeren Abfall des Base Excess ($0,55\pm1,0$ in Gruppe I versus $-5,0\pm1,3$ in Gruppe III, $p = 0,009$; 180 min nach Endotoxin) und einem niedrigeren Laktat-Wert.

Zusammenfassung

Die Infusion des H_1-Antagonisten vor der Endotoxinaemie konnte die kardiale Funktion wesentlich verbessern. So wurde der durch Endotoxin hervorgerufene Abfall des Cardiac Outputs und des Linksventrikulären Schlagarbeitsindex durch den H_1-Antagonisten signifikant verhindert. Außerdem wurde der mittlere arterielle Druck (MAP) durch H_1-Antagonisten stabilisiert, während in der Gruppe die nur mit Endotoxin behandelt wurde der MAP drastisch abfiel. Im Gegensatz zu den Ergebnissen im hyperdynamen Schock wurde die Lungenfunktion durch H_1-Antagonisten in diesem Modell nicht verbessert. Die mucosale Oxygenierung, gemessen anhand des pH-Wertes der Mucosa (pHi) verschlechterte sich durch die Endotoxininfusion. Sowohl der Abfall des pHi als auch die Verschlechterung des Base Excess und der Anstieg der Laktat-Spiegel wurde durch die Behandlung mit dem H_1-Antagonisten verhindert. Dies läßt auf einen Einfluß des H_1-Antagonisten auf die Mikrozirkula-tion schließen. Um eine effektive Wirkung des H_1-Antagonisten zu erzielen, muß eine möglichst frühe Gabe erfolgen. Nach Eintritt der hypodynamen Schocksituation ist der H_1-Antagonist, wie viele andere Mediator-Antagonisten auch, ohne Wirkung.

Summary

Endotoxin-induced decrease of cardiac output in procine hypodynamic shock and the fall of left ventricular stroke work was significantly prevented by pretreatment with the H_1-antagonist dimethindene. Furthermore animals pretreated with the H_1-antagonist showed a stable mean arterial blood pressure (MAP), whereas the control endotoxin-treated group revealed a drastic reduction in MAP. Pulmonary function and systemic vascular resistance were not ameliorated by H_1-antagonist in hypodynamic shock. Gastrointestinal mucosal pH (pHi) which indicates oxygenation of the mucosa, was decreased by endotoxin-infusion. This parameter as well as base excess values and lactate levels were significantly improved by dimethindene-pretreatment. These results may indicate a beneficial effect of H_1-antagonist-pretreatment on endotoxin-induced deterioration of the microcirculation. Furthermore our results clearly demonstrated, that only pretreatment before endotoxemia but after a preceding trauma with H_1-antagonism is effective, since infusion of H_1-antagonist in hypodynamic shock 45 min after addition of endotoxin did not improve the cardiovascular system or the microcirculation.

Literatur

1. Neugebauer E, Dimmeler S, Lechleuthner A, Bouillon B (1994) Das Sepsis-Syndrom. Klinik der Gegenwart VIII, 3:1–33
2. Neugebauer E, Rixen D, Lorenz W (1993) Histamine in septic/endotoxic shock. In: Neugebauer E, Holaday JR (Hrsg) Handbooks of Mediators in Septic Shock. CRC-Press, Boca-Raton, pp. 51–126
3. Dimmeler S, Lechleuthner A, Troost K, Auweiler M, Neugebauer E (1994) H_1-Antagonism has beneficial effects on cardiovascular and pulmonary functions in porcine hyperdynamic shock. Shock 1 (Suppl): 77
4. Tarnoky K, Tutsek L, Nagy S (1994) The role of histamine in the increased cardiac output in hyperdynamic endotoxemia. Shock 1:153–157
5. Frey L, Pacheco AM (1993) Monitoring durch Messung des gastrointestinalen Mukosa-pH-Wertes (pHi). Infusionsther Transfusionsmed 20:248–252

Dr. rer. nat. S. Dimmeler, Biochem. Expt. Abteilung, II. Lehrstuhl für Chirurgie, Ostmerheimerstr. 200, D-51109 Köln

Verbesserte Effektivität von Amikacin im Fremdkörper-infektionsmodell bei lokaler Anwendung als lipidverkapselte, resorbierbare, lokal applizierte Depotform

Improved Efficacy of Amikacin as a Lipid Encapsulated, Biodegradable, Locally Applicable Slow Release Formulation in an Foreign Body Infection Model

A. Röhrborn[1] und J. F. Hansbrough[2]

[1] Heinrich-Heine-Universität Düsseldorf, Klinik für Allgemein- und Unfallchirurgie
[2] Department of Surgery, University of California, San Diego, USA

Einleitung

Moderne, systemisch angewandte Antibiotika stellen für die meisten Indikationen eine hochwirksame und einfach zu handhabende Therapieform dar. Auf Grund ihres Verteilungsmodus über den Blutweg ist ihre Anwendbarkeit jedoch bei unzureichender Blutzufuhr begrenzt (chronische Entzündungen, Narben, Durchblutungsstörungen). In besonderen Infektfällen wie Fremdkörperinfektionen können höhere Antibiotikaspiegel als durch systemische Gabe erreichbar Aussicht auf Sanierung bieten. Neben den bekannten Gentamycin imprägnierten Polymethyl-Methacrylat-Kettten, die besonders in der Traumatologie und Orthopädie als Infektbehandlung Verwendung finden, wurden andere Präparationen mit ähnlichen Eigenschaften in der Literatur beschrieben. Wir entwickelten in Modifikation einer von Kim et al. [1] beschriebenen Technik eine injizierbare und resorbierbare Form des Aminoglykosids Amikacin und überprüften ihre Wirksamkeit in einem Tiermodell einer Fremdkörperinfektion nach Christensen [2].

Material und Methoden

Amikacinsulfat wurde in einer Konzentration von 50 mg/ml mit 0,1 M HCl und 600 mM Sucrose als osmotischer Stabilisator mit einer Lipidlösung (1,56 mg/ml Diphosphatidylphosphoglycerol, 7,31 mg/ml Dioleylphosphatidylcholin, 5,8 mg/ml Cholesterol und 1,6 mg/ml Triolein in $CHCl_3$ emulgiert. Die resultierende Emulsion wurde dann wiederum in wäßriger Lösung (40 mM Lysin und 4% Glucose) emulgiert, wonach Partikel, die von Lipidmonolayern umgeben sind und die die primären Partikel in Chloroformlösung enthalten, resultierten. Unter Stickstoffstrom von 50 l/min wurde $CHCl_3$ verdampft. Die daraus resultierenden, in physiologischer NaCl-Lösung suspendierten Partikel haben im Median einen Durchmesser von 19 µm. Im Tierversuch wurden 1 cm × 1,6 mm messende Abschnitte von Teflon HPLC Schläuchen durch eine halbgeschlossene Troicartechnik in den Nacken von

Chirurgisches Forum 1995
f. experim. u. klinische Forschung
Hierholzer/Seifert/Hartel (Hrsg.)
© Springer-Verlag Berlin Heidelberg 1995

CF 1 Mäusen implantiert. Nach einem 3tägigen Intervall zum sicheren Verkleben des Implantationskanals wurden als Test- und Vergleichssubstanzen zur Behandlung einer Kontamination mit $0{,}75 \times 10^7$ *S. aureus*, ATCC Stamm 25923, wurden folgende Therapien überprüft:

Testgruppe: Depot-Amikacin (DA), 30 mg/kg KG, einmalige lokale Injektion (n = 20)

Kontrollgruppe 1 freies Amikacin (A), 30 mg/kg KG, einmalige lokale Injektion (n = 24)

Kontrollgruppe 2: A, 30 mg/kg KG, tägliche systemische Injektion über 7 Tage (n = 10)

Kontrollgruppe 3: A, 150 mg/kg KG, tägliche systemische Injektion über 7 Tage (n = 20)

Bei systemischer Gabe der Substanz wurde die Therapie 10 Minuten vor Kontamination des Fremdkörpers verabfolgt, um zum Zeitpunkt der Kontamination einen optimalen Gewebsspiegel zu erreichen. Bei lokaler Applikation wurde das Antibiotikum unmittelbar nach der Gabe der Bakterien injiziert.

10 Tage später wurden die Fremdkörper steril entnommen und für 7 Tage in Medium inkubiert. Getrübte Medien wurden als infiziert, klare als steril angesehen. Das die Fremdkörper umgebende Gewebe wurde steril excidiert, homogenisiert und nach Verdünnung auf Nährböden inkubiert. Nach 48 Stunden wurden die Kolonien gezählt. Zum Ausschluß eines Carry-over von Antibiotika in den Nährboden wurden stichprobenartig Gewebsproben von DA-behandelten und von unbehandelten Tieren mit 10^2 *S. aureus* infiziert und die Verdünnungen auf Nährböden kultiviert. Die statistische Auswertung erfolgte für diskrete Parameter mit dem Chi-Quadrat-Test, für kontinuierliche Parameter mit dem t-Test.

Ergebnisse

In 18 von 20 Fällen, in denen die Tiere mit DA behandelt worden waren, fanden sich sterile Fremdkörper. Im Gegensatz dazu waren nur 2 von 24 Fremdkörpern in der Kontrollgruppe 1 und kein einziger Fremdkörper in Kontrollgruppe 2 steril (p jeweils < 0,005). In Kontrollgruppe 3 blieben 12 von 20 Fremdkörpern nach der Inkubationszeit steril (p = 0,065 vs. Testgruppe). Die Keimkonzentration pro Gramm Gewebe betrug in der Testgruppe 190 ± 746, in Kontrollgruppe 1 $2 \times 10^6 \pm 3{,}26 \times 10^6$ (p = 0,0079 vs. Testgruppe) in Kontrollgruppe 2 $5{,}5 \times 10^5 \pm 5 \times 10^5$ (n. s.) und in Kontrollgruppe 3 $5{,}9 \times 10^5 \pm 2{,}23 \times 10^5$ (p = 0,07 vs. Testgruppe).

Bei der Prüfung auf in vitro Bakteriostase durch Carry-over von Rest-DA nach Abschluß des 10tägigen Versuchszeitraums, zeigte sich kein Unterschied im Bakterienwachstum zwischen Nährböden der Testgruppe (DA) und der unbehandelten Kontrollgruppe (kein Antibiotikum).

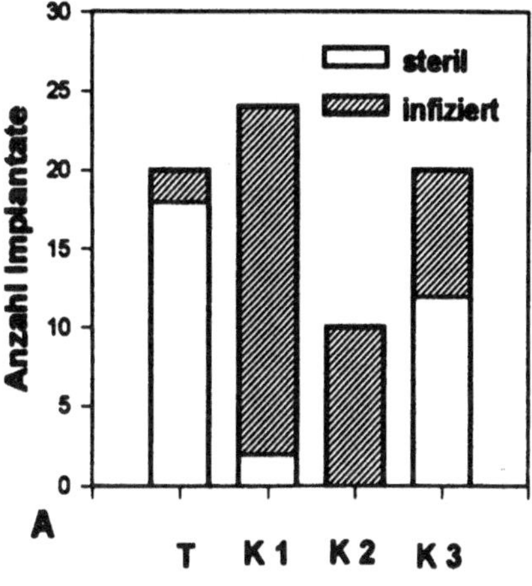
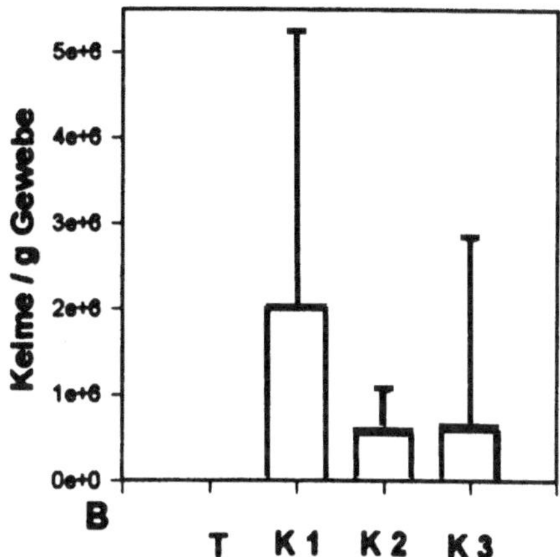

Abb. 1. Anzahl infizierter und steriler Fremdkörper (**A**) und Keimzahlen (**B**) im umgebenden Gewebe nach Kontamination und antibiotischer Behandlung in der Testgruppe (T) und in den Kontrollgruppen 1–3 (K1–K3)

Diskussion

Sowohl im klinischen Alltag als auch in experimentellen Untersuchungen gelten Infektionen von Fremdmaterialien als besonders therapieresistent. Somit kommt dem Problem der Infektprophylaxe und -therapie auch bei niedrigen primären Infektraten der verschiedenen Verfahren große Bedeutung zu. In einem Fremdkörperinfektionsmodell konnten wir eine Infektion der Implantate durch eine sehr hohe Inoculumkonzentration mit Hilfe der geprüften Antibiotikaformulierung verhindern. Diese Vorgehensweise wurde tierexperimentell mit üblichen Verfahren der perioperativen Infektprophylaxe verglichen. Die systemische Applikation eines Aminoglykosids 10 Minuten vor der Kontamination ist ein adäquates Intervall, um bei der Maus lokal maximale Gewebsspiegel zu gewährleisten. Die Behandlung erfolgte über 7 Tage um Einwänden über eine ausreichende Dauer der Prophylaxe zu begegnen. 30 mg/kg KG stellt das Doppelte der oberen Dosierungsgrenze von Amikacin beim Menschen dar. Während zahlreiche Literaturangaben auch für Kleintiere keine wesentlich höhere Dosierung vorschlagen, gelangt man unter Berücksichtigung des Verhältnisses Körperoberfläche/Gewicht zum etwa 12fachen der menschlichen Dosis [3]. Da diese Menge jedoch bereits 2/3 der publizierten LD_{50} für die intravenöse Gabe bei der Maus ausmacht [4], liegt die gewählte hohe Dosierung von 150 mg/kg/KG im oberen Bereich sinnvoller Dosierung.

Es konnte gezeigt werden, daß DA in einer Dosierung von nur 1/5 der Tagesdosis an freier Substanz und 1/35 der Gesamtdosis immer noch eine bessere Wirksamkeit mit 90 vs. 60% aufweist, die jedoch statistisch nicht ganz das Signifikanzniveau erreicht. Dies zeigt, daß das zu Grunde liegende Konzept einer hohen lokalen Dosis mit niedrigen systemischen Spiegeln die gestellten Erwartungen zu erfüllen vermag.

Durch höhere Dosierung von DA kann möglicherweise noch eine wesentlich bessere Wirksamkeit erwartet werden. Dabei kann unter Umständen sogar eine höhere Dosierung als Einzeldosis benutzt werden als bei systemischer Gabe von freier Substanz, da die Abgabe an das Gefäßsystem nur verzögert erfolgt. Relevante lokale Toxicität ist nach den bekannten Daten für Gentamycin PMMA-Ketten nicht zu erwarten. Unter diesen Umständen könnten die geprüfte Substanz bei Einsatz in der Humanmedizin eine wichtige Erweiterung des Spektrums antibakterieller Präparate zum Einsatz bei lokalisierten und mit systemischen Antibiotika nur schwer angehbaren Infekten darstellen.

Zusammenfassung

Zur Verbesserung der lokalen Behandelbarkeit umschriebener Infektionen wurde in einer lokal injizierbaren, resorbierbaren Lipidformulierung zur verzögerten Wirkstoffreisetzung (DepoFoam™) Amikacinsulfat verkapselt. Das Präparat wurde im Tierexperiment an einem Fremdkörperinfektionsmodell bei der Maus mit der Wirksamkeit verschiedener Dosierungen und Applikationsweisen von freiem Amikacinsulfat verglichen. Depot Amikacin (DA) erwies sich bei gleicher Dosierung als signifikant überlegen (p < 0,005). Bei wesentlich höherer Dosierung des freien Präparates fand sich noch eine marginal bessere Wirksamkeit des Depotpräparates (p = 0,065).

Summary

In order to improve the prognosis of difficult to treat localized infections, a locally applicable, biodegradable, lipid based slow release formulation of amikacin sulfate was developped (DepoFoam™). The efficacy of the formulation was compared to various dosages and treatment schedules of free drug in a foreign body infection model in mice. Local treatment with the slow release formulation was significantly more efficacious than the same dose of free drug (p < 0.005) and showed even better results than a much higher dose of free drug. This difference, however, was statistically marginal.

Literatur

1. Kim S, Turker MS, Chi EY, Sela S, Martin GM (1983) Preparation of multivesicular liposomes. Biochem Biophys Acta 728:339–348
2. Christensen GD, Simpson A, Bisno AL, Beachey EH (1983) Experimental foreign body infection in mice challenged with slime-producing S. epidermidis. Infect Immun 40:407–410
3. Freireich EJ, Gehan EA, Schmitt LH, Skipper HE (1967) Quantitative comparison ot toxicity of anticancer agents in mouse, rat, hamster, dog, monkey and man. Cancer Chem. ther. Reports. AH, 1967
4. Fujisawa JI, Hoshiya T, Kawaguchi H (1974) Aminoglycoside antibiotics. VII Acute toxicity of aminoglycoside antibiotics. J of Antibiot 27:677–681

Frühzeitige Identifizierung von Methicillin-Oxacillin-resistenten Staphylococcus aureus-Stämmen mittels Polymerase Chain Reaction (PCR). Ein diagnostisches Verfahren mit klinischer Bedeutung

Early Identification of Methicillin-Resistant Staphylococcus aureus by Polymerase Chain Reaction (PCR). A diagnostic Procedure of clinical Importance

K. Dumon, N. S. Barteneva, V. N. Gorelov, W. Gross-Weege, H.-D. Röher und P. E. Goretzki

Klinik für Allgemein- und Unfallchirurgie, Heinrich-Heine-Universität Düsseldorf, Moorenstraße 5, D-40225 Düsseldorf

Einleitung

S. aureus- und MRSA-Infektionen haben im letzten Jahrzehnt eindeutig an klinischer Bedeutung zugenommen und die frühzeitige Identifizierung dieser Stämme kann sowohl den klinischen Verlauf als auch die nosokomiale Verbreitung dieser Stämme beeinflussen. Obwohl die Identifizierung von S. aureus- und MRSA-Stämme durch Nachweis genetischer DNA-Sequenzen erreichbar erscheint [1, 2], liegt bis jetzt kein Verfahren vor, das diese Identifizierung direkt aus den biologischen Untersuchungsmaterialien erlaubt. Wir stellen eine schnelle, sensitive und spezifische Methode vor, die auf die Amplifizierung von spezifischen genetischen Sequenzen (mecA-Gen und nuc-Gen) des S. aureus beruht. Dabei kann die Sensitivität der Detektion durch Kombination der Hybridisierung mit mecA- und nuc-specifischen DNA Proben erhöht werden [3].

Methodik

Mikro Organismen: Als Studienmaterial wurden 11 klinische Isolate von MRSA Stämmen benutzt. Als Kontrollen wurden ein Methicillin sensibler S. Aureus Stamm, MRSA ref. Stamm, E. coli ref. Stamm und Pseudomonas aeruginosa Stamm benutzt. *Primer:* Für die PCR Reaktion wurden 2 spezifische Primer für das nuc-Gen und 2 spezifische Primer für das mecA-Gen benutzt. Für die Hybridisierungsversuche wurde eine mecA-spezifische Oligonucleotidsequenz benutzt. Der Nachweis des nuc Gens erfolgte durch eine PCR Reaktion, gefolgt von einer 8% PAAG Elektrophorese.

(PCR spezifische Produktgröße für nuc: 286 Basen Paare (BP)). Der Nachweis des mecA Gens erfolgte durch PCR (PCR spezifische Produktgröße für mecA: 533 BP), kombiniert mit einer mecA spezifischen Oligonukleotid Hybridisierung.

Chirurgisches Forum 1995
f. experim. u. klinische Forschung
Hierholzer/Seifert/Hartel (Hrsg.)
© Springer-Verlag Berlin Heidelberg 1995

Ergebnisse

Bei allen getesteten Staph. Aureus Stämmen konnte das nuc Gen mittels PCR nachgewiesen werden, wobei die Kontrollen negativ blieben (E. coli, Pseud. aerug.). In einer Verdünnungsreihe konnte das nuc Gen bis zu 5 CFU (Colony Forming Units) pro Reaktion nachgewiesen werden. Die Bearbeitungszeit für nuc-Nachweis betrug ca. 6 Stunden. Bei allen klinischen Isolaten von MRSA (11/11), sowie bei dem MRSA ref. Stamm konnte das mecA-Gen mittels PCR nachgewiesen werden. Alle Kontrollen (Methicillin sens. S. aureus, E. coli, Pseud. aerug., menschliche DNA aus Blut, Colon- und Schilddrüsengewebe) waren negativ. Für den mecA-Gen Nachweis konnte die Sensitivität durch die Kombination mit einer mecA spezifischen Oloigonukleotid Hybridisierung des PCR Produkts erhöht werden (1000 CFU pro Reaktion). Die Bearbeitungszeit für den mecAc-Nachweis betrug ca. 8 Stunden.

Diskussion

Probleme der konventionellen Diagnostik: Obwohl standardisierte Methoden zur Überprüfung der Oxacillin-Empfindlichkeit entwickelt wurden, wird die Oxacillin-Resistenz bei Routinetests häufig nicht erkannt, da manchmal nur ein Bruchteil der CFU einer Staphylokokken-Population die Resistenz aufweist. Außerdem wird die phänotypische Expression der Methicillin-Resistenz durch Kulturbedingungen wie Temperatur, pH-Wert und NaCl-Konzentration des Kulturmediums beeinflußt [3], was die Detektion von niedrig resistenten Keimen erschwert.

Möglichkeiten der Gen Analyse: Methicillin-resistente Staphylococcus aureus-Stämme produzieren zusätzlich zu den normalen penicillinbindenden Proteinen (PBP) ein penicillin-bindendes Protein niedriger Affinität, als PBP 2' oder als PBP 2a bezeichnet [4]. Es wurde nachgewiesen, daß das strukturelle Gen für dieses PBP, daß mecA Gen, bei den resistenten Stämmen, nicht aber bei den empfindlichen Stämmen anwesend ist. Die Nucleotidsequenz dieses Gens wurde ebenfalls identifiziert. Die Expression dieses Gens scheint der Hauptmechanismus für die Entwicklung einer Methicillin-Resistenz bei Staphylococcen darzustellen. S. aureus-Stämme produzieren eine extrazelluläre thermostabile Nuclease, als Thermonuclease oder TNase bezeichnet. Dieses TNase ist ein Protein mit einem Molekulargewicht von 17000 Da. Es ist eine Endonuclease, die sowohl DNA als auch RNA abbaut und deren enzymatische Aktivität kann eine Temperatur bis zu 100°C über 60 min überstehen. Das TNase-Protein wurde bereits gut charakterisiert, und das codierende Gen, das nuc-Gen, konnte geklont und sequenziert werden. Obwohl TNase auch bei anderen Spezies vorkommt, scheint die S. aureus-TNase eine Spezies-spezifische Sequenz zu besitzen, wie durch die Spezifität von monoklonalen Antikörpern gegen die S. aureus-TNase nachgewiesen werden konnte. In den bis jetzt untersuchten Stämmen von MRSA konnten wir das mecA-Gen mittels PCR nachweisen. Erste Ergebnisse zeigen jedoch, daß die Sensitivität der Detektion unter Verwendung einer vor kurzem neu entwickelten Methodik stark verbessert werden kann. Diese Methodik wurde entwickelt zur Erhöhung der Sensitivität des Hybridisierungsverfahrens zum Nachweis von Mutationen bei Tumoren [5] und konnte nach einigen Modifikationen ebenfalls zum Nachweis des mecA-Gens bei MRSA-Stämmen mit einer sehr hohen Sensitivität (20 CFU) verwendet werden. Dies könnte den Weg zur direkten Identifikation von MRSA-Stämmen aus Patienten-Proben bzw. Abstrichmaterialien ebnen. Vor kurzem publizierte Daten zeigen, daß das mecA-Gen auch bei einigen hoch resistenten koagulase-negativen Staphylococcen Stämmen (S. epidermidis, S. haemolyticus, S. sciuri, S. saprophyticus, S. caprae) nachweisbar ist. Dagegen hat das nuc-Gen und sein Proteinprodukt eine Sequenz, die einzigartig für Bakterien dieser Spezies ist. Durch die gleichzeitige Amplifizierung des mecA-Gens und des nuc-Gens in derselben Reaktion (100 µl/Reaktion), sowie der Auftrennung in der Base-Paar-Längen Electrophorese (10 µl/Reaktion), gefolgt von Hybridisierung mit den entsprechenden Oligonukleotiden (5–10 µl/ Hybridisierung), kann somit sowohl die Identifizierung als auch die Oxacillin-Resistenz von S. aureus direkt aus den Körpersekreten erfolgen.

Zusammenfassung

Durch die gleichzeitige Amplifizierung von mecA-Gen und nuc-Gen in derselben Reaktion kann sowohl die Identifizierung als auch die Oxacillin Resistenz von S. Aureus direkt aus den Körpersekreten nachgewiesen werden.

Summary

The early detection as well as the identification of oxacillin resistance of s. aureus strains out of body fluids can be performed by PCR amplification of nuc and mecA gene in the same reaction, which would enable early therapeutic intervention.

Literatur

1. Murakami K, Minamide W, Wada K, Nakamura E, Teraoka H, Watanabe S (1991) Identification of Methicillin-Resistant Strains of Staphylococci by Polymerase Chain Reaction. J Clin Microbil 29:2240–2244
2. Brakstad OG, Aasbakk K, Maeland JA (1992) Detection of Staphylococcus aureus by Polymerase Chain Reaction Amplification of the nuc Gene. J Clin Microbil 30:1654–1660
3. Chambers HF, Hackbarth CJ (1987) Effect of NaCl and nafcillin on penicillin binding Protein 2a and heterogenous expression of methicillin resistance in Staphylococcus aureus. Antimicrob Agents Chemother 31:1982–1988
4. Hartmann BJ, Tomasz A (1986) Expression of methicillin resistance in heterogenous strains of Staphylococcus Aureus. Antimicrob Agents Chemother 29:85–92
5. Gorelov V, Röher HD, Goretzki P (1994) A method to increase the sensitivity of mutation specific oligonucleotide hybridisation (MSOH) using modified variant of PCR. Biochem Biophys Res Commun 200:365–369

K. Dumon, Klinik für Allgemein- und Unfallchirurgie, Moorenstraße 5, D-40225 Düsseldorf

Kombinierte Expression von menschlichem Interleukin 2 (hIL-2) und Cytosin Deaminase (CD) – Bedeutung als Sicherheitsfaktor und Ansatz für eine Chemo-Immuntherapie

Combined expression of interleukin-2 (hIL-2) and cytosine deaminase (CD) – Safety mechanism and approach for a chemo-immunotherapy

E. Kunze[1], J. Gebert[2], G. Schackert[3], C. Herfarth[2], S. Kunze[1] und H.K. Schackert[2]

[1] Neurochirurgische Universitätsklinik Heidelberg
[2] Chirurgische Universitätsklinik Heidelberg
[3] Neurochirurgische Klinik der TU Dresden

Einleitung und Zielsetzung

Glioblastome sind hirneigene Geschwülste, die als Tumoren neuroepithelialen Ursprungs von der Glia ausgehen. Sie sind stets als maligne im Sinne des Grad IV der WHO Klassifikation zu betrachten [1]. Trotz enormer Fortschritte in der Diagnostik und ständiger Verbesserung in der microinvasiven neurochirurgischen Therapie hat sich die Prognose in den letzten 25 Jahren kaum verbessert. Die radikale vollständige Tumorexstirpation ist einerseits durch die Lokalisation des Tumors in Hirnarealen mit wichtigen Funktionen nicht immer möglich, andererseits stellt die diffuse Infiltration in das anliegende Hirngewebe, welche für diesen Tumor charakteristisch ist, einen weiteren limitierenden Faktor der in toto Exstirpation dar. Adjuvante Therapieverfahren können die Überlebenszeiten im Vergleich zu einer unbehandelten Kontrollgruppe nicht wesentlich verlängern.

Einen neuen Therapieansatz bei der Behandlung maligner Gliome kann die Gentherapie darstellen. Einerseits ist es möglich, eine lokale Chemotherapie mit 5-Fluoruracil (5-FU) nach Gentransfer und Genexpression durchzuführen. Cytosin Deaminase, ein in Bakterien und Pilzen, nicht jedoch in eukaryotischen Zellen vorkommendes Enzym, katalysiert die hydrolytische Deaminierung des Antimykotikums 5-Fluorcytosin (5-FC) in das hochtoxische 5-Fluoruracil (5-FU) [2, 3].

Andererseits stellt die Immuntherapie nach Gentransfer eine weitere Therapiemöglichkeit dar. Menschliches Interleukin-2 (hIL-2), das nach stabiler Transfektion des Gens von Tumorzellen exprimiert wird, aktiviert mononukleäre Zellen gegen den Tumor [4] und löst eine spezifische Immunantwort aus [5].

Ziel der Arbeit war die Entwicklung und in vitro Erprobung eines Plasmidvektors, der beide Gene gleichzeitig exprimiert. Diese Vektorkonstruktion könnte

Chirurgisches Forum 1995
f. experim. u. klinische Forschung
Hierholzer/Seifert/Hartel (Hrsg.)

sowohl für eine kombinierte Chemo-Immuntherapie genutzt werden, als auch ein Sicherheitsfaktor bei der Gentherapie sein.

Material und Methoden

Die cDNAs für das CD- bzw. hIL-2-Gen wurden in den Vektor pUHD 10.1 kloniert, woraus pUHD 10.1-hIL-2-CD resultierte. In diesem Vektor wird die Transkription des CD-Gens von dem Zytomegalievirus Promotor (CMV) und die Transkription des humanen IL-2-Gens vom Rous Sarkoma Virus Promotor (RSV) getrieben. Die menschliche Glioblastomlinie T1115 wurde mittels Lipofektion (Lipofektin) mit pUHD10.1-Il-2-CD und pSV2neo stabil kotransfiziert. Zu 60% konfluente Mono-layer Zellkulturen wurden mit je 15 Mikrogramm linearisierter DNA und 30 Mikro-gramm Lipofektin (Gibo) pro 10 cm Schale für 6 Stunden inkubiert. Anschließend wurden stabile Klone unter G418-Selektion (0,5 mg/ml) isoliert und in BME-Medi-um (Gibco) mit 10% FCS (BioSPA), 100 U/ml Penicillin und 100 Mikrogramm/ml Streptomycin bei 37 Grad Celsius und 5% CO_2 kultiviert. Die dreiunddreißig dabei selektionierten Klone wurden bezüglich ihrer quantitativen als auch qualitativen hIL-2 und CD Expression charakterisiert. Zum quantitativen Nachweis verwendeten wir einen hochspezifischen ELISA (hIL-2) und ein HPLC Nachweisverfahren für ^{3}H-5-FU, das durch enzymatische CD Wirkung aus ^{3}H-5-FC gebildet wird. Die qualitativen Assays waren der Tetrazolium (MTT) Assay, mit dem die zytotoxische Wirkung von 5-FU auf T1115 Zellen gemessen wurde und der mononukleäre Zyto-toxizitätsassay (MZA) zum Nachweis der Zytotoxizität von hIL-2 stimulierten Monozyten und LAK Zellen gegen Tumorzellen [4].

Ergebnisse

Zehn von dreiunddreißig T1115 Klonen produzieren Cytosin Deaminase und hIL-2 in unterschiedlichen Mengen. Die hIL-2-Produtkion bewegt sich zwischen 310 und 22800 pg/10^5 Zellen/24 Stunden (Median: 10384 pg/10^5/24 Stunden). Im MTT Assay zeigten die zehn Klone ein unterschiedliches Ansprechverhalten auf die Gabe von 5-FC über einen Zeitraum von 10 Tagen. Während sich bei einzelnen Klonen (Klon 15, 23) schon bei einer minimalen 5-FC Konzentration (0,05 mM) in der Zellkultur eine Zytotoxizität von über 85% zeigte, ist die Sensitivität z.B. bei Klon 33 sehr gering ausgeprägt (80% Zytotoxizität bei einer Konzentration von 20 mM 5-FC).

Alle zehn Klone wurden im mononukleären 3-Tage Zytotoxizitätsassay (MZA) getestet und vermittelten entsprechend ihrer hIL-2 Produktion eine Zytotoxizität zwischen 25% und 85%.

Kokultiviert man T1115-Zellen, die CD exprimieren mit T1115-Zellen, die das Gen nicht tragen, so läßt sich ein Bystandereffekt auf die nichtmodifizierte Linie zeigen. Dies haben wir bereits in früheren Versuchen demonstriert [2].

Der Bystandereffekt von T1115-Zellen, die hIL-2 produzieren, auf kokultivierte T1115-Zellen die das Gen nicht exprimieren, ergab im MZA Test bei Kokultivierungsverhältnissen von 1:1, 1:3, 1:7 und 1:30 Zytotoxizitätsraten von 77%, 62%, 48% und 28%.

Unsere Ergebnisse zeigen, daß einzelne Zellklone eine hohe kombinierte Expression von hIL-2 und CD aufweisen und eine ausgeprägte Zytotoxizität gegen T1115 Zellen vermitteln. Gleichzeitig konnten wir sowohl für die CD Expression als auch für die Interleukin-2 Expression einen Bystandereffekt nachweisen.

Zusammenfassung

Wir haben das Gen für humanes Interleukin-2 (hIL-2) und Cytosin Deaminase (CD) in ein Expressionsplasmid kloniert und nach Transfer in der menschlichen Glioblastomlinie T1115 exprimiert.

Ein Plasmidvektor, der die Gene für hIL-2 und CD enthält, hat zwei Einsatzmöglichkeiten. Einerseits kann der Vektor für eine kombinierte Chemo-Immuntherapie genutzt werden. Andererseits ist die Koexpression von Cytosin Deaminase generell ein Sicherheitsfaktor bei der Gentherapie. Zellen, deren hIL-2 Expression unerwünscht wird oder außer Kontrolle gerät, werden durch die Gabe von 5-FC zerstört und die hIL-2 Produktion irreversibel abgeschaltet.

Summary

We have cloned the human interleukin-2 (hIL-2) cDNA and the bacterial cytosine deaminase gene (CD) into an expression plasmid and could demonstrate gene expression after transfer into the human glioblastoma cell line T1115. Combined expression of hIL-2 and CD may be useful for combined chemo/immunotherapy. On the other hand, coexpression of CD could be a safety mechanism in immunotherapy with hIL-2. Cytokine expression can be shut down after administration of 5-FC and conversion into 5-FU.

Literatur

1. Schirmer W, Kiwit J, Lorenz R, Wassmann H, Weber M, Winkelmüller W, Woertgen C (1994) Intrakranielle Tumoren. In: Schirmer W (Hrsg.) Neurochirurgie, Urban & Schwarzenberg, München-Wien-Baltimore, S. 202–205
2. Lindauer M, Rowley S, Gebert J, Herfarth C, Schackert HK (1994) Klonierung und Expression von Cytosin Deaminase – Ansätze für eine in situ Chemotherapie des kolorektalen Karzinoms; Chirurgisches Forum 1994 für experimentelle und klinische Forschung: Tede/Seifert/Hartel (Hrsg.) Springer-Verlag Berlin Heidelberg 1994, 395–398
3. Huber Brian E, Austin Elisabeth A, Richards Cynthia A, Davis Stephan T and Good Stven S (1994) Metabolism of 5-fluorcytosine to 5-fluoruacil in human colorectal tumor cells transduced with the cytosine deaminase gene: Significant antitumor effects when only a small percentage of tumor cells express cytosine deaminase. Proc Natl Acad Sci USA Vol 91, pp. 8302–8306, Medical Sciences

4. Schackert HK, Mehrabi A, Buttler A, Schackert G, Herfarth C (1993) Aktivierung von Monozyten und Lymphozyten durch in-vitro Gentransfer und Expression von human IL-2 (hIL-2) in menschlichen Tumorzellen; Chirurgisches Forum 1993 für experimentelle und chirurgische Forschung; Becker/Beger/Hartel (Hrsg.) Springer-Verlag Berlin Heidelberg, S 105–110
5. Dalgleish AG (1994) The role of IL-2 in gene therapy. Gene Therapy (1994) 1, 83–87 Macmillan Press 1994

E. Kunze, Neurochirurgische Universitätsklinik, Im Neuenheimer Feld 400, D-69120 Heidelberg

Die Expression der Zytokine Interleukin-1β und GM-CSF in Pankreastumorzellen wird durch Tumor Nekrose Faktor-α über unterschiedliche Mechanismen stimuliert

Expression of the cytokines interleukin-1β and GM-CSF in pancreatic tumor cells is stimulated by tumor necrosis factor-α via different mechanisms

C. Röder, H. Kalthoff, D. Henne-Bruns und B. Kremer

Forschungsgruppe Molekulare Onkologie, Klinik für Allgemeine Chirurgie und Thoraxchirurgie der Christian-Albrechts-Universität, Arnold-Heller-Straße 7, D-24105 Kiel

Einleitung

Duktale Adenokarzinome des Pankreas, die zu den aggressivsten menschlichen Tumorerkrankungen zählen, sind durch eine starke Vermehrung von Bindegewebe und dem massiven Auftreten weiterer Stromaelemente, z.B. Tumor-infiltrierender Makrophagen, charakterisiert. Die starke Desmoplasie wird durch Wachstumsfaktoren und Zytokine induziert oder gefördert, die von epithelialen Tumorzellen oder den mesenchymalen Stroma-Zellen gebildet werden können. Infiltrierende mononukleäre Zellen sind eine reiche Quelle von Interleukin (IL)-1 und dem Tumor Nekrose Faktor (TNF)-α, der eine Schlüsselrolle in der parakrinen Tumor-Stroma-Interaktion spielt. Den allgemein als Immunmodulatoren apostrophierten Lymphokinen, Interleukinen, Kolonie-stimulierenden Faktoren und anderen Mediatoren können wichtige Funktionen bei der Promotion solider Tumoren zugewiesen werden, was durch eine Vielzahl von Berichten in der Literatur gestützt wird, die zeigen, daß TNF sein pleiotropes Wirkungsspektrum auch in nicht-immunologischen Zellen und Geweben entfaltet (Übersicht bei [1]). Wir konnten zeigen, daß Pankreas-Adenokarzinomzellen, wie die meisten Zellen, Oberflächen-Rezeptoren für TNF tragen [2]. Weiterhin reagieren sie nach Behandlung mit TNF mit einer Induktion oder Verstärkung der Synthese einer Reihe weiterer Zytokine, Chemokine und auch von Wachstumsfaktorrezeptoren [3, 4]. Hier haben wir den Einfluß von TNF auf die Expression und Modulation der Zytokine IL-1β und GM-CSF untersucht.

Methodik

Die konstitutive Expression von GM-CSF und IL-1β mRNA wurde in 14 humanen Pankreas-Adenokarzinomzellinien durch Northern Blot Analyse von 20 µg Gesamt-RNA und Hybridisierung mit spezifischen ^{32}P-markierten cDNA-Proben bestimmt. Darüber hinaus wurde bei der Zellinie A818-4 als Modellsystem die TNF-α-abhängige Modulation der Zytokinexpression untersucht. Kultivierte Zellen wurden mit

Chirurgisches Forum 1995
f. experim. u. klinische Forschung
Hierholzer/Seifert/Hartel (Hrsg.)
© Springer-Verlag Berlin Heidelberg 1995

rekombinantem menschlichen TNF-α (10^3 Einheiten/ml; freundlicherweise von Knoll/BASF, Ludwigshafen zur Verfügung gestellt) für verschiedene Zeiten (0,5–24 h) behandelt. Anschließend wurde die zelluläre Gesamt-RNA wie früher beschrieben [3] isoliert und hinsichtlich der Zytokin-Expression analysiert. Die Genexpression wurde darüber hinaus auf der Ebene der Proteine mit Hilfe spezifischer quantitativer Elisa-Tests (R & D Systems) gemessen. Zur Klärung der Regulationsebene (transkriptionell oder post-transkriptionell) der beobachteten TNF-vermittelten Modulation wurde mit Hilfe des Transkriptionsinhibitors Actinomycin D (Sigma) die Halbwertzeit der Zytokin-Transkripte bestimmt. Außerdem wurden der Grad und die Veränderung der mRNA-Neusynthese nach TNF-Behandlung durch run-on-Transkriptions-Analyse gemessen.

Ergebnisse und Diskussion

In 7 von 14 untersuchten menschlichen Pankreas Tumorzellinien wird IL-1β mRNA konstitutiv stark exprimiert. Eine schwächere, aber nachweisbare Expression zeigt sich bei fünf weiteren Zellinien (vgl. Tabelle 1), so daß insgesamt eine Expressionshäufigkeit von über 85 % resultiert. Zugleich findet man im Northern Blot detektierbare mRNA für GM-CSF in drei der getesteten Zellinien.

Die weitergehende Quantifizierung der Zytokinexpression auf Proteinebene im Kulturüberstand und im Solubilisat von einigen Zellinien (n = 7) zeigte auch dort

Tabelle 1. Konstitutive Expression von Interleukin-1β und GM-CSF in verschiedenen humanen Pankreas Adenokarzinomzellinien und humanen Fibroblasten (F18). Die Resultate basieren auf Northern Blot Analysen bzw. quantitativen ELISA-Tests

Zellinie	mRNA		Protein	
	IL-1β	GM-CSF	IL-1β	GM-CSF
Capan 1	++	+	nd	nd
Capan 2	+	+	0,1	1054,0
COLO 357	+	–	nd	nd
AsPC-1	+++	–	26,8	34,3
QGP-1	–	–	nd	nd
Panc 89	+++	–	27,7	15,0
Panc Tu I	++	–	nd	nd
Panc Tu II	++	–	nd	nd
HPAF	–	–	0,3	21,0
BxPC-3	++	–	nd	341,0
A818-1	+	–	nd	nd
A818-4	+	–	6,1	97,0
A818-7	+	–	nd	nd
PT45P1	+++	+	204,7	878,0
F18	+	–	nd	nd

+++: starke, ++: deutliche, +: schwache, –: nicht nachweisbare mRNA-Expression; nd: nicht durchgeführt. Die Proteinexpression ist angegeben in Picogramm bezogen auf 10^6 Zellen.

meßbare Konzentrationen beider Zytokine, wobei GM-CSF auch im Überstand derjenigen Zellen gefunden wird, die in der Northern Analyse negativ für GM-CSF mRNA waren. Die Ursache hierfür liegt möglicherweise in der extremen Instabilität der GM-CSF Transkripte [5].

Die Zugabe von rekombinantem humanem TNF-α in das Kulturmedium bewirkt eine drastische Hochregulation sowohl der IL-1β- als auch der GM-CSF-mRNA in A818-4 Zellen und einigen weiteren Pankreas Tumorzellinien. IL-1β wird in A818-4 Zellen konstitutiv gerade oberhalb der Nachweisgrenze für mRNA und Protein exprimiert, wohingegen für GM-CSF eine deutliche Proteinsynthese, jedoch kein mRNA-Signal gefunden wurde (vgl. Tab. 1). Der Anstieg beider mRNAs beginnt 1 h nach TNF-Zugabe und hält mindestens 80 h an. Auf der Proteinebene zeigt sich nach 24stündiger TNF-Behandlung sowohl für IL-1β als auch für GM-CSF eine Hochregulation um das 13fache, verglichen mit der gemessenen Proteinmenge in unbehandelten Kontrollzellen. Der Vergleich der Degradationsgeschwindigkeit der Zytokin-Transkripte nach 4stündiger und 24stündiger TNF-Behandlung wies auf eine mRNA Stabilisierung durch TNF um das 10fache für IL-1β (74 min auf 11,8 h), bzw. um das 6fache für GM-CSF (25 min auf 154 min). Neben der RNA-Stabilisierung als Mechanismus der beobachteten Hochregulation wurde außerdem eine Erhöhung der mRNA-Transkriptionsrate in Betracht gezogen, da TNF bekanntermaßen eine Reihe von Transkriptionsfaktoren aktivieren kann. So werden in dem hier beschriebenen A818-4-System die mRNAs der Proto-Onkogene c-fos und c-jun, die für den Transkriptionsfaktor AP-1 kodieren, durch TNF transient hochreguliert. Die run-on-Transkriptionsanalyse beider untersuchter Zytokine zeigte klar eine transkriptionelle Aktivierung von GM-CSF um den Faktor 40, wohingegen IL-1β nur schwach aktiviert wird. Die beobachtete TNF-vermittelte Zytokinmodulation ist somit für beide, IL-1β und GM-CSF, posttranskriptionell reguliert. Im Falle von GM-CSF spielt jedoch die transkriptionelle Aktivierung gleichermaßen eine Rolle.

Die Beobachtungen legen nahe, daß hämatopoietische Zytokine eine Rolle als Vermittler zwischen Tumorzellen und umgebendem Stroma in Pankreasadenokarzinomen spielen und an der Progression dieser Tumoren mitwirken. Dabei sind insbesondere von Tumorzellen produzierte Zytokine wie Interleukin-1 oder GM-CSF von Bedeutung, aber auch lokal von aktivierten infiltrierenden Makrophagen sezerniertes TNF als Schlüsselmolekül einer Vielzahl physiologischer Mechanismen.

Zusammenfassung

Die Untersuchung der Synthese und Regulation von Interleukin (IL-)1β und dem "Granulocyte Macrophage Colony-Stimulating Factor" (GM-CSF) in menschlichen Pankreasadenokarzinomzellen zeigte eine konstitutive mRNA Expression von IL-1β in > 85 % der getesteten Fälle, während GM-CSF mRNA konstitutiv nur in 3 von 14 Fällen und dort schwach exprimiert wurde. Auf der Proteinebene wurden bei allen untersuchten Zellinien (n = 7) meßbare Zytokinkonzentrationen nachgewiesen. Nach Behandlung der Zellen mit exogenem rekombinantem Tumor Nekrose Faktor (TNF)-α wurden die untersuchten Zytokine sowohl auf mRNA- als auch auf Proteinebene hochreguliert. Insbesondere die Zellinie A818-4 zeigt nach Behandlung mit

TNF-α einen starken, lang andauernden IL-1β- und auch GM-CSF-mRNA- und Protein-Anstieg. Es konnte gezeigt werden, daß die beobachtete Modulation auf einer Stabilisierung der Transkripte für IL-1β und GM-CSF beruht. Run-on Transkriptionsanalysen ergaben darüber hinaus eine starke transkriptionelle Aktivierung des GM-CSF-Gens nach TNF-Behandlung. Das IL-1β-Gen wird dagegen nur schwach aktiviert.

Summary

This study, investigating the synthesis and regulation of interleukin-1 and granulocyte macrophage colony-stimulating factor (GM-CSF) in human pancreatic adenocarcinoma cells, showed a constitutive IL-1β mRNA expression in 85% of the cases, whereas GM-CSF mRNA could be detected in 3 of 14 cell lines showing only weak signals. On the protein level detectable concentrations were found in all cell lines tested (n = 7). Treatment of the cells with exogenous recombinant tumor necrosis factor (TNF)-α resulted in a drastic upregulation of the cytokine mRNAs and protein. Especially the cell line A818-4 showed a strong and long lasting IL-1β and GM-CSF mRNA and protein increase after TNF-treatment. It could be demonstrated, that the observed cytokine modulation was achieved by transcript stabilization of the IL-1β and GM-CSF mRNA. Additionally, run-on transcription analysis revealed a strong transcriptional activation of the GM-CSF gene, whereas IL-1β was only marginally induced.

Literatur

1. Tracey KJ (1994) Tumour necrosis factor-alpha. In: Thomson AW (Hrsg) The cytokine handbook. Academic Press Ltd., London, S 289–304
2. Kalthoff H, Roeder C, Brockhaus M, Thiele HG, Schmiegel W (1993) Tumor necrosis factor (TNF) up-regulates the expression of p75 but not p55 TNF receptors, and both receptors mediate, independently of each other, up-regulation of transforming growth factor alpha and epidermal growth factor receptor mRNA. J Biol Chem 268:2762–2766
3. Kalthoff H, Roeder C, Humburg I, Thiele HG, Greten H, Schmiegel W (1991) Modulation of platelet-derived growth factor A- and B-chain/c-sis mRNA by tumor necrosis factor and other agents in adenocarcinoma cells. Oncogene 6:1015–1021
4. Schmiegel W, Roeder C, Schmielau J, Rodeck U, Kalthoff H (1993) Tumor necrosis factor alpha induces the expression of transforming growth factor alpha and the epidermal growth factor receptor in human pancreatic cancer cells. Proc Natl Acad Sci USA 90:863–867
5. Koeffler HP, Gasson J, Tobler A (1988) Transcriptional and posttranscriptional modulation of myeloid colony-stimulating factor expression by tumor necrosis factor and other agents. Mol Cell Biol 8:3432–3438

Genomische Instabilität bei kolorektalen Karzinomen

Genomic Instability in colorectal Cancer

H. Zirngibl[1], T. Bocker[2], J. Schlegel[2], W. Hohenberger[1] und J. Rüschoff[2]

[1] Klinik und Poliklinik für Chirurgie und
[2] Institut für Pathologie der Universität Regensburg

Einleitung

Etwa 8–10% der kolorektalen Karzinome (CRC) werden zu den „*hereditary nonpolyposis colorectal carcinomas*" (HNPCC) gerechnet. Dabei handelt es sich um ein autosomal dominant vererbtes Krebsleiden, welches ursprünglich von H. Lynch beschrieben wurde und klinisch durch die sogenannten „Amsterdam Kriterien" wie folgt definiert ist:

1. Drei Verwandte ersten Grades aus mindestens zwei Generationen sind an einem CRC erkrankt und
2. mindestens einer der Patienten ist bei Erkrankungsbeginn jünger als 50 Jahre [1].

Familien mit ausschließlich kolorektalen Karzinomen werden auch als Lynch I Syndrom bezeichnet. Treten in diesen Familien zusätzlich Karzinome in anderen Organen wie z. B. Endometrium, Ovar, Magen, Urothel, Leber, Gallenblase und Gallengang auf, liegt ein Lynch II Syndrom vor [2]. In jüngsten Veröffentlichungen wurden Keimbahn-Defekte in „mismatch repair" Genen wie hMSH2, hMLH1, hPMS1 und hPMS2 beschrieben, die bislang nur in HNPCC-Familien und beim Muir Torre Syndrom nachgewiesen werden konnten [3, 4]. Von den Homologen dieser Gene bei Bakterien und Hefen ist bekannt, daß sie Fehler bei der Replikation repetitiver Sequenzen erkennen und reparieren, die durch ein Verrutschen der DNA-Polymerase entstehen. Als Folge der Mutation eines dieser Gene tritt eine spezielle Form der genomischen Instabilität auf: Einfach repetitive Sequenzen des Genoms, die sogenannten Mikrosatelliten, weisen im Tumor gegenüber dem Normalgewebe Verluste bzw. Vermehrungen einzelner Motive (z. B. von CA-Repeats) auf, die sich durch eine spezifische PCR untersuchen lassen. Solche Mikrosatelliteninstabilitäten (MIN+) sind mit 90% in HNPCC-Tumoren signifikant häufiger als in sporadischen kolorektalen Karzinomen (15–20%) nachweisbar [5].

Ziel unserer Untersuchung ist es, in einem prospektiv untersuchten Kollektiv von 56 CRC die Wertigkeit der Microsatellitenanalyse aufzuzeigen.

Chirurgisches Forum 1995
f. experim. u. klinische Forschung
Hierholzer/Seifert/Hartel (Hrsg.)
© Springer-Verlag Berlin Heidelberg 1995

Methodik

Aus Frischmaterial bzw. aus Paraffin-Blöckchen von 56 kolorektalen Tumoren sowie korrespondierender normaler Mucosa wurde DNA isoliert. Die untersuchten Mikrosatelliten-Loci waren APC, D10S89, D9S171, p53 und D18S34. Auf denaturierenden Polyacrylamidgelen wurden die PCR-Produkte elektrophoretisch aufgetrennt und durch Silbernitratfärbung sichtbar gemacht [6]. Zusätzlich zur Routine-Histologie wurde p53 immunhistochemisch untersucht und die Ploidie der Tumoren mittels Durchflußzytometrie bestimmt. Mit der AgNOR-Färbung wurde schließlich die proliferative Aktivität am histologischen Schnitt evaluiert.

Ergebnisse

In 12 von 56 untersuchten Tumoren (21%) fanden sich echte Mikrosatelliteninstabilitäten (MIN+) in Form von Verschiebungen im Bandenmuster der Tumor-DNA im Vergleich zur DNA aus Normalgewebe. Die Familienanamnese von 2 der Patienten mit MIN+ Phänotyp erfüllte die Amsterdam-Kriterien im Sinne des Lynch I Syndroms. In der Familie von 2 weiteren Patienten waren gehäufte Krebserkrankungen bei mindestens 3 Angehörigen bekannt. Die MIN+ Tumoren waren signifikant häufiger proximal der linken Flexur lokalisiert (75% vs. 19% in MIN-Tumoren, p < 0,01). Das histologische Bild der MIN+ Fälle zeigte einige Besonderheiten: 4 Tumoren waren muzinös (33%) während dies in nur 10% der MIN-Karzinome der Fall war (p < 0,01). In 3 der untersuchten 56 Karzinome fand sich ein solides Wachstumsmuster mit kleinzelligem Zellbild, in dem nur angedeutete Drüsen zu erkennen waren. Zusätzlich fiel an der Tumorbasis ein lymphozytäres Entzündungsinfiltrat mit Ausbildung von Lymphfollikeln auf (sog. Crohn's like lesion). Diese Tumoren wiesen sämtlich eine Mikrosatelliteninstabilität auf (100% vs 0% in MIN- Karzinomen). Darüber hinaus zeigten MIN+ Tumoren signifikant seltener eine immunhistochemische p53-Positivität (17% vs. 57% in MIN- Tumoren, p < 0,05) und waren häufiger diploid (73% vs. 29% in MIN- Tumoren, p < 0,01). Die AgNOR Analyse zeigte eine signifikant erniedrigte proliferative Aktivität in MIN + CRC (p < 0,05).

Diskussion

Die Mikrosatellitenanalyse erlaubt einen relativ einfachen Nachweis einer bestimmten Form der genomischen Instabilität, die gehäuft bei HNPCC Tumoren auftritt. In der Literatur sind bei Patienten mit HNPCC-Syndrom in 90% der Fälle Mikrosatelliteninstabilitäten beschrieben, während diese nur in 15–20% der sporadischen Tumoren zu finden sind [5]. Im vorliegenden Material ließen sich in 12/56 Fällen Mikrosatelliteninstabilitäten nachweisen (21%). Die Amsterdam-Kriterien waren jedoch nur in 2 Fällen erfüllt. Bei diesen HNPCC-Patienten sowie bei 2 weiteren Patienten, in deren Familienanamnese Tumoren gehäuft auftraten, konnten Mikrosatelliteninstabilitäten festgestellt werden. Die MIN+ Tumoren weisen einige phänotypische Charakteristika auf, die nahelegen, daß es sich dabei auch pathogenetisch um eine eigene Tumorentität handelt. Diese Karzinome sind häufiger im proximalen Kolon lokalisiert und werden aufgrund des häufig muzinösen oder soliden Bildes in der Regel als G3 klassifiziert. Die Proliferationsrate ist jedoch im Vergleich zu MIN- CRC erniedrigt. Zudem sind diese Tumoren überwiegend diploid und eher p53 negativ. Dementsprechend wurde bei den betreffenden Patienten von einzelnen Autoren eine günstigere Prognose beschrieben [7]

Grundsätzlich ist eine Gleichstellung von MIN+ Tumoren mit HNPCC nicht zulässig. Die Einordnung der Patienten in das HNPCC-Kolletiv ist z.Zt. nur durch anamnestische Daten definiert. Problematisch sind daher Patienten aus kleinen Familien oder Patienten deren Anamnese nur unvollständig erhoben werden kann. Auch dem Kollektiv, das die Amsterdam Kriterien nicht erfüllt, können Patienten mit Keimbahnmutationen von mismatch repair Genen angehören, die somit nach molekulargenetischen Kriterien HNPCC-Patienten sind. Andererseits gibt es bei den MIN+ Patienten auch solche, bei denen sich keine Keimbahnmutation findet. Wegen der Vielzahl der mismatch repair Gene, ihrer außerordentlichen Länge von jeweils mehr als 2000 Basen und weil keine "hotspots" für Mutationen bekannt sind, ist gegenwärtig ein direkter Nachweis von mismatch repair Gen Mutationen zum Screening auf HNPCC jedoch nicht möglich. Die Mikrosatellitenanalyse dagegen ist relativ einfach am Routinematerial durchzuführen und somit als Screeningverfahren geeignet. Auf diese Weise können Patienten mit Verdacht auf das HNPCC-Syndrom identifiziert werden und gegebenenfalls kann eine intensivierte Nachsorge bzw. eine Vorsorge bei den Angehörigen eingeleitet werden. Insbesondere die Einführung einer nicht-radioaktiven Technik sowie die Möglichkeit zur Analyse von archiviertem Tumormaterial macht die Mikrosatellitenanalyse zu einer Methode der erweiterten Routinediagnostik [6]

Zusammenfassung

In 12/56 (21%) der von uns prospektiv untersuchten kolorektalen Karzinome läßt sich Mikrosatelliteninstabilität nachweisen. Diese Tumoren bilden offenbar eine eigene genotypische, phänotypische und vermutlich pathogenetische Tumroentität; sie sind signifikant gehäuft proximal der linken Flexur lokalisiert. Ein muzinöses oder insbesondere auch ein solid-kleinzelliges histologisches Bild mit einem an M. Crohn erinnernden lymphozytären Infiltrat ist relativ typisch für diese Gruppe von Karzinomen. Gegenüber MIN-Tumoren sind sie häufiger diploid, ihre Proliferationsrate ist geringer und die p53-Immunhistologie ist öfter negativ. Da Mikrosatelliteninstabilität bei HNPCC und HNPCC-assoziierten Tumoren mit 90% signifikant häufiger als bei sporadischen Tumoren (15–20%) auftritt, kann die Mikrosatellitenanalyse als Screening-Verfahren für dieses Syndrom angesehen werden. Im übrigen ist eine sorgfältige Familienanamnese der Tumorpatienten unerläßlich, um ein HNPCC-Syndrom zu diagnostizieren. Dies erfordert eine enge Kooperation zwischen Pathologen und Chirurgen.

Summary

Microsatellite instability was detected in 12/56 (21%) of consecutive colorectal cancers prospectively investigated in this study. These tumors seem to form a separate phenotypical and pathogenetical tumorentity, which is significantly more often located proximal to the splenic flexure. Another typical feature of these carcinomas is a mucinous or a solid and small-cell growth pattern with a Crohn's like lymphoid infiltrate. These tumors are mostly diploid, their proliferation rate is lower than in MIN- tumors and a positive p53 immunohistochemistry is rare. As microsatellite instability occurs in 90% of HNPCC and HNPCC associated tumors in contrast to a rate of only 15–20% in sporadic colorectal cancers, microsatellite analysis can be regarded as a powerful screening method for the identification of such patients. Additionally, the family history of the tumor patients is decisive for the diagnosis of a HNPCC syndrome. Therefore a close cooperation between pathologists and surgeons is urgently required.

Literatur

1. Vasen HFA, Mecklin JP, Meera Khan P, Lynch HT (1991) Hereditary non-polyposis colorectal cancer. Lancet 338:877
2. Lynch HT, Smyrk TC, Watson P, Lanspa SJ, Lynch JF, Lynch PM, Cavalieri RJ, Boland CR (1993) Genetics, natural history, tumor spectrum, and pathology of hereditary nonpolyposis colorectal cancer: an updated review. Gastroenterology 104:1535–1549
3. Fishel R, Lescoe MK, Rao MRS, Copeland NG, Jenkins NA, Garber J, Kane M, Kolodner R (1993) The human mutator gene homologue MSH2 and its association with hereditary nonpolyposis colon cancer. Cell 75:1027–1038
4. Bronner CE, Baker SM, Morrison PT, Warren G, Smith LG, Lescoe MK, Kane M, Earabino C, Lipford J, Lindblom A, Tannergard P, Bollag RJ, Godwin AR, Ward DC, Nordenskjold M, Fishel R, Kolodner R, Liskay RM (1994) Mutation in the DNA mismatch repair gene homologue hMLH1 is associated with hereditary non-polyposis colon cancer. Nature 368:258–261
5. Aaltonen LA, Peltomäki P, Mecklin JP, Järvinen H, Jass JR, Green JS, Lynch HT, Watson P, Tallqvist G, Juhola M, Sistonen P, Hamilton SR, Kinzler KW, Vogelstin B, de la Chapelle A (1994) Replication errors in benign and malignant tumors from hereditary nonpolyposis colorectal cancer patients. Cancer Res 54:1645–1648
6. Schlegel J, Bocker T, Zirngibl H, Hofstädter F, Rüschoff J (1994) Detection of microsatellite instability in human colorectal carcinomas using a non-radioactive PCR-based screening method. Virch Arch, accepted
7. Kim H, Jen J, Vogelstein B, Hamilton RS (1994) Clinical and pathological characteristics of sporadic colorectal carcinomas with DNA replication errors in microsatellite sequences. Am J Pathol 145:148–156

Prof. Dr. H. Zirngibl, Klinik und Poliklinik für Chirurgie der Universität Regensburg, Franz-Josef-Strauß-Allee, D-93042 Regensburg

Molekulare Marker zur Identifizierung von Patienten mit Hereditary Nonpolyposis Colorectal Cancer Syndrome (HNPCC)

Molecular Markers for Identification of Patients with Hereditary Nonpolyposis Colorectal Cancer Syndrome (HNPCC)

J. Stöve[1], M. Sun[1], M. Kadmon[1], P. Möller[2], J. Gebert[1] und H. K. Schackert[1]

[1] Chirurgische Universitätsklinik Heidelberg
[2] Pathologisches Institut Universität Heidelberg

Einleitung

HNPCC ist als autosomal dominant vererbtes Karzinom-Syndrom seit 1966 akzeptiert [1]. Die familiäre adenomatöse Polyposis beinhaltet weniger als 1%, HNPCC jedoch möglicherweise 14% aller kolorektalen Karzinome. Die klinischen Einschlußkriterien des Syndroms sind in den Amsterdam Kriterien zusammengefaßt [2]. Auf molekularer Ebene sind vier Gene bekannt, die mit HNPCC assoziiert sind [3, 4, 5]. Die Gen Produkte haben die Aufgabe, Fehler, die bei der DNA Replikation auftreten, zu korrigieren. Sie werden deshalb Mismatch Repair Gene genannt. Funktionsstörungen der Mismatch Repair Gene finden ihren Ausdruck in Instabilitäten von repetitiven genomischen DNA Sequenzen (Mikrosatelliten) im Tumor.

Im Rahmen der Adenom-Karzinom Sequenz treten Allelverluste von Tumorsuppressorgenen auf (Loss of heterozygosity – LOH). Bei Tumoren mit Mikrosatelliteninstabilitäten wurde vermindertes LOH im Tumorsuppressorgenbereich beschrieben [6].

Ziel unserer Studie war es, molekulare Marker (Mikrosatelliteninstabilitäten) und klinische Parameter (Amsterdam Kriterien) zu korrelieren und auf ihre Wertigkeit zu überprüfen, um HNPCC Risikopatienten und Familien zu identifizieren. Weiterhin sollte die LOH-Frequenz bei Risikopatienten für HNPCC bestimmt werden.

Material und Methoden

Aus unserem Krankengut der kolorektalen Karzinom Patienten verglichen wir zwei Patientenkollektive. Die HNPCC Risikogruppe bestand aus acht Patienten, die teilweise die Amsterdam Kriterien erfüllten (Alter unter 50 J. und/oder Karzinom Familienanamnese), und einem Patienten, der sie komplett erfüllte. Die Patienten der Kontrollgruppe (elf Patienten) erfüllten kein Amsterdam Kriterium.

Wir extrahierten mittels eines Standardprotokolls aus frischem Tumor- und normalem Schleimhautgewebe genomische DNA. Es wurden daraufhin Mikrosatelli-

Chirurgisches Forum 1995
f. experim. u. klinische Forschung
Hierholzer/Seifert/Hartel (Hrsg.)
© Springer-Verlag Berlin Heidelberg 1995

tensequenzen auf vier verschiedenen Chromosomen PCR amplifiziert. Folgende fluoreszenzmarkierte Primer wurden verwendet: Mfd 26 A/S (Chromosom 18q), Mfd 27 A/S (Chromosom 5q), 635/636 (Chromosom 15q), TP53 S/A (Chromosom 17p). Die PCR Bedingungen für Primer Mfd 26, 27 und 635/636 sind Denaturierung: 94°C, 1 min; Annealing 55°C, 2 min; Extension 72°C, 2 min; 27 Zyklen; 72°C Extension, 10 min. Entsprechende Bedingungen für TP 53 sind 94°C, 1 min; 67°C, 1 min; 72°C, 1 min; 35 Zyklen; 72°C, 10 min. PCR-Produkte, 1:20 verdünnt, wurden direkt auf einem A.L.F. DNA Sequenzierer mit der „Fragment Manager" Software analysiert. Hinweise auf Mikrosatelliteninstabilitäten waren zusätzliche Banden des Tumor-PCR Produktes im Vergleich zur normalen Schleimhaut-PCR. Loss of heterozygosity bestand bei einer mindestens 33%igen Reduktion eines Allels der Tumor-DNA im Vergleich zum gleichen Allel der Schleimhaut-DNA.

Ergebnisse

In der Risikogruppe fanden wir bei drei Patienten mit partiellen Amsterdam Kriterien (Patient 8: 55 Jahre mit positiver Familienanamnese; Patientin 17: 19 Jahre mit Familienanamnese; Patient 19: 44 Jahre) Längenvariationen in jeweils einem der Marker auf Chromosomen 17p, 17p und 5q mit Längendifferenzen von $-4, -10$ und -4 Basen. Der Patient mit den kompletten Amsterdam Kriterien wies zwei Variationen in den Markern 15q und 17p mit einer Längendifferenz von -6 und $+2$ Basen auf. Ein Patient aus der Kontrollgruppe (Patient 14: 64 Jahre) hatte eine Mikrosatelliteninstabilität auf Chromosom 5q mit einer Basendifferenz von $+2$.

Allelverlust (LOH) fanden wir in folgender Häufigkeit bei Patienten der Kontrollgruppe versus Risikogruppe auf Chromosom 5q (5 von 9 informative Patienten vs. 3 von 5 informative Patienten), 15q (1/10 vs. 3/7), 17q (9/11 vs. 4/5) und 18q (3/10 vs. 2/9). Im exakten Fisher Test zeigte sich kein signifikanter Unterschied zwischen beiden Gruppen.

Zusammenfassung

Hereditary nonpolyposis colorectal cancer (HNPCC) geht mit Veränderungen von Mikrosatellitensequenzen im Tumor einher. Diese Instabilitäten deuten auf Mutationen der bislang bekannten vier Mismatch Repair Gene hin. Wir haben bei 20 Patienten klinische (Amsterdam Kriterien) und molekulare (Mikrosatelliteninstabilitäten) Kriterien korreliert.

Wir fanden bei vier Patienten der Risikogruppe (neun Patienten) fünf Mikrosatelliteninstabilitäten im Tumor. Ein Patient, der als einziger die kompletten Amsterdam Kriterien erfüllte, hatte zwei Instabilitäten. Ein Patient der Kontrollgruppe (elf Patienten) hatte eine Mikrosatelliteninstabilität im Tumor. Die Häufigkeit von Allelverlusten (LOH) war nicht signifikant verschieden zwischen den beiden Gruppen. Wir haben damit fünf Patienten identifiziert, die Mikrosatelliteninstabilitäten in ihrem Tumor ausprägen. Dies ist ein Hinweis auf Mutationen von Mismatch Repair Genen, die entweder als Keimbahnmutation oder sporadische somatische Mutationen vorkommen können. Der exakte Mutationsnachweis wird mit Hilfe der DNA Sequenzierung möglich sein.

Summary

Hereditary nonpolyposis colorectal cancer (HNPCC) ist characterized by microsatellite instability. Four mismatch repair genes are known so far to be associated with HNPCC. In 20 patients we compared clinical (Amsterdam criteria) and molecular (microsatellite instabilities) criteria in order to identify patients at risk for HNPCC.

In four patients of the at risk group (nine patients) we found five microsatellite instabilities. One patient fulfilling complete Amsterdam criteria had two instabilities. Of eleven patients without any Amsterdam criteria (control group) one patients' tumor revealed a single instability. Loss of heterozygosity occured at similar rate in both groups. In conclusion, we were able to identify five patients with microsatellite instabilities indicating germline or somatic mutations in mismatch repair genes. DNA sequencing will enable us to identify the type of mutation.

Literatur

1. Lynch HT, Smyrk TC, Watson P, Lanspa SJ, Lynch JF, Lynch PM, Cavalieri RJ, Boland CR (1993) Genetics, natural history, tumor spectrum, and pathology of hereditary nonpolyposis colorectal cancer: An updated review. Gastroenterology 104:1535–1549
2. Vasen HFA, Mecklin JP, Meera Khan P, Lynch HT (1991) The international collaborative group on hereditary nonpolyposis colorectal cancer. Dis Colon Rect 34:424–425
3. Nicolaides NC, Papadopoulos N, Liu B, Wei YF, Carter KC, Ruben SM, Rosen CA, Haseltine WA, Fleischmann RD, Fraser CM, Adams MD, Venter JC, Dunlop MG, Hamilton SR, Petersen GM, de la Chapelle A, Vogelstein B, Kinzler KW (1994) Mutations of two PMS homologues in hereditary nonpolyposis colon cancer. Nature 371:75–80
4. Fishel R, Lescoe MK, Rao MRS, Copeland NG, Jenkins NA, Garber J, Kane M, Kolodner R (1993) The human mutator gene homolog MSH2 and its association with hereditary nonpolyposis colon cancer. Cell 75:1027–1038
5. Papadopoulos N, Nicolaides NC, Wei YF, Ruben SM, Carter KC, Rosen CA, Haseltine WA, Fleischmann RD, Fraser CM, Adams MD, Venter JC, Hamilton SR, Petersen GM, Watson P, Lynch HT, Peltomäki P, Mecklin JP, de la Chapelle A, Kinzler KW, Vogelstein B (1994) Mutation of a mutL homolog in heriditary colon cancer. Science 263:1625–1629
6. Thibodeau SN, Bren G, Schaid D (1993) Microsatellite instability in cancer of the proximal colon. Science 260:816–819

J. Stöve, Chirurgische Universitätsklinik Heidelberg, Im Neuenheimer Feld 110, D-69120 Heidelberg

Serum Konzentration von Epidermal growth factor (EGF) und Epidermal Growth factor Rezeptor (EGF-R) – Ein Marker für die chronische Pankreatitis aber nicht für das Pankreaskarzinom

Serum values of epidermal growth factor (EGF) and epidermal growth factor receptor (EGF-R) – A marker for chronic pancreatitis but not for pancreatic cancer

D. Birk, F. Gansauge, A. Formentini, A. Lucht, F. Safi, H. G. Beger

Chirurgische Klinik I, Universitätsklinikum Ulm, Steinhövelstr. 9, 89075 Ulm

Einleitung

Die Membranrezeptoren der C-erbB (EGF-R, c-erbB-2 bis C-erbB4) Familie und deren Liganden (EGF, TGF-a, Amphiregulin) haben in den letzten Jahren an Bedeutung in der onkologischen Grundlagenforschung zugenommen. Diese Membranproteine mit ihren Liganden werden als ein quervernetztes Signaltransduktionssystem betrachtet, welches die normale Zellentwicklung kontrolliert. Eine Dysbalance in diesem Regulationssystem kann die maligne Transformation der Zelle zur Folge haben [1].

Von besonderem klinischem Interesse ist EGF-R mit seinem Hauptliganden EGF. Bekannt ist, daß EGF einen mitogenen Effekt auf Zellkulturen besitzt und bei exogener Zufuhr Zellproliferation bewirkt [2]. EGF stimuliert die exokrine Pankreasfunktion und kann in größeren Mengen im Pankreassaft isoliert werden. Bei verschiedenen soliden Tumoren wurde eine erhöhte Expression von EGF und EGF-R im Gewebe gefunden. Dies gilt ebenfalls für das Pankreaskarzinom. Eine signifikante Überexpression von EGF-R war häufig mit einer schlechten Prognose des Patienten vergesellschaftet [3]. Zusätzlich zu diesem Phänomen wurde in diesen Zellen strukturelle Alterationen des kurzen Armes von Chromosom 7 beobachtet.

Das duktale Pankreaskarzinom hat eine äußerst schlechte Prognose [4]. Mitverantwortlich hierfür ist die meist späte Diagnosestellung dieser Erkrankung. Bei weiterhin unzureichenden „screening" Methoden und ohne klar umgrenzte Risikogruppen ist es von größter Wichtigkeit einfache Untersuchungsmethoden zu entwickeln, die bereits in der Frühphase der Karzinomentstehung diagnostische Hilfe bieten. Nur so können Patienten einer frühen und somit kurativen Therapie zugeführt werden.

Fragestellung

Ziel dieser Untersuchung war es zu erforschen, ob bei Patienten die an einem Pankreaskarzinom leiden, neben der erhöhten Gewebeexpression von EGF und EGF-R

Chirurgisches Forum 1995
f. experim. u. klinische Forschung
Hierholzer/Seifert/Hartel (Hrsg.)
© Springer-Verlag Berlin Heidelberg 1995

auch veränderte Serumkonzentrationen dieser molekularen Marker zeigen. Zusätzlich sollte evaluiert werden, ob eine chronische Pankreatitis die sich durch „normale" Gewebeexpression von EGF und EGF-R auszeichnet, hierzu veränderte Serumwerte bietet.

Methodik

Von 31 Patienten mit chronischer Pankreatitis, die sich zu geplanten operativen Maßnahmen in der Klinik befanden und von 35 Patienten mit einem Pankreaskarzinom in verschiedenen Stadien, bestimmten wir die Serumkonzentrationen von EGF und EGF-R mittels ELISA Assay (Dianova, Hamburg). Bei den Karzinompatienten wurden die Werte mit dem Tumorstadium (nach UICC), der Tumorgröße und dem Grading, als auch den Tumormarkern CA 19/9, CEA, CA 15/3 und TPA korreliert.

Bei Patienten mit chronischer Pankreatitis erfolgte die Korrelation mit der exokrinen Funktionsleistung des Pankreas, ermittelt durch den Serumpankreolauryltest und der endokrinen Stoffwechsellage, bestimmt durch den oralen Glukosetoleranztest.

Als Kontrollkollektiv dienten 71 Patienten die zu Routineeingriffen (Struma, Leistenhernie) stationär behandelt wurden.

Ergebnisse

Die Serum EGF Konzentration bei den Kontrollpatienten betrug 200,1 pg/ml (161–258,6)* , die von EGF-R 36,2 fmol/ml (29,6–38,4) [Tab. 1, 2].

Bei Pankreaskarzinompatienten waren EGF mit 193,1 pg/ml (110–315,5) als auch EGF-R mit 35,3 fmol/ml (33–37,5) kaum unterschiedlich. Eine Korrelation zu den ebenfalls bestimmten Tumormarkern, insbesonders auch zu CA 19/9, bestand nicht.

Ebenso konnte keine Korrelation zu Tumorgröße, Tumorstadium oder Grading hergestellt werden [Tab. 3].

Die Patienten mit chronischer Pankreatitis hingegen waren EGF mit 0 pg/ml (0–45,3) hochsignifikant (p $\leq$ 0,001)# und EGF-R mit 30,5 (27,5–35,2) signifikant (p < 0,05)# erniedrigt. Bei über 50% der Patienten mit chronischer Pankreatitis war die Serum EGF Konzentration unterhalb der Nachweisgrenze.

Es bestand eine schwache Korrelation (r = 0,64)§ zur exokrinen Sekretionsleistung, aber keine zur endokrinen Funktion [Tab. 4].

---

* = Median und 95% Konfidenzintervall, # = Wilcoxon-Rank-Sum Test, § = Spearman Rang Korrelation.

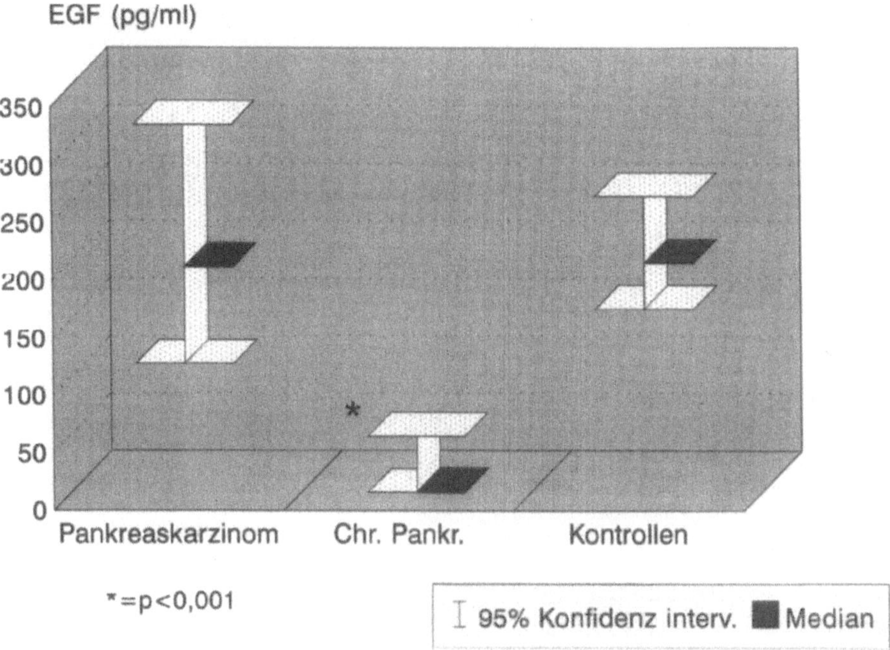

Tabelle 1. EGF Serum Konzentration

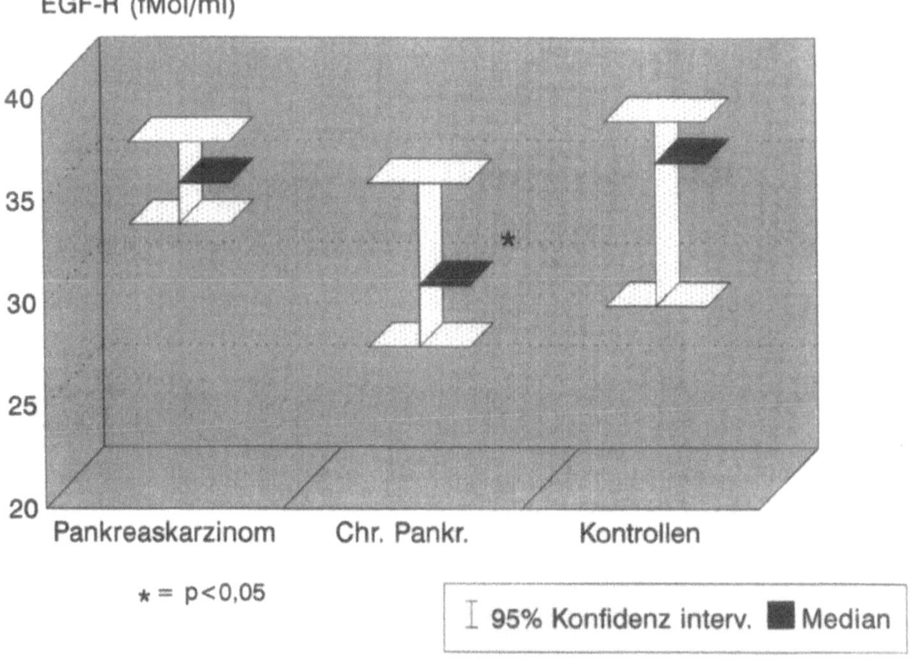

Tabelle 2. EGF-R Serum Konzentration

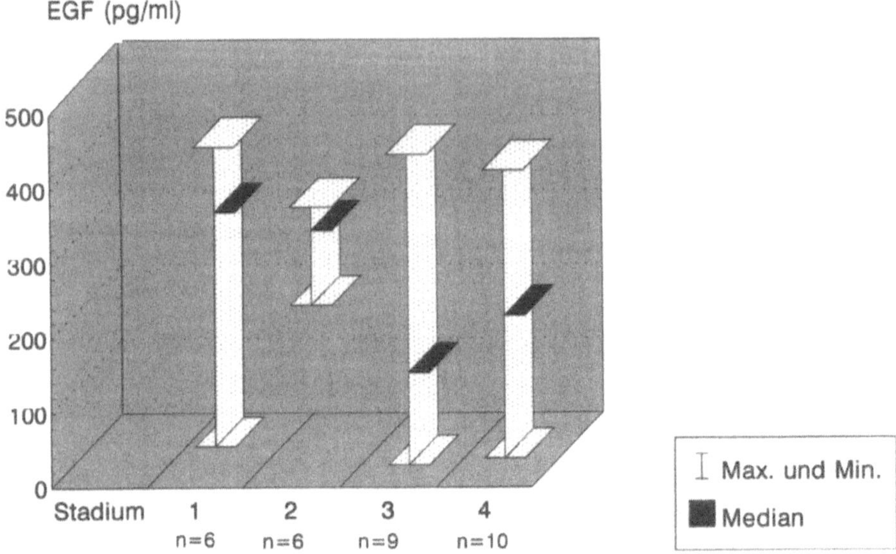

Tabelle 3. Korrelation zwischen Tumorstadium (UICC) and EGF Konzentration

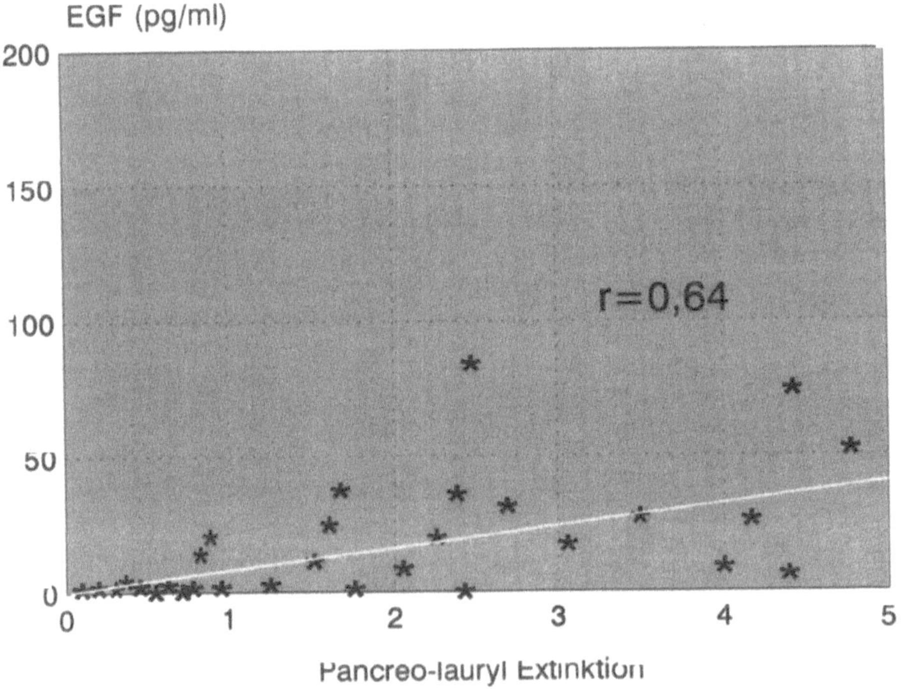

Tabelle 4. Korrelation zwischen EGF und der exokrinen Funktion

Diskussion

Die Ergebnisse dieser Untersuchung zeigen, daß Serummessungen von EGF und EGF-R keine Hinweise auf das Vorhandensein eines Pankreaskarzinoms liefern können. Eine Überexpression dieser Polypeptide im Karzinomgewebe hat offensichtlich keine Auswirkungen auf den Serumspiegel, auch nicht bei großen oder metastasierten Tumoren. Dies ist anhand der mangelnden Korrelation zu Tumorgröße und Tumorstadium ersichtlich. Eine mögliche Erklärung ist die Tatsache, daß EGF-R und EGF als autokrine Signaltransduktoren die Blutbahn nicht als Transportmedium benötigen, auch nicht im Falle einer malignen Transformation. Dies konnte somit erstmals gezeigt werden.

Patienten die an einer chronischen Pankreatitis leiden, wiesen hochsignifikant niedrigere EGF Konzentrationen auf. Diese Tatsache kann jedoch nur unvollständig durch die Rolle von EGF bei der Pankreassekretion erklärt werden, dies bestätigt auch die schwache Korrelation zu dem etablierten Pankreolauryltest. Anzunehmen ist, daß durch höhergradige Fibrosierung und abnehmender Perfusion des Pankreas nur noch eine sehr geringe oder nicht mehr meßbare Menge an EGF in die Blutbahn gelangt.

Serummessungen von EGF und EGF-R erlauben eine Differenzierung zwischen chronischer Pankreatitis und Karzinom. Diese Eigenschaft besitzen die etablierten Tumormarker (CA 19/9) nicht immer verläßlich, auch die apparativen diagnostischen Möglichkeiten erlauben nicht immer eine genaue Zuordnung [5]. Hier scheint die Serummessung von EGF und EGF-R hilfreich, insbesonders wenn chronische Entzündung und Karzinom koinzidieren. 6 Karzinompatienten dieser Studie, die zusätzlich chronisch entzündlich veränderte Pankreata aufwiesen, hatten „normal" hohe EGF Serum Werte.

Zusammenfassung

Bei einem Kollektiv von 35 Patienten mit chronischer Pankreatitis, 31 Patienten mit einem Pankreaskarzinom und 71 Konrollpatienten mit elektiv chirurgischen Eingriffen wurden die Serumkonzentrationen von EGF und EGF-R gemessen. Bekannt ist, daß Rezeptor als auch Ligand, im Pankreaskarzinomgewebe überexprimiert sind.

Es wurde gezeigt, daß die EGF und EGF-R Werte zwischen Gesunden und Karzinompatienten kaum unterscheiden. Es bestand keine Korrelation zu Tumorgröße, -staging oder -grading, oder den etablierten Tumormarkern.

Bei chronischer Pankreatitis hingegen fand sich eine signifikante Erniedrigung beider Marker. Es bestand eine schwache Korrelation zu der exokrinen Funktionsleistung.

Serum EGF und EGF-R-Messungen können somit keinen Beitrag zur Früherkennung eines Pankreaskarzinoms liefern, erlauben aber die Unterscheidung zwischen Pankreaskarzinom und chronischer Pankreatitis.

Summary

Serum EGF and EGF-R were measured in 35 patients with chronic pancreatitis, 31 patients with pancreatic cancer and 71 patients with benign diseases who served as controls. It is known that receptor and ligand are overexpressed in pancreatic cancer tissue. The results showed similar concentrations both of EGF and EGF-R in cancer patients and in controls. There was neither correlation between tumor stage, grading or size nor established tumor markers.

Patients with chronic pancreatitis exhibited significantly lower values of EGF. There was a mild correlation between EGF and the exocrine function.

Serum EGF and EGF-R measurements cannot improve sceening methods for pancreatic cancer but allow discrimination between chronic pancreatitis and pancreatic cancer.

Literatur

1. Grund Th W, Huber H (1994) The family of c-erbB Genes: From basic research to clinical oncology. Onkologie 17:346–357
2. Bleday R, Tzanakakis GN, Schwalke MA, Wanebo HJ, Vezeredis MP (1990) Epidermal growth factor stimulation and metastatic rate in human pancreatic carcinoma cell lines. J Surg Res 49(3):276–279
3. Yamananka Y, Friess H, Kobrin MS, Büchler M, Beger HG, Korc M (1993) Coexpression of epidermal growth factor receptor and ligands in human pancreatic cancer is associated with enhanced tumor aggressivness. Anticancer Res 13:565–569
4. Warshaw AL, Fernandez del Castillo C (1992) Pancreatic carcinoma. New Engl J Med 326:455–466
5. Schölmerich J (1993) Diagnosis of pancreatic cancer Beger/Büchler/Malfertheimer (Eds.) Standards in pancreatic surgery, Springer Verlag, Berlin Heidelberg:578–590

Dr. med. D. Birk, Chirurgische Klinik I, Universitätsklinik Ulm, Steinhövelstr. 9, D-89075 Ulm

Strategie für das genetische Screening bei Familien mit MEN 2A und familiärem C-Zell-Karzinom

Strategie for genetic screening in MEN 2A and FMTC families

C. Franz[1], D. Chi[2], S. Dou[3], H. Donis-Keller[3] und S. A. Wells[2]

[1] Abteilung für Allgemeinchirurgie, Universitäts-Krankenhaus Hamburg
  Department of Surgery, [2]Division of General Surgery and
[3] Division of Human Molecular Genetics, Washington University School of Medicine, St. Louis, Mo, USA

Einleitung

Für die Entstehung der multiplen endokrinen Neoplasie Typ 2A (MEN 2A) und der familiären Form des C-Zell-Carcinoms sind Mutationen im erst kürzlich identifizierten RET-Protoonkogen (RET) verantwortlich [1, 2]. In den bisher beschriebenen Mutationen wird die Aminosäure Cystein in verschiedenen Codons von Exon 10 und 11 von RET durch unterschiedliche Aminosäuren ausgetauscht. Das klassische Screening bei Risikoträgern in Familien mit MEN 2A und familiärem C-Zell-Karzinom basierte bisher auf der Bestimmung des basalen und stimuliertem Calcitonin im Serum, das als ein hochsensitiver Tumormarker für das C-Zell-Karzinom gilt. Die Identifizierung des verantwortlichen Gens ermöglicht jetzt ein Screening durch die sehr verläßliche direkte DNA-Analyse.

Methodik

Wir untersuchten 48 Familien mit MEN 2A oder familiärem C-Zell-Karzinom auf Keimbahnmutationen in Exon 10 und 11 des RET-Protoonkogen. Für die DNA-Analyse wird genomische DNA aus Lymphozyten aus peripherem venösem Blut oder aus lymphoblastischen Zellkulturen gewonnen. Für den Nachweis der Mutationen benutzten wir die Analyse von „Single-Strand Conformational Polymorphism" (SSCP) [2], die DNA-Sequenzanalyse nach der Dideoxy-Methode und die Analyse von Restriktionsfragment-Längenpolymorphismen (RFLP) im DNA-Amplifikat [3]. Die RFLP's lassen sich direkt auf die verschiedenen Punktmutationen zurückführen durch die Restriktionsendonucleaseerkennungssequenzen entstehen oder entfallen. Bei Nachweis einer Mutation bei einem erkrankten Familienmitglied erfolgt das genetische Screening bei weiteren Risikoträgern der selben Familie durch Analyse von RFLP's. Die Ergebnisse des genetischen Screenings waren in einigen Fällen das alleinige Entscheidungskriterium für eine prophylaktische Thyreoidektomie. Die präoperative Bestimmung des basalen und stimulierten

Chirurgisches Forum 1995
f. experim. u. klinische Forschung
Hierholzer/Seifert/Hartel (Hrsg.)
© Springer-Verlag Berlin Heidelberg 1995

Tabelle 1. RET-Mutationen in Familien mit MEN 2A und familiärem C-Zell-Karzinom und ihr Nachweis durch Analyse von RFLP's

Codon	Exon	Mutation	Aminosäuren-austausch	Anzahl der Familien	Familien mit RFLP	RE	Familien ohne RFLP
609	10	TGC- > TAC	Cys- > Tyr	3			3
611	10	TGC- > TGG	Cys- > Trp	1	1	Nla IV	
618	10	TGC > CGC	Cys- > Arg	5	5	Cfo I	
		TGC > AGC	Cys- > Ser	3	3	Mbo II	
		TGC > GGC	Cys- > Gly	3			3
		TGC > TAC	Cys- > Tyr	1	1	Rsa I	
		TGC > TTC	Cys- > Phe	1	1	Mbo II	
620	10	TGC > TAC	Cys- >Tyr	1			
		TGC > CGC	Cys- > Arg	3	3	Bstu I	
		TGC > TTC	Cys- > Phe	1	1	Taq I	
		TGC > TCC	Cys- > Ser	2			
634	11	TGC > CGC	Cys- >Arg	10	10	Cfo I	
		TGC > TAC	Cys- > Tyr	7	7	Rsa I	
		TGC > GGC	Cys- > Gly	2	2	Hae III	
		TGC > TGG	Cys- > Trp	1	1	Cfo I	
		TGC > TTC	Cys- > Phe	2	2	BsoF I	
		16		46	37 (80,4%)		9 (19,6%)

In 46 Familien wurden 16 verschiedene Mutationen gefunden. Zwölf von diesen Mutationen lassen sich durch 8 verschiedene Restriktionsendonucleasen nachweisen. In 37 (80,4%) von 46 Familien kann ein Screening durch Analyse von RFLP's durchgeführt werden. RE: Restrictionsendonuclease, RFLP: Restriktionsfragment-Längenpolymorphismen.

Calcitonin im Serum erfolgte durch einen Radioimmunassay (Nichols Institute, San Juan Capistrano, Ca) bevor und 1, 2, 3, und 5 Minuten nach intravenöser Gabe von Calcium Gluconat (2 mg/kg/min) und Pentagastrin (Peptavlon, Wyeth-Ayerst Laboratories, Philadelphia, PA [0,5 µg/kg/5 Sek]).

Ergebnisse

In 46 (95,8%) Familien von 48 haben wir 16 verschiedene Mutationen nachgewiesen. Zwölf können durch Analyse von RELP's nachgewiesen werden. Diese Methode läßt sich bei 37 (80,4%) von unseren 46 Familien für das Screening anwenden. Nur bei 9 (19,6%) Familien ist ein Screening durch DNA-Sequenzanalyse notwendig (Tabelle 1). Bei 24 Patienten, bei denen durch die direkte DNA-Analyse eine Keimbahnmutation nachgewiesen werden konnte, führten wir bisher eine Thyroidektomie durch. Bei 8 dieser Patienten war der präoperative Calcitoninstimulationstest negativ. Die histologische Untersuchung des Operationspräparates zeigt bei 3 Patienten eine C-Zell-Hyperplasie. In einem Fall konnte kein C-Zell-Karzinom oder

Hyperplasie nachgewiesen werden. Bei keinem der 8 Patienten fanden sich Lymphknotenmetastasen.

Zusammenfassung

Die hier beschriebene Screeningmethode mittels direkter DNA-Analyse ist eine exakte Methode. Der Nachweis einer Keimbahnmutation ermöglicht in 80,4% der Familien bei weiteren Risikoträgern ein vereinfachtes genetisches Screening durch Analyse von RELP's. Bei positivem Genträgerstatus kann eine prophylaktische Thyreoidektomie erfolgen. Das genetische Screening muß bei Familienmitgliedern nur einmal im Leben durchgeführt werden und ist im Vergleich zum biochemischen Screening die sensiblere Methode. Bei 7 Patienten mit positivem Genträgerstatus war das biochemische Screening negativ, während die histologische Untersuchung des Operationspräparates bereits eine C-Zell-Hyperplasie mit oder ohne C-Zell-Karcinom fand.

Summary

The described screening method of direct DNA testing is highly accurate. Once the mutation is found for one member of a kindred, a simplified screening by restriction endonuclease analysis can be applied for other members at risk in 80.4% of our families. In genetically positive patients prophylactic total thyroidectomy can be performed. The genetic screening need to be performed only once in a kindred member to lifetime and is more sensitive than the biochemical screening. In 7 genetically positive patients the preoperative stimulated plasma calcitonin levels were normal, but the resected thyroid gland showed C-cell hyperplasia with or without medullary thyroid carcinoma.

Literatur

1. Mulligan LM, Kwok JBJ, Healey CS, Elsdon MJ, Eng C, Gardner E, Love DR, Mole SE, Moore JK, Papi L, Ponder MA, Telenius H, Tunnacliffe A, Ponder BAJ (1993) Germ-line mutations of the RET proto-oncogene in multiple endocrine neoplasia type 2A. Nature 363:458–460
2. Donis-Keller H, Dou S, Chi D, Carlson KM, Toshima K, Lairmore TC, Howe JR, Moley JF, Goodfellow P, Wells SA (1993) Mutations in the RET proto-oncogene are associated with MEN 2A and FMTC. Hum Mol Genet 2:851–856
3. Wells SA, Chi DD, Toshima K, Dehner LP, Coffin CM, Dowton BS, Ivanovich MS, DeBenedetti MK, Dilley WG, Moley JF, Norton JA, Donis-Keller H (1994) Predictive DNA testing and prophylactic thyroidectomy in patients at risk for multiple endocrine neoplasia type 2A. Ann Surg 3:237–250

Dr. med. C. Franz, Washington University, School of Medicine, Department of Surgery, 660 South Euclid Avenue, Box 8109, St. Louis, Missouri 63110, USA

Motilität im Hunt-Lawrence-Pouch nach Gastrektomie
Motility in the Hunt-Lawrence-Pouch after Total Gastrectomy

J. Heimbucher[1], S. M. Freys[1], K. H. Fuchs[1] und H. Thomas[2]

[1] Chirurgische Universitätsklinik Würzburg
[2] Chirurgische Universitätsklinik Greifswald

Einleitung

Unter den Langzeitfolgen einer totalen Gastrektomie ist der Verlust der Reservoir-funktion des Magens besonders schwerwiegend. Gewichtsverlust, Übelkeit und Erbrechen, Schmerzen und unspezifische abdominale Mißempfindungen können die Lebensqualität auch der tumorfreien Patienten wesentlich beeinträchtigen. Um diese Symptomatik zu reduzieren, favorisieren viele Chirurgen die Bildung eines Ersatzreservoirs wie zum Beispiel den Hunt-Lawrence Pouch [1, 2]. Das Ziel der vorliegenden Studie war die Beschreibung der Motilitätsmuster des Hunt-Lawrence Pouches und der abführenden Jejunalschlinge bei symptomfreien oder weitgehend symptomfreien Patienten. Darüber hinaus testeten wir die Hypothese, ob schwere Symptomatik nach Gastrektomie mit signifikanten Motilitätsveränderungen im Vergleich zu asymptomatischen Patienten assoziiert ist.

Patienten und Methoden

Die Studienpopulation bestand aus folgenden Gruppen:

1. *Kontrollgruppe:* Bei sieben gesunden Probanden (6 m, 1 w, 21–30 Jahre) wurden Dünndarmmotilitätsuntersuchungen durchgeführt. Der Katheter wurde transna-sal über einen endoskopisch plazierten Führungsdraht in das Jejunum positio-niert, so daß alle 5 Drucksensoren distal des Treitz'schen Ligamentes lagen.
2. *Asymptomatische Patienten:* Die Motilität im Hunt-Lawrence Pouch wurde bei 28 asymptomatischen Patienten (21 m, 7 w, 47–79 Jahre) 4–49 Monate (Median 17 M) nach der Gastrektomie untersucht. Die Patienten boten ein gutes Ergebnis

Chirurgisches Forum 1995
f. experim. u. klinische Forschung
Hierholzer/Seifert/Hartel (Hrsg.)

528

hinsichtlich der postoperativen Lebensqualität (Visick I und II). Sechzehn Patienten klagten über gelegentlich auftretende Beschwerden wie Völlegefühl nach größeren Mahlzeiten, sie benötigten dafür jedoch weder ärztliche Betreuung noch Medikation. Bei 11 Patienten wurde die Kontinuität mit einer Jejunum-Interposition (JIP) wiederhergestellt, während 17 Patienten mit einer Roux-Y-Schlinge (RYP) rekonstruiert wurden. Alle Anastomosen wurden mit Staplern durchgeführt, der Pouch wurde ca. 10–15 cm, die abführende Schlinge ca. 35–40 cm lang.

3. *Symptomatische Patienten:* Die Motilität im Hunt-Lawrence Pouch wurde bei 5 symptomatischen Patienten (4 m, 1 w, 49–68 Jahre, 4 RYP, 1 JIP) 3–13 Monate nach Gastrektomie untersucht. Die Patienten hatten typische Post-Gastrektomiebeschwerden, welche Visick Scores von III–V verursachten. Zwei dieser Patienten entwickelten später Metastasen.

Untersuchungstechnik: Die Untersuchungen wurden mit einem wasserperfundierten Low-Compliance-Manometrie-System, wie von Zaninotto [3] beschrieben, mit einem 170 cm langen 5-Kanal-Katheter durchgeführt. Die Distanz zwischen den distalen Kanalöffnungen betrug 5 cm. Die Sonde wurde unter radiologischer Kontrolle oder endoskopisch ohne Einsatz von Sedativa in die abführende Schlinge plaziert. Nach Verbindung mit dem Manometrie-System wurde die Sonde langsam zurückgezogen, bis der am meisten proximal gelegene Kanal die distale Hochdruckzone des Ösophagus erreichte. Bei Patienten, deren distaler Ösophagus mitreseziert worden war, wurde der Ösophagus anhand der typischen Schluckperistaltik identifiziert. Auf diese Weise endeten 2 Kanäle im Pouch und zwei Kanäle in der abführenden Schlinge. Die Motilität wurde für 2 Stunden im Nüchternzustand gemessen und mit einem Gould-Polygraph aufgezeichnet. Die Druckkurven wurden manuell analysiert.

Analyse: Als Kontraktion wurde jede Druckschwankung > 10 mm Hg und > 1 Sekunde angesehen. Zur Definition der verschiedenen Phasen der Nüchternmotilität wurde die Beschreibung von Sarna [4] modifiziert, um eine präzisere Trennung der verschiedenen Phasen zu ermöglichen. Sarnas Kriterien wurden mit einem Kontraktionsfrequenzbereich (Phase I < 2/min, Phase II 3–6/min, Phase III > 7/min) und einer Minimaldauer für jede Phase (3 min Phase I & II, 1 min Phase III) ergänzt. Der prozentuale Anteil der verschiedenen Phasen an der Gesamtmeßzeit wurde errechnet. Weitere gemessene Parameter waren Amplitude, Dauer und Frequenz der Kontraktionen während der Phase III sowie die Sequenz der verschiedenen Phasen, und die Migrationsrichtung der Phase III (orthograd, retrograd, simultan oder segmental).

Statistik: Die nicht parametrischen Daten wurden mit dem Wilcoxon Rank Sum Test verglichen. Als signifikant wurden die 5. bzw. 95 Percentile angesehen.

Ergebnisse (Tabelle 1)

Kontrollgruppe: Bei allen gesunden Probanden wurde das typische Nüchtern-Motilitätsmuster mit 3 verschiedenen Aktivitätsgraden beobachtet. Phase I wurde im

Tabelle 1. Ergebnisse

		Kontrolle (n = 5)	Roux-Y (n = 17)	Jejunum Interposition (n = 11)	
Phasenanteile					
Phase I	%	25 (22–30)	60* (48–88)	55* (44–75)	
Phase II	%	66 (63–69)	22* (10–35)	22* (12–38)	
Phase III	%	9 (6–10)	11* (2–24)	18* (10–33)	
Phase III Dauer min		9,5 (9–11)	2,5* (1,5–6)	3* (2–6)	
Phasen/Stunde		2,1 (2–3)	14* (8–16)	17* (10–19)	
Analyse Phase III Kontraktionen:					
Amplitude	mmhg	25 (23–29)	22 (15–35)	20 (19–31)	n. s.
Dauer	sec	3,2 (3,2–3,3)	2,8 (2,0–3,8)	2,7 (1,8–3,2)	n. s.
Frequenz	/min	9,6 (7,6–9,8)	9,4 (6,2–11,0)	8,2 (6,3–10,5)	n. s.
Migration					
orthograd	%	100	20* (0–30)	11* (0–30)	
segmental	%	0	47* (20–90)	41* (25–66)	
simultan	%	0	27* (5–35)	37* (0–50)	
retrograd	%	0	6* (0–20)	11* (0–15)	

(Median und interquartiler Bereich)
*: $p < 0,05$ vs. Kontrolle.

Median während 25% (range 22–30%) der Meßzeit beobachtet, Phase II während 66% (range 63–69%) und Phase III während 9% (range 6–10%). Die Migration der Phase III war in allen Fällen orthograd.

Patientengruppe 1:
Charakteristika der Phasen: Die Sequenz der verschiedenen Phasen in asymptomatischen Patienten folgte mehr einer zufälligen Reihenfolge als daß die normale Progression Phase 1 – Phase 2 – Phase 3 auftrat. Die Dauer der einzelnen Phasen war verkürzt, die Anzahl der verschiedenen Phasen pro Stunde war signifikant erhöht

gegenüber der Kontrollgruppe. Der Anteil der Phasen I und III war signifikant höher, der Anteil der Phase II signifikant niedriger gegenüber der Kontrollgruppe. Orthograde Migration der Phase III erschien in 20% der RYP-Patienten und in 12% der JIP-Patienten. Die meisten Phase III Aktivitätsfronten traten simultan oder segmental (27–47%) auf, 11–20% migrierten oralwärts.

Charakteristika der Kontraktionen: Es bestanden keine signifikanten Differenzen hinsichtlich Amplitude, Dauer und Frequenz der Kontraktionen zwischen Kontrollgruppe und asymptomatischen Patienten. Es bestanden auch keine Unterschiede zwischen Pouch und abführender Schlinge.

Vergleich der verschiedenen Rekonstruktionstypen: Patienten mit JIP zeigten einen tendenziell längeren Anteil von Phase III (18%) im Vergleich zur Gruppe der Patienten mit RYP (11%), ohne statistisches Signifikanz-Niveau zu erreichen (p = 0,1). Die Dauer einer Phase III war gleich in Pouch und abführender Schlinge in beiden symptomatischen Untergruppen. Es bestand kein Unterschied hinsichtlich der Migration und der Parameter der einzelnen Kontraktionen.

Patientengruppe 2 (symptomatische Patienten): Die 5 Patienten mit stärkeren Symptomen boten einen unterschiedlichen pathophysiologischen Hintergrund. Eine Analyse der Ergebnisse als Gruppe erschien daher nicht sinnvoll. Vielmehr wurde das Motilitätsmuster eines jeden einzelnen Patienten individuell mit den Resultaten der asymptomatischen Patientengruppe verglichen. In 4 der 5 symptomatischen Patienten wurden erhebliche Unterschiede der Motilitätsmuster gefunden. Drei Patienten zeigten eine ausgeprägte Hypomotilität mit deutlich verlängertem Phase I-Anteil (über 90% der Meßzeit). Ein Patient entwickelte keinerlei Phase III-artige Kontraktionen. Bei diesen Patienten scheint die weitergehende Reduktion der motorischen Aktivität zur Entstehung der Symptome beizutragen. Das Motilitätsmuster des vierten Patienten unterschied sich nicht von dem der symptomatischen Patienten. Diese Patientin hatte erhebliche psychische Probleme mit der Diagnose einer malignen Erkrankung umzugehen, was möglicherweise die bestehende Symptomatik mehr beeinflußt hat als die Motilitätsstörung. Der fünfte Patient zeigte ein permanentes hypermotiles Motilitätsmuster mit kontinuierlichen Phase III-artigen Kontraktionen, was als ein Ausdruck einer subakuten Obstruktion bei beginnender, zum Zeitpunkt der Motilitätsuntersuchung noch nicht anderweitig erfaßbarer peritonealer Metastasierung angesehen werden kann.

Diskussion

Eine totale Gastrektomie verursacht einen permanenten Verlust von sekretorischen, mechanischen und Reservoir-Funktionen des Magens sowie der kontrollierten Entleerung in das Duodenum. In der Folge leiden viele Patienten unter mehr oder minder ausgeprägten Symptomen wie Gewichtsverlust, abdominalen Schmerzen [5], Völlegefühl, Übelkeit und Erbrechen, manchmal auch Dumping-Symptomatik und Diarrhoen. Solche Symptome scheinen mit dem Verlust der verschiedenen Magenfunktionen zusammenzuhängen. Motilitätsstörungen des mobilisierten Jejunums können eine zusätzliche Ursache für diese Symptome darstellen. Diese Studie beschreibt die Motilität im Pouch und im Ersatzmagen bei Patienten mit einem Hunt-Lawrence Pouch und verschiedenen Typen der distalen Rekonstruktion – Roux-Y und Jejunum-Interposition – nach Gastrektomie wegen eines Magencarcinoms. Der Jejunum-Pouch ersetzt in erster Linie die Reservoirfunktion des Magens und kann einige der typischen Post-Gastrektomie Symptome mindern. In einer randomisierten Studie wurden eine Verbesserung des funktionellen Ergebnisses und eine gesteigerte Lebensqualität für Patienten mit Pouch demonstriert [6]. Die Patienten haben ein nahezu normales Hunger- und Sättigungsgefühl, sie können meistens normal große Portionen zu sich nehmen und sind daher auch sozial weniger behindert als Patienten nach Gastrektomie ohne Pouch. Darüber hinaus reduziert der Pouch den Reflux von jejunalen bzw. duodenalen Sekreten in den distalen Ösophagus [2]. Die Motilität im Pouch und der abführenden Schlinge kann wesentlich zur Funktion des Pouches beitragen und damit das klinische Outcome der Patienten maßgeblich beeinflussen. Diese Studie beschreibt das „normale" Motilitätsmuster im Pouch und im Jejunum bei Patienten mit gutem klinischen Ergebnis. Verglichen mit der normalen jejunalen Motilität zeigt der Pouch eine reduzierte Gesamtaktivität sowie eine ausgeprägte atypische Koordination der verschiedenen Phasen. Diese beiden Phänomene können zur Reservoirfunktion des Pouches beitragen und eine unmittelbare Füllung des Jejunums mit konsekutiver Dumping-Symptomatik oder vorzeitigem Sättigungsgefühl verhindern. In keinem der gemessenen Parameter ergab sich eine statistisch signifikante Differenz zwischen den beiden verschiedenen Rekonstruktionstypen. Es bestand lediglich die Tendenz eines vermehrten Phase III-Anteils der JIP-Patienten gegenüber den RYP-Patienten (18% vs. 11%, p = 0,1). Offenbar hatte die unterschiedliche chirurgische Präparation keinen Einfluß auf das Motilitätsmuster im Pouch und in der abführenden Schlinge bei Patienten mit geringfügiger Symptomatik nach Gastrektomie. Das deutet darauf hin, daß die Längsincision und zusätzliche Nähte, welche zur Pouchkonstruktion erforderlich sind, keine zusätzlichen Alterationen der Motilität verursachen. Dies ist überraschend, da man eine erschwerte Registrierung der Kontraktionen im Pouch aufgrund des weiteren Lumens erwartet hätte. Die Ergebnisse zeigen klar, daß die jejunalen Wände des Pouches in der Lage sind, ähnliche Kontraktionen zu produzieren wie das normale Jejunum. Das Hauptanliegen der Studie war die Registrierung normaler Daten für die Motilität im Pouch nach Gastrektomie. Interessanterweise bieten sowohl Pouch als auch abführende Jejunumschlinge charakteristische Motilitätsphänomene, welche als Basis für den Vergleich mit symptomatischen Patienten dienen können. Zukünftige weitere Studien bei symptomatischen Patienten vor und nach einer prokinetischen Therapie werden den Wert der Motilitätsuntersuchung im Pouch und in der abführenden Schlinge nach Gastrektomie als Basis für therapeutische Entscheidungsfindung erweitern. Diese Studie zeigt auch, daß die stationäre Perfusionsmanometrie geeignet ist, um die Motilität im Ersatzmagen zu erfassen. Die in letzter Zeit erhältlichen elektronischen Motilitätsuntersuchungssyteme werden erlauben, die Untersuchung auch auf längere Zeiträume und insbesondere auf die postprandiale Phase auszudehnen.

Zusammenfassung

Ziel der Studie war die Beschreibung der Motilität im Hunt-Lawrence-Pouch-Ersatzmagen nach Gastrektomie. Material und Methoden: 33 Patienten (25 m, 8 w, Altersmedian 65 Jahre) wurden mit einem stationären wasserperfundiertem Manometriesystem untersucht. Die Wiederherstellung der Kontinuität war bei 21 Patienten mit einer Roux-Y-Schlinge und bei 12 Patienten mit einer Jejunum-Interposition, jeweils mit Anlage eines Hunt-Lawrence-Pouches, vorgenommen worden. Fünf der Patienten litten unter typischen Postgastrektomie-Symptomen. Als Kontrollgruppe wurde eine Jejunummanometrie bei 7 gesunden Probanden durchgeführt. Die Ergebnisse wurden nach den von Sarna beschriebenen Kriterien zur Beurteilung der Dünndarm-Motilität analysiert. Ergebnisse: Bei den asymptomatischen Patienten waren die einzelnen Motilitätsphasen im Pouch und in der abführenden Schlinge deutlich verkürzt und folgten einer zufällig erscheinenden Sequenz anstatt der in der Kontrollgruppe beobachteten Progression von Phase 1 zu Phase 2 und Phase 3. Es bestand hierbei kein Unterschied zwischen Pouch und abführender Schlinge. Der Anteil der Phasen 1 und 3 an der gesamten Untersuchungszeit war signifikant verlängert, der Anteil der Phase 2 signifikant verkürzt. Die Aktivitätsfront der Phase 3 propagierte im normalen Jejunum mit einer Geschwindigkeit von 5 cm/min nach distal. Im Gegensatz dazu trat die Phase 3 im Ersatzmagen überwiegend simultan oder segmental auf, vereinzelt waren auch retrograd wandernde Aktivitätsfronten zu beobachten. Eine orthograde Migration war nur in 20% bei Patienten mit Roux-Y-Rekonstruktion und 11% bei Patienten mit Jejunum-Interposition vorhanden. Die Analyse der Einzelkontraktionen zeigte sowohl im Pouch als auch in der abführenden Schlinge keinen Unterschied hinsichtlich Amplitude, Dauer und Frequenz gegenüber der Kontrollgruppe. Es bestanden keine signifikanten Unterschiede zwischen den beiden verschiedenen Rekonstruktionsverfahren. Bei 4 der 5 symptomatischen Patienten wurden deutliche Unterschiede der Motilitätsmuster im Vergleich zu den asymptomatischen Patienten gefunden. Drei dieser Patienten zeigten eine deutliche Hypomotilität im Vergleich zu den beschwerdefreien Patienten. Ein Patient bot während der gesamten Untersuchungszeit ein Phase 3-ähnliches Motilitätsmuster. Die Motilität im Hunt-Lawrence Pouch nach Gastrektomie ist auch bei beschwerdefreien Patienten im Vergleich zur normalen Jejunummotilität stark verändert. Die Technik der Rekonstruktion hat hierbei keinen weiteren Einfluß. Die Perfusionsmanometrie ist zur diagnostischen Abklärung symptomatischer Patienten nach Gastrektomie geeignet.

Abstract

The aim of this study was to evaluate motility patterns of the Hunt-Lawrence pouch and the jejunal limb of patients who had undergone a previous total gastrectomy to identify normal post gastrectomy motor activity. Thirty-three patients were studied using a water-perfused motility system. Twenty-eight patients were asymptomatic, 17 following Roux-en-Y distal reconstruction and 11 after jejunal interposition, and five patients were symptomatic. In addition, jejunal motility was assessed in

5 healthy unoperated volunteers who served as a control group. Compared to controls the motility phases in the pouch and jejunal limb were of shorter duration and followed a random sequence, instead of a normal progression from phase I to II to III. Similar motility features were present in the pouch and the jejunal limb. Orthograde propagation of phase II-like activity was reduced and may contribute to the pouch storage function. Four of the five symptomatic patients showed highly abnormal motility with obstructive or hypomotile patterns, which were not seen in the asymptomatic group. Asymptomatic patients had motility patterns in the Hunt-Lawrence pouch that differed from the normal jejunal motor activity. The technique of distal reconstruction (ie. jejunal interposition or Roux-en-Y) did not affect the motility findings. Manometry can provide an effective test to assess functional disorders in symptomatic patients after gastrectomy.

Literatur

1. Hunt CJ (1952) Construction of food pouch from segment of jejunum as substitute for stomach in total gastrectomy. Arch Surg 64:601
2. Thiede A, Fuchs KH, Hamelmann H (1985) Pouch und Roux-en-Y-Rekonstruktion nach Gastrektomie. Chirurg 56:599–604
3. Zaninotto G, DeMeester TR, Schwizer W, Johansson KE, Cheng SC (1988) The lower esophageal sphincter in health and disease. Am J Surg 155:104–111
4. Sarna SK (1989) Small intestinal physiology and pathophysiology. Gastroenterolog Clin N Am 18,2:375–399
5. Armbrecht U, Lundell L, Lindstedt G, Stockbruegger R (1988) The causes of nutrient malassimilation after total gastrectomy with Roux-en-Y reconstruction. Acta Chir Scand 154:37–41
6. Troidl H, Kusche J, Vestweber KH, Eypasch E, Maul U (1987) Pouch versus esophagojejunostomy after total gastrectomy: a randomized clinical trail. World J Surg 11:699–712

Dr. med. J. Heimbucher, Chirurgische Universitätsklinik Würzburg,
Josef-Schneider-Str. 2, D-97080 Würzburg

Tenascin – ein immunhistochemischer Marker beim Magenkarzinom

Tenascin – An Immunhistochemical Marker in Gastric Carcinomas

K. Kayser, R. Broll, M. Duchrow und H.-P. Bruch

Klinik für Chirurgie, Medizinische Universität zu Lübeck

Einleitung

Tenascin, ein sechsarmiges Glykoprotein der extrazellulären Matrix [1], wird bei allen epithelialen Wachstums- und Differenzierungsvorgängen, insbesondere während der Embryogenese, von Zellen mesenchymalen Ursprungs exprimiert [2, 3]. Aber auch im adulten Organismus, wo Tenascin, anders als während der Embryonalentwicklung, nur noch in bestimmten Gewebearealen, wie z. B. der glatten Muskulatur und mit Basalmembranen assoziiert, vorkommt, erlangt es wieder eine besondere Bedeutung bei regenerativen und proliferativen Prozessen wie der Wundheilung und vor allem während des Tumorwachstums. Obwohl das Expressionsverhalten von Tenascin mittlerweile bei einer Vielzahl von Tumoren untersucht wurde [4, 5], lagen bis dato keine gesonderten Ergebnisse für Tumoren des Magens vor.

Ziel der Studie war es deshalb, die Tenascin-Expression speziell beim Magenkarzinom zu untersuchen und vor allem auf eine prognostische Relevanz hin zu überprüfen. Dabei galt es unter anderem die genaue Gewebelokalisation und -verteilung festzuhalten, um Unterschiede innerhalb der verschiedenen Tumorstadien und der für das Magenkarzinom spezifischen Laurén-Klassifikation untersuchen zu können.

Patientengut und Methoden

In die Untersuchung wurden Formalin-fixierte Paraffinschnitte von 32 Patienten mit einem Durchschnittsalter von 67,3 Jahren (range: 46–84 Jahre), die im Jahre 1989 wegen eines Adenokarzinoms des Magens operiert worden waren, einbezogen. Zur Verteilung des aus 17 Männern und 15 Frauen bestehenden Krankengutes auf die einzelnen Tumorstadien (UICC), das Grading und die Laurén-Klassifikation siehe Tabelle 1.

Um die räumliche Lokalisation von Tenascin und seine unterschiedliche Verteilung innerhalb des Gewebes erfassen zu können, wurden festgelegte Stellen von

Chirurgisches Forum 1995
f. experim. u. klinische Forschung
Hierholzer/Seifert/Hartel (Hrsg.)

Tabelle 1. Verteilung der Patienten [n = 32] auf die einzelnen Tumorstadien (UICC), Grading und Laurén-Klassifikation

Stadium (UICC)	[n]	Grading	[n]	Laurén-Typ	[n]
IA	8	G1	2	intestinal	20
IB	3	G2	6	diffus	12
II	4	G3	24		
IIIA	11				
IIIB	2				
IV	4				

jedem Magenpräparat ausgewählt. Untersucht wurden die Bereiche des Tumorzentrums, des Übergangs vom Tumor in noch nicht befallenes Gewebe und Schnitte ohne jeden Tumorbefall. Außerdem gingen noch Schnitte von regionären Lymphknoten der Kompartimente I und II in die Untersuchung ein.

Die immunhistochemischen Untersuchungen führten wir in zwei Serien durch, wobei in der ersten Serie ein monoklonaler Antikörper gegen humanes Tenascin (Fa. Dako), in Verbindung mit der Avidin-Biotin-Enzymkomplex-Methode (ABC) sowie Ethylcarbazol als Chromogen, zur Anwendung kam. In der zweiten Serie benutzten wir eine indirekte Zwei-Schritt-Methode, bei der ein polyklonaler Antikörper gegen humanes Tenascin als Primär- und mit alkalischer Phosphatase konjugiertes Ziege-anti-Kaninchen IgG als Sekundärantikörper verwendet wurden. Hierbei diente eine Neufuchsinlösung als Chromogen.

Ergebnisse

Sowohl im normalen Gewebe als auch in Tumoranteilen fand sich eine Anfärbung nur in mesenchymalen Gewebeanteilen, eine intrazelluläre Anfärbung von Tumor- oder auch Epithelzellen war nicht zu beobachten.

Im normalen Magen war Tenascin in den muskulären Anteilen aller Magenwandschichten zu finden, mit zumeist homogener Anfärbung des Immunreaktionsproduktes im umgebenden Interstitium. Auch die größeren submukösen Gefäße zeigten in den Bereichen der Media eine deutlich positive Immunreaktion. Eine gelegentlich zu beobachtende schwache Anfärbung in den untersten proliferierenden Schichten der Mukosa blieb die einzige nicht-muskuläre Färbelokalisation.

In den nicht befallenen Lymphknoten färbten sich die Kapsel, die in den Markraum ziehenden Trabekel sowie die Gitterfasern im Bereich der Sinusendothelien immunhistochemisch an.

Die Tumorpräparate zeigten dagegen ein geändertes Verteilungsmuster. Die im Bereich der Tumorinvasion gelegene Lamina muscularis mucosae stellte sich nicht mehr als gleichmäßig gefärbtes Band dar, sondern war teilweise verdickt, teilweise in ihrer Struktur aufgehoben. Um die in die Submukosa und Muskularis invadierenden Tumorzellen herum fand sich ein deutlich gefärbter Tenascinsaum, der nicht mehr

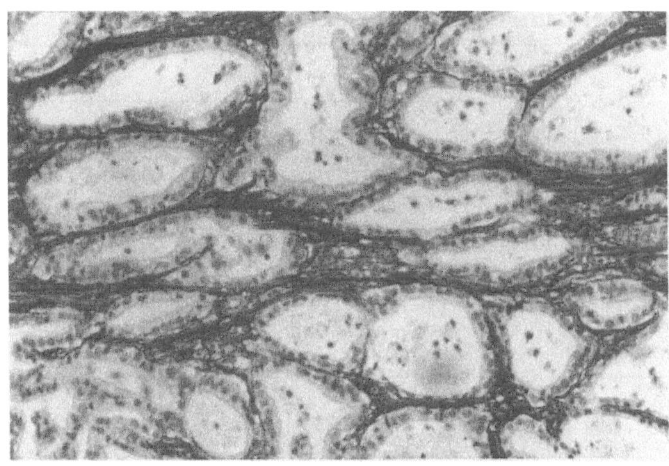

Abb. 1. Basalmembran-nahe Expression von Tenascin in einem gut differenzierten Tumor (Vergrößerung 200×)

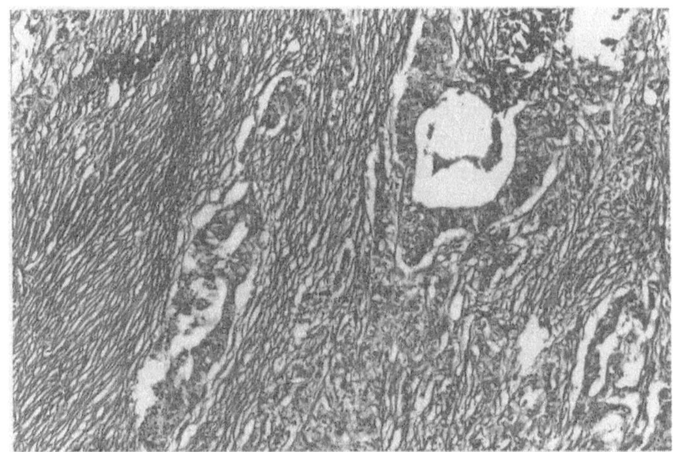

Abb. 2. Diffuse Expression von Tenascin in einem schlecht differenzierten Tumor (Vergrößerung 100×)

mit muskulären Anteilen assoziiert war, sondern eine im normalen Gewebe nicht zu beobachtende Stromareaktion darstellte. Kleine Frühkarzinome und Lymphknotenmetastasen waren an der sie umgebenden Stromareaktion gut nachweisbar.

Es wurden insgesamt zwei Expressionsmuster gefunden: eine Basalmembrannahe, linienförmige Anfärbung des Stromas in gut differenzierten Tumorarealen (Abbildung 1), sowie eine diffuse stromale Anfärbung in mäßig bis schlecht differenzierten Anteilen (Abbildung 2).

Beim Vergleich dieser beiden Expressionsmuster mit dem Tumorstaging, dem histopathologischen Grading und der Laurén-Klassifikation zeigten sich unterschiedlich signifikante Ergebnisse (Tabelle 2).

Tabelle 2. Vergleich der unterschiedlichen Tenascin-Expression mit dem Grading, Laurén-Typ und Lymphknoten-Metastasen

	Grading		Laurén-Typ		LK-Metastasen	
	G 1/2	G3	intestinal	diffus	N 0	N 1/2
BM-nahe Expression	4/8	5/24	9/20	0/12	4/10	5/22
	50%	20,8%	45%	–	40%	22,7
diffuse Expression	4/8	19/24	11/20	12/12	6/10	17/22
	50%	79,2%	55%	100%*	60%	77,3%

BM: Basalmembran.
LK: Lymphknoten.
* p < 0,006 (χ^2-Test).

Bei den 22 Patienten, die zum Zeitpunkt der Operation bereits Lymphknotenmetastasen hatten, entsprach das Expressionsmuster der entsprechenden Metastase dem des Primärtumors, lediglich in zwei Fällen wurde ein abweichender Befund erhoben, wobei hier eine eher diffuse Expression zu beobachten war.

Der Vergleich der Färbeergebnisse mit der Überlebensrate der Patienten bestätigte die sich schon in den vorher angestellten Vergleichen abzeichnende Tendenz einer Verschlechterung der Prognose mit zunehmender Entdifferenzierung und damit einhergehender verminderter basalmembranassoziierter Tenascinexpression. So war die mediane Überlebenszeit für Patienten mit diffusem Expressionsverhalten lediglich 10 Monate, bei einer Basalmembrannahen Darstellung betrug sie dagegen 29 Monate.

Zusammenfassung

Tenascin zeigt auch beim Magenkarzinom eine deutliche Zunahme der Expression, so daß eine Bedeutung als Marker für proliferative und invasive Prozesse auch beim Magengewebe diskutiert werden kann.

Wie unsere Ergebnisse zeigen, korreliert das diffuse Expressionsmuster von Tenascin mit schlechter differenzierten Tumoren, mit häufiger Lmyphknotenmetastasierung und damit verbunden einer deutlich schlechteren Prognose.

Durch die Anfärbung auch geringer tumoröser Stromaanteile war es zudem möglich, selbst kleine Tumoren und Lymphknotenmetastasen sicher zu detektieren.

Summary

Tenascin indicates a clear increase of expression in gastric carcinomas. So it is possible to discuss Tenascin as a marker of tumor proliferation and invasion in gastric tissue.

As our results show there is a correlation between the diffuse expression of Tenascin and poorly differentiated tumours, more frequent lymphnode metastases and a worse prognosis. It is possible to detect a small number of tumor cells, especially in lymphnodes, by staining the surrounding tumor stroma.

Literatur

1. Taylor HC, Lightner VA, Beyer, WF, McCaslin D, Briscoe G, Erickson HP (1989) Biochemical and structural studies of Tenascin/Hexabrachion proteins. J Cell Biochem 41:71–90
2. Chiquet-Ehrismann R, Mackie EJ, Pearson CA, Sakakura T (1986) Tenascin: an extracellular matrix protein involved in tissues interactions during fetal development and oncogenesis. Cell 47:131–139
3. Chiquet M (1992) Tenascin: an extracellular matrix protein involved in morphogenesis of epithelial organs. Kidney Int 41:629–631
4. Koukoulis GK, Gould VE, Bhattacharryya A, Gould JE, Howeedy AA, Virtanen I (1991) Tenascin in normal, reactive, hyperplastic and neoplastic tissues: biological and pathologic implications. Hum Pathol 22:L636–643
5. Natali PG, Nicotra MR, Bigotti A, Botti C, Castelani P, Risso AM, Zardi L (1991) Comparative analysis of the expression of the extracellular matrix protein tenascin in normal human fetal, adult and tumor tissues. Int J Cancer 47:811–816

Dr. med. habil. R. Broll, Klinik für Chirurgie, Medizinische Universität zu Lübeck, Ratzeburger Allee 160, D-23538 Lübeck

MIB 1 – Ein neuer monoklonaler Antikörper zur Bestimmung der Tumorproliferationsrate und seine prognostische Relevanz beim Magencarcinom

MIB 1 – A New Monoclonal Antibody for Evaluation for the Tumor Proliferation Rate and its Prognostic Relevance in Gastric Cancer

R. Broll, C. Mahlke, M. Duchrow und H. Schimmelpenning

Klinik für Chirurgie, Medizinische Universität zu Lübeck

Einleitung

Der monoklonale Antikörper (mAK) Ki-67 reagiert mit einem nukleären Protein (Antigen), das ausschließlich in proliferierenden Zellen nachgewiesen werden kann [3]. Exprimiert wird es in allen Phasen des Zellzyklus, außer in der GO-Phase. Nachteilig war jedoch, daß dieser mAK nur an Gefrierschnitten eingesetzt werden konnte. Seit kurzem steht nun der von der gleichen Arbeitsgruppe um Gerdes entwickelte neue mAK MIB 1 zur Verfügung, der ein ganz ähnliches Epitop erkennt und erstmals an Formalin-fixiertem, Paraffin-eingebettetem Gewebe angewandt werden kann [2]. Damit besteht die Möglichkeit, retrospektiv an großen Patientenkollektiven die proliferative Aktivität von Tumoren zu bestimmen und auf ihre prognostische Relevanz zu überprüfen. Unser Ziel war es deshalb, im Rahmen einer Pilotstudie den neuen mAK MIB 1 an Paraffin-eingebetteten Gewebeschnitten von Magencarcinomen zu testen und die gefundenen Proliferationsraten auf ihre Korrelation mit pathohistologischen Parametern wie TNM-Klassifikation, Tumorstadium, Grading, Laurén-Klassifikation und dem Überleben der Patienten zu überprüfen.

Patientengut und Methode

Verwendet wurden Gewebeblöcke von 35 Patienten (Institut für Pathologie der Medizinischen Universität zu Lübeck, Direktor: Prof. Dr. med. A.C. Feller), die im Jahre 1989 wegen eines Adenocarcinoms des Magens in unserer Klinik operiert worden waren. Es handelte sich um 19 Männer und 16 Frauen mit einem Durchschnittsalter von 67,4 Jahren (range: 46–81 Jahre). Zur Verteilung der Patienten auf die einzelnen Tumorstadien (UICC), das Grading und die Laurén-Klassifikation siehe Tabelle 1.

Die immunhistochemischen Untersuchungen führten wir an 4 µm dicken Gewebeschnitten durch, die entparaffiniert und in der Mikrowelle bei 800 W für 15 min im Zitratpuffer (pH 6,0) vorbehandelt wurden. Nach Inkubation mit dem 1:10 ver-

Chirurgisches Forum 1995
f. experim. u. klinische Forschung
Hierholzer/Seifert/Hartel (Hrsg.)
© Springer-Verlag Berlin Heidelberg 1995

dünnten Primärantikörper MIB 1 (freundlicherweise zur Verfügung gestellt von PD Dr. J. Gerdes, Laborgruppe molekulare Immunologie, Forschungsinstitut Borstel) schloß sich die Inkubation mit dem 1:20 verdünnten Sekundärantikörper (Kaninchen-anti Maus IgG) und schließlich mit dem 1:50 verdünnten APAAP-Komplex an. Zur Darstellung des Immunreaktionsproduktes benutzen wir Neufuchsin als Chromogen, wobei Levamisol zur Hemmung der endogenen alkalischen Phosphatase zugegeben wurde. Abschließend wurden die Zellkerne mit Haematoxylin gegengefärbt und die Schnitte eingebettet.

Als Negativ-Kontrolle dienten Schnitte, bei denen Humanserum anstelle des Primärantikörpers aufgetragen wurde. Eine Anfärbung war dabei nie zu beobachten.

Die Auszählung der Zellkerne erfolgte unter dem Lichtmikroskop bei 400facher Vergrößerung mit Hilfe eines Rasters in 3 Gesichtsfeldern/Schnitt, wobei je 200 Zellkerne gezählt wurden, also insgesamt 600 Zellkerne/Schnitt. Mindestens 3 Schnitte/Patient wurden ausgewertet. Die Proliferationsrate wurde in Prozent (%) als Verhältnis der gefärbten zu den ungefärbten Zellkernen angegeben. Sie wurde für den Tumor insgesamt, das Tumorzentrum, die Tumorperipherie und die Lymphknotenmetastasen des Kompartiments I und II errechnet.

Die statistische Testung der Gruppen auf Unterschiede erfolgte mit dem χ^2-Test. Die proliferative Aktivität eines Tumors wurde stets durch die mediane Proliferationsrate ausgedrückt, die Abweichungen durch Angabe des Interquartilbereiches angegeben.

Ergebnisse

In allen untersuchten Gewebeschnitten färbte sich ausschließlich der Zellkern, nie das Zytoplasma an (Abb. 1). Die Proliferationsrate im Primärtumor betrug insgesamt 46,0%, war jedoch im Tumorzentrum mit 50,5% deutlich höher als in der Tumorperipherie (45,1%) (Tab. 2). Lymphknotenmetastasen in den Kompartimen-

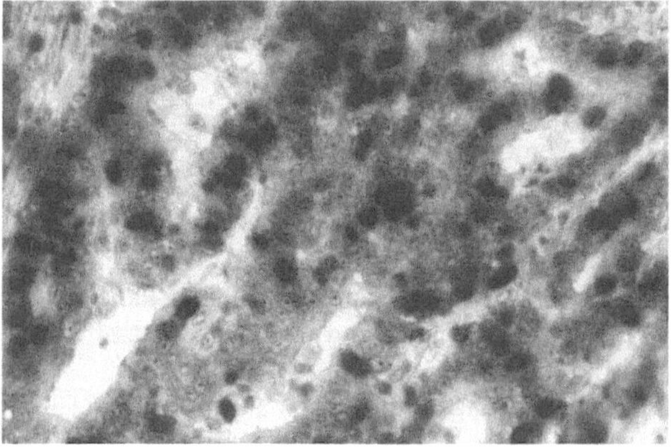

Abb. 1. Immunhistochemischer Nachweis (APAAP-Methode) des Ki-67-Antigens im Zellkern mit dem mAK MIB 1 (Vergrößerung 400×). Zellkerne von in Proliferation befindlichen Zellen stellen sich dabei im Photo schwarz dar (MIB 1 positiv)

Tabelle 1. Verteilung der Patienten [n = 35] auf die einzelnen Tumorstadien (UICC), Grading und Laurén-Klassifikation

Stadium (UICC)	[n]	Grading	[n]	Laurén-Typ	[n]
IA	6	G1	3	intestinal	22
IB	4	G2	7	diffus	13
II	4	G3	25		
IIIA	12				
IIIB	3				
IV	6				

Tabelle 2. Mediane Proliferationsraten des Primärtumors und der Lymphknotenmetastasen

	mediane Proliferationsrate [%]	Interquartilbereich [25–75%]
Primärtumor insgesamt	46,0	37,2–54,1
Tumorzentrum	50,5	39,7–55,8
Tumorperipherie	45,1	27,5–53,6
Lymphknotenmetastasen Kompartment I	43,3	28,3–58,2
Lymphknotenmetastasen Kompartment II	37,4	25,6–43,9
Primärtumor ohne Fernmetastasen (M0)	46,0	37,2–53,8
Primärtumor mit Fernmetastasen (M1)	57,0	49,8–64,1
Laurén-Typ: intestinal	49,3	40,6–57,0
Laurén-Typ: diffus	41,8	25,3–49,8

ten I und II wiesen jedoch eine geringere Proliferationsrate auf als der Primärtumor (Tab. 2). Dieser Unterschied war signifikant beim Vergleich Tumorzentrum/Lymphknotenmetastasen des Kompartiments II $(p < 0,02)$. Bemerkenswert war auch die abnehmende proliferative Aktivität der Tumorzellen in Lymphknotenmetastasen, je weiter diese vom Primärtumor entfernt waren (Kompartiment I 43,3% versus II 37,4%) (Tab. 2). Unterschiedliche Proliferationsraten fanden sich auch in Primärtumoren ohne (M0) und mit Fernmetastasen (M1): 46,0% versus 57,0%, allerdings ohne statistische Signifikanz und ebenso zwischen den beiden Laurén-Typen: intestinaler Typ 49,3% versus diffuser Typ 41,8% (nicht signifikant). Keinerlei Korrelation bestand mit dem Tumor-Grading, der T- und N-Kategorie und der Stadieneinteilung (UICC). Die mediane Überlebenszeit der Patienten mit einer Proliferationsrate >46% war mit 7 Monaten deutlich geringer als bei einer Proliferationsrate ≤46% mit 14,5 Monaten.

Diskussion

Wie jüngste Untersuchungen ergaben, ist das vom neuen mAK MIB 1 erkannte Epitop nahezu identisch – bis auf eine Aminosäure – mit dem vom mAK Ki-67 [5] erkannten. Aus diesem Grunde sollte mit einer gleich hohen Proliferationsrate bei vergleichenden Untersuchungen mit beiden Antikörpern zu rechnen sein. Barbareschi et al. [1] konnten dies in ihrer Studie an Mammacarcinomen allerdings nicht bestätigen: sie fanden eine nahezu doppelt so hohe Proliferationsrate mit dem mAK MIB 1 wie mit dem mAK Ki-67. Auch die von uns gefundene mediane Proliferationsrate mit mAK MIB 1 für die Primärtumoren war mit 46% etwa 3mal so hoch wie die von Hoang et al. [4] mit mAK Ki-67 bestimmte (15,4%). Dies sollte durch direkt vergleichende Untersuchungen noch besser evaluiert werden. Übereinstimmend mit Hoang et al. [4] konnten auch wir keine Korrelationen der Proliferationsrate mit der Invasionstiefe des Tumors (T-Kategorie), dem Lymphknotenstatus (N-Kategorie), dem Grading und dem Tumorstadium finden. Auffallend war jedoch die im Vergleich zum Primärtumor geringere Proliferationsrate in Lymphknotenmetastasen, wobei sogar ein Unterschied in den Kompartimenten I und II bestand. Auch die erhöhte proliferative Aktivität in Primärtumoren mit Fernmetastasen im Vergleich zu denen ohne war beeindruckend. Dies belegt die höhere Aggressivität der metastasierenden Tumorzellen, die sich auch in einer reduzierten medianen Überlebenszeit eindrucksvoll belegen läßt.

Zukünftige Untersuchungen sind nötig, um unsere Ergebnisse an großen Patientenzahlen zu evaluieren und die Bedeutung des mAK MIB 1 als Prognosefaktor zu bestätigen.

Zusammenfassung

Der neue mAK MIB 1 eignet sich gut zur Bestimmung der Proliferationsrate in Formalin-fixiertem, Paraffin-eingebettetem Gewebe von Magencarcinomen. Bemerkenswert war die im Vergleich zum Primärtumor deutlich erniedrigte Proliferationsrate in regionären Lymphknotenmetastasen sowie die unterschiedliche proliferative Aktivität in Lymphknotenmetastasen der Kompartimente I und II. Offensichtlich sinkt diese, je weiter die Metastase vom Primärtumor entfernt ist. Demgegenüber besitzen Tumoren mit bereits eingetretener Fernmetastasierung (M1) eine deutlich höhere Proliferationsrate als Tumoren ohne Fernmetastasen (M0), was für eine größere Tumorzellaggressivität der ersteren spricht. Höher proliferierende Tumoren (Proliferationsrate >46) waren auch mit einer reduzierten medianen Überlebenszeit vergesellschaftet: 7 Monate versus 14,5 Monate.

Summary

The new monoclonal antibody MIB 1 is suitable to evaluate the proliferation rate in formalin-fixed, paraffin-embedded specimens of gastric carcinomas. The clearly decreased proliferation rate in lymphnode metastases is remarkable compared to the primary tumor and also the different proliferative activity in lymphnode metastases in compartment I and II. Obviously the more distant the lymphnode metastases are from the primary tumor, the lower the proliferation rate is. In contrast the proliferation rate of tumors with distant metastases (M1) is clearly higher compared with tumors without distant metastases (M0). This indicates a stronger aggressivity of these metastasizing tumorcells. The patients median survival was correlated with the proliferation rate: tumors with a rate >46 survived only 7 months compared with 14.5 months in the group ≤ 46.

Literatur

1. Barbareschi M, Girlande S, Mauri FM, Forti S, Eccher C, Mauri FA, Togni R, Palma PD, Doglioni C (1994) Quantitative growth fraction evaluation with MIB 1 and Ki-67 antibodies in breast carcinomas. Am J Clin Pathol 102:171–175
2. Cattoretti G, Becker MHG, Key G, Duchrow M, Schlüter C, Galle J, Gerdes J (1992) Monoclonal antibodies against recombinant parts of the Ki-67 antigen (MIB 1 and MIB 3) detect proliferating cells in microwave-processed fomalin-fixed paraffin sections. J Pathol 168:357–363
3. Gerdes J, Schwab, Lemke H, Stein H (1983) Production of a mouse monoclonal antibody reactive with a human nuclear antigen associated with cell proliferation. Int J Cancer 31:13–20
4. Hoang C, Polivka M, Maragi JA, Valleur P, Nemeth J, Galian A (1993) Immunohistochemical detection of the cell proliferation in gastric carcinomas with the monoclonal antibody Ki-67. A study of 24 cases. Histol Histopath 8:149–153
5. Kubbutat MH, Key G, Duchrow M, Schlüter C, Flad HD, Gerdes J (1994) Epitope analysis of antibodies recognising the cell proliferation associated nuclear antigen previously defined by the antibody Ki-67 (Ki-67 protein). J Clin Pathol 47:524–528

Dr. med. habil. R. Broll, Klinik für Chirurgie, Medizinische Universität zu Lübeck, Ratzeburger Allee 160, D-23538 Lübeck

Experimentelle Ergebnisse mit einem partiell resorbierbaren Implantat zur Verhinderung des gastroösophagealen Refluxes

Experimental Results with a Partially Absorbable Implant to Prevent Gastroesophageal Reflux

H. J. Stein[1], H. Feussner[1], J. Holste[2], S. J. M. Kraemer[1] und J. R. Siewert[1]

[1] Chirurgische Klinik und Poliklinik, Klinikum rechts der Isar der TU München, München und
[2] Firma Ethicon GmbH und Co KG, Norderstedt

Durch die Entwicklung laparoskopischer Operationstechniken hat die chirurgische Therapie der gastroösophagealen Refluxkrankheit einen neuen Auftrieb erfahren. Aufgrund der überragenden Langzeitergebnisse wird dabei die Fundoplikatio nach Nissen-Rosetti weltweit am häufigsten durchgeführt [1, 2]. Die laparoskopische Anlage einer Fundoplikatio ist jedoch technisch anspruchsvoll und komplikationsträchtig [1, 2]. Die als Alternative zur Fundoplikatio entwickelte "Angelchik Antirefluxprothese" verringert zwar die Komplexität des chirurgischen Eingriffs, ist aber aufgrund seiner Dimension und Matrialbeschaffenheit (Silikon) mit einer hohen Rate an Langzeitnebenwirkungen behaftet. Die „Angelchik Antirefluxprothese" wird deswegen von der überwiegenden Mehrzahl der Chirurgen nicht mehr als Antirefluximplantat empfohlen [3].

Basierend auf diesen Überlegungen entwickelten wir in Zusammenarbeit mit der Firma Ethicon, Norderstedt, ein Antirefluximplantat welches aufgrund seiner einfachen Einbringbarkeit und Beschaffenheit die Vorteile der Angelchikprothese mit der Langzeitwirksamkeit der Fundoplikatio verbinden, aber wegen seiner partiellen Resorbierbarkeit weniger Langzeitnebenwirkungen verursachen sollte. Die Eigenschaften dieses Implantats wurden nun in einem tierexperimentellen Modell der gastroösophagealen Refluxkrankheit untersucht.

Material und Methoden

Bei dem Antirefluximplantat handelt es sich um einen ca. 15 cm langen und 1 cm breiten „Schal" bestehend aus einem nicht resorbierbaren Prolene-Fadengerüst (Polypropylen) welches mit resorbierbarem Vicryl (Polygalactin) und PDS (Polydioxanon) ausgefüllt ist. Das Implantat wird locker ringförmig um die distale Speiseröhre gelegt und im Bereich der Cardiavorderwand so verschlossen, daß bei liegendem 48 Charriere Magenschlauch noch 1 Finger ohne Widerstand zwischen Ösophagus und Implantat hindurchgeführt werden kann.

Chirurgisches Forum 1995
f. experim. u. klinische Forschung
Hierholzer/Seifert/Hartel (Hrsg.)
© Springer-Verlag Berlin Heidelberg 1995

548

Experimente wurden bei insgesamt 20 Göttinger Miniaturschweinen durchgeführt. Bei 8 Tieren erfolgte nur die Einlage des Antirefluximplantats um den distalen Ösophagus. Zur Induzierung von Reflux wurde bei 12 weiteren Tieren die gesamte Muskulatur am gastroösophagealen Übergang zirkulär komplett entfernt („zirkuläre Myektomie"). Bei 8 der myektomierten Tiere wurde nach Entfernung der Muskulatur am gastroösophagealen Übergang das Antirefluximplantat im Bereich der Myektomie um den Ösophagus gelegt; bei 4 Tieren wurde der Eingriff nach der Myektomie beendet.

Zur Objektivierung der Wirksamkeit der Myektomie und des Implantats erfolgte jeweils vor Myektomie, nach Myektomie und nach Einbringen des Implantats eine Durchzugsmanometrie des gastroösophagealen Übergangs. Etwa 3 Monate postoperativ wurde bei allen Tieren eine 4stündige pH-Metrie der Speiseröhre und eine Ösophagoskopie durchgeführt. Der postoperative Gewichtsverlauf wurde durch regelmäßiges Wiegen kontrolliert.

Alle operativen Eingriffe und die Manometrie erfolgten in Vollnarkose. Die pH-metrischen Untersuchungen und Endoskopien wurden unter Sedierung mit Ketantest durchgeführt. Die Autopsie der Tiere und histologische Untersuchung des Implantats erfolgte zeitlich gestaffelt 3, 6 und 12 Monate nach Einbringen des Implantats, bzw. Durchführung des operativen Eingriffs.

Ergebnisse

Manometrisch verursachte die zirkuläre Myektomie bei allen Tieren eine signifikanten Verringerung des Ruhedrucks im Bereich des unteren Ösophagussphinkter ($8,5 \pm 2,3$ mm Hg präoperativ, $2,4 \pm 0,4$ mm Hg nach Myektomie, $p < 0,001$). Die Einlage des Implantats um den distalen Ösophagus führte zu einem geringen Anstieg aber nicht zur Normalisierung des Ruhedrucks im Bereich der unteren Ösophagussphinkter bei den myektomierten Tieren ($4,2$ mm Hg $\pm 1,2$ mm Hg).

In der Langzeit pH-Metrie der Speiseröhre zeigte sich bei den 4 Tieren, bei denen nur eine zirkuläre Myektomie durchgeführt worden war, ein deutlicher Säurereflux (siehe Tabelle 1). In der Endoskopie und Autopsie fand sich bei jedem dieser 4 Tiere eine erosive Ösophagitis. Im Gegensatz dazu zeigte die pH-Metrie bei keinem der

Tabelle 1. Refluxparameter bei Tieren mit zirkulärer Myektomie und Tieren mit Myektomie und Einlage des Antirefluximplantats

	Myektomie (N = 4)	Myektomie und Antirefluximplantat (N = 8)
Endoskopie.		
– Ösophagitis	4/4	0/8
pH-Metrie:		
% Zeit pH < 3	$3,4 \pm 0,3\%$	0%
% Zeit pH < 4	$43,5 \pm 12,3\%$	0%
% Zeit pH < 5	$68,4 \pm 10,4\%$	$18,8 \pm 5,4\%$

8 Tiere mit Myektomie und Antirefluximplantat einen Säureflux (Tabelle 1). In der Endoskopie und Autopsie fand sich bis 12 Monate postoperativ bei keinem der Tiere mit Implantat eine Ösophagitis.

Eine partielle Penetration des Implantats in das Ösophaguslumen wurde bei drei der myektomierten Tiere aber keinem der Tiere mit intakter Ösophagusmuskulatur beobachtet. Mit Ausnahme der Tieren mit partieller Penetration des Implantats bestand bei keinem der Tiere postoperativ eine Dysphagie. Alle Tiere zeigten postoperativ eine regelrechte Gewichtszunahme.

Bei den 6 Monate nach dem Eingriff durchgeführten Autopsien fand sich eine komplette Auflösung des resorbierbaren Bestandteils des Implantats (Vicryl bzw. PDS). Der nicht-resorbierbare Anteil bildete mit eingewachsenem Bindegewebe eine gut verschiebliche Ringstruktur im Bereich des distalen Ösophagus, welche auch 12 Monate nach Implantation unverändert nachweisbar war.

Diskussion

Die gastroösophageale Refluxerkrankung ist die häufigste gutartige Oberbaucherkrankung in der westlichen Welt. Trotz wesentlicher Fortschritte bei den konservativen Therapiemethoden rezidiviert die Erkrankung bei einem großen Teil der Patienten. Eine Antirefluxoperation, wie die Nissen Fundoplikatio, ist bei diesen Patienten der medikamentösen Therapie eindeutig überlegen [4]. Die Durchführung einer Fundoplikatio ist jedoch technisch anspruchsvoll und bei bis zu 30 % der Patienten treten langfristig Nebenwirkungen wie Dysphagie, Magenentleerungsstörungen, Blähungen oder Durchfall auf [1, 2]. Die vorliegende Studie zeigt, daß zumindest im Tierversuch, Reflux dauerhaft auch durch ein sowohl laparoskopisch als auch konventionell leicht einbringbares und partiell resorbierbares Implantat um den distalen Ösophagus therapiert werden kann, ohne wesentliche Nebenwirkungen zu verursachen.

Bereits in einer früheren Untersuchung konnten wir im Tierexperiment zeigen, daß durch die Einlage eines komplett resorbierbaren „Vicrylschals" um den distalen Ösophagus der gastroösophageale Reflux unterdrückt wird [5]. Nach Resorption des Implantats kam es jedoch zu einem Refluxrezidiv [5]. Im Gegensatz dazu, zeigt die vorliegende Studie, daß es beim nur partiell resorbierbaren Implantat zu einer bindegewebigen Durchbauung des Implantatgerüsts und Ausbildung einer ringförmigen Narbe um den gastroösophagealen Übergang kommt. In den Langzeitexperimenten war diese ringförmige Narbe selbst 1 Jahr nach dem Eingriff unverändert nachweisbar und unterdrückte sowohl pH-metrisch als auch in der Endoskopie komplett jeglichen Reflux von Mageninhalt in die Speiseröhre.

Eine partielle Penetration der Prothese in den Ösophagus konnten wir endoskopisch bei 3 Tieren beobachten. Bei allen 3 Tieren war eine zirkuläre Myektomie durchgeführt worden und bei allen 3 Tieren waren im postoperativen Verlauf Schwierigkeiten bei der Nahrungsaufnahme aufgefallen. Die Autopsien bestätigten, daß die Penetration des Implantats in allen Fällen im Bereich der denudierten Schleimhaut aufgetreten war und somit als eine Folge der Myektomie anzusehen ist. Bei keinem der übrigen Tiere waren nach Implantation der Antireflux-Prothese Nebenwirkungen aufgefallen. Sowohl die Nahrungsaufnahme als auch die Ge-

550

wichtsentwicklung verlief bei allen Tieren mit intakter Muskulatur normal, so daß eine klinische Prüfung des Implantats bei Patienten mit gastroösophagealer Refluxerkrankung berechtigt erscheint. Aufgrund der beobachteten Penetrationen nach Myektomie sollte das Implantat zunächst jedoch nicht als Antirefluxprothese bei Patienten mit Cardiomyotomie angewendet werden.

Zusammenfassung

Im tierexperimentellen Modell kann der gastroösophageale Reflux effektiv und einfach durch die Einlage eines partiell resorbierbaren schalförmigen Implantats um den distalen Ösophagus unterdrückt werden. Eine klinische Prüfung des Implantats bei Patienten mit gastroösophagealer Refluxkrankheit erscheint gerechtfertigt.

Summary

In the experimental situation, gastroesophageal reflux can be completely suppressed by an easily applicable and partially absorbable implant placed around the gastroesophageal junction. A clinical assessment of the implant in patients with gastroesophageal reflux disease appears warranted.

Literatur

1. Siewert JR, Feussner H, Walker SJ (1992) Fundoplication: How to do it? Peri-esophageal wrapping as therapeutic principle in gastroesophageal reflux prevention. World J Surg 16:326–334
2. Stein HJ, Feussner H, Siewert JR (1994) Surgical therapy of gastroesophageal reflux disease: Which patient, which procedure, which approach? Esoph 7:144–152
3. Siewert JR, Feussner H (1988) Die Angelchik-Prothese: Zwischenbilanz und Wertung. Z Gastroenterologie 26:421–429
4. Spechler SJ and the Dept of Veterans Affairs Gastroesophageal Reflux Study Group (1992) Comparison of medical and surgical therapy for complicated gastroesophageal reflux disease in veterans. N Engl J Med 326:786–792
5. Feussner H, Horvath OP, Siewert JR (1992) Vicrylscarf induced scarring around the esophagogastric junction as treatment of esophageal reflux disease. Dig Dis Sci 37:875–881

Dr. med. Hubert J. Stein, Chirurgische Klinik und Poliklinik, Klinikum rechts der Isar der TU München, Ismaningerstr. 22, D-81675 München

Korrelation zwischen Rektummanometrie und klinischer Stuhlkontinenz: Stellenwert der Vektorvolumen-Bestimmung

Has three-dimensional (3D) vectormanometry a role in assessing individual fecal incontinence?

E. C. Jehle, M. J. Starlinger, K. Endriss und H. D. Becker

Chirurgische Klinik, Eberhard-Karls-Universität, Tübingen

Einleitung

Die anorektale Manometrie hat in den letzten Jahren weite Verbreitung in der klinischen Diagnostik anorektaler Erkrankungen, insbesondere der Stuhlinkontinenz erfahren. Die objektive Erfassung der Sphinkterfunktion hat klinische Implikationen: Patienten mit Rektumcarcinom und schlechter Sphincterfunktion werden eher einer abdominoperinealen Exstirpation mit Colostoma als einer anterioren Resektion mit colorektaler oder gar coloanaler Anastomose zugeführt werden; Colitis-Patienten mit schlechter Sphinkterfunktion eher einer terminalen Ileostomie als einer ileo-pouchanalen Anastomose. Eine eindeutige Korrelation zwischen den manometrisch gemessenen Sphinkterdrucken und der klinischen Kontinenz ist jedoch nicht gegeben. Zwar kann die anorektale Manometrie Kollektive von inkontienten Patienten von Kollektiven von kontinenten Patienten unterscheiden [5, 6]; auf Grund der großen Streubreiten der Werte [3] ist eine verbindliche Aussage über die zu erwartende klinische Kontinenz des Individuums durch die Standard-Rektummanometrie bisher nicht möglich [6, 8].

In der letzten Zeit wurde in verschiedenen Arbeiten behauptet, daß die manometrische Bestimmung des Vektorvolumens, eines virtuellen Volumens, welches aus den radiären Druckvektoren und der Länge der analen Hochdruckzone berechnet wird [1], eine bessere Korrelation zur klinischen Kontinenz aufweise [2, 7]. Wir führten deshalb eine prospektive Studie bei einem genau definierten Patientenkollektiv durch, in welcher die Werte der anorektalen Standard-Manometrie und der Vektorvolumen-Bestimmung nach BOMBECK und mit der klinischen Kontinenz verglichen wurden.

Methodik

49 Patienten (18 w, 31 m) mit einem Durchschnittsalter von 63,4 Jahren (Range: 40–87 Jahre) wurden in die Studie aufgenommen. Alle diese Patienten wurden im

Chirurgisches Forum 1995
f. experim. u. klinische Forschung
Hierholzer/Seifert/Hartel (Hrsg.)
© Springer-Verlag Berlin Heidelberg 1995

Rahmen einer Nachuntersuchung 3 Monate nach Transanaler Endoskopischer Mikrochirurgie (TEM) bei Rektum-Adenom untersucht. Dieses Kollektiv wurde für die Studie benützt, da bei diesen Patienten ein definiertes chirurgisches Trauma vorausging, von dem wir in einer früheren Arbeit hatten zeigen können, daß es in den ersten postoperativen Monaten deutliche Einschränkungen der klinischen Kontinenz und eine Verringerung der Sphinkterdrucke bewirkt [4].

Die Untersuchung bestand aus einer anorektalen Manometrie und einem standardisierten Interview mit Fragen zur Kontinenz und zu den Defäkationsgewohnheiten. Die Manometrie wurde als Perfusions-Manometrie mittels eines 8-Kanal-Katheters mit einem aufblasbaren Ballon an der Spitze (Arndorfer Medical Specialties Inc., Greendale, WI, USA), einer Perfusionspumpe (Arndorfer Medical Specialties Inc., Greendale, WI, USA), Druckwandlern (Statham P23XL, Spectramed Inc., Oxnard, CA, USA) und eines computerisierten Systems (Polygraph, Synectics Medical, Frankfurt) durchgeführt. Der Katheterdurchzug durch den Analkanal wurde mit einem automatischen Durchzugsgerät (1 mm/sec) durchgeführt. Neben den Routineparametern (maximaler Kneifdruck und Ruhedruck) wurde aus den 8 radiären, um 45° versetzten Druckvektoren und der Länge der analen Hochdruckzone mittels spezieller Software (Polygram 4.21 LGI, Synectics Medical, Frankfurt) das Vektorvolumen nach BOMBECK berechnet [1]. Das Interview und die Rektummanometrie wurden von demselben Untersucher durchgeführt; die Auswertung der Manometrie und die Berechnung des Vektorvolumens wurde von einem zweiten, unabhängigen Untersucher durchgeführt, der die Ergebnisse des Interviews nicht kannte.

Die Patienten wurden auf Grund der Ergebnisse des Interviews in eine Gruppe mit perfekter Kontinenz und eine Gruppe mit kompletter oder partieller Inkontinenz eingeteilt.

Die Manometrie-Ergebnisse der zwei Patientengruppen wurden mittels eines Mann-Whitney-U-Tests verglichen.

Ergebnisse

Das standardisierte Interview ergab, daß 3 Monate nach TEM 35 Patienten vollständig kontinent (Kont.) waren; 14 Patienten waren teilweise oder komplett inkontinent (Inkont.). Bezüglich Alter (Kont. 62,6±9,2 Jahre vs. Inkont. 65,8±10,5 Jahre, n. s.) und Geschlechtsverteilung (Kont. 13 w, 22 m vs. Inkont. 5 w, 9 m) unterschieden sich die zwei Gruppen nicht. Kein Unterschied zwischen den Gruppen ergab sich beim analen Ruhedruck (Mittelwert±SD: Kont. 76±34 mm Hg vs. Inkont. 69±41 mm Hg, n. s.); dagegen unterschieden sie sich beim aktiven Kneifdruck (Kont. 183±74 mm Hg vs. Inkont. 125±45 mm Hg, p < 0,01).

Das Vektorvolumen unterschied sich in den zwei Gruppen signifikant: Kont. 414±284 vs. Inkont. 133±88 (p < 0,001). Auch die Verteilung der Vektorvolumen-Werte war in den beiden Gruppen unterschiedlich: Bei den Kont. lag die Hälfte der Werte zwischen 179 und 576, bei den Inkont. zwischen 73 und 157 (Abb. 1). Die Streubreite der Werte der jeweiligen Gruppe überschnitt sich jedoch im unteren Bereich deutlich (Kont. 52–1221, Inkont. 47–388).

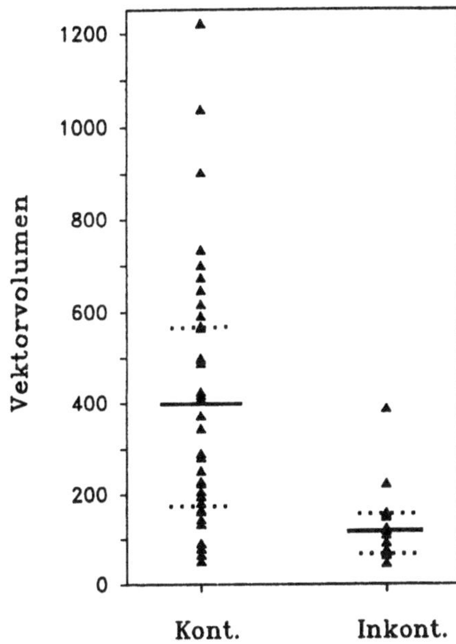

Abb. 1. Vektorvolumina in der Gruppe der kontinenten (Kont., links) und der inkontinenten Patienten (Inkont., rechts). In jeder Gruppe sind der Median (——) und die oberen und unteren Quartilen (······) eingezeichnet

Das bedeutet, daß Individuen mit hohen Werten sicher kontinent sind, daß aber für Individuen mit niedrigen Werten keine definitive Aussage über die klinische Kontinenz getroffen werden kann.

Zusammenfassung

In einer prospektiven manometrischen Studie untersuchten wir bei 49 Patienten nach Transanaler Endoskopischer Mikrochirurgie die Korrelation zwischen klinischer Stuhlkontinenz und dem manometrisch bestimmten Vektorvolumen. Das Vektorvolumen und der maximale Kneifdruck waren in der Gruppe der kontinenten Patienten deutlich höher als in der Gruppe der inkontinenten Patienten. Patienten mit hohen Volumina sind sicher kontinent. Bei niedrigen Volumina ist auf Grund der großen Streubreite der Werte jedoch keine Aussage über die individuelle Kontinenz möglich. Wir ziehen daraus die Schlußfolgerungen, daß die Vektorvolumenbestimmung im Vergleich zur Standard-Rektummanometrie die Objektivierung der individuellen Stuhlinkontinenz nicht verbessert, und daß sie deshalb für die klinische Routine überflüssig ist.

Summary

In a prospective manometric study we tested the hypothesis that 3D-vectormanometry could assess individual fecal incontinence. Forty-nine patients were examined 3 months after transanal endoscopic microsurgery. Patients were examined by standardized interview and by anorectal manometry, and vectorvolume was calculated according to Bombeck. Maximum squeeze pressure and vectorvolume were higher in the group of continent patients than in the group of incontinent patients. All patients with a high vectorvolume were continent. Due to a wide range of values, no prediction of fecal continence, however, can be made in patients with a low vectorvolume. We, therefore, conclude that 3D-vectormanometry provides no additional benefit in the clinical assessment of fecal continence compared to standard anorectal manometry.

Literatur

1. Bombeck CT, Vaz O, DeSalvo J, Donahue PE, Nyhus LM (1987) Computerized axial manometry of the esophagus. Am Surg 206:465–472
2. Braun JC, Treutner KH, Dreuw B, Klimaszewski M, Schumpelick V (1994) Vectormanometry for differential diagnosis of fecal incontinence. Dis Colon Rectum 37:989–996
3. Felt-Bersma RJF, Gorr G, Meuwissen SGM (1991) Normal values in anal manometry and rectal sensation: a problem of range. Hepato-Gastroenterol 38:444–449
4. Jehle EC, Starlinger MJ, Kreis ME, Buess G, Manncke K, Becker HD (1992) Alterations of anal sphincter functions following transanal endoscopic microsurgery (TEM) for rectal tumors. Gastroenterology 102: A 365
5. Matheson DM, Keighley MR (1981) Manometric evalutation of rectal prolapse and faecal incontinence. Gut 22:126–129
6. McHugh SM, Diamant NE (1987) Effect of age, gender, and parity on anal canal pressures. Dig Dis Sci 32:726–736
7. Perry RE, Blatchford GJ, Christensen MA, Thorson AG, Attwood SEA (1990) Manometric diagnosis of anal sphincter injuries. Am J Surg 159:112–117
8. Rasmussen OØ, Sørensen M, Tetzschner T, Christiansen J (1992) Anorectal pressure gradient in patients with anal incontinence. Dis Colon Rectum 35:8–11

Dr. E. C. Jehle, Chirurg. Universitätsklinik, Hoppe-Seyler-Str. 3, D-72076 Tübingen

Motilität und intestinaler Transit nach biliodigestiver Anastomose – Roux-Y Rekonstruktion versus Jejunum-Interposition

Motility and intestinal transport in biliary anastomoses – Roux-Y reconstruction versus jejunal interposition

G. Arlt[1], M. Anurov[2], S. Titkova[2], A. P. Oettinger[2] und V. Schumpelick[1]

[1] Chirurgische Klinik der RWTH, 52074 Aachen und
[2] Joint Institute for Surgical Research Moscow/Aachen

Einleitung

Die biliodigestive Roux-Y Rekonstruktion gilt als Therapie der Wahl bei organischen Stenosen der extrahepatischen Gallenwege. Alternativ wurde jüngst die Interposition eines Jejunum-Segmentes zwischen Ductus hepaticus und Duodenum klinisch erprobt [3]. Vorteil der letzteren Rekonstruktion ist der unproblematische endoskopische Zugang zur biliodigestiven Anastomose. Ziel der vorliegenden tierexperimentellen Studie war es, den Einfluß der beiden Verfahren auf den intestinalen Gallefluß sowie die zugrundeliegenden Motilitätsphänomene zu untersuchen.

Methoden

15 Bastard-Hunde wurden in Intubationsnarkose cholecystektomiert und biliodigestive Roux-Y Anastomosen (RY, n = 5) bzw. hepatico-jejuno-duodenale Interpositionen (HJD-IP, n = 5) angelegt. Zusätzlich erfolgte die Implantation von 5 bzw. 6 bipolaren Serosa-Elektroden im Bereich der Roux-Schlinge bzw. des Jejunum-Interponates und des oberen Jejunums. 4 Monate postoperativ wurde eine hepatobiliäre Sequenzszintigraphie durchgeführt (Beobachtungszeit: 2,5 h). Die elektromyographische Aktivität des oberen Dünndarms wurde nüchtern und postprandial aufgezeichnet. Registriert wurden der basale elektrische Grundrhythmus (BER) sowie die periodische Nüchternmotilität („migrating motor complex" = MMC). Für die Daten von Szintigraphie und Elektromyographie wurden jeweils Gruppenmittelwert und Standardabweichung berechnet. Die statistische Auswertung erfolgte mit Hilfe des t-Testes für unverbundene Stichproben.

Ergebnisse

Die Halbwertszeit des gallegängigen Tracers (t1/2) war über dem proximalen Teil der Roux-Schlinge signifikant länger (83±20 min) als im Jejunuminterponat

Chirurgisches Forum 1995
f. experim. u. klinische Forschung
Hierholzer/Seifert/Hartel (Hrsg.)

(55±18 min) und im Duodenum der Kontrollen (34±17 min, p<0,05). Bis zur Einschleusung der Aktivität in die Chymuspassage (Enteroanastomose) vergingen bei der Roux-Y Gruppe 47±14 min, zu diesem Zeitpunkt war bei der HJD-Interposition die erste Aktivität bereits distal des Treitzschen Ligamentes nachweisbar (ROI erste Jejunumschlinge 43±13 min). Die initiale Füllung der Ileocoecal-Region war nach Roux-Y Rekonstruktion und HJD-Interposition gleichermaßen verzögert (127±12 min versus 94±7 min bei den Kontrollen). In der Gruppe mit einer HJD-Interposition wurden gehäuft duodenogastrale Refluxepisoden beobachtet (1,5 Episoden/h versus 0,5 Episoden/h bei den Kontrollen).

Die elektromyographische Nüchtern-Motilität war bei Roux-Y Tieren häufiger gestört als nach HJD-Interposition (MMC-Ausfall RY 27%, HJD-IP 18%). Ein isolierter Ausfall der MMC-Periode wurde in der Roux-Schlinge, nicht aber im Jejunuminterponat beobachtet. Der BER war in der Roux-Schlinge und im Jejunum-Interponat signifikant reduziert (14,5±1,9 versus 19,5±0,9 Zyklen/min, p<0,05). Eine vergleichbare Reduktion der BER Frequenz fand sich in beiden Versuchsgruppen auch im oberen Jejunum distal der Enteroanastomose.

Diskussion

Klinische Beobachtungen haben gezeigt, daß die Roux-Y Rekonstruktion mit einer reduzierten intestinalen Gallekonzentration und konsekutiver Steatorhoe belastet ist [2]. Im Kleintierversuch fand sich eine Störung des enterohepatischen Kreislaufs mit erhöhter Gallensäureretention. Ursächlich wurde ein Stase-Phänomen in der Roux-Schlinge angenommen [1]. Die vorliegenden Ergebnisse belegen die ausgeprägte Motilitätsstörung in der Roux-Schlinge mit der Kumulation der Galle in der ausgeschalteten Schlinge und verzögerter Einschleusung in die Chymuspassage. Bei einer HJD-Interposition sind diese Veränderungen signifikant geringer ausgeprägt. Nach Jejunum-Interposition ist andererseits mit einem erhöhten duodeno-gastralen Gallereflux zu rechnen.

Zusammenfassung

In einer experimentellen Studie an 15 Hunden wurden Motilität und intestinaler Gallefluß nach biliodigestiver Roux-Y Anastomose und hepatico-jejuno-duodenaler Interposition verglichen. Die hepatobiliäre Sequenzszintigraphie belegte eine Galle-Kumulation in der Roux-Schlinge mit zeitlich verzögerter Einschleußung der Galle in die intestinale Passage. Elektromyographisch fand sich eine Reduktion des basalen elektrischen Grundrhythmus und eine Störung der periodischen Nüchtern-Motilität. Bei der Jejunum-Interposition waren Motilität und Galletransport signifikant weniger alteriert.

Summary

In an experimental study on 15 dogs motility and intestinal bile flow were examined comparing biliary Roux-Y anastomosis and hepatico-jejuno-duodenal interpositon.

Hepatobiliary szintigraphy showed a cumulation of bile in the Roux-Y loop and a delay of bile flow into the lower jejunum. In electromyography there was a reduced basal electric rhythm and a distrubance of the periodic fasting motility. In jejunal interposition both motility and bile flow were significantly less altered.

Literatur

1. Arlt G, Bolder U, Bares R, Schumpelick V (1990) Erhöhte Gallensäureretention bei biliodigestiven Roux-Y Anastomosen im Tierexperiment. Langenbecks Arch Chir 375:283–288
2. Jensen SL, Nielsen OV, Lenz K, Nielsen ML (1978) Fat malabsorption in patients with Roux-en-Y hepaticojejunostomy. Surg Gynecol Obstet 147:561–564
3. Kremer B, Henne-Bruns D, Grimm H, Soehendra N (1989) Die bilioduodenale Jejunuminterpostion als technische Alternative zur Roux-Y-Rekonstruktion nach Resektion von Hepaticusgabelcarcinomen. Chirurg 60:599–602

Dr. G. Arlt, Chirurgische Klinik der RWTH Aachen, Pauwelsstraße 30, D-52074 Aachen

Therapie des septischen Schocks mittels Gentransfer von TNF-Rezeptor (p55) und Interleukin-10

Therapy of septic shock by gentransfer of TNF-receptor (p55) and interleucin-10

M. A. Rogy[1] und L. L. Moldawer[2]

[1] Chirurgische Universitätsklinik AKH Wien, Währingergürtel 18–20, A-1090 Wien, Österreich
[2] Univ. of Florida, Gainesville, Department of Surgery

Viele der pathologischen Folgen des septischen Schocks resultieren aus einer Überproduktion von Proteinen, sogenannten proinflammatorischen Zytokinen. Dabei wird insbesondere dem Tumor Nekrosis Faktor α (TNFα) eine zentrale Rolle zugeordnet [1]. In der Tat gibt es bereits auch eine Reihe von klinischen Studien, in denen entweder monoklonale Antikörper oder natürliche, endogene Inhibitoren gegen TNFα Verwendung finden [2].

Die gegenwärtigen therapeutischen Versuche sind jedoch insgesamt aus mehreren Gründen nicht erfolgreich. Erstens haben diese natürlichen Antagonisten oder Inhibitoren von TNFα eine sehr kurze Halbwertszeit, zwischen Minuten und wenigen Stunden. Zweitens sind die TNFα Konzentrationen in inflammierten Geweben sehr häufig um ein Vielfaches höher als im Plasma was dazu führt, daß die parenterale Gabe von diesen Antagonisten oder Inhibitoren sehr hoch dosiert und über lange Zeiträume gegeben werden muß. Schließlich kann die Überproduktion von TNFα neben den deletären Folgen in einem Gewebe, in einem anderen Gewebe gleichzeitig durchaus auch positive, nämlich immunstimulierende oder Phagozytose anregende Wirkungen haben.

Der Gentransfer offeriert eine neue Form der Medikamentenverabreichung, die viele Probleme der systemischen, parenteralen Verabreichung von Proteinen umgeht. Gerade die Möglichkeit inflammierte Organe spezifisch zur Produktion von TNFα Antagonisten oder Inhibitoren anzuregen macht dieses Konzept der Gentherapie auch für den septischen Schock konzeptionell so hervorragend geeignet [3].

Chirurgisches Forum 1995
f. experim. u. klinische Forschung
Hierholzer/Seifert/Hartel (Hrsg.)
© Springer-Verlag Berlin Heidelberg 1995

Material und Methode

24 Mäuse wurden i.p. entweder mit 200 µg eines pCMV/humanem p55 Plasmids, dem der signalübertragende intrazelluläre Anteil fehlte, oder mit 200 µg eines pSRa/humanem IL-10 Plasmids, beides in kationische Liposomen (DDAB:DOPE) [4] gelöst, injiziert. Zwischen einem Tag und 3 Wochen später wurden die Mäuse getötet und die humane p55 und IL-10 Expression mittels der RT-PCR Analyse in verschiedenen Organen nachgewiesen. Immunreaktives p55 und IL-10 wurden in den Organhomogenaten und im Plasma mit spezifischen ELISAs bestimmt.

In Folge wurden weitere 24 Mäuse, die entweder mit p55 oder IL-10 Plasmiden vorbehandelt wurden 48 Stunden später einer LD_{100} Dosis von *E. coli* LPS mit 18 mg D-GalN/Tier zugeführt. Nach 90 Minuten wurde im Plasma die TNF Aktivität mittels des WEHI Bioassays bestimmt, das Überleben wurde während der nächsten 72 Stunden evaluiert. Die statistische Analyse erfolgte mittels ANOVA und Newman-Keuls MRT.

Ergebnisse

Sowohl p55 mRNA als auch IL-10 mRNA wurden in Leber, Nieren, Milz und Lungen der Tiere mit den jeweiligen spezifischen Primer nachgewiesen. Weiters konnte auch immunreaktives p55 Protein in einem Ausmaß von 0,4–7,1 ng/g Trockengewicht und IL-10 Protein (200–900 pg/g) nachgewiesen werden. Während der p55 Gentransfer die Plasma TNF Aktivität nach LPS Gabe von 2690±660 pg/ml auf 2080±810 pg/ml (p = 0,22) reduzierte, waren die Plasma TNF Konzentrationen nach IL-10 Therapie von 2690±660 pg/ml auf 190± 60 pg/ml reduziert (p < 0,05). Von 12 Tieren in der p55 Gruppe überlebten 7, in der IL-10 Gruppe überlebten 10 von 12 Tieren nach LD_{100} Gabe von LPS/D-GalN, während in der Kontrollgruppe nur 1/12 Tieren überlebte (p < 0,01).

Diskussion

Retrospektiv betrachtet ist es nicht überraschend, daß der Gentransfer mit p55 gegenüber dem von IL-10 deutlich weniger effektiv ist. Van Zee et al. [5] zeigten vor kurzem bei Primaten, daß p55 in einem 100–500fachem molaren Überschuß verabreicht werden muß, um das produzierte TNFα zu neutralisieren. In der vorliegenden Studie waren die Konzentrationen von humanem p55 in den verschiedenen Organen nur 1–10fach höher als TNFα was zur Folge hatte, daß diese Konzentrationen offensichtlich nicht ausreichend sind die vorliegende TNFα Freisetzung zu neutralisieren.

Die deutliche Effektivität von IL-10 unterstreicht den therapeutischen Vorteil von Zytokinen, welche die *proinflammatorische* Zytokinproduktion regulieren. IL-10 ist daher auch eher für die Gentherapie in der Sepsis geeignet als Inhibitoren *proinflammatorischer* Zytokine (z.B. p55), welche im kompetitiven Wettstreit um die Rezeptoren wirksam sind. Die Konzentrationen von humanem IL-10, die in den verschiedenen Organen der Mäuse erzielt werden konnten entsprechen annähernd jenen Konzentrationen, die notwendig sind, um die Aktivierung von Makrophagen *in vitro* zu verhindern.

Unsere Ergebnisse unterstreichen gleich mehrere Vorteile für den Gentransfer als therapeutisches Konzept im septischen Schock. Erstens, Organe können gezielt zur Produktion von proinflammatorischen Zytokinantagonisten angeregt werden. Zweitens ermöglicht der Gentransfer eine kontinuierliche Produktion dieser Antagonisten über mehrere Tage. Schließlich wird durch die lediglich lokale Neutralisation von TNFα dessen periphere, immunstimulierende Wirkung aufrechterhalten.

Zusammenfassung

Eine lokale, organspezifische Zytokintherapie im septischen Schock umgeht eine Reihe von Nachteilen, die eine systemisch, parenterale Verabreichung von Zytokinen mit sich bringt. Der Gentransfer eines TNF Inhibitors sowie eines TNF Antagonisten senkte im vorliegenden letalen Sepsismodell (LPS/D-GalN) die Plasmaaktivität von TNF wie auch die Mortalität signifikant.

Abstract

Gene transfer offers a novel drug delivery system that circumvents many of the problems associated with the systemic administration of proteins. Both, plasma TNF activity as well as mortality is significantly reduced by the gene transfer of a TNF inhibitor as well as a TNF antagonist in a septic mouse model with LPS/D-GalN.

Literatur

1. Rogy MA, Coyle SM, Rock CS, Oldenburg HSA, Barie PS, Van Zee KJ, Smith CG, Moldawer LL, Lowry SF (1994) Persistently elevated soluble TNF receptor and IL-1ra levels in critically ill patients. J Am Coll Surg 178:130–138
2. Fisher CJ, Opal SM, Dhainaut JF (1993) Influence of an anti-tumor nekrosis faktor monoclonal antibody on cytokine levels in patients with sepsis. Crit Care Med 21:318–327
3. Rogy MA, Auffenberg T, Espat JN, Philip R, Remick D, Wollenberg G, Copeland EM, Moldawer LL (1994) Human TNF receptor and Interleukin-10 gene transfer in the mouse reduces mortality to lethal endotoxemia and also attenuates local inflammatory responses. J Exp Med in press
4. Philip R, Liggitt D, Philip M, Dazin P, Debs R (1993) In vivo gene delivery. J Biol Chem 268:1687–1690
5. Van Zee KJ, Kohno T, Fisher E, Rock CS, Moldawer LL, Lowry SF (1992) Tumor necrosis factor soluble receptors circulate during experimental and clinical inflammation and can protect against excessive tumor necrosis factor α in vitro and in vivo. Proc Natl Acad Sci USA 89:4845–4849

Protein Truncation Test (PTT): Screeningverfahren zum Mutationsnachweis in der molekularen Diagnostik hereditärer kolorektaler Karzinome

Protein Truncation Test (PTT): A screening method for detection of mutations in the molecular diagnosis of hereditary colorectal cancer

R. Buchcik[1], D. Dupon[2], J. Gebert[2], M. Kadmon[2], C. Graf[2] und H.K. Schackert[2]

[1] Chirurgische Universitätsklinik der TU Dresden
[2] Chirurgische Universitätsklinik Heidelberg

Einleitung

Die Diagnose der familiären adenomatösen Polyposis (FAP) basierte bisher auf dem klinischen Nachweis von mehr als 100 Dickdarmpolypen. Diese autosomal dominant vererbte Erkrankung führt ohne prophylaktische chirurgische Intervention meist zur Ausbildung kolorektaler Karzinome [1]. Ursache dieser Krankheit sind Keimbahnmutationen im APC-Gen, das auf Chromosom 5q21 lokalisiert ist [2, 3]. Mutationsträger können daher im Rahmen einer präsymptomatischen Diagnostik identifiziert und Risikopersonen eindeutig klassifiziert werden. Obwohl im APC-Gen bisher verschiedene Mutationen beschrieben wurden (Punktmutationen, Deletionen, Insertionen, Splice Mutationen), führen die meisten dieser Genveränderungen (95 %) zur Synthese verkürzter Proteine [4], die veränderte biologische Eigenschaften aufweisen [5]. Kürzlich wurde eine Screeningmethode entwickelt, der sogenannte Protein Truncation Test (PTT) [6, 7], der den Nachweis von solchen verkürzten Proteinen ermöglicht und auf Grund der Fragmentgröße auf die Mutation schließen läßt. Ziel dieser Arbeit war es, diesen Test in einer nichtradioaktiven Modifikation zu etablieren, am Beispiel bereits bekannter APC Mutationen zu evaluieren und als Routinescreeningverfahren zur Identifizierung unbekannter Keimbahnmutationen bei FAP-Patienten einzusetzen.

Material und Methoden

Genomische DNA von FAP Patienten wurde aus 10 ml EDTA-Vollblut mittels Zell-lyse-Puffer (10 mM Tris-HCl pH 7,5; 10 mM EDTA; 100 mM NaCl; 0,5 % SDS) und anschließender Proteinase K Behandlung (150 µg/ml; 37 °C, 12 Std.) isoliert. Die erste Hälfte von Exon 15 des APC-Gens (3145 bp) wurde in zwei sich überlappende Segmente (Segment I: codon 653–1264, Segment II: codon 1029–1702) unterteilt und mittels PCR jeweils amplifiziert (94 °C, 1 min; 59–61 °C, 1,5 min; 72 °C, 2 min; 35 Zyklen; 72 °C, 10 min Extension; 200 µM dNTP's, 500 ng DNA, 1,5–2,0 mM MgCl$_2$, 0,5 U Taq Polymerase; 50 µl Reaktionsvolumen). Der 5'-

Chirurgisches Forum 1995
f. experim. u. klinische Forschung
Hierholzer/Seifert/Hartel (Hrsg.)
© Springer-Verlag Berlin Heidelberg 1995

Primer des jeweiligen Primerpaares enthielt dabei Signale für eine in vitro Transkription und in vitro Translation. 200 ng des resultierenden PCR-Produktes wurden anschließend in einem Kaninchen Retikulozyten Lysat System (TNT-T7, Promega) gemäß Herstellerprotokoll transkribiert und translatiert. Für die nicht-radioaktive Markierung der Proteine wurde biotinyliertes t-RNA-Lysin verwendet. 5 μl der Translationsprodukte wurden auf einem 12,5% Polyacrylamidgel aufgetrennt und anschließend auf eine Nitrocellulosemembran transferiert (350 mA konst., 45 min). Der kolorimetrische Nachweis dieser biotinmarkierten Translationsprodukte erfolgte mittels Streptavidin-Alkalischer Phosphatase und dem Substrat BCIP/NBT. Anhand bekannter Mutationen wurde die Größe entsprechender, verkürzter APC Proteine mit der Laufstrecke korreliert und aus der Eichkurve die Größe unbekannter Proteinfragmente und damit die Lokalisation der korrespondierenden Mutation in der APC-Gensequenz berechnet.

Resultate

Wir etablierten den Protein Truncation Test zunächst bei 16 Patienten mit bekannten Mutationen im PTT-Segment I (Codon 1045, 1055 und 1061) und im PTT-Segment II (Codon 1309). Alle Mutationen resultierten in verkürzten Proteinen. Die Korrelation von Laufverhalten und errechneter Proteingröße ergab eine Abhängigkeit von $y = 98,5 - 3,42 x$, wobei x = Lauflänge in mm und y = Proteingröße in Kilodalton entspricht. Bei weiteren 42 Patienten mit bekannter FAP, bei denen noch nicht die Mutationen nachgewiesen waren, wurde der PTT als Screeningtest durchgeführt. In den beiden von uns untersuchten Genabschnitten zeigten sich 5 Patienten für PTT-Segment I positiv (11,9%) und 7 Patienten erwiesen sich im PTT-Segment II als positiv (16,7%). Von diesen 12 Patienten wurden bislang 9 mittels Sequenzierungsreaktion nach Sanger und automatischer Laser-Fluoreszenzanalyse (A.L.F., Pharmacia) untersucht. Von den gefundenen Mutationen ausgehend wurde die tatsächliche Größe der verkürzten Proteine errechnet. Dabei zeigte sich, daß die im PTT ermittelte Proteingröße die Position der Mutation in der DNA-Sequenz bis auf ±200 Basen genau bestimmte. Das Verfahren eignet sich damit insbesondere für große Gene, deren Mutationen über einen weiten Bereich verstreut sind. Neben dem Nachweis der Mutation, die allein zur molekularen Diagnostik der Erkrankung ausreicht, erlaubt diese Technik auch die Eingrenzung der Mutationslokalisation. Dies macht die DNA-Sequenzanalyse zur Charakterisierung der Mutation deutlich effektiver.

Zusammenfassung

Der PTT ist ein sensitives Screeningverfahren zum Nachweis von Mutationen, die zu einer Proteinverkürzung führen. Wir konnten bei 28% unserer FAP-Patienten Mutationen in einem 3,1 kb Abschnitt des 8,5 kb großen Gens nachweisen. Durch die Eingrenzung der Lokalisation noch nicht bekannter Mutationen wird eine gezielte Sequenzierung ermöglicht. Das Verfahren eignet sich damit besonders für große Gene, deren Mutationen über einen weiten Bereich verstreut sind. Die nicht radioaktive Technik erlaubt einen schnellen, praktikablen und effektiven Nachweis von

APC-Genmutationen. Dieser Test läßt sich auf die molekulare Analyse von Mutationen in Mismatch Repair Genen anwenden, deren Keimbahnmutationen mit dem Hereditary Nonpolyposis Colorectal Cancer Syndrome (HNPCC) assoziiert sind.

Summary

The PTT provides a sensitive screening method to detect mutations, which result in truncated proteins. Using this test we had been able to identify mutations in 28% of our FAP patients when 3.1 kb of the 8.5 kb APC coding region were analyzed. The localization of the mutation can be inferred from the size of the truncated protein and allows DNA sequence analysis in a confined segment of the gene. This method is very useful for mutational analysis of large genes known to contain randomly distributed mutations which lead to truncated proteins. The non-radioactive labeling and detection system allows rapid detection of APC germline mutations. Moreover it can easily be adapted to the molecular analyses of mutations in mismatch repair genes known to be associated with hereditary non-polyposis colorectal cancer syndrome (HNPCC).

Literatur

1. Haggitt RC, Reid BJ (1986) Hereditary gastrointestinal polyposis syndromes. Am J Surg Pathol 10:871–887
2. Joslyn G, Carlson M, Thliveris A, Albertsen H, Gelbert L, Samowitz W, Groden J, Stevens J, Spirio L, Robertson M, Sargeant L, Krapcho K, Wolff E, Burt R, Hughes JP, Warrington J, McPherson J, Wasmuth J, LePaslier D, Abderrahim H, Cohen D, Leppert M, White R (1991) Identification of deletion mutations and three new genes at the familial polyposis locus. Cell 66:601–613
3. Kinzler KW, Nilbert MC, Su LK, Vogelstein B, Bryan TM, Levy DB, Smith KJ, Preisinger AC, Hedge P, McKechnie D, Finniear R, Markham A, Groffen J, Boguski MS, Altschul SF, Horii A, Ando H, Miyoshi Y, Miki Y, Nishisho I, Nakamura Y (1991) Identification of FAP locus genes from chromosome 5q21. Science 253:661–664
4. Miyoshi Y, Ando H, Nagase H, Nishisho I, Horii A, Miki Y, Mori T, Utsunomiya J, Baba S, Petersen G, Hamilton SR, Kinzler KW, Vogelstin B, Nakamura Y (1992) Germ-line mutations of the APC gene in 53 familial adenomatous polyposis patients. Proc Natl Acad Sci 89:4452–4456
5. Munemitsu S, Souza B, Müller O, Albert I, Rubinfeld B, Polakis P (1994) The APC gene product associates with microtubules in vivo and promotes their assembly in vitro. Cancer Res 54:2676–3681
6. Roest PAM, Roberts RG, Sugino S, van Ommen GJB, den Dunnen JT (1993) Protein Truncation Test (PTT) for rapid detection of translation-terminating mutations. Hum Mol Genet 2:1719–1721
7. Powell SM, Petersen GM, Krush AJ, Booker S, Jen J, Giardiello FM, Hamilton RS, Vogelstein B, Kinzler KW (1993) Molecular diagnosis of familial adenomatous polyposis. N Engl J Med 329:1982–1987

R. Buchcik, Universitätsklinikum der TU Dresden, Klinik und Poliklinik für Viszeral-, Thorax- und Gefäßchrirugie (Dir.: Prof. Dr. med. H.-D. Saeger), Fetscherstr. 74, D-01307 Dresden

Störungen des Knochen- und Mineralstoffwechsels der Ratte nach Gastrektomie, Antrektomie, Fundektomie und hochselektiver Vagotomie – Spielen funktionelle endokrine Achsen zwischen Magen, Schilddrüse, Nebenschilddrüse und Knochen eine Rolle?

Disturbances of Bone and Mineral Metabolism following Total Gastrectomy, Antrectomy, Fundectomy and Highly Selective Vagotomy in the Rat – Do functional endocrine Interrelationships between the Stomach, the Thyroid, the Parathyroids and the Bone play a Role?

G. Rümenapf[1] und P.O. Schwille[2]

[1] Chirurgische Klinik
[2] Abteilung für experimentelle Chirurgie, Chirurgische Klinik, Universität Erlangen-Nürnberg

Einleitung

Endokrine Regelkreise zwischen Calcitonin (CT) und Gastrin (sog. "gastro-thyroid axis") sowie zwischen Parathormon (PTH) und Gastrin ("gastro-parathyroid axis") erhöhen die postprandiale Calciumbilanz des Organismus und damit die Knochenmasse [1]. Ein hypothetisches knochenanaboles Hormon des Magenfundus, „Gastrocalcin", soll gastrinabhängig den Einbau von absorbiertem Nahrungscalcium in den Knochen fördern [2]. Nach chirurgischen Eingriffen am Magen kann sich beim Menschen eine metabolische Osteopenie entwickeln, deren Pathogenese in klinischen Studien zu klären bisher nicht gelang [3]. Die Bedeutung dieser „Postgastrektomie-Knochenerkrankung", deren Zeichen bei bis zu 62% [4] aller am Magen operierten Patienten gefunden werden können, liegt darin, daß sie den altersbedingten Knochenverlust im Sinne einer sekundären Osteoporose massiv beschleunigt [5] und damit Frakturen begünstigt [6]. Eine klinisch relevante Osteopenie ist nach der Gastrektomie häufiger als nach distaler Magenteilentfernung [7], sie tritt aber auch nach proximalen Magenteilentfernungen (Fundektomie) und nach Vagotomien auf.

Vor dem Hintergrund obiger endokriner Zusammenhänge haben wir den Mineral- und Knochenstoffwechsel von hochselektiv vagotomierten (HSV), antrektomierten (B-I), fundektomierten (FX) und gastrektomierten Ratten (GX) daraufhin untersucht, ob die „Postgastrektomie-Knochenerkrankung" endokrine Ursachen haben könnte.

Chirurgisches Forum 1995
f. experim. u. klinische Forschung
Hierholzer/Seifert/Hartel (Hrsg.)
© Springer-Verlag Berlin Heidelberg 1995

Tabelle 1. Körpergewicht (KG), intestinale fraktionelle Absorption von Calcium, Calcium-Bilanz, spezifisches Gewicht und Aschegewicht des Knochens, Urin- und Serumparameter, von Ratten 4 Monate nach hochselektiver Vagotomie (HSV), Antrektomie (B-I), Fundektomie (FX), Gastrektomie mit Rekonstruktion der Passage nach Roux-Y (GX), oder Scheinoperation (S). Daten sind Mittelwerte ± SEM.( ): Anzahl der Tiere

	HSV (12)	S (11)	B-I (18)	S (19)	FX (14)	S (12)	GX (11)	S (10)
KG bei Versuchsende; g	491±9	506±13	500±7	496±8	417±14[c]	518±18	336±14[c]	505±12
Frakt. Calciumabsorption; %	29±1,6	21±4,2	21,5±3,9[a]	32,5±3,3	43±3	41±2	14±4	19±3
Calciumbilanz; mg/d	39±4,8	29±6,1	34±6	45±7	59±6	69±4	3,9±2[b]	21±5
Knochen								
Spez. Gewicht; g/ml	1,75±0,01	1,77±0,02	1,54±0,04[a]	1,6±0,01	1,44±0,02[c]	1,52±0,01	1,39±0,05[c]	1,71±0,02
Aschegewicht/Volumen; g/ml	1,04±0,01	1,05±0,02	0,73±0,02[b]	0,77±0,01	0,57±0,01[b]	0,65±0,01	0,77±0,03[c]	1,07±0,01
Serum								
Gastrin; pg-Eq/ml	33±7[b]	12±3	6,4±1,9[a]	13,6±2,8	565±86[c]	37±4	5±2[c]	19±4
Calcitonin; pg/ml	48±6	38±5	24±5	30±7	31±7	33±10	66±27	77±18
PTH, pg-Eq/ml	48±14[a]	22±3	28±8	21±2	34±3	31±2	43±8	55±11
25-OHD; ng/ml	10±1	11±1	28±5	27±4	7±1	9±1	12±2	18±2
$1,25(OH)_2D$; pg/ml	33±7	26±7	28±5	31±3	114±22[1]	48±23	52±16[b]	38±6
AP*; U/l	36±11***	30±8***	23±2 ***	25±3***	98±8[a]**	73±5**	78±17[b]***	26±3 ***
Osteocalcin; ng/ml	35±3	38±7	45+1[a]	42±1	60±3[b]	49±2	42±3	43±3
Urin; % Veränderung zu S								
cAMP	−5±0,3		+3±0,1		+18±0,7[b]		+53±4[a]	
OH-Prolin	+48±4,3[a]		+46±5[a]		+10±1		+19±3,7	

[1] p <0,06
[a] p <0,05.
[b] p <0,01.
[c] p <0,001 vs S.
KG Körpergewicht.
  * alkalische Phosphatase.
 ** Gesamt-AP.
*** Isoenzym Knochen.

Material und Methoden

117 männliche SPD-Ratten (250 g) wurden einer GX (Rekonstruktion nach Roux-Y), FX, B-I oder HSV unterzogen (Anzahl der Tiere pro Gruppe: siehe Tabelle 1). Scheinoperierte Ratten dienten als Kontrollen (S). Vier Monate postop. wurden unter Einschluß einer dreitägigen Untersuchung im Stoffwechselkäfig folgende Parameter betrachtet: 1. Serumkonzentrationen, intestinale Absorption, Urinausscheidung und die Bilanz von Calcium, Magnesium und Phosphor, 2. die Serumkonzentrationen der hydroxylierten Vitamin D-Metabolite [25-OHD; 1,25(OH)$_2$D], von PTH und CT, sowie der spezifischen Marker des Knochenumsatzes (Osteocalcin, alkalische Knochenphosphatase, OH-Prolin im Urin). 3. Der Knochen (Femur) wurde bezüglich seines Trocken-, Asche- und spezifischen Gewichts und des auf das Knochenvolumen bezogenen Mineralgehaltes untersucht. Ebenso wurde eine computergestützte statische und dynamische Histomorphometrie des zweifach Calcein-markierten 1. LWK durchgeführt (Gruppen GX und FX). Alle Ergebnisse wurden als Mittelwert ± Standardfehler angegeben. Unterschiede zwischen den Gruppen wurden mittels Kruskal-Wallis-Test, t-Test und U-Test für unverbundene Stichproben auf Signifikanz (p < 0,05) geprüft.

Ergebnisse

Bei keiner der untersuchten Ratten traten Diarrhoe oder Steatorrhoe auf. Das Körpergewicht am Versuchsende betrug für FX- und GX-Ratten im Vergleich zur jeweiligen Kontrollgruppe (gleiche Reihenfolge) 80 und 67%, während es in den Gruppen HSV und B-I normal war (siehe Tabelle 1). Die fraktionelle intestinale Calciumabsorption war in der B-I Gruppe signifikant erniedrigt, während die Calciumbilanz nur bei GX erniedrigt war. Nach B-I, FX und GX nahm das spezifische Knochengewicht im Vergleich zur jeweiligen Kontrollgruppe signifikant um (gleiche Reihenfolge) 5, 7 und 19% ab, der Faktor Aschegewicht/Volumen um 5, 12 und 28%. Bei HSV war keine Änderung dieser Parameter zu erkennen. Die Serumspiegel von Ca, Mg und Phosphor waren bei allen Ratten normal (Daten nicht in Tabelle 1 gezeigt), ebenso die Serumspiegel von CT (siehe Tabelle 1). Gastrin war signifikant erhöht bei FX und HSV, erniedrigt bei B-I und GX. PTH war bei HSV erhöht, Urin-cAMP bei GX und FX. 25-OH Vitamin D war bei GX-Ratten signifikant gegenüber S erniedrigt, bei den übrigen Ratten normal. 1,25(OH)$_2$-Vitamin D war bei GX-Ratten signifikant (p < 0,01) und bei FX grenzwertig signifikant erhöht (p < 0,06). Insbesondere bei GX zeigte die dynamische Knochenhistomorphometrie eine High-turnover-Osteopenie ohne Störung der Mineralisation an. Die alkalische Knochenphosphatase war bei FX und GX im Vergleich zu S signifikant erhöht, Osteocalcin bei FX und B-I, während die Urinausscheidung von OH-Prolin bei HSV und B-I erhöht war.

Schlußfolgerung

Die „Postgastrektomie-Knochenerkrankung" ist bei GX-, FX und B-I-Ratten reproduzierbar, und bei HSV-Ratten sind trotz normaler Knochemasse bereits subtile Störungen des Calciumstoffwechsels erkennbar. Bei GX und FX bestehen diskrete Anzeichen für einen sekundären Hyperparathyreoidismus. Die Knochenveränderungen treten bei Hyper- (FX) und Hypogastrinämie (B-I, GX) auf und sind unabhängig von PTH. Die Entwicklung eines sekundären Hyperparathyreoidismus ist unabhängig von den vorherrschenden Gastrinspiegeln. Dies spricht gegen eine Rolle der o.g. endokrinen Achsen in der Pathogenese der „Postgastrektomie-Knochenerkrankung". Insbesondere scheint einer bei magenteilresezierten Menschen beobachteten Hypogastrinämie-bedingten Hypocalcitoninämie, mit Verlust der „knochenprotektiven" Wirkung des letzteren Hormons [8], bei der Ratte keine pathogenetische Rolle zuzukommen, da Calcitonin bei allen Ratten normal war, jedoch die Knochenmasse unabhängig davon in den Gruppen B-I, FX und GX absank. Unsere Ergebnisse deuten an, daß der Magenfundus bzw. seine noch hypothetischen knochentrophischen Hormone oder nicht-hormonalen Mediatorsubstanzen wichtig in der Pathogenese der Postgastrektomie-Knochenerkrankung sind, da die schwersten Knochenveränderungen nach Entfernung des Fundus auftraten (FX und GX). Diarrhoe, Steatorrhoe und Vitamin D-Mangel traten nicht auf und können die Postgastrektomie-Osteopenie bei der Ratte nicht erklären. Für deren frühzeitigen Nachweis erscheint die Messung von überlegenen Markern des Kollagenstoffwechsels im Knochen wünschenswert.

Summary

„Postgastrectomy bone disease" is reproducible in GX, FX and B-I rats, while in HSV subtle disturbances of bone metabolism are detectable in the presence of a normal bone mass. In FX and GX, signs of some degree of secondary hyperparathyroidism are present. Osteopenia occurs in the presence of hyper- (FX) and hypogastrinemia (GX, B-I) and is independent of PTH or CT. The development of secondary hyperparathyroidism is independent of the prevailing gastrin levels. This argues against a role of the above mentioned endocrine axes in the pathogenesis of postgastrectomy bone disease. Especially the hypogastrinemia-induced hypocalcitoninemia, as observed in partially gastrectomized man [8], which is thought to entail a deficiency of some suspected bone protective effect of calcitonin, seems to be unimportant in the rat, since CT was normal while bone mass was decreased in B-I, FX and GX. Our results indicate that the gastric fundus with its hypothetical bone-protective hormones and other mediators may be crucial in the pathogenesis of postgastrectomy osteopenia, since the most severe degree of osteopenia developed when the fundus was removed (FX and GX). Diarrhea, steatorrhea and vitamin D deficiency did not occur and cannot therefore explain postgastrectomy osteopenia in the rat. For its early detection the use of superior markers of bone collagen metabolism seems worthwhile.

Literatur

1. Cooper CW, Bolman III RM, Linehan WM, Wells SA (1978) Interrelationships between calcium, calcemic hormones and gastrointestinal hormones. Rex Progr Horm Res 34:259–278
2. Hakanson R, Persson P, Axelson J, Johnell O, Sundler F (1990) Evidence that gastrin enhances 45Ca uptake into bone through release of a gastric hormone. Reg Pept 28:107–118
3. Klein KG, Orwoll ES, Lieberman DA, Meier DE, McClung MR, Parfitt AM (1987) Metabolic bone disease in asymptomatic men after partial gastrectomy with Billroth II anastomosis. Gastroenterology 92:608–616
4. Bisballe S, Eriksen EF, Melsen F, Mosekilde L, Sorensen OH, Hessov I (1991) Osteopenia and osteomalacia after gastrectomy: interrelations between biochemical markers of bone remodelling, vitamin D metabolites, and bone histomorphometry. Gut 32:1303–1307
5. Tovey FI, Hall ML, Ell PJ, Hobsley M (1991) Postgastrectomy osteoporosis. Br J Surg 78:1335–1337
6. Nilsson BE, Westlin NE (1971) The fracture incidence after gastrectomy. Acta Chir Scand 137:533–534
7. Nishimura O, Furumoto T, Nosaka K, Kouno K, Sumikawa M, Hisaki T, Odachi T, Mizumoto K, Kishimoto H, Yamamoto K (1986) Bone disorder following partial and total gastrectomy with reference to bone mineral content. Jap J Surg 16:98–105
8. Filipponi P, Gregorio F, Cristallini S, Mannarelli C, Blass A, Scarponi AM, Vespasiani G (1990) Partial gastrectomy and mineral metabolism: Effect on gastrin-calcitonin release. Bone Miner 11:199–208

Prof. Doz. Dr. med. G. Rümenapf, Chirurgische Klinik, Universitätskrankenhaus, Maximiliansplatz 2, D-91023 Erlangen

Intraoperative Pleuralavage und intrapulmonale Tumorzell-ausbreitung als Prognosefaktoren beim Bronchialkarzinom

Intraoperative Pleural Lavage and Intrapulmonic Tumor Cell Dissimination as Prognostic Factors in Lung Cancer

J. Buhr[1], S. Gonner[2], K. H. Berghäuser[2], C. Kelm[1], W. M. Padberg[1] und K. Schwemmle[1]

[1] Klinik für Allgemein- und Thoraxchirurgie und
[2] Institut für Pathologie der Justus-Liebig-Universität Gießen

Die TNM-Klassifikation maligner Tumoren wurde 1992 revidiert [7]. So wird für das Bronchialkarzinom eine ausführliche Diagnostik des Primärtumors und der dissezierten Lymphknoten verlangt. Jedoch erfolgt die Diagnostik des Pleuraraumes, die auch intraoperativ durchgeführt werden kann, nur sehr insuffizient.

Wir führen deshalb seit mehreren Jahren eine intraoperative Pleuralavage bei unseren operativ behandelten Patienten mit einem Bronchialkarzinom durch. In unseren bisherigen Untersuchungen zeigte sich eine prognostische Relevanz für die Patienten, bei denen wir zytologisch Tumorzellen in der Spülflüssigkeit nachweisen konnten [1]. Zur Abklärung der Frage, wie die Tumorzellen in den Pleuraspalt gelangen, führten wir Gewebekulturen an nativen tumornahen und -fernen Lungenpräparaten durch.

Methodik

Intraoperative Pleuralavage:

Bei 411 Patienten (319 Patienten mit eine Bronchialkarzinom und 92 Patienten mit einem histologisch gesicherten nicht-malignen Rundherd der Lunge) wurde eine intraoperative Pleuralavage (Lavage I = nach Eröffnung des Thorax; Lavage II = nach Resektion des Tumors) durchgeführt. Die gesamte Spülflüssigkeit wurde vollständig zur zytologischen Begutachtung aufgearbeitet.

Gewebekulturen:

Um zu klären, wie die Tumorzellen in den Pleuraspalt gelangen, stellten wir Gewebekulturen aus dem umgebenden Lungenparenchym her. Dabei wurde bei 23 Bronchialkarzinomen makroskopisch und histologisch tumorfreies Lungenparenchym (tumornah und 6 cm vom Tumor entfernt) entnommen. Das Gewebe wurde in 3 mm große Würfel geschnitten, in Häm's-F12-Medium und 12%-igen foetalem

Chirurgisches Forum 1995
f. experim. u. klinische Forschung
Hierholzer/Seifert/Hartel (Hrsg.)
© Springer-Verlag Berlin Heidelberg 1995

Kälberserum gewaschen und inkubiert. Jeden 3. Tag wurde eine Probe entnommen und histologisch sowie immunhistologisch (ABC-DAB-Technik) mit dem Antikörper gegen Keratin (Kl 1) und gegen P 53 (Do 7) untersucht.

Ergebnisse

Intraoperative Pleuralavage:

Bei den 92 Patienten mit einem nicht-malignen Rundherd war die Lavage immer negativ. In 122 Fällen (38,2%) war in Lavage I ein zytologischer Tumorzellnachweis bei einem Bronchialkarzinom möglich, in 94 Fällen auch in Lavage II. In 24,8% waren zytologisch Tumorzellen im Stadium I (pT1NO, pT2NO) diagnostizierbar. Ein positives Ergebnis konnte statistisch signifikant öfters in den höheren Tumorstadien nachgewiesen werden (p < 0,001 bei Stadium I vs. Stadium II-IV). Die kumulative Fünf-Jahres-Überlebensrate bei kurativ resezierten Bronchialkarzinomen in Stadium I (pT1NO, pT2NO) betrug 22,1% bei positiver Lavage (n = 44) und 64,3% bei negativer Lavage (n = 100) (p < 0,05) (Abb. 1).

Gewebekulturen:

In 16 Fällen (69,9%) fanden wir in den Gewebekulturen Tumorzellen zwischen dem 3. und 37. Tag (Median: 16 Tage) nach Inkubation (Abb. 2). In allen diesen Fällen waren in den tumornahen und tumorfernen Proben histologisch und immunzytologischer Tumorzellen nachweisbar. Dieses war häufiger möglich, wenn die intraoperative Pleuralavage positiv war. So diagnostizierten wir bei 14 Patienten mit positivem Befund in der intraoperativen Pleuralavage Tumorzellen in der Gewebekultur (87,5%). In zwei Fällen gelang ein Tumorzellnachweis in der Gewebekultur bei negativer Pleuralavage.

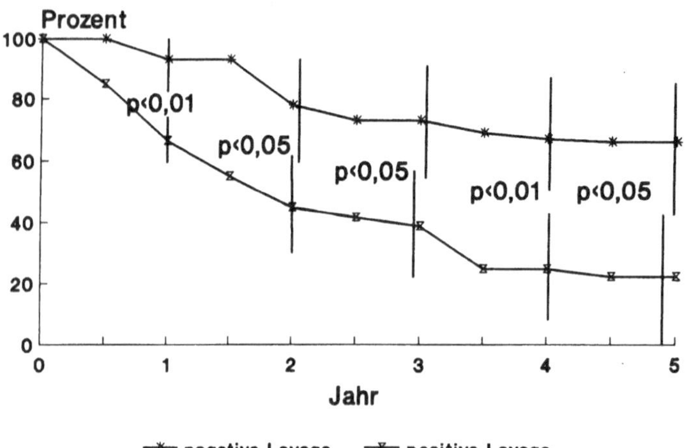

Abb. 1. Kumulative Überlebensrate der nicht-kleinzelligen Bronchialkarzinome im Stadium I, aufgeteilt nach positiver und negativer Lavage

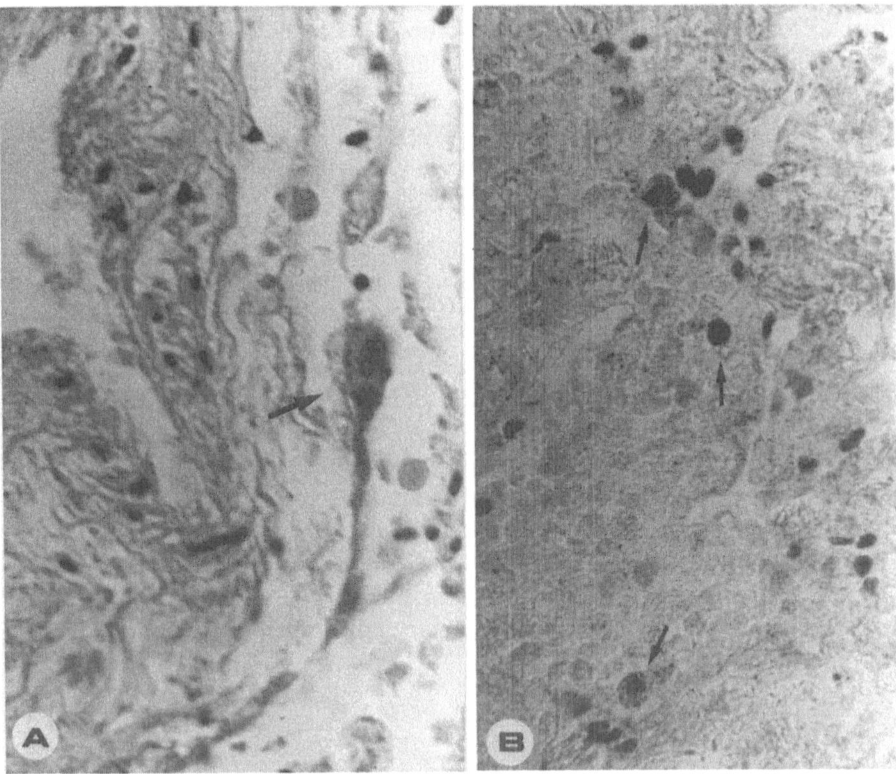

Abb. 2. Histologischer und immunhistologischer Tumorzellnachweis in den Gewebekulturen; die Proben wurden 6 cm vom Tumorrand aus makroskopisch und histologisch tumorfreien Lungenparenchym entnommen (**A**: HE-Schnitt, **B**: P 53-Färbung, ABC-DAB-Technik; 250:1)

Diskussion

Für das Bronchialkarzinom entspricht ein maligner Pleuraerguß einem T4-Tumor. Als Kriterium gilt der zytologische Nachweis von malignen Zellen [7]. Nachdem unsere ersten Ergebnisse über die intraoperative Pleuralavage publiziert waren [1], folgten weitere Arbeiten über den Tumorzellennachweis in der Pleuralavage [2–5]. Unsere nun an einer größeren Fallzahl (319 Patienten mit einem Bronchialkarzinom) untermauerten Ergebnisse bestätigen die prognostische Bedeutung eines zytologischen Tumorzellnachweises in der intraoperativen Pleuralavage.

Die Untersuchung an Gewebekulturen legt nahe, daß durch die Pleuralavage der Nachweis einer submikroskopischen diffusen Tumorausbreitung erfaßt wird. Die Möglichkeit einer Ausbreitung in den intrapulmonalen Lymphbahnen sowie eine Exfoliation von Tumorzellen auch ohne nachweisbaren Pleuraerguß wird durch diese Untersuchung untermauert. Präformierte Stomata [6, 8], welche subpleurale Lymphgefäße mit der Pleuraoberfläche verbinden, ermöglichen die Extravasation in der Lunge dissiminierter Tumorzellen und ihren Nachweis in der Pleuralavage.

Der positive Befund in der intraoperativen Pleuralavage ist somit ein zusätzlicher prognostischer Faktor für das Bronchialkarzinom. Ein positives zytologisches Ergebnis sollte mit in die pTNM-Klassifikation des Bronchialkarzinoms aufgenommen werden. Dieses könnte wie beim Ovarialkarzinom dem histologischen Tumorstadium des Bronchialkarzinoms angefügt werden.

Wir haben eine prospektiv randomisierte Studie begonnen, bei denen unsere Patienten mit einem positiven Tumorzellnachweis in der intraoperativen Pleuralavage eine adjuvante Chemotherapie erhalten.

Zusammenfassung

Bei 319 Patienten mit einem Bronchialkarzinom wurde eine intraoperative Pleuralavage (Lavage I = nach Eröffnung des Thorax: Lavage II = nach Resektion des Tumors) durchgeführt. In 122 Fällen (38,2%) war in Lavage I ein zytologischer Tumorzellnachweis bei einem Bronchialkarzinom möglich. Die kumulative Fünf-Jahres-Überlebensrate bei Bronchialkarzinom in Stadium I (pT1NO, pT2NO) betrug 22,1% bei positiver Lavage (n = 44) und 64,3% bei negativer Lavage (n = 110) (p < 0,05). Weiterhin stellten wir Gewebekulturen bei 23 Bronchialkarzinomen aus dem umgebenden tumorfreien Lungenparenchym her. In 16 Fällen (69,6%) fanden wir histologisch und immunzytologisch in den Gewebekulturen Tumorzellen.

Summary

319 patients with the first manifestation of lung cancer underwent intraoperative pleural lavage (lavage I = after opening the chest; lavage II = after resection of lung cancer). Tumor cells were found in lavage I in 122 paitents (38,2%). The cumulative five-year survival rate of non-small cell lung cancer in stage I (n = 154) was 22.1% if lavage was positive (n = 44), and 64.3% if lavage was negative (n = 110) (p < 0.05). Additionally, we performed tissue cultures of tumor-free parenchyma in 23 cases of lung cancer. In 16 cases (69.6%) we detected tumor cells by histology and immunhistology.

Literatur

1. Buhr J, Berghäuser KH, Morr H, Dobroschke J, Ebner HJ (1990) Tumor cells in intraoperative pleural lavage. An indicator for the poor prognosis in bronchogenic carcinoma. Cancer 65:1801–1804
2. Hsu JY, Chen CY, Huang CM, Chiang CD (1992) Intraoperative pleural lavage in lung cancer patients. J Formosan Med Assoc 91:47–51
3. Kondo H, Asamura H, Suemasu K, et al. (1993) Prognostic significance of pleural lavage cytology immediately after thoracotomy in patients with lung cancer. J Thorac Cardiovasc Surg. 106:1092–1097
4. Okada M, Tsubota N, Yoshimura M, et al. (1992) Cytology of pleural effusion and lavage samples at thoracotomy in cases of primary lung cancer. Haigan 32:45–52

5. Okumura M, Ohshima S, Kotake Y, et al. (1991) Intraoperative pleural lavage cytology in lung cancer patients. Ann Thorac Surg 51:599–604
6. Tobin CE (1957) Human pulmonic lymphatics. Anat Record 127:611–633
7. UICC (1992) TNM-Klassifikation maligner Tumoren, 4. Aufl., 2. Revision, Springer, Berlin Heidelberg New York
8. Wang NS (1975) The performed stomas connecting the pleural cavity and the lymphatics in the parietal pleura. Am Rev Respir Dis 111:12–20

Dr. J. Buhr, Klinik für Allgemein- und Thoraxchirurgie, Justus-Liebig-Universität, Rudolf-Buchheim-Str. 7, D-35392 Giessen

Aufrechterhaltung der Mikrozirkulation durch den Bradykinin-Antagonisten Hoe 140 in der Na-Taurocholat-Pankreatitis der Ratte

Bradykinin-Antagonist Hoe 140 Preserves Pancreatic Microcirculation in Sodium-Taurocholate Induced Pancreatitis in Rats

R. Kühn[1], C. Blöchle[1], W. T. Knoefel[1], K. Kusterer[2], J. R. Izbicki[1] und C. E. Broelsch[1]

[1] Abt. für Allgemeinchirurgie, Universitäts-Krankenhaus Hamburg Eppendorf und
[2] Abt. für Endokrinologie, Universitätsklinikum Frankfurt

Einleitung

Ischämie und Stase wurden als relevante Faktoren in der Pathogenese der akuten Pankreatitis charakterisiert [2, 3]. Eine essentielle Rolle spielt dabei u.a. auch Bradykinin [4]. Die protektive Wirkung des Bradykinin-Antagonisten Hoe 140 auf die schwere akute Pankreatitis wurde in dieser Studie untersucht.

Methodik

Weibliche Lewis-Ratten (200–230 g KG) wurden nach 24 stündigem Fasten bei freiem Zugang zu 22% Glukoselösung zufällig vier Gruppen (je n = 10) zugeteilt. Nach Narkotisierung mit Pentobarbital und Ketamin (40 bzw. 10 mg/kg KG ip.) wurde eine Tracheostomie angelegt. In die A. carotis comm. und die V. jugularis int. wurde je ein Katheter plaziert und der mittlere arterielle Druck (MAP) und der zentralvenöse Druck (ZVD) kontinuierlich abgeleitet. Die arterielle O_2-Sättigung (aSO_2) wurde pulsoximetrisch bestimmt. Nach Laparotomie wurde ein Katheter transduodenal in den Pankreasgang plaziert. Nach 15 min Äquilibrationszeit wurde der Pankreas-Gallen-Gang lebernah ligiert und Na-Taurocholat (4%, 0,4 ml) intraduktal infundiert (300 sec, Druck 25–30 mm Hg). Die rektale Körpertemperatur wurde konstant bei 37 °C gehalten.

Hoe 140 (D-Arg[Hyp^3, Thi^5, D-Tic^7, Oic^8]-Bradykinin, Hoechst AG, Frankfurt) wurde 30 min vor Induktion der Pankreatitis in drei Dosen (Gruppe 1: 10^{-9}, Gruppe 2: 10^{-8}, Gruppe 3: 10^{-7} mol kg^{-1} KG sc.) injiziert. Kontrolltiere erhielten ein äquivalentes Volumen von NaCl (0,9%, Gruppe 4).

Mit einem Fluoreszenz-Mikroskop wurde die in-vivo Mikrozirkulation des Pankreas beobachtet und auf Videofilm aufgenommen. Acridin Orange (1%, 1,2 ml kg^{-1} KG iv.) wurde als Leukozyten-Marker injiziert. Jedes Organ wurde zunächst auf eine Beeinträchtigung des Kapillarflusses oder eine Blutung hin untersucht, welche zum Ausschluß des Tieres führte (Gruppe 1: n = 8; Gruppe 2: n = 7;

Chirurgisches Forum 1995
f. experim. u. klinische Forschung
Hierholzer/Seifert/Hartel (Hrsg.)
© Springer-Verlag Berlin Heidelberg 1995

580

Gruppe 3: n = 9; Gruppe 4: n = 10). Zu jedem Untersuchungszeitpunkt wurde eine Arteriole, eine Venole und drei Kapillarfelder im Pankreaskopf untersucht.

Die arterielle Vasokonstriktion wurde als prozentuale Veränderung des interlobulären Arteriolen-Durchmessers in Relation zum Basiswert vor Induktion der Pankreatitis ausgedrückt. Die Anzahl der perfundierten Kapillaren wurde bestimmt und ins Verhältnis zur Gesamtzahl der Kapillaren gesetzt. Der Kapillarfluß wurde anhand einer semiquantitativen Skala ausgewertet (0 = komplette Stase, 1 = Fluß mit Identifikation einzelner Partikel und intermittierender Stase, 2 = Fluß mit Identifikation einzelner Partikel ohne intermittierende Stase, 3 = Identifikation einzelner Partikel gerade eben möglich, 4 = Identifikation einzelner Partikel nicht möglich [3]). Leukozyten-Adhärenz wurde als prozentualer Anteil der am Endothel inter-

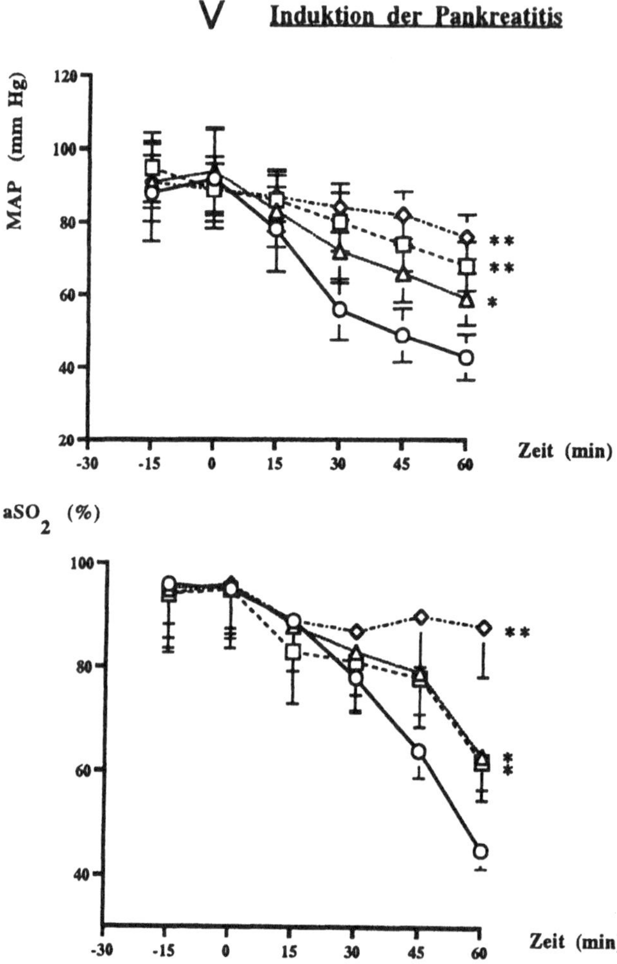

Abb. 1. Einfluß der Vorbehandlung mit Hoe 140 (10^{-9}, 10^{-8}, 10^{-7} mol kg^{-1} KG sc., n = 7–9 pro Gruppe) oder NaCl (0,9%, n = 10) auf den mittleren arteriellen Druck (MAP) und die arterielle Sauerstoffsättigung (aSO₂) bei Na-Taurocholat induzierter Pankreatitis der Ratte (ANOVA Analyse, * = p < 0,05, ** = p < 0,01)

lobulärer Venolen für mindestens 30 sec anheftenden Leukozyten am Gesamtquerschnitt der Venole berechnet. Vier Stunden nach Induktion der Pankreatitis wurden die Tiere sakrifiziert. Von jedem Organ wurden je zwei Schnitte von 5 µm Dicke angefertigt. Nach Haematoxylin-Eosin-Färbung wurden die Präparate ohne Kenntnis der Gruppenzuteilung lichtmikroskopisch ausgewertet und nach einem histopathologischen Score (0–16 Punkte) klassifiziert [5]. Parametrische Daten wurden als Mittelwert ± Standardabweichung (SD) und nicht-parametrische Daten als Mediane dargestellt. Normalverteilung wurde durch den Kolmogorov-Smirnov-Test geprüft. Statistische Signifikanz, festgelegt als $p < 0,05$, wurde durch ANOVA Analyse, chi^2-Test und Wilcoxon Rank Test berechnet.

Ergebnisse

In Kontrollen fielen der MAP und die aSO_2 um jeweils 53% innerhalb von 60 min nach Induktion der Pankreatitis. Hoe 140 konnte den MAP und die aSO_2 Abfall dosisabhängig reduzieren (Abb. 1). Der mittlere Gefäßdurchmesser der interlobulären Arteriolen vor Pankreatitis-Induktion betrug 47,2 µm (SD 6,7). In Kontrolltieren kam es zu einer partiell reversiblen, arteriellen Vasokonstriktion von maximal 44% des initialen Gefäßdurchmessers, der durch Hoe 140 nicht beeinflußt wurde (Abb. 2). In Kontrolltieren war eine mit der Dauer der Pankreatitis zunehmende kapilläre Stase zu beobachten, welche nach 60 min komplett ausgebildet war. Hoe

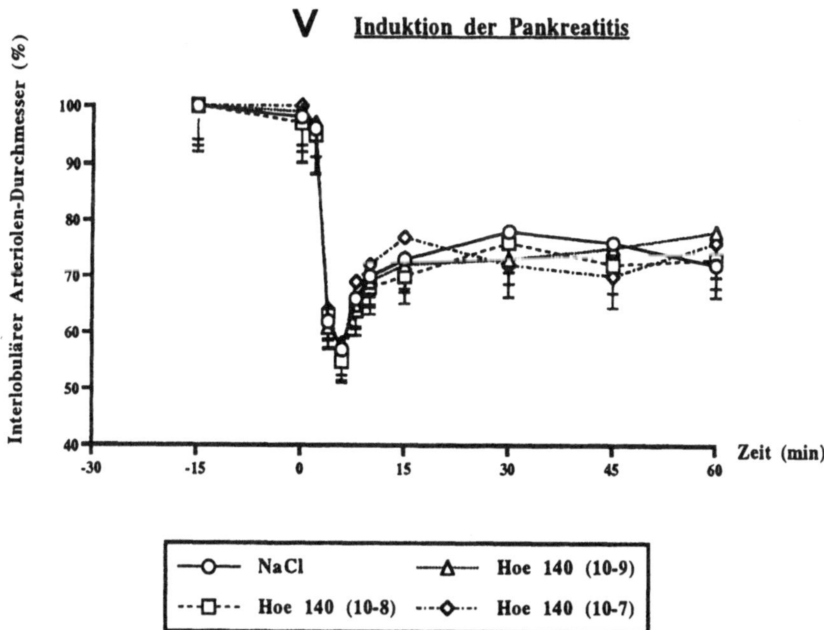

Abb. 2. Einfluß der Vorbehandlung mit Hoe 140 (10^{-9}, 10^{-8}, 10^{-7} mol kg^{-1}KG sc., n = 7–9 pro Gruppe) oder NaCl (0,9%, n = 10) auf die Vasokonstriktion interlobulärer Arteriolen bei Na-Taurocholat induzierter Pankreatitis der Ratte (chi^2-Test, nicht signifikant)

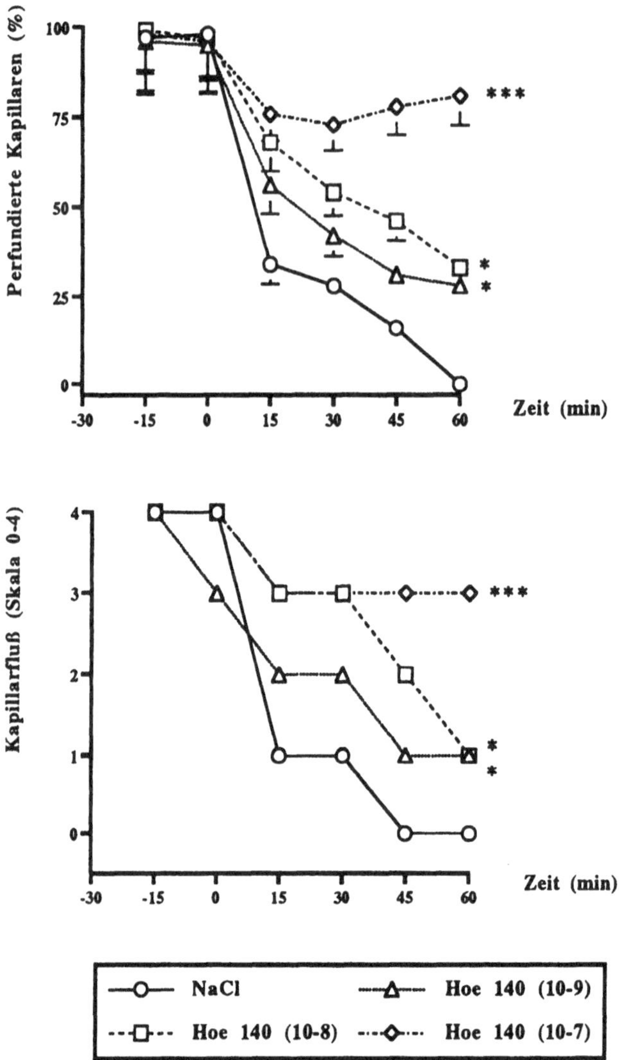

Abb. 3. Einfluß der Vorbehandlung mit Hoe 140 (10^{-9}, 10^{-8}, 10^{-7} mol kg^{-1} KG sc., n = 7–9 pro Gruppe) oder NaCl (0,9%, n = 10) auf die Anzahl der perfundierten Kapillaren und den Kapillarfluß bei Na-Taurocholat induzierter Pankreatitis der Ratte (Anzahl der perfundierten Kapillaren: chi^2-Test, Kapillarfluß: Wilcoxon Rank Test, * = p < 0,05, *** = p < 0,001)

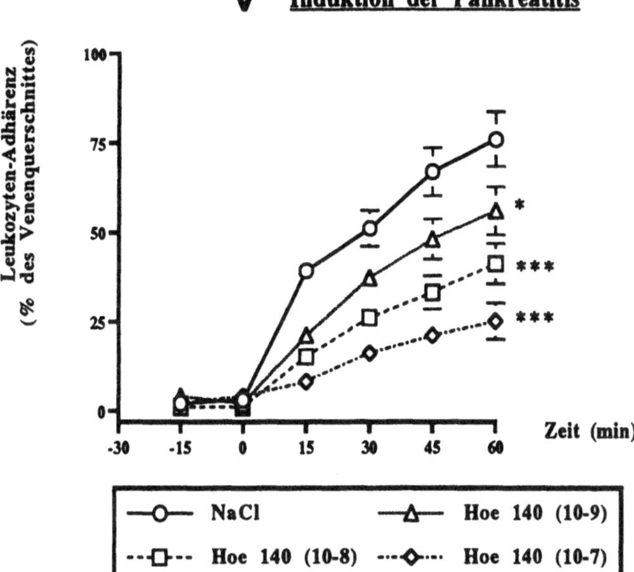

Abb. 4. Einfluß der Vorbehandlung mit Hoe 140 (10^{-9}, 10^{-8}, 10^{-7} mol kg^{-1} KG sc., n = 7–9 pro Gruppe) oder NaCl (0,9%, n = 10) auf die venuläre Leukozyten-Adhärenz bei Na-Taurocholat induzierter Pankreatitis der Ratte (chi^2-Test, * = p < 0,05, *** = p < 0,001)

140 Behandlung führte sowohl in Bezug auf die Anzahl der perfundierten Kapillaren, als auch im Hinblick auf den Kapillarfluß zu einer dosisabhängigen Aufrechterhaltung der Kapillarperfusion (Abb. 3). Die venuläre Leukozyten-Adhäsion von 76% des Venenquerschnittes 60 min nach Pankreatitis-Induktion wurde durch Hoe 140 dosisabhängig reduziert (Abb. 4). In Kontrolltieren betrug der Grad der Gewebeschädigung 8,8 Punkte (SD 1,2). Die Vorbehandlung mit Hoe 140 (10^{-9}, 10^{-8}, 10^{-7} mol kg^{-1} KG) reduzierte den histopathologischen Score dosisabhängig auf 7,1 (SD 1,8, nicht signifikant), 4,9 (SD 1,1, p < 0,01) bzw. 3,2 Punkte (SD 0,8, p < 0,01).

Diskussion

In der Na-Taurocholat induzierten Pankreatitis kommt es innerhalb von 2–4 min zur partiell reversiblen Vasokonstriktion interlobulärer Arteriolen, der vor allem im Pankreaskopf der Zusammenbruch der Kapillarperfusion folgt. Dies führt zur Ausbildung hämorrhagischer Nekrosen [3, 5]. Mit Hoe 140, einem selektiven, kompetitiven B$_2$-Rezeptor Bradykinin-Antagonisten, konnte die Ödembildung, der Verlust an Plasmaflüssigkeit und die systemische Hypotension in der Cerulein-Pankreatitis verhindert werden [1]. In der Na-Taurocholat induzierten Pankreatitis konnte Hoe 140 die initiale Vasokonstriktion der interlobulären Arteriolen nicht beeinflussen. Der MAP wurde jedoch verbessert und die Pankreas-Mikrozirkulation aufrechterhalten. Die Hemmung des stark chemotaktisch wirksamen Bradykinins führte zur Reduktion der venulären Leukozyten-Adhäsion. Ob Hoe 140 auch therapeutische Wirkung besitzt, muß untersucht werden.

Zusammenfassung

Die Aufrechterhaltung der Mikrozirkulation und die Prävention hämorrhagischer Nekrosen in der akuten Pankreatitis wurde nach Vorbehandlung mit dem Bradykinin-Antagonisten Hoe 140 untersucht. In Ratten wurde durch intraduktaler Na-Taurocholat Injektion (4%, 0,4 ml) eine akute Pankreatitis induziert. Die in-vivo Mikrozirkulation wurde mit einem Fluoreszenz-Mikroskop beobachtet und auf Videofilm aufgenommen. Hoe 140 (Dosis: 10^{-9}, 10^{-8}, 10^{-7} mol kg^{-1} KG sc.) oder NaCl (0,9%) wurde 30 min vor Induktion der Pankreatitis gegeben. Hoe 140 beeinflußte nicht die initiale arterielle Vasokonstriktion. Die Zahl der perfundierten Kapillaren lag nach Hoe 140 (10^{-7}: 76%) höher als in Kontrollen (0%, $p < 0,001$). Die venuläre Leukozyten-Adhärenz war nach Hoe 140 (10^{-7}: 23%) geringer als in Kontrollen (73%, $p < 0,001$). Die Gewebeschädigung war reduziert nach Hoe 140 Gabe (10^{-7}: 3.2 Punkte vs. Kontrollen: 8.8 Punkte, $p < 0,001$). Die Vorbehandlung mit dem Bradykinin-Antagonisten Hoe 140 erthält die Mikrozirkulation, reduziert die venuläre Leukozyten-Adhärenz und verhindert hämorrhagische Nekrosen in der Na-Taurocholat-Pankreatitis der Ratte.

Summary

The bradykinin antagonist Hoe 140 was tested for its ability to prevent microcirculatory stasis and tissue necrosis in acute pancreatitis. In rats acute pancreatitis was induced by intraductal injection of taurocholate (4%, 0.4 ml). Pancreatic microcirculation was observed in-vivo with an epiluminescent microscope and recorded on videotape. Hoe 140 (doses: 10^{-9}, 10^{-8}, 10^{-7} mol kg^{-1} BW sc.) or saline (0.9%) was given 30 min prior to induction of pancreatitis. Hoe 140 did not inhibit the initial arterial vasoconstriction. The number of perfused capillaries was increased in Hoe 140 treated rats (10^{-7}: 76% vs. controls: 0%, $p < 0.001$). Venular leucocyte adherence was decreased in Hoe 140 treated rats (10^{-7}: 23%) vs. controls: 73%, $p < 0.001$). Hoe 140 pretreatment reduced the histopathologic score (Hoe 140 (10^{-7}): 3.2 vs. controls: 8.8 points ($p < 0.001$). Pretreatment with bradykinin-antagonist Hoe 140 preserves microcirculation, reduces venular leucocyte adherence, and prevents hemorrhagic necrosis in taurocholate-pankcreatitits in rats.

Literatur

1. Griesbacher T, Tiran B, Lembeck F (1993) Pathological events in experimental acute pancreatitis prevented by the bradykinin antagonist, HOE 140. Br J Pharmacol 108:405–411
2. Klar E, Herfart C, Messmer K (1990) Therapeutic effect of isovolemic hemodilution with dextran 60 on the impairment of pancreatic microcirculation in acute biliary pancreatits. Ann Surg 211:346–353

3. Kusterer K, Enghofer M, Zendler S, Bloechle C, Usadel KH (1991) Microcirculatory changes in sodium taurocholate-induced pancreatitis in rats. Am J Physiol 260:G346–G351
4. Satake K, Rozmanith JS, Appert H, Howard JM (1973) Hemodynamic change and bradykinin levels in plasma and lymph during experimental acute pancreatitis in dogs. Ann Surg 178:659–662
5. Schmidt J, Rattner DW, Lewandrowski K, Compton CC, Mandavilli U, Knoefel WT, Warshaw AL (1992) A better model of acute pancreatitis for evaluating therapy. Ann Surg 215:44–56

Dr. C. Blöchle, Abteilung für Allgemeinchirurgie, Universitäts-Krankenhaus Eppendorf, Martinistraße 52, D-20251 Hamburg

Langzeitergebnisse zur prognostischen Bedeutung der Tumorzelldissemination beim Magenkarzinom

Long term results of prognostic relevance of tumour cell dissemination in gastric cancer

K. U. Grützner[1], M. M. Heiss[1], I. Funke[1], K. Pantel[2], K. W. Jauch[1]
und F. W. Schildberg

[1] Chirurgische Klinik und Poliklinik, Klinikum Großhadern
[2] Institut für Immunologie, Ludwig-Maximilians-Universität München

Einleitung

Verbesserte Operationstechniken und radikale Resektionsverfahren waren in den vergangen zwei Jahrzehnten beim Mangenkrazinom zwar in der Lage eine lokal tumorfreie Situation zu schaffen ohne jedoch die Prognose entscheidend zu verbessern. Die Ursache dafür könnte in einer bereits frühzeitig stattgefundenen Dissemination einzelner klonogener Tumorzellen liegen. Durch die Verwendung monoklonaler Antikörper gegen Zytokeratine konnte in vorausgegangenen Untersuchungen von unserer Arbeitsgruppe zunehmende Evidenz für diese Hypothese gesammelt werden, indem der Nachweis disseminierter epithelialer Zellen im mesenchymalen Kompartment Knochenmark auch in frühen Tumorstadien möglich war [1].

Ziel der vorliegenden Studie war es zu untersuchen, ob dem Vorhandensein dieser Zellen und dem quantitativen Ausmaß des Knochenmarkbefalls prognostische Bedeutung zukommt. Zugleich sollte die Wertigkeit dieses Befundes als neuer zusätzlicher prognostischer Faktor beim Magenkarzinom überprüft werden.

Methodik

Im Zeitraum von 4/89 bis 10/91 wurde in einer konsekutiven Serie bei 180 Patienten mit primärem Magenkarzinom intraoperativ aus beiden Beckenkämmen Knochenmark gewonnen. Nach Ficoll-Hypaque Dichtegradientenzentrifugation des Knochenmarkaspirates wurden pro Patient 10^6 mononukleäre Zellen in der Interphase separiert und in einer errechneten Zellzahl von 10^5 pro Objektträger aufgebracht. Die Detektion epithelialer Tumorzellen erfolgte mit dem monoklonalen Antikörper CK-2 und unter Verwendung der APAAP (Alkalische Phosphatase antialkalische Phosphatase)-Färbetechnik [2]. CK-2 richtet sich gegen die Zytokeratinkomponente Nr. 18. Sie wird als intrazytoplasmatisches Strukturelement einschichtiger epithelialer Zellen und daraus abgeleiteter Karzinomzellen gefunden. Im Knochenmark als einem ausschließlich mesenchymalen Kompartiment lassen sich normalerweise keine CK-2 positiven Zellen finden [3]. Die Präparate wurden quali-

Chirurgisches Forum 1995
f. experim. u. klinische Forschung
Hierholzer/Seifert/Hartel (Hrsg.)
© Springer-Verlag Berlin Heidelberg 1995

tativ auf das Vorhandensein und quantitativ auf die Anzahl dieser Zellen ausgewertet.

Die prospektive Nachbeobachtungszeit lag bei median 44 Monaten (23–60) und erlaubt damit eine definitive Aussage zur prognostischen Bedeutung.

Zur Festlegung der Risikoklassifikation von quantitativen Zellbefunden führten wir eine CART-Analyse durch [4]. Zur Berechnung der rezidivfreien Überlebenswahrscheinlichkeit kam die Analyse nach Kaplan und Meier mit Mantel-Cox Rangsummentest zur Anwendung. Die Analyse der prognostischen Bedeutung erfolgte mit Hilfe der uni- und multivariaten Cox-Regression.

Ergebnisse

Von 180 Patienten konnten bei einer Hospitalletalität von 6% 170 prospektiv nachbeobachtet werden. Von diesen waren 108 kurativ (R0) reseziert worden. Die Detektionsrate lag bei 54% CK-2 positiver Zellen; für kurativ resezierte Patienten fanden sich 50%.

Das Vorhandensein dieser Zellen war mit einer kürzeren Überlebenszeit assoziiert aber in der Analyse der Überlebenswahrscheinlichkeit nicht statistisch signifikant (p = 0,14; Mantel-Cox).

Die Anzahl der detektierten epithelialen Zellen korrelierte mit dem UICC-Stadium. Mit Zunahme des Tumorstadiums (IA-IV) zeigte sich eine Zunahme des Mittelwertes der pro Patient gefundenen epithelialen Zellen (p = 0,058). Auf der Grundlage einer CART-Analyse wurde daher versucht folgende Risikoklassifikation bei kurativ resezierten Patienten vorzunehmen: A: Kein Nachweis Zytokeratinpositiver Zellen pro 10^6 Knochenmarkzellen (n = 54) wurden mit einem niedrigen, B: 1–3 Zellen (n = 22) einem mittleren und C: mehr als drei Zellen (n = 32) mit einem hohen Risiko assoziiert. Die prognostische Relevanz dieser Klassifikation ergibt

Tabelle 1. Uni- und multivariate Analyse der prognostischen Bedeutung des quantitativen Nachweises CK-2 positiver Zellen

Gruppe	Variable	p-Wert univariat	p-Wert multivariat	Relatives Risiko
T1/2 n = 84	CK-2 Status (A–C)	0,033	0,014	1,84 (1,35–2,52)
N0 n = 55	T-Stadium (T1–4)	<0,001	0,001	2,72 (1,16–6,35)
	CK-2 Status (A–C)	0,002	0,004	2,42 (1,22–4,82)
intestinal n = 59	T-Stadium (T1–4)	0,001	0,008	1,73 (1,27–2,36)
	CK-2 Status (A–C)	0,024	0,008	1,62 (1,23–2,12)

Gruppe: Bezeichnung und Patientenzahl in der Subgruppe.
Variable: Unabhängige Variable für das rezidivfreie Überleben.
p-Wert in der univariaten Analyse (Mantel-Cox).
p-Wert der multivariaten Analyse (Cox Regression).
Relatives Risiko: Faktor um den das Rezidivrisiko mit zunehmender Ausprägungsstufe der Variable zunimmt: CK-2 (A–C); T-Stadium (1–4) mit Angabe des 95% Konfidenzintervalls.

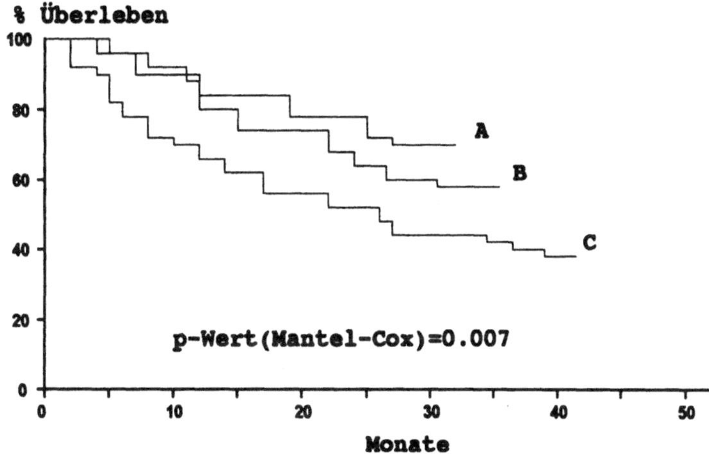

Abb. 1. Rezidivfreie Überlebenswahrscheinlichkeit von 108 kurativ resezierten Patienten in Abhängigkeit vom Ausmaß der Tumorzelldissemination im Knochenmark. A = Keine; B = 1–3, C = >3 CK-2 positive Zellen nachgewiesen. Mediane Nachbeobachtungszeit 44 Monate (23–60). A: Mittlere Überlebenszeit: 41,9 (±4,1) Monate, Rezidive 12/54 (22%). B: Mittlere Überlebenszeit: 38,6 (±6,3) Monate, Rezidive 6/22 (27%). C: Mittlere Überlebenszeit: 29,4 (±7,3) Monate, Rezidive 16/32 (50%)

sich in Abb. 1, die eine statistische signifikante Korrelation mit dem rezidivfreien Überleben aufzeigt (p = 0,007); Mantel-Cox).

Darüber hinaus überprüften wir die prognostische Bedeutung des Ausmaßes der Zelldissemination in klinisch relevanten Untergruppen. Im einzelnen wurde das rezidivfreie Überleben von 84 Patienten mit T1 und T2 Tumoren (p = 0,033; Mantel-Cox), 55 Patienten ohne Lymphknotenbefall N0 (p = 0,002) und 59 mit Tumoren vom intestinalen Typ nach Laurén (p = 0,024) berechnet. Unter Berücksichtigung der beim Magenkarzinom etablierter Risikofaktoren (T, N, Grading, Lymphangiosis, Tumordurchmesser- und Lokalisation, Laurén und Borrmann Klassifikation) erwies sich in der Multivarianzanalyse der quantitative Zellennachweis in drei Risikoklassifikationen (A, B, C) als unabhängiger prognostischer Faktor für das rezidivfreie Überleben (Tab. 1).

Diskussion

Die vorliegende prospektive Studie konnte zeigen, daß nicht dem Nachweis Zytokreatin-positiver Zellen an sich, sondern dem Ausmaß der stattgefundenen Tumorzelldissemination eine unabhängige prognostische Bedeutung nach kurativer Resektion zukommt.

Zum Zeitpunkt der Primäroperation konnten bei 54% der Patienten epitheliale Zellen im Knochenmark nachgewiesen werden. Allerdings sind klinisch diagnostizierbare Knochenmetastasen sehr selten, in dieser Serie fanden sie sich nur bei 2 Patienten. Dieser offensichtliche Widerspruch könnte durch einen Phänotyp der

Tumorzelle erklärt werden, der zwar in anderen Zielorganen in der Lage ist als Metastase auszuwachsen aber nicht im Knochenmark. Der Nachweis epithelialer Zellen ist daher vielmehr als Zeichen einer abgelaufenen subklinischen Tumorzelldissemination zu werten, die neben dem Knochenmark auch andere Organe betreffen kann.

Der alleinige Nachweis dieser Zellen scheint zwar mit der Prognose assoziiert zu sein, besitzt selbst aber keine prognostische Bedeutung. Wenn allerdings das Ausmaß der Tumorzelldissemination anhand der Anzahl der gefundenen CK-2 positiven Zellen beurteilt wird, ergibt sich eine signifikante prognostische Relevanz. Bei Patienten, deren Tumoren nicht tiefer als die Subserosa infiltrieren (T2) und ohne Befall vom Lymphknoten (N0) sind, ist die vorgenommene Risikoklassifikation von signifikanter prognostischer Bedeutung und ermöglicht eine zusätzliche Risikostratifizierung. Bei fortgeschrittenen Karzinomen wird die Prognose im wesentlichen durch die Infiltration in tiefere Wandschichten und den Befall regionaler Lymphknoten bestimmt. Zudem zeigt sich eine prognostische Bedeutung beim intestinalen Typ nach Laurén, einem histomorphologisch und biologisch eigenständigen Tumortyp, dessen Prognose vor allem durch die hämatogene Metastasierung bestimmt wird.

Zusammenfassung

In einer konsekutiven Serie von 180 Patienten mit Magenkarzinom fanden sich in 54% der intraoperativ gewonnenen Knochenmarkaspirate disseminierte Tumoreinzelzellen. Diese wurden mit dem mAb CK-2, einem etablierten Marker für epitheliale Zellen im mesenchymalen Kompartment Knochenmark, mit Hilfe der APAAP-Färbetechnik nachgewiesen. Die prospektive Nachbeobachtung über median 44 Monate (23–60) zeigte, daß das Vorhandensein dieser Zellen mit der Prognose der Patienten assoziiert war, jedoch nur das Ausmaß der stattgefundenen Tumorzelldissemination eine prognostische Bedeutung für das rezidivfreie Überleben der Patienten besitzt. Auch bei T1/2 Tumoren, Tumoren ohne Lymphknotenbefall und solchen vom intestinalen Typ war die nach CART-Analyse durchgeführte Risikoklassifikation des quantitativen Zellnachweises ein signifikanter und unabhängiger Prognosefaktor. Mit diesen Ergebnissen konnte Evidenz für die Ausgangshypothese einer systemischen Komponente bei Magenkarzinom erbracht werden.

Summary

In a consecutive series of 180 patients with primary gastric cancer in 54% disseminated single tumour cells could be diagnosed in bone marrow at the time of surgery. Using the APAAP staining procedure they were detected by mab CK-2 an established marker for epithelial cells in this mesenchymal compartment. An association with patients' prognosis could be seen during a prospective follow-up of median 44 (23–60) months, but nevertheless only the extend of tumour cell dissemination had a significant influence on disease free survival. A risk classification based on a

CART-analysis of quantitative cell extend was introduced. It also proved to be a significant and independent prognostic factor in T1/2 tumours, tumour without lymph node involvement and tumours classified intestinal according to Laurén. These data strongly support our hypothesis of a systemic component in gastric cancer.

Literatur

1. Heiss MM, Funke I, Grützner U, Jauch KW, Riethmüller G, Schildberg FW (1992) Längsschnittverlauf mikrometastatisch infiltrierender Tumorzellen im Knochenmark nach kurativer Magenresektion In: Gall FP, Beger HG, Ungeheuer E (Hrsg) Chirurgisches Forum 1992 für experimentelle und klinische Forschung. Springer, Berlin, Heidelberg S. 221–226
2. Cordell JL, Falini B, Erber WN, Ghosh AK, Abdulaziz Z, Macdonald S, Pulford KAF, Stein H, Mason DY (1984) Immunoenzymatic labeling of monoclonal antibodies using immune complexes of alkaline phosphatase and monoclonal anti-alkaline phosphatase (APAAP complexes). J Histochem Cytochem 32:219–229
3. Schlimok G, Funke I, Bock G, Schweiberer B, Witte J, Riethmüller G (1990) Epithelial tumor cells in bone marrow of patients with colorectal cancer: immunocytochemical detection, phenotype characterization and prognostic significance. J Clin Oncol 8:831–837
4. Segal MR, Bloch DA (1989) A comparison of estimated proprotional hazard models and regression tress. Stat Med 8:539–550

K. U. Grützner, Chirurgische Klinik und Poliklinik, Klinikum Großhadern, Ludwig-Maximilians-Universität München, Marchioninistr. 15, D-81377 München

Die Bedeutung von Cyclooxygenasemetaboliten für die Regulation der Zytokinfreisetzung aus Kupfferzellen (KC) nach Ischämie-Reperfusion der Leber

Influence of cyclooxygenase metabolites on cytokine release by Kupffer cells (KC) after hepatic ischemia-reperfusion

P. Müller[1], W. Ertel[2], G. A. Wanner[1], M. D. Menger[3] und K. Meßmer[1]

[1] Institut für Chirurgische Forschung, Ludwig-Maximilians-Universität München,
[2] Klinik für Unfallchirurgie, Universitätsspital Zürich
[3] Institut für Klinisch-Experimentelle Chirurgie, Universität des Saarlandes Homburg/Saar

Einleitung

Ausgedehnte chirurgische Eingriffe an der Leber, wie Leberteilresektionen, Lebertransplantation und die Versorgung von Leberverletzungen, erfordern häufig eine partielle oder globale Ischämie der Leber mit anschließender Reperfusion. Die Ischämie-Reperfusion der Leber führt über die Aktivierung von Kupfferzellen (KC) zu einer erhöhten Freisetzung von proinflammatorischen Zytokinen (TNF-α, IL-1, IL-6). Die hierdurch bedingte Zytokinämie korreliert mit histologischen Veränderungen in der Leber und in nachgeschalteten Organen [1]. *In vitro* Untersuchungen [2–4] zeigten, daß Cyclooxygenasemetabolite die Synthese und Sekretion von pro- und anti-inflammatorischen Zytokinen beeinflussen und somit eine wichtige Rolle für die Regulation und Synthese von pro- und anti-inflammatorischen Mediatoren spielen. Es war Ziel dieser Studie, *in vitro* die Wirkung der Cyclooxygenaseinhibition auf die Freisetzung pro- und anti-inflammatorischer Zytokine nach Leberischämie-Reperfusion aus Kupfferzellen zu untersuchen.

Material und Methoden

Ischämiemodell: Männliche Sprague-Dawley Ratten (300–350 g) wurden in Äthernarkose laparotomiert. Mittels eines mikrochirurgischen Gefäßclips wurde durch Abklemmen des Ligamentum hepatoduodenale (Pringle-Manöver) eine komplette Leberischämie über 20 Minuten mit anschließender 60minütiger Reperfusion (n = 6) induziert.

Separation von Kupfferzellen: Nach Ischämie-Reperfusion wurde das Tier heparinisiert (100 U/100 g KG), die V. porta kanüliert und die Leber *in situ* mit 37 °C warmer Hank'scher Lösung perfundiert. Nach Explantation erfolgte eine Digestion durch Perfusion mit 37 °C warmer Kollagenaselösung (Sigma; 0,05 %, Typ IV, biologische Aktivität 380 U/ml). Die gewonnene Zellsuspension wurde in 4 °C kaltem

Chirurgisches Forum 1995
f. experim. u. klinische Forschung
Hierholzer/Seifert/Hartel (Hrsg.)
© Springer-Verlag Berlin Heidelberg 1995

Tabelle 1. Einfluß des Cyclooxygenasehemmers Ibuprofen auf die spontane Freisetzung von TNF-α [U/ml], IL-6 [U/ml], IL-1α [pg/ml], TGF-β [pg/ml] und PGE$_2$ [pg/ml] aus Kupfferzellen nach Ischämie-Reperfusion der Leber. Die Kupfferzellen wurden mit (n = 6) oder ohne (n = 6) Ibuprofen (50 μg/ml) über 4, 16 und 32 Stunden inkubiert. Die Daten sind als Mittelwerte ± SEM dargestellt

Inkubationszeit	4 Std.		16 Std.		32 Std.	
	Placebo	Ibuprofen	Placebo	Ibuprofen	Placebo	Ibuprofen
TNF-α [U/ml]	78±14	93±17	87±21	138±39	62±25	168±54*
IL-6 [U/ml]	783±115	798±162	5134±167	5942±322	9263±1693	8005±1346
IL-1α [pg/ml]	221±14	205±7	654±115	810±229	845±225	1052±275
TGF-β [pg/ml]	214±46	345±42*	592±30	1197±102*	3475±480	3352±285
PGE$_2$ [pg/ml]	0±0	0±0	23±3	19±2	75±16	21±1*

*p < 0,05 Ibuprofen versus Placebo; Mann-Whitney-U-Test.

Click's Medium (Irvine Sci.) durch ein Filternetz (150 µm Maschenweite) pipettiert und die Hepatozyten durch Zentrifugation abgetrennt. Die verbleibenden Nichtparenchymzellen wurden über einen Dichtegradienten (25 % Metrizamide; Nycomed AS) zentrifugiert, um tote Zellen und Debris abzutrennen. Anschließend wurden die Zellen in Plastik-Kulturplatten (24-well; Costar) auf eine Dichte von 2×10^6/ml/well eingestellt. Nach einer Inkubationszeit von 4 Std. wurden die nicht-adhärenten Zellen durch Waschen der Platten entfernt und so hochgereinigte KC-Kulturen gewonnen. Die KC wurden mit oder ohne dem Cyclooxygenasehemmer Ibuprofen (50 µg/ml, Sigma) inkubiert. Nach einer Inkubationszeit von 4, 16 und 32 Std. wurden die Kulturüberstände gesammelt, filtriert und bis zur Messung der Zytokine bei $-70\,°C$ eingefroren.

Zytokinmessung: Die Konzentrationen von TNF-α, IL-1α, IL-6, TGF-β und PGE$_2$ in Kupfferzellüberständen wurden mittels Bioassays (WEHI 164 für TNF-α; 7TD1 für IL-6; Mv1Lu für TGF-β), ELISA (PGE$_2$; Cascade Biochem LTD.) bzw. RIA (IL-1α; Cytokine Sci.) gemessen.

Ergebnisse

Die Hemmung der Cyclooxygenase durch Ibuprofen führte in KC-Kulturen nach Leberischämie-Reperfusion zu einer signifikanten ($p < 0,05$) Hemmung der PGE$_2$ Sekretion (-70%) nach 32 Stunden Inkubation. Die TNF-α Freisetzung wurde durch Cyclooxygenaseinhibition nach 32 Stunden Inkubation signifikant ($p < 0,05$) gesteigert ($+164\%$). Im Gegensatz hierzu war die Sekretion von IL-6 und IL-1 aus KC durch Ibuprofen unbeeinflußt. Durch die Hemmung der Cyclooxygenase wurde die Freisetzung von TGF-β aus KC nach Ischämie-Perfusion beschleunigt ($+61\%$ nach 4 Std., $+98\%$ nach 16 Std.) ($p < 0,05$) (Tabelle 1).

Diskussion

Diese Ergebnisse zeigen, daß die Freisetzung von pro- und anti-inflammatorischen Mediatoren aus KC nach Ischämie-Reperfusion der Leber zytokinspezifisch durch Cyclooxygenasemetabolite reguliert wird. Die persistierend hohe Sekretion von TNF-α nach Ibuprofengabe weist auf eine Kontrolle der überschießenden Sekretion durch Cyclooxygenaseprodukte („negativer Feedback-Mechanismus") hin. Somit weisen Cyclooxygenasemetabolite nach Ischämie-Reperfusion der Leber ebenso wie nach Schock oder während der Sepsis [2–4] einen anti-inflammatorischen Effekt auf.

Zusammenfassung

Cyclooxygenasemetabolite regulieren nach Ischämie-Reperfusion der Leber zytokinspezifisch die Sekretion von pro- und anti-inflammatorischen Mediatoren aus Kupfferzellen.

596

Summary

Cyclooxygenase metabolites differentially regulate the release of pro- and antiin-flammatory mediators by Kupffer cells after hepatic ischemia-reperfusion by a cytokinespecific mechanism.

Literatur

1. Wanner GA, Müller P, Leiderer R, Menger MD, Ertel W (1995) Ischämie-Reperfusion der Leber führt über eine Aktivierung der Kupfferzellen zu einer lokalen und systemischen Inflammation mit Gewebedestruktionen in verschiedenen Organen. Langenbecks Archiv Chir Forum 1995
2. Ertel W, Morrison MH, Meldrum DR, Ayala A, Chaudry IH (1992) Ibuprofen restores cellular immunity and decreases susceptibility to sepsis following hemorrhage. J Surg Res 53:55–61
3. Spinas GA, Bloesch D, Kaufmann MT, Keller U, Dayer JM (1990) Pretreatment with ibuprofen augments circulating tumor necrosis factor-α, interleukin-6, and elastase during acute endotoxinemia. Am J Physiol 259:R993–R997
4. Ertel W, Morrison MH, Wang P, Ba ZF, Ayala A, Chaudry IH (1991) The complex pattern of cytokines in sepsis. Association between prostaglandins, cachectin, and interleukins. Ann Surg 214:141–148
5. Rao PN, Liu T, Snyder JT, Platt JL, Starzl TE (1991) Reperfusion injury following cold ischemia activates rat liver Kupffer cells. Transplant Proc 23:666–669

P. Müller, Institut für Chir. Forschung, Klinikum Großhadern, Marchioninistr. 15, D-81366 München

Isotransplantate sowie ischämisch geschädigte native Nieren zeigen charakteristische Merkmale der chronischen Allotransplantatabstoßung

Both Isografts and Naive Kidneys with an intial Ischemic Injury Demonstrate Characteristic Signs of Chronic Allograft Rejection

S. G. Tullius[1], U. W. Heemann[2], W. O. Bechstein[1], S. Jonas[1], N. L. Tilney[3] und P. Neuhaus[1]

[1] Abteilung für Abdominal-, Viszeral-, und Transplantationschirurgie, Universitätsklinikum Rudolf Virchow, Berlin
[2] Abteilung für Nephrologie, Universitätsklinikum Essen
[3] Surgical Research Laboratory, Harvard Medical School, Department of Surgery, Brigham & Women's Hospital, Boston, U. S. A.

Einleitung

Chronische Abstoßungsreaktionen, definiert als ein nach Monaten bis Jahren auftretender progredienter Funktionsverlust einhergehend mit den morphologischen Kriterien einer Arterio- und Glomerulosklerose, tubulären Atrophie und interstitiellen Fibrosierung, werden für den Langzeitverlust von Organtransplantaten verantwortlich gemacht. Obwohl nach 7–8 Jahren weniger als 50% der Nierenallotransplantate funktionieren ist die Pathophysiologie dieses Prozesses noch weitgehend ungeklärt [1]. Als Risikofaktoren werden sowohl Alloantigen-abhängige Faktoren, wie vorausgegangene akute Abstoßungreaktionen und Histoinkompatibilität, als auch Alloantigen-unabhängige Faktoren, wie initiale ischämische Schädigung, Reperfusionsschaden, Verhältnis von Nierenmasse zu Körpergewicht und Schädigung durch den operativen Eingriff per se diskutiert. Wir untersuchten Alloantigen-unabhängige Faktoren in Isotransplantaten und in nativen ischämisch oder chirurgisch manipulierten Nieren und verglichen unsere Beobachtungen mit Veränderungen in Allotransplantaten in einem Rattenmodell.

Material und Methoden

Tiergruppen: Für alle Untersuchungen standen virusfreie Ratteninzuchtsstämme (Harlan Sprague-Dawley, Indianapolis, IN) zur Verfügung. Die Ratten waren zu Beginn der Untersuchung 2–3 Monate alt und 200–250 g schwer.

Operative Techniken: Nierentransplantationen wurden orthotop mittels mikrochirurgisch durchgeführter End-zu-End Anastomosen der Gefäße und der Ureteren

Chirurgisches Forum 1995
f. experim. u. klinische Forschung
Hierholzer/Seifert/Hartel (Hrsg.)
© Springer-Verlag Berlin Heidelberg 1995

598

unter Verwendung von 10–0 Prolene durchgeführt. Alle Eingriffe wurden unter
Äthernarkose bei zusätzlicher Verabreichung von Chloralhydrat durchgeführt.

Experimentelle Gruppen: Lewis (Lew) Isotransplantate erhielten Cyclosporin A
(CyA/5 mg/kg/d über 10 Tage) oder blieben unbehandelt (n = 24/Gruppe). Verglichen wurden die Ergebnisse mit einem etablierten Modell der chronischen Allo-
transplantatabstoßung in einer Spender/Empfängerkombination von F-344 nach
Lew (n = 50/CyA 5 mg/kg/d über 10 d). Die nativen Nieren der Transplantat-
empfänger wurden bilateral nephrektomiert. Nieren nativer Lew wurden die An-
und Abwesenheit (uni-laterale Nephrektomie) einer kontralateralen unbehandelten
nativen Niere einer 30 min warmen und 30 min kalten Ischämie, entsprechend der
Situation während der Transplantation, ausgesetzt. Der Einfluß der operativen
Manipulation sowie Denervierung wurde in nativen Lew Nieren durch Dissektion
und anschließende Re-Anastomosierung von Nierenarterie und -vene, Ureter sowie
durch Autotransplantate untersucht. Eine kontralaterale native Niere war in diesen
Gruppen vorhanden. Kontrollen bildeten native unbehandelte und kontralateral
nephrektomierte Lew (n = 12/Gruppe). Der Beobachtungszeitraum betrug bis zu
72 Wochen.

Funktion: Die Nierenfunktion wurde sequentiell durch spektrophotometrische Messungen der Proteinexkretion im Urin durchgeführt.

Morphologie: Paraffinschnitte wurden sequentiell nach H&E, PAS, Trichrom und
Silber-Masson Färbungen lichtmikroskopisch untersucht. Der Grad der Glomerulosklerose wurde durch einen Glomerulosklerose-Index quantifiziert.

Immunohistologie: Mittels APAAP bzw. PAP Färbungen wurden untersucht: Zelluläre Infiltrate durch CD-5+ T-Lymphozyten (OX-19), CD4+ T Helfer Zellen (OX-
4), CD8+ T-zytotoxische/suppressor Zellen (OX-8), Makrophagen (ED-1) und
Neutrophile (Mom); die Expression des MHC II Komplexes (OX3) sowie des Ad-
häsionsmoleküles ICAM-1; die Zytokine und Interleukine TNF-α, Interferon-γ,
TGF-β, EGF, IL-1β, IL-2, IL-4, IL-6, IL-7, IL-8, PDGF-AA/PDGF-BB und IL-2R
sowie die Deposition von IgG, IgM, C3 und Fibrin. Zur Quantifizierung wurde die
endotheliale Expression mittels einer Skalierung (0–4+), die zelluläre Expression
als positive Zellen/Gesichtsfeld (400×) ausgedrückt.

Ergebnisse und Diskussion

Isotransplantate schieden unabhängig von der CyA Therapie vermehrt Protein ab
der 32. Woche (W) aus; nach 52 W wurden > 42 mg/24 h (p < 0,01 vs. native uni-
nephrektomierte Tiere) und nach 72 W > 62 mg/24 h (p < 0,001) ausgeschieden. Ein
vergleichbarer Verlauf zeigte sich in nativen initial geschädigten Einzelnieren
(30 mg/24 h bzw. 48 mg/24 h nach 48, bzw. 52 W, p < 0,001). Kein signifikanter
Anstieg wurde in nativen Nieren nach initialer ischämischer Schädigung in Anwesenheit einer kontralateralen ungeschädigten Niere sowie in den Gruppen der

chirurgisch manipulierten Tiere gemessen. Allotransplantate hingegen zeigten bereits nach 12–16 W eine Proteinausscheidung von >40 mg (p < 0,01), die bis zur 52 W progredient fortschritt (>70 mg/24 h). Native unbehandelte Tiere zeigten Normwerte.

Die Morphologie der Isotransplantate zeigte bis zur 24. W außer einer geringen perivaskulären und periglomerulären Infiltration mononukleärer Zellen keine Auffälligkeiten. Ab der 32. W wurde eine vermehrte Zellinfiltration beobachtet; 5 % der Glomeruli zeigten sich sklerosiert, während vereinzelt arteriosklerotische Veränderungen und eine tubuläre Atrophie beobachtet wurde. Nach 52 W zeigte sich eine Progredienz der arteriosklerotischen Veränderungen, die in fast allen Gefäßen beobachtet wurde sowie eine weitere Zunahme der tubulären Atrophie und glomerulären Sklerose. Nach 72 W zeigten >30 % der Glomeruli eine segmentale oder globale Sklerosierung; fast alle Arterien wiesen eine ausgeprägte Stenosierung auf, während die tubuläre Atrophie weiter progredient war und eine interstitielle Fibrosierung auffällig wurde. Vergleichbare morphologische Veränderungen wurden in initial geschädigten nativen Einzelnieren beobachtet. Im Gegensatz dazu zeigten die nicht kontralateral nephrektomierten Gruppen ischämisch geschädigter bzw. chirurgisch manipulierter nativer Nieren keine vergleichbaren morphologischen Veränderungen. Allotransplantate wiesen bereits zu einem früheren Zeitpunkt (24–32 W) eine generalisierte Arteriosklerose auf; >30 % der Glomeruli waren segmental oder global sklerosiert während eine ausgeprägte tubuläre Atrophie und interstitielle Fibrosierung zu beobachten war. Die Morphologie nativer Kontrollen blieb während des Beobachtungszeitraumes normal.

Immunhistologisch nachweisbare Veränderungen zeigten sich in Isotransplantaten ab der 32. W. Nur geringe IgG, IgM oder C3 Ablagerungen wurden bis zu diesem oder während eines späteren Zeitpunktes der Untersuchung beobachtet. Mononukleäre Zellen (ED-1+ Monozyten/Makrophagen sowie CD4+ und CD8+ T-Lymphozyten) infiltrierten im Bereich der Gefäßwände bzw. der perivaskulären Areale. Parallel dazu wurde die Expression von TNF-α PDGF, TGF-β, ICAM-1 und MHC II beobachtet. Nach 52 W, zeigte sich eine große Anzahl intraglomerulärer Makrophagen während TNF-α, IL-1, Interferon-γ, IL-4, IL-6 und IL-8 von infiltrierenden Zellen bzw. Endothelzellen exprimiert wurden. Die Anzahl infiltrierender Zellen in Isotransplantaten war signifikant erhöht im Vergleich zu nativen kontralateral nephrektomierten Kontrollen (ED-1+ Makrophagen/Monozyten, p < 0,001; OX-19+ T-Zellen, p < 0,01; OX-4+ T-Helferzellen und OX-8+ cytotoxischen/ suppressor Zellen, p < 0,05). Nach 52 W infiltrierten mononukleäre Zellen auch ischämisch geschädigten Einzelnieren (p < 0,01 vs. native Kontrollen). ICAM-1 (2+), MHC II (3+) und PDGF (>50 % auf infiltrierenden Zellen und Endothelzellen) wurden exprimiert. Allotransplantate wiesen vergleichbare Veränderungen bereits nach 12–16 W auf. Die Anzahl infiltrierender Makrophagen und CD-5+ T-Zellen in Allotransplantaten nach 16 W war signifikant (p < 0,001 bzw. p < 0,01) höher als in Isotransplantaten und nativen ischämisch geschädigten Einzelnieren nach 52 W während die Anzahl infiltrierender CD4+ und CD8+ Zellen sowie die Expression von ICAM-I, MHC II Antigenen und PDGF in Allo-, Isotransplantaten und ischämisch geschädigten Einzelnieren vergleichbar war. Ischämisch oder mechanisch geschädigte Nieren in Anwesenheit einer kontralateralen nativen unbehandelten Niere zeigten nur vereinzelt infiltrierende Monozyten/Makrophagen bzw. T-Lymphozyten während in den Kontrollgruppen keine immunohistologischen Veränderungen beobachtet wurden.

Diese Ergebnisse zeigen, daß sowohl Isotransplantate, als auch native ischämisch geschädigte Nieren bei gleichzeitiger kontralateraler Nephrektomie charakteristische funktionelle, morphologische und immunohistologische Kriterien aufwiesen, wie sie in Allotransplantaten zu einem früheren Zeitpunkt beobachtet wurden.

Klinisch wurden progrediente Funktionseinschränkungen von Nierentransplantaten zwischen eineiigen Zwillingen schon früher beobachtet. Als Erklärung wurde damals sowohl ein Wiederauftreten der Grunderkrankung, als auch eine Konsequenz der operativen Schädigung per se diskutiert [2]. Die von uns beobachteten Veränderungen in Isotransplantaten zeigten Parallelen zu der klinischen Situation und unterstreichen die Bedeutung Alloantigen unabhängiger Einflüsse. Interessanterweise zeigten auch ischämisch geschädigte Rattennieren vergleichbare Veränderungen, jedoch nur wenn gleichzeitig durch kontralaterale Nephrektomie die gesamte Nierenmasse reduziert wurde. In klinischen Untersuchungen wurden ischämische Schädigungen als Risikofaktoren beschrieben [3]. Eine initiale ischämische Schädigung führt zu einer Exprimierung von MHC II Antigenen mit der Folge einer gesteigerten Immunogenität und einer möglichen Aktivierung der „Adhäsions-, Zytokinkaskade" [4]. Ischämische Schädigungen könnten ebenso zu einer weiteren Reduktion funktionierenden Nierengewebes führen. Eine entstehende Hyperfiltration als Antwort auf eine reduzierte Anzahl von Nephronen könnte zu einer progredienten Glomerulosklerose beitragen [5]. Die charakteristischen Zeichen der chronischen Transplantatabstoßung, die in ischämisch geschädigten Einzelnieren bei gleichzeitiger Reduktion funktionierenden Nierenparenchyms, jedoch nicht nach ischämischer Schädigung oder chirurgischer Manipulation in Anwesenheit einer kontralateralen Niere beobachtet wurden, legen einen additiven Effekt von ischämischer Schädigung und reduzierter Nephronenzahl nahe und könnten die Veränderungen in Isotransplantaten erklären.

Zusammenfassung

Obwohl der progrediente Funktionsverlust von Organtransplantaten eines der herausragenden aktuellen Probleme der Transplantationsmedizin darstellt, ist die Pathophysiologie bisweilen unverstanden. Da neben Alloantigen abhängigen Faktoren vermehrt Alloantigen unabhängige Faktoren eine ursächliche Rolle zugeschrieben wird, untersuchten wir Isotransplantate, initial ischämisch geschädigte native Einzelnieren in An- und Abwesenheit (kontralaterale Nephrektomie) einer kontralateralen nativen ungeschädigten Niere sowie chirurgisch manipulierte native Nieren (Dissektion und Reanostomosierung von Nierengefäßen, Ureter sowie Autotransplantaten) über einen Beobachtungszeitraum von bis zu 72 Wochen.

Isotransplantate entwickelten nach 52 bzw. 72 Wochen charakteristische funktionelle, morphologische und immunohistologische Zeichen der chronischen Transplantatabstoßung wie sie in Allotransplantaten bereits zu einem früheren Zeitpunkt (16–24 W) beobachtet wurden. Interessanterweise zeigten auch ischämisch geschädigte Rattennieren vergleichbare Veränderungen, jedoch nur wenn gleichzeitig durch kontralaterale Nephrektomie die gesamte Nierenmasse reduziert wurde. Diese Beobachtungen zeigen einen additiven Effekt von ischämischer Schädigung und reduzierter Nephronenzahl und könnten die Veränderungen in Isotransplantaten erklären.

Alloantigen-unabhängige Faktoren, deren Einfluß auf die chronische Transplantatabstoßung bisher wenig Beachtung fand, scheinen neben Alloantigen-abhängigen Faktoren eine bedeutende Rolle im Rahmen der Pathophysiologie der chronischen Transplantatabstoßung zu spielen. Möglicherweise stellt der Begriff „Chronische Transplantatdysfunktion" eine bessere Beschreibung dar, als der bisher benutzte Terminus „Chronische Transplantatabstoßung".

Summary

Although chronic organ rejection represents the most important cause of long-term allograft loss, the pathophysiology of this process remains poorly understood. Although thought to be primarily an alloantigen dependent event, antigen independent events have been implicated increasingly in its pathogenesis. To examine such changes, kidney isografts and the influence of initial ischemic injury, nephron supply and surgical manipulation in age matched native kidneys were studied up to 72 weeks. Indeed, characteristic changes of chronic kidney allograft rejection were also found in long-term kidney isografts. Interestingly, similar changes were also found in age matched native kidneys with an initial ischemic injury, but, only when the ratio of functioning kidney mass to body weight was also reduced in parallel by contralateral nephrectomy. Those findings suggest an additive effect of ischemic damage and nephron supply on the long-term outcome of kidney transplants and may explain the oberservations in long-term kidney isografts.

A hitherto unappreciated impact of alloantigen independent factors on chronic rejection is described. Finally, the term chronic rejection itself may be incorrect; chronic-graft dysfunction may be more accurate.

Literatur

1. Tilney NL, Whitley WD, Diamond JR, Kupiec-Weglinski JW, Adams DH (1991) Chronic rejection – an undefined conundrum. Transplantation 52:389–398
2. Tilney NL: Renal transplantation between identical twins (1986) A review. World J Surg; 10: 381–386
3. Almond PS, Matas A, Gillingham K (1993) Risk factors for chronic rejection in renal allograft recipients. Transplantation 55:752–757
4. Azuma H, Heemann UW, Tullius SG, Tilney NL (1994) Cytokines and adhesion molecules in chronic rejection. Clinical Transplantation 8:168–180
5. Brenner BM, Cohen RA, Milford EL (1992) In renal transplantation, one size may not fit all. J Am Soc Nephrol 3:162–169

Dr. S.G. Tullius, Chirurgische Klinik, Universitätsklinikum Rudolf Virchow, Augustenburger Platz 1, D-13353 Berlin

Granulozytenaktivierung bei Sepsis und ARDS: Ergebnisse in einem neu entwickelten Blutfiltrationssystem

Granulozyte activation in sepsis and ARDS: Results in a newly developed blood filtration system

H. Arbogast, H. Stiegler, S. Nees, A. Dendorfer, U. Dammer und F. W. Schildberg

Chirurgische Klinik und Poliklinik, Klinikum Großhadern, München

Theoretische Grundlagen

Bei akuten inflammatorischen Prozessen werden selektiv die polymorphkernigen neutrophilen Granulozyten (PMN) aktiviert. Eine Vielzahl der Mediatoren spielen dabei eine gewichtige Rolle: Neben Leukotrienen, Komplementfragment C5a, bakteriellen Lipopolysacchariden, sind TNF-α und PAF zu nennen, die fast augenblicklich die PMN zu Form- und Adhäsivitätsveränderungen stimuliert. In der Folge können sie rasch zu größeren Aggregaten zusammentreten und dabei kapilläre Gefäße verschließen. Ein kritischer Punkt in der Aktivierungsphase ist höchstwahrscheinlich die Stimulation der PMN zur Adhäsion mit dem vaskulären Endothel, da dieser Kontakt die Voraussetzung für die Entfaltung der Eigenschaften der PMN darstellt.

Bereits ein einzelner Leukozyt ist hierbei in der Lage, eine ganze Kapillare zu verschließen und damit das abhängige Parenchym von der Perfusion und damit vom Stoffaustausch auszuschließen. Eine massenhafte Aktivierung von Leukozyten, häufig in Kombination mit Plättchen in Form von Mischaggregaten, kann auf diese Weise zum gefürchteten Multiorganversagen beitragen, eine in der Sepsis oft beobachtete Situation.

Besonders gefährdet durch aktivierte Leukozyten und Plättchen ist dabei die Lunge, die neben dem Gasaustausch in der Eliminierung biologisch aktiver Substanzen verschiedenster Art (Vasodilatatoren, Entzündungsmediatoren, aktive Komplement- und Gerinnungsfaktoren, Toxine) weitere vitale Funktionen besitzt. Die Blockierung der Lungenstrombahn durch Granulozyten- (und Plättchen-) aggregate mit anschließender Schädigung des pulmonalvaskulären Endothels kann daher rasch zu einer nicht mehr kompensierbaren Situation im großen Kreislauf führen.

Chirurgisches Forum 1995
f. experim. u. klinische Forschung
Hierholzer/Seifert/Hartel (Hrsg.)

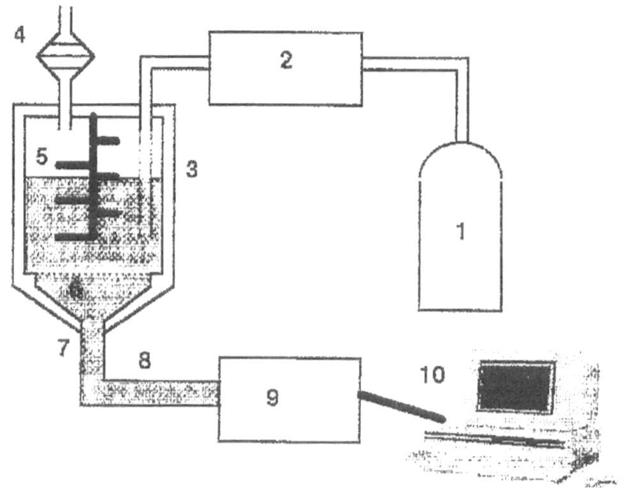

Abb. 1. Schematische Darstellung des Filtrationssystems innerhalb einer temperierten Inkubationskammer. 1: Gaszylinder mit Carbogengas (95% O_2, 5% CO_2). 2: speziell entwickelter elektronischer Druckregler. 3: Filtrationskammer. 4: Gasauslaß mit Auslaßwiderstand. 5: Mischrechen. 6: Polycarbonatfilter. 7: durch einen Schwenkmotor erzeugte, alternierende Halbdrehungen. 8: Abflußschlauch. 9: elektronische Waage. 10: Computer mit Drucker. Abbildung nicht maßstabsgetreu, weitere Einzelheiten siehe Text

Patienten und Methodik

Die Filtrationsstudien wurden bei insgesamt 19 gesunden Probanden und 24 Patienten durchgeführt. Hierunter befanden sich 9 Polytraumatisierte. 20 Patienten entwickelten eine generalisierte Sepsis, bei 5 Patienten wurde ein ARDS beobachtet.

Der Schweregrad der Erkrankung wurde mit dem APACHE-II-Score quantifiziert, für das Ausmaß der Sepsis verwendeten wir den international anerkannten ELEBUTE-Score, in seiner Modifikation nach Grundmann. Die einzelnen Patienten wurden in den verschiedenen Stadien ihrer Erkrankung longitudinal jeweils mehrfach untersucht.

Die ex-vivo-Experimente wurden mittels einer Filtrationsapparatur durchgeführt, die in einer Arbeitsgruppe am Institut für Physiologie der Ludwig-Maximilians-Universität München in den vergangenen Jahren entwickelt wurde und bereits für verschiedene Forschungsaufgaben genutzt wird.

Citratblut wurde bei 37 °C in Verdünnung auf einen Hämatokrit von 6% bei konstantem Filtrationsdruck durch eine Polycarbonatmembran von 5 μm Porengröße und 10 μm Dicke filtriert. Die Filtratmenge wurde gravimetrisch gemessen und kontinuierlich digital aufgezeichnet und registriert (Abb. 1). Hieraus wurden die jeweilige Filtrations- und Verschlußrate ermittelt. Die Verschlußrate ist hierbei direkt ein Maß für die Geschwindigkeit der Aktivierung der PMN. Das gleiche Experiment wurde unter Zugabe von FMLP (2 nM, als Aktivator der PMN) wiederholt und damit eine stimulierte VR und FR bestimmt. Leerwerte (VRL und FRL) und stimulierte Werte (VRS und FRS) wurden mittels Differentialblutbild auf den einzelnen PMN normiert. Zudem wurde der Stimulierbarkeitskoeffizient Q als Quotient aus VRS/VRL als Ausdruck der relativen Stimulierbarkeit ermittelt.

Ergebnisse

Bei den insgesamt 19 gesunden Probanden konnten gut reproduzierbare Filtrationsraten und Verschlußraten bestimmt werden (Tab. 1). Die Normwerte der Verschlußraten waren erwartungsgemäß hochsignifikant unterschiedlich zwischen Leerwert und stimuliertem Wert. Keine signifikanten Unerschiede boten die jeweiligen Filtrationsraten (FRL = 18,8±4,7 und FRS = 18,3±3,8).

Bei fulminanter Sepsis ohne vordergründige pulmonale Problematik zeigte sich eine deutliche Erhöhung der VRL als Ausdruck einer Vorstimulation der PMN im peripheren Blut. Entsprechend erhöht konnte die stimulierte Verschlußrate dieser Patienten verifiziert werden, als Hinweis auf die gesteigerte Aktivierbarkeit der PMN (Abb. 2).

Bei pulmonaler Komplikation (ARDS) ohne septisches Krankheitsbild zeigte sich der Stimulierbarkeitskoeffizient Q signifikant erniedrigt. Die entsprechenden Werte können der Tabelle 2 entnommen werden.

Tabelle 1. Mittelwerte der relativen Verschlußraten des Normalkollektivs

	gesamt (n = 19)	relative Verschlußrate (% s ×10⁻⁴) ± s	
		Männer (n = 12)	Frauen (n = 7)
unstimulierte VR (VRL)	1,4±0,6	1,5±0,6	1,4±0,4
stimulierte VR (VRS)	19,9±4,1	19,5±4,2	18,4±3,8

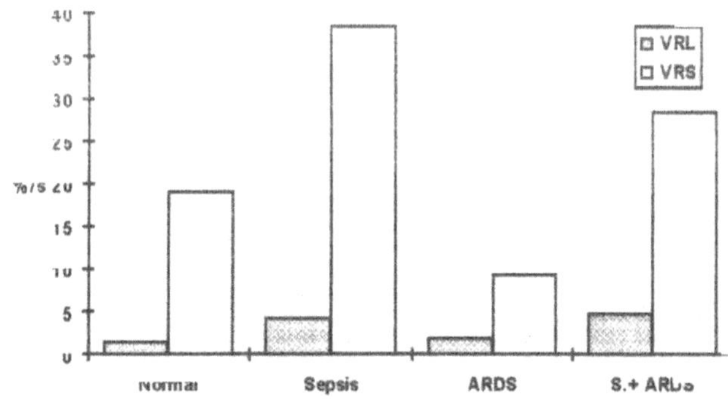

Abb. 2. Verschlußraten der einzelnen Patientengruppen im Vergleich: VRL = unstimulierte und VRS = stimulierte Verschlußrate

Tabelle 2. Stimulierbarkeitskoeffizient Q = VRS/VRL bei Sepsis und ARDS

	Normal	Sepsis	ARDS	Sepsis + ARDS
Koeffizient Q	13,3	9,14	4,9	6,0
Fehlerfortpflanzung	5,9	3,8	2,8	4,4

Bei septischen Krankheitsbildern mit pulmonaler Komplikation (ARDS) ist eine Kombination beider Beobachtungen festzustellen: Es finden sich sowohl eine Erhöhung der unstimulierten Verschlußrate, als auch eine Erniedrigung des Stimulierbarkeitskoeffizienten Q.

Schlußfolgerungen

1. In der generalisierten Sepsis verändern die Granulozyten des Blutes unter Mediatoreinfluß ihre Eigenschaften. Diese als Aktivierung zu beobachtenden Phänomene lassen sich in unseren Messungen durch die erhöhte relative unstimulierte Verschlußrate (VRL) nachweisen.
2. Beim ARDS finden sich die aktivierten Zellen und Mediatoren in der Bronchialflüssigkeit und im pulmonal-vaskulären Kapillargebiet. In neueren Arbeiten wird die Inhibition der Granulozyten im peripheren Stromgebiet postuliert. Dieses Phänomen kann in unserem Modell zumindest in bezug auf die Aktivierbarkeit der peripheren Granulozyten nachvollzogen werden. Hier zeigt sich der Stimulierbarkeitskoeffizient signifikant erniedrigt. Weitere Messungen mit Blut aus dem pulmonalen Kapillarkreislauf wären notwendig, um diese Beobachtung zu erhärten.
3. Patienten mit einer Kombination beider Krankheitsbilder demonstrieren beide oben beschriebenen Phänomene gleichzeitig.

Zusammenfassung

In einem neu entwickelten Blutfiltrationssystem wurden insgesamt 19 normale Probanden und 24 Patienten mit schweren Krankheitsbildern (darunter 20 Patienten mit Sepsis, 5 Patienten mit ARDS, 9 polytraumatisierte Patienten ex vivo untersucht. Hierbei konnte die quantitative Untersuchung humoraler und zellulärer Interaktionen im fließenden Vollblut unter dem Einfluß von Mediatoren und Inhibitoren inflammatorischer Prozesse ermöglicht werden. Erstmals konnte in klinischer Anwendung bei Patienten mit Sepsis der ARDS dieses Modell validiert werden. Die pharmakologische Beeinflußbarkeit der beobachteten Phänomene unter Hinzunahme von pulmonalkapillären Messungen stehen im Vordergrund der künftigen Untersuchungen.

Summary

In a newly developed blood filtration system, 19 healthy subjects and 24 patients with severe disease (hereof 20 patients with sepsis, 5 patients with ARDS, 9 polytraumatized patients) were investigated, ex vivo. The quantitative investigation of humoral and cellular interactions in whole blood, under the effect of mediators and inhibitors of inflammatory processes, was performed. For the first time, this model could be validated, in clinical application, in patients with sepsis or ARDS. The pharmacological implications of the observed phenomena will be the main objective of future investigations, including pulmonary capillary measurements.

Literatur

1. Akita S, Hirano T, Taga T et al. (1990) Biology of multifunctional cytokines: IL 6 and related molecules (IL 1 and TNF) FASEB J 4:2860
2. Fowler AA, Fisher BJ, Centor RM, Carchman RA (1984) Development of the adult Respiratory Distress Syndrome: Progressive alteration of neutrophil chemotactic and secretory processes. Am J Pathol 116:427–435
3. Hoffstein ST, Friedmann RS, Weissmann G (1982) Degranulation, membrane addition, and shape change during chemotactic factor-induced aggregation of human neutrophils. J Cell Biol 95:234–241
4. Murray JF, Matthay MA, Luce CM, Flick MR (1988) An expanded definition of the Adult Respiratory Distress Syndrome. Am Rev Respir Dis 138:720–723
5. Nees S, Stiegler H (1988) Neu erkannte physiologische und pathophysiologische Merkmale des vaskulären Endothels. In: Peter K, Lawin P, Jenson U, Martin E (eds) Schock, Strombahn, Mediator, Zelle, Georg Thieme-Verlag, Stuttgart, 27
6. Nees S, Dendorfer A (1991) Inhibition of PMN and platelets in the coronary system by endothelium-derived adenosine, PGE1 and PGE2. In: Inoue M, Hori M, Imai S, Berne RM (eds), Springer-Verlag, Berlin, 169
7. Nees S, Dendorfer A, Meier-Ewert H, Stohmenger R, Stiegler H, Arbogast H, Dammer U, Schönharting M (1992) Inhibition of PAF-induced aggregatio of human PMNs and platelets by adenosine. In vitro investigations using a newly developed blood filtration system. Pharm Pharmacol Lett 2:36
8. Pilz G, Werdan K (1990) Cardiovascular parameters and scoring systems in the evaluation of response to therapy in sepsis and septic shock. Infection 18:253–262
9. Pilz G, Kääb S, Kreuzer E, Werdan K (1994) APACHE II score in the early diagnosis of septic complication after cardiac surgery. Circul Shock, im Druck
10. Suter PM, Suter S, Girardin E, Roux-Lombard P, Grau GE, Dayer JM (1992) High bronhoalveolar levels of tumor necrosis factor and its inhibitors, Interleukin-1, Interferon and Elastase in patients with Adult Respiratory Distress Syndrome after trauma, shock or sepsis. Am Rev Respir Dis 145:1016–1022

Mukosa/Serosa-Kalium-Aktivität, Elektromyographie und Schockmediatorprofile im vergleichenden standardisierten Modell arterieller und venöser Dünndarmischämie

Monitoring of Mucosa/Serosa-Potassium, Electromyography and Mediator Profiles in arterial and venous small bowel ischemia

C. Töns[1], B. Klosterhalfen[3], M. Anurov[2], B. S. Titkova[2], A. Öttinger[2] und V. Schumpelick[1]

[1] Chirurgische Klinik der RWTH Aachen
[2] I. Medical Institute, Dept. Physiology of Digestion, Moskau
[3] Institut für Pathologie der RWTH Aachen

Dem Intestinaltrakt wird zunehmend eine zentrale Rolle als Triggersystem in der Sepsis zugeschrieben. Obwohl speziell intestinale Mikrozirkulationsstörungen wissenschaftlich thematisiert werden, bleibt erstaunlich, daß für dieses wesentliche Organsystem bislang kein allgemein anerkanntes Monitoring etabliert ist. Ein qualitatives Monitoring des Intestinaltraktes ist bedingt mit der Elektromyographie und hinsichtlich der zellulären Integrität mit dem nichtinvasiven Monitoring der Kalium-Aktivität [1, 3, 4, 5] möglich. In einem standardisierten Modell wurden die verschiedenen Ischämiearten standardisiert untersucht, um ein differenziertes Monitoring zu evaluieren und um das Verständnis der Interaktion zwischen intestinalen Mikrozirkulationsstörungen und Sepsispathogenese zu verbessern.

Methodik

Nach Genehmigung der Tierversuche (hiesiger Regierungspräsident und Ministerium für „public health" in Rußland) wurde die experimentelle Untersuchung an 12 Bastardhunden in Intubationsnarkose mit Thiopental und Fentanyl-Analgesie durchgeführt. Nach Laparotomie, Splenektomie und Katheterplazierung (V. femoralis, V. porta, A. femoralis) erfolgte die Präparation der Mesenterialwurzel und anschließende Isolierung je eines 150 cm langen Dünndarmsegmentes mit Skelettierung des Mesos sowie Querdurchtrennung des Darmes zur Vermeidung einer Kollateralperfusion. Die identische Länge des ausgeschalteten Segmentes war v.a. als standardisiertes Reaktionssubstrat für die Mediatoranalyse von Bedeutung. In der Mitte des ausgeschalteten Segmentes wurde eine 5 cm lange antimesenteriale Enterotomie für vergleichende Mukosamessungen durchgeführt. Die EMG-Bipolarelektrode wurde 10 cm oral der Enterotomiestelle mit 2 Serosanähten fixiert. Flowmessungen erfolgten mit einem elektromagnetischen Manschettenflow-Sensor. Nach Klarspülung des ausgeschalteten Segmentes mit NaCl-Lösung wurde zur Normalisierung der traumatisch erhöhten Mediatoren eine Manipulationsreihe 2 stündige steady state Phase eingehalten.

Chirurgisches Forum 1995
f. experim. u. klinische Forschung
Hierholzer/Seifert/Hartel (Hrsg.)

Die 12 Versuchstiere waren in 3 Gruppen zu je 4 Tieren eingeteilt: in die Gruppe der selektiv arteriellen Ischämie (AI), die der venösen Ischämie (VI) sowie Kontrollgruppe (K). Bei der AI wurde selektiv der versorgende Hauptast der A. mesenterica superior, bei der VI selektiv der venöse Hauptstamm des Segmentes mit einer Klemme dicht verschlossen. Die vorgesehene Versuchsdauer betrug 6 Stunden. Bei der Kontrollgruppe erfolgten nach identischer Vorbereitung keine weiteren Manipulationen.

Die EMC-Ableitung erfolgte mit einem Mingograf-Gerät (Fa. Siemens) mit einer Eingangsempfindlichkeit < 1 mV. Die ionenselektive Messung der Kalium-Aktivität (a K^+) erfolgte mit dem OMS-Gerät der Fa. Medimon durch Aufsetzen des Sensors vergleichend auf die Serosa 5 cm aboral der EMG-Elektrode und auf die Mukosa im Bereich der Enterotomiestelle. Der Anpreßdruck des Sensors war durch sein Eigengewicht standardisiert.

Nach definiertem engmaschigem Profil erfolgten EMG und a K^+_{s+m}-Messungen. Zum Beginn sowie nach 1, 2, 4 und 6 Stunden der Ischämiedauer wurde ein Laborstatus (u.a. Mediatoren TMFα, TxB$_2$ und PGF$_{1\alpha}$ – in der Verarbeitungs- und Bestimmungstechnik wie in [3] dargestellt) durchgeführt. Zu den gleichen Zeitpunkten erfolgten Gewebeprobenentnahmen für die elektronenmikroskopische und histologische Aufarbeitung (klassifiziert nach CHIU [2]). Zur statistischen Analyse wurde der t-Test eingesetzt.

Ergebnisse

Die Versuchsdauer von 6 Stunden konnte bei allen Hunden der AI und Kontrolle eingehalten werden. Demgegenüber verstarben alle Hunde der VI im Intervall zwischen 240 und 330 Ischämieminuten. Die klinische Verlaufsbeobachtung zeigte typische Befunde: die „zebrastreifige blaß-weiße" Ischämiefärbung der Serosa bei der AI sowie die dunkel- bis blaurote hämorrhagische Serosafärbung mit einem speziell nach etwa 80 Minuten sich massiv verstärkendem Darmwandödem mit Zunahme der Wandstärke > 8 mm bei der venösen Ischämie.

Im EMG waren bei beiden Ischämiearten gegenüber der Kontrollgruppe eine signifikante Abnahme von Frequenz und Amplitude unmittelbar nach Ischämiebeginn nachzuweisen (Abb. 1). Beide Parameter reagierten entgegen der klinischen Befunde bei der AI heftiger als bei der VI (für Frequenz $p = 0{,}0139$).

Bei der aK^+ zeigten sich sowohl bei AI wie auch VI gegenüber der Kontrollgruppe signifikante Reaktionen mit aK^+-Anstiegen auf Mukosa und Serosa. Der initiale aK^+-Peak fällt bei AI höher aus als bei der VI (für Serosa-Werte signifikant). Bei der AI kommt es im weiteren Verlauf zu einem aszendierenden aK^+-Verlauf der Serosawerte bis zum Mukosa/Serosa-Gradientenausgleich nach 230 Minuten. Bei der VI stellen sich nach 80 Minuten also ab dem Zeitpunkt des exzessiv manifest werdenden Darmwandödemes abfallende aK^+-Kurven für Mukosa und Serosa ein. Der als Zusammenbruch der Membranbarrieren und somit als sepsisrelevant interpretierte Mukosa/Serosa-Gradientenausgleich [3, 4, 5] findet sich trotz des offenbaren Verdünnungseffektes als relative Störgröße bei der VI entsprechend des auch klinisch dramatischeren Verlaufes bei der VI mit 160 Minuten deutlich eher als bei

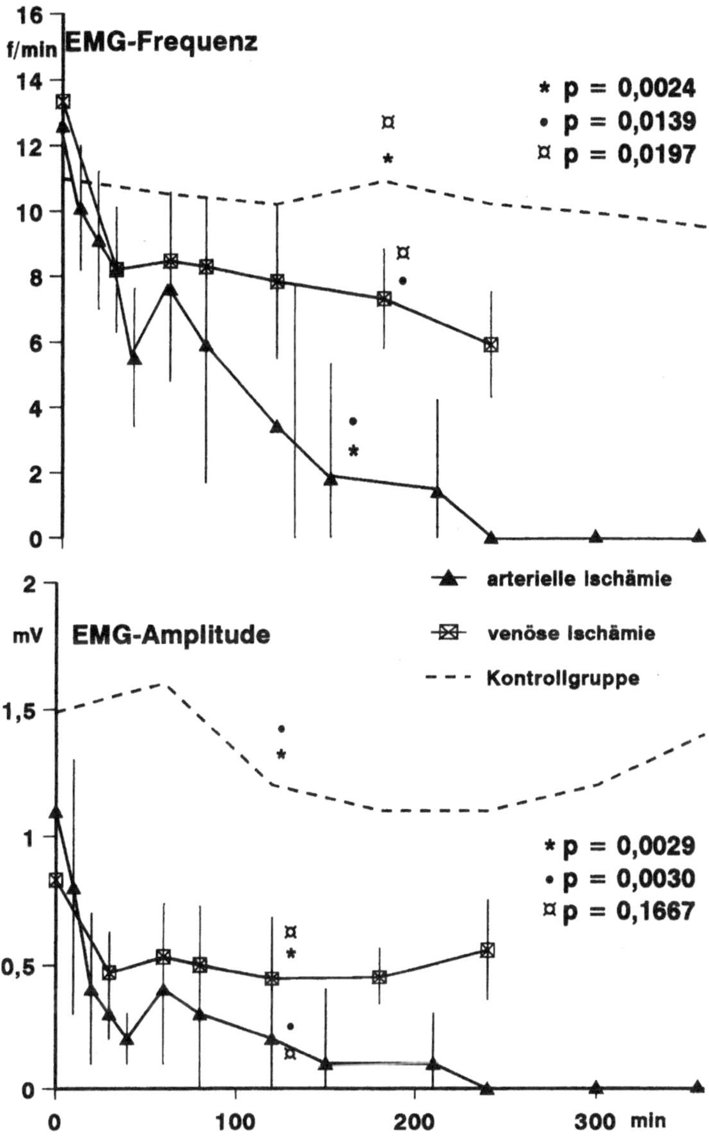

Abb. 1. Elektromyographiebefunde (Frequenz und Amplitude) der Kontrollgruppe sowie arterieller und venöser Ischämie. Signifikanzwerte basierend auf t-Test

der AI mit 230 Minuten (Abb. 2). Bei der Kontrollgruppe bleibt der physiologische Mukosa/Serosa-Gradient über die gesamte Versuchsdauer erhalten.

Bei der Analyse der humoralen Parameter fanden sich bei allen Analysen zu den verschiedenen Abnahmezeitpunkten stets signifikant höhere Plasmawerte im Pfortaderblut gegenüber dem Cavablut. Warum sich diese Befunde auch bei einem isolierten Segment mit vollständiger Okklusion der zugehörigen Vene zeigten, bleibt zu diskutieren.

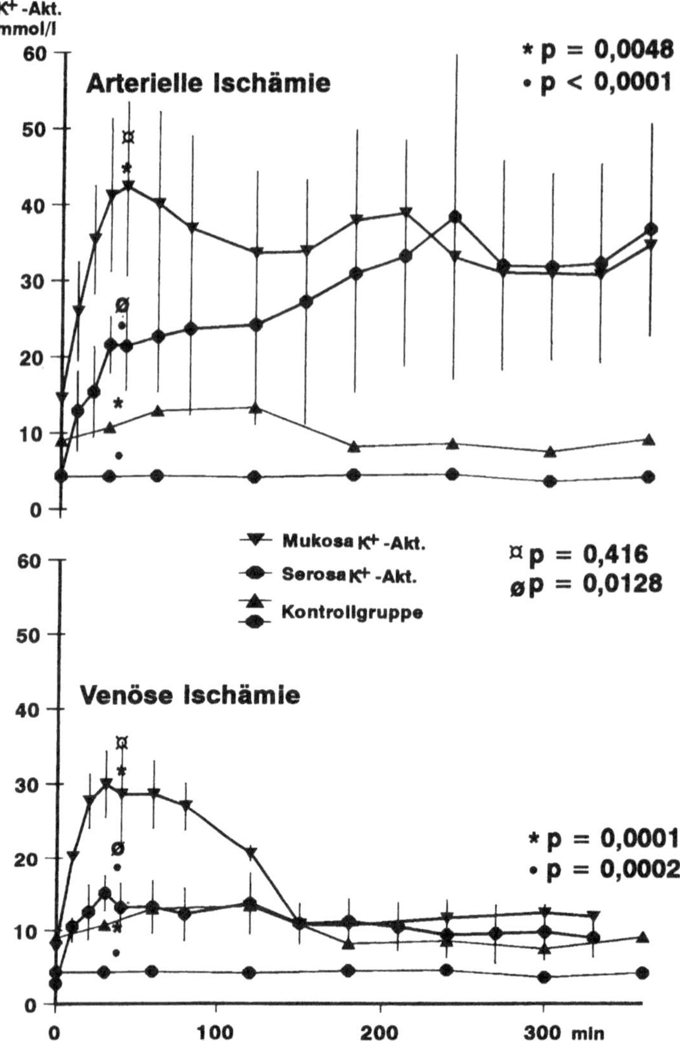

Abb. 2. Oberflächen aK+-Werte (mmol/l) für Serosa und Mukosa der Kontrollgruppe sowie bei arterieller und venöser Ischämie. Mukosa/Serosa-Gradientenausgleich bei AI nach 230 und bei VI nach 160 Minuten. Signifikanzwerte basierend auf t-Test; die mittlere Gruppe der Signifikanzwerte beschreibt die Mukosa- bzw. Serosa aK+-Werte vergleichend zwischen AI und VI

PGI$_2$, TNFα und Thromboxan zeigen bei der venösen Ischämie einen exzessiven Peak bereits nach 60 Minuten. Der Spitzenwert des PGI$_2$ bei der AI liegt nicht nur signifikant niedriger als bei der VI, zudem findet er sich auch erst nach 120 Minuten (Abb. 3). Beim TNFα findet sich entgegen des exzessiven Peaks bei der VI bei der AI kein initialer Peak sondern kontinuierlich ansteigende Werte, ein analoges TNFα-Profil fand sich auch bei 10%iger arterieller Restperfusion bei vorangegangenen Untersuchungen [5]. Thromboxan A$_2$ (gemessen der stabile Metabolit B$_2$) zeigt ebenfalls einen exzessiven 60 Minuten-Peak mit 56860±SD 21600 pg/ml, der

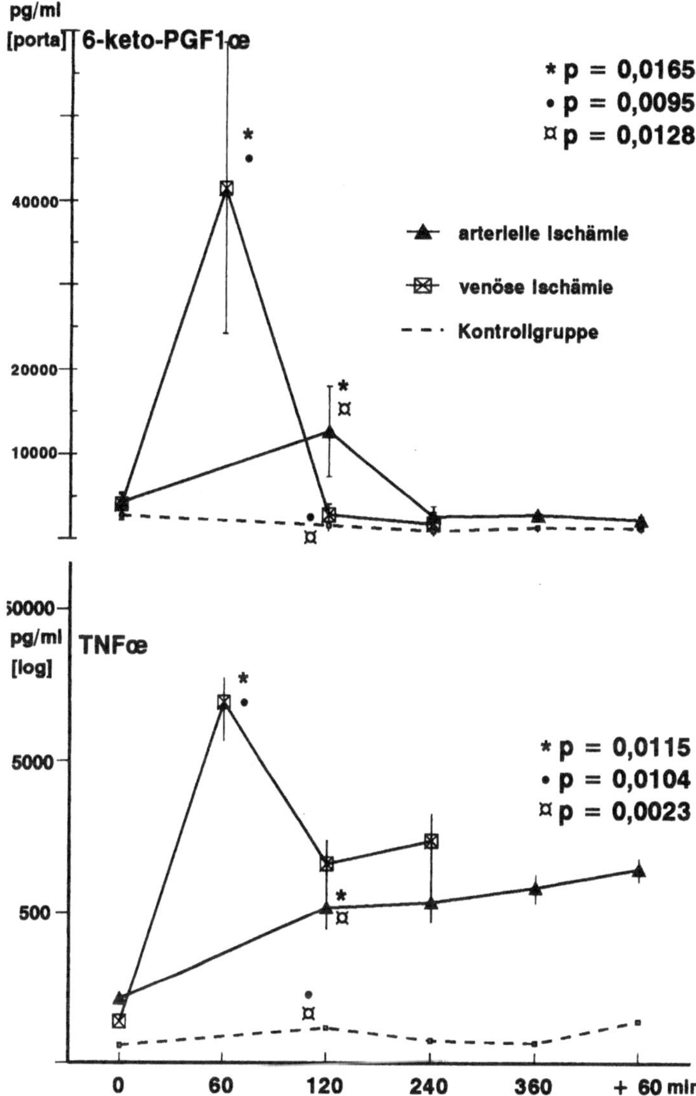

Abb. 3. Zeitprofil von 6-keto-PGF1α und TNFα bei arterieller und venöser Ischämie. Signifikanzwerte basierend auf t-Test

sich am ehesten durch eine massive Thrombozytenaktivierung aufgrund der Fluß-reduktion sowie progredienten Mikrothrombenbildung erklärt.

Morphologisch fanden sich bei der AI gegenüber der VI signifikant geringere Schäden. Zum Vergleich wurde die Klassifikation nach CHIU [2] angewandt. Mittlere CHIU-Grade bei der AI nach 120 Minuten: 2,2±1,9, nach 240 Minuten 1,8±1,1 und nach 360 Minuten 3,0±2,1. Bei der VI fanden sich bereits nach 120 Minuten ausnahmslos Befunde mit einem CHIU-Grad >5.

Der im Vergleich zur arteriellen Ischämie foudroyante klinische Verlauf der venösen Ischämie findet in den histologischen Befunden, dem gegenüber der AI vorzeitigeren Mukosa/Serosa-Gradientenausgleich der aK^+ und den exzessiven 60 Minutenpeaks der humoralen Befunde sein Korrelat. Die Untersuchung verdeutlicht, daß ein Intestinalmonitoring über den Befund vital oder avital hinausgehen muß. Zwar zeigt die AI mit den EMG- und aK^+-Niveaus deutlichere Funktionsstörungen, die Viabilität bleibt aber länger erhalten. Klinischer Verlauf, K^+-Akt.-Gradientenausgleich und die Mediatorprofile objektivieren die dramatischere systemische Reaktion bei der venösen Ischämie. Die systemische Potenz des Intestinaltraktes speziell bei Minderperfusionssituationen wird anhand der dramatischen Gesamtreaktion in der Gruppe der venösen Ischämie dokumentiert.

Zusammenfassung

In einem standardisierten Hundemodell selektiv arterieller und venöser intestinaler Ischämie wurden Elektromyographie und ionenselektive Serosa-Kalium-Aktivitätsmessungen (aK^+) als Intestinalmonitoring geprüft. Die Beurteilung erfolgte anhand des klinischen Verlaufes, der Mediatorprofile (TNFα, TxB_2 und $PGF_{1\alpha}$) und histologischer Klassifikation.

Im Vergleich zur arteriellen Ischämie (AI) zeigte die venöse Ischämie (VI) einen foudroyanten klinischen Verlauf mit einer 10%igen Letalität zwischen 240 und 330 Minuten. Analog fanden sich bei der VI dramatischere Befunde bei der Histologie, demgegenüber der AI vorzeitigeren Mukosa/Serosa-Gradientenausgleich der aK^+ und bei den exzessiven 60 Minutenpeaks von TNFα, TxB_2 und $PGF_{1\alpha}$.

Klinischer Verlauf, K^+-Akt.-Gradientenausgleich und die Mediatorprofile objektivieren die dramatischere systemische Reaktion bei der venösen Ischämie. Die systemische Potenz des Intestinaltraktes speziell bei Minderperfusionssituation wird anhand der dramatischeren Gesamtreaktion in der Gruppe der venösen Ischämie dokumentiert.

Summary

In a standardized dog model of selective arterial and venous small-bowel ischemia electomyography and serosal- and mucosal potassium surface activity were improved. The evaluation based on clinical course, mediator profiles (TNFα, TxB_2 und $PGF_{1\alpha}$) and histologic classification.

Venous ischemia showed a dramatic clinical course with a complete mortality between 240 and 330 minutes. Corresponding as well dramatic results were found in histology, earlier disappearance of the initial mucosa/serosa K^+ gradient and extremely high peaks of TNFα, TxB_2 and $PGF_{1\alpha}$ at 60 minutes.

Clincial course, early disappeareance of the initial mucosa/serosa K^+ gradient and the mediator profiles point out the more dramatic sytemic reaction during venous ischemia.

Literatur

1. Büsser T, Töns C, Winkeltau G, Schumpelick V (1993) Intraoperative Qualitätssicherung nach gefäßchirurgischer Intervention an den Mesenterialgefäßen durch Serosa-Monitoring der Kalium-Aktivität. Langenbecks Arch (Suppl) Chirurgisches Forum 461–465
2. Chiu CJ, McArdie AH, Brown R, Scott HJ, Gurd FN (1970) Intestinal Mucosal Lesion in Low-Flow States. Ach Surg 101:478–483
3. Töns C, Fenzlein PG, Winkeltau G, Büsser T, Schumpelick V (1991) Ionenselektives on-line Monitoring der Kalium-Aktivität als Parameter für die Dünndarmischämie. Langenbecks Archiv (Suppl) Chirurgisches Forum 271–275
4. Töns C, Klosterhalfen B, Klinge U, Kirkpatrick CJ, Mittermayer C, Schumpelick V (1993) Septischer Schock und multiples Organversagen in der chirurgischen Intensivmedizin. Ein tierexperimentelles Modell zur Analyse pulmonaler und intestinaler Dysfunktion. Langenbecks Archiv 378:212–232
5. Töns C, Polivoda M, Anurov M, Klein C, Öttinger A, Schumpelick V (1994) Intestinaler „low flow state" unter Monitoring von Mukosa- und Serosa-Kalium-Aktivität, Elektromyographie und Schockmediatorprofilen. Langenbecks Archiv (Suppl) Chirurgisches Forum 271–275

Dr. med. H. W. C. Töns, Chirurgische Klinik, RWTH Aachen, Pauwelstr. 30, D-52057 Aachen

Unspezifische und spezifische Histaminfreisetzung durch Sauerstoffradikale in-vitro

Release of histamine in whole blood by oxygen radicals: specific and unspecific processes

F. Gansauge, T. Anger, B. Poch, S. Gansauge, M. H. Schoenberg und H. G. Beger

Chirurgische Klinik I, Universität Ulm

Freie Sauerstoffradikale (OR) spielen eine wichtige Rolle in vielen pathophysiologischen Prozessen, wie z.B. Hepatotoxizität von Medikamenten und Entzündungsreaktionen [1]. Die Akkumulation dieser Radikale im Gewebe führt zur Lipidperoxidation und Denaturierung von Proteinen, was den Verlust von Enzymfunktionen bedeuten kann [2]. Histamin ist in basophilen Granulozyten an Heparin-Protein Komplexe gebunden. Histamin kann aus diesen Komplexen durch extrazelluläre Kationen gelöst werden [3]. Diese Exposition kann entweder durch Fusion der Granula mit dem Plasmalemm über eine aktiven, energieabhängigen Weg geschehen oder nicht energieabhängig durch Störung der Membranintegrität oder Zellyse. Im Falle der aktiven Exozytose vermutet man regulativ wirkende Membranrezeptoren, die Kalziumkanäle öffnen können [4]. Beim passiven oder zytotoxischen Weg wird die Histaminfreisetzung durch eine Störung der Membranintegrität bewirkt. Ziel unserer Untersuchungen war es festzustellen, ob OR zu einer Freisetzung von Histamin führen und ob diese Freisetzung auf unspezifische membranschädigende oder spezifische, durch OR induzierte Prozesse zurückzuführen ist. Desweiteren untersuchten wir, ob das durch OR induzierte „shedding" des leukozytären Selectins CD62L durch Histamin mediiert wird.

Methodik

Sauerstoffradikale wurden über das Xanthinoxidase/Hypoxanthinsystem (XO/HX) erzeugt. Die Menge der erzeugten OR wurde quantitativ mittels ESR-Technik (electron spin resonance) sowohl im Blut als auch im Serum bestimmt. Die Histaminbestimmung erfolgte durch einen kompetitiven Immunoassay. Außer mit OR wurde das Vollblut auch mit LeukotrienB4, Lipopolysaccharid und PAF (platelet activating factor) stimuliert. In Hemmversuchen wurde NaEDTA, PAF-Inhibitor, Verapamil und Prednisolon neben XO/HX dem Vollblut zugesetzt. Für die Bestimmung des leukozytären Selektins CD62L wurden aus heparinisiertem Vollblut die Leukozyten mittels Zentrifugation über einen Ficoll-Dichtegradienten und anschließenden

Chirurgisches Forum 1995
f. experim. u. klinische Forschung
Hierholzer/Seifert/Hartel (Hrsg.)

Aqua-Schock gewonnen, mit Serum inkubiert und mit OR bzw. Histamin (10 nMol, 50 nMol, 100 nMol) stimuliert. Nach indirekter Fluoreszenzfärbung mit anti-CD62L erfolgte die quantitative Auswertung am FACScan.

Ergebnisse

In den Serumproben zeigte sich unter dem Einfluß von XO/HX eine konstante Freisetzung von Sauerstoffradikalen zwischen 22 und 29 µmol während der beobachteten 60 Minuten. Diese Werte waren im Blut deutlich erniedrigt (13–18 µmol, $p < 0,02$), was vermutlich auf Scavangerfunktion der Erythrozyten zurückzuführen ist. Stimulation des Vollblutes mit XO/HX führte zu einer signifikanten Histaminfreisetzung ab 5 Minuten, die kontinuierlich bis 60 Minuten anstieg bis 117 nMol, entsprechend 19,9% der Totalfreisetzung ($p < 0,05$ vs. Negativkontrolle) (Abb. 1). Blockierte man das extrazelluläre Kalzium durch Zugabe von NaEDTA zeigte sich, daß während der ersten 30 Minuten fast die gesamte Histaminfreisetzung kalziumabhängig und somit unspezifisch war, wohingegen bei 60 Minuten 45% des freigesetzten Histamins kalziumabhängig war (Abb. 1). Diese spezifische Freisetzung ist vermutlich durch PAF mediiert, da durch Zugabe von PAF in den Konzentrationen, wie sie unter dem Einfluß von OR entstehen (10^{-9} Mol) 56 nmol Histamin (10% der Totalfreisetzung) freigesetzt wurden (Tab. 1). Weder LTB4 noch LPS führten zu einer Histaminfreisetzung (Tab.1). Auch war die Histaminfreisetzung nicht

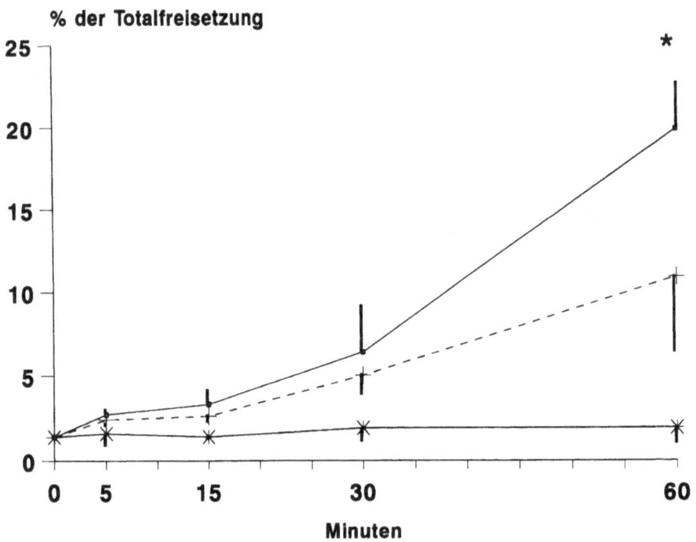

Abb. 1. Histaminfreisetzung in Vollblut utner dem Einfluß von Sauerstoffradikalen. Blockierte man das extrazelluläre Kalzium durch Zugabe von NaEDTA, verringerte sich die Histaminfreisetzung nach 60 Minuten ($* = p < 0,02$)

Tabelle 1. Histaminfreisetzung unter verschiedenen Stimulantien und Hemmstoffen (Angaben in Prozent der Totalfreisetzung), * = Signifikant mit $p < 0,02$ gegenüber dem Nullwert. Weder Prednisolon, PAF-Inhibitor noch Verapamil konnten die Histaminfreisetzung verringern. PAF führte zu einer signifikanten Freisetzung von Histamin, ** = $p < 0,05$

	0 minutes	60 minutes
XO/HX	1,3 (s.d. 0,5)	19,9 (s.d. 2,6)*
XO/HX + prednisolone (10 µg/ml)	1,2 (s.d. 0,6)	21,2 (s.d. 1,8)
XO/HX + PAF-inhibitor (10 pmol/ml)	1,3 (s.d. 0,3)	20,8 (s.d. 2,9)
XO/HX + verapamil (0,5 µg/ml)	1,4 (s.d. 0,6)	22,9 (s.d. 2,2)
LPS (100 ng/ml	1,3 (s.d. 0,4)	1,5 (s.d. 0,6)
LTB4 (100 pg/ml)	1,2 (s.d. 0,6)	1,3 (s.d. 0,4)
PAF (1 pmol/ml)	1,3 (s.d. 0,5)	12,3 (s.d. 6,7)**

durch PAF-Inhibitor (1-hexadecyl-2-acetyl-sn-glycerol-3-phosphocholine), Verapamil oder Prednisolon hemmbar (Tab.1). In den eingesetzten Konzentrationen führte Histamin auch nicht zu einer Änderung in der Expression des CD62L, wie sie unter dem Einfluß von OR beobachtet wird [5].

Diskussion

OR führen in Vollblut zu einer Histaminfreisetzung, wobei in der ersten Phase vornehmlich unspezifische membranschädigende Prozesse im Vordergrund stehen. In einer zweiten Phase kommt es durch spezifische, vermutlich durch PAF mediierte Vorgänge zu einer weiteren Histaminfreisetzung. Diese in-vitro Daten werden durch in-vivo Untersuchungen unterstützt, bei denen das Zusammenspiel zwischen OR, PAF und Histaminfreisetzung bei der irritativen Dermatitis untersucht wurden [6]. Zusammen mit der Beobachtung, daß die Behandlung von Endothelzellen mit Histamin eine rasche PAF-Synthese verursacht [7] könnte folgender autostimulatorischer Prozeß vermutet werden: OR, die während der Entzündungsreaktion entstehen, verursachen eine Kalzium-unabhängige Histaminfreisetzung, welche die PAF-Synthese induziert. PAF führt dann zu einer weiteren spezifischen Histaminfreisetzung. Ein limitierender Faktor bei dieser Autostimulation könnte die Tatsache sein, daß der größte Anteil des synthetisierten PAF Zell-assoziiert bleibt, so daß diese Autostimulation vornehmlich während direkter Zell-Zell-Kontakte, wie der Bindung von Leukozyten an das Endothel, stattfindet.

Zusammenfassung

Sauerstoffradikale spielen bei vielen pathophysiologischen Prozessen wie Ischämie-Reperfusion, Hepatotoxizität von Medikamenten und Entzündungsprozessen eine wichtige Rolle. Dabei führen OR zu einer Lipidperoxidation und Desintergration biologischer Membranen. Ziel unserer Untersuchungen war es festzustellen, ob OR eine Histaminfreisetzung in Vollblut bewirken und ob diese Freisetzung auf unspezifischen direkt zellschädigenden oder spezifischen Prozessen beruht. Stimulation von Vollblut mit OR führte zu einer Histaminfreisetzung, die während der ersten 30 Minuten vornehmlich Kalzium-unabhänig war, wohingegen danach Kalzium-abhängige, PAF-mediierte Prozesse zu einer Histaminfreisetzung führten. Die Expression des Leukozytenselektins CD62L wurde durch OR verändert, wogegen Histamin, das die Expression des vaskulären Selektins moduliert, nicht zu einer veränderten Expression von CD62L führte. Unsere Ergebnisse zeigen, daß OR einerseits durch Membranpertubation zu einer direkten Histaminfreisetzung führen, andererseits jedoch auch zu einer spezifischen indirekten Histaminfreisetzung, die vermutlich durch PAR mediiert wird.

Summary

Oxygen derived free radicals are involved in many pathological processes such as postischemic reperfusion injuries, hepatotoxicity of drugs and inflammatory processes. Thereby these OR induce lipid peroxidation and pertubation of cellular membranes. The aim of our present study was to determine whether OR cause a release of histamine in whole blood cultures and whether this release is dependent on unspecific membrane pertubation or whether OR induce specific processes leading to a relase of histamine. Stimulation of whole blood cultures with OR induced a histamine liberation which was mainly due to clacium independent unspecific processes during the first 30 minutes, whereas then specific, calzium requiring and PAF-dependent processes took part in the release of histamine. The regulation of the leukocytic selectin CD62L was altered by OR whereas histamine, which is known to modulate vascular selectin expression, did not affect the expression of CD62L. Our data indicate that OR induce a direct release of histamine which is due to membrane pertubating processes during the first phase but also induce a specific reaction leading to a further indirect histamine liberation which is probably mediated by PAF.

Literatur

1. McCord JM (1985) Oxygen derived free radicals in postischemic tissue injury. N Eng J Med 312:159–163
2. Davies KJ (1987) Protein damage and degradation by oxygen radicals. 1. General aspects. J Biol Chem 262:9895–9901
3. Uvnäs B, Aborg CH, Bergendorff A (1970) Storage of histamine in mast cells. Evidence for an ionic binding of histamine to proteine carboxyls in the granule heparin-protein complex. Acta Physiol Scand 78:1–6

4. Foreman JC, Hallett MB, Mongar JL (1977) The relationship between histamine secretion and calcium uptake by mast cells. J Physiol 271:193–214
5. Gansauge S, Gansauge F, Poch B, Schönberg MH, Beger HG (1993) Oxygen radicals cause a contrary expression the selectin LECAM-1 on granulocytes and lymphocytes. Eur Surg Res 25:60–61
6. Kemeny L, Csato M, Dobozy A (1989) Pharmacological studies on dithranol-induced irritative dermatitis in mice. Arch Dermatol Res 281:362–365
7. Prescott SM, Zimmermann GA, McIntyre TM (1990) Platelet activating factor. J Biol Chem 265:17381–17284

Dr. F. Gansauge, Chirurgische Klinik I, Universität Ulm, Steinhövelstr. 9,
D-89075 Ulm

Die Hemmung von Sauerstoff-Radikalen durch Ascorbat und von Proteinasen durch Aprotinin verhindert das Neutrophilen-assoziierte Organversagen – ein therapeutisches Prinzip

Oxygen radical scavenging by ascorbic acid and inhibition of proteinases by aprotinin prevented the neutrophil-associated organ failure – a therapeutical approach

A. Dwenger[2], D. Remmers[1], M. Grotz[1], H.C. Pape[1], G. Regel[1] und H. Tscherne[1]

[1] Unfallchirurgische Klinik, Medizinische Hochschule Hannover und
[2] Institut für Klinische Biochemie

Einleitung

Bei in vitro-, tierexperimentellen und klinischen Untersuchungen zu Mechanismen des Neutrophilen (PMN)-assoziierten Organschadens hat sich gezeigt, daß das Abfangen reaktiver Sauerstoff-Metabolite (ROM) oder die Hemmung proinflammatorischer Proteinasen (Kallikrein, Plasmin, Elastase) eine Verminderung oxidativer/entzündlicher Prozesse mit reduziertem Organschaden bewirkt [1–9]. Am Modell des Trauma-induzierten sequentiellen irreversiblen Multiorganversagens (MOV) am Schaf [10] wird untersucht, ob die Therapie mit einer *Kombination* des untoxischen, extrem hydrophilen und hochwirksamen ROM-Scavengers Ascorbinsäure (ASC) und des Plasmin/Kallikrein-Inhibitors Aprotinin (APR) die oxidativen/entzündlichen Prozesse soweit reduziert, daß die Entwicklung eines (Multi)Organversagens ausbleibt.

Methodik

Die Ausbildung eines MOV wird an 16 Merino-Schafen in Intubationsnarkose (Halothan/Stickoxydul/Sauerstoff; postoperative Analgesie mit 0,2 mg/kg Piritramid) durch initialen hämorrhagischen Schock (MAP = 50 mm Hg; 2 h), Oberschenkelmarknagelung (Tag 0) sowie 12stündliche Injektionen (Tage 1–5) von je 0,75 µg E. coli Endotoxin + 0,7 ml Zymosan-aktiviertem autologen Plasma/kg KG ohne (MOV; n = 10) und mit (ASC/APR; n = 6) gleichzeitiger Injektion von 0,1 g Ascorbinsäure + 5 mg (= 35695 KIU) Aprotinin (Bayer AG)/kg KG beobachtet. Aus Blut, Citratplasma, Urin und bronchoalveolärer Lavage werden an den Tagen 0/1, 6 und 10 Herz/Kreislauf-, Lungen-, Leber-, Nieren-, Plasmamembran- und PMN-Funktionen ermittelt [10]: Cardiac Index CI ($1 \cdot min^{-1} \cdot m^{-2}$), systemisch-vaskulärer Widerstand SVR ($dyn \cdot sec \cdot cm^{-5}$) (Herz); arterio-alveoläre Sauerstoffdifferenz AaDO2 (mm Hg), Verhältnis der Albumin-Konzentrationen in epithelialer lining fluid (ELF)/Plasma R (Lunge); Plasma-Sorbitoldehydrogenase SDH (U/l), Plasma-Bilirubin BILI (µmol/l) (Leber); Kreatinin-Clearance CLEA (ml/min), Plasma-Harnstoff UREA (mg/dl)

Chirurgisches Forum 1995
f. experim. u. klinische Forschung
Hierholzer/Seifert/Hartel (Hrsg.)
© Springer-Verlag Berlin Heidelberg 1995

(Niere); Plasma-Laktatdehydrogenase LDH (U/l) (Zellmembran-Integrität); Neutrophilenzahl in ELF PMN (ELF) (10^6/ml); spontane Chemilumineszenz (CL) aus Blut isolierter Neutrophiler PMN-CL-spont (10^6 cpm/25000 PMN) (Entzündungsmediatoren-Effekte); Zymosan-induzierte CL-Antwort PMN-CL-min (10^6 cpm/25000 PMN bzw. min) (in vivo-PMN-Aktivierung); Differenz der stimulierten CL-Antwort von Blut- und BAL-isolierten Neutrophilen PMN-ΔCL (10^6 cpm/25000 PMN) (Ausmaß freigesetzter destruktiver reaktiver Sauerstoff-Metabolite).

Signifikante Unterschiede zwischen beiden Gruppen werden mit dem U-Test nach Mann-Whitney (*), im Zeitverlauf einer Gruppe mit dem Wilcoxon-Test (°) berechnet ($p < 0,05$).

Tabelle 1. Klinische und biochemische Parameter von MOV- und ASC/APR-Gruppen. Veränderung von Organfunktionen

Tag	CI		SVR		AaDO2		R	
	MOV	ASC/APR	MOV	ASC/APR	MOV	ASC/APR	MOV	ASC/APR
0/1	6,47	5,71	1520	1655	25,0	18,8	0,18	0,17
6	7,05	6,69	1403	1282	29,9	25,1	°0,51	*0,34°
10	°10,36*	7,21	°1089	1372	°34,5	35,7°	°0,45	0,30

Tag	SDH		BILI		CLEA		UREA	
	MOV	ASC/APR	MOV	ASC/APR	MOV	ASC/APR	MOV	ASC/APR
0/1	7,9	15,4	3,08	2,35	91,4	82,2	38,2	31,3
6	°14,9*	26,5	°5,13	3,67	74,7	76,5	24,3	24,7
10	°29,6*	9,0°	°7,19	4,64	°53,1	74,2	59,8	43,4

Tag	LDH		PMN(ELF)		PMN-Cl-min		PMN-CL-spont	
	MOV	ASC/APR	MOV	ASC/APR	MOV	ASC/APR	MOV	ASC/APR
0/1	501	496	0,26	0,14	10,1	12,3	0,33	0,20
6	552	774°	°2,29	0,79	°7,3*	11,5	°0,72*	0,29
10	°719	444	1,15	1,55	°8,5	10,1	°0,55*	0,27

Tag	PMN-ΔCL	
	MOV	ASC/APR
0/1	−0,60	−1,32
6	°1,67*	0,45
10	1,29	0,26

	Herz	Lunge	Leber	Nieren	Zellmembran-Integrität
MOV (n = 10)	−	−	−	−	−
ASC/APR (n = 6)	+	<+>	+	<+>	+

Die im MOV verschlechterte (–) Funktion eines Organs gilt als verbessert (+), wenn bei einem oder beiden der die Organfunktion repräsentierenden Parameter am 6. und/oder 10. Tag ein signifikanter Unterschied zwischen beiden Gruppen und/oder eine signifikante Änderung im Zeitverlauf nur einer der beiden Gruppen resultiert.

Ergebnisse

In der Tabelle 1 sind die Ergebnisse als Mittelwert für beide Gruppen (MOV und ASC/APR) an den Tagen 0/1, 6 und 10 gezeigt, die Verschlechterung (–), Verbesserung (+) und partielle Verbesserung (<+>) von Organfunktionen von MOV- und Therapiegruppe wird gegenübergestellt.

Zusammenfassung

Am chronischen Schafsmodell des Trauma-induzierten Multiorganversagens verhindert die wiederholte iv. Gabe von Ascorbinsäure/Aprotinin das Versagen von Herz/Kreislauf-, Leber- und Zellmembran-Funktionen vollständig, das Versagen der Lungen- und Nierenfunktionen partiell. Die Untersuchung von Neutrophilen-Funktionen zeigt als pathogenetische Ursachen hierfür eine *Reduktion* der in vivo-PMN-Aktivierung, der alveolären PMN-Invasion, der Entzündungsmediatoren-Produktion und der Bildung reaktiver Sauerstoff-Metabolite.

Summary

In a chronical sheep model of the trauma-induced multiple organ failure the repeated iv. administration of ascorbic acid/aprotinin totally prevented heart, liver and cell membrane failure, whereas lung and kidney failures were only partially prevented. The measurement of neutrophil functions demonstrated a *reduction* of the in vivo PMN activation, alveolar PMN invasion, and production of inflammatory mediators and reactive oxygen metabolites.

Literatur

1. Godin C, Caprani A, Dufaux J, Flaud P (1993) Interactions between neutrophils and endothelial cells. J Cell Sci 106:441–451
2. Redl H, Gasser H, Schlag G, Marzi I (1993) Involvement of oxygen radicals in shock related cell injury. Brit Med Bull 49:556–565
3. Schiller HJ, Reilly PM, Bulkley GB (1993) Antioxidant therapy. Crit Care Med 21:S92–S102
4. Lucchesi BR (1993) Complement activation, neutrophils, and oxygen radicals in reperfusion injury. Stroke (Suppl I) 24:I-41–I-47
5. Dwenger A, Pape HC, Bantel C, Schweitzer G, Krumm K, Grotz M, Lueken B, Funck M, Regel G (1994) Ascorbic acid reduces the endotoxin-induced lung injury in awake sheep. Eur J Clin Invest 24:229–235

6. Dwenger A, Remmers D, Pape HC, Gruner A, Scharff H, Regel G, Schweitzer G (1994) Aprotinin prevents the development of the experimental multiple organ failure in sheep. Shock 2: 23

7. Huang H, Ding W, Su Z, Zhang W (1993) Mechanism of the preserving effect of aprotinin on platelet function and its use in cardiac surgery. J Thorac Cardiovasc Surg 106:11–18

8. Siebeck M, Fink E, Weipert J, Jochum M, Fritz H, Spannagl M, Kroworsch P, Shimamoto K, Schweiberer L (1993) Inhibition of plasma kallikrein with aprotinin in porcine endotoxin shock. J Trauma 34:193–198

9. Gossage JR, Kuratomi Y, Davidson JM, Lefferts PL, Snapper JR (1993) Neutrophil elastase inhibitors, SC-37698 and SC-39026, reduce endotoxin-induced lung dysfunction in awake sheep. Am Rev Respir Dis 147:1371–1379

10. Grotz M, Remmers D, Dwenger A, Pape HC, Hainer C, Regel G (1994) A standardized sheep-model for multiple organ failure after severe trauma. Clin Intens Care 5:31

Dr. rer. nat. A. Dwenger, Institut für Klinische Biochemie, Medizinische Hochschule Hannover, D-30623 Hannover

Organprotektive Effekte des Lipidperoxydationsinhibitors U-74389G in einem Tiermodell zum multiplen Organversagen

Protective effects of the lipidperoxidation inhibitor U-74389G in an animal modell of multiple organ failure

D. Remmers[1], A. Dwenger[2], H.C. Pape[1], A. Gruner[1], R. Hafemann[1] und G. Regel[1]

[1] Unfallchirurgische Klinik
[2] Klinische Biochemie, Medizinische Hochschule Hannover

Einleitung

Lazaroide sind sehr lipophile 21-Aminosteroide, denen die typischen Nebenwirkungen der Glucokorticoide fehlen. Sie hemmen die radikalinduzierte und eisenkatalysierte Lipidperoxidationsreaktion im postischämischen Gewebe als Sauerstoffradikalfänger und durch membranstabilisierende Eigenschaften. Der mögliche therapeutische Nutzen dieser Substanzen ist bisher nur an Akutmodellen untersucht worden. Wir untersuchten daher die Effekte des Lazaroids U-74389G auf mehrere Organfunktionen in einem chronischen Großtiermodell des multiplen Organversagens am Schaf.

Methodik

Die Versuchsdurchführung entsprach § 8, Abs. 1 des Tierschutzgesetzes. Studiendesign: Versuchstag 0: Platzierung von Kathetern in der A. + V. femoralis, Swan-Ganz Thermodilutionskatheter (Baxter Modell 93A131-7F, Edwards Critical-Care Division, Irvine, CA, U.S.A.) und Blasendauerkatheter (Norta Modell 10-No. 9385, 12-14Ch, BDF Beiersdorf AG, Hamburg). Anschließend Entblutung in 50 ml Schritten bis 50 mm Hg (mittlerer arterieller Druck für 2 Stunden). Reinfusion von Ringerlactat-Lösung bis zum Erreichen des Ausgangsdrucks. Daraufhin Oberschenkelmarknagelung mit Markraumbohrung. Tag 1–5: Nach den Basismessungen Applikation von Endotoxin (ET; 0,75 µg/kg KG) und zymosanaktiviertem Plasma (ZAP; 20 ml) alle 12 Stunden. Tag 6–10: Keine weiteren ET/ZAP-Gaben oder Medikamentenapplikationen. Gruppenverteilung: weibliche Merino-Schafe (20–30 kg Körpergewicht); *Gruppe LAZ* (Lazaroidapplikation, n = 6), *Gruppe KON* (keine Lazaroidgabe, n = 10). In der Gruppe LAZ erfolgte nach Durchführung des hämorrhagischen Schocks und jeweils vor der ET/ZAP-Applikation die Gabe von 3 mg/kg Körpergewicht U-74389G. Parameter: Herzzeitvolumen (HZV), pulmonalarterieller Mitteldruck, pulmonalkapillärer Verschlußdruck, zentralvenöser

Chirurgisches Forum 1995
f. experim. u. klinische Forschung
Hierholzer/Seifert/Hartel (Hrsg.)

Druck, Blutgase, Sorbitdehydrogenase (SDH), Bilirubin (BILI), Kreatinin-Clearance (CREA) STATISTIK: nichtparametrische Teste (Wilcoxon und Mann-Whitney); 95% Vertrauensniveau (p < 0,05 = signifikant). Angegeben sind Mittelwert±SEM. Signifikante Unterschiede innerhalb einer Gruppe zum Ausgangswert sind mit einem Stern (*) und signifikante Gruppenunterschiede mit einer Raute (◆) gekennzeichnet.

Ergebnisse

Leber (siehe Abb. 1.): signifikant niedrigeres Bilirubin (µmol/l) am Tag 10 der Gruppe LAZ gegenüber KON (Tag 0: LAZ 4,26±0,43/KON 3,08±0,36; Tag 10: LAZ 3,78±0,85/KON 7,18±0,91); signifikant niedrigeres SDH (U/l) am Tag 10 der Gruppe LAZ gegenüber KON (Tag 0: LAZ 6,78±0,47/KON 7,89±0,91; Tag 10: LAZ 7,42±1,77/KON 26,65±7,02). Niere (siehe Abb. 2): signifikant höhere CREA (ml/min) am Tag 8 + 9 von LAZ gegenüber KON (Tag 1: LAZ 66,93±11,44/KON 57,83±8,28; Tag 8: LAZ 99,02±10,65/KON 56,30±8,74; Tag 9: LAZ 88,43±8,24/KON 39,54±7,79). Hämodynamik: Keine signifikante Änderung des HZV (l/min) in der Gruppe LAZ im zeitlichen Verlauf. Signifikanter Anstieg des HZV in der Gruppe KON ab Tag 7 vergleichen zum Ausgangswert (Tag 0: LAZ 5,34±0,10/KON 4,96±0,31; Tag 10: LAZ 5,99±0,59/KON 7,98±0,66). Lunge: Keine signifikanten Veränderungen des arteriellen Sauerstoffpartialdrucks (mm Hg) in der Gruppe LAZ im zeitlichen Verlauf mit statistisch signifikant niedrigeren Werten zur Kontrollgruppe am Tag 1, 4 und 6. In der Gruppe KON statistisch signifikante Abnahme ab Tag 7 im Vergleich zum Ausgangswert (Tag 1: LAZ 83,2±5,1/KON 103,1±1,5: Tag 10: LAZ 76,6±3,9/KON 89,8±3,9).

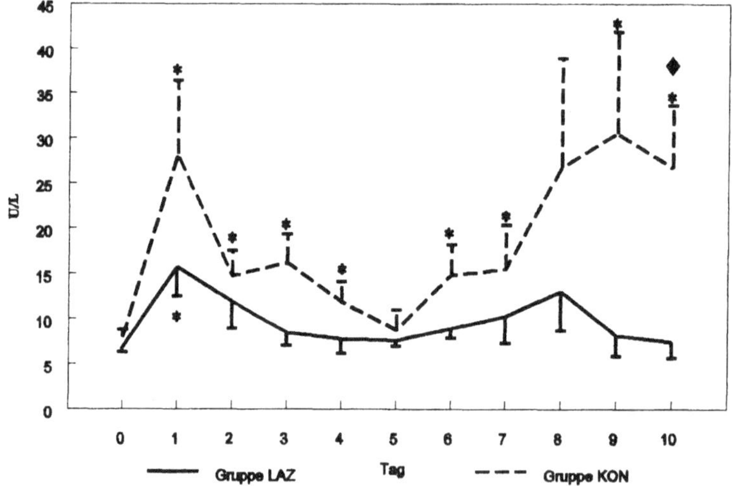

Abb. 1. Sorbitdehydrogenase (SDH; U/L)

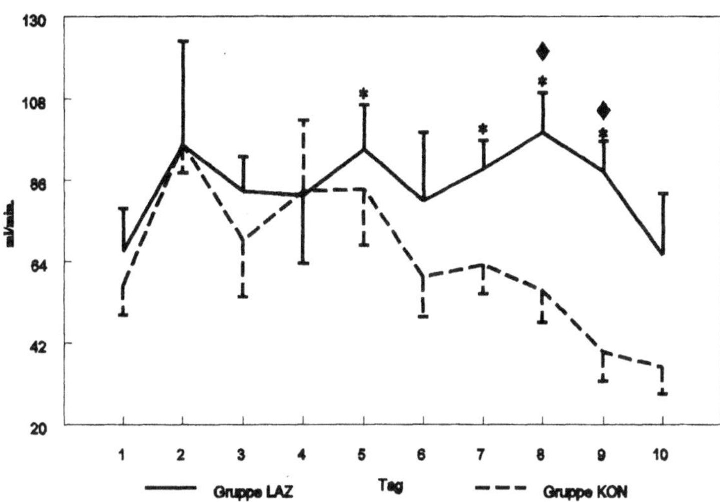

Abb. 2. Kreatinin-Clearance (ml/min)

Diskussion

Die verwendeten Schädigungsmechanismen in diesem Modell führen nachweislich zu einer inflammatorischen Reaktion mit folgender Schädigung mehrerer parenchymatöser Organe [2]. Die Beteiligung von reaktiven Sauerstoffradikalen bei diesen Schädigungsmechanismen ist bekannt [3]. Die Ergebnisse unserer Untersuchung zeigen einen geringeren Leber und Nierenschaden in dem von uns erstellten Tiermodell. Auch die hyperdyname Kreislaufreaktion in der Spätphase des Experiments ist weniger stark ausgeprägt. Diese Effekte sind wahrscheinlich auf die Wirkung Lazaroids zurückzuführen. Andere Autoren konnten ebenfalls positive Effekte von Lazaroiden in Akutmodellen nachweisen. POWELL konnte durch die Applikation von Lazaroiden die Überlebensrate in einem Sepsismodell erhöhen [4]. SEMRAD zeigte in einem Endotoxinmodell die Reduktion der Produktion von Prostacyclin, TNF und Thromboxan B^2 [5]. In einem hämorrhagischen Schockmodell zeigte EVERSOLE außerdem, daß Lazaroide den endothelialen Zellschaden in der Leber trotz vorhandener Leukostase reduzieren [1]. Die Ursache der schlechteren Lungenfunktion in der LAZ-Gruppe verglichen zur Kontrollgruppe bleibt unklar. Hierzu erscheinen weitere Untersuchungen notwendig.

Zusammenfassung

Lazaroide sind eine neue Gruppe von 21-Aminosteroiden, die die Lipidperoxidationsreaktion inhibieren. Mögliche therapeutische Effekte des Lazaroids U-74389G wurden in einem chronischen Schafmodell zum traumatisch-hämorrhagischen

Schock und folgendem Organversagen untersucht. Der Leber- und Nierenschaden in diesem Tiermodell war in der lazaroidbehandelten Gruppe weniger stark ausgeprägt; ebenso die hyperdyname Kreislaufreaktion.

Summary

Lazaroids are a new group of 21-aminosteroids which inhibit the lipid peroxidation. This might be a promising drug in the treatment of multiple organ failure (MOF), in which oxidative processes are known to play a major role.

We therefore investigated the effects of the lazaroid U-74389G in a recently developed chronic, large animal model of MOF. In the treated group liver and kidney dysfunction were attenuated and a tendency for less severe hyperdynamic reaction was observed.

Literatur

1. Eversole RR, Smith SL, Beuvin LJ, Hall ED (1993) Protective effect of the 21-aminosteroid U74006F on hepatic endothelium in hemorrhagic shock. Circ Shock 40:125–131
2. Goris RJ, Boeckhorst PA, Nuytinck KS (1985) Multiple organ failure: generalized autodestructive inflammation. Arch Surg 120:1109–1115
3. Grotz M, Dwenger A, Pape HC, Hainer C, Faske R, Regel R, Tscherne H (1995) Ein standardisiertes Großtiermodell zum Multiplen Organversagen nach Trauma. Unfallchirurg (im Druck)
4. Powell RJ, Machiedo GW, Rush BF, Dikdan GS (1991) Effect of oxygen-free radical scavangers on survival in sepsis. Am Surg 57:86–88
5. Semrad SD, Rose ML, Adams JL (1993) Effect of tirilazad mesylate (U74006F) on eicosanoid and tumor necrosis factor generation in healthy and endotoxemic neonatal calves. Circ Shock 40:235–242

Dr. med. D. Remmers, Unfallchirurgische Klinik, Medizinische Hochschule Hannover, Konstanty-Gutschow-Str. 8, D-30623 Hannover

Schutzmechanismen gegen toxische Wirkungen von Stickoxid in Hepatozyten*

Protective mechanisms against toxic effects of nitric oxide in hepatocytes

J. Stadler[1], S. Diekmann[1], H. Beil-Moeller[1], T. Brill[2] und W. Barthlen[1]

[1] Chirurgische Klinik und Poliklinik der TU München (Direktor: Univ. Prof. Dr. J. R. Siewert) und
[2] Institut für Experimentelle Chirurgie der TU München (Direktor: Univ. Prof. Dr. G. Blümel)

Einleitung

Im Rahmen von Entzündungsreaktionen wird in der Leber die Biosynthese von Stickoxid (NO) induziert [1]. Daraus resultieren einige der typischen Veränderungen des Leberstoffwechsels, die bei Infektionserkrankungen, insbesondere bei septischen Krankheitsbildern, beobachtet werden können. Zu den spezifischen Wirkungen des NO in den Hepatozyten gehören die Hemmung der Proteinsynthese [2], die Inhibition der Cytochrom P450 Enzyme des Entgiftungsstoffwechsels [3] und der Glyceraldehyd-3-Phosphat Dehydrogenase (GAPDH), die im Glucosestoffwechsel eine wichtige Rolle spielt [4]. Die Einflüsse des NO auf den Stoffwechsel dürften ganz entscheidend zur Entwicklung der hepatozellulären Insuffizienz beitragen, die bei protrahierter entzündlicher Stimulation auftritt.

Viele der biologischen Wirkungen des NO beruhen entweder auf einer Bindung an prosthetische Eisengruppen bzw. Thiolgruppen von Proteinen oder auf einer Reaktion mit anderen Radikalen. Für die Steuerung dieser Effekte des NO ist nicht nur eine Manipulation der Synthese interessant, sondern auch die Frage, inwiefern die Zellen effektive Schutzmechanismen gegen das NO besitzen. So konnte bereits gezeigt werden, daß die Mitochondrien der Hepatozyten vor dem NO geschützt sind, weil dieses bereits im Zytosol gebunden und abgefangen wird [5]. In unseren Experimenten haben wir deshalb untersucht, ob Stoffwechselwirkungen des NO, die auf Eisen- oder Thiolbindungen beruhen, durch exogene Zufuhr dieser Bindungspartner beeinflußt werden können.

Methodik

Für die Untersuchungen wurden Hepatozyten durch eine Kollagenase-Perfusionstechnik von Spraque-Dawley Ratten gewonnen und über einem Percollgradienten

* Mit Unterstützung der Deutschen Forschungsgemeinschaft: Sta 311/2-1.

Chirurgisches Forum 1995
f. experim. u. klinische Forschung
Hierholzer/Seifert/Hartel (Hrsg.)
© Springer-Verlag Berlin Heidelberg 1995

gereinigt. Die Hepatektomie wurde unter Xylazin/Ketamin Narkose durchgeführt. Die isolierten Hepatozyten wurden in einer Zelldichte von 4×10^5/ml in William's Medium E inkubiert, dem zur Hemmung der endogenen NO Synthese 0,5 mM N^G-Monomethyl-L-Arginin zugegeben wurde. Nach 3 Stunden wurde das Medium gewechselt und Eisensulfat in Kombination mit L-Cystein verabreicht. Damit wurden sowohl Eisen- als auch Thiolgruppen angeboten, wobei das L-Cystein bei einem Konzentrationsverhältnis von 1:20 gleichzeitig als reduzierendes Agens den Fe^{2+} Status stabilisiert. Nach insgesamt 18 Stunden wurde noch einmal Fe^{2+}/L-Cystein und S-Nitroso-N-Acetylpenizillamin (SNAP) zugegeben, das als sog. NO-Donor spontan NO freisetzt. 6 Stunden später wurde der Zellüberstand gewonnen und die Zellen selbst lysiert.

Die NO Produktion wurde durch Messung des Nitritgehaltes im Zellüberstand photometrisch quantifiziert [6]. Im Zellysat wurde die Aktivität der GAPDH mit Hilfe eines Protokolls bestimmt, das uns von Boehringer Mannheim zur Verfügung gestellt wurde (Protokoll Nr. 5178). Bei diesem Assay werden zwei Reaktion hintereinander geschaltet, wobei als Ausgangssubstrat 3-Phosphoglycerat dient, das über die Phosphoglyceratkinase zu 1,3-Diphosphoglycerat und dann mit Hilfe der GAPDH zu Glycerinaldehyd-3-Phosphat umgebaut wird. In der zweiten Reaktion wird NADH zu NAD oxidiert, dessen Absorption bei 340 nm photometrisch gemessen werden kann [4]. Die Wirkung des exogen applizierten NO auf die Cytochrom P450 Enzyme wurde durch Messung der Arylhydrocarbonhydroxylase (AHH) Aktivität im Zellysat erfaßt. Die AHH Aktivität entspricht im Wesentlichen der Aktivität der Cytochrome P450 1A und wurde über den Umsatz von Benzpyren zu Hydroxybenzpyren spektrofluorometrisch gemessen [3].

Ergebnisse und Diskussion

Eine Behandlung der Hepatozyten mit dem NO-Donor SNAP führte zur konzentrationsabhängigen Inhibition sowohl der GAPDH als auch der Cytochrom P450 Aktivität. Dabei zeigte sich, daß eine signifikante Suppression der GAPDH Aktivität bei einer Konzentration von 1 mM SNAP eintrat (Abb. 1). Aus vorangegangenen Versuchen war bereits bekannt, daß ähnliches auch für die Suppression der Cytochrome P450 gilt [3], so daß im Folgenden immer mit einer Konzentration von 1 mM SNAP gearbeitet wurde. Die dabei gemessenen Nitritkonzentrationen entsprechen in etwa den Mengen, die durch endogene NO Synthese von Hepatozyten in einem Zeitraum von 24 Stunden produziert werden [3]. Da Eisen toxische Wirkungen entfalten kann, mußte auch hier erst die optimale Konzentration ermittelt werden. Nach entsprechenden Messungen entschieden wir uns für eine Konzentration von 10 µM Eisensulfat und 200 µM L-Cystein. Höhere Konzentrationen des Eisens hatten eine spontane Abnahme der GAPDH Aktivität zur Folge.

Wie aus Tabelle 1 ersichtlich, führte die Zugabe von Fe^{2+}/L-Cystein bei den Inkubationen mit SNAP fast zu einer Verdoppelung der Nitritakkumulation im Kulturüberstand. Es muß allerdings erst noch geprüft werden, ob dieser Befund tatsächlich auf einer vermehrten Freisetzung von NO oder auf einer Veränderung des Verhältnisses der Oxidationsprodukte Nitrit und Nitrat beruht. Die SNAP

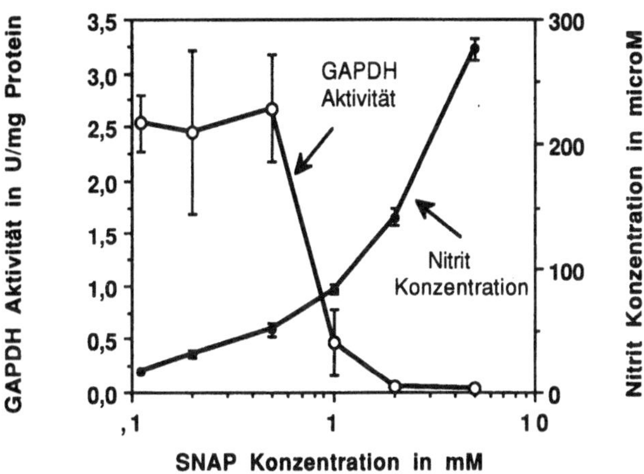

Abb. 1. Inhibition der hepatozellulären GAPDH Aktivität durch Zugabe des NO-Donors SNAP. Direkt nach Gewinnung von Hepatozyten wurden diese für 18 Stunden inkubiert und danach SNAP in aufsteigender Konzentration zugegeben. Nach 6 weiteren Stunden wurden die Zellen lysiert und die GAPDH Aktivität bestimmt. Als Parameter für die NO Produktion wurde die akkumulierte Nitrit Konzentration im Kulturüberstand gemessen. GAPDH, Glyceraldehyd-3-Phosphat Dehydrogenase; SNAP, S-Nitroso-N-Acetylpenizillamin

Tabelle 1. Die Behandlung von Hepatozyten mit Fe^{2+}/L-Cystein vermindert selektiv die Inhibition der GAPDH durch exogen verabreichtes Stickoxid

Kulturbedingungen		Nitritkonz.	Enzymaktivitäten	
SNAP	Fe^{2+}/L-Cyst.		GAPDH	AHH
1 mM	10/200 µM	µM	U/mg Prot.	U/mg Prot.
–	–	4,7±1,7	2,84±1,13	5,28±2,77
–	+	5,8±1,6	3,01±0,33	5,51±3,38
+	–	106,5±11,4	0,19±0,10	2,35±0,80[#]
+	+	206,8±7,7	1,59±0,58[*]	2,42+0,58

[*] $p \leq 0,05$ vs. Inkubation mit 1 mM SNAP ohne Fe^{2+}/L-Cystein.
[#] $p \leq 0,05$ vs. Inkubation ohne Zusätze.
(Wilcoxon signed rank Tests).

bedingte Inhibition der GAPDH konnte durch die Behandlung mit Fe^{+2}/L-Cystein signifikant von 93 % auf 44 % reduziert werden. Im Gegensatz dazu wurde die Suppression der Cytochrom P450 Aktivität durch diese Maßnahme nicht beeinflußt. Damit ist ein unspezifisches Abfangen des NO durch das Fe^{2+}/L-Cystein als Erklärung für die Schutzwirkung gegenüber der GAPDH unwahrscheinlich. Außerdem scheint eine Rekonstitution der Cytochrom P450 Aktivität durch Eisenzufuhr im Vergleich zu anderen Enzymen keine wesentliche Rolle zu spielen [7]. Zusätzliche Experimente zeigten, daß die Reduktion der GAPDH Inhibition auch durch Zugabe von L-Cystein alleine erreicht werden kann. Die Bindung des Eisens an

Transferrin im Kulturmedium verminderte aber deutlich die Schutzwirkung des Fe^{2+}/L-Cystein gegenüber dem NO-Donor SNAP, so daß am ehesten von einem synergistischen Effekt der beiden Komponenten ausgegangen werden muß.

Zusammenfassung

In der vorliegenden Arbeit wurde gezeigt, daß die NO-bedingte Inhibition der Glyceraldehyd-3-Phosphat Dehydrogenase durch Zugabe von Fe^{2+}/L-Cystein zum Inkubationsmedium isolierter Hepatozyten vermindert werden kann. Die Wirkung von NO auf andere Enzyme wie die Cytochrome P450 wird dadurch nicht beeinflußt. Aufgrund dieser Befunde scheint es möglich, die Stoffwechseleffekte von NO spezifisch manipulieren zu können.

Summary

The present study demonstrates that nitric oxide (NO) mediated inhibition of glyceraldehyde-3-phosphate dehydrogenase can be reduced by addition of Fe^{2+}/L-cysteine to the culture medium of isolated hepatocytes. Suppressive effects of NO on other enzymes such as the cytochromes P450 are not affected by this treatment. Our results indicate that manipulations on specific metabolic effects of NO may be possible.

Literatur

1. Nüssler AK, Heeckt PF, Stadler J (1994) Metabolismus und Funktion von Nitric Oxide in der Leber. Z Gastroenterol 32:24–30
2. Curran RD, Ferrari FK, Kispert PH, Stadler J, Stuehr DJ, Simmons RL, Billiar TR (1991) Nitric oxide and nitric oxide-generating compounds inhibit hepatocyte protein synthesis. FASEB J 5:2085–2092
3. Stadler J, Trockfeld J, Schmalix WA, Brill T, Greim H, Siewert JR, Doehmer J (1994) Inhibition of cytochromes P4501A by nitric oxide. Proc Natl Acad Sci USA 91:3559–2563
4. Molina y VL, McDonald B, Reep B, Brune B, Di Silvio M, Billiar TR, Lapetina EG (1992) Nitric oxide-induced S-nitrosylation of glyceral-dehyde-3-phosphate dehydrogenase inhibits enzymatic activity and increases endogenous ADP-ribosylation. J Biol Chem 267:24929–24932
5. Stadler J, Bergonia HA, Di Silvio M, Sweetland MA, Billiar TR, Simmons RL, Lancaster JR jr (1993) Nonheme iron-nitrosyl complex formation in rat hepatocytes: detection by electron paramagnetic resonance spectroscopy. Arch Biochem Biophys 302:4–11
6. Archer S (1993) Measurement of nitric oxide in biological models. FASEB J 7:349–360
7. Drapier JC, Hibbs JB jr (1986) Murine cytotoxic activated macrophages inhibit aconitase in tumor cells. Inhibition involves iron-sulfur prosthetic group and is reversible. J Clin Invest 78:790–797

Dr. med. J. Stadler, Chirurgische Klinik und Poliklinik der Technischen Universität München, Ismaninger Str. 22, D-81675 München

Thorakoskopische intercorporelle Brustwirbelfusion beim Schaf. Radiologische, biomechanische und histologische Untersuchungen

Thoracoscopic interbody fusion of thoracic vertebrae in sheep. Radiologic, biomechanic and histologic examinations

J. W. Maurer[1], V. Kaplan[2], U. Klein[2], S. Müller[2], C. Kutschker[3] und J. Henke[2]

[1] Chirurgische Klinik und Poliklinik (Direktor: Prof. Dr. J.R. Siewert)
[2] Institut für Experimentelle Chirurgie (Direktor: Prof. Dr. G. Blümel)
[3] Institut für Röntgendiagnostik (Direktor: Prof. Dr. h.c. P. Gerhardt)

Einleitung

Zur Erzielung größtmöglicher Stabilität bei operativer Versorgung von Wirbelfrakturen verwenden wir ein kombiniert dorso-ventrales Verfahren. Nach Reposition und Retention der Fraktur von dorsal führen wir die intercorporelle Wirbelfusion mit einem cortico-spongiösen Knochenspan durch. Der operative Zugang erfolgt über eine ausgedehnte Thorakotomie. Eingriffe geringerer Invasivität sind die transpedikuläre Wirbelfusion nach Daniaux [1] und die von Leu [2] beschriebene diskoskopische, perkutane Spondylodese. Bei beiden Verfahren wird das Bewegungssegment mit fragmentierter Spongiosa aufgefüllt. Eine initiale, mechanisch stabile Abstützung ist im Gegensatz zur konventionellen Operation nicht gegeben. Wir haben im Tiermodell ein endoskopisches Verfahren zur intercorporellen Wirbelfusion unter Verwendung eines soliden, cortico-spongiösen Knochenspanes entwickelt [3].

Methodik

Für die Untersuchungen dienten 23 ausgewachsene Merino-Schafe. Bei 8 Schafen haben wir unter Verwendung autologen Knochens die konventionelle Wirbelverblockung vorgenommen. 7 Tiere wurden transpedikulär fusioniert und 8 Schafe operierten wir thorakoskopisch mit dem neuen Verfahren.

Die Inhalationsnarkose mit einem Isofluran/Lachgas/Sauerstoff-Gemisch [4] erfolgte über einen Servo-Ventilator (Siemens) beim endexspiratorischen Druck von 0 cm H_2O. Der Pneumothorax wurde bei der Endoskopie spontan ohne Anwendung eines intrathorakalen Gegendruckes angelegt.

Chirurgisches Forum 1995
f. experim. u. klinische Forschung
Hierholzer/Seifert/Hartel (Hrsg.)
© Springer-Verlag Berlin Heidelberg 1995

Die Tiere wurden postoperativ bzgl. Vitalfunktion, Wundheilung und Schmerzen kontinuierlich überwacht. Eine Sequenzmarkierung mit Fluochromen [5] erfolgte nach 4 (Xylenol), 8 (Calcein), 12 (Tetrazyklin) und 16 Wochen (Alizarin). Nach einer Überlebenszeit von 6 bis 8 Monaten wurden die Tiere durch eine i. v. Überdosis Pentobarbital getötet, die fusionierten Wirbelsegmente direkt postmortal entnommen und vom Weichteil befreit. Die radiologische Beurteilung der Fusion erfolgte mit qualitativer und quantitativer CT-Untersuchung in kontinuierlicher, coronarer Schichtung von 1 mm (Siemens Somatom Plus). Die biomechanische Steifigkeit

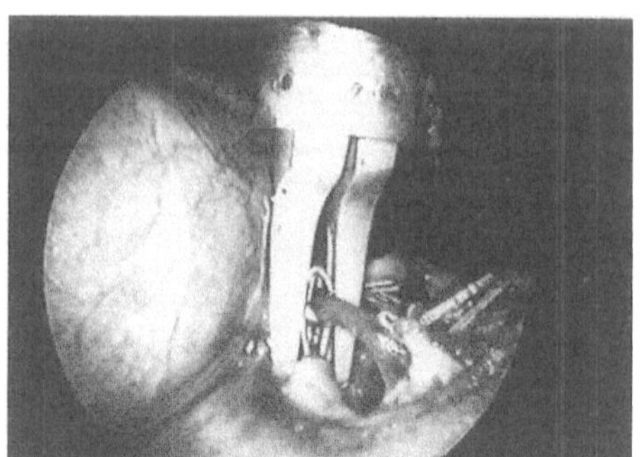

a

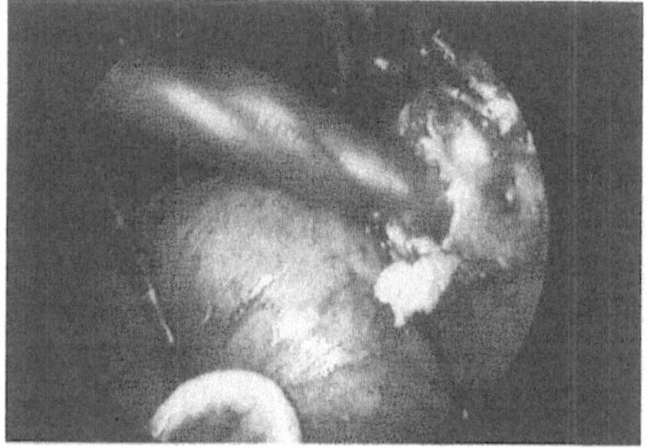

b

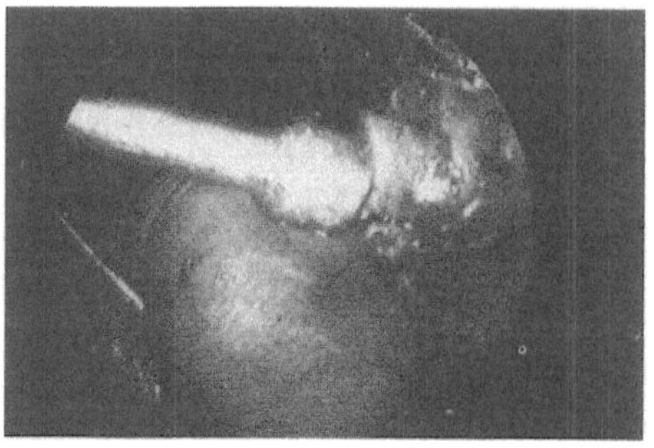

c

Abb. 1. a) Die freipräparierten Interkostalgefäße werden mit einer speziellen Haken-Clipzange ligiert. Im linken Bilddrittel erkennt man die partiell kollabierte Lunge. **b)** Präparation des Spanlagers mit der Fräse unter Anfrischung der benachbarten Wirbeldeckplatten. **c)** Impaktieren des zylinderförmigen autologen, kortikospongiösen Knochenspans

wurde für Druck, Zug und Biegung nicht destruktiv getestet (Universal-Prüfgerät Wolpert, Typ 5 TZZ 707). Anschließend erfolgte die Weiterverarbeitung der Präparate für die histologische Auswertung.

Operationstechnik

Bei allen Tieren wurde das Segment Th7/Th8 mittels USI-System nach Zielke [6] ohne Distraktion oder Kompression von dorsal fixiert. Aus dem vorderen linken Beckenkamm erfolgte die Entnahme des cortico-spongiösen Knochenspanes. Konventionell wird der Intervertebralraum über eine linksseitige Thorakotomie dargestellt, nach Versorgung der Intercostalgefäße ein kubisches Spanlager von 10 mm Kantenlänge präpariert und mit dem etwas größer dimensionierten cortico-spongiösen Beckenspan verblockt. Transpedikulär wird die Spongiosa über den rechten Pedikel von Th8 eingefüllt.

Beim endoskopischen Verfahren entsteht der Pneumothorax durch Lufteinstrom über eine Kanüle im 7. Intercostalraum. Endoskopische Ports werden ca. 15 cm links-lateral der dorsalen Medianen im siebten ICR (Präparation), dorsal im 10. ICR (Optik) und im 5. ICR (Lungenretraktor) angelegt. Fräsen und Stößel werden bedarfsweise über einen 4. Arbeitstrokar im 7. ICR unmittelbar paramedian zur Wirbelsäule geführt. Im ersten Schritt erfolgt die Präparation der parietalen Pleura, die Freilegung der Interkostalgefäße und deren Versorgung (Abb. 1a). Die Bandscheibe wird dargestellt. Der Intervertebralraum ist beim Schaf durch die starke Taillierung der Wirbelkörper leistenförmig vorgewölbt. Die Präparation der sehr dichten, harten und spröden Wirbelspongiosa des Schafes ist mühsam. Wir haben den Intervertebralraum mit überlangen Fräsen eröffnet (Abb. 1b). Die Verblockung wird mit einem zylindrischen Beckenspan von 10 mm Länge und 11 mm Durchmesser vorgenommen, der mit einem Stößel in das vorbereitete Spanlager eingetrieben wird (Abb. 1c). Nach Einführen einer Thorax-Drainage werden die Lunge unter Sicht gebläht und die Incision luftdicht verschlossen.

Ergebnisse

Ein Tier der konventionellen Serie verstarb 5 Stunden postoperativ an einer Atemlähmung. Ein weiteres Tier erlitt eine lagerungs-bedingte rechtsseitige, reversible Radialisparese. Das 2. nach der Daniaux-Methode fusionierte Tier zeigte post op. eine Paraparese, die sich innerhalb 4 Wochen vollständig zurückbildete. Aus der Gruppe mit endoskopischer Operation mußte Tier 2 nach 9 Tagen wegen einer irreversiblen Parese der Hintergliedmaßen getötet werden. Der Sektionsbefund ergab eine Perforation der Wirbelkörperhinterkante mit intraspinalem Hämatom. Ein weiteres Schaf zeigte einen dorsalen Wundinfekt, der durch einmaliges Debridement und Spülung zur Ausheilung gebracht werden konnte. Weitere – insbesondere neurologische – Komplikationen traten in keiner Tiergruppe auf.

Die Operationszeiten lagen für den ventralen Eingriff zwischen 125 und 85 Minuten (Mittelwert: 106,8 min) bei herkömmlicher Operation und beim endoskopischen Verfahren zwischen 135 und 66 Minuten (Mittelwert: 105,1 min).

638

Konventionelle Methode
Thoracoskopische Methode
Axiale Zugsteifigkeit (N/mm)
1.200
1.000
800
600
400
200
0
Unbehandeltes
Vergleichssegment
Operiertes
Segment

Abb. 2a

Konventionelle Methode
Daniaux's Methode
Axiale Zugsteifigkeit N/mm)
1.200
1.000
800
600
400
200
0
Unbehandeltes
Vergleichssegment
Operiertes
Segment

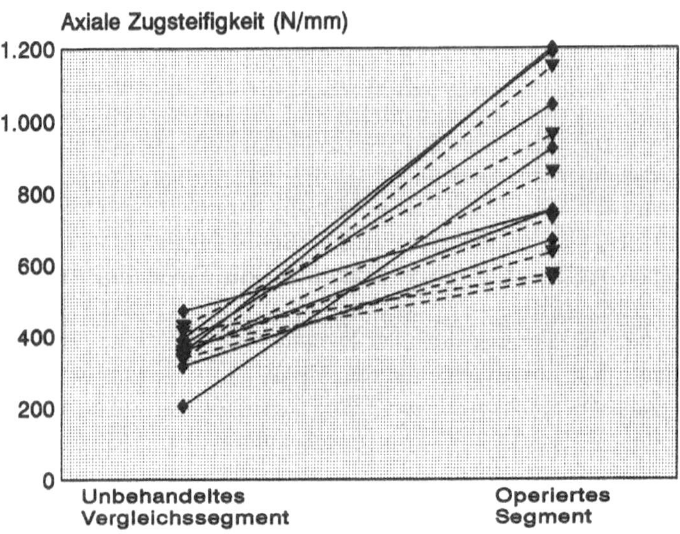

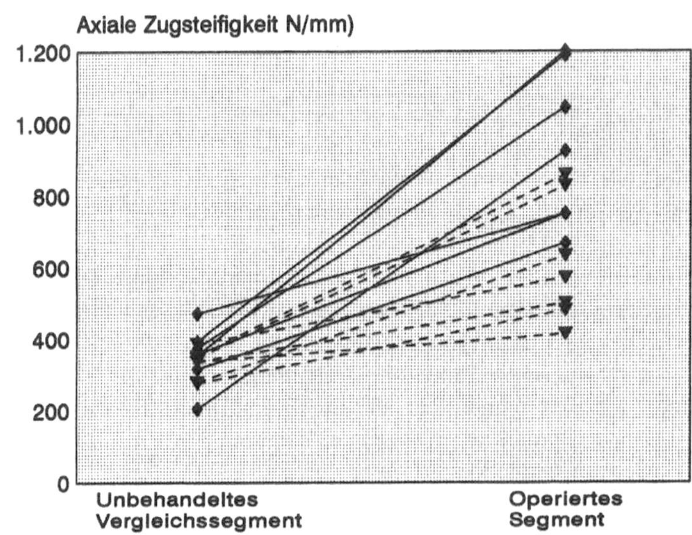

Abb. 2b

Mittels quantitativer CT wurde die Fusionsfläche für die konventionell operierten Tiere mit 30,5% ± 6,01% bezogen auf die Fläche der Wirbeldeckplatte bestimmt. Beim endoskopischen Verfahren unterscheidet sich die erzielte Fusion mit 25,% ± 7,71% nicht signifikant von der herkömmlichen Methode. Die Fusionsrate der Daniaux-Operation ist mit 5,7% ± 3,20% signifikant schlechter. Die im CT gemessene Knochendichte (mg Hydroxylapatit/ml) lag bei beiden Gruppen mit 540,4 ± 42,3 mg/ml (konventionell) bzw. 544,7 ± 34,7 mg/ml (endoskopisch) in der Fusion gering, bei der transpedikulären Fusion mit 628,9 ± 10,3 mg/ml deutlich höher als die Dichte 430,5 ± 26,6 mg/ml der Wirbelkörperspongiosa.

In der Paraffin-Histologie erfolgte die Auswertung nach einem Score bzgl. der ossären Integration an den Rändern und dem Umbau im Zentrum des Transplantates (schlecht bis 12, mäßig 13–24, gut 25–36). Je 5 Tiere der verschiedenen Gruppen erreichten eine Punktzahl von 33,4 (konvent.), 29,6 (endosk.) und 16,4 (Daniaux). Mittels Farbsequenzmarkierung lassen sich in allen Gruppen auch nach 4 Monaten post op. noch deutliche Umbauvorgänge im Zentrum der Knochentransplantate nachweisen.

Die konventionell und endoskopisch operierten Tiere zeigten in der Biomechanik eine höhere Druck-, Zug- und Biegesteifigkeit gegenüber den transpedikulär verblockten Tieren (Abb. 2a und 2b).

Zusammenfassung

Unter endoskopischer Kontrolle ist die Verblockung eines thorakalen Wirbel-Bewegungssegmentes mit einem soliden Knochenspan als minimiert invasiver Eingriff im Tierversuch möglich. Die Untersuchungen belegen die zu herkömmlichen Methoden vergleichbare Erfolgsrate dieses Verfahrens. Eine exakt zentrische, intervertebrale Fräsung des Knochenspanlagers ist beim endoskopischen Verfahren zur Erzielung guter Resultate unabdingbar.

Summary

Under endoscopic control thoracic spine motion segments can be successfully fused with a solid bone-graft. Radiologic, histologic and biomechanic evaluations show comparable results to the conventional operation technique. Exact centric interbody insertion of the bone-graft is necessary for obtaining good results by the endoscopic method.

Literatur

1. Daniaux H, Seykora P, Genelin A, Lang T, Kathrein A (1991) Application of posterior plating and modifications in thoraco-lumbar spine injuries. Indications, techniques and results. Spine 16,3S:S215–S133
2. Leu HJ (1990) Von der perkutanen Nukleotomie mit Diskoskopie bis zur perkutanen Spondylodese: Ein neues Konzept zeichnet sich ab. Z. Ortop 128:266–275

3. Maurer JW, Henke J, Scharvogel S, Feussner H (1993) Minimal-invasive Chirurgie: Endoskopisch transthorakale Spondylodese bei traumatischer Bandscheibenläsion – Eine tierexperimentelle Studie –. Langenbecks Arch Chir Suppl:189–192
4. Schindele M, Blättchen C, Brosch W, Blümel G, Roder J, Erhardt W (1990) Die Kombinationsanästhesie beim Schaf mit Ketamin-(Fentanyl-) Guaifenesin (My 301®-) Lachgas-Halothan. Tierärztl Prax 18:585–589
5. Rahn BA (1976) Die polychrome Sequenzmarkierung des Knochens. In: Matzen PF (Hrsg.) Nova acta Leopoldina, Leipzig 223(44):249–255
6. Zielke K (1989) USI-System: Derzeitiger Entwicklungsstand und Anwendungsmöglichkeiten. In: Stuhler T (ed): Fixateur externe-Fixateur interne. Springer, Berlin-Heidelberg

Dr. med. J.W. Maurer, Chirurgische Klinik rechts der Isar der TU München, Ismaninger Str. 22, D-81675 München

Hämodynamisches Monitoring bei laparoskopischer Cholecystektomie mittels transösophagealer Echokardiographie

Monitoring of haemodynamic function during laparoscopic cholecystectomy using transoesophageal echocardiography

T. Reck[1], M. Rist[2], H. Mang[2] und F. Köckerling[1]

[1] Chirurgische Klinik mit Poliklinik,
[2] Institut für Anästhesie der Universität Erlangen-Nürnberg

Das Pneumoperitoneum (PP) bewirkt eine Reihe von hämodynamischen Veränderungen, deren Pathomechanismus bisher nur teilweise verstanden wird. Klinische Untersuchungen sind spärlich und lückenhaft, da ein invasives Monitoring nur begrenzt möglich ist. Ziel der vorliegenden Untersuchung war es, bei herzgesunden Patienten mittels echokardiographischen Methoden Aufschluß über die kardiale Belastung während einer elektiven laparoskopischen Cholecystektomie zu erhalten.

Methodik

Es wurden 10 Patienten der ASA-Gruppen I und II im Alter zwischen 19 und 67 Jahren (Mittelwert: $40,8 \pm 17,9$ Jahre) untersucht. Die Intubationsnarkose wurde mit Propofol 2–3 mg/kg, Alfentanil 15–20 µg/kg und 1 mg/kg Succinylcholin eingeleitet und als totale intravenöse Anästhesie mit O_2/N_2O 30%/70%, Propofol 3–5 mg/kg/h, Alfentanil 60–90 µg/kg/h und Atracurium 0,5 mg/kg/h weitergeführt. Die Ventilation wurde dem endtidalen CO_2 (30–50 mmHg) angepaßt. Das intraoperative Kreislauf-Monitoring bestand aus einem Elektrokardiogramm und einer intraarteriellen Blutdruckmessung (Siemens Sirecust 120). Zur Überwachung der kardialen Funktion wurde mittels eines transösophagealen Echokardiogramms (Hewlett Packard 1000 SONOS mit einer omniplanen transösophagealen 5 MHz-Sonde) der Vierkammerblick eingestellt. 10 min nach Narkosebeginn und noch vor Anlage des Pneumoperitoneums (T1), bzw. 15 min (T2), 30 min (T3) und 45 min (T4) danach wurden echokardiographisch folgende Daten erhoben: Linksventrikuläres enddiastolisches Volumen (LVEDV), welches planimetrisch ermittelt wurde; transmitraler Fluß mit E-Welle (E) und A-Welle (A), gemessen mit einem zwischen den Spitzen der geöffneten Mitralsegel plazierten pulsed-waved-Doppler; die aus den enddiastolischen und endsystolischen Volumina errechnete linksventrikuläre Auswurffraktion (EF). Gleichzeitig wurden die Herzfrequenz (HF) und der mittlere arterielle Blutdruck (MAP) festgehalten.

Die CO_2-Gasinsufflation zur Anlage des Pneumoperitoneums erfolgte mit 2,5 l/min bis ein intraabdomineller Druck von 14 mmHG erreicht war, welcher

Chirurgisches Forum 1995
f. experim. u. klinische Forschung
Hierholzer/Seifert/Hartel (Hrsg.)
© Springer-Verlag Berlin Heidelberg 1995

während der Operation durch den Insufflator (Fa. STORZ, Tuttlingen) automatisch konstant gehalten wurde. Unmittelbar nach Errichtung des PP wurde der Patient in eine 20° Anti-Trendelenburg-Position gebracht. Die Daten (Mittelwerte ± Standardabweichungen) wurden mittels Student's T-Test ausgewertet, Werte mit $p < 0,05$ als signifikant erachtet.

Ergebnisse

Die Herzfrequenz stieg signifikant von $62,8 \pm 10,8$ Schlägen/min zum Zeitpunkt T1 auf $75,5 \pm 17,8$ Schlägen/min zum Zeitpunkt T4 an ($p < 0,05$) (Tabelle 1). Auch der mittlere Blutdruck erhöhte sich signifikant von $79,2 \pm 11,6$ mmHG präoperativ auf $95,6 \pm 13,8$ mmHG nach 30 min, um nach 45 min wieder auf $89,0 \pm 7,7$ mmHg abzufallen.

Ein frühzeitig auffälliger und sensibler Parameter für eine Beeinträchtigung der kardialen Funktion ist eine Änderung der diastolischen Ventrikelfunktion, definiert als eine adequate enddiastolische Füllung des linken Vertikels ohne exzessive enddiastolische Druckerhöhung. Die E-Welle, d.h. die transmitrale Flußgeschwindigkeit des passiven, schnellen Anteils der diastolischen Füllung des linken Ventrikel nahm signifikant von $65,3 \pm 15,5$ cm/sek zum Zeitpunkt T1 auf $52,2 \pm 13,2$ cm/sek zum Zeitpunkt T2 ab. Bis zum Versuchsende (T4) stieg die Flußgeschwindigkeit wieder leicht auf $54,0 \pm 13,2$ cm/sek an. Die A-Welle, d.h. die transmitrale Flußgeschwindigkeit beim aktiven, langsameren, durch die Kontraktion des linken Vorhofs bedingten Anteil der diastolischen Füllung blieb unverändert. Somit fiel das E/A-Verhältnis, als Zeichen einer veränderten ventrikulären Funktion von $1,58 \pm 0,53$ zum Zeitpunkt T1 auf $1,15 \pm 0,47$ (T2) ab. Die linksventrikuläre Auswurffraktion fiel signifikant von $0,54 \pm 0,16$ auf $0,32, \pm 0,13$ (T3) ab. Das linksventrikuläre enddiastolische Füllungsvolumen fiel tendenziell von $53,6 \pm 18,3$ ml (T1) auf $45,0 \pm 10,1$ ml nach 30 min (T3) ab.

Tabelle 1. Hämodynamische und echokardiographische Daten; Abkürzungen wie im Text; * $p < 0,05$ vs. T1

Zeit	Einheit	T1	T2	T3	T4
HF	l/min	$62,8 \pm 10,8$	$70,3 \pm 14,3$	$74,0 \pm 17,3^*$	$75,5 \pm 17,8^*$
MAP	mmHg	$79,2 \pm 11,6$	$94,7 \pm 12,4^*$	$95,6 \pm 13,8^*$	$89,0 \pm 7,7^*$
E	cm/sek	$65,3 \pm 15,5$	$52,2 \pm 13,2^*$	$52,7 \pm 14,8^*$	$54,0 \pm 17,3^*$
A	cm/sek	$45,5 \pm 23,3$	$49,5 \pm 13,1$	$46,8 \pm 11,3$	$48,8 \pm 14,3$
E/A		$1,58 \pm 0,53$	$1,15 \pm 0,47^*$	$1,23 \pm 0,49^*$	$1,35 \pm 0,67$
LVEDV	ml	$53,6 \pm 18,3$	$53,6 \pm 20,2$	$45,0 \pm 10,1$	$48,8 \pm 13,9$
EF		$0,54 \pm 0,16$	$0,41 \pm 0,12^*$	$0,32 \pm 0,13^*$	$0,43 \pm 0,12^*$

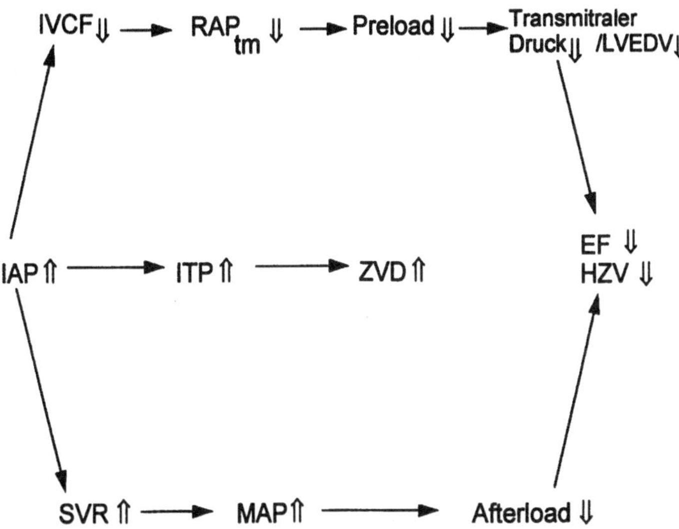

Abb. 1 Denkschema der Pathophysiologie während Pneumoperitoneum (modif. nach [5]); Abkürzungen wie im Text

Schlußfolgerungen

Wie passen die gefundenen Ergebnisse in die bisher bekannte Pathogenese der hämodynamischen Veränderungen bei einem Pneumoperitoneum?

Die Herzfrequenz (HF) und der mittlere arterielle Blutdruck (MAP) stiegen während des Beobachtungzeitraumes signifikant an, was mit der bekannten Erhöhung des peripheren Widerstandes (SVR) durch ein PP vereinbar ist [2, 4, 5] (Abb. 1). Dies erfolgt einerseits über eine Aktivierung des Renin-Angiotensinsystems, der Ausschüttung von Katecholaminen und Vasopressin mit daraus resultierender Vasokonstriktion. Andererseits führt die Erhöhung des intraabdominellen Drucks (IAP) möglicherweise zu einer Kompression sowohl der venösen, als auch der arteriellen Gefäße im Bauchraum. Die damit erhöhte Afterload des Herzens trägt zur Reduzierung des HZV bei. Die Erhöhung des IAP führt über eine Kompression der abdominellen Venen zur Abnahme des Blutflusses in der unteren Hohlvene (IVCF) und zur Erhöhung des Femoralvenendrucks [5]. Die Drosselung des Rückflusses zum Herzen reduziert das Preload des Herzens, verbunden mit einer Abnahme des HZV. Die linksventrikuläre Vorlast wird noch zusätzlich durch einen erhöhten pulmonalen Gefäßwiderstand vermindert. Folglich sinkt der transmitrale Druckgradient ab, so daß es zu einer verminderten passiven Füllung des linken Ventrikels kommt. Die transmitrale Flußgeschwindigkeit (E-Welle) und das E/A-Verhältnis nimmt ab, als Zeichen eines gestörten Relaxationsverhaltens. Ähnliche Veränderungen beobachtet man auch bei Erkrankungen mit einer gestörten linksventrikulären Funktion, z. B. bei einer koronaren Herzerkrankung, bei einem akutem Herzinfarkt, einer arteriellen Hypertonie oder einer linksventrikulären Hypertrophie. Das linksventrikuläre enddiastolische Ventrikelvolumen (LVEDV) war ebenso wie bei Cunningham [1] vermindert. Hinzu kommt, daß durch den erhöhten

644

intraabdominellen Druck fortgeleitet auch der intrathorakale Druck (ITP) ansteigt. Diese Erhöhung des ITP hätte automatisch eine Erhöhung des zentralvenösen Drucks (ZVD) zur Folge, welcher gegen die Atmosphäre gemessen wird. Hier konnte jedoch Ivankovich [3] in einer Studie zeigen, daß der Anstieg des ZVD weniger ausgeprägt ist als der des ITP und damit der transmurale Rechtsvorhofdruck (RAP$_{tm}$) abnahm. Dies ist zwanglos mit einer geringeren Füllung der Vorhöfe vereinbar. Der beobachtete Anstieg des mittleren arteriellen Drucks ist allein durch eine periphere Widerstandserhöhung bedingt und stellt eine typische Kreislaufreaktion bei PP dar. Er läßt noch weniger als bei anderen klinischen Situationen Rückschlüsse auf die Herzfunktion zu. Aus der bei PP eingeschränkten linksventrikulären Füllung kann man folgern, daß sich auf Grund des beschriebenen Pathomechanismus vor allem eine vorbestehende Hypovolämie beim Patienten in Kombination mit der Anlage eines Pneumoperitoneums deletär auswirken könnte, während eine Hypervolämie möglicherweise protektiv wirkt.

Zusammenfassung

Nach unseren echokardiopraphischen Ergebnissen besteht die entscheidende Beeinträchtigung der kardialen Funktion in der verminderten passiven diastolischen Füllung des linken Ventrikels, ersichtlich an der Abnahme der E-Welle und des E/A-Quotienten sowie des linksventrikulären enddiastolischen Volumens. Ursächlich ist neben dem durch das Pneumoperitoneum gedrosselten venösen Rückfluß ein erhöhter pulmonaler Druck. Zusammen mit der peripheren Widerstandserhöhung führt dies zu einer signifikanten Verminderung der linksventrikulären Auswurffraktion.

Summary

Our echocardiographic results show that during pneumoperitoneum cardiavascular function is mostly impaired by a reduced diastolic filling, marked by a reduced E-velocity, E/A-ratio and left ventricular end-diastolic volume. The reason is a diminished venous reflow and a pulmonary hypertonus. Together with the increased peripheral vascular resistance this results in a reduced left ventricular ejection fraction.

Literatur

1. Cunningham AJ, Turner J, Rosenbaum S, Rafferty T (1993) Transoesophageal echocardiographic assessment of haemodynamic function during laparoscopic cholecystectomy. Br J Anaesth 70:621–625
2. Felber AR, Blobner M, Goegler S, Senekowitsch R, Jelen-Esselborn S (1993) Plasma vasopressin in laparoscopic cholecystectomy. Anesthesiology (Suppl) 79:A 32
3. Ivankovich AD, Miletich DJ, Albrecht RF, Heyman HJ, Bonnet RF (1975) Cardiovascular effects of intraperitoneal insufflation with carbon dioxide and nitrous oxide in dogs. Anesthesiology 42:281

4. Joris J, Noriot D, Legrand M, Jacquet N, Lamy M (1993) Hemodynamic changes during laparoscopic cholecystectomy. Anesth Analg 76:1067–1071
5. Wurst H, Finsterer U (1990) Pathophysiologie und klinische Aspekte der Laparoskopie. Anästhesiologie und Intensivmedizin 7:187–197

PD. Dr. T. Reck, Chirurgische Universitätsklinik, Maximiliansplatz, 91054 Erlangen

Profile der Sekretion von Transforming Growth Factor-β_2 (TGF-β_2) und Basic Fibroblast Growth Factor (bFGF) in Wundflüssigkeit chirurgischer Wunden

Profiles of Secretion of Transforming Growth Factor-β_2 (TGF-β_2) and Basic Fibroblast Growth Factor (bFGF) in Wound Fluid of Surgical Wounds

P.M. Vogt, D. Wagner, M. Lehnhardt, A. Bosse[*], E. Eriksson[**] und H.U. Steinau

Universitäsklinik f. Plastische Chirurgie, Handchirurgie und Schwerbrandverletzte,
[*] Pathologisches Institut BG-Kliniken Bergmannsheil, Ruhruniversität Bochum,
[**] Div. of Plastic Surgery, Brigham and Women's Hospital, Boston, USA

Einleitung

Trotz der zunehmenden Bedeutung der Wachstumsfaktoren in der Wundbehandlung existieren keine zusammenhängenden Daten über die posttranslationale Expression während der normalen Heilung. Daher wurden in dieser Studie die Präsenz und die Sekretionsprofile von zwei wichtigen Wachstumsfaktoren – TGF-β_2 als Repräsentant der transformierenden Wachstumsfaktoren und bFGF als potentes angiogenes Molekül – in Wundflüssigkeit heilender Hautwunden untersucht.

Material und Methoden

1. Tierexperimentelle Studie:

Bei weiblichen Yorkshire-Schweinen (n = 4, 30 kg Körpergewicht) wurden n = 120 Wunden (60 Spalthautwunden (SW) und 60 Vollhautwunden (VW) induziert. *Spalthautwunden (Oberflächliche Exzisionswunden)* wurden unter Verwendung eines elektrischen Padgett®Dermatoms (Kansas City Assemplage Co. Inc., Kansas City, MO, USA) in kaudokranialer Längsrichtung auf dem Rücken erzeugt (15×15 mm, 1,2 mm tief), Vollhautwunden (15×15 mm, 9 mm tief) mittels eines Skalpells unter Schonung des Musculus panniculus carnosus exzidiert. Alle Eingriffe wie Erzeugung von Wunden, Verbandswechsel und Entnahme von Biopsiematerial wurden in Inhalationsmaskennarkose (Halothan 1,5% sowie Sauerstoff- und Lachgas-Gemisch im Verhältnis 3:5) durchgeführt. Postoperativ erhielten die Tiere 10 mg Morphin intraglutäal injiziert.

Alle Wunden wurden mit selbstklebenden Vinyl-Kammern bedeckt, die mit 1,2 ml NaCl 0,9% (+100 IU Penicillin sowie 100 μg Streptomycin per ml) gefüllt und täglich entleert wurden. Die akkumulierte Wundflüssigkeit wurde alle 24 h gewonnen und die Kammern ausgetauscht. Die epidermale Heilung wurde aus sequentiellen Biopsien ermittelt und die Regeneration der epidermalen Barriere aus einer Kinetik erster Ordnung der abnehmenden Proteinkonzentration in Wundflüssigkeit

Chirurgisches Forum 1995
f. experim. u. klinische Forschung
Hierholzer/Seifert/Hartel (Hrsg.)
© Springer-Verlag Berlin Heidelberg 1995

bestimmt. Die Messung der Wachstumsfaktoren bFGF und TGF-β_2 erfolgte mittels eines monoklonalen Sandwich ELISA (R & D-Systems, Minneapolis, USA).

2. Klinische Studie:

Bei n = 16 Patienten wurde Wundflüssigkeit von Spalthautentnahmewunden in modifizierten Vinyl-Wundkammern gesammelt und über einen Zeitraum von 10 Tagen untersucht. Die Kammern wurden dabei auf einer Silikon-Trägerplatte aufgebracht, die den Zugang zu einer korrspondierenden Wundfläche von 15 · 15 mm ermöglichte. Die Befüllung der Kammern erfolgte analog zum tierexperimentellen Protokoll täglich mit 2,5 ml NaCI, jedoch ohne Antibiotikazusatz. Das Protokoll wurde von der Ethikkomission des Klinikums Bergmannsheil genehmigt.

Ergebnisse

1. Tierexperimentelle Studie:

Spalthautwunden heilten histologisch in 6 Tagen, Vollhautwunden in 16 Tagen. Eine Normalisierung des sezernierten Flüssigkeitsvolumen zeigte sich nach 5 Tagen. Die epidermale Barriere für Protein war durchschnittlich nach 8 Tagen in Spalthautwunden und 15 Tagen in Vollhautwunden wiederhergestellt. In Wundflüssigkeit wurde bFGF gipfelartig nach 24 h (SW: 19,3, VW: 60 pg/ml) und 6 Tagen (SW: 21,4 VW (Tag 7): 130 pg/ml) nachgewiesen. TGF-β_2 zeigte einen Gipfel nach 7 Tagen in Spalthautwunden (1100 pg/ml) und 11 Tagen (2800 pg/ml) in Vollhautwunden.

2. Klinische Studie:

Alle Wunden heilten unter dem Flüssigkeitskammersystem, wobei die Wunden makroskopisch eine regenerierte Epithelschicht nach 6 Tagen aufwiesen. Wunden heilten schneller im flüssigen Milieu als unter konventionellen trockenen Bedingungen (Fettgaze, 12–14 Tage). Auch äußerten die Patienten deutlich weniger, oder gar keine Schmerzen an den kammerbehandelten Arealen. Die Bestimmung des endogenen Proteins in Wundflüssigkeit ergab eine Wiederherstellung der Barrierefunktion (Heilungszeit) von Spalthautwunden nach durchschnittlich 6–8 Tagen (0,1 mg/dl). Im Gegensatz zu der tierexperimentellen Versuchsreihe war beim Menschen kein meßbares Volumen an sezernierter Wundflüssigkeit in die Kammer zu verzeichnen. Analyse der Wachstumsfaktoren (s. Tabelle 1): bFGF wies in Wundflüssigkeit nach 24 h die höchste Konzentration im gesamten Verlauf auf (63,1 ± 88 pg/ml), danach eine Konzentrationsabnahme auf Serumwerte ab dem 6. Tag. Ein leichter Anstieg war noch einmal am 9. Tag (3,8 ± 1,6 pg/ml) zu erkennen.

TGF-β_2 zeigte einen monophasischen Verlauf in Wundflüssigkeit mit Werten über Serumkonzentrationen bereits nach 24 Stunden (11,7 ± 3 pg/ml). Der weitere Verlauf war durch einen zweiten Gipfel nach 7 Tagen (23,5 ± 20 pg/ml) gekennzeichnet. Serumwerte lagen unterhalb der Nachweisgrenze.

Tabelle 1. Wachstumsfaktor-Konzentrationen in Wundflüssigkeit humaner Spalthautwunden (pg/ml, MW ± SD, n = 16 Patienten).

A. bFGF

					Tag				
1	2	3	4	5	6	7	8	9	10
63,1 ± 88 (6,4 – 292)	12,2 ± 12,3 (3,1–47,6)	7,2 ± 5,3 (2,6–18,1)	5 ± 3,5 (3,1–12,1)	4,5 ± 2 (2,9–7,7)	3,8 ± 1,1 (2,7–5,7)	3,1 ± 0,7 (2,4–3,8)	3,04 ± 1,99 (0–5,6)	8,8 ± 1,6 (2,9–5,6)	3,6 ± 1,52 (2,6–5,9)

Serum: 3,6 ± 1,1 pg/ml (3–5,5 pg/ml)

B.TGF-β_2

					Tag				
1	2	3	4	5	6	7	8	9	10
11,7 ± 3 (7,8–15,8)	9,5 ± 2,1 (6,2–11,3)	11,13 ± 2,3 (7–13,6)	14,28 ± 7 (8,1–28)	13,6 ± 7,3 (2,9–28)	14,5 ± 2,45 (11,7–18,4)	23,5 ± 20 (8,1–64)	17,1 ± 12,8 (7,9–42,3)	21,9 ± 13,6 (11,3–37,2)	–

Serum: unterhalb der Nachweisgrenze.

650

Diskussion

Polypeptidwachstumsfaktoren stellen eine Klasse von biologischen Mediatoren dar, die die Zellproliferation fördern, indem sie einzeln oder in Kombination an spezifische Oberflächenrezeptoren der Zelle binden. Sie sind multifunktionelle Peptide, d.h. daß sie die Zellproliferation sowohl fördern als auch hemmen können. Die während der Wundheilung freigesetzten Faktoren werden von einer Vielzahl von Zellen wie Blutplättchen, Makrophagen, Fibroblasten und Keratinozyten zur Verfügung gestellt und besitzen ein breites Spektrum an Zielzellen [1, 2].

FGF tritt in zwei Isoformen (acidic und basic) auf. In vivo sind aFGF und bFGF potente angiogene Faktoren; sie stimulieren die Proliferation von Endothelzellen und gelten als wichtige Mediatoren der regenerativen und neoplastischen Neovaskularisation [3].

Eine Schlüsselrolle in der Wundheilung scheint TGF-β zu spielen, insbesondere durch seine Fähigkeit, die Expression des Integrinrezeptors zu modulieren. Das aktive TGF-β ist ein Homodimer mit einem Molekulargewicht von 25 kDa, welches aus zwei Peptiden von je 112 Aminosäuren besteht. Es wurde erstmals aufgrund seiner Eigenschaft identifiziert, adhäsionsfreies Wachstum normaler Fibroblasten von Rattennieren zu stimulieren [4]. Gegenwärtig sind vier Formen (TGF-β_{1-4}) sowie verwandte Peptide bekannt [5]. Mit der zunehmenden Anwendung von Wachstumsfaktoren in der Chirurgie erscheinen Untersuchungen zur natürlichen Expression von Bedeutung, da bislang wenig über die Sekretionskinetik, Konzentrationen und Profile in heilenden kutanen Wunden bekannt ist. Die Analysen zeigen, daß meßbare Spiegel für die beiden Wachstumsfaktoren bFGF und TGF-β_2 in Kammerflüssigkeit experimenteller (Schwein) und humaner Wunden bestimmt werden konnten. Unterschiede fanden sich dabei hinsichtlich der erreichten Maximalwerte abhängig vom Wundtyp (Schwein) und des Verlaufes der Sekretion für den jeweiligen Faktor. Die Korrelation von Konzentrationen in Wundflüssigkeit und Serum läßt eine Produktion in der Wunde erkennen.

Im experimentellen Wundmodell war die epitheliale Heilung der Spalthautwunden gekennzeichnet durch die Normalisierung der Proteinkonzentration auf Normwerte unverwundeter Haut [6] nach 8 Tagen. Die hier gemessenen Wachstumsfaktoren haben alle ein Molekulargewicht von weniger als 66 kDA, der Molekülgröße des turbidimetrisch in Kammerflüssigkeit gemessenen Serumalbumins [6]. Offensichtlich findet also noch eine Penetration durch das Epithel jenseits von Tag 8 statt.

bFGF liegt aufgrund seiner Bindung an Heparansulfatproteoglykane im Bindegewebe in einer Speicherform vor, so daß nach Verwundung sofort hohe Spiegel erreicht werden, was sich auch hier in dem initialen Gipfel nach 24 Stunden widerspiegelt. Hinzu kommt, daß bFGF ein sehr breites Spektrum an Zielzellen aufweist. Das in der ELISA-Studie gefundene Maximum von TGF-β_2 tritt an Tag 6 (Schwein) bzw. Tag 7 (Mensch) auf. TGF-β ist ein potenter Inhibitor der Proliferation der meisten Zellen epithelialen Ursprungs [7], hat jedoch auch im Gegensatz dazu fördernde Effekte auf die Kollagen- und Bindegewebssynthese [8]. Klinisch bedeutungsvoll ist die ausgeprägte Wirkung auf die Kollagensynthese und Heilung von strahleninduzierten Wunden [9]. Die Fähigkeit des Faktors, das Wachstum von

Keratinozyten in reversibler Form zu unterbrechen und eine regenerative Reifung des Epithels zu induzieren, verleiht TGF-β wichtige regulatorische Eigenschaften bezüglich Zellteilung, Migration und Zellreifung während der epidermalen Wundheilung und epithelialen Regeneration. Die Differenzen in den gemessenen Konzentrationen bei Schwein und Mensch sind möglicherweise auf einen unterschiedlichen Verdünnungseffekt der applizierten Kammerflüssigkeit zurückzuführen.

Schlußfolgerungen

Wachstumsfaktoren sind posttranslational in Wundflüssigkeit chirurgischer Wunden im Zeitverlauf mittels eines Kammermodells meßbar. Die Konzentrationen und Profile im Zeitverlauf während der Heilung unterscheiden sich für die beiden gemessenen Wachstumsfaktoren, sowie für den jeweiligen Wundtyp. Die Ergebnisse können als Basisdaten für die klinische Substitutionstherapie bei Wundheilungsstörungen dienen.

Zusammenfassung

Es wurden in dieser Studie die Präsenz und die Sekretionsprofile von Transforming Growth Factor β_2 (TGF-β_2) und basischem Fibroblasten Wachstumsfaktor (bFGF) in Wundflüssigkeit heilender Spalthautwunden mittels monoklonalem ELISA untersucht. Nach dem Nachweis in einem Kammermodell beim Schwein wurden analog erstmals posttranslationale Sekretionsprofile beim Menschen gefunden, die unter Zugrundelegung von Serumwerten auf eine Produktion der Faktoren im Wundmikromilieu hinweisen.

Summary

The presence and profiles of secretion of transforming growth factor β_2 (TGF-β_2) and basic fibroblast growth factor (bFGF) were analyzed in wound fluid of porcine and human full and partial thickness wounds by a monoclonal ELISA. Concentrations measured in wound fluid were correlated to naturally occurring serum levels. It is concluded that the factors are produced within the wound and secreted into the wound microenvironment.

Literatur

1. Sporn MB, Roberts A (1988) Peptide growth factors are multifactorial. Nature; 322:217–219
2. McGrath MH (1990) Peptide growth factors and wound healing. Clin Plast Surg; 17(3):421–432
3. Folkman J, Klagsbrun M (1987) Angiogenic molecules. Science; 235:442–447

4. Derynck R, Jaret JA, Chen EY, Eaton DH, Bell JR, Assoian RK, Roberts AB, Sporn MB, Goeddel DV: Human transforming growth factor-β complementary DNA sequence and expression in normal and transformed cells. Nature, 1985; 316:701–705
5. Rodland KD, Muldoon LL, Magun BE (1990) Cellular mechanisms of TGF-beta action. J Invest Dermatol; 94:33–40
6. Breuing K, Eriksson E, Liu PY, Miller DR (1992) Healing of partial thickness porcine skin wounds in a liquid environment. J Surg Res 52:50–58
7. Pittelkow MR, Coffey RJ, Moses HL (1991) Transforming growth factor-β and other growth factors. In: Physiology, biochemistry, and molecular biology of the skin, Goldsmith LA (Ed) Vol 1. New York: Oxford University Press
8. Ksander GA, McMullin H, Chu GH, Ogawa Y, Pratt BM, Rosenblatt JS, McPherson JM (1990) Transforming growth factors-beta 1 and -beta 2 enhance connective tissue formation in animal models of dermal wound healing by secondary intent. Ann NY Acad Sci; 593:135–140
9. Cromack DT, Porras-Reyes B, Purdy JA, Pierce GF, Mustoe T (1993) Acceleration of tissue repair by transforming growth factor-β1: identification of in-vivo mechanism of action with radiotherapy-induced healing deficits. Surgery; 113:36–42

Priv. Doz. Dr. P.M. Vogt, Universitätsklinik f. Plastische Chirurgie, Handchirurgie und Schwerbrandverletzte,
Berufgenossenschaftliche Kliniken Bergmannsheil, Ruhruniversität Bochum,
Bürkle-da-la-Camp Platz 1, D-44789 Bochum

Der spontane „klinische" Verlauf bei Ratten mit chemisch induzierter Zwerchfellhernie und Lungenhypoplasie

The spontaneous "clinical" Course in Rats with chemically induced diaphragmatic Hernia and pulmonary Hypoplasia

R. Hoffmann, B. Tander, D. Kluth und W. Lambrecht

Abt. für Kinderchirurgie, Chirurgische Universitätsklinik Hamburg

Einleitung

Trotz aller therapeutischer Bemühungen sterben auch heute noch über 50% aller Neugeborenen mit einer angeborenen postero-lateralen Zwerchfellhernie. Auch die Einführung moderner Therapieverfahren konnte an der ungünstigen Prognose wenig ändern [1]. Randomisierte prospektive Studien zur Optimierung der Therapie sind ohne Tiermodell oft nur eingeschränkt möglich. Damit bleibt der therapeutische Effekt vieler Therapieverfahren strittig. Wir entwickelten daher bei Ratten ein Tiermodell für angeborene Zwerchfellhernien [2]. In der vorliegenden Arbeit nutzten wir dieses Modell, um seine Brauchbarkeit für zukünftige therapieorientierte prospektive Studien zu prüfen.

Material und Methode

Zehn schwangere Sprague-Dawley Ratten erhielten am 11. Tag der Schwangerschaft eine Einzeldosis von 100 mg Nitrofen (WAKO-Chemicals, Tokyo, Japan) oral appliziert. Nach der Spontangeburt wurde der natürliche Krankheitsverlauf bei insgesamt 140 neugeborenen Ratten studiert. Die Würfe von 3 nicht nitrofen-exponierten Muttertieren (51 neugeborene Tiere) dienten als Kontrollgruppe. Die Beobachtungsphase betrug 24 Stunden. Es wurde die Hautfarbe, die Reaktivität und die Motilität der Neugeborenen geprüft und durch Punktvergabe (0, 1 oder 2 Punkte) bewertet (RAT-Score). Tiere mit 0 oder 1 Punkt wurden als „totgeboren", Tiere mit 2 bis 5 Punkten als „krank" und Tiere mit 6 Punkten als „gesund" bezeichnet. Zusätzlich erfolgte ein Monitoring der Tiere mittels perkutaner sO_2-Messungen mit dem OXYTRAC 1846 (Fa. Critikon, Norderstedt). Pro Tier wurden maximal 12 Messungen durchgeführt. Jeder Meßvorgang lief kontinuierlich über 5 Minuten, wobei die Meßergebnisse über entsprechende Software in einen PC übernommen und dort gespeichert wurden. Im Anschluß an die Beobachtung wurden die überlebenden Tiere getötet und, wie auch bei den in der Beobachtungsphase verstorbenen

Chirurgisches Forum 1995
f. experim. u. klinische Forschung
Hierholzer/Seifert/Hartel (Hrsg.)
© Springer-Verlag Berlin Heidelberg 1995

654

Tieren, die Herniengröße bestimmt. Nach einem von Kluth et al. [3] angegebenen Verfahren wurden die Tiere entsprechend ihrer Herniengröße in vier Gruppen unterteilt. Tiere *ohne* Hernie kamen in die Gruppe 0, Tiere mit *kleiner* Hernie in die Gruppe 1, Tiere mit *mittelgroßer* Hernie in die Gruppe 2 und Tiere mit *großer* Hernie in die Gruppe 3.

Ergebnisse

Von den 140 nitrofenexponierten Rattenneugeborenen wiesen bei der Sektion 103 eine rechtsseitige Hernie unterschiedlicher Größe auf (73,6%). Dabei hatten 14 Tiere eine kleine (10%), 18 Tiere eine mittelgroße (12,9%) und 71 Tiere eine große Hernie (50,7%). Bei $^{1}/_{4}$ der neugeborenen Ratten (37 Tiere = 26%) fanden wir trotz Nitrofengabe keine Zwerchfellhernie. Die neugeborenen Tiere der Kontrollgruppe hatten keine Zwerchfelldefekte.

Alle 51 Tiere der Kontrollgruppe waren postpartal völlig vital (RAT-Score = 6) und auch nach Abschluß der Beobachtungsphase von 24 h am Leben. In der Nitrofengruppe wurden die 140 neugeborenen Tiere auf Grund der ersten postpartalen klinischen Beobachtungen in die Kategorien „gesund" (46 Tiere), „krank" (65 Tiere) und „totgeboren" (29 Tiere) eingruppiert. Da sich zeigte, daß sich die Gruppe der „kranken" Tiere bezüglich der Prognose und der Häufigkeit großer Hernien nicht von den „totgeborenen" Tieren unterschied, wurden diese beiden Gruppen für die weitere Analyse zur Gruppe „krank" gebündelt. Vergleichbares galt auch für die Tiere der Gruppe 1 (kleine Hernien) und die Tiere der Gruppe 0 (keine Hernien), die ebenfalls zu einer Gruppe (Gruppe 0/1) zusammengefaßt wurden.

Entsprechend dieser Vorgaben wurden in der Tabelle 1 die beobachteten Herniengrößen mit den klinischen Befunden korreliert. Dabei ist in *kursiven Zahlen* die prozentuale Verteilung der Herniengrößen in den beiden klinischen Gruppen „krank" und „gesund" dargestellt. Es zeigt sich, daß in der Gruppe der „kranken" Tiere die großen Hernien mit einem Anteil von *73,4%* überwogen. In der Gruppe der gesund wirkenden Tiere waren dagegen große Hernien selten. In dieser Gruppe fehlten bei der Sektion die Hernien oder es kamen lediglich kleine Hernien zur Darstellung *(zusammen 80,4%)*. Wird umgekehrt die prozentuale Verteilung der klinischen Befunde bei unterschiedlicher Herniengröße untersucht (Tab. 1, unterstrichene Zahlen), ergibt sich ein statistisch signifikanter Zusammenhang zwischen Herniengröße und klinischem Zustandsbild ($p < 0,001$).

Die Berechnungen der Sensitivität und Spezifität aus den absoluten Zahlen der Tab. 1. (fette Zahlen) ergibt für unseren RAT-Score eine Sensitivität von 0,899. Dies bedeutet, daß der Anteil der zutreffend als „krank" diagnostizierten Tiere an der Gesamtzahl der kranken Tiere nahezu 90% beträgt. Die Spezifität des Scores, d.h. der Anteil der richtig diagnostizierten „gesunden" Tiere, liegt mit 72,5% etwas niedriger. Auch der Vorhersagewert des RAT-Scores ist hoch. Er ist für die Gruppe der kranken und toten Tiere wiederum höher als für die Gesunden, denn 85% der als „krank" oder „tot" diagnostizierten Tiere hatten tatsächlich eine Hernie. Dagegen bestand immerhin bei 20% der als „gesund" eingeschätzten Tiere eine mittelgroße oder sogar große Hernie.

Tabelle 1. Zusammenstellung der Befunde bei neugeborenen Ratten nach Nitrofenexposition (Details siehe Text)

Klinische Beobachtung	N = Tierzahl	Hernie 0/1	Hernie 2	Hernie 3	Überlebend nach 24 h
krank/totgeb.	**94** (67,1%) *100%*	**14** *14,9%* 27,4%	**11** *11,7%* 61,1%	**69** *73,4%* 97,2%	**0** (0%)
gesund	**46** (32,9%) *100%*	**37** *80,4%* 72,6%	**7** *15,2%* 38,9%	**2** *4,4%* 2,8%	**41** (89,1%)
Summe	**140** (100%)	**51** (36,4%) 100%	**18** (12,9%) 100%	**71** (50,7%) 100%	

Von den 89 Tieren mit einer ausgeprägten Zwerchfellhernie (Größe 2 und 3) waren zum Abschluß der Beobachtungsphase noch 5 Neugeborene am Leben. Damit liegt die spontane Mortalität bei angeborener Zwerchfellhernie in unserem Tiermodell bei 94%.

Insgesamt wurden bei 139 neugeborenen Tieren aus 8 Würfen 781 sO_2-Messungen durchgeführt (5 Nitrofenwürfe mit 88 Tieren, 3 Kontrollwürfe mit 51 Tieren). In der Versuchsgruppe wurden bei nitrofenexponierten Tieren 219 Messungen durchgeführt. Dabei konnte eine durchschnittliche Sauerstoffsättigung von 86,7% ermittelt werden. In der Kontrollgruppe wurden insgesamt 562 Messungen durchgeführt. Die hier gemessene durchschnittliche Sauerstoffsättigung betrug 93,06%. Sie war damit statistisch signifikant höher als in der Versuchsgruppe ($p < 0,001$)

Diskussion

Tiermodelle, die in therapieorientierten prospektiven Studien zum Einsatz kommen sollen, müssen hohen Ansprüchen gerecht werden. Wesentliche Voraussetzung ist, daß Verlauf und Prognose der Erkrankung im Tiermodell mit den klinischen Befunden beim Menschen übereinstimmt. Diese Forderung wird in unserem Rattenmodell erfüllt. Wesentliche klinische Befunde, die die Prognose und den Verlauf beim Kind mit angeborener Zwerchfellhernie charakterisieren, können auch bei neugeborenen Ratten mit angeborener Zwerchfellhernie nachgewiesen werden. So ist die spontane Absterberate bei neugeborenen Ratten mit angeborener Zwerchfellhernie hoch: von 89 Tieren mit mittelgroßer und großer Hernie lebten nach 24 Stunden nur noch 5 Tiere, was einer Absterberate von 94% entspricht. Für menschliche Neugeborene mit Zwerchfellhernie ist die spontane Absterberate nicht genau bekannt. Klinische Befunde deuten aber darauf hin, daß ebenfalls mehr als 90% der Kinder mit ausgeprägter Zwerchfellhernie ohne Behandlung innerhalb der ersten 24 Lebensstunden versterben würden. Auch der pathophysiologische Zusammenhang zwischen dem Ausmaß der Lungenhypoplasie und dem klinischen Verlauf bzw. der

Prognose bestätigt sich in unserem Tiermodell. Über 97% der neugeborenen Tiere mit großer Hernie und deutlich reduzierter Lungengröße waren klinisch „krank" oder kamen totgeboren zur Welt. Alle diese Tiere waren nach 24 Stunden tot. War die Hernie (und damit die Lungenhypoplasie) weniger ausgeprägt, ging auch der Anteil der kranken und totgeborenen Tiere auf 61,1% zurück. Die statistische Analyse unserer Daten ergibt einen hoch signifikanten Zusammenhang für diese beiden Parameter ($p < 0,001$). Darüber hinaus entscheiden die Möglichkeiten der Erfassung therapierelevanter Daten über die Güte eines Tiermodells. Ein sichereres Zeichen für eine gute Therapie ist die Absenkung der natürlichen Absterberate. Mit der Bestimmung der Absterberate in unserem Tiermodell ist hierfür die Basis geschaffen worden. Auch der von uns entwickelte RAT-Score stellt ein wesentliches Hilfsmittel für zukünftige prospektive Studien dar. Mit seiner Hilfe ist es möglich, frühzeitig das Ausmaß der Hernie – und damit die Prognose – für jedes Tier individuell abzuschätzen. In unserer Untersuchung konnten wir erstmals zeigen, daß perkutane Messungen der Sauerstoffkonzentration (sO_2) auch bei neugeborenen Ratten möglich sind. Dabei erwies sich der bestimmte Unterschied der durchschnittlichen Sauerstoffsättigungen in den beiden Stichproben als statistisch hoch signifikant ($p < 0,001$).

Damit erweist sich unser Tiermodell als ideal für die Evaluierung neuer, nicht operativer Therapieverfahren. Der von uns speziell für neugeborene Ratten entwickelte Score (RAT-Score) sowie die perkutane sO_2-Messung haben sich als sensible Verlaufskontrolle bewährt.

Zusammenfassung

Mit Hilfe des Herbizids „Nitrofen" konnte bei insgesamt 103 von 140 neugeborenen Ratten eine Zwerchfellhernie induziert (Häufigkeit: 73,6%) und anschließend der natürliche „klinische" Verlauf bei dieser Fehlbildung studiert werden. Wir konnten zeigen, daß dieser Verlauf dem bei menschlichen Neugeborenen mit Zwerchfellhernie vergleichbar ist. In unserem Tiermodell korrelierte das Ausmaß der Lungenhypoplasie bei Zwerchfellhernien mit der Schwere des Krankheitsbildes. Dieser pathophysiologische Zusammenhang wird auch bei Kindern mit Zwerchfellhernien beobachtet. Mit Hilfe des von uns entwickelten RAT-Scores konnten in nahezu 90% der Fälle Tiere mit klinisch relevanten Zwerchfellhernien frühzeitig identifiziert werden. Die perkutane sO_2-Messung ist auch bei neugeborenen Ratten möglich. Dies macht eine einfache Verlaufskontrolle der Lungenfunktion auch im Tierversuch möglich. Damit verfügen wir über ein Tiermodell das für prospektive Therapiestudien angeborener Zwerchfellhernien ideal geeignet ist. Der von uns entwickelte Score sowie die perkutane sO_2-Messung haben sich als sensible Therapiekontrolle bewährt.

Conclusions

By the use of the herbicide "nitrofen", congenital diaphragmatic hernias (CDH) were chemically induced in 103 out of 140 newborn rats (73.6%). Subsequently, the natural clinical course of animals with this defect was studied and found to resemble closely that one in human CDH. In addition, we were able to demonstrate a pathophysiological relation between the extent of lung hypoplasia and severity of disease. With the aid of our newly developed RAT-score, we succeeded in detecting up to 90% of affected newborns early in the course. Besides, we showed that serial percutanious sO_2-measurements are technically feasible in newborn rats and allow for close monitoring of pulmonary function in CDH.

Hence this technique is especially suited to assess therapeutic regiments in CDH. This study proves that the nitrofen animal model is a valuable tool for the prospective evaluation of future therapies for CDH, particularly when both our scoring system and serial percutaneous sO_2-measurements are applied.

Literatur

1. Harrison MR (1990) The fetus with a diaphragmatic hernia: Pathophysiology, natural history, and surgical management. In: Harrison MR, Golbus MS, Filly RA (Hrsg): The unborn patient. Fetal diagnosis and treatment. WB Saunders, Philadelphia, 2. Aufl S 295–319
2. Kluth D, Tenbrinck R, v Ekesparre M, Kangah R, Reich P, Brandsma A, Tibboel D, Lambrecht W (1993) The Natural History of Congenital Diaphragmatic Hernia and Pulmonary Hypoplasia in the Embryo. J Pediatr Surg 28:456–463
3. Kluth D, Kangah R, Reich P, Tenbrinck R, Tibboel D, Lambrecht W (1990) Nitrofen-induced diaphragmatic hernia in rats: An animal Model. J Pediatr Surg 25:850–854

Frau cand. med. Regina Hoffmann, Abteilung für Kinderchirurgie, Universitätskrankenhaus Eppendorf, Martinistraße 52, D-20246 Hamburg

In Situ Expression von Zelladhäsionsmolekül P-Selektin bei M. Crohn und Colitis Ulcerosa

In Situ Expression of Cell Adhesion Molecule P-Selectin in Crohn's disease and ulcerative Colitis

G. Schürmann[1], A. Bishop[2], P. Facer[2], J. Polak[2] und C. Herfarth[1]

[1] Chir. Univ. Klinik Heidelberg
[2] Department of Histochemistry, Royal Postgraduate Medical School,
   Hammersmith Hospital, London

Einleitung

Für die Entstehung des intestinalen Entzündungsinfiltrates bei M. Crohn (MC) und Colitis ulcerosa (CU) müssen zirkulierende Zellen an der Darmgefäßwand anheften und in das Gewebe migrieren. Diese Adhäsion wird durch Zelladhäsionsmoleküle vermittelt [1, 2], unter denen insbesondere endotheliales P-Selektin die ersten Schritte des lockeren Kontaktes zum Gefäßendothel reguliert [3, 4] und somit an der Entstehung des Entzündungsinfiltrates bei MC und CU beteiligt sein könnte.

Methodik

Wir untersuchten die qualitative und quantitative Immunlokalisation von endothelialem P-Selektin an Gefrierschnitten aus aktiven Entzündungsarealen (MC = 20, CU = 13), aus histologisch unauffälligen Darmgeweben in Entzündungsnähe (MC = 10, CU = 10) und in normalen Darmgeweben (Ileum = 7, Kolon = 14). Mikrogefäße wurden mit dem Endothelmarker PECAM-1 identifiziert [5]. Die Immunreaktivität von P-Selektin wurde von 0–4 für jeden Gefäßtyp einzeln graduiert in fünf randomisiert ausgewählten Gesichtsfeldern pro Schnitt in Mukosa und Submukosa.

Ergebnisse

Im normalen Darmgewebe fanden wir eine sporadische Expression von P-Selektin in allen Wandschichten ohne Unterschied zwischen Ileum und Kolon. P-Selektin wurde vor allem von Venolen und, weitaus weniger, von Kapillaren exprimiert.

Chirurgisches Forum 1995
f. experim. u. klinische Forschung
Hierholzer/Seifert/Hartel (Hrsg.)
© Springer-Verlag Berlin Heidelberg 1995

660

Arterien waren P-Selektin-negativ, Arteriolen und Venen waren nur sehr vereinzelt P-Selektin-positiv. In aktiven Entzündungsgeweben fanden wir einen signifikanten Anstieg der P-Selektin Immunreaktivität auf Venen (P < 0,0001), Venolen (P < 0,0001) und Kapillaren (P < 0,05). MC und CU verhielten sich diesbezüglich gleich. In histologisch unauffälligem Darm in Entzündungsnähe war die P-Selektin Expression wie bei Gesunden, mit Ausnahme von fokalem P-Selektin Anstieg in der Nachbarschaft kleiner Lymphzellaggregate.

Diskussion

Während in histologisch unauffälligen Arealen in der Nähe von Entzündungsläsionen P-Selektin induzierende Faktoren noch nicht vorzuliegen scheinen, spricht die Rolle von P-Selektin bei der Zelladhäsion und sein dramatischer Anstieg in aktiven Entzündungsarealen für eine Beteiligung von Selektinen an der Entstehung und Perpetuierung des zellulären Entzündungsinfiltrates. Die – tierexperimentell bereits realisierte [6, 7] – Blockade von P-Selektin wäre demnach ein interessantes therapeutisches Konzept bei aktivem MC und CU.

Zusammenfassung

Die ersten Schritte der Zelladhäsion werden durch induzierbare Adhäsionsmoleküle der Selektin-Familie auf vaskulären Endothelzellen vermittelt, so daß diese Zelladhäsionsmoleküle auch an der Pathogenese von MC und CU beteiligt sein könnten. Wir untersuchten die qualitative und quantitative Immunlokalisation von endothelialem P-Selektin an Gefrierschnitten aus aktiven Entzündungsarealen (MC = 20, CU = 13), aus histologisch unauffälligen Darmgeweben in Entzündungsnähe (MC = 10, CU = 10) und in normalen Darmgeweben (Ileum = 7, Kolon = 14). Im Vergleich zu normalem Darm fanden wir in aktiven Entzündungsgeweben einen signifikanten Anstieg der P-Selektin Immunreaktivität auf Venen (P < 0,0001), Venolen (P < 0,0001) und Kapillaren (P < 0,05). MC und CU verhielten sich diesbezüglich gleich. In histologisch unauffälligem Darm in Entzündungsnähe war die P-Selektin Expression wie bei Gesunden, mit Ausnahme von fokalem P-Selektin Anstieg in der Nachbarschaft kleiner Lymphzellaggregate. Die Rolle von P-Selektin bei der Zelladhäsion und sein dramatischer Anstieg in Entzündungsarealen sprechen für eine Beteiligung von Selektinen an der Entstehung des zellulären Entzündungsinfiltrates. Die – tierexperimentell bereits realisierte – Blockade von P-Selektin wäre demnach ein interessantes therapeutisches Konzept bei aktivem MC und CU.

Summary

Adhesion of circulating cells to vascular endothelium occurs in the early phase of inflammation and is mediated by specific adhesion molecules. P-selectin which is a member of the selectin family of adhesion molecules mediating leukocyte rolling as an early step of adhesion, could thus be upregulated during the development of

Crohn's disease and ulcerative colitis. Using quantitative immunohistochemistry we investigated the expression of endothelial P-selectin in resected specimens taken at a distance of 2–4 cm from the inflamed area and without histological signs of inflammation (CD = 10; UC = 10), from highly inflamed areas (CD = 20; UC = 13) and from normal margins of cancer specimens (n = 20). Compared with the normal gut, we found a significant increase of P-selectin immunoreactivity on capillaries (P < 0.05), venules (P < 0.0001) and veins (P = 0.0001) in the highly inflamed gut, without differences between CD and UC. In the uninvolved gut, P-selectin immunoreactivity was similar to normal controls. In these tissues, however, there was a focal increase of P-selectin in the vicinity of small lymphocyte aggregates. The unaltered expression of P-selectin in the uninvolved gut suggests that factors inducing its increased expression are not yet present in the pre-inflammatory state. In contrast, dramatic increase of endothelial P-selectin immunoreactivity in the inflamed tissues may provide new therapeutic opportunities in the form of blockade of the molecules action.

Literatur

1. Springer TA (1990) Adhesion receptors of the immune system. Nature 346:425–434
2. Smith CW (1993) Endothelial adhesion molecules and their role in inflammation. Can J Physiol Pharmacol 71:76–87
3. McEver RP, Beckstead JH, Moore KL, Marshall-Carlson L, Bainton DF (1989): GMP-140, a platelet α-granule membrane protein, is also synthesized by vascular endothelial cells and is localized in Weibel Palade bodies. J Clin Invest 84:92–99.
4. Lorant DE, Topham MK, Whatley RE, McEver RP, McIntyre TM, Prescott SM, Zimmermann G (1993) Inflammatory roles of P-selectin. J Clin Invest 92:559–570.
5. Schürmann G, Aber-Bishop AE, Facer P, Lee JC, Rampton DS, Dore C, Polak J (1993) Altered expression of cell adhesion molecules in uninvolved gut in inflammatory bowel disease. Clin Exp Immunol 94:341–347
6. Mulligan MS, Paulson JC, Frees SD, Zheng ZL, Lowe JB, Ward PA (1993): Protective effects of oligosaccharides in P-selectin-dependent lung injury. Nature 364:149–151.
7. Kurose I, Anderson DC, Miyasaka M, Tamatani T, Paulson JC, Todd RF, Rusche JR, Granger DN (1994): Molecular determinants of reperfusion-induced leukocyte adhesion and vascular protein leakage. Circ Research 74:336–343.

G.S. wurde durch ein Stipendium der
Deutschen Forschungsgemeinschaft unterstützt.

Dr. med. G. Schürmann, Chirurgische Universitätsklinik,
Kirschnerstr. 1, D-69120 Heidelberg

Prävalenz enteropathogener Bakterien und Toxine bei operationspflichtigen chronisch entzündlichen Darmerkrankungen

Prevalence of enteropathogenic bacteria and toxins in surgically treated chronic inflammatory bowel disease

F. Kallinowski[1], M. Hofmann[1], A. Wassmer[1], J. Heesemann[2], HJ. Buhr[1] und C. Herfarth[1]

[1] Chirurgische Universitätsklinik, INF 110, D-69120 Heidelberg
[2] Institut für Hygiene und Mikrobiologie der Universitätsklinik, Josef-Schneider-Str. 2, D-97080 Würzburg

Einleitung

In der Ätiopathogenese chronisch entzündlicher Darmerkrankungen (CED) werden neben der genetischen Disposition und Störungen des Immunsystems immer wieder bakterielle Ursachen, insbesondere Mykobakterien, Yersinen und toxinbildende Escherichia coli [3] diskutiert.

Durch moderne molikularbiologische Methoden ist ein Nachweis von schwer oder nicht kultivierbaren Erregern möglich geworden. In letzter Zeit konnten spezifische Nukleinsäuresonden und die Polymerase-Kettenreaktion (PCR) zur Identifizierung darmpathogener Mikroorganismen eingesetzt werden. Ziel diese Arbeit war es, Bakterien und bakterielle Toxine in Stuhlproben und Darmwand von Patienten mit einer operationspflichtigen CED nachzuweisen.

Methodik

Insgesamt wurden 59 Patienten untersucht, die in der chirurgischen Universitätsklinik Heidelberg zwischen Februar und August 1992 operiert wurden. Dabei handelte es sich um 33 Männer (55,9%) und 26 Frauen (44,1%) mit einem Durchschnittsalter von 42,0 Jahren. Bei 35 Personen lag eine gesicherte chronische Darmerkrankung vor. Darunter befanden sich 21 Patienten mit Morbus Crohn mit einem Durchschnittsalter zum Operationszeitpunkt von 39,2 Jahren (24–62). Bei diesen Patienten betrug die mittlere Krankheitsdauer ab gesicherter Diagnose bis zum Operationszeitpunkt 8,9 Jahre (2–27 Jahre). Der mittlere Crohn's Disease Activity Index (CDAI) betrug 228,1 (Median 226). 14 Patienten (66%) waren bereits ein- oder mehrmals voroperiert.

Bei 14 Patienten mit einem Durchschnittsalter von 36,9 Jahren (10–62) lag eine Colitis ulcerosa vor, die mittlere Krankheitsdauer ab gesicherter Diagnose bis zum Operationszeitpunkt betrug 6,9 Jahre (1–20). Bei der Aktivitätsbestimmung nach Rutegard (AI) [8] wiesen fünf Patienten einen geringen (0–3), weitere fünf einen mittleren (4–6) und drei Patienten einen hohen Aktivitätsindex (7–10) auf. 6

Chirurgisches Forum 1995
f. experim. u. klinische Forschung
Hierholzer/Seifert/Hartel (Hrsg.)
© Springer-Verlag Berlin Heidelberg 1995

Patienten waren nach Hartmann voroperiert. Bei diesen wurde eine Restkolektomie mit Pouchanlage vorgenommen. Bei weiteren 6 Patienten wurde die OP-Indikation zur totalen Kolektomie aufgrund eines therapieresistenten Verlaufes gestellt. Schließlich mußte bei 2 Patienten wegen einer therapieresistenten Pouchitis nach Proktokolektomie mit Pouchanlage der Pouch entfernt werden.

Das *Vergleichskollektiv* umfaßte 24 Patienten ohne entzündliche Darmerkrankung. Dabei handelte es sich um 13 Patienten mit einem Coloncarzinom im Stadium T1/2NOMO, 4 Patienten mit einer familiären adenomatösen Polyposis (FAP), 3 Patienten mit einer Sigmadivertikelperforation sowie 4 Patienten, bei denen aus anderen Gründen eine Darmresektion vorgenommen wurde. Die Probeentnahme erfolgte aus makroskopisch unauffälligen Darmabschnitten.

Vorgehen: Bei jedem Patienten wurde präoperativ eine Stuhlkultur gewonnen. Intraoperativ wurde steril eine alle Wandschichten umfassende Darmprobe entnommen und kulturell untersucht. Aus der Darmprobe wurde DNA nach der Phenol-Chloroform Methode extrahiert, bakterienspezifische Gensequenzen mittels PCR amplifiziert und die Reaktionsprodukte in einer horizontalen Agarose-Gelelektrophorese aufgetrennt. Für den Nachweis schwer anzüchtbarer Erreger mittels PCR wurden folgende Primer verwendet: 246/264 [1] zum Nachweis von Mykobakterien, P90/P91 [9] zum Nachweis von Mycobacterium paratuberculosis, ail A1/2, ymo A1/2 [Roggenkamp, unveröffentlichte Daten] zum Nachweis von Yersinien, MK1/MK2 [4] zum Nachweis von Shiga-Like-Toxin Genen bei E. coli, PCR zum Nachweis von Escherichia coli attaching and effacing Gen (EAE) [4, 10] und pW3FE/pW2RB [7] zum Nachweis von Tropheryma Whippelii.

Ergänzend hierzu wurde mittels Immunoblot aus dem Serum der Patienten ein Antikörpernachweis (IgG/IgA) gegen Yersinien (0 : 8 Rps) sowie gegen Heatshock-Protein 65 (HSP65), ein von Mykobakterien sezerniertes Protein, geführt.

Ergebnisse

Die zu den obligat enteropathogenen Bakterien zählenden Salmonellen, Shigellen, Campylobacter und Yersinien konnten mit den *herkömmlichen Verfahren* weder in der Patienten- noch in der Vergleichsgruppe angezüchtet werden.

Fakultativ enteropathogene Keime wurden den Stuhlproben von 61% und in der Darmwand von 63% der Patienten mit chronisch entzündlichen Darmerkrankungen gefunden. In der Vergleichsgruppe fanden sich in 68% der Stuhlkultur und in 54% der Darmproben fakultativ enteropathogene Bakterien. Es konnten Klebsiellen, Citrobacter, Proteus, Pseudomonas, Morganella, Aeromonas, Staphylokokkus aureus und Enterobacter cloacae differenziert werden. Signifikante Unterschiede fanden sich hinsichtlich des Bakterienvorkommens bei den einzelnen Gruppen nicht.

Molekularbiologisch (PCR) wurden in den Darmproben atypische Mykobakterien in allen Gruppen in 85% der Fälle nachgewiesen. Der pathogenen Spezies M. paratubercolosis wird immer wieder in der Ätiologie des Morbus Crohn besondere Bedeutung zugemessen, insbesondere wegen der morphologisch sehr ähnlichen Johne's Disease bei Rindern, die durch M. paratuberculosis verursacht wird [6]. Dieser Erreger konnte jedoch in beiden Gruppen in keinem Fall nachgewiesen werden. Es fand sich weder bei der CED- noch bei der Vergleichsgruppe im Immunoblot ein Antikörpernachweis (IgG und IgA) gegen HSP 65.

Das bei humanpathogenen Yersinien vorhandene Pathogenitätsmerkmal „ail" (attachment and invasive locus)- Gen [2] konnte durch die PCR in 63 % der Patienten mit Morbus Crohn, in 46 % der Patienten mit Colitis ulcerosa und in 36 % der Vergleichsgruppe amplifiziert werden.

Serologisch fanden sich nur bei 33 % (n = 7, mittlerer CDAI 217) der Patienten mit M. Crohn ein Antikörper (IgG)-Nachweis gegen Yersinien, darunter waren jedoch nur zwei Patienten IgA-positiv (CDAI 155 und 138). Bei diesen Patienten war jeweils auch die PCR auf ail positiv, bei den fünf Patienten mit IgG Nachweis waren 3 in der PCR positiv und 2 negativ. Bei 21 % (n = 3), mittlerer AI 6,6) der Patienten mit Colitis ulcerosa fand sich IgG gegen Yersinien, darunter waren zwei Patienten (AI 6 und 9) auch im IgA-Blot positiv. Gleichzeitig lag bei diesen auch ein positives Signal in der PCR vor. Der Patient mit IgG, aber ohne IgA-Nachweis (AI 5) war in der PCR negativ. Bei 29 % (n = 7) der Vergleichsgruppe fand sich eine IgG-, darunter bei 4 Patienten eine IgA-Antikörperbildung gegen Yersinien (drei Patienten waren in der PCR positiv).

Das bei darmpathogenen Escherichia coli als Pathogenitätsmerkmal geltende Escherichia coli attaching and effacing Gen (EAE-Gen) konnte nur bei drei Colitis ulcerosa Patienten in der Abschwemmung der McConkey Platte, angezüchtet aus der Stuhlprobe, gefunden werden. Darunter war bei einem Patienten auch der Nachweis des Shiga-like-Toxin-Gens möglich. Bei diesen Patienten fand sich zum Operationszeitpunkt eine geringe Krankheitsaktivität (AI 3,3 und 5).

Zum Nachweis des erst kürzlich beschriebenen Erregers des Morbus Whipple (Tropheryma Whippelii) untersuchten wir mittels PCR 32 Darmproben von Patienten mit chronisch entzündlichen Darmerkrankungen sowie 10 Darmproben von Patienten der Vergleichsgruppe auf die Anwesenheit der in der Erstveröffentlichung beschriebenen Gensequenz. In keiner der Proben ließ sich Tropheryma Whippelii nachweisen.

Diskussion

Bei den in dieser Untersuchung eingeschlossenen Patienten handelte es sich um Fälle mit chronisch entzündlicher Darmerkrankung, die alle einen schweren Krankheitsverlauf sowie zum Operationszeitpunkt eine hohe Krankheitsaktivität aufwiesen. Der für die Differentialdiagnose wichtige Ausschluß einer infektiösen Enteritis mit herkömmlichen Stuhlkulturen ergab in keinem Fall einen Nachweis eines obligat pathogenen Erregers und wurde durch neue, sehr sensible molekularbiologische Methoden ergänzt. Die in allen Gruppen gefundene Besiedlung des GI-Traktes mit fakultativ pathogenen Keimen läßt auf eine Infektion ohne Krankheitsrelevanz schließen.

Der molekulargenetische Nachweis atypischer Mykobakterien in gleicher Häufigkeit über alle Gruppen hinweg ohne eine serologische Reaktion bestätigt die These, daß atypische Mykobakterien ubiquitär vorhanden sind und als saprophytäre Darmkeime keine klinische Relevanz besitzen.

Eine Prävalenz von Mycobacterium paratuberculosis in Darmproben bei Morbus Crohn konnte in dieser Untersuchung nicht nachgewiesen werden.

Inwieweit die in unserem Kollektiv in allen Gruppen nachgewiesenen Yersinien für die Enterokolitis ursächlich sind oder ob hier lediglich eine Kolonisation des entzündlich geschädigten Darmes vorliegt, ist nicht geklärt. Die in allen Gruppen deutlich geringere Nachweisrate einer Immunantwort auf Yersinien legt jedoch nahe, daß es auch bei den Yersinien häufig zur Besiedelung des GI-Traktes ohne humorale Stimulation kommt. Geichzeitig muß angemerkt werden, daß der Nachweis von pathogenen Yersinien mittels PCR noch nicht standardisiert ist und deshalb keine endgültigen Aussagen zur Sensitivität und Spezifität dieser Methode getroffen werden können.

Aufgrund der klinischen und radiologischen Ähnlichkeit zwischen dem Krankheitsbild der mit enterohämorrhagischen Escherichia coli assoziierten hämorrhagischen Kolitis und dem akuten Stadium der Colitis ulcerosa wurde im Hinblick auf eine mögliche gemeinsame Pathogenese verbesserte diagnostische Methoden angewandt. Die gefundene Nachweisrate des EAE-Gens von 21,5% bei Colitis ulcerosa Patienten entspricht der in der Literatur beschriebenen Prävalenz.

Das Fehlen eines Nachweises des erst kürzlich als Erreger des Morbus Whipple beschriebenen Bakteriums in unserem Patientengut sowie in der Vergleichsgruppe bestätigt die Spezifität dieses Nachweisverfahrens. Ebenso kann festgestellt werden, daß in der heterogenen Gruppe der idiopathisch chronisch entzündlichen Darmerkrankungen der Morbus Whipple als Differentialdiagnose keine Rolle spielt.

Zusammenfassung

Die vorliegende Arbeit untersucht das Auftreten enteropathogener Bakterien und Toxine bei chronisch entzündlichen Darmerkrankungen (CED). Es wurden 59 Patienten (33 Männer, 26 Frauen, mittleres Alter: 42 Jahre) in die Untersuchung eingeschlossen: 21 Patienten mit Morbus Crohn, 14 Patienten mit Colitis ulcerosa und 24 Patienten ohne chronisch entzündliche Darmerkrankung. In Bakterienkulturen von Stuhl- und Darmwandbiopsien konnten obligat pathogene Bakterien nicht nachgewiesen werden. Hingegen wurden fakultativ enteropathogene Keime in den Stuhlproben von 61% und in der Darmwand von 53% der Patienten mit chronisch entzündlichen Darmerkrankungen gefunden (Vergleichsgruppe: 68% und 54%).

Aus den Darmproben wurde DNA extrahiert und bakterienspezifische Gensequenzen mittels Polymerasekettenreaktion (PCR) amplifiziert. Dabei konnten atypische Mykobakterien über alle Gruppen hinweg in 85% der Fälle, Mycobacterium paratuberculosis jedoch in keinem der Fälle nachgewiesen werden. Yersinen traten in 63% bei M. Crohn, 46% bei Colitis ulcerosa und 36% der Vergleichsgruppe auf. Shiga-like-Toxin-Gen fand sich in der Stuhlprobe bei einem Colitis ulcerosa Patienten, ebenso EAE-Gen bei zwei weiteren Patienten. Tropheryma whippelii fand sich in keiner Probe.

Die Untersuchung ergab keinen Hinweis auf eine ursächliche Beteiligung von Bakterien an der Ätiopathogenese chronisch entzündlicher Darmerkrankungen. Es fand sich keine Korrelation zwischen der Prävalenz enteropathogener Bakterien und der Krankheitsaktivität.

Summary

This study examines the prevalence of enteropathogenic bacteria and toxins in chronic inflammatory bowel disease (CIBD). A total of 59 patients was included (33 male, 26 female: mean age: 42 years: 21 Crohn's disease, 14 ulcerative colitis, 24 controls). Obligate pathogenic bacteria were not found. Potentially pathogenic bacteria were found in 61% of stool cultures and in 53% of intestinal tissue cultures in patients with CIBD (control group: 68% and 54%). DNA was extracted from full thickness samples of intestine removed at surgery and bacteria specific sequences were amplified in a Polymerase Chain Reaction (PCR). Atypical mycobacteria were found in 85% in all groups, mycobacterium paratuberculosis was not found. Yersinia species were found in 63% of patients with Crohns disease, in 46% of patients with ulcerative colitis and in 36% of all control patients. EAE-gene was found in stool samples of three patients with ulcerative colitis, one of whom also had shiga-like-toxin. Tropheryma whippelii was not detected.

The results cannot substantiate bacteria as causative agents in surgically treated CIBD. There was no correlation between bacterial findings and disease activity.

Literatur

1. Böddinghaus B, Rogall T, Flohr T, Blöcker H, Böttger EC (1990) Detection and identification of mycobacteria by amplification of rRNA. J Clin Microbiol 28:1751–1759
2. Heesemann J. (1990) Enteropathogene Yersinien. Pathogenitätsfaktoren und neue diagnostische Methoden. Immun Infekt 18:186–191
3. Heidt H, Karch H, Arndt R, Keeser D, Ottenjahn R (1991) Mikrobiologische Befunde bei protrahiert verlaufenden und chronischen Enterokolitiden. Z Gastroenterol 29:618–620
4. Karch H, Meyer T (1989) Single primer pair for amplifying segments of distinct Shiga-Like-Toxin-Genes by Polymerase Chain Reaction. J Clin Microbiol 27:2751–2757
5. Karch H, Böhm H, Schmitt H, Gunzer F, Aleksic S, Heesemann J (1993) Clonal structure and pathogenicity of Shiga-Like-Toxin-producing, sorbitol fermenting Escherichia coli O157:H. J Clin Microbiol 31:1200–1205
6. Morgan KL (1987) Johne's and Crohn's. Chronic inflammatory bowel disease of infectious aetiology? Lancet 1017–1019
7. Relman DA, Schmidt TM, Mac Dermott RP, Falkow S (1992) Identification of the uncultured bacillus of Whipple's Disease. N Engl J Med 327:290–301
8. Rutegard I, Ahsgren L, Stenling R, Nilson T (1990) A simple index for assessment of disease activity in patients with ulcerative colitis. Hepatogastroenterol 37:110–112
9. Sanderson JD, Moss MT, Tizard MLV, Hermon-Taylor J (1992) Mycobacterium paratuberculosis DNA in Crohn's disease tissue. Gut 33:890–896
10. Yu J, Kaper JB (1992) Cloning and characterization of eae gene of enterohaemorrhagic Escherichia coli O157:H7. Mol Microbiol 6:411–417

Dr. med. Friedrich Kallinowski, Chirurgische Universitätsklinik,
Im Neuenheimer Feld 110, D-69120 Heidelberg

Analsphinkter-Segmentanalyse nach ileoanaler Pouchanlage durch 3D-Vektorvolumenmanometerie

Segmental anal sphincter analysis after ileoanal Pouch anastomosis by 3D-vector-volume-manometry

A. J. Kroesen[1], J. Stern[2], H. J. Buhr[1] und C. Herfarth[2]

[1] Abteilung für Allgemein-, Gefäß- und Thoraxchirurgie – Universitätsklinikum Benjamin Franklin – FU Berlin (Direktor: Prof. Dr. H. J. Buhr)
[2] Chirurgische Universitätsklinik Heidelberg (Direktor: Prof. Dr. C. Herfarth)

Einleitung

Nach ileoanaler Pouchanlage (IAP) wegen Colitis ulcerosa und familiärer adenomatöser Polyposis coli kommt es beinahe regelhaft zu einer postoperativen Reduktion der Sphinkterkraft. Dies drückt sich in der frühpostoperativen Phase durch eine Verminderung des Ruhedruckes um ein Drittel bis ein Viertel der präoperativen Druckwerte aus [4, 5]. Zur Genese dieser Druckminderung werden zwei Hypothesen diskutiert. Auf der einen Seite soll die Schädigung durch eine direkte Traumatisierung des M. sphinkter ani internus im Rahmen der ileopouch-analen Anastomose und auf der anderen Seite durch eine indirekte nervale Schädigung der Sakralwurzeln des N. pudendus untersucht werden. Ziel dieser prospektiven Studie war, über getrennte segmentale Analyse der proximalen und caudalen Sphinkterabschnitte zu untersuchen, ob die proximalen Sphinkterabschnitte durch die ileoanale Anastomose stärker geschädigt werden. Eine überwiegende Abnahme der proximalen Abschnitte würde für eine direkte Schädigung sprechen, eine globale Abnahme für eine nervale Schädigung.

Patienten und Methode

Patienten
An der chirurgischen Universitätsklinik Heidelberg wurden vom 01.10.1993 bis 31.08.1994 50 Patenten vor ileoanaler Pouchanlage und nach im Mittel 3 Monaten postoperativ – vor Zurückverlagerung des protektiven Loop-Ileostomas – anal manometriert. Das Durchschnittsalter betrug 34,5 ± 12,2 Jahre (männl.: weibl. = 24:26). 13 der Patienten wiesen als Grunderkrankung eine Polyposis coli und 37 eine Colitis ulcerosa auf.

Chirurgisches Forum 1995
f. experim. u. klinische Forschung
Hierholzer/Seifert/Hartel (Hrsg.)

Operatives Vorgehen

Es wurde ein zweizeitiges Operationsverfahren angewandt. Im ersten Operationsschritt erfolgte die Colektomie, Teilproktektomie, Proktomukosektomie, Formung eines J-Pouches, ileopouchanale Anastomosierung und die Anlage eines protektiven Loop-Ileostomas. Im zweiten Operationsschritt erfolgte nach 10–12 Wochen die Ileostomarückverlagerung. Die ileopouchanale Anastomose wurde durch eine handgenähte Anastomose angelegt [1].

Manometrie

Zur Manometrie wurde ein 5 mm durchmessender flexibler 8-lumiger Manometriekatheter verwandt. Die 8 Meßöffnungen sind auf einer Höhe und radiär jeweils um 45° versetzt angeordnet. Die Meßkanäle werden über eine MUI-Hochdruckpumpe mit 4 ml/Min. perfundiert. Die gemessenen Druckänderungen werden über Druckwandler an einen digitalen Signalwandler (Polygraphen – Fa. Synectics) weitergeleitet und die Daten über einen Computer mit standartisierter Software verarbeitet. Die Manometrie erfolgt im analen Durchzugsverfahren unter Ruhe- und Kontraktionsbedingungen mit einer Durchzugsgeschwindigkeit von 1 cm/Sek., sowie einer stationären Manometrie unter Ermittlung des Ruhe- und Kontraktionsdrucks am Maximum des analen Druckplateaus. Die über die Software errechneten Parameter sind Ruhedruck (RD), Kontraktionsdruck (KD), radiale Asymmetrie in Ruhe (RA/RD), radiale Asymmetrie bei Kontraktion (RA/KD), Vektorvolumen in Ruhe (VV/RD), Vektorvolumen bei Kontraktion (VV/KD). Die sogenannte radiale Asymmetrie (%) errechnet sich hierbei aus der Summe der Druckdifferenzen zwischen den einzelnen Kanälen und den Mitteldrücken aller Kanäle. Der Computer konstruiert ein dreidimensionales Druckdiagramm der Druckverhältnisse im Analkanal. Dieses Diagramm ist in Einzelsegmente von 5 mm Dicke unterteilt. Für jedes Segment läßt sich über die Formel der Fläche eines irregulären Vielecks das Vektorvolumen errechnen. Segment-Vektorvolumen $= 0,5 \cdot \sin\ (360/n) \cdot P_1P_2 + P_2P_3 + ... P_1P_n$. Das Gesamtvektorvolumen errechnet sich aus der Summe der Segmentvektorvolumina.

Zur Segmentanalyse wurde das Druckdiagramm halbiert und jeweils die proximalen und caudalen Segmente addiert und die prozentuale Ab- bzw. Zunahme je Patient errechnet.

Es werden Mittelwerte mit Standardabweichungen angegeben (± SD). Als statistischer Test wird der Student's t-Test angewandt.

Ergebnisse

Die Manometriewerte, radiale Asymmetrie, Vektorvolumenwerte und Ergebnisse der Analsphinktersegmentanalyse sind in der Tabelle 1 zusammengefaßt. Es findet sich eine signifikante Abnahme des analen Ruhe- und Kontraktionsdrucks sowie des Vektorvolumens in Ruhe und bei Kontraktion nach IAP.

Tabelle 1. Ergebnisse der 3D-Vektorvolumenmanometrie und Analsphinktersegmentanalyse vor und nach IAP

n = 50	RD [mmHg]	KD [mmHg]	RA/RD [%]	RA/KD [%]	VV/RD [cm³]	VV/KD [cm³]	Seg. prox.	Seg. caud.
Prae IAP	83,5 ± 24,4	204,7 ± 63,3	11,5 ± 4,1	9,6 ± 3,1	476,0 ± 325,4	1397,0 ± 751,9	37,1% ± 13,6	62,9% ± 13,6
Post IAP	58,1 ± 18,0	173,4 ± 50,6	18,4 ± 7,4	13,0 ± 6,7	248,7 ± 167,5	1042,5 ± 750,3	34,9% ± 13,6	65,1% ± 13,6
p t-test	< 0,0001	< 0,05	< 0,001	< 0,05	< 0,0001	< 0,05	n. s.	n. s.

Ruhedruck (RD), Kontraktionsdruck (KD), radiale Asymmetrie in Ruhe (RA/RD), radiale Asymmetrie bei Kontraktion (RA/KD), Vektorvolumen in Ruhe (VV/RD), Vektorvolumen bei Kontraktion (VV/KD), proximale Analsphinktersegmente (Seg. prox.), caudale Analsphinktersegmente (Seg. caud.)

Außerdem läßt sich eine signifikante Zunahme der radialen Asymmetrie in Ruhe und bei Kontraktion festhalten. Hingegen ergibt die Analyse der proximalen und caudalen Analsphinkteranteile keine signifikante Ab- bzw. Zunahme der Kraftverteilung.

Diskussion

Wie auch schon in anderen Untersuchungen gezeigt, läßt sich in unserem Kollektiv eine frühpostoperative Reduktion des Ruhedrucks um ein Viertel nachvollziehen [4, 5]. Desweiteren lassen sich aus den durchgeführten Untersuchungen folgende Schlüsse ziehen. Die Zunahme der radialen Asymmetrie deutet darauf hin, daß die Minderung der analen Druckwerte nach IAP mit einer Veränderung der Drucksymmetrie des muskulären Analsphinkters einhergeht. Nach dem bisherigen Kenntnisstand lassen sich aus dieser Tatsache jedoch keine Rückschlüsse auf die Genese der Sphinkterschädigung ziehen.

Zu Beginn dieser Studie wurde aufgrund von Einzelbeobachtungen davon ausgegangen, daß durch die pouchanale Anastomose vor allem die proximalen Sphinkteranteile geschädigt werden. Das Ergebnis dieser Studie belegt jedoch eindeutig, daß es zu einer Gesamtbeeinträchtigung der Sphinkterleistung kommt und eine lokalisierte Sphinkterschädigung nicht feststellbar ist. Aufgrund dieser globalen Sphinkterbeeinträchtigung ist eher von einer neurogenen Schädigung des Kontinenzorgans auszugehen.

Eine direkte Schädigung des Sphinkters wurde auch bereits durch andere Autoren verneint, jedoch nicht in dieser Weise manometrisch nachgewiesen [2, 3]. In weiteren Studien sollte zur weiteren Differenzierung Nadel-EMG's abgeleitet werden, um zumindenstens in Einzelfällen sogenannnte Reinervationspotentiale nachzuweisen.

672

Für das operative Vorgehen impliziert dieses Untersuchungsergebnis eine besondere Schonung der nervalen Strukturen besonders im Bereich des caudalen Plexus sacralis.

Zusammenfassung

Bei 50 Patienten wird vor und nach ileoanaler Pouchanlage eine 3D-Vektorvolumenmanometrie durchgeführt. Die manometrischen Daten weisen die bekannte Tatsache einer postoperativen Reduktion des analen Ruhe- und Kontraktionsdrucks nach (Ruhedruck $83,5 \pm 24,4$ $-> 58,1 \pm 18,0$ mmHg; Kontraktionsdruck $204,7 \pm 63,3 -> 173,4 \pm 50,6$ mmHg). Außerdem wird eine signifikante Abnahme des Vektorvolumens und eine signifikante Zunahme der radialen Asymmetrie (Ruhe $11,5 \pm 4,1$ $-> 18,4 \pm 7,4\%$; Kontraktion $9,6 \pm 3,1$ $-> 13,0 \pm 6,7\%$) beobachtet. Über eine Analsphinkter-Segmentanalyse der proximalen und caudalen Analsphinkteranteile läßt sich keine lokalisierte Schädigung der proximalen Sphinkteranteile feststellen, was eine intraoperative neurogene Sphinkterschädigung impliziert.

Summary

A 3D-vector-volume-manometry is performed in 50 patients prior to and post ileoanal pouch procedure. The manometry shows the well known reduction of anal rest and squeeze pressures (Rest-P 83.5 ± 24.4 $-> 58.1 \pm 18.0$ mmHG; Squeeze $204.7 \pm 63.3 -> 173.4 \pm 50.6$ mmHg). Additionaly we found a significant reduction of the vector-volume and an significant increase of the asymmetry-index (Rest 11.5 ± 4.1 $-> 18.4 \pm 7.4\%$; Squeeze 9.6 ± 3.1 $-> 13.0 \pm 6.7\%$). Via a Analysis of the proximal and distal anal sphincter segments we couldn't find a localised damage of the proximal anal sphincter-segments. This supports the theory of a neurogenic anal sphincter impairment during the operation.

Literatur

1. Buhr HJ, Heuschen, UA, Stern J, Herfarth C (1993) Kontinenzerhaltende Operation nach Proktokolektomie. Indikation, Technik und Ergebnisse. Chirurg 64:601–613
2. Chaussade S, Verduron A, Hautefeuille M, Rileight G, Guerre J, Couturier D, Valleur P, Hautefeuille P. (1989) Proctocolectomy and ileoanal pouch anastomosis without conservation of a rectal muscular cuff. Br J Surg 76:273–275
3. Keighley MR, Winslet MC, Flinn R, Kmiot W (1989) Multivariate analysis of factors influencing the results of restorative proctocolectomy. Br J Surg 76:740–744
4. Luukonen P (1988) Manometric follow-up of anal sphinkter function after an ileoanal pouch procedure. Int J Colorect Dis 3:43–46
5. Öresland T, Fasth S, Akervall S, Nordgren S, Hulten L (1990) Manovolumetric and sensory characteristics of the ileoanal J pouch compared with healthy rectum. Br J Surg 77:803–806

Dr. med A. J. Kroesen, Abteilung für Allgemein-, Gefäß- und Thoraxchirurgie, Universitätsklinikum Benjamin Franklin FU Berlin, Hindenburgdamm 30, D-12200 Berlin

Rezidivprophylaxe von Verwachsungen nach Adhäsiolyse
Prevention of Recurrence after division of Adhesions

K.-H. Treutner, P. Bertram, E. Pfeiffer und V. Schumpelick

Chirurgische Klinik – Medizinische Fakultät,
Rheinisch-Westfälische Technische Hochschule Aachen

Der Versuch wurde am 03.05.94 unter dem Zeichen 23.203.2 AC 18,8/92 vom
Regierungspräsident Köln genehmigt

Einleitung

Peritoneale Adhäsionen sind mit 20–41% die häufigste Ursache des mechanischen
Ileus. Bei Lokalisation des Passagehindernisses im Bereich des Dünndarmes steigt
der Anteil von Verwachsungen auf 54–74%. Die Rezidivrate nach chirurgischer
Adhäsiolyse beträgt 11–21% [1]. Aseptisches und atraumatisches Operieren allein
kann diese Problematik nicht lösen. Durch intraabdominelle Applikation von
Lipiden kann das Ausmaß von Verwachsungen beim Ersteingriff reduziert werden
[2]. Es sollte untersucht werden, ob Lipide auch das erneute Auftreten von
Verwachsungen nach Adhäsiolyse verhindern.

Methodik

Es wurden 40 weibliche Chinchilla-Bastard Kaninchen (Charles River, Exertal) mit
einem Körpergewicht von 2833 ± 114 g (Mittelwert $\pm$ SEM) eingesetzt. Die Tiere
wurden unter Standard-Laborbedingungen in Einzelkäfigen mit Wasser (ozoniert,
pH 4,5) und Futter (Herilan®, Eggermann, Rinteln) ad libitum gehalten. Die Einleitung der Narkose erfolgte durch s.c. Injektion von 15 mg Xylazin (Rompun®,
Bayer, Leverkusen) und 65 mg Ketamin (Ketamin® 10%, Sanofi-Ceva, Düsseldorf),
die Vertiefung und Erhaltung durch zwei i.v. Mischinjektionen von 3,5 mg Xylazin
und 16,5 mg Ketamin am Anfang und während der Operation.

Alle Tiere wurden unter sterilen Bedingungen median laparotomiert. Intraoperativ wurden mittels eines geeichten Federstempels mit feinstem Schleifpapier und
einer Bank als Widerlager druckkontrollierte (400 p cm^{-2}) Serosaläsionen an Ileum,
Appendix und Bauchwand mit einer Gesamtfläche von 10 cm^2 gesetzt bis das
Peritoneum nicht mehr spiegelte. Die Bauchhöhle wurde durch fortlaufende Nähte
mit 3/0 Polyglykolsäure (Dexon® II, B.Braun-Dexon, Spangenberg) verschlossen.

Nach 10 Tagen wurden alle Tiere (2904 ± 95 g) randomisiert in 4 Gruppen eingeteilt, erneut laparotomiert und alle Adhäsionen scharf durchtrennt. Vor Verschluß
der Bauchhöhle wurden den Tieren 0,9%ige NaCl-Lösung, Galactolipide, Sphin-

Chirurgisches Forum 1995
f. experim. u. klinische Forschung
Hierholzer/Seifert/Hartel (Hrsg.)
© Springer-Verlag Berlin Heidelberg 1995

golipide (Karlshamns LipidTeknik, Stockholm, Schweden) oder Phospholipide (Lipostabil® N i. v., Rhône-Poulenc-Rorer, Köln) intraabdominell in einem Volumen von 10 ml pro kg Körpergewicht und einer Dosierung von 70 mg pro kg für die Lipide appliziert.

Nach weiteren 10 Tagen wurden die Tiere (2964 ± 99 g) durch i. v. Injektion von 1200 mg Pentobarbital-Na (Narcoren®, Rhone-Merieux, Laupheim) getötet und seziert. Die Adhäsionen wurden nach subtiler Dissektion und Erfassung über ein Digitalisiertablett rechnergestützt vermessen. Aus den deserosierten Arealen und dem Bereich der Verwachsungen wurden Proben zur Lichtmikroskopie mit Sirius Red und Fast Green gefärbt.

Ergebnisse

In der mit NaCl-Lösung behandelten Kontrollgruppe fand sich eine durchschnittliche Adhäsionsfläche von 894 ± 168 mm². Nach intraabdomineller Applikation der Phospholipide war das mittlere Ausmaß der Verwachsungen um 73% geringer (244 ± 76 mm²). Die Gabe von Sphingolipiden erzielte eine Reduktion um 84% auf durchschnittlich 145 ± 32 mm². Bei den mit Galactolipiden behandelten Tieren betrug die Ausdehnung aller Adhäsionen im Mittel nur knapp 13% im Vergleich zur NaCl-Gruppe (115 ± 66 mm²). Alle mit den Lipid-Verbindungen behandelten Gruppen zeigten im Wilcoxon-Test signifikant ($p < 0,05$) kleinere Adhäsionsflächen als die Kontrollgruppe mit physiologischer Kochsalzlösung. Nebenwirkungen der Lipide wurden nicht beobachtet. Die histologische Aufarbeitung der Präparate zeigte bei der Kontrollgruppe im Gegensatz zu den Lipid-Gruppen eine ausgeprägte Neubildung von Bindegewebe.

Diskussion

Das hier verwandte tierexperimentelle Modell zur standardisierten Auslösung und objektiven Vermessung von Adhäsionen wurde schon in vorangegangenen Untersuchungen erfolgreich eingesetzt [3, 4]. Intraabdominell applizierte Kochsalzlösung wird zu schnell resorbiert, um durch Distanzierung der Läsionen die Ausbildung von Verwachsungen reduzieren zu können. Sie wurde hier lediglich in der Kontrollgruppe als wirkstofffreies Volumen eingesetzt. Polare Lipide decken die Serosadefekte während des Heilungsprozesses ab und verringern somit das Ausmaß der Adhäsionen. Dies wurde sowohl von anderen Autoren als auch von uns experimentell belegt [2–6].

Im Gegensatz zu anderen Substanzklassen, die im Hinblick auf ihre Wirksamkeit zur Adhäsionsprophylaxe untersucht wurden, besteht bei der intraabdominellen Applikation von Lipiden kein Hinweis für eine mögliche Beeinträchtigung von Blutgerinnung oder Wundheilung. Die wahrscheinlich ausreichende, einmalige, intraoperative Gabe der Lipide erlaubt eine sichere und einfache Applikation. Zudem werden von den in flüssiger Phase zu verabreichenden Lipidverbindungen alle möglichen, peritonealen Läsionen erreicht, also auch solche, die unbeabsichtigt und unbemerkt durch Hakenzug und Austrocknung entstanden sind.

Während vorangegangene Studien die prophylaktische Wirkung von Lipiden bei der de-novo Bildung von Adhäsionen untersucht haben, wurde diese Substanzgruppe hier erstmals zur Prävention der Readhäsionsbildung eingesetzt. Alle 3 verwandten Verbindungen konnten die Formation von Verwachsungen nach Adhäsiolyse im Vergleich zur Applikation einer gleichen Volumendosis NaCl-Lösung in signifikantem Umfang senken. Zwischen diesen 3 Gruppen gab es nur geringe Unterschiede.

Umfragen aus Großbritannien und der Bundesrepublik Deutschland belegen sowohl die pathogenetische und sozioökonomische Bedeutung peritonealer Adhäsionen, die für knapp 3% aller Laparotomien verantwortlich sind, als auch die beschränkten Möglichkeiten des Chirurgen zur Prophylaxe und Rezidivprophylaxe von Verwachsungen und deren Komplikationen [7, 8]. Die vorliegende Untersuchung zeigt, daß Lipidverbindungen möglicherweise zur Lösung dieser Problematik beitragen können.

Zusammenfassung

Ziel der Studie war die Überprüfung der Wirksamkeit von Lipidverbindungen zur Prophylaxe von erneuten Verwachsungen nach Adhäsiolyse. Bei 40 Kaninchen erfolgte eine definierte Läsion der Serosa von Anteilen des Darmes und der Bauchwand. Nach 10 Tagen wurden die Adhäsionen durchtrennnt und die Kontrollgruppe erhielt 10 ml/kg Körpergewicht physiologischer Kochsalzlösung i.p. Die Behandlungsgruppen erhielten jeweils 70 mg/kg von 3 verschiedenen Lipidverbindungen. Nach weiteren 10 Tagen wurden die Verwachsungsflächen computergestützt vermessen. Die Applikation von Phospholipiden (244 mm^2), Sphingolipiden (145 mm^2) und Galactolipiden (115 mm^2) führte zu einer signifikanten Reduktion der Adhäsionsflächen im Vergleich zur Kontrollgruppe (894 mm^2).

Summary

Aim of the study was to evaluate the prophylactic capacity of lipid compounds for prevention of reformation of adhesions. 40 rabbits unterwent defined abrasion of the serosa of the intestine and the abdominal wall. After 10 days the adhesions were divided and the control group received 10 ml/kg body weight of normal saline i.p.. The treatment groups received 70 mg/kg of 3 different lipid compounds in the same amount of fluid. After another 10 days the adhesions were assessed by computer aided morphometry. The administration of phospholipids (244 mm^2), sphingolipids (145 mm^2), and galactolipids (115 mm^2) resulted in a significant reduction of adhesions compared to the controls (894 mm^2).

Literatur

1. Menzies D (1992) Peritoneal adhesions – incidence, cause, and prevention. Surg. Annu. 24:27–45
2. Treutner KH, Bertram P, Lerch MM, Klimaszewski M, Petrovic-Källholm S, Sobesky J, Winkeltau G, Schumpelick V (1995) Prevention of postoperative adhesions by single intraperitoneal medication. J Surg Res (im Druck)
3. Treutner KH, Bertram P, Klimaszewski M, Schumpelick V (1993) Neue tierexperimentelle Studien zur Adhäsionsprophylaxe. Langenbecks Arch Chir, Forumband 1993:151–154
4. Treutner KH, Klimaszewski M, Bertram P, Schumpelick V (1994) Adhäsionsprophylaxe mit Lipidverbindungen. Langenbecks Archiv für Chirurgie, Forumband 1994:45–48
5. Ar'Rajab A, Ahren B, Rozga J, Bengmark S (1991) Phosphatidylcholine prevents postoperative peritoneal adhesions: an experimental study in the rat. J Surg Res 50:212–215
6. Snoj M, Ar'Rajab A, Ahren B, Bengmark S (1992) Effect of phosphatidylcholine on postoperative adhesions after small bowel anastomosis in the rat. Br J Surg 79:427–429
7. Scott-Coombes DM, Thompson JN, Vipond MN (1993) General surgeons' attitudes to the treatment and prevention of abdominal adhesions. Ann R Coll Surg Engl 75:123–128
8. Treutner KH, Bertram P, Löser S, Winkeltau G, Schumpelick V (1995) Prophylaxe und Therapie intraabdomineller Adhäsionen – Eine Umfrage an 1200 Kliniken in Deutschland. Chirurg (im Druck)

Dr. med. K.-H. Treutner, Chirurgische Klinik, RWTH Aachen, Pauwelsstr. 30, D-52057 Aachen

Standardoperation versus geplante Relaparotomie/Etappenlavage bei Peritonitis
Eine Fall-Kontrollstudie

Standard operation versus plannel relaparotomy in peritonitis.
A case control study

A. Wolmershäuser[1], T. Hau[2], C. Ohmann[1], Q. Yang[1] und die Arbeitsgemeinschaft Peritonitis der Surgical Infection Society

[1] Klinik für Allgemein- und Unfallchirurgie, Heinrich-Heine-Universität,
  Direktor: Prof. Dr. H. D. Röher
[2] Allgemeinchirurgische Abteilung, Nordwestkrankenhaus Sanderbusch, Sande

Bei der Behandlung besonders schwerer Peritonitiden wird die geplante Relaparotomie bzw. die Etappenlavage als mögliche Alternative zur Standardtherapie diskutiert. Für eine Bewertung dieses Therapieansatzes stehen bisher nur historische Vergleiche oder unkontrollierte Studien, die beobachtete mit erwarteten Sterberaten vergleichen, zur Verfügung [1]. Prospektive randomisierte Studien wurden an einzelnen Stellen geplant, konnten jedoch bisher nicht erfolgreich abgeschlossen werden. Wir haben daher eine Fall-Kontroll-Studie durchgeführt, bei der wir das standardmäßige Vorgehen mit primärer Herdsanierung mit einer geplanten Relaparotomie/Etappenlavage bei Patienten mit ähnlicher Erkrankungsschwere verglichen haben.

Patienten und Methode

In einer prospektiven Studie an 18 Kliniken wurden 355 Patienten mit einer operativ gesicherten Peritonitis im Zeitraum vom 15.10.1992 bis 15.10.1993 erfaßt [2]. Bei jedem Patienten wurden ein computergerechter Aufnahmebogen (prä- und intraoperativer Befund), ein Verlaufsbogen mit täglicher Dokumentation von Organversagen und Komplikationen und ein Mikrobiologiebogen angelegt [3]. Die Daten wurden anonymisiert an ein zentrales Studiensekretariat gesandt und dort auf Qualität und Vollständigkeit überprüft. Auf das therapeutische Vorgehen in den einzelnen Zentren wurde kein Einfluß ausgeübt.

In die Testgruppe wurden alle Patienten mit einer geplanten Relaparotomie/Etappenlavage, aufgenommen, wobei solche Patienten berücksichtigt wurden, bei denen die Planung einer Reoperation bereits am Ende der Primäroperation erfolgte und die Relaparotomie spätestens am dritten postoperativen Tag durchgeführt wurde. Jedem Patienten mit einer Relaparotomie/Etappenlavage (case) wurde dann ein Kontrollpatient (control) zugeordnet, bei dem ausschließllich eine primäre chirurgische Herdsanierung geplant war. Die Paarbildung erfolgte nach folgenden Kriterien: APACHE II ± 3, Alter ± 10 Jahre, Perforation (ja, nein), Ausgangsherd Appendix (ja, nein), Herdsanierung (ja, nein). Bei der Paarbildung wurden die wesentlichen

Chirurgisches Forum 1995
f. experim. u. klinische Forschung
Hierholzer/Seifert/Hartel (Hrsg.)
© Springer-Verlag Berlin Heidelberg 1995

prognostischen Faktoren, wie z.B. der APACHE II-Score und der Parameter „Herdsanierung bei Primär-Op" berücksichtigt. Zielkriterien stellten die Mortalität, die Rate infektiöser Komplikationen, die Rate ungeplanter Relaparotomien, das multiple Organversagen und die Intensivstationsverweildauer dar. Die statistische Testung erfolgte mit dem McNemar-Test.

Ergebnisse

Insgesamt 49 Patienten wurden gemäß der Einschlußkriterien mit einer geplanten Relaparotomie/Etappenlavage behandelt. Gemäß der Paarungskriterien konnten 38 Kontrollpatienten mit Standardtherapie gefunden werden, so daß insgesamt 38 Pär-

Tabelle. Komplikationen

Komplikation	Fälle (n = 38)	Kontrollen (n = 38)	p-Wert[1]
Infektiöse Komplikationen (%)	68	39	0,01
−Nahtinsuffizienz	16	0	0,05
− Abszeß	13	3	n.s.
− Platzbauch	3	3	n.s.
− Fistel	13	3	n.s.
− Blutung	11	0	n.s.
− andere intraabd. Inf.	16	0	0,05
− Wundinfektion	18	13	n.s.
− Sepsis	45	18	0,05
− Pneumonie	26	16	n.s.
− Weichteilinfektion	11	0	n.s.
− andere bakt. Inf.	5	0	n.s.
Multiples Organversagen (%)[2]	50	24	0,01
Ungeplante Relaparotomie (%)	21	8	n.s.
Tod (%)	21	13	n.s.

[1] McNemar Test, n.s. = nicht signifikant
[2] Goris-Score $\geq$ 5 postoperativ

chen für die Analyse zur Verfügung standen. Beide Gruppen waren vergleichbar sowohl im Hinblick auf den präoperativen Status als auch im Hinblick auf Charakteristika der Peritonitis. Unterschiede bezüglich der Mortalität wurden nicht gefunden. In der Testgruppe (Relaparotomie/Etappenlavage) war die Anzahl der Patienten mit infektiösen Komplikationen, insbesondere Sepsis und Nahtinsuffizienz, signifikant erhöht (Tabelle). Darüber hinaus entwickelten in der Testgruppe statistisch signifikant mehr Patienten ein multiples Organversagen als in der Kontrollgruppe (Goris-Score im Verlauf ≥ 5 [4]). Die Intensivstationverweildauer war in der Testgruppe etwa doppelt so groß wie in der Kontrollgruppe (Median: 12,5 versus 3, $p < 0,001$). Bei den übrigen Zielkriterien ergab sich kein statistisch signifikanter Unterschied. Die Zahl der ungeplanten Relaparotomien war in beiden Gruppen nicht verschieden.

Schlußfolgerungen

Im Gegensatz zu unkontrollierten Studien bzw. Studien mit historischem Vergleich konnte in unseren Untersuchungen die Überlegenheit der geplanten Relaparotomie/Etappenlavage bei Patienten mit schwerer Peritonitis nicht festgestellt werden. Vorteile im Hinblick auf die Mortalität und eine Vermeidung ungeplanter Relaparotomien wurden nicht gefunden. Statt dessen war die Rate der septischen bzw. insgesamt der infektiösen Komplikationen signifikant erhöht. Die insgesamt geringe Fallzahl erlaubt zwar keine endgültigen Schlüsse, jedoch kann festgestellt werden, daß das Verfahren der geplanten Relaparotomie/Etappenlavage erheblich belastender für den Patienten zu sein scheint, wobei ein Vorteil im Hinblick auf die Mortalität nicht nachgewiesen werden konnte.

Zusammenfassung

In einer prospektiven Studie an 18 Kliniken wurden 355 Patienten mit einer operativ gesicherten Peritonitis erfaßt. Jedem Patienten mit einer geplanten Relaparotomie/Etappenlavage wurde gemäß folgender Paarungskriterien ein Kontrollpatient mit Standardoperation zugeordnet: APACHE II ± 3, Alter ± 10 Jahre, Perforation (ja, nein), Ausgangsherd Appendix (ja, nein) und Herdsanierung (ja, nein). Zielkriterien stellten die Mortalität, die Rate infektiöser Komplikationen, die Rate ungeplanter Relaparotomien, das multiple Organversagen und die Intensivstationsverweildauer dar. Insgesamt konnten 38 Paare analysiert werden. In der Testgruppe (Relaparotomie/Etappenlavage) war die Anzahl der Patienten mit infektiösen Komplikationen signifikant erhöht. Hinsichtlich der Mortalität wurde kein Unterschied gefunden. Die Relaparotomie/Etappenlavage scheint erheblich belastender für den Patienten zu sein, wobei ein Vorteil im Hinblick auf die Mortalität nicht nachgewiesen werden konnte.

Summary

In a prospective study at 18 surgical hospitals 355 patients with operative proven peritonitis were included. To each test-patient with a planned relaparotomy/etappenlavage a control-patient with standard operation was allocated according to the following criteria: APACHE II ± 3, age ± 10 years, perforation (yes, no), side of origin appendix (yes, no), definitive operative solution (yes, no). All together 38 mached pairs could be analysed. In the testgroup (relaparotomy/etappenlavage) the number of patients with infectious complications was significantly increased. There was no difference concerning mortality. Relaparotomy/etappenlavage imposes a strain to the patient, advantages concerning mortality could not be demonstrated.

Literatur

1. Wittmann DH, Bausal N, Bergstein JM, Wallace JR, Wiltmann MM, Aprahamian C (1994) Staged abdominal repair compares favorably with conventional operative therapy for intraabdominal infections when adjusting for prognostic factors with a logistic model. Theoretical Surgery 9:201–207
2. Wolmershäuser A, Ohmann C, Wacha H, Dittmer R und die Arbeitsgemeinschaft Peritonitis der deutschsprachigen SIS-E-Mitglieder (1994) Multizentrische Peritonitisstudie: Zwischenauswertung. In: Wacha H, Stat PM (Hrsg): Anaerobierinfektionen in der Chirurgie III. Abszesse: Aktuelle Diagnostik und Therapie, SMV Verlag, Gräfelfing 111–117
3. Goris RJA, te Bockhorst TPA, Nuytinck KS, Gimbrère JSF (1985) Multiple organ failure. Generalized autodestructive inflammation? Arch Surg 120:1109–1115
4. Nyström PO, Bax R, Dellinger PE, Dominioni L, Knaus WA, Meakins JL, Ohmann C, Solomkin JS, Wacha H, Wittmann DH (1990) Proposed definitions for diagnosis, severity scoring, stratification, and outcome for trials on intra-abdominal infection. World J Surg 14:148–158

Hyperinnervation der Appendix als Ursache für den akuten rechtseitigen Unterbauchschmerz bei blander Appendix

Hyperinnervation of appendix as cause of right lower abdominal pain in the non-acute inflamed appendix

P. Di Sebastiano[1], H. Friess[1], A. Breuninger[1], H.G. Beger[2], E. Weihe[3] und M.W. Büchler[1]

[1] Klinik für Viszerale und Transplantationschirurgie, Universität Bern, Inselspital, Schweiz
[2] Abteilung für Allgemeine Chirurgie, Universität Ulm, Deutschland
[3] Anatomisches Institut, Universität Marburg, Deutschland

Einleitung

Die Appendektomie als Notfalleingriff stellt in der Abdominalchirurgie den häufigsten operativen Eingriff dar. Geleitet vom klinischen Untersuchungsbefund und klinisch chemischen Parametern beträgt die Rate von falsch-positiven Entscheidungen zur Appendektomie selbst in erfahrenen Händen 30%–40% [1]. Die Ursachen für das Auftreten des akuten rechtseitigen Unterbauchschmerzes bei nicht akut entzündeter Appendix sind unbekannt.

Ein Teil der Patienten mit akuten rechtseitigen Unterbauchschmerzen ohne Appendizitis zeigt bei der histologischen Aufarbeitung der Appendix vergrößerte Lymphfollikel, eine vermehrte Infiltration durch Plasmazellen, Fibrose und eine partielle oder totale Obliteration des Appendixlumens. Es wurde zudem die Hypothese aufgeworfen, daß neuroendokrine Zellen und die Proliferation von Nervenfasern bei der Pathogenese des akuten rechtseitigen Unterbauchschmerzes in Abwesenheit einer Appendizitis eine Rolle spielen könnten. Ähnliche pathologische Veränderungen des enterischen Nervensystems (ENS) sind bei Patienten mit entzündlichen Darmerkrankungen berichtet worden. Ziel unserer immunhistochemischen Untersuchung war es, die Innervation der Appendix bei Patienten mit akuten rechtseitigen Unterbauchschmerzen bei akuter Appendizitis und bei Abwesenheit einer akuten Appendizitis zu studieren.

Patienten und Methoden

30 Patienten (11 Männer, 19 Frauen, medianes Alter: 23 Jahre), welche mit akuten rechtseitigen Unterbauchschmerzen hospitalisiert wurden, konnten in die Studie eingeschlossen werden. Bei allen Patienten erfolgte eine Appendektomie wegen der klinischen Verdachtsdiagnose einer akuten Appendizitis. 14 Appendices von zuvor gesunden Multiorganspendern (6 Männer, 8 Frauen, medianes Alter: 27 Jahre) dienten als Kontrollgewebe. Nach Organentnahme erfolgte die sofortige Fixation in Bouinscher Lösung für 24 Stunden. Von jedem Appendix wurden mindestens 2 Querschnitte von unterschiedlichen Lokalisationen für die immunhistochemischen

Chirurgisches Forum 1995
f. experim. u. klinische Forschung
Hierholzer/Seifert/Hartel (Hrsg.)
© Springer-Verlag Berlin Heidelberg 1995

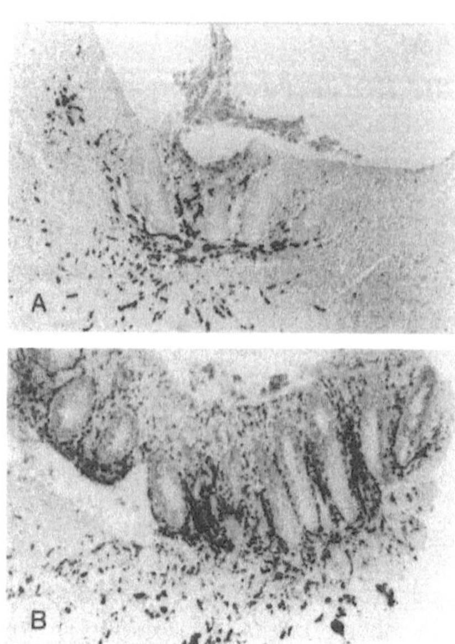

Abb. 1. PGP 9.5 Immunoreaktivität in der Appendix von Patienten mit akuter Appendizitis (A)
und bei Patienten mit akuten rechtseitigen Unterbauchschmerzen ohne Appendizitis (B). Starke
Zunahme der PGP 9.5 Immunoreaktivität, als Zeichen einer neuronalen Proliferation, bei Patienten
mit akuten rechtseitigen Unterbauchschmerzen ohne Appendizitis.

Tabelle 1. Neuropeptidgehalt in der Mukosa der humanen Appendix

Immunreaktives Peptid	Gesunde Kontrollen	Akute Appendizitis	Nicht akute Appendizitis
PGP 9.5	++	++	+++++
Substanz P (SP)	+	+	+++
Vasoactive intestinal Polypeptide (VIP)	+	+	++

+++++ starke Immunoreaktivität; +++ mäßiggradige Immunoreaktivität;
++ wenig Immunoreaktivität; + vereinzelt positive Immunoreaktivität.
Die Graduierung wurde von zwei unabhängigen Untersuchern vorgenommen und basierte auf der
Evaluation von 4–8 horizontalen Schnitten von jeder Gewebeprobe.

Analysen herangezogen. Nach Anfertigung von Serienschnitten (4–7 µm) erfolgte
die immunhistochemische Aufarbeitung mit Antiseren für den panneuronalen
Marker PGP 9.5 (protein gene product 9.5), Substanz P (SP) und Vasoactive Intestinal Polypeptide (VIP). Parallel hierzu wurden Haematoxilin-Eosin (HE) Schnitte
zur histopathologischen Beurteilung der morphologischen Alterationen der entnommenen Appendices angefertigt. Bei der unabhängigen histopathologischen

Auswertung wurden 15 Appendices als akute Appendizitis und die verbleibenden 15 Präparate als Appendices ohne Zeichen einer akuten Entzündungsreaktion klassifiziert (nicht akute Appendizitis). Die 14 Appendices von den gesunden Organspendern, welche ebenfalls keine Entzündungszeichen aufwiesen, dienten als Kontrolle. Zwei unabhängige Untersucher führten die immmunhistochemische Auswertung ohne Kenntnis der histomorphologischen Klassifikation der studierten Präparate aus. Die subjektive Quantifizierung der Immunreaktion wurde mit einer computergesteuerten Videoimage-Analyse reevaluiert und quantifiziert. Die Ergebnisse sind als Mittelwert ± SEM dargestellt.

Ergebnisse

Kontrollgruppe

In den Appendices von gesunden Organspendern zeigte PGP 9.5 die stärkste Immunoreaktivität im basalen Anteil der Mukosa. Plexi mit PGP 9.5 immunoreaktiven Nervenfasern erstreckten sich von der Submukosa bis zur Lamina propria mukosae. Im Vergleich zur PGP 9.5 Immunoreaktivität in den basalen Mukosaanteilen zeigte sich die Intensität von immunoreaktiven Nervenfasern im Bereich der tieferen Submukosa deutlich schwächer, oder es konnten nur kleine Akkumulationen von PGP 9.5 positiven Neuronen im submukösen Plexus visualisiert werden. In der Muskularis bildeten PGP 9.5 positive Nervenfasern einen dichten Plexus zwischen den glatten Muskelzellen. Die Immunoreaktivität der PGP 9.5 positiven Nervenfasern erreichte die Hälfte von derjenigen in der basalen Mukosa. In den äußeren Anteilen der Muskularis war eine größere Anzahl von PGP 9.5 immunoreaktiven intrinsischen Neuronen nachweisbar, welche 3–5 zusammenhängende Cluster, bestehend aus 5–10 Zellen bildeten. Substanz P und VIP zeigten eine ähnliche Verteilung wie PGP 9.5 bei jedoch deutlich geringerer Intensität der Immunreaktion.

Akute Appendizitis

Appendices mit akuter Entzündung wiesen eine verminderte Immunoreaktivität für PGP 9.5, Substanz P und VIP im entzündlichen Ödem, in Arealen mit schwerer Leukozyteninfiltration oder in Gebieten mit Abszeßformationen auf. Diese Reduktion der Immunoreaktivität war für alle drei Parameter besonders in der basalen Mukosa ausgeprägt und war proportional zur Infiltration des Gewebes mit neutrophilen Leukozyten und der Destruktion der normalen Anatomie der Appendices.

Areale mit einer weniger stark ausgeprägten Entzündung, welche noch eine relativ intakte Wandarchitektur in den HE Schnitten aufzeigten, wiesen eine Verteilung und Dichte von PGP 9.5 und der Neuropeptide auf, welche vergleichbar zu der in den gesunden Kontrollappendices war.

Nicht akute Appendizitis

Obgleich dieses Patientenkollektiv wegen akuten rechtseitigen Unterbauchschmerzen appendektomiert wurde, fanden sich histomorphologisch keine akuten Appen-

684

dizitis-Charakteristika. Vor allem in der Grenzschicht zwischen Mukosa und Submukosa konnte jedoch eine vermehrte Anzahl von Lymphozyten, Plasmazellen und Monozyten beobachtet werden. Die Lymphfollikel der Appendixwand waren oftmals vergrößert und zeigten ein gut entwickeltes Keimzentrum.

In der basalen Mukosa war eine deutliche Zunahme der Immunoreaktivität für PGP 9.5 positive Nervenfasern im Vergleich zur akuten Appendizitis und den gesunden Kontrollappendices nachweisbar (Abbildung 1). Ein signifikant höherer Anteil dieser Nervenfasern zeigte ebenso Substanz P-Immunoreaktivität. Die Immunreaktion war vor allem in der basalen Mukosa und der angrenzenden Lamina propria mucosae und zu einem geringeren Prozentsatz ebenso in der Tunica muscularis vorhanden (Tabelle 1).

Die Quantifizierung der immunhistochemischen Ergebnisse zeigte eine signifikante Zunahme ($p < 0,01$) der PGP 9.5 Immunoreaktivität in der Mukosa bei nicht akuter Appendizitis ($11,0 \pm 3,1\%$) im Vergleich zu Patienten mit akuter Appendizitis ($3,9 \pm 1,8\%$) sowie den gesunden Kontrollappendices ($5,0 \pm 1,2\%$) (Abbildung 1). Parallel hierzu war eine signifikante ($p < 0,05$) Zunahme der Substanz P-immunoreaktiven Nervenfasern und in einem geringen Ausmaß der VIP immunoreaktiven Nervenfasern zu verzeichnen.

Diskussion

Im Rahmen unserer prospektiven Untersuchung konnte gezeigt werden, daß Patienten mit akuten rechtseitigen Unterbauchschmerzen in Abwesenheit einer akuten Appendizitis eine signifikante Zunahme der Gesamtinnervation der Appendix aufweisen. Ähnlich wie beim Morbus Crohn und der Colitis ulcerosa, bei denen bereits früher Alterationen von Mitgliedern der Tachykinin-Familie und hier vor allem von Substanz P und VIP als pathogenetische Parameter charakterisiert werden konnten, scheinen auch bei Erkrankungen der Appendix Nervenveränderungen eine wichtige pathophysiologische Rolle zu spielen. Die starke Zunahme der Immunoreaktivität für den panneuronalen Marker PGP 9.5 bei Patienten mit akuten rechtseitigen Unterbauchschmerzen in Abwesenheit einer akuten Appendicites weist auf eine Neuroproliferation in der Appendix hin. Die Mehrzahl dieser proliferierten Nervenfasern war hierbei vor allem Substanz P-positiv, so daß die Vermutung nahe liegt, daß der Anstieg dieses Neurotransmitters bei der Genese dieses akuten Schmerzereignisses eine wesentliche Rolle spielen könnte. Außerdem gibt es Hinweise darauf, daß die Zunahme von Substanz P mit spastischen Kontraktionen und einer gestörten Peristaltik des Gastrointestinaltraktes assoziiert sein kann, was wiederum für die Schmerzsymptomatik verantwortlich sein könnte. Es liegt daher nahe, daß Patienten bei denen unter der klinischen Verdachtsdiagnose einer akuten Appendizitis eine Appendektomie vorgenommen wird und die histomorphologisch nicht die Kriterien einer akuten Appendizitis aufweisen, die Proliferation von Nervenfasern für das akute Schmerzereignis verantwortlich ist. Obgleich diese Patienten bisher postoperativ als chirurgische Fehldiagnose einer akuten Appendizitis beurteilt wurden, zeigen unsere Untersuchungen eindeutig einen pathologischen Befund, der bisher nicht bekannt war, und welchem in Zukunft bei der pathologischen Routineaufarbeitung ein vermehrtes Augenmerk gewidmet werden sollte.

Zusammenfassung

Bei 30% der Patienten, die aufgrund von akuten rechtseitigen Unterbauchschmer-zen appendektomiert werden, findet sich histomorphologisch kein Anhalt für eine akute Appendizitis. Die Ursachen für den akuten rechtseitigen Unterbauchschmerz sind bisher nicht bekannt. Ziel unserer prospektiven klinischen Untersuchung war es daher herauszufinden, ob Veränderungen von Neurotransmittern in der Pathogenese dieses akuten Schmerzereignisses eine Rolle spielen können. Mittels immunhisto-chemischen Färbungen mit spezifischen Antikörpern gegen den panneuronalen Marker PGP 9,5, den sensorischen Neurotransmitter Substanz P und den Neuro-transmitter VIP, konnte erstmals aufgezeigt werden, daß in diesen, nicht akut ent-zündeten Appendices, eine erhebliche Neuroproliferation, vor allem in der basalen Mukosa, stattfindet. Diese Zunahme der Nervenfasern ist mit einer Steigerung der Immunoreaktivität für Substanz P und in einem geringeren Ausmaß mit VIP assozi-iert. Es liegt daher nahe, daß diese Neuroproliferation in Kombination mit einer Zunahme des Schmerzneurotransmitters Substanz P bei der Pathogenese des akuten rechtseitigen Unterbauchschmerzes in Abwesenheit einer akuten Entzündung eine wichtige Komponente darstellt.

Summary

30% of patients undergoing acute appendectomy do not exhibit histological findings of acute inflammation. The causes of acute right lower abdominal pain in these patients are unknown. Therefore, the aim of our present study was to analyse if neu-ronal alterations are involved in this disorder. By immunohistochemistry we found a significant increase of PGP 9.5 immunoreaticivity in the mucosal layer ($p < 0.01$) in patients with acute right lower abdominal pain without appendicitis ($11.0 \pm 3.1\%$) in comparison with patients with acute appendicitis ($3.9 \pm 0.8\%$) or healthy controls ($5.0 \pm 1.2\%$). Likewise, a significant increase of immunoreactive nerve fiber staining of substance P and to a lesser extent of VIP was observed in patients with acute right lower abdominal pain without appendicitis compared to acute appendici-tis or healthy controls ($p < 0.05$). These findings suggest that neuroproliferation in the appendix in association with an increase of the neurotransmitters substance P and VIP might be pathophysiological factors in patients with acute right lower abdominal pain in the absence of acute appendicitis.

Literatur

1. Lau WY, Fan ST, Yiu TF, Chu KW, Suen HC, Wong KK (1986) The clinical significance of routine histopathologic study of the resected appendix and safety of appendiceal inversion. Surg Gynecol Obstet 162:256–258
2. Masson P. Neuronal proliferation in the vermiform appendix (1932) Cytology of the nervous system Vol III W Penfield (ed) 1095–1130
3. Zentel HJ, Weihe E (1991) The neuro-B cell link of peptidergic innervation in the bursa Fabricii. Brain Behav Immun 5:132–147

686

4. Goldin E, Karmeli F, Selinger Z, and Rachmilewitz D (1989) Colonic substance P levels are increased in ulcerative colitis and decreased in chronic severe constipation. Digestive Diseases and Science Vol 34, pp 754–757
5. Mantyh DW, Mantyh CR, Gates T, Vigna SR, Maggio JE (1988) Receptors bindings sites for substance P and substance K in the canine gastrointestional tract and their possible role in inflammatory bowel disease. Neuroscience, 25, 817–837

Dr. med. P. Di Sebastiano, Klinik für Viszerale und Transplantationschirurgie, Universität Bern, Inselspital, CH-3010 Bern/Schweiz

Hinweis auf eine veränderte IgA-Sekretion nach Neuropeptidstimulierung der Dünndarmmukosa bei M. Crohn

Suggestive evidence for a changed IgA-secretion in neuropeptide-stimulated mucosa of small bowel during Crohn's disease

T. Gottwald, T. Baartz, R. Stead und H. D. Becker

Chirurgische Klinik, Abteilung für Allgemeine Chirurgie und Poliklinik, Universität Tübingen

Einleitung

Obwohl die Pathogenese von M. Crohn weiter unklar ist, sind immunologische Veränderungen der entzündlich veränderten Darmschleimhaut während dieser Erkrankung offenkundig [1]. Anders als Colitis ulcerosa kann M.Crohn auch außerhalb des Darmes auftreten und gilt deshalb als Systemerkrankung [2]. Nun mehren sich morphologische und funktionelle Daten, die eine Interaktion zwischen Immun- und Nervensystem wahrscheinlich machen; das gilt auch für den Gastrointestinaltrakt [3]. *In-vitro*-Untersuchungen ergaben, daß Plasmazellen aus dem Darm in ihrer Immunglobulinsynthese durch Neuropeptide beeinflußbar sind [4]. Am Tiermodell konnte gezeigt werden, daß Manipulationen am N.vagus IgA-Gehalt und -Sekretion der Plasmazellen in der Lamina propria des Dünndarms zu beeinflussen scheinen [5]. Die meisten Arbeiten zur lokalen humoralen Immunität des Dünndarms bei M. Crohn befaßten sich mit der Beschreibung der Phänomene in befallenen Arealen von Ileum und Colon. Dabei wurde nicht klar, ob die Veränderungen Ursache oder Folge der intestinalen Entzündung sind. Die erste *in-vivo*-Untersuchung an nicht befallenem Dünndarmgewebe ergab eine signifikant niedrigere IgA-Sekretion in nicht befallener Mukosa von Crohn-Patienten [6].

Ziel der vorliegenden Arbeit war es nun, den Einfluß der Neuropeptide Substanz P (SP) und VIP auf die IgA-Sekretion von Dünndarmbiopsaten bei Kontrollen (Patienten mit anderen gastrointestinalen Erkrankungen) und M.Crohn zu untersuchen.

Material und Methoden

In den Versuch kamen endoskopisch gewonnene Biopsate aus dem oberen Jejunum von Patienten mit nichtentzündlichen Erkrankungen des Gastrointestinaltraktes und intraoperativ gewonnene Proben des unteren Ileum von Crohn-Patienten, die zum Zeitpunkt der Entnahme keine immunsuppressive Therapie erhielten und wegen Stenosen o.ä. operiert wurden. Die Proben wurden sofort in gepufferter Hank'scher Lösung bei 37°C für 3 Stunden (diese Zeitspanne hatte sich in Vorversuchen als

Chirurgisches Forum 1995
f. experim. u. klinische Forschung
Hierholzer/Seifert/Hartel (Hrsg.)
© Springer-Verlag Berlin Heidelberg 1995

praktikabel herausgestellt) in einem CO_2-begasten Brutschrank inkubiert. In der ersten Gruppe (n = 7) wurden je 3 endoskopische Biopsate aus benachbarten Arealen des jeweiligen Jejunum ohne weitere Behandlung nach diesen drei Stunden homogenisiert, der IgA-Gehalt normalisiert auf den Eiweißgehalt (Biorad®-Assay) im ELISA bestimmt. Diese Mehrfachbestimmung des Basalwertes war notwendig, um auszuschließen, daß etwaige spätere Unterschiede nicht durch intraindividuelle Variabilität bedingt sein würden. In der nächsten Versuchsreihe wurden die Biopsate mit verschiedenen Konzentrationen SP und VIP ($10^{-8}-10^{-12}$ molar) 3 Stunden inkubiert, der IgA-Gehalt im Homogenisat mit dem jeweiligen Basalwert verglichen (n = 5). Im dritten Ansatz wurden chirurgische Biopsate aus nichtbefallenem Ileum von Crohn-Patienten dem gleichen Verfahren unterzogen (n = 4).

Ergebnisse

Die IgA-Werte der unbehandelten Kontrollen (Gruppe 1) waren ohne Unterschied (Varianzanalyse: F = 0,54; p = 0,593). Im einzelnen ergaben sich folgende Werte für die drei verschiedenen Areale: $367,9 \pm 285,8$, $837,6 \pm 1118,4$ und $755,6 \pm 1060,4$ (ng IgA/mg Protein; $\pm$ Standardabweichung).

Die dreistündige Inkubation der Kontrollbiopsate (Gruppe 2) mit VIP zeigte bei keiner der drei Konzentrationen eine signifikante Veränderung der IgA-Konzentration gegenüber dem Basalwert. Anders verhielt sich das bei Stimulation mit SP. Während bei 10^{-8} und 10^{-9} M nur eine tendenzielle Erhöhung zu verzeichnen war, stieg die IgA-Konzentration bei 10^{-11} signifikant an (Varianzanalyse: F = 5,74; p = 0,044). Die Ergebnisse sind in Tabelle 1 zusammengefaßt.Umgekehrt reagierte das Gewebe der Crohn-Patienten (n = 4). Nach SP- wie auch nach VIP-Gabe waren die IgA-Werte in den Ileum-Stücken signifikant niedriger als die dazugehörenden Basalwerte (Varianzanalyse: F = 5,45; p = 0,028). Allerdings wiesen die Crohn-Patienten deutlich höhere Ausgangswerte auf (Tabelle 2).

Tabelle 1. Effekt von SP auf die IgA-Sekretion der Darmmukosa (µg IgA/mg Protein)

Probe Patient	Basal	SP $7\cdot10^{-8}$M	SP $7\cdot10$M^{-9}	SP $7\cdot10^{-11}$M
1	2,86	1,99	1,95	4,24
2	4,56	5,30	15,8	5,71
3	4,42	12,99	3,39	11,90
4	2,30	4,27	3,36	9,34
5	5,78	7,65	4,80	6,70
Mittelwert $\pm$ SA	$3,98 \pm 1,4$	$6,44 \pm 4,19$	$5,86 \pm 5,65$	$7,58 \pm 3,0$
Varianzanalyse		F = 1,55 p = 0,249	F = 0,52 p = 0,491	F = 5,74 p = 0,044

Tabelle 2. Effekt von SP und VIP auf die IgA-Sekretion der Darmmukosa bei M. Crohn (μg IgA/mg Protein)

Probe Patient	Basal	SP $7 \cdot 10^{-8}$M	SP $7 \cdot 10^{-9}$M	SP $7 \cdot 10^{-11}$M
1	14,21	0,456	1,48	10,70
2	13,90	–	–	4,75
3	13,41	11,62	9,92	8,74
4	13,29	–	7,49	11,23
Mittelwert ± SA	13,70 ± 0,43	6,04 ± 7,89	6,29 ± 4,34	8,85 ± 2,93
Varianzanalyse		F = 4,98	F = 12,27	F = 10,66
		p = 0,097	p = 0,017	p = 0,017

Probe Patient	Basal	VIP $1,5 \cdot 10^{-9}$M	VIP $1,5 \cdot 10^{-11}$M	VIP $1,5 \cdot 10^{-13}$M
1	14,21	11,89	3,95	8,2
2	13,90	–	2,41	–
3	13,41	13,94	11,14	–
4	13,29	36,68	7,32	5,79
Mittelwert ± SA	13,70 ± 0,43	20,84 ± 13,76	6,20 ± 3,88	6,99 ± 1,70
Varianzanalyse		F = 1,15	F = 14,78	F = 69,42
		p = 0,332	p = 0,009	p = 0,001

Diskussion

Die spontane IgA-Sekretion separater Biopsate aus einem umschriebenen Areal der Dünndarmmukosa unterscheidet sich nicht signifikant (Gruppe 1). Somit war für das weitere Vorgehen eine einzige Biopsie pro Ansatz ausreichend.

Die Neuropeptide VIP und SP, welches z.B. den N.vagus unterhalb des Zwerchfells dominiert (sensible Fasern), modulierten bereits bei niedrigsten Konzentrationen (10^{-11} M) die IgA-Sekretion von Vollwandbiopsien des oberen Jejunum (Gruppe 2). Dies kann man als weiteres Indiz für eine Interaktion von Nerven- und sekretorischem Immunsystem im Gastrointestinaltrakt werten. Morphologische und funktionelle Daten anderer Arbeitsgruppen unterstützen diese Interpretation [4].

Die humorale Immunantwort makroskopisch nicht befallenen Dünndarms bei M. Crohn in Abwesenheit von immunmodulatorisch wirksamen Pharmaka taucht somit auch in Hinblick auf die Ätiologie dieser Erkrankung auf. Im Gegensatz zu früheren Daten [5] zur Spontansekretion von IgA bei M. Crohn waren die Basalwerte in der vorliegenden Versuchsreihe höher als bei den Kontrollen. Dies könnte allerdings an den diesbezüglich bekannten Unterschieden zwischen unterem und oberen Dünndarm liegen [1]. Neu allerdings ist die Beobachtung, daß die humorale Immunantwort des Darms bei M.Crohn offensichtlich anders auf nervale Einflüsse reagiert als beim Gesunden (Gruppe 3). Eine Steigerung der Fallzahlen, sowie morphologische Daten aus der Immunhistochemie werden nötig sein, um die hier beschriebenen Phänomene zu validieren. Eine Klärung der betreffenden Zusammenhänge wäre von großem Interesse für Behandlung entzündlicher Darmerkrankungen in der Zukunft.

Zusammenfassung

Die Interaktion zwischen peripherem Nervensystem und sekretorischem Immunsystem des Gastrointestinaltraktes wurde an menschlichen Biopsien von Patienten mit nichtentzündlichen Darmerkrankungen und solchen mit M.Crohn untersucht. Dabei war die IgA-Sekretion der gesunden Mukosa durch Neuropeptide, insbesondere die in sensiblen Nervenfasern dominierende SP nach oben zu regulieren. Bei M.Crohn waren die Verhältnisse genau umgekehrt. Es ist vorstellbar, daß dieses neue Phänomen eine Rolle bei der Entstehung der Erkrankung spielt.

Summary

We investigated the interaction between peripheral nervous system and the humoral immune response of the small bowel in individuals without IBD and patients suffering from Crohn's disease. IgA-secretion of specimen of healthy jejunal mucosa was upregulated by low dose SP. However, SP and VIP seemed to suppress IgA-release or -secretion of ileum biopsies from patients with Crohn's disease. It is speculated that this new finding might play an important role for the onset of Crohn's disease.

Literatur

1. Brandtzaeg P et al. (1987) Local immunopathology in inflammatory bowel disease. In Inflammatory Bowel Disease (ed. by Järmerot). p. 21. Raven Press New York
2. Bonniere P et al. (1986) Latent pulmonary involvement in Crohn's disease: biological functional, bronchoalveolar lavage and scintigraphic studies. Gut 27:919
3. Ottaway CA (1991) Neuroimmunomodulation in the intestinal mucosa. Gastroenterol Clin North Am (vol 20) 3:11
4. Bienenstock J et al. (1990) Nerves, Neuropeptides and the Regulation of the Mucosal Immune Response. In: Kiyono H et al. (eds.) Molecular Aspects of Immune Response and Infections Diseases. Raven Press New York
5. Gottwald T et al. (1994) Einfluß der Vagotomie auf Plasmazellen und IgA-Spiegel im Dünndarm der Ratte. Langenbeck Arch Chir (Suppl):63
6. Marteau P et al. (1990) Immunological study of histologically non-involved jejunum during Crohn's disease: evidence for reduced in vivo secretion of secretory IgA. Clin Exp Immunol 80:196

Dr. med. T. Gottwald, Abteilung für Allgemeine Chirurgie und Poliklinik, Chirurgische Universitätsklinik, Hoppe-Seyler-Str. 3, D-72076 Tübingen

In vivo Gentransfer mit epidermalen Wachstumsfaktor beschleunigt die Wundheilung von Spalthautwunden im Kammermodell am Schwein

In vivo gene transfer with epidermal growth factor accelertes wound repair in the porcine chamber model

C. Andree[1,2], G. Björn Stark[1] und E. Eriksson[2]

[1] Sektion Plastische und Handchirurgie, Chirurgische Universitätsklinik, Universität Freiburg
[2] Brigham/Children's/Harvard, Division of Plastic Surgery, Boston, USA

Einleitung

Durch neuere Techniken im non-viralen Gentransfer kann eine direkte Integration *(in vivo)* von Genen in Zielzellen erfolgen. Eine der non-viralen Gentransfer Methoden ist die Goldpartikel-Gentransfer Methode, welche nachgewiesenermaßen sehr effizient bei Pflanzen und Säugetierzellen angewendet wurde [1–3]. Die Goldpartikel und somit die DNA gelangen in die Zellen und werden von dieser Zelle eingebaut, produzieren und sezernieren die gewünschte Peptide. Wir berichten hier über die *in vivo* Transfektion von Wundkeratinozyten mit der Goldpartikel-Gentransfer Methode (*Accell®*) von Plasmiden kodiert für Markergene und epidermalen Wachstumsfaktor (EGF) in Hautwunden an Schweinen.

Methodik

Standardisierte Hautwunden (15×15 mm, 1,2 mm tief) wurden auf dem Rücken von Schweinen mit einem Dermatom geschaffen. Goldpartikel wurden mit den Plasmid-DNA-Konstrukten kodiert, durch eine elektrische Entladung beschleunigt und auf die Wunde geschossen. Wunden wurden entweder mit dem CMV LacZ-plasmid-DNA-Konstrukt (n = 30), mit dem CMV hGH-plasmid-DNA-Konstrukt (n = 30), mit dem CMV hGH-plasmid-DNA-Konstrukt (n = 30) oder mit dem CMV EGF-plasmid-DNA-Konstrukt (n = 30) transfiziert. Als Kontrolle dienten mit nicht kodierten Goldpartikelchen beschossene Wunden (n = 20) und mit Kochsalzlösung behandelte Wunden (n = 30). Alle Wunden wurden mit einer durchsichtigen Vinyl-kammer luftdicht abgeschlossen, täglich neu ersetzt und mit einer Kochsalzlösung,

Chirurgisches Forum 1995
f. experim. u. klinische Forschung
Hierholzer/Seifert/Hartel (Hrsg.)

die Penizillin und Streptomyzin enthält, gefüllt [5]. Als Parameter für die Heilungszeiten dienten die Proteingesamtkonzentrationen, welche einen non-invasiven Parameter für die Regeneration der epithelialen Barrierefunktion darstellt [5]. Der Nachweis von hGH und EGF in der Wundflüssigkeit erfolgte mit einem Radio-Immuno-Assay sowie einem ELISA. Biopsien wurden jeden dritten Tag für dreißig Tage für konventionelle Histologien (H & E) und für den Nachweis von β-Galaktosidaseaktivität entnommen. Weiterhin wurde DNA von den Biopsien mit einem Puregene® Kit extrahiert und mit der Polymerase Kettenreaktion (PCR) die Persistenz der Transgene nachgewiesen.

Ergebnisse

Die x-Gal Färbung, als Nachweis erfolgreicher LacZ-Transfektion, war positiv bis zu sechs Tagen nach Transfektion. hGH wurde bis zu acht Tagen posttransfektion in der Wundflüssigkeit durch einen Radio-Immuno-Assay nachgewiesen. Die EGF Expression in der Wundflüssigkeit von mit EGF transfizierten Wunden zeigte nach 24 Stunden eine 193 ± 13 fache höhere EGF-Konzentration als die Kontrollen. Die EGF Konzentrationen fielen drastisch in den nächsten fünf Tagen, konnten aber für die Gesamtzeit von zehn Tagen nachgewiesen werden. Obwohl die Assays zum Nachweis der Transfektion eine transiente Expression der Transgene nachwiesen, zeigten die PCR Ergebnisse, daß Plasmid DNA über dreißig Tage in der Wunde persistiert. Heilungszeiten zeigten eine signifikant frühere Reepithelialisierung bei EGF transfizierten Wunden ($p = 0,0001$). EGF Wunden heilten in $8,2 \pm 0,4$ Tagen verglichen mit Kontrollwunden ($10,3 \pm 1,0$ Tagen).

Wir berichten über die erfolgreiche *in vivo* Transfektion von Markergenen und therapeutischen Peptiden in Spalthautwunden mit der Goldpartikel-Gentransfermethode. Es wurde ein therapeutischer Effekt in der Wundheilung durch die *in vivo* Transfektion von EGF gezeigt.

Wachstumsfaktoren sind teuer, haben eine kurze Halbwertszeit und sind schwierig zu verabreichen. DNA hingegen ist billig, stabil und kann durch viele Methoden appliziert werden. Dies macht den Gentransfer zu einer attraktiven Möglichkeit für die Applikation von Peptiden auf Wunden. Mehrere Gruppen transplantierten retroviral transfizierte Keratinozyten auf Wunden [6]. Diese Methode ist sehr arbeitsintensiv, da sie die *in vitro* Kultur von Zellen, die Transfektion durch den viralen DNA Vektor, sowie die Transplantation dieser Zellen, voraussetzt. Zudem hat der retrovirale Gentransfer einige Nachteile und Gefahren [7]. Die *in vivo* Applikation von Genen hingegen ist unabhängig von *in vivo* Schritten und der Teilungsfähigkeit von Zielzellen und bietet außerdem die Möglichkeit zur Transfektion von mehreren Genen zur gleichen Zeit. Dies macht die *in vivo* Goldpartikel-Gentransfer Methode zu einer interessanten Alternative zum retroviralen Gentransfer.

Zusammenfassung

Diese Studie befaßt sich mit dem Transfer von CMV-Plasmiden, kodiert entweder für das Markergen LacZ, humanes Wachstumshormon (hGH) oder epidermalen

Wachstumsfaktor (EGF) auf Spalthautwunden mit der Goldpartikel-Gentransfer Methode. Nach dem Gentransfer wurden mit Flüssigkeit gefüllte Wundkammern zum Schutz der Wunden, zum Messen von exprimierten Peptiden und der Wundflüssigkeit verwendet. In Wunden, die mit dem LacZ-Plasmid transfiziert wurden, konnte man die β-Galaktosidase bis zu sechs Tagen nur in Keratinozyten der Epidermis und der Haarfollikel nachweisen. hGH konnte bis zu acht Tagen posttransfektion in der Wundflüssigkeit nachgewiesen werden. Die Analyse von Wundflüssigkeit für hEGF und die gesamte Proteinkonzentration, als Indikator der epithelialen Barrierefunktion, zeigte, daß Wunden die mit dem EGF-Plasmid transfiziert worden sind, eine 190fach erhöhte EGF-Konzentration aufzeigten und daß diese Wunden 20% schneller heilten verglichen mit Kontrollwunden. Die EGF-Konzentrationen persistierten für die Gesamtzeit von zehn Tagen. Die Polymerase Kettenreaktion wies die Anwesenheit der Plasmid DNA in der Wunde für dreißig Tage nach. Diese Ergebnisse demonstrieren die mögliche Anwendung des *in vivo* Gentransfers zur beschleunigten Wundheilung.

Summary

Porcine partial thickness wounds were the targets for transfer of a plasmid coding either for a markergene (LacZ), a human growth hormone (hGH, or a human epidermal growth factor (hEGF) delivered by particle mediated gene transfer. After gene transfer an external sealed fluid-filled wound chamber was used to protect the wound to provide containment of the exogenous DNA and expressed peptide, and to permit sampling of the wound fluid. In wounds bombarded with the LacZ-plasmid, the presence of β-galactosidase was observed for six days and only in keratinocytes in the epidermis and the hair follicles. In wound fluid from wounds bombarded with the hGH-plasmid, hGH could be detected eight days post transfection. Analysis of wound fluid for hEGF and total protein, an indicator of reformation of the epithelial barrier, showed that wounds bombarded with the EGF plasmid exhibited a 190-fold increase in EGF concentration and healed 20% earlier than controls. EGF concentration persisted over the entire 10-day monitored period. Polymerase chain reaction results showed that plasmid DNA was present in the wound for at least 30 days. These findings demonstrate the possible non-viral utility of *in vivo* gene transfer to enhance epidermal repair.

Literatur

1. Sanford JC 1988) The biologistic process. Trends Biotechnol 6:299–302
2. Cheng L, Ziegelhoffer PR, Yan NS (1993) In vivo promotor activity and transgene expression in mammalian somatic tissues evaluated by using particle bombardment. Proc Natl Acad Sci USA 90:4455–4459
3. Yang NS, Burkholder J, Roberts B, Martinell B, McCabe D (1990) In vivo and in vitro gene transfer to mammalian cells by particle bombardment. Proc Natl Acad Sci USA 87:9568–9572
4. Klein TM, Wolf ED, Wu R, Sanford JC 1987) Highvelocity microprojectiles for delivering nucleic acids into living cells. Nature 327:70–73

5. Breuing K, Eriksson E, Liu PY, Miller DR (1992) Healing of partial thickness porcine wounds in a liquid environment. J Surg Res 52:50–58
6. Vogt PM, Thompson S, Andree C, Liu P, Breuing K, Hatzis D, Brown H, Mulligan RC, Eriksson E (1994) Genetically modified keratinocytes transplanted to wounds reconstitute the epidermis. Proc Natl Acad Sci USA 91:9307–9311
7. Cornetta K, Morgan RA, Anderson WF (1991) Safety issues related to retroviral-mediated gene transfer in humans. Hum Gene Ther 2:5–14

C. Andree, Sektion Plastische und Handchirurgie, Chirurgische Universitätsklinik, Universität Freiburg, Hugstetterstr. 55, D-79106 Freiburg

Chirurgisch induzierte Angiogenese: Ischämie führt zur Freisetzung von endogenem bFGF aus anliegendem normal perfundierten Muskelgewebe

Surgical induced angiogenesis: ischemia leads to expression of endogenous bFGF from adjacent normal perfused muscle tissue

K.-J. Walgenbach[1,2]*, C. Gratas[3], K. C. Shestak[1] und D. Becker[3]

[1] Division of Plastic Surgery, Department of Surgery, University of Pittsburgh, USA
[2] Klinik und Poliklinik für Chirurgie, Universität Bonn
[3] Department of Medicine, University of Pittsburgh, USA

Einleitung

Chronische Wunden stellen sowohl therapeutisch als auch ökonomisch ein erhebliches Problem dar. Sowohl klinische als auch tierexperimentelle Beobachtungen zeigen, daß die Transposition eines gut durchbluteten Muskellappens auf ischämisches Gewebe zur Revaskularisation des schlecht durchbluteten Gewebes führt und somit zur deutlich beschleunigten Wundheilung beiträgt [1]. Angiogenese, das Einsprossen neuer Kapillaren, ausgehend von bereits existierenden Gefäßen, ist eine mögliche Erklärung dieses Phänomens. In den letzten Jahren wurden eine Reihe von Wachstumsfaktoren identifiziert, die während der Neovaskularisation eine Rolle spielen [2]. Ein Faktor mit besonders großer angiogener Potenz ist dabei vor allem basic Fibroblast Growth Factor (bFGF). Ziel unserer Studie war es zu untersuchen, ob unter den oben genannten Bedingungen nach Muskellappentransfer auf ischämisches Gewebe:

1. Angiogenese induziert wird,
2. bFGF dabei eine Rolle spielt,
3. die Freisetzung von endogenem bFGF aus nicht ischämischen Gewebe durch die benachbarte Ischämie hervorgerufen wird.

Methodik

Die tierexperimentellen Untersuchungen wurden an Kaninchen (New Zealand White Rabbits) durchgeführt. Die Tiere wurden mittels intramuskulärer Injektion von Ketamin Hydrochlorid (50 mg/kg) und Azepromazin (1,5 mg/kg) anästhesiert, gefolgt von einer Intubationsnarkose mit Isofluoran. Die perioperative Antibiotikaabdeckung erfolgte mit Cefamandol (100 mg i. m. präoperativ). Eine postoperative Analgetikagabe war nicht notwendig. Folgende Gruppen gingen in die Studie ein: in

---

* Unterstützt durch ein Feodor Lynen-Stipendium der Alexander von Humboldt-Stiftung.

Chirurgisches Forum 1995
f. experim. u. klinische Forschung
Hierholzer/Seifert/Hartel (Hrsg.)
© Springer-Verlag Berlin Heidelberg 1995

Gruppe I (n = 5) wurde durch Ligatur der rechtsseitigen A. iliaca communis distal der Aortenbifurkation eine Ischämie der rechten unteren Extremität erzeugt, die für mindestens drei Wochen anhält. In Gruppe II (n = 5) wurde nach Ligatur zusätzlich durch Transposition eines gestielten linksseitigen M. rectus abdominis Lappens auf den ischämischen rechten Oberschenkel eine nicht-ischämische/ischämische Grenzfläche geschaffen. Die Kontrollgruppen bestanden zum einen aus unbehandelten Tieren (n = 5) und zum anderen aus Tieren bei denen ein alleiniger Muskellappentransfer, aber keine Ligatur durchgeführt wurde (n = 5). Biopsien von der nicht-ischämischen/ischämischen Grenzfläche sowie dem angrenzenden Muskellappen und der ischämischen Muskulatur wurden an den postoperativen Tagen 1, 4, 7, 14 und 21 entnommen. Vergleichbare Biopsien wurden von den Kontrollgruppen entnommen. Ein Teil der Biopsien wurde in Formalin fixiert, der andere Teil in flüssigem Stickstoff schockgefroren und anschließend bei $-80\,°C$ gelagert. Die Freisetzung von bFGF mRNA wurde mittels der Reversen-Transcriptase-Polymerase-Kettenreaktion (RT-PCR) untersucht. Dabei wurde nach Extraktion von Gesamt- RNA aus dem Muskelgewebe die mRNA für bFGF mittels bFGF-spezifischer Primer vervielfältigt. Die Identifizierung von bFGF-produzierenden Zellen erfolgte mittels *in situ* Hybridisierungen mit einer Digoxigenin-markierten bFGF Probe zum Nachweis von bFGF mRNA in Gefrierschnitten. Der Nachweis von neu einsprossenden Gefäßen (CD 31) und bFGF-Protein erfolgte immunhistochemisch in Paraffinschnitten (CD 31) und Gefrierschnitten (bFGF).

Ergebnisse

Der gesamte Beobachtungszeitraum betrug 21 Tage. Bei keinem der Tiere traten Infektionen oder Wundheilungsstörungen auf. In den ischämischen Arealen wurden keine Nekrosen festgestellt.

Nur in Gruppe II (Ischämie plus Muskellappentransfer) fand sich eine deutliche Angiogenese. Die neueinsprossenden Gefäße färbten sich deutlich CD 31-positiv an. Es zeigte sich zudem eine deutliche Zunahme der einsprossenden Gefäße im Verlauf des Beobachtungzeitraumes. In Gruppe I (Ischämie) zeigte sich keine, in der Kontrollgruppe (Muskellappentransfer auf gesunde Muskulatur) nur eine geringe Neueinsprossung von Gefäßen. Nach RT-PCR zeigte sich eine deutliche Induktion der messenger RNA für bFGF mit stärkster Ausprägung am vierten postoperativen Tag in den Muskelzellen des gut durchbluteten Muskellappens, nicht aber in der anliegenden ischämischen Muskulatur. Gleichzeitig ließ sich bFGF mRNA im Zytoplasma der Muskelzellen und Endothelzellen des Muskellappens durch *in situ* Hybridisierungen nachweisen. Vereinzelte Areale in der neuentstandenen Grenzfläche zeigten ebenfalls ein positives Signal, wogegen die ischämische Muskulatur negativ war. Interessant im Vergleich zur homogenen Verteilung der mRNA für bFGF im Muskellappen fand sich das bFGF Protein überwiegend in den Muskelzellen des Muskellappens, die am nächsten zum ischämischen Gewebe gelegen waren. Das Protein war im Bereich der Zellmembran und in der Extrazellulärmatrix lokalisiert. Im Granulationsgewebe waren vereinzelte infiltrative Zellen sowie das Gefäßendothel bFGF-positiv. Im Gegensatz dazu zeigte sich in den Kontrollgruppen keine erhöhte bFGF-Freisetzung.

Zusammenfassung

Die Rolle von bFGF bei der Revaskularisation von ischämischem Muskelgewebe durch Transfer eines gut durchbluteten Muskellappens wurde an einem Kaninchenmodell untersucht. Die dargelegten Ergebnisse deuten darauf hin, daß ischämische Skelettmuskelzellen, in direkten Kontakt mit gut perfundiertem Muskelgewebe gebracht, die Freisetzung von endogenem bFGF aus dem gesunden Gewebe induzieren können. Obwohl die Vorgänge, die zu dieser parakrinen Induktion von bFGF führen, weitgehend unbekannt sind, läßt sich vermuten, daß das ischämische Muskelgewebe Faktoren freisetzt, die zu dieser Induktion in gesundem Gewebe führen. Die Tatsache, daß bFGF nur in der Versuchsgruppe nachzuweisen war, in der auch Angiogenese induziert wurde und zudem in den Muskelzellen lokalisiert war, die dem ischämischen Gewebe am nächsten gelegen waren, legt ferner die Vermutung nahe, daß bFGF eine wesentliche Rolle in diesem Revaskularisationsprozeß spielt. In experimentellen Studien konnte gezeigt werden, daß durch Gabe von exogenem bFGF Angiogenese und Kollateralenentstehung nach akutem arteriellen Verschluß verstärkt werden können [3, 4]. Dabei wurde aber nicht in Erwägung gezogen, daß bei derartigen Revaskularisierungsprozessen auch endogenes bFGF eine Rolle spielen kann. Diese Studie zeigt, daß nach chirurgischem Transfer von gesundem Muskelgewebe auf ischämische Muskulatur sehr wohl die Freisetzung eines äußerst stark angiogen wirkenden Wachstumsfaktors aus dem transponierten Gewebe induziert wird.

Summary

Clinical and experimental studies have demonstrated that the transposition of a well-perfused muscle flap onto ischemic tissue induces revascularization. Angiogenesis is a possible explanation for this phenomenom. A number of growth factors have been reported to play a role during the process of neovascularization. bFGF, a mitogen for endothelial cells is a potent promotor of angiogenesis both in vivo and in vitro. The aim of the study was to investigate whether in a model of indirect revascularization of ischemic muscle tissue by tranfer of a well-perfused muscle flap

1. angiogenesis is induced,
2. bFGF plays a role and
3. the expression of bFGF from normal myoblasts is induced by the ischemia.

In group I (n = 5) ischemia was induced by ligation of the right common iliac artery at the aortic bifurcation. In group II (n = 5) rendition of ischemia was followed by transposition of a contralateral rectus abdominis muscle flap onto the ischemic limb. The control groups consisted of non-operated rabbits (n = 5) and rabbits that had the muscle flap transferred to a healthy hindlimb. Biopsies were taken on post-operative days 1, 4, 7, 14 and 21. Expression of bFGF mRNA was determined by RT-PCR. bFGF-producing cells were identified by *in situ* hybridization on frozen sections with a digoxigenin-labelled bFGF probe. bFGF-protein and endothelial cell (CD 31+) were detected by immunohistochemistry. Significant angiogenesis was only found in group II. Upon RT-PCR a strong induction of bFGF mRNA was detected in the myoblasts of the well-perfused muscle flap but not in the ischemic muscle tissue. Upon *in situ* hybridization a bFGF mRNA signal was visible in the cytoplasm of myoblasts and endothelial cells of the muscle flap. Interestingly the bFGF protein was detected in those muscle cells that were closest to the interface and the ischemic tissue. The control groups were negativ for bFGF. Taken together our results demonstrate that ischemia stimulates the expression of bFGF from surgically transposed normal perfused muscle tissue via a paracrine mechanism which may play a potential role in angiogenesis and revascularization of ischemic tissue.

Literatur

1. Pevec WC, Hendricks D, Rosenthal MS, Shestak KC, Steed DL and Webster MW (1991) Revascularization of an ischemic limb by use of a muscle pedicle flap: a rabbit model. J Vasc Surg 13: 385–390
2. Folkman J and Klagsbrun M (1987) Angiogenic factors. Science 235:442–447
3. Chleboun JO, Martins RN, Mitchell CA and Chirila TV (1992) bFGF enhances the development of the collateral circulation after acute arterial occlusion. Biochem. Biophys Res Comm 185: 510–516
4. Baffour R, Berman J, Garb JL, Rhee SW, Kaufman J and Friedmann P (1992) Enhanced angiogenesis and growth of collaterals by in vivo administration of recombinant basic fibroblast growth factor in a rabbit model of acute lower limb ischemia: dose-response effect of basic fibroblast growth factor. J Vasc Surg 16:181–191

Dr. med. K.-J. Walgenbach , Klinik und Poliklinik für Chirurgie der Universität Bonn, Sigmund Freud-Str. 25, D-53105 Bonn

Die Chorioallantoismembran (CAM) als Testmodell für in vivo Untersuchungen von in vitro gezüchteten transplantierbaren humanen Kapillarnetzen

The chorioallantoic membrane (CAM): an in vivo model for assessing in vitro cultured human capillary networks

R. Steiner und G.K. Uhlschmid

Forschungsabteilung, Departement Chirurgie, Universitätsspital, Zürich

Einleitung

Bei der Wundheilung und beim Transfer von ischaemischen Organen und Organoiden ist das umgebende Gewebe die wichtigste initiale Quelle für Gefäßeinsprossung und Reinnervation. Vorwiegend unter dem Einfluß des hypoxieinduzierten Angiogenesefaktors VPF/VEGF (vascular permeability factor/vascular endothelial growth factor) und anderen Wundheilungsfaktoren wie bFGF (basic fibroblast growth factor), TGF-beta (transforming growth factor beta) oder PDGF (platelet derived growth factor), überleben transplantierte Gewebe dank induzierter Neovaskularisation. Ausgewählte klinische und experimentelle Beispiele dafür sind freie kutane und myokutane Lappentransfers, Haut- und Knochentransplantate, Trachearekonstruktionen oder Inselzelltransplantationen. Das neue Gefäßbett entsteht in einer Fibringelmatrix durch Einsprossen von Kapillaren unter der Wirkung von VPM/VEGF. Später wird die Fibrinmatrix durch eine resistentere, lockere Kollagenmatrix ersetzt, die zusammen mit den neugebildeten Blutgefäßen, den Makrophagen und den Fibroblasten das Granulationsgewebe bildet [1]. Die Entwicklung von dreidimensionalen Zellkultursystemen mittels Fibringels, hydrierten nativen Kollagengels und lamininreichen Basalmembranmatrices (Matrigel) machte es erstmals möglich, primäre, seriell subkultivierte Endothelzellen tierischen oder humanen Ursprungs in vitro zu Kapillarnetzen zu präformieren und den Einfluß von exogen zugeführten Wachstumsfaktoren, von extrazellulären Matrixkomponenten und Zell-Zellinteraktionen auf die in vitro Angiogenese zu untersuchen [2, 3, 5]. Ziel dieser Studie war es, in vitro präformierte Kapillarnetze aus humanen Umbilicalvenenendothelzellen (HUVEC) auf die schmerzunempfindliche, immuntolerante CAM – in ovo oder ex ovo – zu transplantieren und deren Anschluß an das embryonale Gefäßsystem mittels bildgebender Verfahren zu untersuchen.

Chirurgisches Forum 1995
f. experim. u. klinische Forschung
Hierholzer/Seifert/Hartel (Hrsg.)
© Springer-Verlag Berlin Heidelberg 1995

Methodik

Mikrovaskuläre Netzwerke aus menschlichen Nabelschnurendothelzellen (HUVEC) wurden mittels Kollagen- oder Fibrinüberschichtung oder durch Endothelzellkultivierung innerhalb von Kollagen- bzw. Fibringels präformiert [2, 3]. Hydriertes Typ 1 Kollagen, gewonnen aus Rattenschwanzsehnen, diente als Kollagengelmatrix für HUVEC's und wurde durch Mischen von dialysiertem löslichem Kollagen mit alkalischem RPMI 1640 Medium (Gelierflüssigkeit) bei 4°C hergestellt [4]. Als Komponenten für die Herstellung von Fibringels dienten hochkonzentriertes humanes Fibrinogen und bovines Thrombin (Tissucol). Bei 4°C flüssiges Matrigel, ein lamininhaltiges Basalmembranextrakt, wurde zu Vergleichszwecken als Gel auf der CAM verwendet. HUVEC wurden mit 0,1% Kollagenaselösung aus den Umbilikalvenen herausgelöst und nach Waschen in Hank's Medium in 75 cm² Kulturflaschen bei 5% CO_2, 95% Luft bei 37°C inkubiert. Das Wachstumsmedium bestand aus RPMI 1640 mit 10% FCS, 1 µg/ml Insulin, 5 ng/ml EGF, 90 µg/ml Heparin (Sigma), 10 ng/ml Hydrokortison und 200 µg/ml Endothelzellwachstumsfaktor (ECGS). Die Transplantation von zellfreien und kapillarnetzhaltigen Gels auf die CAM in ovo oder ex ovo wurde am neunten Inkubationstag (IT 9) vorgenommen, danach erneute Inkubation bis zu maximal 10 Tagen (IT 19) [6]. Ebenso wurden zusätzliche Experimente durchgeführt mit Injektionen von präformierten Kapillarnetzen in Kollagengels oder Matrigel zwischen die CAM und die innere Eihaut. Stereomikroskopische Verlaufskontrolle der Neovaskularisation der Transplantate mit fotografischer Aufzeichnung zur semiquantitativen Auswertung. In ausgewählten Fällen Videoaufzeichnung der Mikrozirkulation und der Kapillarduchlässigkeit nach Injektion von Evans-Blue (2%) bzw. Thioflavin-S via 33 g-Kanülen.

Ergebnisse

HUVEC differenzierten innerhalb von 48 h zu kapillarähnlichen, verzweigten Netzwerken, wenn die Endothelzellen auf hydriertem, nativen Kollagengel gezüchtet und mit einem dünnen Kollagengelfilm überschichtet wurden. Im Phasenkontrastmikroskop zeigten die meisten der neugebildeten Kapillarstränge eine zentrale durchsichtige Spalte entlang ihrer Achse, die auf Lumenbildung hinwies. Konfluente Monolayer reagierten im Gegensatz zu subkonfluenten auf Kollagenüberschichtung mit einer weniger vollständigen Netzwerkbildung und eigneten sich weniger gut für die Transplantation auf die CAM. Anastomosierende Kapillaren konnten mit Zeitverzug auch erzeugt werden durch Einbringen von frisch trypsinisierten HUVEC bei 4°C in noch nicht geliertes, natives Kollagen oder durch Überschichten von lediglich auf der Kollagenmatrix adhärenten Endothelzellen. Die Organisation zu 3dimensionalen Netzwerken ließ sich sowohl mit primären HUVEC wie auch mit seriell subpassagierten Endothelzellen zeigen. Unter geeigneten Bedingungen trat diese Netzwerkbildung schnell, uniform und reproduzierbar auf und ließ sich mit Angiogenesefaktoren wie VPF/VEGF und bFGF zusätzlich stimulieren. Die so in vitro hergestellten Kapillarnetzwerke wurden ab Tag 2 in 24 h-Abständen über 10

Tage am neunten Inkubationstag auf das CAM Modell übertragen. Die Vaskularisation der 3dimensionalen Kollagenmatrix begann nach 24 h ohne zusätzliche angiogene Stimulation. Erste Anzeichen einer Mikrozirkulation in den in vitro präfabrizierten HUVEC-Netzwerken konnte am Tag 2 nach Transplantation beobachtet werden. Es zeigte sich, daß die in vitro gezüchteten Kapillaren stark durchlässig waren im Gegensatz zu den neu eingewachsenen CAM-Gefäßen. Vergleiche mit der reinen Fibrinmatrix ergaben, daß die Kombination Fibrin/Kollagengel bzw. Kollagen/Matrigel sowohl auf die HUVEC wie auf die CAM-Gefäße stärker angiogen wirkten.

Zusammenfassung

In vitro präformierte humane Kapillarnetze aus Nabelschnurendothelien (HUVEC) konnten in geeigneten hydrierten Matrices (Kollagengel mit oder ohne Fibringel) auf die CAM transplantiert werden und durch neueingesproßte CAM-Kapillaren Anschluß an die Mikrozirkulation des Hühnerembryos finden. Die in vitro gezüchteten HUVEC verhielten sich ähnlich wie die prävaskulären Stadien des juvenilen Hämangioms und des Kaposi-Sarkoms und neigten nach erfolgter Durchblutung zu Gefäßdurchlässigkeit. Das CAM-Modell eignet sich zur Optimierung der Angiogenesis in vitro mit Wachstumfaktorkombinationen und Matrixmolekülen im Hinblick auf eine gezielte Entwicklung von transplantierbaren, in vitro präfabrizierten mikrovaskulären Gefäßnetzen. Diese könnten in der Zukunft klinisch zur Therapie von Wundheilungsstörungen und zur Vorbereitung des Transplantatbetts verwendet werden.

Summary

In vitro preformed human capillary networks derived from umbilical cord endothelial cells (HUVEC's) grown within hydrated collagen and/or fibrin matrices were successfully transplanted onto the CAM. The newly formed CAM-vessels established within days a microcirculation in the HUVEC network. The HUVEC capillary system was shown to be leaky in contrast to the CAM-vessels. The CAM-model may prove to be useful for optimizing angiogenesis in vitro with angiogenic growth factors and matrix components for the development of transplantable capillary networks with future clinical applications in wound healing and transplantation.

Literatur

1. Dvorak HF, Nagy JA, Berse B, Brown LF, Yeo KT, Yeo TK, Dvorak AM, Van de Water L, Sioussat TM, Senger DR (1992) Vascular permeability factor, fibrin, and the pathogenesis of tumor stroma formation. Ann N Y Acad Sci 667:101–1111
2. Montesano R, Orci L, Vassalli P (1983) In vitro rapid organization of endothelial cells into capillary-like networks is promoted by collagen matrices. J Cell Biol 97:1648–1652

3. Dvorak HF, Harvey VS, Estrella P, Brown LF, McDonagh J, Dvorak AM (1987) Fibrin containing gels induce angiogenesis. Lab Invest 57:673–686
4. Emerman JT, Burwen SJ, Pitelka DR (1979) Substrate properties influencing ultrastructural differentiation of mammary epithelial cells in culture. Tissue Cell 11:109–119
5. Montesano R, Pepper MS, Vassalli JD, Orci L (1992) Modulation of angiogenesis in vitro In: Steiner R, Weisz PB, Langer R [eds.], Angiogenesis: Key Principles-Science-Technology-Medicine. Birkhäuser, Basel 129–136
6. Nguyen M, Shing Y, Folkman J (1994) Quantitation of angiogenesis and antiangiogenesis in the chick embryo chorioallantoic membrane. Microvasc Res 47:31–40

Dr. med. R. Steiner, Bionstraße 15, CH-8006 Zürich

Postoperatives Monitoring der Gewebedurchblutung nach freiem Lappentransfer mit Hilfe der Wasserstoff-Clearance-Technik (WCT)

Postoperative blood flow monitoring after free tissue transfer by means of the hydrogen clearance technique (HCT)

H. G. Machens, P. Mailänder, R. Reimer, B. Rieck und A. Berger

Klinik für Plastische, Hand- und Wiederherstellungschirurgie der Medizinischen Hochschule Hannover

Einleitung

Der freie Lappentransfer (FLT) hat sich seit Beginn der 60er Jahre durch die Entwicklung und Verbesserung mikrochirurgischer Instrumente und Techniken zu einer wesentlichen Therapieoption im Bereich der Plastischen und Wiederherstellungschirurgie entwickelt. Postoperative Komplikationen nach FLT treten frühzeitig vor allem im Bereich der mikrovaskulären Anastomosen auf und werden in weltweiten Statistiken mit 1,2–10% beziffert [1]. Dem rechtzeitigen Erkennen dieser Komplikationen und adäquaten Handeln kommt dabei die entscheidende Bedeutung zu für das Überleben des betreffenden Gewebes [2]. Die Notwendigkeit eines verläßlichen postoperativen Monitoring der Gewebedurchblutung nach FLT ist daher evident. Es sollte nun erstmals untersucht werden, ob die Wasserstoff-Clearance-Technik (WCT), ein Verfahren zur quantitativen Bestimmung der Gewebedurchblutung [3], diesen Anforderungen gerecht wird.

Methodik

Zur Prüfung wurde ein kommerziell erhältliches Gerät (Ameflow®/Fa. Ameda/Schweiz) von März bis September 1994 bei 31 Patienten nach FLT eingesetzt. Dieses Gerät erlaubt unbegrenzt wiederholbare quantitative Messungen in ml/min/100 g Gewebe an beliebigen Stellen im Gewebe gleichzeitig. Die Registrierung des Wasserstoffauswaschvorganges erfolgte durch 2 Kupfer-Platinelektroden (Ameflow®/Fa. Ameda/Schweiz) mit einem äußeren Durchmesser von 0,9 mm und einer H_2 – sensitiven Oberfläche von ca. 0,2 mm². Am Ende jeder Operation wurde jeweils 1 Elektrode im Cutan- und Subcutan/Muskelgewebe plaziert und durch 4–0 Ethilonenaht gesichert. Um unterschiedliche Gewebetiefen erreichen zu können, waren Elektroden in einer Länge von 15, 30 und 60 mm Länge verfügbar.

Während des einzelnen Meßvorganges erhielt jeder Patient technisch reinen Wasserstoff (5,0 Fa. Linde/Hannover) mit einem Flow von 10 l/min über 5 Atem-

Chirurgisches Forum 1995
f. experim. u. klinische Forschung
Hierholzer/Seifert/Hartel (Hrsg.)
© Springer-Verlag Berlin Heidelberg 1995

züge. Dies erfolgte beim intubierten Patienten durch einen Beatmungsbeutel und beim frei atmenden Patienten per Nasensonde. Der nach alveolärer Diffusion über die arterielle Strombahn in das zu messende Gewebe an- und venös abtransportierte Wasserstoff dissoziiert an den Platinelektroden. Das hierdurch entstehende elektrochemische Potential wird von den Elektroden gemessen und an den angeschlossenen Rechner weitergeleitet, welcher aus dem Wasserstoffauswaschvorgang die entsprechende Gewebedurchblutung in ml/min/100 g Gewebe ermittelt. Sämtliche Meßvorgänge wurden sowohl numerisch als auch graphisch vom Gerät ausgedruckt und während der ersten 24 Stunden postoperativ in 30 minütigen Intervallen durchgeführt. Gleichzeitig wurde ein von der Studie unabhängiger Untersucher mit dem regelmäßigen alleinigen klinischen Monitoring der Lappen (Farbe, Turgor, Temperatur, Rekapillarisierung) beauftragt. In nicht ganz eindeutig erscheinenden Fällen sowie nach Revisionen wurde der Meßzeitraum entsprechend verlängert.

Ergebnisse

In 8 von 31 Fällen nach FLT kam es zu vaskulären Komplikationen (26%). Die nachfolgende Tabelle gibt Auskunft über die Art des FLT und sämtliche Komplikationen.

Arterielle Verschlüsse imponierten stets durch einen sehr schwachen und langsamen oder sogar durch vollständiges Fehlen des Meßsignals. Im Falle eines schwachen Anstieges wurden immer Werte von < 5,0 bis 0,0 ml/min/100 g Gewebe ausgewiesen. Diese Meßergebnisse fielen in allen Fällen im frühen postoperativen Verlauf auf, noch vor dem Auftreten klinischer Zeichen wie Blässe, Temperaturabfall und fehlendem Turgor. Venöse Thrombosen hingegen traten im Mittel erst 6,3 Stunden postoperativ auf. Hier wurden die Meßwerte auffällig durch eine Plateaubildung während des Meßvorganges: der Signalanstieg erschien zunächst normal, stagnierte jedoch auf höchstem Niveau über mehr als 5 Minuten, um danach nur sehr langsam und ohne meßbare Blutflußwerte abzufallen. Die Revision ergab in allen Fällen ein den Gefäßstiel komprimierendes Hämatom mit Thrombosierung der venösen Anastomose. Nach Hämatomausräumung und Reanastomosierung zeigten sämtliche Lappen in der Folgezeit wieder eine Normalisierung der Meßwerte. In allen Fällen konnten die aufgetretenen Komplikationen durch Zuhilfenahme der WCT früher erkannt werden als durch bloße klinische Überwachung. Die retrospektiv errechnete

Tabelle 1. Art und Anzahl der FLT und Komplikationen bei 31 Patienten

FLT	Latissimus dorsi	Radialis	TRAM	Osteocutan	Scapula
nP	17	5	5	2	1
nK	4	0	3	0	1
aT	3	0	0	0	0
vT	1	0	3	0	1

nP = Anzahl Patienten; nK = Anzahl Komplikationen; aT = arterielle Thrombose; vT = venöse Thrombose.

Zeitersparnis pro FLT ergab hier einen Wert von 2,3 Stunden ± 1,0 Stunden zugunsten der WCT. Bei allen 8 Patienten ermöglichte das Verfahren eine frühzeitigere operative Revision und ein Überleben des Gewebes.

Die WCT hat sich damit in unserem Hause als eine zuverlässige Methode zum postoperativen Monitoring nach FLT erwiesen und wird seither auch routinemäßig zu diesem Zwecke eingesetzt.

Zusammenfassung

Die Wasserstoff-Clearance-Technik (WCT) wurde in unserer Klinik von 2/94 bis 9/94 erstmals zum postoperativen Monitoring der Gewebedurchblutung nach freiem Lappentransfer (FLT) bei 31 Patienten verwendet. In 8 Fällen (26 %) kam es innerhalb der ersten 24 Stunden postoperativ zu Komplikationen, von denen 3 (10 %) arteriell und 5 (16 %) venös thrombotischer Genese waren. In allen Fällen wurden die Komplikationen durch die WCT früher erkannt als durch bloße klinische Überwachung. Die WCT ermöglichte damit auch die raschere operative Revision, was bei allen 8 Patienten zu einem Überleben des transferierten Gewebes führte.

Summary

The Hydrogen-Clearance-Technique (HCT) was tested for monitoring tissue perfusion in 31 consecutive patients, who underwent free tissue transfer (FTT) at our institution between 2/94 and 9/94. 8 patientes (26 %) suffered vascular complications, which could be detected in all cases earlier by the HCT than by clinical examination alone. The HCT therefore prompted faster surgical intervention, allowing flap salvation in all cases.

Literatur

1. Neligan PC (1993) Monitoring techniques for the detection of flow failure in the postoperative period. Microsurgery 41:162–164
2. Harashina T (1988) Analysis of 200 free flaps. Br J Plast Surg 41:33–36
3. Aukland K, Bower BF, Berliner RW (1964) Measurements of local blood flow with hydrogen gas. Circ Res 14:164–187

Dr. med. H.G. Machens, Klinik für Plastische, Hand- und Wiederherstellungschirurgie der MHH Podbielskistr. 380, D-30659 Hannover

Entstehungsmechanismen reaktiver Weichteilverknöcherungen – Erfahrungen mit der in situ Hybridisierung

Development of soft tissue ossification – experience with in situ hybridization

M. Wulf[1], A. Bosse[1], P. Vogt[2], B. Voss[3], G. N. Jukema[4] und K. M. Müller[1]

[1] Institut f. Pathologie; BG-Kliniken Bergmannsheil, Bochum;
[2] Abteilung f. Plastische Chirurgie, BG-Kliniken Bergmannsheil, Bochum;
[3] BG-Forschungsinstitut f. Arbeitsmedizin (BGFA), Bochum;
[4] BG-Unfallklinik Duisburg-Buchholz, Duisburg

Einleitung

Durch die Fortschritte der Chirurgie und Intensivmedizin kommt es zunehmend zu reaktiven Weichteilverknöcherungen mit großer klinischer und therapeutischer Relevanz. Dies gilt besonders für die ausgeprägten heterotopen Ossifikationen (HO) nach schweren Verbrennungen, im Rahmen der Endoprothetik sowie bei Querschnittsgelähmten [1]. Die Knochenneubildungen können aufgrund der hohen Rezidivneigung erst nach Ausreifung operativ entfernt werden und sprechen auf medikamentöse und strahlentherapeutische Maßnahmen nur schlecht an. Formalpathogenetisch faßt man die ektope Knochenneubildung als das Resultat einer mesenchymalen Metaplasie auf, wobei die initialen Stimuli noch weitgehend unbekannt sind und eine Charakterisierung möglicher Wachstumsfaktoren aussteht. Aus dem Tierversuch sowie der Knochenzellkultur ist bekannt, daß Wachstumsfaktoren als lokale Regulationsproteine entscheidend an der Knochenentwicklung beteiligt sind [2]. Einen neuen Zugang zur Charakterisierung des Ossifikationsprozesses stellen molekulargenetische Techniken wie die *in situ* Hybridisierung dar. Diese Methode erlaubt es, Wachstumsfaktoren am histologischen Schnittpräparat auf genetischer Ebene frühzeitig zu erfassen und so eine Aussage über Zellpopulationen, die an der Bildung dieser Regulationsproteine beteiligt sind, zu erheben [3]. Als Untersuchungsgut für die Entstehung reaktiver Weichteilverknöcherungen wählten wir Frühstadien der HO aus Druckulzera von Querschnittsgelähmten. Diese Knochenneubildungen sind noch nicht mineralisiert und in idealer Weise für eine molekularbiologische Analyse mit der *in situ* Hybridisierung geeignet. Wir gingen der Frage nach, ob sich der Epidermale Wachstumsfaktor (EGF), dem eine wichtige Rolle in der Wundheilung zukommt, auch in Frühphasen von heterotopen Ossifikationen nachweisen läßt.

Chirurgisches Forum 1995
f. experim. u. klinische Forschung
Hierholzer/Seifert/Hartel (Hrsg.)
© Springer-Verlag Berlin Heidelberg 1995

Untersuchungsgut

Die Untersuchungen wurden an 6 Fällen einer heterotopen Ossifikation aus Druckulzera von Querschnittsgelähmten durchgeführt. Das Untersuchungsgut wurde direkt im Anschluß an die chirurgische Entfernung im Operationssaal weiter aufgearbeitet. Gewebsproben wurden in 10%iger Formaldehydlösung (pH 7,4) asserviert und in Paraffin eingebettet. Für die *in situ* Hybridisierung wurden heterotope Ossifikationen früher Entwicklungsphasen unter Einschluß von chondralen Proliferationszonen ausgewählt.

Methodik

Zum Nachweis von EGF-mRNA am Schnittpräparat setzten wir die nicht-radioaktive *in situ* Hybridisierung (NISH) mit einer Digoxigenin markierten cDNA-Sonde gegen EGF (American Type Culture Collection, ATCC, Rockville, USA) ein. Aufgrund der frühen Entwicklungsphasen konnte die NISH am nichtentkalkten Untersuchungsgut durchgeführt werden. Der spezifische Nachweis der für EGF kodierenden mRNA erfolgte durch indirekte Immunfluoreszenzfärbung unter Einsatz eines FITC-konjugierten Antikörpers gegen Digoxigenin (Boehringer, Mannheim). Zur besseren morphologischen Orientierung wurden die Präparate nach der Hybridisierung mit Propidiumjodid (Boehringer, Mannheim), einem DNA-Fluoreszenzfarbstoff, gegengefärbt. Die Durchführung der Methode ist an anderer Stelle ausführlich beschrieben [4].

Ergebnisse

Das makroskopische Bild der untersuchten Druckulzera entspricht dem gewöhnlicher Liegegeschwüre. Histologisch lassen sich in den Druckulzera alle Stadien der heterotopen Ossifikation von zellreichen fibromyxoiden Frühphasen bis zum reifen Lamellenknochen nachweisen. Die für EGF kodierende mRNA kann lokal begrenzt in Präosteoblasten und Osteoblasten im Randbereich der Knochenneubildung nachgewiesen werden, während das angrenzende Granulationsgewebe sowie der Ulkusgrund nicht markiert sind. Das Maximum der Expressionsaktivität für EGF findet sich im Bereich der endochondralen Ossifikation, wohingegen die Ausgangsgewebe wie Muskulatur, Fett- und Bindegewebe nicht markiert sind. In reifen Formen der heterotopen Ossifikation kann EGF nicht nachgewiesen werden.

Diskussion

Die Untersuchungen an Frühstadien heterotoper Ossifikationen aus Druckulzera von Querschnittsgelähmten belegen den Epidermalen Wachstumsfaktor (EGF) als einen neuen Parameter in der formalen Pathogenese reaktiver Weichteilverknöcherungen. Mit der Technik der nicht-radioaktiven *in situ* Hybridisierung konnten wir eine lokal begrenzte mRNA-Expression von EGF in den Randbereichen der Knochenneubildung nachweisen. Der erfolgte Nachweis von EGF-mRNA im Zytoplasma von Fibroblasten und Präosteoblasten zeigt eine lokale Synthese des Faktors in diesen Zellen an. Hier liegt der große Vorteil der *in situ* Hybridisierung gegenüber der konventionellen Immunhistochemie, mit der die tatsächliche EGF-Synthese nicht von einer extrazellulären Bindung von EGF an seinen Rezeptor unterschieden werden kann. Dies ist besonders problematisch beim EGF/EGF-Rezeptor-System, da der EGF-Rezeptor in einer Vielzahl von Zelltypen (Epithel, Endothel, Fibroblasten, Osteoblasten, Muskulatur u.a.) exprimiert wird [5]. Der Nachweis von EGF-mRNA in ossären Zellen ist bisher nicht beschrieben worden. Der Literatur zufolge wird EGF u.a. im Gehirn, in der Niere, in Speicheldrüsen, im Magen sowie in Blutplättchen gebildet und ist nahezu in allen Körperflüssigkeiten nachweisbar [6]. Eine besondere Bedeutung kommt EGF aufgrund seiner stimulierenden Wirkung im Rahmen der Wundheilung zu [7]. EGF hat jedoch auch vielfältige Wirkungen auf den Knochenstoffwechsel. Der Literatur zufolge stimuliert EGF *in vitro* die DNA-Synthese sowie die Proliferation von Osteoblasten [8]. Andererseits greift EGF über die hormonelle Regulation (Parathormon, PTH; 1,25-Dihydroxy-Vitamin D3) in die Differenzierung von Knochenzellen ein und fördert den Knochenabbau [9]. Diese *in vitro*-Befunde sind an der HO auch *in vivo* nachzuvollziehen, da die Knochenneubildung oft mit starker osteoklastärer Aktivität einhergeht. Offenbar führt die lokale Neubildung von EGF durch osteoblastäre Zellen zu einer lokal erhöhten EGF-Konzentration, die möglicherweise über Chemotaxis zu einer vermehrten Osteoklasten-Rekrutierung beiträgt. Die Wirkungen von EGF auf die Osteoneogenese können jedoch nicht isoliert betrachtet werden, sondern müssen im Zusammenspiel mit weiteren Wachstumsfaktoren wie z.B. Transforming Growth Factor-β (TGF-β) gesehen werden. Auch TGF-β konnte in heterotopen Ossifikationen von Querschnittsgelähmten nachgewiesen werden [10]. Die vorliegenden molekularbiologischen Befunde zeigen, daß auch EGF als lokal gebildeter Wachstumsfaktor an der Entwicklung reaktiver Weichteilverknöcherungen beteiligt ist. Weitere Analysen zur Interaktion der verschiedenen Wachstumsfaktoren *in vivo* erlauben möglicherweise differenziertere Ansätze zur Prävention und Therapie posttraumatischer Komplikationen aus dem Formenkreis der heterotopen Ossifikation.

Zusammenfassung

Die Pathogenese der HO nach Komplikationen primärer Grunderkrankungen ist nur unvollständig geklärt. Molekulargenetische Techniken wie die nicht-radioaktive *in situ* Hybridisierung (NISH) ermöglichen die frühzeitige Erfassung beteiligter Wachstumsfaktoren, denen offenbar eine wichtige Rolle im Prozeß der Osteoneogenese zukommt. Wir gingen der Frage nach, inwieweit der Epidermal Growth Factor (EGF) sich auf mRNA-Ebene in der HO von Querschnittsgelähmten nachweisen läßt. Die für EGF kodierende mRNA konnte lokal begrenzt erstmals in ossären Zellen der HO nachgewiesen werden. EGF stimuliert *in vitro* die Osteoblasten-Proliferation, fördert aber auch den Knochenabbau. Diese *in vitro*-Befunde sind an der HO auch *in vivo* nachzuvollziehen, da die Knochenneubildung – offenbar durch lokale EGF-Synthese – oft mit starker osteoklastärer Aktivität einhergeht. Die Wirkungen von EGF auf die Knochenneubildung können jedoch nicht isoliert betrachtet werden, sondern müssen im Zusammenspiel mit weiteren beteiligten Wachstumsfaktoren wie TGF-β gesehen werden.

Summary

Heterotopic ossification (HO) in soft tissues occurs as a complication of various diseases. Nevertheless its pathogenesis is still unclear. Molecularbiological techniques like non-radioactive *in situ* hybridization (NISH) enable us to study the involvement of growth factors which play an important role in the process of osteoneogenesis. In this context we investigated the mRNA-expression of Epidermal Growth Factor (EGF) in human HO of patients with spinal cord injury. Expression of EGF-mRNA could be demonstrated in osteogenic cells in aeras of new bone formation. *In vitro* EGF was found to stimulate both bone cell proliferation as well as bone resorption. These results are consistent with our findings *in vivo*, as bone formation in HO is often associated with strong osteoclastic activity. Nevertheless the effects of EGF on ectopic osteoneogenesis must not be seen separetely, but in combination with other growth factors like TGF-β.

Literatur

1. Sawyer JR, Myers MA, Rosier RN, Puzas JE (1991) Heterotopic ossification: clinical and cellular aspects. Calcif Tissue Int 49:208–215
2. Zheng MH, Wood DJ and Papadimitriou JM (1992) What's New in the Role of Cytokines on Osteoblast Proliferation and Differentiation. Path Res Pract 188:1104–1121
3. Andrew JG, Hoyland J, Andrew SM,Freemont AJ, Marsh D (1993) Demonstration of TGF-β1 mRNA by in situ hybridization in normal human fracture healing. Calcif Tissue Int 52:74–78
4. Bosse A, Wulf M, Wiethege T, Voss B and Müller KM (1994) Kollagene und Wachstumsfaktoren in der Heterotopen Ossifikation. Pathologe 15:216–225
5. Gill GN, Bertics PJ, Santon JB (1987) Epidermal growth factor and its receptor. Mol Cell Endocrinol 51:169–186
6. Fisher DA, Lakshmanan J (1990) Metabolism and effects of epidermal growth factor and related growth factors in mammals. Endocr Rev 11:418–442
7. Brown GL, Nanney LB, Griffen J (1989) Enhancement of wound healing by topical treatment with epidermal growth factor. N Engl J Med 321:76–79
8. Ng KW, Partridge NC, Niall M, Martin TJ (1983) Stimulation of DNA synthesis by epidermal growth factor in osteoblast-like cells. Calcif Tissue Int 35:624–628
9. Raisz LG, Simmons HA, Sandberg AI, Canalis E (1980) Direct stimulation of bone resorption by epidermal growth factor. Endocrinology 107:270–273
10. Wulf M, Bosse A, Wiethege T, Voss B and Müller KM (1994) Demonstration of TGF-β1 mRNA in Human Heterotopic Ossification by Non-radioactive In Situ Hybridization. Bone and Mineral 25 (Suppl. 1) 28

Dipl.-Biol. M. Wulf, Institut für Pathologie, BG-Kliniken Bergmannsheil, Bürkle-de-la-Camp Platz 1, D-44789 Bochum

Chirurgisches Forum 1996

Berlin, 113. Kongreß, 09. – 13. April 1996

Vortragsanmeldungen

Die Sitzungen des FORUMs für experimentelle und klinische Forschung sind ein fester Bestandteil im Gesamtkongreßprogramm. Sie bestehen aus 8-Minuten-Vorträgen mit 6-minütiger Diskussionszeit über Ergebnisse aus der experimentellen und klinischen Forschung. Zur Beteiligung sind bevorzugt der chirurgische Nachwuchs, aber auch junge Forscher aus anderen medizinischen Fachgebieten zur Pflege interdisziplinärer Kontakte aufgefordert. Verhandlungssprachen sind Deutsch und Englisch.

Als Leitthemen der einzelnen Sitzungen sind vorgesehen: **Sepsis/Schock; Pathophysiologie/ Intensivmedizin; Transplantation; laparoskopische Operationstechniken; Molekularbiologie; Onkologie; Magen-Darm; Leber-Galle-Pankreas; endokrine Chirurgie; Trauma; Herz-Lunge-Gefäßsysteme; Kinderchirurgie; Plastische Chirurgie.**

Die Auswahl der Sitzungstitel für das endgültige Programm richtet sich nach dem zahlenmäßigen Überwiegen der eingereichten Beiträge zu den verschiedenen Themenkreisen auf der Basis der Qualitätsbewertung.

Bedingungen für die Anmeldungen

1. Für die Anmeldung ist eine Kurzfassung in **sechsfacher Ausfertigung** bis spätestens **30. September** des Vorjahres vor dem Kongreßjahr an den FORUM-Ausschuß der Deutschen Gesellschaft für Chirurgie einzusenden:

   Sekretariat „Chirurgisches FORUM"
   Chirurgische Universitätsklinik
   Steinhövelstraße 9

   D-89075 Ulm/Donau

   Bereits veröffentlichte Arbeiten dürfen nicht eingesandt werden!

2. Der Erstautor bestätigt durch seine Unterschrift, daß die gesetzlichen Bestimmungen des Tierschutzes bei tierexperimentellen Untersuchungen eingehalten worden sind.

3. Grundsätzlich ist die Anmeldung mehrerer verschiedener Beiträge, jedoch nur **eine** Anmeldung als Erstautor, möglich.

4. Die Anmeldung eines Beitrages zum FORUM schließt die Anmeldung eines Vortrages mit dem gleichen Grundthema für eine andere Kongreßsitzung aus.

Kurzfassung

5. Die Kurzfassung soll in klarer Gliederung ausschließlich objektive Fakten über die Zahl der Untersuchungen oder Experimente, die angewandten Methoden und endgültigen Ergebnisse enthalten. Ausführliche Einleitungen, historische Daten und Literaturübersichten sind zu vermeiden. Nur Mitteilungen von wesentlichem Informationswert ermöglichen eine sachliche Beurteilung durch die Mitglieder des wissenschaftlichen Beirates.

6. Auf dem Formblatt (Beilage in den MITTEILUNGEN, ansonsten über die Deutsche Gesellschaft für Chirurgie oder Sekretariat „Chirurgisches FORUM" erhältlich) sind die Namen der Autoren, beginnend mit dem Vortragenden, mit akademischen Grad sowie Anschrift der Klinik oder des Instituts und der Arbeitstitel einzutragen.

7. Da sich die Deutsche Gesellschaft für Chirurgie einer „Empfehlung über die Begrenzung der Autorenzahl" angeschlossen hat (siehe MITTEILUNGEN Heft 4/1975), Seite 140), können einschließlich des Vortragenden nur 4 Autoren genannt werden. Lediglich bei interdisziplinären Arbeiten sind insgesamt 6 Autorennamen möglich.

8. Dem Text der Kurzfassung wird nur der Arbeitstitel ohne Autorennamen vorausgestellt, damit eine anonyme Weiterbearbeitung gesichert ist. Der Umfang darf das angegebene Feld nicht überschreiten. Die Einsendung hat per Einschreiben zu erfolgen. Die eigene Klinik (Institut) darf im Text nicht erwähnt oder zitiert werden.

9. Jeder Beitrag soll vom Autor durch einen Vermerk für eines der oben angegebenen Leitthemen vorgeschlagen werden.

Anonyme Bearbeitung

10. Vor der Sitzung des FORUM-Ausschusses werden die Beiträge anonym (ohne Nennung der Autoren und der Herkunft) zur Beurteilung an die Mitglieder des wissenschaftlichen Beirats versandt. (Bestimmungen für den FORUM-Ausschuß, siehe MITTEILUNGEN Heft 5/1990, Seite 24).

11. Die Autoren der angenommenen Beiträge werden bis Mitte November des Vorjahres vor dem Kongreß verständigt.

Manuskript

12. Das Manuskript ist in **doppelter Ausfertigung mit folgender Gliederung** einzureichen:

- deutscher und englischer Titel
- sämtliche Autoren
- beteiligte Institution und Kliniken
- Einleitung, Methodik, Ergebnisse
- Zusammenfassung auf Deutsch und Englisch
- Literaturangaben (bis zu 10 Zitate)
- vollständige Korrespondenzadresse des Erstautors mit Tel. und Fax Nr.

Zusätzlich muß eine Diskettte mit dem reinen Textfile (ASCI) ohne Befehl dem Manuskript beiliegen. Ein identischer Ausdruck ist ebenfalls mitzusenden.

Wenn **keine Bilder ober Tabellen** eingereicht werden, darf das gesamte Manuskript **maximal 5 Schreibmaschinenseiten** (bei 4 cm Rand allseitig, maximal 35 Zeilen pro Seite bei $1\frac{1}{2}$-zeiligem Abstand) umfassen.

Jede Schwarzweiß-Abbildung (schematische Strichabbildung) oder Tabelle verkürzt den zulässigen Schreibmaschinentext mindestens um $\frac{1}{2}$ Textseite. Es werden Positivabzüge (tiefschwarz) in Endgröße erbeten. Abbildungen und Tabellen sind arabisch zu numerieren, die Abbildungen sind mit einer Überschrift zu versehen. Für jede Abbildung oder Tabelle ist eine prägnante Legende auf gesondertem Blatt erforderlich, dabei müssen die Autoren darauf achten, daß sämtliche in den Abbildungen oder Tabellen vorkommenden Abkürzungen in der Legende erklärt werden. Halbtonbilder oder Röntgenbilder werden nicht angenommen. Strichabbildungen, die mit einem PC erstellt werden, müssen über Laserdrucker ausgegeben werden (kein Nadeldrucker).

Das Literaturverzeichnis darf 10 Zitate nicht überschreiten. Es sind 1. sämtliche Autorennamen mit den Initialen der Vornamen (grundsätzlich nachgestellt); 2. Jahreszahl in Klammer; 3. vollständiger Titel der zitierten Arbeit (abgekürzter Titel der Zeitschrift nach Index medicus); 4. Bandzahl (arabische Ziffer); 5. Anfang- und Endseitenzahl der Arbeit anzugeben; z.B.:

Sawasti P, Watanabe M, Weronawati T (1979) Gallensteine in Asiens Chirurg 50:57−64.

Bei Büchern sollten 1. sämtliche Autorennamen mit den Initialen der Vornamen (grundsätzlich nachgestellt) und 2. Titel des Kapitels; 3. Erscheinungsjahr; 4. vollständiger nicht abgekürzter Buchtitel; 5. Namen der Herausgeber (Initialen des Vornamens nach den Herausgebernamen gestellt); 6. Verlag; 7. Verlagsort; 8. Anfangs- und Endseitenzahl des zitierten Kapitels; z.B.:

Enke A, Hanisch E (1990) Management inklusive intensivmedizinischer Überwachung und Therapie bei gastrointestinaler Blutung. In: Häring R (Hrsg) Gastrointestinale Blutung. Blackwell Überreuter, Berlin, S. 39−43.

13. Die redaktionellen Vorschriften sind sorgfältig zu beachten. Gelegentlich trotzdem erforderlich werdende redaktionelle Änderungen im Rahmen der gegebenen Vorschriften behält sich die Schriftleitung vor.

14. Das Manuskript wird in einem zitierfähigen FORUM-Band als Supplement von Langenbecks Archiv vor dem nächsten Kongreß gedruckt vorliegen.

Einsendeschluß

15. Manuskripte, die bis zum **15.12.1995** nicht eingegangen sind, können im FORUM-Band nicht berücksichtigt werden und **schließen eine Aufnahme in das endgültige Kongreßprogramm aus.**

16. Die Korrektur der Druckfahnen erfolgt durch den Erstautor.

17. Lieferung von Sonderdrucken nur bei sofortiger Bestellung nach Aufforderung durch den Verlag und gegen Berechnung.

Wissenschaftlicher Beirat im FORUM-Ausschuß der Deutschen Gesellschaft für Chirurgie

H.G. Beger, Ulm
Vorsitzender des Beirats

D. Birk, Ulm
Für das FORUM-Sekretariat

Springer-Verlag und Umwelt

Als internationaler wissenschaftlicher Verlag sind wir uns unserer besonderen Verpflichtung der Umwelt gegenüber bewußt und beziehen umweltorientierte Grundsätze in Unternehmensentscheidungen mit ein.

Von unseren Geschäftspartnern (Druckereien, Papierfabriken, Verpackungsherstellern usw.) verlangen wir, daß sie sowohl beim Herstellungsprozeß selbst als auch beim Einsatz der zur Verwendung kommenden Materialien ökologische Gesichtspunkte berücksichtigen.

Das für dieses Buch verwendete Papier ist aus chlorfrei bzw. chlorarm hergestelltem Zellstoff gefertigt und im pH-Wert neutral.

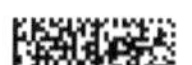